国家出版基金项目
NATIONAL PUBLICATION FOUNDATION

齐鲁医派文库

总主编◎王振国

齐鲁医籍丛刊

伤寒卷

上

宋咏梅　主编

山东科学技术出版社
·济南·

图书在版编目（CIP）数据

齐鲁医籍丛刊．伤寒卷 / 宋咏梅主编．-- 济南：山东科学技术出版社，2023.10
（齐鲁医派文库 / 王振国总主编）
ISBN 978-7-5723-1611-1

Ⅰ．①齐… Ⅱ．①宋… Ⅲ．①中医典籍 ②《伤寒论》—研究 Ⅳ．① R2-5

中国国家版本馆 CIP 数据核字（2023）第 057594 号

齐鲁医籍丛刊 伤寒卷

QILU YIJI CONGKAN SHANGHAN JUAN

责任编辑：马 祥
装帧设计：孙 佳

主管单位：山东出版传媒股份有限公司
出 版 者：山东科学技术出版社
地址：济南市市中区舜耕路 517 号
邮编：250003 电话：（0531）82098088
网址：www.lkj.com.cn
电子邮件：sdkj@sdcbcm.com
发 行 者：山东科学技术出版社
地址：济南市市中区舜耕路 517 号
邮编：250003 电话：（0531）82098071
印 刷 者：山东联志智能印刷有限公司
地址：山东省济南市历城区郭店街道相公庄村文化产业园 2 号厂房
邮编：250100 电话：（0531）88812798

规格：16 开（184 mm × 260 mm）
印张：64.5 字数：1290 千 印数：1~1000
版次：2023 年 10 月第 1 版 印次：2023 年 10 月第 1 次印刷
定价：328.00 元（上、下册）

文库序

齐鲁大地，东临渤海、西接中原、北傍燕赵、南依徐淮，是连接华东与华北、大海与中原的纽带。先秦时期，华夏文明的重心在齐鲁，多元文化融合而成的齐鲁文化是中国优秀传统文化的重要源头。在齐鲁文化的滋养下，齐鲁大地产生了独特的地域性中医药文化，形成了“儒医文化”“扁鹊故里”“针砭发源地”三张名片，齐鲁医派即是在这种具有地域特色的中医药厚土上孕育、发展、壮大的中医学术流派，是齐鲁中医药文化的重要组成部分，在医学理论和诊疗技术方面形成了自己独特的体系，对我国中医药事业的发展影响至深。

“十四五”时期，我国转向高质量发展阶段，人民健康处于优先发展的战略位置，中医药振兴发展迎来天时地利人和的大好时机，山东省也进入由中医药大省向强省跨越的关键时期。习近平总书记就中医药工作做出的一系列重要指示和重要批示，为新时代中医药事业传承创新发展提供了根本遵循。2018 年以来，山东省委、省政府先后出台了多个促进中医药发展的重要文件，为齐鲁中医药文化的弘扬与齐鲁医派的传承创新发展增添了巨大的推动力。其中，《齐鲁医派文库》的出版就是大力实施齐鲁中医药“六大工程”的重要举措之一。

《齐鲁医派文库》是以习近平新时代中国特色社会主义思想为指导，深入贯彻落实全国、全省中医药大会精神，以挖掘、建设与普及齐鲁中医药文化及特色技术为主要目的的大型中医药文化传承出版工程，是山东省政府首次对齐鲁中医药文化精髓进行的全面深刻的挖掘与传承。该项目聚焦齐鲁医籍、医史汇考、经验辑要和中医药文化等板块，重点整理抢救濒临失传的珍稀和珍贵古医籍，深入挖掘整理扁鹊、淳于意、王叔和、钱乙、成无己、黄元御等为代表的古代齐鲁医家理论精华，全面梳理齐鲁中医药名堂、名号及名家理论，系统整理齐鲁当代名老中医、中青年人才的学术和临床经验。在对齐鲁历代名医的相关文献和资料进行搜集、解读、阐释、评议的基础上，本着历史、文献、理论研究有机结合的原则，厘清齐鲁医学的基本发展脉络，系统总结齐鲁古代名医、近现代名医及当代名医的特色医学理论、临床实践经验、传承谱系和历史影响，为当代齐鲁医派的发展提供理论及技术支持。

《齐鲁医派文库》秉承“整体设计、分步实施、突出特色、强化实践”的研究宗旨，以文化建设为前提，以学术传承为根本，密切结合社会发展需要，力图打造形成特色鲜明、优势突出的齐鲁中医药文化特色品牌。其编纂历时五年，编写组由齐鲁中医药古籍文献研究、中医临床、中药炮制等知名专家组成，有力地保障了作品的顺利实施及高质量完成。文库的问世将填补山东地区中医药文献与文化整理的多项空白，对山东特色的中医药文化核心价值体系的建立、齐鲁中医药非物质文化遗产的保护，以及齐鲁中医药典籍、文物、古迹和古今名医学术思想及其文化内涵的传承，起到巨大的推动作用。希望后续能有更多更好的齐鲁中医药著作问世，从而掀起齐鲁医派研究的巨浪，将齐鲁中医药的宝贵财富奉献给社会，为中医药的传承创新发展贡献齐鲁力量。

文库规划委员会

2023 年 9 月于泉城

王琦序

今天我们对中医学术流派的一般定义，是指中医学在长期历史发展过程中形成的具有独特学术思想或学术主张及独到临床诊疗技艺，有清晰的学术传承脉络、一定历史影响与公认度的学术派别。我认为，中医学术流派的内涵有狭义和广义的区别。狭义的中医学术流派是指以师承为核心，有独特主张的医家群体；而广义的中医学术流派还包含了以学术理论或经典为核心的中医学派，以及经过长期传承而形成的以地域环境为基础的各类中医派别。

齐鲁医派就是我国地域性医学流派的重要代表，是产生于齐鲁大地、根植于齐鲁文化、受齐鲁地域环境特异性影响而形成的医学流派，是对齐鲁大地这一特定地域医家医学与文化特征的整体概括。中医药文化植根于中国传统文化的土壤，融合了母体文化中的自然观、哲学观、思维模式，滋养着中医学的创造与发明，具有主宰着自己命运的卓然自立的“思想自我”。这种“思想自我”是集自然科学与社会科学相融合的中医思维，是具有东方特色的原创性思维。中医药文化从中国传统文化的母体里走出来，带着历史的轨迹走到今天，充分显示了自身的价值。齐鲁文化主张以人为本，以仁为核心，以和为贵，以礼为范，追求“天人合一”“与时俱进”，是中国传统文化中最灿烂的瑰宝，也塑造和丰富了中医药学自然科学与人文科学的双重属性。齐鲁医派是齐鲁文化的承载者，也是齐鲁文化的践行者。

丰厚的文化底蕴既是中医学术流派形成与发展的灵魂，也是中医学术传承创新发展的凝聚力所在。综观中医学术流派发展历程，其兴衰每与文化相应。宋明儒家摒斥旧学，各立新说，金元时期医派林立；近代学人弃旧维新，各流派亦积极采纳西学，中西汇通、衷中参西等主张也风行一时。中医药学之所以历数千年而不衰，正在于其拥有自我创新的机制，表现为随着时代变迁而不断调整创新，从而显示出强大的生命力。医学流派的发展，离不开文化的滋养，要促进医学流派的繁荣，必须将其植于中华优秀传统文化土壤中，必须将其置于各地文化发展的脉络中，把流派文化传承与研究放在首要地位。推动传统文化的创造性转化和创新性发展，使之与现实文化相融相通，共同服务以文化人的时代任务，这对中医药文化发展尤为重要。

齐鲁大地名医辈出，开山立派的大家众多。汉代司马迁《史记》之《扁鹊仓公列传》，是我国正史中第一部医家传记，入传的扁鹊（秦越人）、仓公（淳于意），都是齐鲁医家。如司马迁所言："扁鹊言医，为方者宗。"又说："至今天下言脉者，由扁鹊也。"淳于意"诊籍"开创中国乃至世界医案之先河。还有王叔和撰第一部脉学专著《脉经》，钱乙世称"儿科鼻祖"，成无己首注《伤寒论》，开创方论之先河，等等。在儒家文化影响下，齐鲁医家精通文化典籍，熟悉传统思维，援儒入医，格物穷理，融会贯通，促进了中医药理论的系统整理、凝练与升华，更因其具有区别于一般医家独特的道德理想，处世风范，"立德、立功、立言"，使医学获得广泛的社会认同。迄今齐鲁中医整体上依然保持着"重传承，重脉学，重经典"的特点。

中医流派研究要"古为今用"，要密切结合社会发展的需要。我认为现代中医流派传承有以下三大基点。

首先，中医流派多样性的重塑是学术繁荣的动因。两千多年来，从扁鹊学派到中西汇通派，中医流派的稳定结构一直存在着。学术流派的根本特征在于有鲜明独特的学术思想，稳定的学术体系，以及完整的学术群体。中医流派的多样性是中医水系不断流的重要因素，流派之间相互切磋互补是形成理论张力、推动中医学发展的重要存在。然而当前中医学术特色淡化，中医流派出现严重断层和脱节，甚至消亡。如何做到传承和而不同，重塑中医流派的多样性问题迫在眉睫。

其次，中医流派新学说的开创是学术发展的引擎。形成中医流派需要具备的三个主要条件：一是有学术（说）奠基人，即开启山林的鼻祖，或者叫作宗师；二是有一部或一类旗帜鲜明、理论独特的传世之作；三是有一个不断相传研习、传播实践的学术群体。中医学术呈现流派特色淡化和传承危机的问题虽与教育模式有关，但根本原因在于学术源头缺少新学说。今天的中医学术多偏重于学术的共性，而缺少学术的个性。理论界的一个重要欠缺是流派与学派稀少。只要有新学说，就会有新流派。只要学术本身有生命力、有价值，这个学术流派就会有追随者、实践者、继承者、推广者。

再次，中医流派的时代性特征是学术传承的生命力。流派独特的理论与临床技艺是中医学术流派产生、发展的生命力所在，学术流派的繁荣发展离不开对流派诊疗理论与特色技艺的继承掌握和创新优化研究。每个学派的形成必有其鲜明的时代印记，当时代需求发生改变时，必然有新学说的创立。传统不是过去，而是能够随着时光的推移，在历史长河中连接过去、传承现在、对接未来的存在，这样的传统才有生命力。中医学术流派应敢于突破与超越，既从传统中来，又超越传统，从而达到传承与发展。

《论语·雍也》："齐一变，至于鲁；鲁一变，至于道。"齐鲁文化是中华优秀传统文化的主干，齐鲁医派是山东中医学术的一张熠熠生辉的金名片。《齐鲁医派文库》秉承"整体设计、分步实施、突出特色、强化实践"的研究宗旨，以齐鲁医派文化渊源研究、齐鲁医派发展史研究、齐鲁名医考、齐鲁医籍考、齐鲁医籍名著整理、齐鲁医派当代主要流派研究为基本架构，传承与创新并举，形成了一个完整的体系，不仅致力于坚守中医药文化根脉，更着眼于激活中医学的现代转型。文库的编纂出版，功在当代，利在千秋，必将为促进山东乃至全国的中医药事业传承、繁荣与发展，为"健康中国""健康山东"建设作出贡献。

中国工程院院士
国医大师

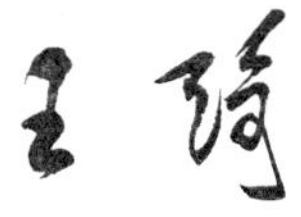

2023年9月于北京

王新陆序

齐鲁大地人杰地灵，齐鲁文化浩浩汤汤，齐鲁医学源远流长。“齐鲁”缘起于先秦齐、鲁两国，最早将其作为统一地域概念使用见于《荀子·性恶篇》。后人用“齐鲁”指代山东地区。山东是中国古代文化的发源地之一，曾出现过许多杰出的思想家、政治家、军事家、科学家、文学家和艺术家。他们的思想、理论、智慧和学术成就，构成了中国传统文化的重要内容，形成了具有独特地域优势的齐鲁文化。齐鲁医学滥觞于齐鲁大地，齐鲁文化为齐鲁医学的孕育和壮大提供了丰富的养分，形成了独具特色、影响巨大的齐鲁医学，对整个中医药学的形成与发展产生了巨大的推动作用。

齐鲁地区自古以来就有比较先进的医学。“砭石者，亦从东方来”，济南城子崖文化遗址中出土的陶制“尖头器”，平阴县朱家桥商周文化遗址中出土的长约8厘米的无孔骨针，据考都是砭刺人体穴位祛除疾病的医疗工具。春秋战国时期，齐鲁大地就形成了独具特色的齐派医学。早期的齐派医学主要包括前后相接的两个医疗群体，前者以秦越人（扁鹊）为核心，后者以淳于意（仓公）为基干。他们不但有独特的理论和技术，而且形成了完整的传承谱系。其中扁鹊是脉学的创始者，开创了我国医学史上第一个医学学派，即扁鹊学派。淳于意则为扁鹊学派的重要医家。

扁鹊学派在齐鲁中医学的发展中成为齐鲁医派的核心，后世王叔和完善了脉学体系，钱乙创立了独特的儿科治疗体系，徐之才、成无己、黄元御等齐鲁医学名家各有发挥，形成了体系完善的地域性中医学术流派——齐鲁医派。伴随着齐鲁文化的兴旺发达，齐鲁医派也曾经历过辉煌的历史阶段，但由于宋代以后文化中心的南移而趋于平缓。长期以来，齐鲁医派的文献整理始终处于“零散性”“规模小”的状态。因此，齐鲁中医学界有必要在山东省卫生健康委员会、山东省中医药管理局的支持下，对齐鲁医派进一步整理挖掘，促进其繁荣与发展。

值得庆幸的是，山东省委、省政府很早就注意到了齐鲁中医学术流派的发展。《山东省卫生事业发展第十二个五年规划》中首次提到了齐鲁中医学术流派传承工作，明确指出“建设好一批国家级、省级名老中医药专家传承工作室和中医学术流派传承工作室”。2012 年 9 月 9 日，山东中医流派继承与发展研讨会讨论了齐鲁医派的研究与发展策略，确定了以山东中医流派研究为契机，推动山东中医事业的新发展这一目标。山东省一系列的政策支持为齐鲁医派的当代发展注入了新的活力，为《齐鲁医派文库》的编写奠定了基础。

《齐鲁医派文库》是以挖掘、建设与普及齐鲁中医药文化及特色技术为主要目的的大型文化出版工程，符合习近平新时代中国特色社会主义思想的根本要求。项目由中医文献专家和中医临床专家经过多年考察、收集、编撰而成，上承齐鲁古代名家名著，中继近现代中医药名家理论，下接当代名老中医学术经验及中青年人才的临床经验，主要包括中医古籍系列、医史汇考系列、经验辑要系列和中医药文化系列等。文库展示了齐鲁医派的发展过程、宝贵经验和理论精华，是对传统中医药文化的一次深刻挖掘与守正创新。

2023 年 6 月，习近平总书记在文化传承发展座谈会上强调，在新的起点上继续推动文化繁荣、建设文化强国、建设中华民族现代文明，是我们在新时代新的文化使命。中医药学不仅是中国传统文化的重要组成部分，还是中华民族贡献于人类科学文化领域的瑰宝，是中华民族智慧的结晶。传承创新发展中医药，是当前复兴中华传统文化，提高文化软实力的重要举措。齐鲁医派是齐鲁文化的承载者，是齐鲁文化的践行者，《齐鲁医派文库》首次将齐鲁历代中医古籍、齐鲁古代名医、齐鲁近现代名医、齐鲁当代优秀中医人才、齐鲁中药炮制等进行全面系统整理与传承，有利于打造形成特色鲜明、优势突出的齐鲁中医药品牌，给宣传和推广山东地域文化开辟了一个重要途径和新亮点，这对我省深化医药卫生体制改革、提高人民群众健康水平、弘扬中华优秀传统文化、促进区域经济发展和社会和谐，具有十分重要的意义。同时，文库的顺利出版对中医药这一中华优秀传统文化的创造性转化和创新性发展也具有重要的意义。

《齐鲁医派文库》的推出恰逢其时，是以为序。

国医大师

2023 年 9 月于泉城

文库前言

学术流派是中医学术发展历程中的一个显著特征。中医学在漫长的发展过程中，逐步形成了独具特色的医学流派，各个流派以其独特的理论、学说以及灵活的辨治方法，不断丰富和完善中医学术体系，呈现出“一源多流”的学术特色。我国幅员辽阔，地大物博，不同地域有着不同的地理风貌、气候物产、饮食结构、风土民俗，并形成了相应的地域文化。在学术史上，以地域相称的学术流派，中外皆有之。空间的相近，文化的融通，学术的传承，是地域性学术流派形成的重要因素。空间的相近使学术交流十分便捷，相同的地域往往具有一致的文化背景，同乡人在心理上的认同感，学术观点、思维方式易趋于一致；加之古代信息闭塞、交通不便，也更有利于地域性学术流派的形成。可以说，地域性医学流派是对某一特定地域医家特点的整体概括，其对该地域发病倾向性与治疗特殊性的集中阐发，凸显了中医辨证论治的多样性和灵活性。

一、中医学术流派研究的简要回顾

班固在《汉书·艺文志》中，将“生生之具”的“方技”类著作分为医经、经方、房中、神仙四类，医经有黄帝（《内经》《外经》）、扁鹊（《内经》《外经》）、白氏（《内经》《外经》《旁篇》）诸流派，也就是所谓的“医经七家”，经方则有十一家之多。清代纪昀在《四库全书总目提要·医家类》“小序”中提出“儒之门户分于宋，医之门户分于金元”的观点，影响至巨。其后，史家与医家都关注到了中国医学历史上不同时期医家思想的“流”与“变”、“学”与“派”问题，并提出了各自的判断与主张。著名医史学家陈邦贤 1914 年在《中西医学报》刊文指出，一般将清代医家分为古派和今派的方法实有偏颇，所列古派人物，基本上是以尊奉仲景为代表的医家；而所谓的新派或者今派，则是以清代的温病学家为代表的医家。陈邦贤同时提出了将清代著名医家分为七派的观点："嘉言派黜邪崇正，韵伯派去伪存诚，天士派援古证今，灵胎派补偏矫枉，各有特长，宗之者尚多。石顽派执一失中，坤载派胶柱鼓瑟，各有偏颇，宗之者甚少。修园派因陋就简，而宗之者颇不乏其人。"谢观 1935 年在《中国医学源流论》中提出的中医六大学派，以刘河间、李东垣、张景岳、薛立斋、赵献可、李士材为代表。

迄于当代，北京中医药大学任应秋教授对学术流派的概念与内涵进行了系统阐述，并以《中医各家学说》作为讲述中医学术流派相关理论与知识的课程。主要的中医学术流派，也经过了多次的分析与修正，从 1964 年《中医各家学说》第二版教材提出河间、易水、伤寒、温病四个主要学术流派，到 1980 年《中医各家学说》第四版教材增加医经、经方、汇通三个学派，最终于 1986 年五版教材确定为伤寒、河间、易水、丹溪、攻邪、温补、温病七大学术流派。虽然如此，但在中医药高等院校教育模式日渐走向规范和统一的过程中，学术流派还是逐渐淡出了人们的视野，在统一的教科书中流派的痕迹日渐模糊，流派传承出现严重的断层和脱节，影响了学术争鸣、理论创新与中医临床特色的发挥。

二、国家对中医学术流派研究的重视与推动

2006 年 2 月，中华中医药学会召开"中医药特色优势及古今学术流派研究专家座谈会"，时任卫生部（现国家卫生健康委员会）副部长兼国家中医药管理局局长佘靖同志出席会议。与会专家分析了当代中医学术流派现状及其在保持中医药特色、发挥中医药优势中的重要作用。会后，国家中医药管理局将"中医学术流派研究"确定为重点课题并立项研究；2007 年，国家"十一五"科技支撑计划项目将"当代名老中医学术流派分析整理研究"列入其中。这两个项目的确立，是国家立项支持中医学术流派研究的重要开端。"中医学术流派研究"工作启动后，在时任山东中医药大学校长王新陆教授的支持和指导下，于山东中医药大学中医文献研究所设立工作办公室，中华中医药学会、各地方中医行政管理机关给予大力支持，全国 13 家中医药大学、研究院所与医疗机构的 50 多名专家学者在全国开展了中医学术流派调查研究工作。课题组采取理论研究与实地调研相结合、典型流派与全面

调查相结合的研究方法，通过名家访谈、集体讨论、专家论证、调查问卷等多种形式，对全国中医学术流派现状进行了全面研究，获取了大量的一手资料，形成了关于当前中医学术流派发展状况的客观评价与建议。“当代名老中医学术流派分析整理研究”对“十五”“十一五”期间209位名老中医的学术特色、学术传承及成才经历等进行了全面分析，梳理了当代名老中医学术流派现状，总结了当代中医学术流派的主要特点，完成了当代典型学术流派的形成背景、师承脉络、学术特色、临证特点等的分析整理。上述课题成果，一方面为中医临床提供了借鉴，一方面又为中医学术创新以及流派发展提供了思路，带动了相关研究向纵深发展。

中医学术流派研究的系统开展在全国范围内引起了很大反响，《中国中医药报》曾多次报道研究进展，《健康报》以“专版”对中医学术流派的现状、存在的问题及对策进行了全面报道。此后，各地学者纷纷开展学术流派研究，相关研究论文及著作的产出明显增加，形成了中医学术流派研究的高潮。同时，国家中医药管理局、各地方政府及相关医疗教学部门对学术流派的关注度空前提高。2008年，山东中医药大学中医学术流派研究室被确立为国家中医药管理局重点研究室，成为全国中医学术流派研究的旗舰平台。2009年1月，“中医学术流派研究”项目顺利结题，课题组系统梳理了中医学术流派概念体系和框架，首次调查并勾勒出全国中医学术流派概貌，初步构建了当代中医学术流派的评价体系，首次分析了国家级名老中医群体学术流派特征，总结了学术流派推动中医理论与临床创新的机制与规律，并向国家中医药管理局提出了系统的政策建议。2011年，项目成果结集为《争鸣与创新：中医学术流派研究》，由华夏出版社出版。“中医学术流派研究与当代评价体系的建立及应用”获2015年度中华中医药学会“李时珍医药创新奖”。

中医学术流派研究成果的发表，提高了中医界对中医学术流派的认识，同时在社会树立了正确的舆论导向，为中医学术发展营造了和谐的社会环境，也为国家相关部门制定促进中医学术流派发展的政策、措施提供了有力的支撑，为提高中医教学水平及临床效果发挥了重要的作用。

2010年9月，由科技部、国家中医药管理局主办的首届“国家中医药发展论坛（珠江论坛）”在广州召开，会议主题是“中医学术流派的继承与发展”。时任国家卫生与计划生育委员会（现国家卫生健康委员会）副主任兼国家中医药管理局局长王国强等领导和专家出席，陈可冀院士为大会主席。笔者作了名为“中医学术流派研究思路与方法”的主题报告。2011年，国家中医药管理局发布《中医药事业发展“十二五”规划》，其中关于“加强中医药人才队伍建设”部分提出：“完善中医药师承教育制度，探索不同层次、不同类型的师承教育模式，进一步落实全国老中医药专家学术经验继承工作与临床医学专业学位教育相衔接的政策。建设一批名老中医药专家传承工作室及中医药学术流派传承基地（工作室）。”正式将中医学术流派传承工作纳入国家中医药人才队伍建设规划。

2012年，国家中医药管理局从全国500多家申报单位中遴选了第一批64个全国中医学术流派传承工作室，开启了从国家层面集中力量对代表性中医学术流派进行重点投入、规范建设和保护传承的新阶段。2017年，第一批全国中医学术流派传承工作室建设项目全部验收合格。2019年，国家中医药管理局又择优确定了51个流派传承工作室，开展第二轮建设。十多年来，学术界对中医学术流派的研究经历了从论文寥若晨星、著作屈指可数、流派隐晦不显，到论文迅速增加、著作相继出版、流派百花齐放的过程。

三、中医学术流派相关概念问题

中医“学派”“流派”“学术流派”“医派”等概念早已见诸教材、著作、论文及媒体报道中，但一直缺乏明确界定。山东中医药大学“中医学术流派研究”课题组综合各学科相关定义，结合中医理论与临床实际，对这些概念进行了梳理，明确指出：中医学派是指“中医学的某个学科中因不同的师承而形成的以某种独特的理论主张或独特的方法、技艺为基础的不同学术派别”，强调在学术上要有自成系统的主张与风格；中医流派则是指“中医学同一个学科内因不同的师承而形成的以独特的研究旨趣、技艺、方法为基础的不同学术派别”，强调观点的鲜明与独特，不一定要有系统的学说；“医派”是“医学学派”的简称，属于地域性医学学派的范畴，其下可以包容各种流派，如“齐鲁小儿推拿流派”“海派中医蔡氏妇科流派”等，且“医派”往往是在该地域其他学科流派的基础上提出的，如“永嘉学派”与“永嘉医派”、“吴中画派”与“吴门医派”、“海派”与“海派中医”等。

2012年，国家中医药管理局在《关于开展中医学术流派传承工作室建设项目申报工作的通知》中，将“中医学术流派”界定为“中医学在长期历史发展过程中形成的具有独特学术思想或学术主张及独到临床诊疗技艺，有清晰的学术传承脉络和一定历史影响与公认度的学术派别”。

关于“地域性医学流派”，学术界认识近年来渐趋一致，认为“地域流派”反映的是一个地方的医学风格和人物群体特色，虽然医家之间可能学术观念不完全一致，也不一定有传承关系，但同受地域或者特定文化氛围熏陶培育，可以在文化上找出共性特征。

四、齐鲁医派的提出

山东地处东海之滨，齐鲁建邦于斯，孔孟兴儒之地。山东文化昌盛，号称“礼仪之邦”，是齐鲁文化的发祥地，地域文化特色明显，齐鲁医学则是齐鲁文化不可分割的组成部分。

关于齐鲁大地的医学流派，国内学者首先提出的是“扁鹊学派”与“齐派医学”这两个名称。1925年，谢观在《中国医学源流论》一书中说：“《史记·扁鹊列传》载其所治诸人，多非同时，或疑史公好奇，不衷于实，不知‘扁鹊’二字，乃治此一派医学者之通称，秦越人则其中之一人耳。”1962年，范行准在《科学史集刊》刊发的《张仲景〈伤寒杂病论〉的成书探讨》一文中，指出“华佗是属于古代扁鹊学派的北方医学者”。1979年，任应秋在《中医各家学说》教材中指出：“越人在当时在某些医学问题上，确是一位与《内经》具有不同见解，而另立一个学派的大医学家。”1990年，李伯聪在《扁鹊和扁鹊学派研究》一书中，正式提出了“扁鹊学派”的名称：“中医史上的第一个医学学派，并且是在战国、秦汉时期产生过最大社会影响的医学学派——扁鹊学派，其在中医史上的存在竟然在隋唐以后的医史著作中被一笔抹杀了。所以，本书的首要目的就是想恢复扁鹊学派在中医史上的‘合法地位’，为扁鹊学派的医史人物和医学著作搞清其学派归属和真实源流情况。”

关于“齐派医学”，陈邦贤在1937年版的《中国医学史》中指出：“司马迁著《史记》，扁鹊和仓公同传……汉代的良医，不止仓公一人。仓公生长在临淄，他的先生元里公乘阳庆，也是临淄的人，和扁鹊同国，大概是齐派；到了汉的时候，齐派的医学代秦派医学便兴起了……齐派的医学，从战国以来，可以说是没有一日的休止……自扁鹊以至仓公，可以说是实验派的始祖。”1958 年，陈直在《科学史集刊》发表的《玺印木简中发现的古代医学史料》一文中，根据玺印木简中发现的古代医学史料，把春秋战国至秦汉时期的医学划分为东西两大派别，即“齐派”和“秦派”，前者重视针灸，后者重视汤药。1983 年，著名医史学家俞慎初在《中国医学简史》一书中明确提出“齐派医学”的名称，并指出：“淳于意和扁鹊同属齐派医学，故司马迁著《史记》时将扁鹊、仓公列入同传。淳于意之后，齐派医家如马长、冯信、杜信、唐安等人均能各传其术。”1990 年，医史学家何爱华在《管子学刊》刊发了《齐派医学简论》一文，比较清晰地勾画出了齐派医学的基本轮廓。齐派医学主要包括两个学术共同体，一个以秦越人（扁鹊）为核心，一个以淳于意（仓公）为核心。他们不但有独特的理论和技术，而且形成了完整的传承谱系。秦越人师承长桑君，授徒子明、子豹、子同等；淳于意师承公孙光和公乘阳庆，授徒宋邑、高期、王禹等。齐派医学有丰富的医学著作，如长桑君授给秦越人的《禁方》；公孙光授给淳于意的《方化阴阳》《传语法》；公乘阳庆授给淳于意的《黄帝脉书》《扁鹊脉书》《上经》《下经》《五色诊》《奇咳》《揆度》《阴阳外变》《药论》《接阴阳禁书》等；淳于意授给宋邑、高期、王禹等的《五诊》《经脉上》《经脉下》《奇络结》《论俞所居》《案法》《逆顺》《论药法》《定五味》《和齐汤法》《四时应阴阳重》等。总之，以秦越人（扁鹊）和淳于意（仓公）为核心人物的汉以前齐鲁医家，已经形成独特的医学理论和诊疗技术，有“古先道遗传”下来的医书以及完整传承谱系，具备了中医学术流派成立的核心要素，形成了传承千年的基本范式。不论称之为“扁鹊学派”，抑或是“齐派医学”，都是持之有故、言之成理的。

众所周知，中医深深植根于中国传统文化的土壤中，而文化又是一个在特定的空间发展起来的历史范畴，地理环境是文化赖以产生的基石，带有鲜明的地域特征。换言之，中国传统文化是在中国这块古老的土地上产生、演化、发展而成的。在具体的演化、发展过程中，由于受历史、自然等因素的制约和影响，它又是在不同的区域内进行的，这就生成了各具地域特色的地方文化。

春秋时期，作为齐鲁文化的核心成分——儒学，产生于鲁国。战国时期，儒家的杰出代表孟子两度游学于齐，并在齐国居住了十几年，他的学术思想受到齐文化的熏陶。此外，作为儒家思想的集大成者的荀子在丰富和完善儒学思想的同时，通过学术交流将儒家思想在齐国的文士阶层传播开来。在此背景下，齐文化和鲁文化开始走向融合，共同构筑了辉煌灿烂的齐鲁文化。虽然齐鲁文化不能等同于中国传统文化，但中国传统文化的核心是齐鲁文化，中国传统文化的精华、主干也在齐鲁文化，这是世所公认的。

齐鲁文化的主干是儒家文化，到战国中后期，儒学与墨学成为当时的“显学”。汉武帝“罢黜百家”之后，儒学成了唯一的正统学说，《诗》《书》《礼》《易》《春秋》这“五经”便完全超出了一般历史文化典籍，成为国家全部思想与政治生活所必须遵循的指针，成为神圣不可侵犯的经典，并对中医药理论体系建立作出了重要贡献，对中医药学术发展发挥了重要推动作用。

2012年，时任山东省政协副主席、山东中医药大学名誉校长王新陆教授，仿永嘉医派、新安医学、吴门医派、钱塘医派、孟河医派、岭南医学之例，首次提出了“齐鲁医学流派”的概念，并做了多方面的考证与梳理，此为“齐鲁医派”名称之肇始。

五、齐鲁医派的主要特点

齐鲁医派是指产生于齐鲁大地、根植于齐鲁文化而形成的具有地域性特色的医学流派。恢弘博大的齐鲁文化为中医学确立了“医乃仁术”的本质定位，奠定了“精气为本”的学术基础，明确了“以和为贵”的学术宗旨，形成了“儒医”这一独特的医学群体，对中医学的影响可谓“根深而蒂固、巨大而广泛、深远而深刻”（张效霞：《齐鲁文化对中医药理论和实践的推动和影响》）。齐鲁医派并不像某些地域性医学流派有一个中心人物，有完整传承，特点是开山立派的大家很多，如扁鹊创立发明脉诊，淳于意开创医案之先河，王叔和撰写第一部脉学专著，钱乙为儿科鼻祖，成无已开创方论之先河。概括而言，以扁鹊为代表的齐派医学开创中国医学流派传承的基本范式，齐鲁医派涌现开山立派的众多大家，齐鲁文化形塑了中国医学“仁、和、精、诚”的亮丽底色。总体而言，齐鲁医派具有以下五个主要特点。

（一）崇尚脉学

山东是中医脉学的发源地，诊疗疾病崇尚和重视脉诊，是齐鲁医派的一大特色。“齐派医学”的代表人物扁鹊（秦越人）是脉诊的创立者，司马迁在《史记·扁鹊仓公列传》中对其给予极高的评价：“至今天下言脉者，由扁鹊也。”继扁鹊之后，汉代淳于意亦相当重视脉诊，其“诊籍”所记载的25个病案中有20个病案运用了脉诊。晋代王叔和总结前人脉学经验，撰成第一部脉学专著——《脉经》，为脉学的发展作出重要贡献。他系统总结出数、弦、紧、细、迟等二十四种脉象，并具体阐释每种脉象的形态标准及其主病，将脉、症、治三者有机地结合起来，为论脉辨证提供了依据。清代黄元御也非常重视脉诊，在其论著中特设“脉解专篇”，对二十四种脉象进行了详细论述。据不完全统计，在山东各级地方志中记载的脉学著作达四十余种。“脉理”是否精细，已经成为齐鲁医派医家学术与临床水平的标志。“按脉察疾，疗病如神”“术精岐黄，诊脉能决人生死”“精《脉诀》，临症治疗，应手立效”，是史志对齐鲁医家医学水平的最高评价。

（二）注重经典

齐鲁医派历来重视经典的研究与学习，并以此指导临床实践。尤其是《伤寒论》被誉为“众方之祖”，尊为“经方”。历代齐鲁医家，不仅对《伤寒论》的整理、注释有开创之功，也将其视为中医临床的源头活水，细读精研，颇多发挥。《伤寒杂病论》问世不久，由于战乱而散失不全，王叔和不遗余力，四处收集，加以整理，并重新进行编排，分为《伤寒论》和《金匮要略》，使仲景著作得以保存并流传。宋代林亿等评价：“近世太医令王叔和撰次仲景遗论甚精，皆可施用。”“自仲景于今八百余年，唯王叔和能学之。”成无己则是注解《伤寒论》的第一人。其书卷二亦赞：“仲景之书逮今千年，而显用于世者，王叔和之力也。”清代汪琥《伤寒论辨证广注》评成氏则谓：“成无己注解《伤寒论》，犹王太仆之注《内经》，所难者惟创始耳。后之人于其注之可疑者，虽多所发明，大半由其注而启悟。”清代黄元御著《素灵微蕴》《四圣心源》《四圣悬枢》《素问悬解》《灵枢悬解》《伤寒悬解》《伤寒说意》等医书十一种，是“尊经派”的代表人物。当代齐鲁医家的代表刘惠民、周凤梧、徐国仟、李克绍等前辈也都以注重研究《黄帝内经》《伤寒论》等经典医籍而闻名，为临床诊疗及理论创新打下了坚实的基础。

（三）弘扬“儒医”

齐鲁医派具有鲜明的传统文化属性。齐鲁文化形塑了中国医学“仁、和、精、诚”的亮丽底色，齐鲁医派彰显了中医学独特的“儒医”现象。恢弘博大的齐鲁文化，是中华优秀传统文化的主干和核心。特别是以孔子为代表的儒家文化，上承三代，下启百世，将中华数千年文化传统联为一体，表现出强大的凝聚力、广阔的包容性和顽强的生命力。不仅齐鲁医学在齐鲁文化影响下形成、发展、完善，对于整个中医学来说，齐鲁文化的影响也是至关重要、无可取代的。“仁”是儒家伦理思想的核心，对中国传统医德观的形成有重大影响。儒家格物穷理的思维方式对中医认识人体生理状态、病理变化及治疗原则等方面也有重要影响。特别是唐宋以后，儒家思想对医学进行了全方位、多层次的渗透和形塑。“儒医”是以儒家学说为行医指导思想，精通医学理论与技术的医者。通过援儒入医、以儒治医等手段，“立德、立功、立言”，促进了中医理论的系统整理、凝练和升华，也提高了医家的人文境界和社会地位，使得被视为“小道”的医学获得了更加广泛的社会认同。儒医逐渐成为医学传承的主流，对于医学影响力的提升和理论水平的提高都产生了显著的影响。“医儒同源”“医儒同道”道出了二者之间的密切关系。齐鲁医家在诊疗过程中处处体现“以人为本”的人本主义和人文精神，医者对患者要有“仁爱之德”，医者对疾病的治疗，要“以和为贵”，过犹不及，以恢复患者“阴平阳秘，精神乃治”的正常生理状态。

（四）创新立宗

齐鲁文化对阴阳五行与精气学说的创新与发展，为中医学阐释生命本质、生命现象、生命规律提供了理论基础与方法指导，齐鲁医家是中医诸多核心学术思想与医疗方法的创立者，开宗立说的大家很多，学术思想在全国范围内广泛传播，影响卓著。《素问·异法方宜论》云：“东方之域，天地之所始生也……其病皆为痈疡，其治宜砭石，故砭石者，亦从东方来。”这里的“东方”，主要指今山东东部及南部地区。这是揭示针砭外治起源的文献证据之一，也显示了针砭医学的地域性。文献记载的砭石用途，主要是刺脉放血，治疗痈肿类疾病。考古发现与文献记载是完全一致的。出土文物也表明，在距今 4000 ~ 5000 年之际，一种用于治病的锥形砭石已流行于山东、江苏等地，其中大汶口文化遗址出土的砭石数量最多，表明山东一带是砭石的主要发源地。在济南城子崖文化遗址中，出土的陶制“尖头器”，据考证是一种砭刺人体穴位祛除病患的医疗工具。在平阴县朱家桥商周文化遗址中，出土的无孔骨针长约 8 厘米，同样也是针灸所用。可见，针刺疗法起源于齐鲁。山东主要地域出土的很多汉画像石也有与之相应的内容，《扁鹊行针图》中的扁鹊都是人首鸟身，一手持脉，一手持针。《史记》载齐勃海秦越人为虢太子治病时，“乃使弟子子阳厉针砥石”。所谓“厉针”与“砥石”，都是言其使用前需要磨制。《素问·宝命全形论》中“四曰制砭石小大”，全元起注云：“砭石者，是古外治之法……古来未能铸铁，故用石为针，故名之针石。言工必砥砺锋利，制其小大之形，与病相当。”司马迁说：“扁鹊言医，为方者宗。”扁鹊不仅首创脉学理论，也是针刺疗法的代表人物。扁鹊大胆创新，用铁针代替砭石治疗疾病，可以说是医学史上的一次重大变革。仓公淳于意精于医道，其平时诊病均详细记录患者姓名、居所、病候、脉象、治法等，即所谓“诊籍”，《史记》中记录了仓公诊籍 25 则，为医学史上最早的医案集。晋太医令王叔和编撰我国第一部脉学专著《脉经》，以脉学的体系化而名垂青史。钱乙著《小儿药证直诀》，并以善于“化裁古方，勇创新方”而著称，如将金匮肾气丸化裁成六味地黄丸，影响深远。钱乙被称为“儿科鼻祖”，名不虚传。成无已首开方论先河，对传承仲景学术，厥功甚伟。他们不仅是我国医药史上贡献卓越的著名医家，而且使得齐鲁医学在金元之前始终处于中国医学界的先进行列。概而言之，齐鲁医派在医经整理、注释，脉学与针灸理论，儿科乃至养生等方面，开宗立说，引领一时风骚。

（五）世家众多

齐鲁有一些大家辈出、名垂青史的医学世家。如南北朝时期，东海徐氏医学家族相传八代，历时二百余年，载入史册的有徐熙、徐秋夫、徐道度、徐叔响、徐文伯、徐嗣伯、徐成伯、徐雄、徐践、徐之才、徐之范、徐敏齐、徐复等人。徐道度著有《疗脚弱杂方》，是目前世界上最早的治疗脚气病的专著。徐叔响对针灸、小儿科、本草学等都有研究和著述。徐之才在徐氏家族历代名医中影响最大，他曾医治过梁国魏帝、东魏孝静帝、北齐文宣帝和武成帝等，深得信任。据《北史》卷九十列传、《北齐书》卷八记载，徐之才在武平元年（570）封西阳王，武平二年（571）任尚书令，卒年80岁。著有《徐王八代家传效验方》十卷、《徐氏家秘方》两卷、《徐王方》五卷等，为总结家传医疗经验之书。另有《药对》（或作《雷公药对》）两卷。他把药分为宣、通、补、泻、涩、滑、燥、湿、轻、重十剂，还提出了孕妇逐月养胎法。徐氏世医历时之长，名医之多，医名之显，为我国医学史上所罕见。明清时期诸城臧氏家族，也是代有名医，如明末太医院吏目臧惟几，清康熙间医家臧达德，清乾隆年间与昌邑黄元御并称、有“南臧北黄”之誉的臧应詹。臧应詹之孙臧岱谷，传祖父之业，亦以医术知名。考诸历代史志，在齐鲁各地，享誉一方的中医世家，更是不可胜数。

六、齐鲁医派研究目的和意义

开展齐鲁医派研究，厘清山东中医药历史文化的发展脉络，整理、总结山东历代名中医的特色医学理论与临床实践经验，对山东中医学术发展史进行重新审视，密切结合社会发展需要，灵活应用，积极推广，促进其有效传承与纵深发展，促进山东中医事业的传承、繁荣与发展，对于建设山东中医药文化强省，服务于“健康中国”“健康山东”建设，具有重要的理论价值。

开展齐鲁医派研究，概括和彰显齐鲁医家的整体特性，挖掘齐鲁中医药学术精华，树立齐鲁医派的学术旗帜，兼融并包，传承精华，守正创新，展示山东中医的理论创新与临床实效，宣传和推广齐鲁医派的学术经验成果，促进山东中医理论创新与临床疗效的提高，让中医成果真正造福百姓，对于促进山东医疗卫生事业的健康发展，具有重大的实践价值。

开展齐鲁医派研究，充分发挥齐鲁文化优势，系统研究齐鲁文化与中医药的广泛交融，系统梳理齐鲁中医药文化传承脉络，以儒医文化、扁鹊文化、针砭发源地为核心，以“尼山世界中医药论坛”“泰山论灸”“沂山论健”打造齐鲁中医药文化研究与传承传播高地，擦亮山东中医药文化特色品牌。

开展齐鲁医派研究，全面整理齐鲁中医药古籍，凝练齐鲁中医药名家学术精华，健全齐鲁中医药非物质文化遗产保护传承体系，促进齐鲁中医药文化遗存的研究与保护，使之成为宣传和推广齐鲁文化的一个重要途径和崭新亮点。

七、齐鲁医派研究的主要内容

（一）齐鲁医派文化渊源研究

从齐鲁文化产生的地理环境、历史渊源和社会背景入手，研究和探讨以“人”为本、以“仁”为核心、以“和”为贵、以“礼”为形式、以“天人合一”为目标、以“因时变革”为灵魂（王修智:《齐鲁文化对山东的深远影响》）的齐鲁文化对齐鲁医派形成和发展的历史影响，重点阐明先秦学术流派中与齐鲁有着密切关系的儒家、道家（黄老学派）、阴阳家、墨家、法家、兵家在中医理论体系形成过程中的地位、作用和贡献。

（二）齐鲁名医汇考

广泛搜集历代史书、方志（通志、府志、州志、县志）、文集、笔记、杂录、碑传、墓志、族谱等文献中有关齐鲁医家的生平资料，以历史朝代为序，以医家姓名为目，以历史唯物主义和辩证唯物主义的观点，实事求是、客观公正地对齐鲁历代医家的生卒年月、主要著述、学术经验、临床心得、著作流传等加以考证、研究与评价。

《齐鲁名医汇考》的编撰，不仅有助于厘清齐鲁医学的基本发展脉络，而且有助于梳理齐鲁医派的学术特色、传承谱系和历史影响，为一步开展齐鲁医派研究打下坚实的基础。

（三）齐鲁医籍辑考

将历代史书（艺文志、经籍志）、方志（通志、府志、州志、县志）、各种公私藏书目录以及子部集部、丛书类书、笔记杂录等所记载的有关齐鲁医家的著作进行穷尽式收罗和整理，按照医经、伤寒温病、诊法、本草、方书、内科、外科、妇科、儿科、骨科、喉科、眼科、针灸推拿、医案医话、养生等学科分类方法进行编排，每书首列书名（包括异名），次列朝代、作者、该书出处、卷次、存佚、内容（包括原书序言、跋语及古代对此书进行的历史考证与评价）、版本馆藏，最后列按语（包括著作异名考、作者考、存佚考、版本考、内容考等内容）。

《齐鲁医籍辑考》的编撰，既可通过汇集的每本书的序跋、提要等内容，从总体上把握和了解其主要学术思想及价值，又可征引资料，方便实用；既可了解齐鲁医籍存佚情况，又可直接到所藏图书馆去查阅。力求做到一书在手，齐鲁医书尽在其中。

（四）齐鲁医籍丛刊

从齐鲁历代名医传世著作中，选择学术影响较大、学术价值较高的《难经》（秦越人）、《脉经》（王叔和）、《小儿药证直诀》（钱乙）、《注解伤寒论》《伤寒明理论》（成无己）、《素问悬解》《灵枢悬解》《难经悬解》《伤寒悬解》《金匮悬解》《伤寒说意》《四圣心源》《四圣悬枢》《素灵微蕴》《长沙药解》《玉楸药解》（黄元御）、《松峰说疫》（刘奎）、《经穴解》（岳含珍）、《伤寒论选注》《外科大成》《类方大全》（臧枚吉）、《履霜集》（臧达德）、《经络汇编》《脉诀汇编说统》《治症提纲》《医学启蒙汇编》（翟良）、《要略厘辞》（于溥泽）、《医鉴草》（孔继菼）、《胎产方案》（高淑濂）等书籍，采用最佳版本为底本，按照《中医古籍整理规范》的要求进行整理，结集为《齐鲁医籍丛刊》系列，分医经、伤寒、温病等卷出版。

《齐鲁医籍丛刊》的整理与出版，不仅可以树立起“齐鲁医派”的旗帜，而且能够传承齐鲁医派的学术薪火，弘扬齐鲁医学的学术成就。

（五）齐鲁医派发展史研究

从齐鲁医派的兴起发展与延续、齐鲁名医与名著、齐鲁医派的主要特点、齐鲁医派的主要成就、齐鲁主要医学流派及特色、齐鲁医家的从医之路与治学特点、齐鲁医派的历史地位及影响等方面，对齐鲁医派的历史进行全方位的考察。从自然科学的角度，客观地总结、分析、评价齐鲁医派对中医学的继承、发展所起的作用和所处的地位；从社会科学的角度，对齐鲁医派兴盛的人文社会因素进行探讨与分析。

（六）齐鲁医派近现代主要流派研究与传承

基于“纵向研究与横向研究相结合、群体研究与典型流派研究相结合”的研究思路，以齐鲁近现代名老中医群体为研究对象，摸清近现代各学术流派，如齐鲁李（克绍）氏伤寒、刘（惠民）氏内科、孔氏（伯华）内科、郑氏（惠芳）妇科、潍坊姜氏外科、文登孙氏骨科、泰安梁氏骨科、齐鲁小儿推拿三大流派（三字经派、张汉臣派、孙重三派）等的继承、发展、应用情况，挖掘近现代各学术流派中对当今中医理论创新与临床诊疗具有重要指导意义的学术思想、独特诊疗技术及验方，更好地服务于中医药的继承与创新工作，为中医临床诊疗提供更多的借鉴。该部分研究内容包括《齐鲁近现代中医药名家传略》《齐鲁当代名老中医学术经验辑要》《齐鲁优秀中医药人才临床经验集萃》《齐鲁中药炮制技术辑要》等。

八、齐鲁医派研究的组织实施

齐鲁医派是齐鲁文化的承载者，也是齐鲁文化的践行者。整体规划并开展全面深入的齐鲁医派研究是建设经济文化大省不可或缺的内容。山东省有着独树一帜的研究平台和优秀的研究团队，先后主持完成了“十一五”国家科技支撑计划“名老中医临床经验学术思想传承研究”、国家中医药管理局重点课题“中医学术流派研究”“中医药传统知识保护研究”、山东省文化厅“齐鲁非物质文化遗产丛书·传统医学卷”、山东省教育厅“中医药知识产权法律保护”等项目课题，出版或即将出版《争鸣与创新：中医学术流派研究》《异法方宜：地域性中医学术流派评价研究》《中医学术流派发展报告》等著作，带动国内中医学术流派研究成为本学科领域的研究热点，取得的系列研究成果为现代中医教育、中医药学术传承、中医药文化国际传播及国家相关中医药政策法规的制定提供了理论指导和决策依据，为保持与发挥中医药传统特色与优势，发挥了重要的作用，也为《齐鲁医派文库》的成功编纂奠定了学术、人才、团队、平台基础。开展齐鲁医派的研究是我们不可推卸的责任，更是迫在眉睫的任务。

2012 年 9 月 9 日，山东省政协办公厅组织的“山东省中医流派继承与发展研讨会”在省政协会堂召开。时任山东省政协副主席、山东中医药大学名誉校长的王新陆教授指出，山东中医传统源远流长，名医辈出，在我国中医药发展史上具有重要地位，要以山东中医流派研究为契机，推动山东中医事业的新发展；要以山东中医为整体，认真总结山东中医发展的独特理念，深入挖掘山东中医的特点，充分展示山东中医的临床实效，为打造齐鲁医派奠定基础；要概括和突显齐鲁医派的整体特性，用齐鲁医派的旗帜，将中医各科包容进来，共同发展，让中医成果真正造福百姓；要充分发挥政协优势，汇聚各方智慧力量，积极建言献策，为我省医疗卫生事业发展凝聚合力，作出贡献。《联合日报》以《齐鲁医派，呼之欲出》为题进行了专版报道。

根据山东省政府《关于贯彻落实国家中医药发展战略规划纲要（2016—2030）的实施方案》的要求，2018 年 5 月 29 日，山东省委宣传部、山东省卫生和计划生育委员会、山东省财政厅、山东省文化厅、山东省中医药管理局联合下发《关于印发齐鲁中医药名家理论精华整理传承工程实施方案的通知》，从总体要求、工作任务、保障措施三方面全面规划了“齐鲁中医药名家理论精华整理传承工程”的指导思想、工作原则、工作目标和具体任务，标志着“齐鲁医派研究”得到山东省政府立项支持和组织落实，研究工作进入新阶段。

2019 年 10 月 17 日，山东省卫生健康委员会、山东省文化和旅游厅联合下发《关于公布齐鲁医学中医药名家理论精华整理传承工程组织编辑委员会、专家组和项目组人员名单的通知》；2019 年 11 月 20 日，山东省卫生健康委员会发布《关于印发〈齐鲁医派中医学术流派传承项目实施方案〉的通知》，组织全省相关部门申报“齐鲁医派中医学术流派传承项目”；2020 年 11 月，山东省卫生健康委员会发布《关于成立齐鲁医派中医学术流派传承项目办公室的通知》，对“齐鲁医派”研究工作的推动进行了具体细致的统筹，保障了项目的顺利实施。

《齐鲁医派文库》还得到了国家出版基金和山东省委宣传部“齐鲁文库”的立项支持。我们对所有支持、鼓励、帮助齐鲁医派学术研究和成果出版的组织机构、领导、专家表示衷心的感谢!

《齐鲁医派文库》的编纂出版，植根优秀齐鲁文化，弘扬和传播中医药文化，旨在为山东经济社会文化事业发展作出新贡献。山东是我国中医药产业大省，随着以健康为中心的思想变化和医学模式的转变，中医药越来越显示出独特优势。通过对齐鲁医派源流的梳理，可以进一步推动对中医学术思想的深入研究，促进其有效传承与纵深发展。打造形成特色鲜明、优势突出的齐鲁中医药品牌，是宣传和推广山东地域文化的一个重要途径和新亮点，这对我省深化医药卫生体制改革、提高人民群众健康水平、弘扬中华优秀传统文化、促进区域经济发展和社会和谐，具有十分重要的意义。

《齐鲁医派文库》的编纂出版，秉承“整体设计、分步实施、突出特色、强化实践”的研究宗旨，以学术传承为根本，以人才建设为先导，以文化建设为目标，以提升条件为基础，以科学管理为保障，不仅通过齐鲁医派文化渊源研究、齐鲁医派发展史研究、齐鲁名医考、齐鲁医籍考、齐鲁医派近现代主要学术流派的调查研究，产出一系列研究成果，还将培养一支高水平人才团队，形成中医学术流派研究、中医文化传播发展研究、中医药知识产权保护研究等领域的学术高地，为中医药学“传承精华，守正创新”作出新贡献。

总主编 王振国

2023 年 9 月 20 日

前言

齐鲁大地是中国传统文化的发祥地，齐鲁医学植根于深厚的文化底蕴，特色鲜明，成就卓著，名家辈出。在我国第一部纪传体通史《史记》中，司马迁叙列了齐鲁医家扁鹊、仓公的事迹，传诵至今。据《史记·扁鹊仓公列传》记载，扁鹊，姓秦氏，名越人，春秋战国时人，其里籍为齐国卢邑，即今山东省济南市长清区。他医术精湛，长于内科，兼通妇儿等科，行医足迹遍布齐赵多国，享誉天下。司马迁说："扁鹊言医，为方者宗""至今天下言脉者，由扁鹊也"。脉诊和针刺疗法至今仍是中医诊治疾病的重要手段。以秦越人（扁鹊）、淳于意（仓公）、王叔和、徐之才、钱乙、成无己、黄元御等为代表的齐鲁医家，是中医核心学术思想与方法的创立者，在我国中医药发展史上具有深远影响。

历代齐鲁医家尊经重典，师古不泥，融会新知，勤于著述。研究表明，民国之前的山东医籍近千种。其中西汉初年临淄（今山东省淄博市）人淳于意，史称太仓公或仓公，得名医公孙光、公乘阳庆亲传，精通黄帝、扁鹊脉书，平时诊病均详细记录患者姓名、居所、病候、脉象、治法等，即所谓"诊籍"，《史记》收录了25则，是我国乃至世界医学史上最早的医案。魏太医令山阳郡高平（今山东省微山县）王叔和，编撰了我国第一部脉学专著《脉经》，成为后世中医脉学的圭臬，同时还编次整理了张仲景《伤寒杂病论》，成为伤寒学传承发展的重要里程碑。北宋郓州（今山东省东平县）钱乙著《小儿药证直诀》，被后世称为"儿科鼻祖"。金代聊摄（今山东省茌平县）成无己，开注解《伤寒论》之先河，对传承仲景学术，厥功甚伟。

清代昌邑名医黄元御，医术精湛，声望素著，乾隆皇帝亲书“妙悟岐黄”褒奖其学识，亲书“仁道药济”概括其一生，黄氏著有《四圣心源》《素问悬解》等 11 部传世著作，见解独到，名冠医林。清嘉庆年间，诸城名医刘奎与其子秉锦合著《松峰说疫》，首创三疫说、避瘟方，在瘟疫治疗方面独树一帜。历代齐鲁医籍承载着数千年来积累的理论知识和临床经验，承载着中医药学的基因和血脉，是中医药文化传承发展的宝贵财富。

齐鲁医家代表性医籍的整理研究，是齐鲁医派研究的基础性工作，也是整个中医古籍保护与利用能力建设的重要组成部分。系统整理研究齐鲁医籍，对厘清齐鲁医学流派的基本发展脉络，系统总结齐鲁古代名医的特色医学理论、临床实践经验和历史影响，形成具有齐鲁特色的中医药文化名片，促进地方中医药资源的创新性发展和创造性转化，推动中医学术传承，具有重要的现实意义。《齐鲁医籍丛刊》以服务齐鲁医派研究为目标，按医籍内容分为医经、伤寒金匮等不同卷次，依据《中医古籍整理规范》，分批次进行系统整理出版。

希冀本丛刊的出版，能为学习与研究齐鲁医派的同道提供更多资料，为推动齐鲁医派的传承与发展作出新的贡献。

编　者

2023 年 9 月

校注说明

《齐鲁医籍丛刊（伤寒卷）》收录存世的伤寒类齐鲁医家著作7种，即《注解伤寒论》《伤寒明理论》《伤寒悬解》《金匮悬解》《伤寒说意》《伤寒论选注》《证治集解》。其作者生平、内容提要、版本流传及校注原则如下。

《注解伤寒论》，10卷，金代成无己撰。成无己（1053—1151），聊摄（今聊城茌平）人。金人入主中原后，成无己被掳至临潢。北宋建中靖国（1101）或崇宁初年（1102）始注《伤寒论》，约公元1139年写成《注解伤寒论》《伤寒明理论》。严器之于1142年和1144年分别为《伤寒明理论》和《注解伤寒论》两书作序。《伤寒明理论》由"邢台好事者"于1157年刊刻出版。《注解伤寒论》完成后没有刊行，成氏临终将书稿托付乡人，嘱其带回故里付之梨枣。公元1171年，书稿辗转至其同乡王鼎处，在王鼎的努力推动下于次年刊行。《注解伤寒论》以《素问》《灵枢经》《难经》为主要依据，征引《伤寒论》前后条文以及《金匮玉函经》《金匮要略》等，旁涉《千金要方》等名著之论，采用"以经注论""以论证经"的方式，解释《伤寒论》的医理，追溯其学术源流，呈现《伤寒论》理法与经典的一脉相通，被后世奉为典范，对历代伤寒研究者影响巨大。《注解伤寒论》现存主要版本有明汪济川本（汪本）、明赵开美本（赵本）、明吴勉学《古今医统正脉全书》本（吴本）。本次校注以上海涵芬楼影印明嘉靖汪济川明刊本为底本，以赵开美本和吴勉学本为校本。

《伤寒明理论》，4卷，金代成无己撰。卷一至卷三选择《伤寒论》中50个主要证候，析其形证，辨其异同，“使习医之流，读其论而知其理，识其证而别其病，胸中了然而无惑”（本书严器之序）。卷四为《伤寒明理药方论》，择《伤寒论》常用方20首，分析主治，阐释方义，对后世研究《伤寒论》及方剂学理论建构颇有启迪。《伤寒明理论》现存主要版本有宋代建安庆有堂新刊本，明代巴应奎校补本，明代葛澄新刊本，明吴勉学《古今医统正脉全书》厘订本，《四库全书》本，清光绪庚辰刊本扫叶山房刻本。本次校注以宋代建安庆有堂新刊本为底本，以吴勉学《古今医统正脉全书》厘订本、《四库全书本》本、清光绪庚辰刊本扫叶山房刻本为校本。

《伤寒悬解》，14卷，清代黄元御撰。黄元御（1705—1758），名玉璐，一字坤载，号研农，别号玉楸子，山东昌邑人。少为诸生，年三十因目疾遭庸医误治之苦，遂发奋于医道。其医术精湛，声望素著，著有《四圣心源》《素问悬解》《伤寒悬解》等11部著作传世，见解独到，名冠医林。乾隆皇帝亲书“妙悟岐黄”褒奖其学识，亲书“仁道药济”概括其一生。黄氏有感于仲景著书，千载尘封而无解，后人之心不能明古圣之书，遂承错简重订之例，以经解经，重整考订，以复古书原貌；将气化学说引入《伤寒论》，以六气解六经；推崇中气，尤重胃阳。黄氏因“叔和之乱”而另立伤寒秩序，欲明古圣之心，阐《伤寒》之旨。黄氏以经典之理发《伤寒论》之奥旨，独具特色。《伤寒悬解》现存主要版本有清道光十二年壬辰（1832）阳湖张琦宛邻书屋刻本（宛本）、清道光十四年甲午（1834）赵汝毅刻本（赵本）、清咸丰十一年辛酉（1861）长沙徐氏燮合精舍福州刻本（闽本）等。本次校注以清咸丰十一年辛酉（1861）长沙徐氏燮合精舍福州刻本（闽本）为底本，以清道光十二年壬辰（1832）阳湖张琦宛邻书屋刻本（宛本）、清道光十四年甲午（1834）赵汝毅刻本（赵本）为校本，以《伤寒论》《黄帝内经素问》为他校本。

《金匮悬解》，22卷，清代黄元御撰。黄氏认为《金匮》之书言显而理晦，于是以《灵》《素》之理，兼采诸家学说逐篇诠释《金匮要略》原文，并详述四诊九候之法，融合《金匮要略》重阳气与后世滋阴学派的学术思想，推阐“阳自阴升，阴由阳降”之理，所论不乏真知灼见。《金匮悬解》

现存版本主要有清咸丰十一年辛酉（1861）长沙徐氏燮合精舍福州刻本（闽本）、清同治七年戊辰（1868）江夏彭氏成都刻本（蜀本）、清光绪二十年甲午（1894）上海图书集成印书局铅印本（集成本）。本次校注以清咸丰十一年辛酉（1861）长沙徐氏燮合精舍福州刻本（闽本）为底本，以清同治七年戊辰（1868）江夏彭氏成都刻本（蜀本）、清光绪二十年甲午（1894）上海图书集成印书局铅印本（集成本）为校本，以《金匮要略》《黄帝内经素问》为他校本。底本每卷卷首原题“昌邑黄元御坤载著 长沙徐树铭校刊”，本次校注均不保留。

《伤寒说意》，10卷，卷首1卷，清代黄元御撰。卷首六篇对六经、六气、营卫、风寒、传经等均有专题论述，对仲景《伤寒论》多有注释和发挥。卷一至卷十遵从《伤寒悬解》的编排次序，对六经病进行归纳总结。该书与《伤寒悬解》均以本气自病为主线，从经络与脏腑相区别的角度来阐释伤寒传经和传变的规律。黄氏对《伤寒论》的研究是齐鲁伤寒学研究的重要成果，对后世医家产生了深远的影响。现存版本主要有清道光十四年甲午（1834）刻本、清咸丰十一年辛酉（1861）长沙徐氏燮合精舍福州刻本（闽本）、清同治七年戊辰（1868）江夏彭氏成都刻本（蜀本），清光绪二十年甲午（1894）上海图书集成印书局铅印本（集成本）等。本次校注以清咸丰十一年辛酉（1861）长沙徐氏燮合精舍刻本（闽本）为底本，以清光绪二十年甲午（1894）上海图书集成印书局铅印本（集成本）为校本，以《伤寒论》《黄帝内经素问》为他校本。

《伤寒论选注》，10卷，共分6册，以“六艺”礼、乐、射、御、书、数命名，清代臧应詹撰。臧应詹（1697—1772），字枚吉，山东诸城人，时与黄元御齐名，有“南臧北黄”之誉。臧应詹出生于明末诸城书香仕宦之家，家族先辈有中进士者，亦有从医者。明崇祯初任太医院吏目臧惟儿，是臧氏家族最早的医家，事迹仅见于《臧氏族谱》。臧应詹“十五补诸生”，初为举子业，“以母老多病，习越人术。晚年益精，远近目为神医。其治病神奇变化，不拘成法，而所投辄效，一时名医多出其门”。臧应詹一生致力医学临床研究，著作颇丰，涉及内、外、妇、儿诸科，主要有《伤寒论选注》《外科大成》《脉诀》《伤寒妇幼三科》《类方大全》等，但均未刊行，仅以手抄本的形式传于民间。《伤寒论选注》礼册包括卷首和卷一，卷首有序例十三篇和《伤寒论选注琐言》一篇；卷一为太阳篇；乐册包括卷二阳明篇和卷三少阳篇；射册包括卷四太阴篇、卷五少阴篇和卷六厥阴篇；御册包括卷七合病、并病，结胸、痞症，差后、食复、劳复、阴阳易，坏病；书册包括卷八温病，痉、湿、暍、百合、狐惑、阴阳毒、霍乱，卷九可汗不可汗，可吐不可吐，可下不可下；数册包括卷十平脉法和辨脉法。臧氏精研医道，注疏经典，严谨治学，遵经不泥，发前人之未发，阐释不乏卓见。《伤寒论选注》现存抄本3部，分别藏于山东中医药大学图书馆、上海图书馆、山东省图书馆。本次校注以山东中医药大学图书馆藏本为底本，上海图书馆藏本、山东省图书馆藏本为校本，以《伤寒论》《黄帝内经素问》为他校本。

《证治集解》，又名《伤寒捷解》《伤寒哲解》《伤寒集解》，2卷，清代庞润田撰。庞润田，生卒年不详，字作云、茂材、霖甫，山东招远人。庞氏为诸生，习举子业，并兼习岐黄之术。招远县知事毕明杰曾邀庞润田治病，谓其"诊脉谈理皆入精微，如见其脏腑"，可见庞氏研医精深，辨证明理之熟稔。庞氏晚年集各家之要与平生历验之诀，而成《证治集解》。该书病症结合，症机互解，贴近临床。上卷论伤寒审证、脉法、察色、舌苔、宜禁、不治诸证；下卷论发热、头痛、恶风、恶寒、潮热、无汗、自汗、烦热等一百种病症，先释病证、病机，各症之后有论有方，并间附医案。该书现存版本仅见清光绪十七年辛卯（1891）诚心堂刻本。本次校注以此为底本，以《伤寒论》《金匮要略》为他校本。

本次校注的具体原则如下。

1. 全书采用简体横排，并以现代标点符号句读。

2. 原书目录据校定后的正文重新编排。

3. 底本中异体字、俗写字、古字，如"暖"作"煖"、"效"作"効"、"翻"作"番"等，予以回改，不出校；凡底本中明显因形近、音近致误者，径改不出校。《注解伤寒论》中部分异体字，正文中有注释，如慄、滀、俛等，保留原字。

4. 底本与校本互异，若显系底本有误、脱、衍、倒者，则据他校本或本书前后文例、文义改之、补之、删之或乙正之，并出校注明。若怀疑底本有误、脱、衍、倒者，则不改动原文，只出校注明疑误理由。凡底本无误，校本有误者，一律不出校记。

5. 对难字、僻字、异读字，释字义；对费解的专用名词或术语加以注释；对通假字予以指明，并解释其假借义；部分字词反复出现，仅于首见处出注。

6.《伤寒论选注》底本中的眉批以中括号标注，插入正文。

总目录

注解伤寒论

金·成无己 撰

目录

卷第四

卷第五

卷第六

卷第七

卷第八

卷第九

卷第十

新刻伤寒论序

《伤寒论》为文简严，而寓意渊奥①。离为六经，法有详略。详者义例甄明②，非长余也；略者指趣该洽③，非阙落也。散之若截然殊科，融之则约于一贯。顾读而用之者何如耳，儒者既不暇读，医流又鲜能读。是以微辞要义，秘而不宣。至谓此非全书，直欲分门平叙，续臆说以为奇，杂群方而云备。使矿镠合冶，貂犬同裘，如《活人》《杀车》等书，皆仲景之螟螣④也。余观成氏注，盖能独究遗经，与之终始，多所发明。间虽依文顺释，如传大将之令于三军，不敢妄为增易，听者惟谨行自得之，其有功于是书不浅也。顾世未有遗其声而徒逐其响者，于是论注同湮，惜哉！夫医流相沿如是，则无望其出神奇，以上契千载之妙用，不幸有得是疾，而能逃医僇⑤于喉吻者，其几人哉？余里人汪君处敬，为是愍恻⑥，务购善本，反复校仇，惧其传之不远也，则遂锓刻⑦以为公。噫！医之《素问》《灵枢》视儒之六经。若《伤寒论》可视《语》《孟》六经。《语》《孟》之书具存，非读之不能晓析，而司活民之寄者，顾有舍之，而忍其沟壑之盈，至如此书，世既罕见，卒读而通之不易，矧非有活人之寄而务好之以杜夫医僇之冤，斯二者用心之为异，岂不远哉。余故窃有感焉，而为之序。

嘉靖二十四年岁在乙巳夏六月望歙岩镇吕滨郑佐书

---

① 渊奥：深奥。

② 甄明：明确、清晰。

③ 该洽：广博。

④ 螟螣（míng tè，明特）：两种害虫，比喻为害人民者。

⑤ 僇：通“戮”，伤害之义。

⑥ 愍恻：悲悯。

⑦ 锓刻：雕版，刊刻。

刻伤寒论序[①]

新安篁南江瓘撰

序曰：医自轩岐之学不传，惟《素》《难》二书，又多舛缺，遗文奥旨，代寡玄参，末学昧于原本，任疑用独，而经乃樊乱。逮后汉张长沙氏始因《素问·热论》、广伊尹《汤液》肆为论说，发其疑义，而经复一明。既而撰次于王叔和，注释于成无己，厥后庞、朱、韩、许之流，因亦互有开发，提纲揭要，无越乎吐、汗、下、温四法而已。盖一证一方，万选万中，回生起死，千载合符。陶隐居称为群方之祖，孙真人叹其特有神功，岂无征哉！然方土异宜，古今殊运，阴阳虚实之交错，其候至微，发汗吐下之相反，其祸至速。兼以庸工固滞，迷误弗省，致微疴成膏肓之变，沉痼绝苏起之望，有由然矣。大都此书，条贯虽明，词旨雅奥，时俗难入，具眼几何？故医门罕读，鬻者莫售，矧张经王传，又往往反覆后先，鲁鱼相杂，板本漫缺，好古者致憾于斯，嗟乎！《脉诀》出而《脉经》隐，《百问》行而《伤寒论》乖。譬之俗儒，专诵时文而昧经传，其失均也。汪子希说氏，以博雅名家，慨俗学之昏迷[②]，愍蒸民之夭札[③]，出其家藏善本，视汪处敬氏三复仇校[④]，乃命入梓。而问序于余，余故以多病，好医而未能也。然耽味[⑤]仲景之论有年矣，辄援古照今，溯其流委于卷后，且以嘉二子之有功于长沙也。学者诚能潜精斯籍，讨其指归，斯可以凌驾前贤，仁寿当代矣。

嘉靖乙巳之吉

---

① 此序底本原置于书末。

② 昏迷：昏暗糊涂。

③ 夭札：患疫病而早死。

④ 仇校：亦作“雠校”。刘向《别录》曰：“一人读书，校其上下，得谬误，为校；一人持本，一人读书，若怨家相对，为雠。”

⑤ 耽味：深切体味。

注解伤寒论序

夫前圣有作，后必有继而述之者，则其教乃得著于世矣。医之道源自炎黄，以至神之妙，始兴经方。继而伊尹以元圣之才，撰成汤液，俾黎庶[①]之疾疢，咸遂蠲除，使万代之生灵，普蒙拯济。后汉张仲景，又广汤液为《伤寒卒病论》十数卷，然后医方大备，兹先圣后圣，若合符节。至晋太医令王叔和，以仲景之书，撰次成叙，得为完帙。昔人以仲景方一部为众方之祖，盖能继述先圣之所作，迄今千有余年，不坠于地者，又得王氏阐明之力也。《伤寒论》十卷，其言精而奥，其法简而详，非寡闻浅见所能赜究。后虽有学者，又各自名家，未见发明。仆忝医业，自幼徂[②]老，耽味仲景之书五十余年矣，虽粗得其门而近升乎堂，然未入于室，常为之慊然[③]。昨者，解后[④]聊摄成公，议论该博，术业精通，而有家学，注成伤寒十卷，出以示仆，其三百九十七法之内，分析异同，彰明隐奥，调陈脉理，区别阴阳，使表里以昭然，俾汗下而灼见，百一十二方之后，通明名号之由，彰显药性之主，十剂轻重之攸分，七情制用之斯见，别气味之所宜，明补泻之所适，又皆引《内经》，旁牵众说，方法之辨，莫不允当，实前贤所未言，后学所未识，是得仲景之深意者也。昔所谓慊然者，今悉达其奥矣！亲觌其书，诚难默默，不揆荒芜，聊序其略。

时甲子中秋日洛阳严器之序

---

① 黎庶：民众。

② 徂：过去。

③ 慊然：不满，遗憾。

④ 解后：吴本作“邂逅”。

伤寒论序[①]

夫《伤寒论》，盖祖述大圣人之意，诸家莫其伦拟，故晋皇甫谧序《甲乙针经》云：伊尹以元圣之才，撰用《神农本草》，以为《汤液》；汉张仲景论广汤液，为十数卷，用之多验；近世太医令王叔和，撰次仲景遗论甚精，皆可施用。是仲景本伊尹之法，伊尹本神农之经，得不谓祖述大圣人之意乎。张仲景，汉书无传，见《名医录》云：南阳人，名机，仲景乃其字也。举孝廉，官至长沙太守。始受术于同郡张伯祖，时人言，识用精微过其师，所著论，其言精而奥，其法简而详，非浅闻寡见者所能及。自仲景于今八百余年，惟王叔和能学之，其间如葛洪、陶景、胡洽、徐之才、孙思邈辈，非不才也，但各自名家，而不能修明之。开宝中，节度使高继冲，曾编录进上，其文理舛错，未尝考正；历代虽藏之书府，亦缺于仇校。是使治病之流，举天下无或知者。国家诏儒臣校正医书，臣奇续被其选。以为百病之急，无急于伤寒，今先校定张仲景《伤寒论》十卷，总二十二篇，证外合三百九十七法，除复重，定有一百一十二方，今请颁行。

太子右赞善大夫臣高保衡、尚书屯田员外郎臣孙奇、
尚书司封郎中秘阁校理臣林亿等谨上

---

① 此序为涵芬楼影刻汪本时据日本覆宋治平本补。

伤寒卒病论序[①]

论曰：余每览越人入虢之诊，望齐侯之色，未尝不慨然叹其才秀也。怪当今居世之士，曾不留神医药，精究方术，上以疗君亲之疾，下以救贫贱之厄，中以保身长全，以养其生。但竞逐荣势，企踵权豪，孜孜汲汲[②]，惟名利是务，崇饰其末，忽弃其本，华其外，而悴[③]其内。皮之不存，毛将安附焉。卒然遭邪风之气，婴[④]非常之疾，患及祸至，而方震慄，降志屈节，钦望[⑤]巫祝[⑥]，告穷归天，束手受败，赍[⑦]百年之寿命，持至贵之重器，委付凡医，恣其所措。咄嗟呜呼！厥身已毙，神明消灭，变为异物，幽潜重泉，徒为啼泣。痛夫！举世昏迷，莫能觉悟，不惜其命，若是轻生，彼何荣势之云哉！而进不能爱人知人，退不能爱身知己，遇灾值祸，身居厄地，蒙蒙昧昧，蠢若游魂。哀乎！趋世之士，驰竞浮华，不固根本，忘躯徇物，危若冰谷，至于是也。余宗族素多，向余二百，建安纪年以来，犹未十稔，其死亡者，三分有二，伤寒十居其七。感往昔之沦丧，伤横夭之莫救，乃勤求古训，博采众方，撰用《素问》《九卷》《八十一难》《阴阳大论》《胎胪药录》，并平脉辨证，为《伤寒杂病论》合十六卷。虽未能尽愈诸病，庶可以见病知源，若能寻余所集，思过半矣。夫天布五行，以运万类，人禀五常，以有五脏，经络府俞，阴阳会通，玄冥幽微，变化难极，自非才高识妙，岂能探其理致哉！上古有神农、黄帝、岐伯、伯高、雷公、少俞、少师、仲文，中世有长

---

① 此序为涵芬楼影刻汪本时据日本覆宋治平本补。

② 孜孜汲汲：奔走的样子。

③ 悴：衰弱。

④ 婴：患病。

⑤ 钦望：寄希望。

⑥ 巫祝：巫医、祝由，代指符咒治病的医者。

⑦ 赍（lài，赖）：给予。

桑、扁鹊，汉有公乘阳庆及仓公，下此以往，未之闻也。观今之医，不念思求经旨，以演其所知，各承家技，终始顺旧，省疾[1]问病，务在口给[2]，相对斯须，便处汤药，按寸不及尺，握手不及足，人迎趺阳，三部不参，动数发息，不满五十，短期未知决诊，九候曾无仿佛，明堂阙庭，尽不见察，所谓窥管而已。夫欲视死别生，实为难矣。孔子云，生而知之者上，学则亚之，多闻博识，知之次也。余宿尚方术，请事斯语。

---

① 省疾：探病。

② 口给：口才敏捷。

宋刻伤寒论敕文[1]

国子监

准尚书礼部元佑三年八月八日符，元佑三年八月七日酉时，准都省送下当月六日

敕中书省勘会：下项医书，册数重大，纸墨价高，民间难以买置。八月一日

奉圣旨，令国子监别作小字雕印，内有浙路小字本者，令所属官司校对，别无差错，即摹印雕版，并候了日[2]，广行印造，只收官纸工墨本价，许民间请买，仍送诸路出卖。奉敕如上，牒到奉行。前批八月七日未时，付礼部施行。续准礼部符，元佑三年九月二十日，准都省送下，当月十七日，敕中书省尚书省，送到国子监状，据书库状，准朝旨，雕印小字《伤寒论》等医书出卖，契勘[3]工钱，约支用五千余贯，未委于是何官钱支给，应副使用。本监比欲依雕四子等体例，于书库卖书钱内借支，又缘所降朝旨，候雕造了日，令只收官纸工墨本价，即别不收息，虑日后难以拨还，欲乞朝廷特赐，应副上件钱数支，使候指挥。尚书省勘当，欲用本监见在卖书钱，候将来成书出卖，每部只收息一分，余依元降指挥。

奉圣旨，依国子监主者，一依敕命指挥施行。

治平二年二月四日进呈，奉圣旨镂版施行。

朝奉郎守太子右赞善大夫同校正医书飞骑尉赐绯鱼袋臣高保衡

宣德郎守尚书都官员外郎同校正医书骑都尉臣孙奇

---

① 此序为涵芬楼影刻汪本时据日本覆宋治平本补。

② 了日：完成的时候。

③ 契勘：考核、查考。

朝奉郎守尚书司封郎中充秘阁校理判登闻检院护军赐绯鱼袋臣林亿

翰林学士朝散大夫给事中知制诰充史馆修撰宗正寺修玉牒官兼判太常寺兼礼仪事兼判秘阁秘书省同提举集禧观公事兼提举校正医书所轻车都尉汝南郡开国侯食邑一千三百户赐紫金鱼袋臣范镇

推忠协谋佐理功臣金紫光禄大夫行尚书吏部侍郎参知政事柱国天水郡开国公食邑三千户食实封八百户臣赵槩

推忠协谋佐理功臣金紫光禄大夫行尚书吏部侍郎参知政事柱国乐安郡开国公食邑二千八百户食实封八百户臣欧阳修

推忠协谋同德佐理功臣特进行中书侍郎兼户部尚书同中书门下平章事集贤殿大学士上柱国庐陵郡开国公食邑七千一百户食实封二千二百户臣曾公亮

推忠协谋同德守正佐理功臣开府仪同三司行尚书右仆射兼门下侍郎同中书门下平章事昭文馆大学士监修国史兼译经润文使上柱国卫国公食邑一万七百户食实封三千八百户臣韩琦

知兖州录事参军监国子监书库臣郭直卿

奉议郎国子监主簿云骑尉臣孙準

朝奉郎行国子监丞上骑都尉赐绯金鱼袋臣何宗元

朝奉郎守国子司业轻车都尉赐绯金鱼袋臣丰稷

朝请郎守国子司业上轻车都尉赐绯金鱼袋臣盛侨

朝请大夫试国子祭酒直集贤院兼徐王府翊善护军臣郑穆

中大夫守尚书右丞上轻车都尉保定县开国男食邑三百户赐紫金鱼袋臣胡宗愈

中大夫守尚书左丞上护军太原郡开国侯食邑一千八百户食实封二百户赐紫金鱼袋臣王存

中大夫守中书侍郎护军彭城郡开国侯食邑一千一百户食实封二百户赐紫金鱼袋臣刘挚

正议大夫守门下侍郎上柱国乐安郡开国公食邑四千户食实封九百户臣孙固

太中大夫守尚书右仆射兼中书侍郎上柱国高平郡开国侯食邑一千六百户食实封五百户臣范纯仁

太中大夫守尚书左仆射兼门下侍郎上柱国汲郡开国公食邑二千九百户食实封六百户臣吕大防

以上十卷内计方一百一十二道。

此经方剂并按古法锱铢分两与今不同，谓如㕮咀者即今之锉如麻豆大是也，云一升者即今之大白盏也。云铢者，六铢为一分即二钱半也，二十四铢为一两也，云三两者即今之一两，云二两即今之六钱半也。料例大者只合三分之一足矣。

歙严镇汪氏主一斋校刊[①]

① 此段原置于目录之后。

图解运气图

经曰：夫天地之气，胜复之作，不形于证诊。脉法曰：天地之变，无以脉诊，此之谓也。右曰：随其气所在，期于左右，从其气则和，违其气则病；迭移其位者病，失守其位者危，寸尺交反者死，阴阳交者死。经曰：夫阴阳交者，谓岁当阳在左，而反于右；谓岁当阴在右，而反于左。左交者死。若左右独然，非交，是谓不应。惟寅申巳亥辰戌丑未八年有应也。谓寸尺反者死，谓岁当阴在寸，而反见于尺；谓岁当阳在尺，而反见于寸。若寸尺反者死。若寸尺独然，非反见，谓不应。惟子午卯酉四年应之。今依夫《素问》正经直言图局，又言脉法，先立其年，以知其气，左右应见，然后乃言死生也。凡三阴司天在泉，上下南北二政[①]，或右，两手寸尺不相应，皆为脉沉下者，仰手而沉，复手则沉为浮细[②]大者也。若不明此法，如过渊海问津，岂不愚乎，区区白首不能晓明也。况因旬月邪。仆亦留入式之法，加临五运六气、三阴三阳、标本、南北之政、司天在泉主病，立成图局，易晓其义，又何不达于圣意哉！

---

① 政：其后吴本有“或左”二字。

② 浮细：其后吴本有“为”字。

脉天司阴三政南

厥阴 少阴 太阴

甲午 甲子

左手 寸不应 土运 寸不应 右手

脉天司阴三政南

少阴 太阴 少阳

己未 己丑

左手 寸不应 土运 寸不应 右手

脉天司阴三政南

太阴 厥阴 少阴

己亥 己巳

左手 寸不应 土运 寸不应 右手

脉泉在阴三政南

左手 尺不应 土运 尺不应 右手

己酉 己卯

太阴 少阴 厥阴

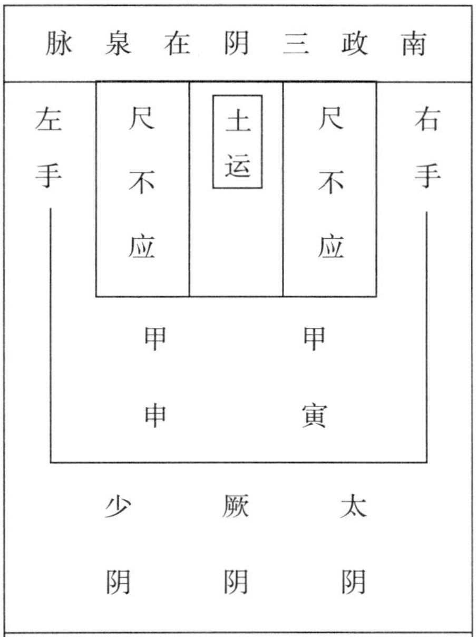
脉 泉 在 阴 三 政 南
左手
尺不应
土运
尺不应
右手
甲申
甲寅
少阴
厥阴
太阴

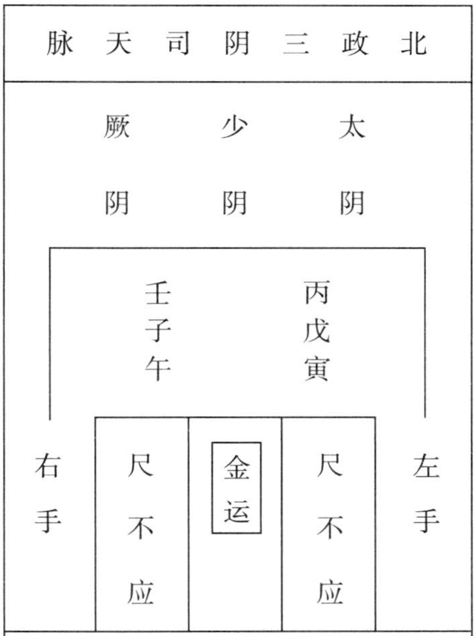
脉 天 司 阴 三 政 北
厥阴
少阴
太阴
壬子午
丙戊寅
右手
尺不应
金运
尺不应
左手

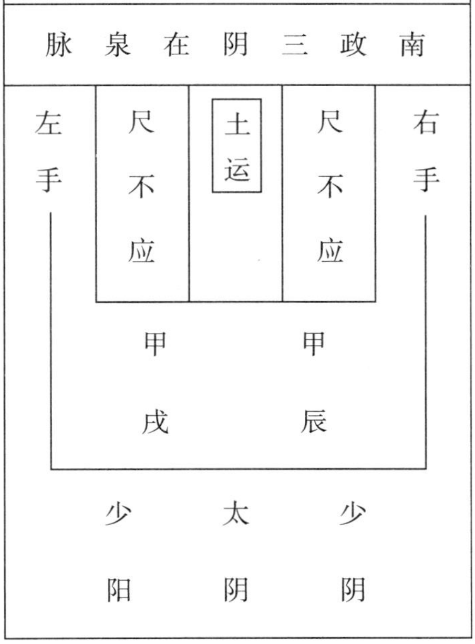
脉 泉 在 阴 三 政 南
左手
尺不应
土运
尺不应
右手
甲戌
甲辰
少阳
太阴
少阴

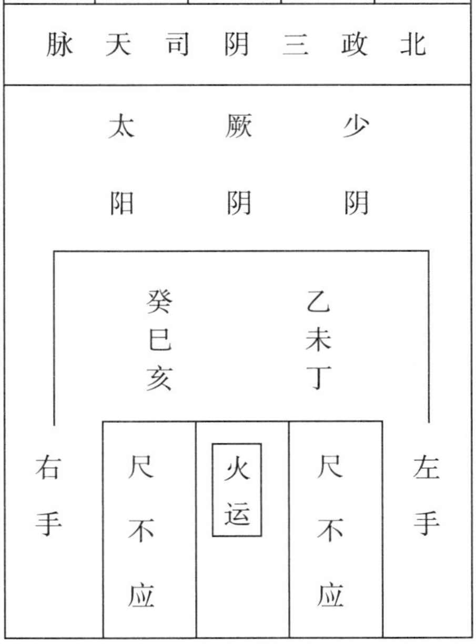
脉 天 司 阴 三 政 北
太阳
厥阴
少阴
癸巳亥
乙未丁
右手
尺不应
火运
尺不应
左手

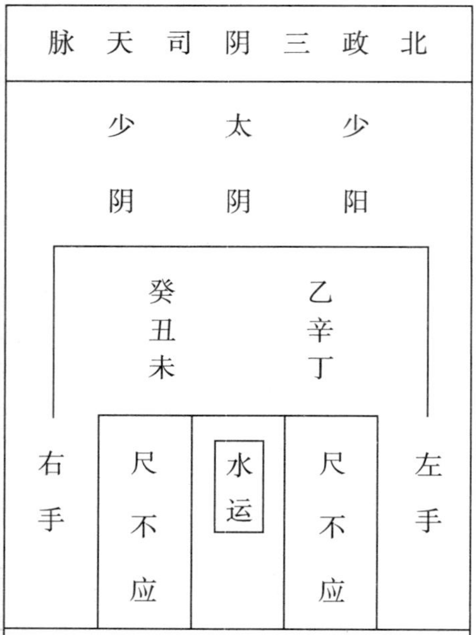
脉天司阴三政北
少阴 太阴 少阳
癸丑未
乙辛丁
右手
尺不应
水运
尺不应
左手

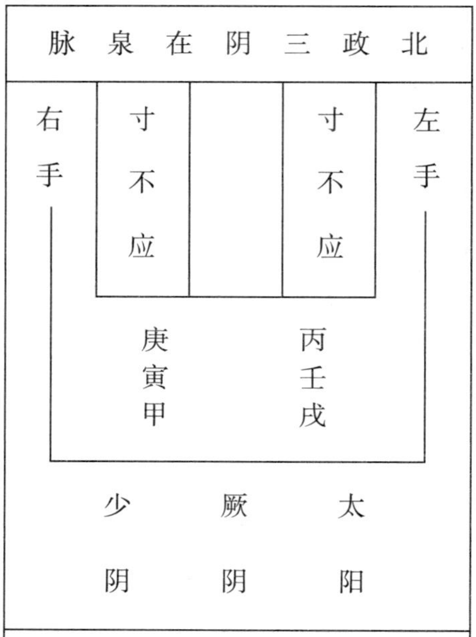
脉泉在阴三政北
右手
寸不应
寸不应
左手
庚寅甲
丙壬戌
少阴 厥阴 太阳

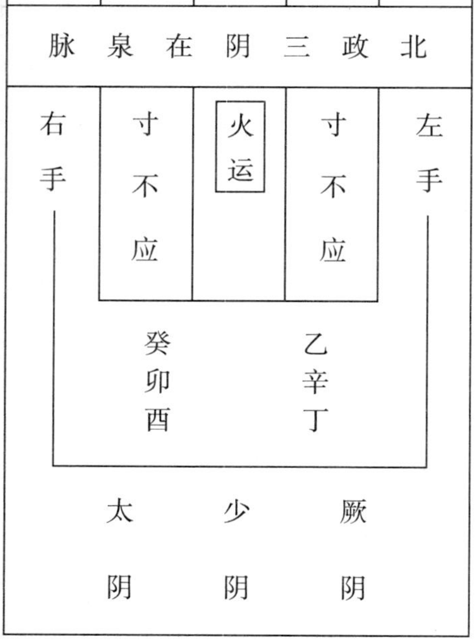
脉泉在阴三政北
右手
寸不应
火运
寸不应
左手
癸卯酉
乙辛丁
太阴 少阴 厥阴

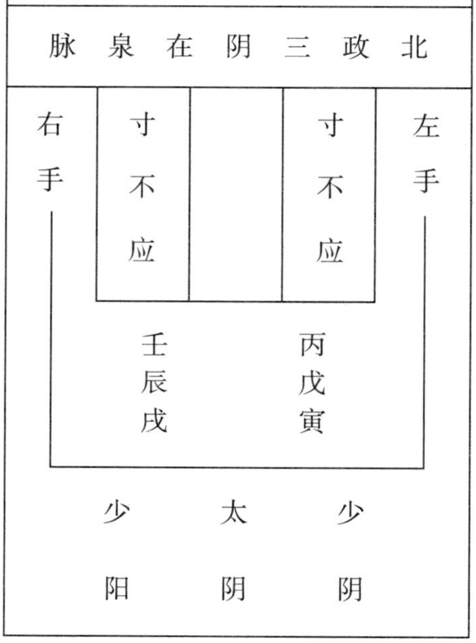
脉泉在阴三政北
右手
寸不应
寸不应
左手
壬辰戌
丙戊寅
少阳 太阴 少阴

死 交 脉 阳 阴 政 南

交
地
左

己 己
未 丑

厥 太 阳
阴 阳 明

死 交 脉 阳 阴 政 南

少 太 少
阴 阴 阳

己 己
未 丑

交
天
左

死 交 脉 阳 阴 政 南

交
地
左

甲 甲
申 寅

少 厥 太
阴 阴 阳

死 交 脉 阳 阴 政 南

厥 少 太
阴 阴 阴

甲 甲
午 子

交
天
左

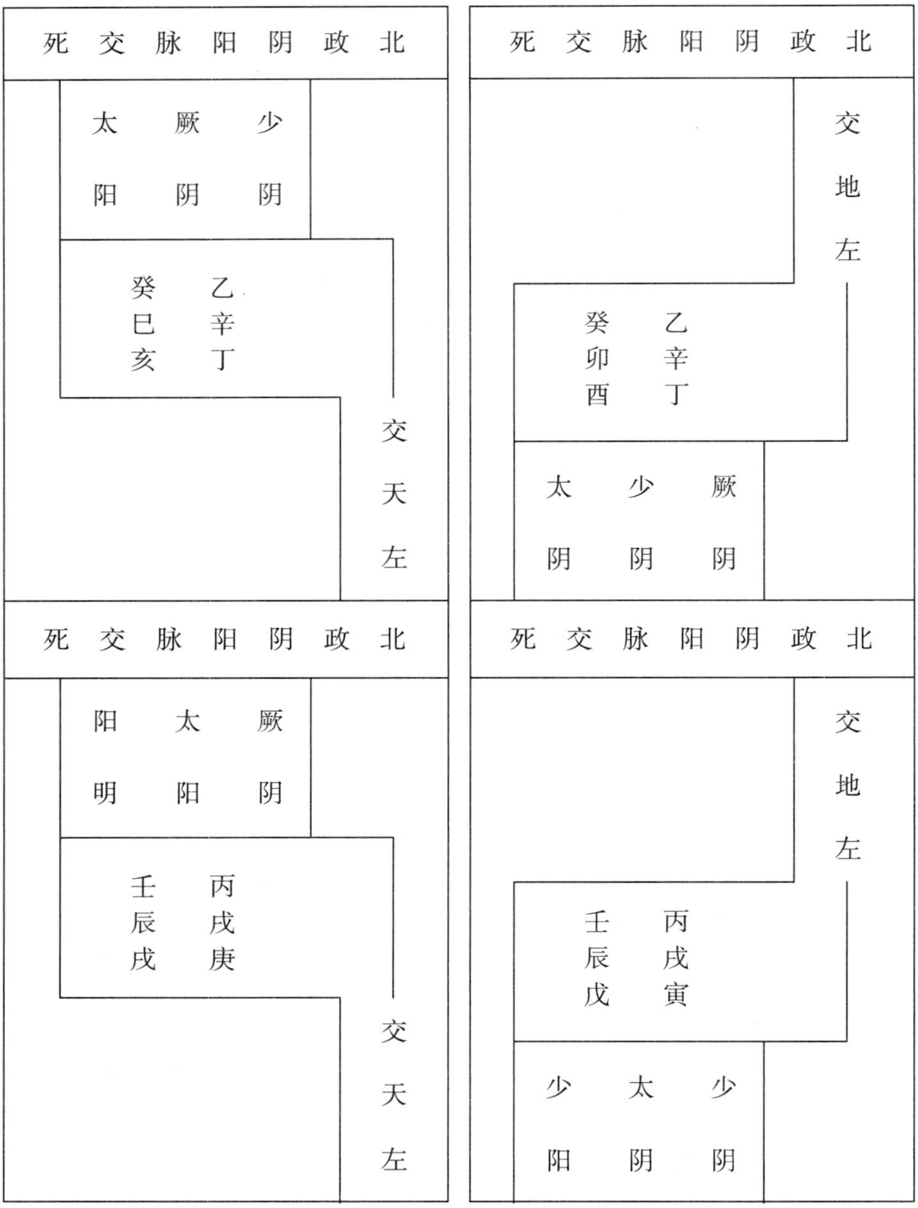
死 交 脉 阳 阴 政 北
太 厥 少
阳 阴 阴
癸 乙
巳 辛
亥 丁
交
天
左
死 交 脉 阳 阴 政 北
交
地
左
癸 乙
卯 辛
酉 丁
太 少 厥
阴 阴 阴
死 交 脉 阳 阴 政 北
阳 太 厥
明 阳 阴
壬 丙
辰 戌
戌 庚
交
天
左
死 交 脉 阳 阴 政 北
交
地
左
壬 丙
辰 戌
戌 寅
少 太 少
阳 阴 阴

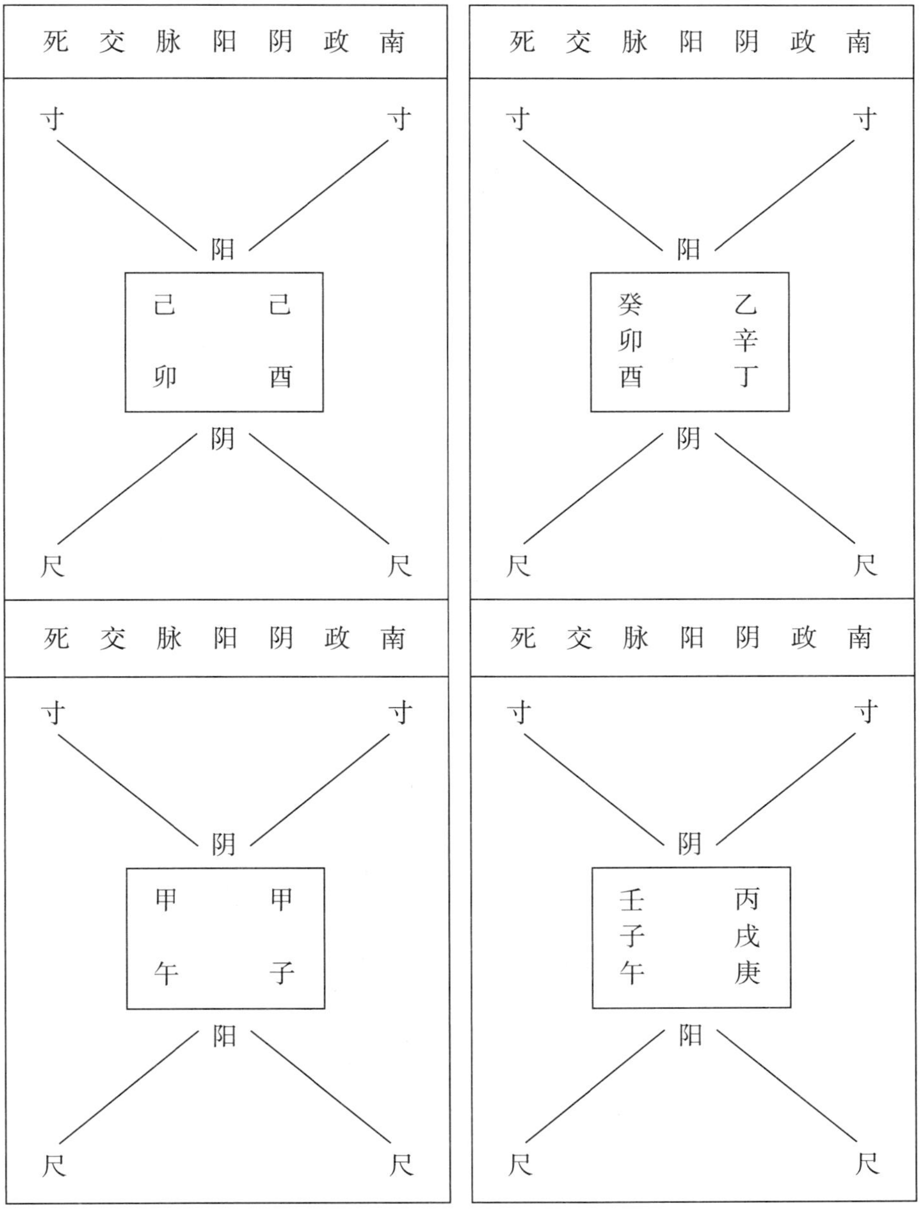
南政阴阳脉交死
寸
寸
阳
己卯
己酉
阴
尺
尺
南政阴阳脉交死
寸
寸
阳
癸卯酉
乙辛丁
阴
尺
尺
南政阴阳脉交死
寸
寸
阴
甲午
甲子
阳
尺
尺
南政阴阳脉交死
寸
寸
阴
壬子午
丙戌庚
阳
尺
尺

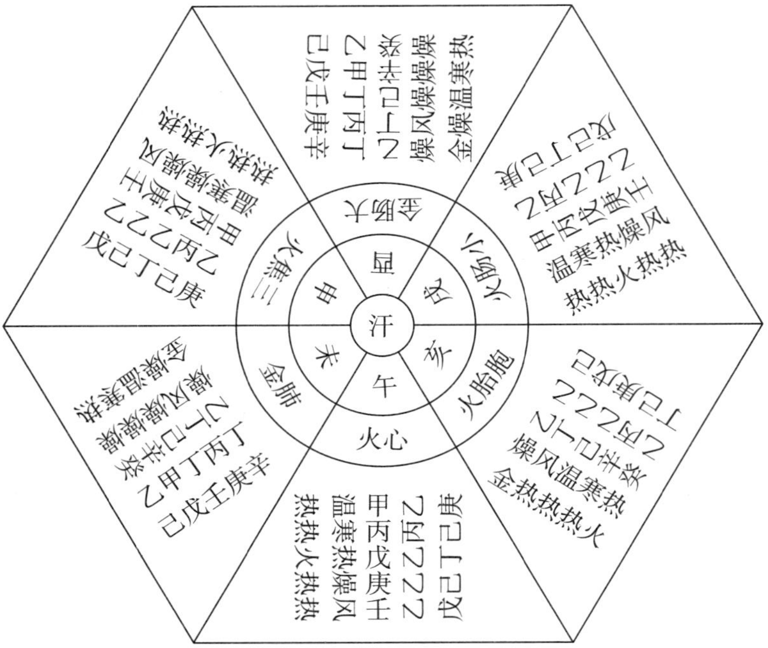

运气加临汗差手经指掌之图

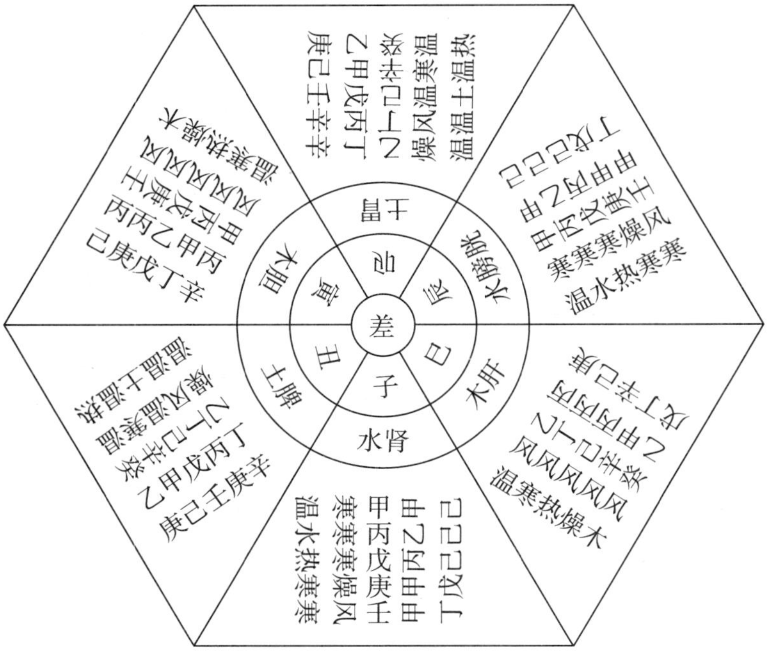

运气加临汗差足经指掌之图

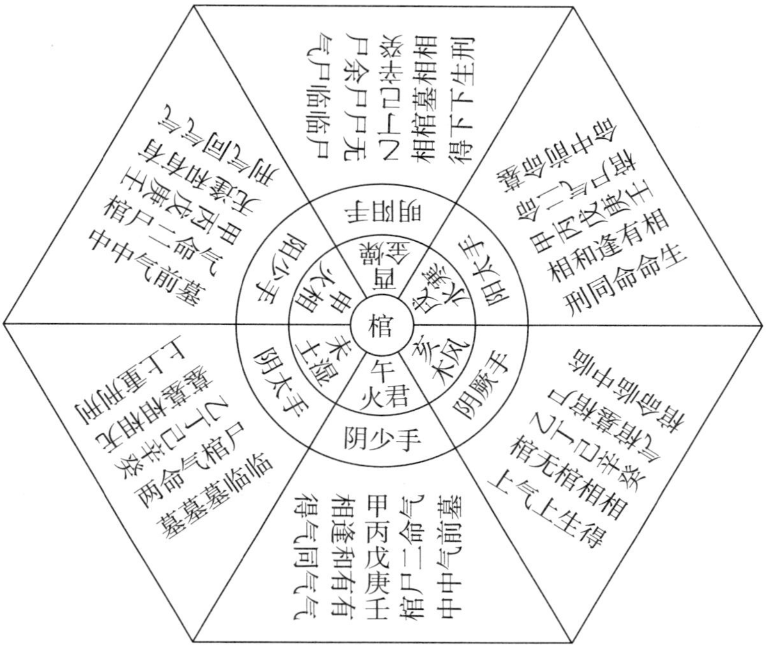

运气加临棺墓手经指掌之图

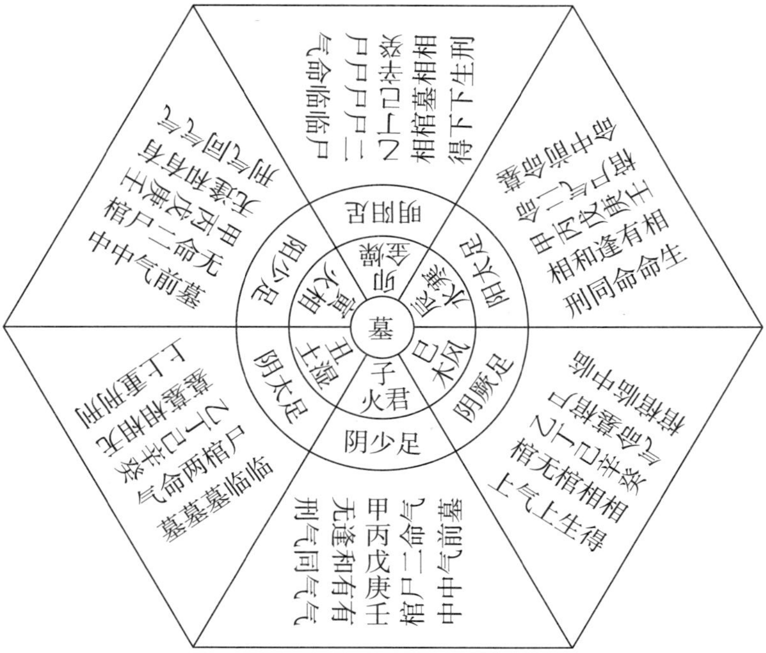

运气加临棺墓足经指掌之图

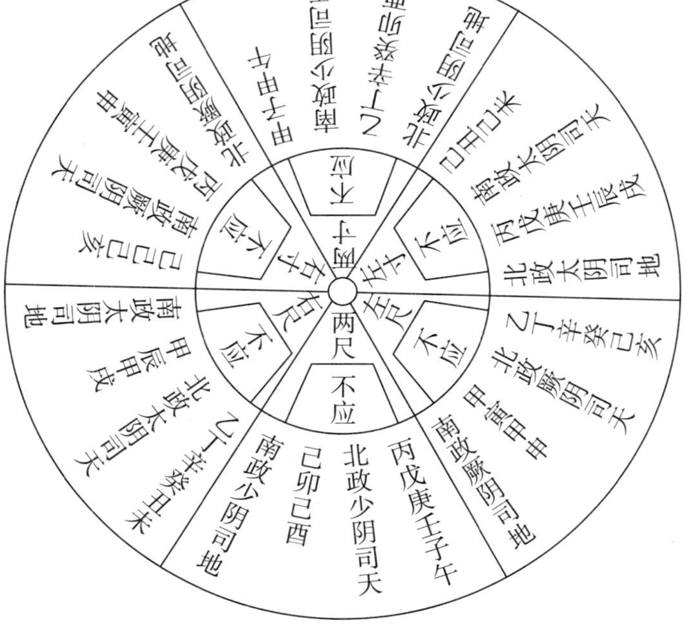

运气加临脉候寸尺不应之图

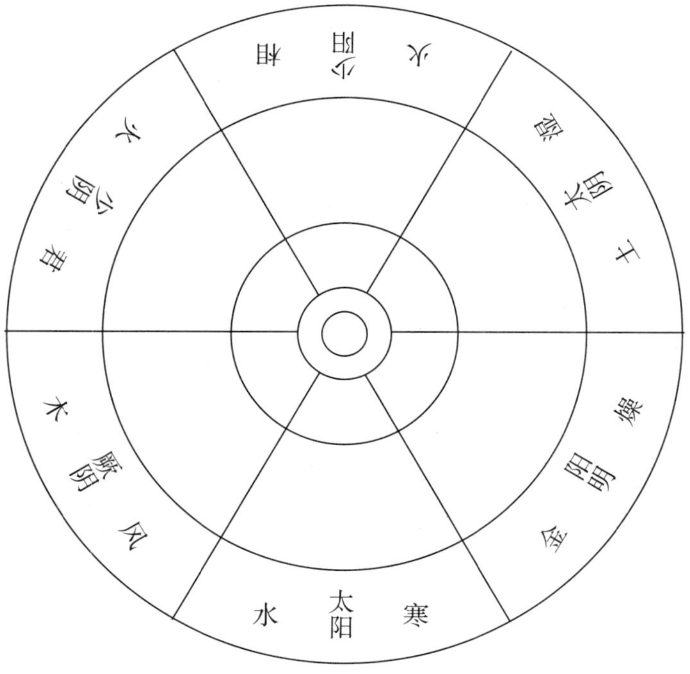

六气主客上下加临病证之图

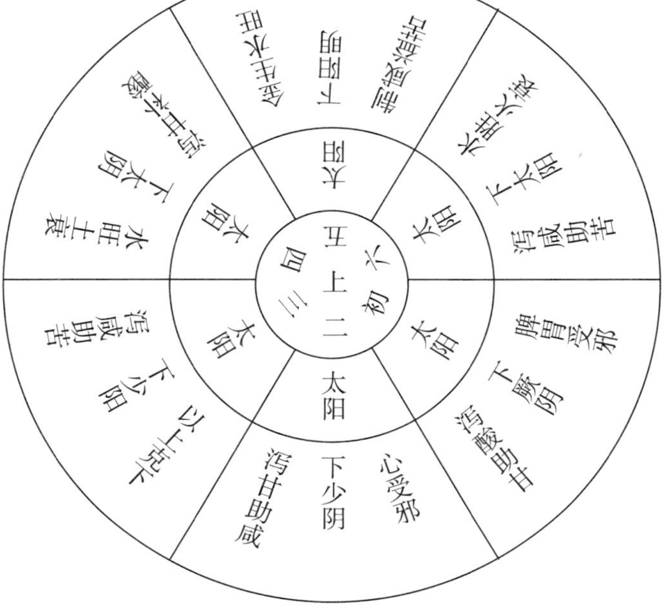

太阳上下加临补泻病证之图

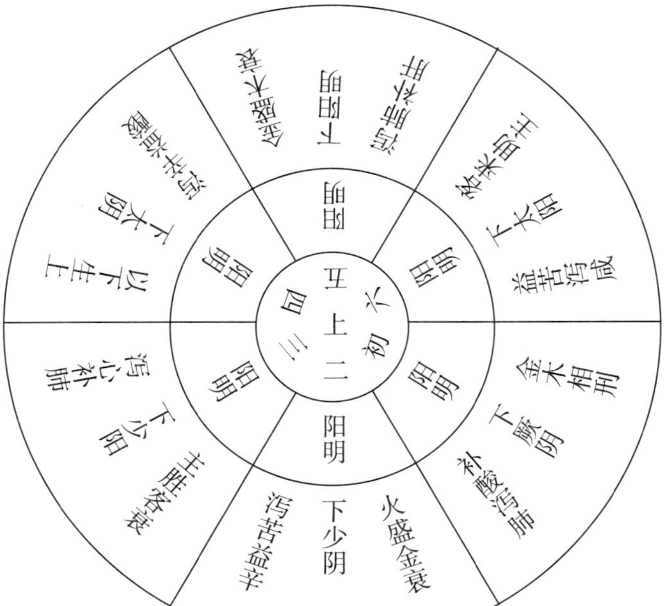

阳明上下加临补泻病证之图

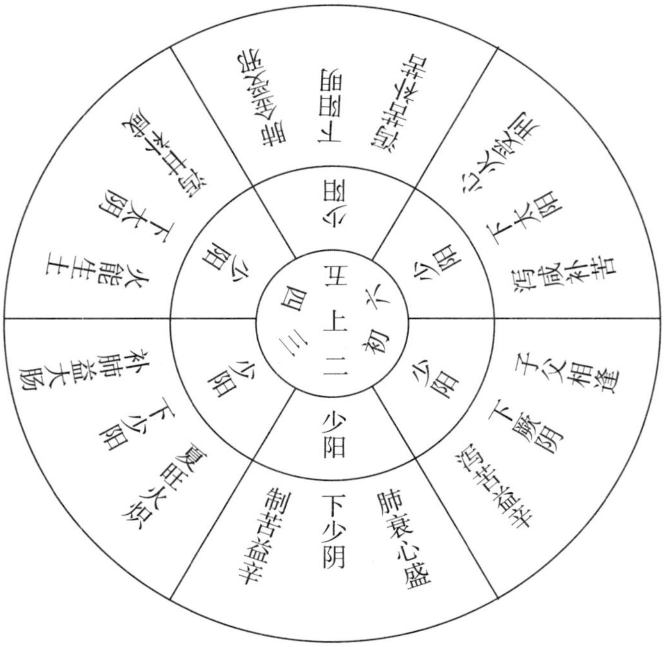

少阳上下加临补泻病证之图

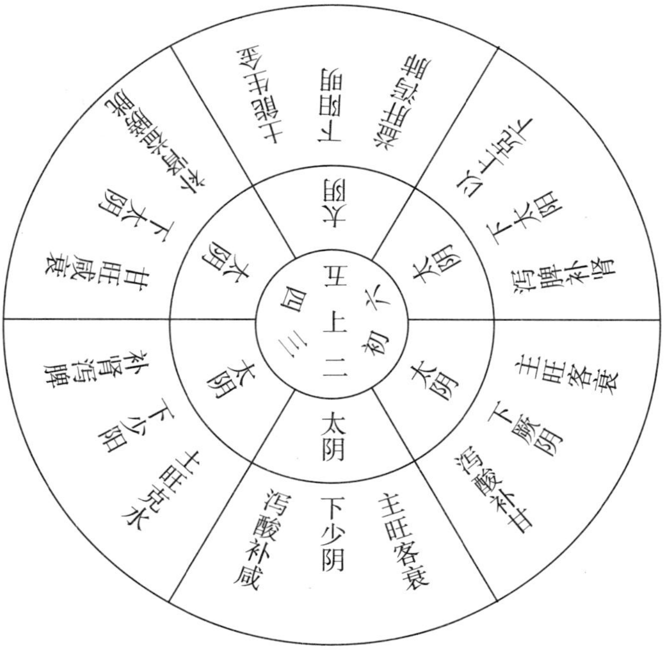

太阴上下加临补泻病证之图

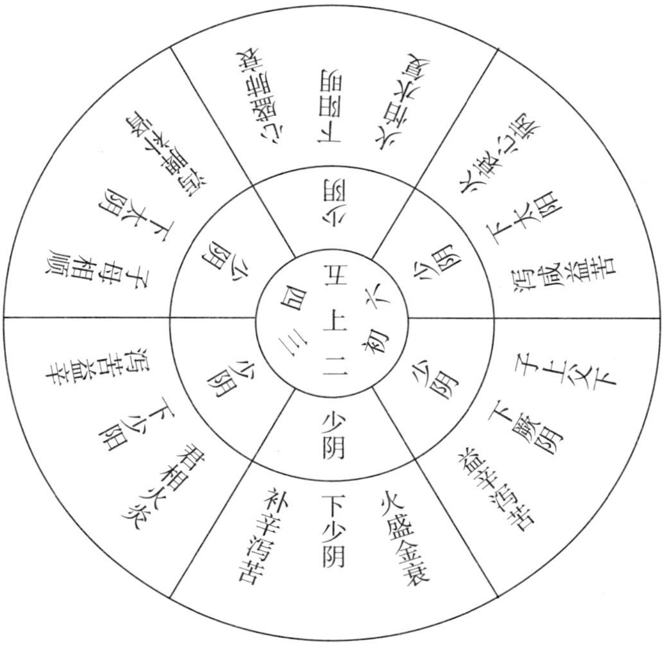

少阴上下加临补泻病证之图

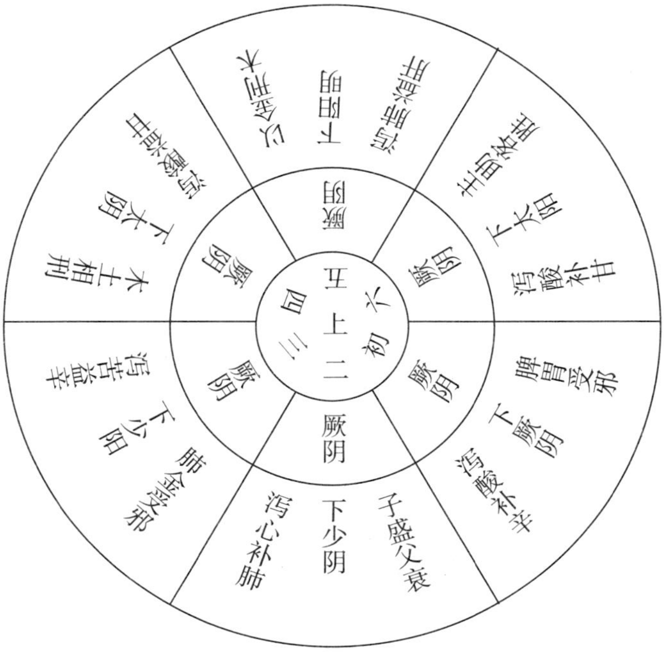

厥阴上下加临补泻病证之图

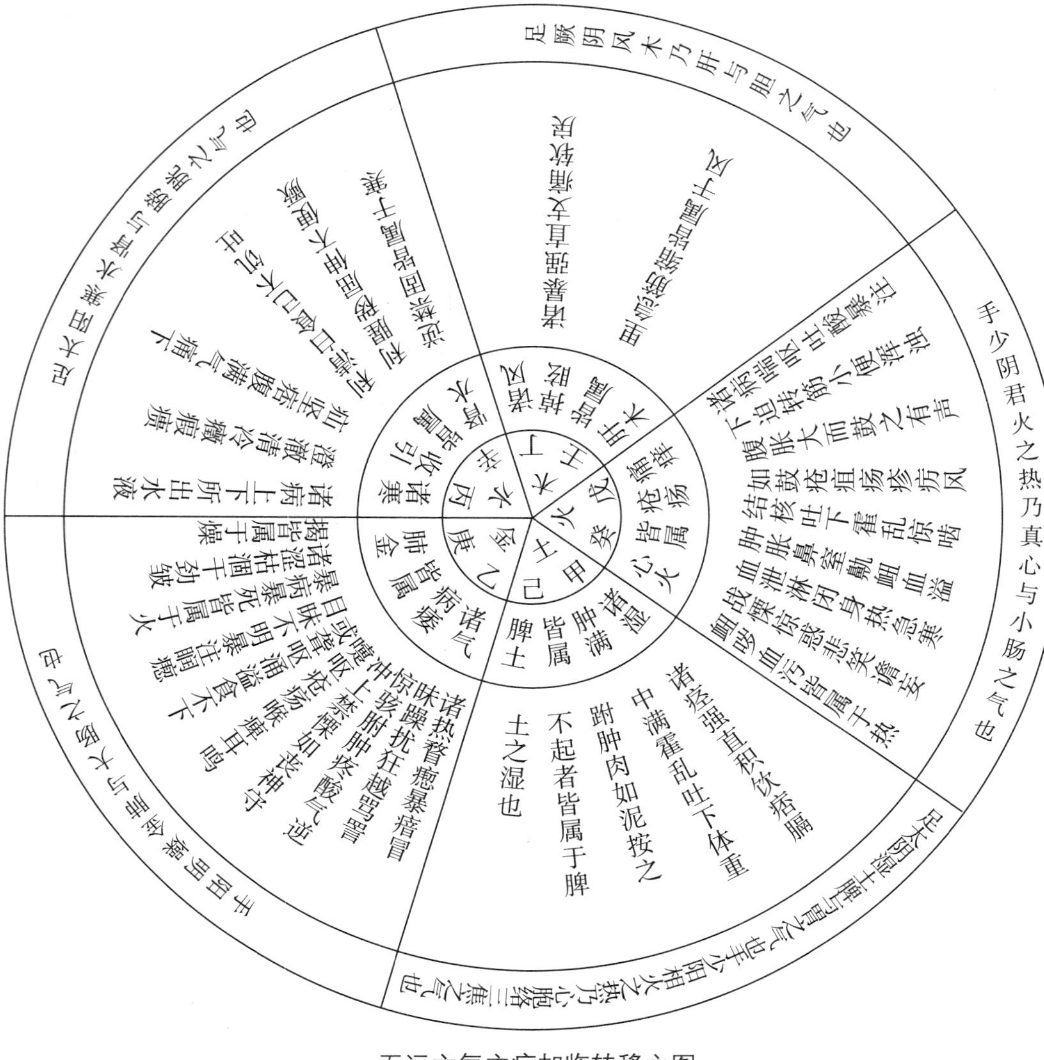

五运六气主病加临转移之图

夫五运六气，主病阴阳虚实，无越此图。经曰：上天也，下地也，周天谓天周也。五行之位，天垂六气，地布五行。天顺地而左回，地承天而东转。木运之后，天气常余，余气不加，君火却退一步，加临相火之上，是以每五岁已，退一位而右迁。故曰左右周天。余而复会，会遇也，言天地之道，常五岁毕，则以余气迁加，复与五行座位再相会合而为岁法也。周天谓天周地位，非周天之六气也。经曰加临法，曰先立其年，以知其气，左右应见，然后乃言生死也。

卷第一

汉张仲景著　晋王叔和撰次
宋成无己注　明汪济川校正

辨脉法第一

问曰：脉有阴阳者，何谓也。答曰：凡脉大、浮、数、动、滑，此名阳也；脉沉、涩、弱、弦、微，此名阴也。凡阴病见阳脉者生，阳病见阴脉者死。

《内经》曰：微妙在脉，不可不察。察之有纪，从阴阳始。始之有经，从五行生。兹首论曰[①]：脉之阴阳者，以脉从阴阳始故也。阳脉有五，阴脉有五，以脉从五行生故也。阳道常饶，大、浮、数、动、滑五者，比之平脉也有余，故谓之阳。阴道常乏，沉、涩、弱、弦、微五者，比之平脉也不及，故谓之阴。伤寒之为病，邪在表则见阳脉，邪在里则见阴脉。阴病见阳脉而主生者，则邪气自里之表，欲汗而解也，如厥阴中风，脉微浮为欲愈，不浮为未愈者是也。阳病见阴脉而主死者，则邪气自表入里，正虚邪胜，如谵言、妄语、脉沉细者死是也。《金匮要略》曰：诸病在外者可治，入里者即死，此之谓也。

问曰：脉有阳结阴结者，何以别之。答曰：其脉浮而数，能食，不大便者，此为实，名曰阳结也。期十七日当剧。其脉沉而迟，不能食，身体重，大便反硬，名曰阴结也。期十四日当剧。

结者，气偏结固，阴阳之气不得而杂之。阴中有阳，阳中有阴，阴阳相杂

---

① 曰：疑衍。

以为和，不相杂以为结。浮数，阳脉也；能食而不大便，里实也。为阳气结固，阴不得而杂之，是名阳结。沉迟，阴脉也；不能食，身体重，阴病也；阴病见阴脉，则当下利，今大便硬者，为阴气结固，阳不得而杂之，是名阴结。论其数者，伤寒之病，一日太阳，二日阳明，三日少阳，四日太阴，五日少阴，六日厥阴。至六日为传经尽，七日当愈。七日不愈者，谓之再传经。言再传经者，再自太阳而传，至十二日再至厥阴为传经尽，十三日当愈。十三日不愈者，谓之过经，言再传过太阳之经，亦以次而传之也。阳结为火，至十七日传少阴水，水能制火，火邪解散，则愈；阴结属水，至十四日传阳明土，土能制水，水邪解散，则愈。彼邪气结甚，水又不能制火，土又不能制水，故当剧。《内经》曰：一候后则病，二候后则病甚，三候后则病危也。

问曰：病有洒淅恶寒而复发热者，何？答曰：阴脉不足，阳往从之；阳脉不足，阴往乘之。曰：何谓阳不足？答曰：假令寸口脉微，名曰阳不足。阴气上入阳中，则洒淅恶寒也。曰：何谓阴不足。答曰：假令尺脉弱，名曰阴不足，阳气下陷入阴中，则发热也。

一阴一阳谓之道，偏阴偏阳谓之疾。阴偏不足，则阳得而从之；阳偏不足，则阴得而乘之。阳不足，则阴气上入阳中，为恶寒者，阴胜则寒矣；阴不足，阳气下陷入阴中，为发热者，阳胜则热矣。

阳脉浮阴脉弱者，则血虚。血虚则筋急也。

阳为气，阴为血。阳脉浮者，卫气强也；阴脉弱者，荣血弱也。《难经》曰：气主呴之，血主濡之。血虚，则不能濡润筋络，故筋急也。

其脉沉者，荣气微也。

《内经》云：脉者，血之府也。脉实则血实，脉虚则血虚，此其常也。脉沉者，知荣血内微也。

其脉浮，而汗出如流珠者，卫气衰也。

《针经》云：卫气者，所以温分肉、充皮毛、肥腠理、司开合者也。脉浮，汗出如流珠者，腠理不密，开合不司，为卫气外衰也。浮主候卫，沉主候荣，以浮沉别荣卫之衰微，理固然矣。然而衰甚于微，所以于荣言微，而卫言衰者，以其汗出如流珠，为阳气外脱，所以卫病甚于荣也。

荣气微者，加烧针，则血流不行，更发热而躁烦也。

卫阳也，荣阴也。烧针益阳而损阴。荣气微者，谓阴虚也。《内经》曰：阴虚而内热，方其内热，又加烧针以补阳，不惟两热相合而荣血不行，必更外发热而内躁烦也。

脉蔼蔼，如车盖者，名曰阳结也。

蔼蔼如车盖者，大而厌厌聂聂也。为阳气郁结于外，不与阴气和杂也。

脉累累，如循长竿者，名曰阴结也。

累累如循长竿者，连连而强直也。为阴气郁结于内，不与阳气和杂也。

脉瞥瞥，如羹上肥者，阳气微也。

轻浮而阳微也。

脉萦萦，如蜘蛛丝者，阳气衰也。

萦萦，滞也，若萦萦惹惹之不利也。如蜘蛛丝者，至细也。微为阳微，细为阳衰。《脉要》曰：微为气痞，是未至于衰。《内经》曰：细则气少，以至细为阳衰宜矣。

脉绵绵，如泻漆之绝者，亡其血也。

绵绵者，连绵而软也。如泻漆之绝者，前大而后细也。《正理论》曰：天枢开发，精移气变，阴阳交会，胃和脉生，脉复生也。阳气前至，阴气后至，则脉前为阳气，后为阴气。脉来，前大后细，为阳气有余，而阴气不足，是知亡血。

脉来缓，时一止复来者，名曰结。脉来数，时一止复来者，名曰促。脉阳盛则促，阴盛则结，此皆病脉。

脉一息四至曰平，一息三至曰迟，小快于迟曰缓，一息六至曰数，时有一止者，阴阳之气不得相续也。阳行也速，阴行也缓。缓以候阴，若阴气胜，而阳不能相续，则脉来缓而时一止；数以候阳，若阳气胜，而阴不能相续，则脉来数而时一止。伤寒有结代之脉，动而中止，不能自还为死脉。此结促之脉，止是阴阳偏胜，而时有一止，即非脱绝而止。云此皆病脉。

阴阳相搏，名曰动。阳动则汗出，阴动则发热。形冷、恶寒者，此三焦伤也。

动为阴阳相搏，方其阴阳相搏而虚者则动。阳动为阳虚，故汗出；阴动为阴虚，故发热也。如不汗出，发热，而反形冷、恶寒者，三焦伤也。三焦者，原气之别使，主行气于阳。三焦既伤，则阳气不通而微，致身冷而恶寒也。《金匮要略》曰：阳气不通即身冷。经曰：阳微则恶寒。

若数脉见于关上，上下无头尾，如豆大，厥厥动摇者，名曰动也。

《脉经》云：阳出阴入，以关为界。关为阴阳之中也，若数脉见于关上，上下无头尾，如豆大，厥厥动摇者，是阴阳之气相搏也，故名曰动。

阳脉浮大而濡，阴脉浮大而濡，阴脉与阳脉同等者，名曰缓也。

阳脉寸口也，阴脉尺中也。上下同等，无有偏胜者，是阴阳之气和缓也，非若迟缓之有邪也。阴阳偏胜者为结、为促，阴阳相搏者为动，阴阳气和者为缓，学者不可不知也。

脉浮而紧者，名曰弦也。弦者状如弓弦，按之不移也。脉紧者，如转索无常也。

《脉经》云：弦与紧相类，以弦为虚，故虽紧如弦，而按之不移，不移则不足也。经曰：弦则为减，以紧为实，是切之如转索无常而不散。《金匮要略》曰：脉紧如转索无常者，有宿食也。

脉弦而大，弦则为减，大则为芤。减则为寒，芤则为虚。寒虚相抟，此名为革。妇人则半产、漏下，男子则亡血、失精。

弦则为减，减则为寒。寒者谓阳气少也。大则为芤，芤则为虚，虚者谓血少不足也。所谓革者，言其既寒且虚，则气血改革，不循常度。男子得之，为真阳减，而不能内固，故主亡血、失精；妇人得之，为阴血虚而不能滋养，故主半产、漏下。

问曰：病有战而汗出，因得解者，何也？答曰：脉浮而紧，按之反芤，此为本虚，故当战而汗出也。其人本虚，是以发战。以脉浮，故当汗出而解也。

浮为阳，紧为阴，芤为虚。阴阳争则战，邪气将出，邪与正争，其人本虚，是以发战。正气胜则战，战已复发热而大汗解也。

若脉浮而数，按之不芤，此人本不虚；若欲自解，但汗出耳，不发战也。

浮、数，阳也。本实阳胜，邪不能与正争，故不发战也。

问曰：病有不战而汗出解者，何也？答曰：脉大而浮数，故知不战汗出而解也。

阳胜则热，阴胜则寒，阴阳争则战。脉大而浮数皆阳也，阳气全胜，阴无所争，何战之有。

问曰：病有不战，不汗出而解者，何也？答曰：其脉自微，此以曾经发汗、若吐、若下、若亡血，以内无津液，此阴阳自和，必自愈，故不战，不汗出而解也。

脉微者，邪气微也。邪气已微，正气又弱，脉所以微。既经发汗、吐下、亡阳、亡血，内无津液，则不能作汗，得阴阳气和而自愈也。

问曰：伤寒三日，脉浮数而微，病人身凉和者，何也？答曰：此为欲解也，解以夜半。脉浮而解者，濈然汗出也；脉数而解者，必能食也；脉微而解者，必大汗出也。

伤寒三日，阳去入阴之时，病人身热，脉浮数而大，邪气传也；若身凉和，脉浮数而微者，则邪气不传而欲解也。解以夜半者，阳生于子也。脉浮，主濈然汗出而解者，邪从外散也；脉数，主能食而解者，胃气和也；脉微，主大汗出而解者，邪气微也。

问曰：脉病，欲知愈未愈者，何以别之？答曰：寸口、关上、尺中三处，大小、浮沉、迟数同等，虽有寒热不解者，此脉阴阳为和平，虽剧当愈。

三部脉均等，即正气已和，虽有余邪，何害之有。立夏得洪大脉，是其本位。其人病，身体苦疼重者，须发其汗；若明日身不疼不重者，不须发汗；若汗濈濈自出者，明日便解矣。何以言之，立夏得洪大脉，是其时脉，故使然也。四时仿此。

脉来应时，为正气内固，虽外感邪气，但微自汗出而亦解尔。《内经》曰：脉得四时之顺者病无他。

问曰：凡病欲知何时得，何时愈？答曰：假令夜半得病，明日日中愈；日中得病，夜半愈。何以言之？日中得病，夜半愈者，以阳得阴则解也；夜半得病，明日日中愈者，以阴得阳则解也。

日中得病者，阳受之，夜半得病者，阴受之。阳不和，得阴则和，是解以夜半；阴不和，得阳则和，是解以日中。经曰：用阳和阴，用阴和阳。

寸口脉浮为在表，沉为在里，数为在腑，迟为在脏。假令脉迟，此为在脏也。

经曰：诸阳浮数为乘腑，诸阴迟涩为乘脏。

趺阳脉浮而涩，少阴脉如经也，其病在脾，法当下利。何以知之？若脉浮大者，气实血虚也。今趺阳脉浮而涩，故知脾气不足，胃气虚也。以少阴脉弦而浮，才见此为调脉，故称如经也。若反滑而数者，故知当屎脓也。

趺阳者，胃之脉。诊得浮而涩者，脾胃不足也。浮者，以为气实，涩者，以为血虚者，此非也。经曰：脉浮而大，浮为气实，大为血虚。若脉浮大，当为气实血虚。今趺阳脉浮而涩，浮则胃虚，涩则脾寒，脾胃虚寒，则谷不消，而水不别，法当下利。少阴肾脉也，肾为肺之子，为肝之母，浮为肺脉，弦为肝脉，少阴脉弦而浮，为子母相生，故云调脉。若滑而数者，则客热在下焦，使血流腐而为脓，故屎脓也。

寸口脉浮而紧，浮则为风，紧则为寒。风则伤卫，寒则伤荣。荣卫俱病，骨节烦疼，当发其汗也。

《脉经》云：风伤阳，寒伤阴。卫为阳，荣为阴，风为阳，寒为阴，各从其类而伤也。《易》曰：水流湿、火就燥者，是矣！卫得风则热，荣得寒则痛。荣卫俱病，故致骨节烦疼，当与麻黄汤，发汗则愈。

趺阳脉迟而缓，胃气如经也。趺阳脉浮而数，浮则伤胃，数则动脾，此非本病，医特下之所为也。荣卫内陷，其数先微，脉反但浮，其人必大便硬，气噫而除。何以言之？本以数脉动脾，其数先微，故知脾气不治，大便硬，气噫而除。今脉反浮，其数改微，邪气独留，心中则饥，邪热不杀谷，潮热发渴，数脉当迟缓，脉因前后度数如法，病者则饥。数脉不时，则生恶疮也。

经，常也。趺阳之脉，以候脾胃，故迟缓之脉为常。若脉浮数，则为医妄下，伤胃动脾，邪气乘虚内陷也。邪在表则见阳脉，邪在里则见阴脉。邪在表之时，脉浮而数也，因下里虚，荣卫内陷，邪客于脾，以数则动脾。今数先微，则是脾邪先陷于里也，胃虚脾热，津液干少，大便必硬。《针经》曰：脾病善噫，得后出余气，则快然而衰，今脾客邪热，故气噫而除。脾能消磨水谷，今邪气独留于脾，脾气不治，心中虽饥而不能杀谷也。脾主为胃行其津液，脾为热烁，故潮热而发渴也。趺阳之脉，本迟而缓，因下之后，变为浮数，荣卫内陷，数复改微，是脉因前后度数如法，邪热内陷于脾，而心中善饥也。数脉不时者，为数当改微，而复不微，如此则是邪气不传于里，但郁于荣卫之中，必出自肌皮，为恶疮也。

师曰：病人脉微而涩者，此为医所病也。大发其汗，又数大下之，其人亡血，病当恶寒，后乃发热，无休止时。夏月盛热，欲著复衣，冬月盛寒，欲裸其身，所以然者，阳微则恶寒，阴弱则发热。此医发其汗，令阳气微，又大下之，令阴气弱，五月之时，阳气在表，胃中虚冷，以阳气内微，不能胜冷，故欲著复衣；十一月之时，阳气在里，胃中烦热，以阴气内弱，不能胜热，故欲裸其身。又阴脉迟涩，故知血亡也。

微为亡阳，涩则无血，不当汗而强与汗之者，令阳气微，阴气上入阳中，则恶寒，故曰阳微则恶寒。不当下而强与下之者，令阴气弱，阳气下陷入阴中，则发热，故曰阴弱则发热。气为阳，血为阴，阳脉以候气，阴脉以候血，阴脉迟涩，为荣血不足，故知亡血。经曰：尺脉迟者，不可发汗，以荣气不足，血少故也。

脉浮而大，心下反硬，有热属脏者，攻之，不令发汗。

浮大之脉，当责邪在表，若心下反硬者，则热已甚，而内结也。有热属脏者，为别无虚寒，而但见里热也。脏属阴，为悉在里，故可下之。攻之谓下之也，不可谓脉浮大，更与发汗。《病源》曰：热毒气乘心，心下痞满，此为有实，宜速下之。

属腑者，不令溲数。溲数则大便硬，汗多则热愈，汗少则便难，脉迟尚未可攻。

虽心下硬，若余无里证，但见表证者，为病在阳，谓之属腑，当先解表，然后攻痞。溲，小便也，勿为饮结，而利小便，使其溲数，大便必硬也。经曰：小便数者，大便必硬，谓走其津液也。汗多，则邪气除而热愈，汗少，则邪热不尽，又走其津液，必便难也。硬家当下，设脉迟，则未可攻，以迟为不足，即里气未实故也。

脉浮而洪，身汗如油，喘而不休，水浆不下，体形不仁，乍静乍乱，此为命绝也。

病有不可治者，为邪气胜于正气也。《内经》曰：大则邪至。又曰：大则病进。脉浮而洪者，邪气胜也；身汗如油，喘而不休者，正气脱也；四时以胃气为本，水浆不下者，胃气尽也；一身以荣卫为充，形体不仁者，荣卫绝也；不仁为痛痒俱不知也。《针经》曰：荣卫不行，故为不仁。争则乱，安则静，乍静乍乱者，正与邪争，正负邪胜也。正气已脱，胃气又尽，荣卫俱绝，邪气独胜，故曰命绝也。

又未知何脏先受其灾，若汗出发润，喘不休者，此为肺先绝也。

肺，为气之主，为津液之帅。汗出、发润者，津脱也；喘不休者，气脱也。

阳反独留，形体如烟熏，直视摇头，此心绝也。

肺主气，心主血，气为阳，血为阴。阳反独留者，则为身体大热，是血先绝而气独在也。形体如烟熏者，为身无精华，是血绝不荣于身也。心脉侠咽系目，直视者，心经绝也。头为诸阳之会，摇头者，阴绝而阳无根也。

唇吻反青，四肢漐习者，此为肝绝也。

唇吻者，脾之候。肝色青，肝绝，则真色见于所胜之部也。四肢者，脾所主。肝主筋，肝绝则筋脉引急，发于所胜之分也。漐习者，为振动，若搐搦，手足时时引缩也。

环口黧黑，柔汗发黄者，此为脾绝也。

脾主口唇，绝则精华去，故环口黧黑。柔为阴，柔汗，冷汗也。脾胃为津液之本，阳气之宗，柔汗发黄者，脾绝而阳脱，真色见也。

溲便遗失、狂言、目反直视者，此为肾绝也。

肾司开合，禁固便溺。溲便遗失者，肾绝不能约制也。肾藏志，狂言者，志不守也。《内经》曰；狂言者，是失志矣。失志者死。《针经》曰：五脏之精气皆上注于目，骨之精为瞳子，目反直视者，肾绝，则骨之精不荣于瞳子，而瞳子不转也。

又未知何脏阴阳前绝，若阳气前绝，阴气后竭者，其人死，身色必青；阴气前绝，阳气后竭者，其人死，身色必赤，腋下温，心下热也。

阳主热而色赤，阴主寒而色青。其人死也，身色青，则阴未离乎体，故曰阴气后竭。身色赤，腋下温，心下热，则阳未离乎体，故曰阳气后竭。《针经》云：人有两死而无两生，此之谓也。

寸口脉浮大，而医反下之，此为大逆。浮则无血，大则为寒，寒气相抟，则为肠鸣，医乃不知，而反饮冷水，令汗大出，水得寒气，冷必相抟，其人即䭇。

经云：脉浮大，应发汗，若反下之，为大逆。浮大之脉，邪在表也，当发其汗，若反下之，是攻其正气，邪气得以深入，故为大逆。浮则无血者，下后亡血也；大则为寒者，邪气独在也。寒邪因里虚而入，寒气相抟，乃为肠鸣，医见脉大，以为有热，饮以冷水，欲令水寒胜热而作大汗，里先虚寒，又得冷水，水寒相抟，使中焦之气涩滞，故令䭇也。

趺阳脉浮，浮则为虚，浮虚相抟，故令气䭇，言胃气虚竭也。脉滑，则为哕。此为医咎，责虚取实，守空迫血。脉浮、鼻中燥者，必衄也。

趺阳脉浮为䭇，脉滑为哕，皆医之咎，责虚取实之过也。《内经》曰：阴在内，阳之守也，阳在外，阴之使也。发汗攻阳，亡津液，而阳气不足者，谓之守空。经曰：表气微虚，里气不守，故使邪中于阴也。阴不为阳守，邪气因得而入之，内抟阴血，阴失所守，血乃妄行，未知从何道而出。若脉浮、鼻燥者，知血必从鼻中出也。

诸脉浮数，当发热，而洒淅恶寒，若有痛处，饮食如常者，滀积有脓也。

浮数之脉，主邪在经，当发热，而洒淅恶寒，病人一身尽痛，不欲饮食者，伤寒也。若虽发热，恶寒而痛，偏着一处，饮食如常者，即非伤寒，是邪气郁结于经络之间，血气壅遏不通，欲畜聚而成痈脓也。

脉浮而迟，而热赤而战惕者，六七日当汗出而解；反发热者，差迟。迟为无阳，不能作汗，其身必痒也。

脉浮，面热赤者，邪气外浮于表也；脉迟，战惕者，本气不足也。六七日为传经尽，当汗出而解之时。若当汗不汗，反发热者，为里虚津液不多，不能作汗，既不汗，邪无从出，是以差迟。发热为邪气浮于皮肤，必作身痒也，经曰：以其不能得小汗出，故其身必痒也。

寸口脉阴阳俱紧者，法当清邪中于上焦，浊邪中于下焦。清邪中上，名曰洁也；浊邪中下，名曰浑也。阴中于邪，必内慄也，表气微虚，里气不守，故使邪中于阴也。阳中于邪，必发热、头痛、项强、颈挛、腰痛、胫酸，所为阳中雾露之气，故曰清邪中上。浊邪中下，阴气为慄，足膝逆冷，便溺妄出，表气微虚，里气微急，三焦相混，内外不通，上焦怫郁，脏气相熏，口烂食断也。中焦不治，胃气上冲，脾气不转，胃中为浊，荣卫不通，血凝不流。若卫气前通者，小便赤黄，与热相抟，因热作使，游于经络，出入脏腑，热气所过，则为痈脓。若阴气前通者，阳气厥微，阴无所使，客气内入，嚏而出之，声嗢咽塞，寒厥相逐，为热所拥，血凝自下，状如豚肝，阴阳俱厥，脾气孤弱，五液注下，下焦不阖，清便下重，令便数、难，脐筑湫痛，命将难全。

浮为阳，沉为阴。阳脉紧，则雾露之气中于上焦；阴脉紧，则寒邪中于下焦。上焦者，太阳也。下焦者，少阴也。发热、头痛、项强、颈挛、腰疼、胫酸者，雾露之气中于太阳之经也；浊邪中下，阴气为慄，足胫逆冷，便溺妄出者，寒邪中于少阴也。因表气微虚，邪入而客之，又里气不守，邪乘里弱，遂中于阴，阴虚遇邪，内为惧慄，致气微急矣。《内经》曰：阳病者，上行极而下；阴病者，下行极而上。此上焦之邪，甚则下干中焦，下焦之邪，甚则上干中焦，由是三焦混乱也。三焦主持诸气，三焦既相混乱，则内外之气，俱不得通，膻中为阳气之海，气因不得通于内外，怫郁于上焦而为热，与脏相熏，口烂食断。《内经》曰：膈热不便，上为口糜。中焦为上下二焦之邪混乱，则不得平治，中焦在胃之中，中焦失治，胃气因上冲也。脾，坤也，坤助胃气，消磨水谷，脾气不转，则胃中水谷不得磨消，故胃中浊也。《金匮要略》曰：谷气不消，胃中苦浊。荣者，水谷之精气也；卫者，水谷之悍气也。气不能布散，致荣卫不通，血凝不流。卫气者，阳气也；荣血者，阴气也。阳主为热，阴主为寒。卫气前通者，阳气先通而热气得行也。《内经》曰：膀胱者，津液藏焉，化则能出。以小便赤黄，知卫气前通也。热气与胃气相抟而行，出入脏腑，游于经络，经络客热，则血凝肉腐，而为痈脓，此见其热气得行。若阴气前通者，则不然，阳在外为阴之使，因阳气厥微，阴无所使，遂阴气前通也。《内经》曰：阳气者，卫外而为固也，阳气厥微，则不能卫外，寒气因而客之。鼻者，肺之候，肺主声，寒气内入者，客于肺经，则嚏而出之，声嗢咽塞。寒者，外邪也；厥者，内邪也。外内之邪合并，相逐为热，则血凝不流。今为热所拥，使血凝自下，如豚肝也。上焦阳气厥，下焦阴气厥，二气俱厥，不相顺接，则脾气独弱，不能行化气血，滋养五脏，致五脏俱虚，而五液注下。《针经》曰：五脏不和，使液溢而下流于阴。阖，合也。清，圊也。下焦气脱而不合，故数便而下重。脐为生气之原，脐筑湫痛，则生气欲绝，故曰命将难全。

脉阴阳俱紧者，口中气出，唇口干燥，蜷卧足冷，鼻中涕出，舌上胎滑，勿妄治也。到七日已来，其人微发热，手足温者，此为欲解；或到八日以上，反大发热者，此为难治。设使恶寒者，必欲呕也；腹内痛者，必欲利也。

脉阴阳俱紧，为表里客寒。寒为阴，得阳则解。口中气出，唇口干燥者，阳气渐复，正气方温也。虽尔，然而阴未尽散，蜷卧足冷，鼻中涕出，舌上滑胎，知阴犹在也。方阴阳未分之时，不可妄治，以偏阴阳之气。到七日已来，其人微发热，手足温者，为阴气已绝，阳气得复，是为欲解。若过七日不解，到八日已上，反发大热者，为阴极变热，邪气胜正，故云难治。阳脉紧者，寒邪发于上焦，上焦主外也；阴脉紧者，寒邪发于下焦，下焦主内也。设使恶寒者，上焦寒气胜，是必欲呕也；腹内痛者，下焦寒气胜，是必欲利也。

脉阴阳俱紧，至于吐利，其脉独不解，紧去人安，此为欲解。若脉迟至六七日，不欲食，此为晚发，水停故也，为未解；食自可者，为欲解。

脉阴阳俱紧，为寒气甚于上下，至于吐利之后，紧脉不罢者，为其脉独不解，紧去则人安，为欲解。若脉迟至六七日，不欲食者，为吐利后，脾胃大虚。《内经》曰：饮入于胃，游溢精气，上输于脾，脾气散精，上归于肺，通调水道，下输膀胱，水精四布，五经并行。脾胃气强，则能输散水饮之气；若脾胃气虚，则水饮内停也。所谓晚发者，后来之疾也。若至六七日而欲食者，则脾胃已和，寒邪已散，故云欲解。

病六七日，手足三部脉皆至，大烦而口噤不能言。其人躁扰者，必欲解也。

烦，热也。传经之时，病人身大烦，口噤不能言，内作躁扰，则阴阳争胜。若手足三部脉皆至，为正气胜，邪气微，阳气复，寒气散，必欲解也。

若脉和，其人大烦，目重，睑内际黄者，此为欲解也。

《脉经》曰：病人两目眦有黄色起者，其病方愈。病以脉为主，若目黄大烦，脉不和者，邪胜也，其病为进；目黄大烦，而脉和者，为正气已和，故云欲解。

脉浮而数，浮为风，数为虚，风为热，虚为寒，风虚相抟，则洒淅恶寒也。

《内经》曰：有者为实，无者为虚。气并则无血，血并则无气。风则伤卫，数则无血。浮数之脉，风邪并于卫，卫胜则荣虚也。卫为阳，风抟于卫，所以为热。荣为阴，荣气虚，所以为寒。风并于卫者，发热、恶寒之证具矣。

脉浮而滑，浮为阳，滑为实，阳实相抟，其脉数疾，卫气失度，浮滑之脉数疾，发热汗出者，此为不治。

浮为邪气并于卫，而卫气胜；滑为邪气并于荣，而荣气实。邪气胜实，拥于荣卫，则荣卫行速，故脉数疾。一息六至曰数，平人脉一息四至，卫气行六寸，今一息六至，则卫气行九寸，计过平人之半，是脉数疾，知卫气失其常度也。浮滑数疾之脉，发热汗出而当解，若不解者，精气脱也，必不可治。经曰：脉阴阳俱盛，大汗出不解者死。

伤寒咳逆上气，其脉散者死。谓其形损故也。

《千金方》云：以喘嗽为咳逆，上气者肺病，散者心脉，是心火刑于肺金也。《内经》曰：心之肺谓之死阴，死阴之属，不过三日而死，以形见其损伤故也。

平脉法第二

问曰：脉有三部，阴阳相乘。荣卫血气，在人体躬。呼吸出入，上下于中，因息游布，津液流通。随时动作，效象形容，春弦秋浮，冬沉夏洪。察色观脉，大小不同，一时之间，变无经常，尺寸参差，或短或长。上下乖错，或存或亡。病辄改易，进退低昂。心迷意惑，动失纪纲。愿为具陈，令得分明。师曰：子之所问，道之根源。脉有三部，尺寸及关。

寸为上部，关为中部，尺为下部。

荣卫流行，不失衡铨。

衡铨者，称也，可以称量轻重。《内经》曰：春应中规，夏应中矩，秋应中衡，冬应中权。荣行脉中，卫行脉外，荣卫与脉相随，上下应四时，不失其常度。

肾沉、心洪、肺浮、肝弦，此自经常，不失铢分。

肾，北方水，王于冬，而脉沉。心，南方火，王于夏，而脉洪。肺，西方金，王于秋，而脉浮。肝，东方木，王于春，而脉弦，此为经常，铢分之不差也。

出入升降，漏刻周旋，水下二刻，一周循环。

人身之脉，计长一十六丈二尺，一呼脉行三寸，一吸脉行三寸，一呼一吸为一息，脉行六寸。一日一夜，漏水下百刻，人一万三千五百息，脉行八百一十丈，五十度周于身。则一刻之中，人一百三十五息，脉行八丈一尺，水下二刻。人二百七十息，脉行一十六丈二尺，一周于身也。脉经之行，终而复始，若循环之无端也。

当复寸口，虚实见焉。

经脉[①]之始，从中焦注于手太阴寸口，二百七十息，脉行一周身，复还至于寸口。寸口为脉之经始，故以诊视虚实焉。经曰：虚实死生之要，皆见于寸口

---

① 经脉：原作“脉经”，据吴本乙转。

之中。

变化相乘，阴阳相干。风则浮虚，寒则牢坚；沉潜水蓄，支饮急弦；动则为痛，数则热烦。

风伤阳，故脉浮虚；寒伤阴，故脉牢坚；滀积于内者，谓之水滀，故脉沉潜；支散于外者，谓之支饮，故脉急弦。动则阴阳相搏，相搏则痛生焉。数为阳邪气胜，阳胜则热烦焉。

设有不应，知变所缘，三部不同，病各异端。

脉与病不相应者，必缘传变之所致。三部以候五脏之气，随部察其虚实焉。

太过可怪，不及亦然，邪不空见，中必有奸，审察表里，三焦别焉，知其所舍，消息诊看，料度腑脏，独见若神。为子条记，传与贤人。

太过、不及之脉，皆有邪气干于正气，审看在表在里，入腑入脏，随其所舍而治之。

师曰：呼吸者，脉之头也。

《难经》曰：一呼脉行三寸，一吸脉行三寸，以脉随呼吸而行，故言脉之头也。

初持脉，来疾去迟，此出疾入迟，名曰内虚外实也。初持脉，来迟去疾，此出迟入疾，名曰内实外虚也。

外为阳，内为阴。《内经》曰：来者为阳，去者为阴。是出以候外，入以候内。疾为有余，有余则实；迟为不足，不足则虚。来疾去迟者，阳有余而阴不足，故曰内虚外实；来迟去疾者，阳不足而阴有余，故曰内实外虚。

问曰：上工望而知之，中工问而知之，下工脉而知之，愿闻其说。师曰：病家人请云，病人若发热，身体疼，病人自卧。师到，诊其脉，沉而迟者，知其差也。何以知之？表有病者，脉当浮大，今脉反沉迟，故知愈也。

望以观其形证，问以知其所苦，脉以别其表里。病若发热、身疼，邪在表也，当卧不安，而脉浮数。今病人自卧，而脉沉迟者，表邪缓也，是有里脉而无表证，则知表邪当愈也。

假令病人云，腹内卒痛，病人自坐。师到，脉之，浮而大者，知其差也。何以知之？若里有病者，脉当沉而细，今脉浮大，故知愈也。

腹痛者，里寒也。痛甚则不能起，而脉沉细。今病人自坐，而脉浮大者，里寒散也，是有表脉而无里证也。则知里邪当愈。是望证、问病、切脉三者相参而得之，可为十全之医。《针经》曰：知一为上，知二为神，知三神且明矣。

师曰：病家人来请云，病人发热，烦极。明日师到，病人向壁卧，此热已去也。设令脉不和，处言已愈。

发热、烦极，则不能静卧。今向壁静卧，知热已去。

设令向壁卧，闻师到，不惊起而盼视，若三言三止，脉之，咽唾者，此诈病也。设令脉自和，处言汝病大重，当须服吐下药，针灸数十百处，乃愈。

诈病者，非善人，以言恐之，使其畏惧，则愈。医者意也，此其是欤？

师持脉，病人欠者，无病也。

《针经》曰：阳引而上，阴引而下，阴阳相引，故欠。阴阳不相引，则病；阴阳相引则和。是欠者，无病也。

脉之，呻者，病也。

呻，为呻吟之声，身有所苦，则然也。

言迟者，风也。

风客于中，则经络急，舌强难运用也。

摇头言者，里痛也。

里有病，欲言，则头为之战摇。

行迟者，表强也。

表强者，由筋络引急，而行步不利也。

坐而伏者，短气也。

短气者，里不和也，故坐而喜伏。

坐而下一脚者，腰痛也。

《内经》曰：腰者，身之大关节也。腰痛，为大关节不利，故坐不能正，下一脚，以缓腰中之痛也。

里实护腹，如怀卵物者，心痛也。

心痛，则不能伸仰，护腹以按其痛。

师曰：伏气之病，以意候之，今月之内，欲有伏气。假令旧有伏气，当须脉之。若脉微弱者，当喉中痛似伤，非喉痹也。病人云：实咽中痛，虽尔今复欲下利。

冬时感寒，伏藏于经中，不即发者，谓之伏气。至春分之时，伏寒欲发，故云今月之内，欲有伏气。假令伏气已发，当须脉之，审在何经。得脉微弱者，知邪在少阴，少阴之脉，循喉咙，寒气客之，必发咽痛；肾司开阖，少阴治在下焦，寒邪内甚，则开阖不治，下焦不约，必成下利。故云：虽尔咽痛，复欲下利。

问曰：人病恐怖者，其脉何状？师曰：脉形如循丝，累累然，其面白脱色也。

《内经》曰：血气者，人之神。恐怖者，血气不足，而神气弱也。脉形似循丝，累累然，面白脱色者，《针经》曰：血夺者，色夭然不泽。其脉空虚，是知恐怖，为血气不足。

问曰：人不饮，其脉何类？师曰：其脉自涩，唇口干燥也。

涩为阴，虽主亡津液，而唇口干燥，以阴为主内，故不饮也。

问曰：人愧者，其脉何类？师曰：脉浮，而面色乍白乍赤。

愧者，羞也。愧则神气怯弱，故脉浮，而面色变改不常也。

问曰：经说，脉有三菽、六菽重者，何谓也？师曰：脉者，人以指按之，如三菽之重者，肺气也；如六菽之重者，心气也；如九菽之重者，脾气也；如十二菽之重者，肝气也；按之至骨者，肾气也。

菽，豆也。《难经》曰：如三菽之重，与皮毛相得者，肺部也；如六菽之重，与血脉相得者，心部也；如九菽之重，与肌肉相得者，脾部也；如十二菽之重，与筋平者，肝部也；按之至骨，举指来疾者，肾部也。各随所主之分，以候脏气。

假令下利，寸口、关上、尺中，悉不见脉，然尺中时一小见，脉再举头者，肾气也。若见损脉来至，为难治。

《脉经》曰：冷气在胃中，故令脉不通。下利不见脉，则冷气客于脾胃。今尺中时一小见，为脾虚肾气所乘。脉再举头者，脾为肾所乘也。若尺中之脉更或减损，为肾气亦衰，脾复胜之，鬼贼相刑，故云难治。是脾胜不应时也。

问曰：脉有相乘、有纵、有横、有逆、有顺，何也？师曰：水行乘火，金行乘木，名曰纵；火行乘水，木行乘金，名曰横；水行乘金，火行乘木，名曰逆；金行乘水，木行乘火，名曰顺也。

金胜木，水胜火。纵者，言纵任其气，乘其所胜；横者，言其气横逆，反乘所不胜也。纵横，与恣纵、恣横之义通。水为金子，火为木子，子行乘母，其气逆也；母行乘子，其气顺也。

问曰：脉有残贼，何谓也？师曰：脉有弦、紧、浮、滑、沉、涩，此六者，名曰残贼，能为诸脉作病也。

为人病者，名曰八邪，风寒暑湿伤于外也，饥、饱、劳、逸伤于内也。经脉者，荣卫也。荣卫者，阴阳也。其为诸经脉作病者，必由风寒暑湿，伤于荣卫，客于阴阳之中，风则脉浮，寒则脉紧，中暑则脉滑，中湿则脉涩，伤于阴则脉沉，伤于阳则脉浮。所以谓之残贼者，伤良曰残，害良曰贼，以能伤害正气也。

问曰：脉有灾怪，何谓也？师曰：假令人病，脉得太阳，与形证相应，因为作汤，比还送汤，如食顷，病人乃大吐，若下利，腹中痛。师曰：我前来不见此证，今乃变异，是名灾怪；又问曰：何缘作此吐利？答曰：或有旧时服药，今乃发作，故名灾怪耳。

医以脉证与药相对而反变异，为其灾可怪，故名灾怪。

问曰：东方肝脉，其形何似？师曰：肝者木也，名厥阴，其脉微弦濡弱而长，是肝脉也。肝病自得濡弱者，愈也。

《难经》曰：春脉弦者，肝，东方木也，万物始生，未有枝叶，故脉来濡弱而长，故曰弦。是肝之平脉，肝病得此脉者，为肝气已和也。

假令得纯弦脉者，死。何以知之？以其脉如弦直，是肝脏伤，故知死也。

纯弦者，为如弦直而不软，是中无胃气，为真脏之脉。《内经》曰：死肝脉来，急益劲，如新张弓弦。

南方心脉，其形何似？师曰：心者火也，名少阴，其脉洪大而长，是心脉也。心病自得洪大者，愈也。

心王于夏，夏则阳外胜，气血淖溢，故其脉来洪大而长也。

假令脉来微去大，故名反，病在里也。脉来头小本大者，故名覆，病在表也。上微头小者，则汗出；下微本大者，则为关格不通，不得尿。头无汗者可治，有汗者死。

心脉来盛去衰为平，来微去大，是反本脉。《内经》曰：大则邪至，小则平。微为正气，大为邪气。来以候表，来微则知表和；去以候里，去大则知里病。《内经》曰：心脉来不盛去反盛，此为不及，病在中。头小本大者，即前小后大也。小为正气，大为邪气，则邪气先在里，今复还于表，故名曰覆。不云去而止云来者，是知在表。《脉经》曰：在上为表，在下为里。汗者心之液。上微为浮之而微，头小为前小，则表中气虚，故主汗出。下微沉之而微，本大为后大，沉则在里，大则病进。《内经》曰：心为牡脏，小肠为之使。今邪甚下行，格闭小肠，使正气不通，故不得尿，名曰关格。《脉经》曰：阳气上出，汗见于头，今关格正气不通，加之头有汗者，则阳气不得下通而上脱也。其无汗者，虽作关格，然阳未衰，而犹可治。

西方肺脉，其形何似？师曰：肺者金也，名太阴，其脉毛浮也，肺病自得此脉。若得缓迟者，皆愈；若得数者，则剧。何以知之？数者南方火，火克西方金，法当痈肿，为难治也。

轻虚浮曰毛，肺之平脉也。缓迟者，脾之脉，脾为肺之母，以子母相生，故云皆愈；数者，心之脉，火克金，为鬼贼相刑，故剧。肺主皮毛，数则为热，热客皮肤，留而不去，则为痈疡。经曰：数脉不时，则生恶疮。

问曰：二月得毛浮脉，何以处言至秋当死。师曰：二月之时，脉当濡弱，反得毛浮者，故知至秋死。二月肝用事，肝脉属木，应濡弱，反得毛浮者，是肺脉也。肺属金，金来克木，故知至秋死。他皆仿此。

当春时反见秋脉，为金气乘木，肺来克肝，夺王脉而见，至秋肺王，肝气则绝，故知至秋死也。

师曰：脉，肥人责浮，瘦人责沉。肥人当沉，今反浮；瘦人当浮，今反沉，故责之。

肥人肌肤厚，其脉当沉；瘦人肌肤薄，其脉当浮。今肥人脉反浮，瘦人脉反沉，必有邪气相干，使脉反常，故当责之。

师曰：寸脉下不至关，为阳绝；尺脉上不至关，为阴绝。此皆不治，决死也。若计其余命死生之期，期以月节克之也。

《脉经》曰：阳生于寸，动于尺；阴生于尺，动于寸。寸脉下不至关者，为阳绝，不能下应于尺也；尺脉上不至关者，为阴绝，不能上应于寸也。《内经》曰：阴阳离决，精气乃绝。此阴阳偏绝，故皆决死。期以月节克之者，谓如阳绝死于春夏，阴绝死于秋冬。

师曰：脉病人不病，名曰行尸，以无王气，卒眩仆不识人者，短命则死。人病脉不病，名曰内虚，以无谷神，虽困无苦。

脉者，人之根本也。脉病人不病，为根本内绝，形虽且强，卒然气脱，则眩运僵仆而死，不曰行尸而何。人病脉不病，则根本内固，形虽且羸，止内虚尔。谷神者，谷气也。谷气既足，自然安矣。《内经》曰：形气有余，脉气不足死；脉气有余，形气不足生。

问曰：翕奄沉，名曰滑，何谓也？沉为纯阴，翕为正阳，阴阳和合，故令脉滑。关尺自平，阳明脉微沉，食饮自可。少阴脉微滑，滑者紧之浮名也，此为阴实，其人必股内汗出，阴下湿也。

脉来大而盛，聚而沉，谓之翕奄沉，正如转珠之状也。沉为脏气，故曰纯阴；翕为腑气，故曰正阳。滑者，阴阳气不为偏胜也。关尺自平，阳明脉微沉者，当阳部见阴脉，则阴偏胜而阳不足也。阳明胃脉，胃中阴多，故食饮自可。少阴脉微滑者，当阴部见阳脉，则阳偏胜而阴不足也，以阳凑阴分，故曰阴实。股与阴，少阴之部也，今阳热凑阴，必熏发津液，泄达于外，股内汗出而阴下湿也。

问曰：曾为人所难，紧脉从何而来。师曰：假令亡汗、若吐，以肺里寒，故令脉紧也。假令咳者，坐饮冷水，故令脉紧也。假令下利，以胃中虚冷，故令脉紧也。

《金匮要略》曰：寒令脉急。经曰：诸紧为寒。

寸口卫气盛，名曰高。

高者，暴狂而肥。《内经》曰：阴不胜其阳，则脉流薄疾，并乃狂。卫为阳气，卫盛而暴狂者，阴不胜阳也。《针经》曰：卫气者，所以温分肉、充皮毛、肥腠理、司开阖者也。卫气盛，为肥者气盛于外也。

荣气盛，名曰章。

章者，暴泽而光，荣者，血也，荣华于身者也。荣盛故身暴光泽也。

高章相抟，名曰纲。

纲者，身筋急脉直，荣卫俱盛，则筋络满急。

卫气弱，名曰惵。

惵者，心中气动迫怯。卫出上焦，弱则上虚，而心中气动迫怯也。

荣气弱，名曰卑。

卑者，心中常自羞愧。《针经》曰：血者，神气也。血弱则神弱，故常自羞愧。

惵卑相抟，名曰损。

损者，五脏六腑之虚惙[①]也。卫以护阳，荣以养阴，荣卫俱虚，则五脏六腑失于滋养，致俱乏气虚惙也。

卫气和，名曰缓。

---

① 惙（chuò，辍）：疲乏。

缓者，四肢不能自收。卫气独和，不与荣气相谐，则荣病。《内经》曰：目受血而能视，足受血而能步，掌受血而能握，指受血而能摄，四肢不收，由荣血病，不能灌养故也。

荣气和，名曰迟。

迟者，身体重，但欲眠也。荣气独和，不与卫气相谐，则卫病，身体重而眠。欲眠者，卫病而气不敷布也。

迟缓相搏，名曰沉。

沉者，腰中直，腹内急痛，但欲卧，不欲行，荣气独和于内，卫气独和于外，荣卫不相和谐，相搏而为病。腰中直者，卫不利于外也；腹内痛者，荣不和于内也；但欲卧不欲行者，荣卫不营也。

寸口脉缓而迟，缓则阳气长，其色鲜，其颜光，其声商，毛发长。迟则阴气盛，骨髓生，血满，肌肉紧薄鲜硬。阴阳相抱，荣卫俱行，刚柔相搏，名曰强也。

缓为胃脉，胃合卫气，卫温分肉、充皮毛、肥腠理、司开阖，卫和气舒，则颜色光润、声清、毛泽矣。迟为脾脉，脾合荣气，荣养骨髓，实肌肉、濡筋络、利关节，荣和血满，则骨正髓生，肌肉紧硬矣。阴阳调和，二气相抱，而不相戾，荣卫流通，刚柔相得，是为强壮。

趺阳脉滑而紧，滑者胃气实，紧者脾气强。持实击强，痛还自伤，以手把刃，坐作疮也。

趺阳之脉，以候脾胃。滑则谷气实，是为胃实；紧则阴气胜，是为脾强。以脾胃一实一强，而相搏击，故令痛也。若一强一弱相搏，则不能作痛。此脾胃两各强实相击，腑脏自伤而痛，譬若以手把刃而成疮，岂非自贻其害乎。

寸口脉浮而大，浮为虚，大为实。在尺为关，在寸为格。关则不得小便，格则吐逆。

经曰：浮为虚。《内经》曰：大则病进。浮则为正气虚，大则为邪气实。在尺，则邪关闭下焦，里气不得下通，故不得小便；在寸，则邪气格拒上焦，使食不得入，故吐逆。

趺阳脉伏而涩，伏则吐逆，水谷不化，涩则食不得入，名曰关格。

伏则胃气伏而不宣，中焦关格，正气壅塞，故吐逆而水谷不化；涩则脾气涩而不布，邪气拒于上焦，故食不得入。

脉浮而大，浮为风虚，大为气强，风气相抟，必成瘾疹，身体为痒。痒者名泄风，久久为痂癞。

痂癞者，眉少、发稀，身有干疮而腥臭。《内经》曰：脉风成厉。

寸口脉弱而迟，弱者卫气微，迟者荣中寒。荣为血，血寒则发热；卫为气，气微者，心内饥，饥而虚满不能食也。

卫为阳，荣为阴。弱者，卫气微，阳气不足也；迟者，荣中寒，经中客邪也，荣客寒邪，抟而发热也。阳气内微，心内虽饥，饥而虚满不能食也。

趺阳脉大而紧者，当即下利，为难治。

大为虚，紧为寒。胃中虚寒，当即下利，下利脉当微小，反紧者邪胜也，故云难治。经曰：下利脉大者，为未止。

寸口脉弱而缓，弱者阳气不足，缓者胃气有余。噫而吞酸，食卒不下，气填于膈上也。

弱者，阳气不足。阳能消谷，阳气不足，则不能消化谷食。缓者，胃气有余，则胃中有未消谷物也，故使噫而吞酸，食卒不下，气填于膈上也。《金匮要略》曰：中焦未和，不能消谷，故令噫。

趺阳脉紧而浮，浮为气，紧为寒。浮为腹满，紧为绞痛。浮紧相抟，肠鸣而转，转即气动，膈气乃下。少阴脉不出，其阴肿大而虚也。

浮为胃气虚，紧为脾中寒，胃虚则满，脾寒则痛，虚寒相抟，肠鸣而转，转则膈中之气，因而下泄也。若少阴脉不出，则虚寒之气，至于下焦，结于少阴，而聚于阴器，不得发泄，使阴肿大而虚也。

寸口脉微而涩，微者卫气不行，涩者荣气不足。荣卫不能相将，三焦无所仰，身体痹不仁。荣气不足，则烦疼，口难言；卫气虚，则恶寒数欠。三焦不归其部，上焦不归者，噫而酢吞；中焦不归者，不能消谷引食；下焦不归者，则遗溲。

人养三焦者血也，护三焦者气也。荣卫俱损，不能相将而行，三焦无所依仰，身体为之顽痹而不仁。《内经》曰：荣气虚而不仁。《针经》曰：卫气不行，则为不仁。荣为血，血不足则烦疼；荣属心，荣弱心虚，则口难言。卫为阳，阳微则恶寒；卫为气，气虚则数欠。三焦因荣卫不足，无所依仰，其气不能归其部。《金匮要略》曰：上焦竭，善噫；上焦受中焦气，中焦未和，不能消谷，故令噫耳；下焦竭，即遗溺失便。以上焦在膈上，物未化之分也，不归者不至也，上焦之气不至其部，则物未能传化，故噫而酢吞。中焦在胃之中，主腐熟水谷，水谷化则思食，中焦之食不归其部，则水谷不化，故云不能消谷引食。下焦在膀胱上口，主分别清浊，溲，小便也，下焦不归其部，不能约制溲便，故遗溲。

趺阳脉沉而数，沉为实，数消谷。紧者，病难治。

沉为实者，沉主里也。数消谷者，数为热也。紧为肝脉，见于脾部，木来克土，为鬼贼相刑，故云难治。

寸口脉微而涩，微者卫气衰，涩者荣气不足。卫气衰，面色黄；荣气不足，面色青。荣为根，卫为叶。荣卫俱微，则根叶枯槁，而寒慄咳逆，唾腥吐涎沫也。

卫为气，面色黄者，卫气衰也；荣为血，面色青者，荣血衰也。荣行脉中为根，卫行脉外为叶。荣为阴，卫为阳；荣为根，卫为叶。根叶俱微，则阴阳之气内衰，致生寒慄而咳逆，唾腥吐涎沫也。

趺阳脉浮而芤，浮者卫气衰，芤者荣气伤，其身体瘦，肌肉甲错，浮芤相抟，宗气衰微，四属断绝。

经曰：卫气盛，名曰高。高者，暴狂而肥。荣气盛，名曰章。章者，暴泽而光。其身体瘦而不肥者，卫气衰也；肌肉甲错而不泽者，荣气伤也。宗气者，三焦归气也。四属者，皮、肉、脂、髓也。荣卫衰伤则宗气亦微，四属失所滋养，致断绝矣。

寸口脉微而缓，微者卫气疏，疏则其肤空；缓者胃气实，实则谷消而水化也。谷入于胃，脉道乃行，而入于经，其血乃成。荣盛，则其肤必疏，三焦绝经，名曰血崩。

卫为阳，微为亡阳。脉微者，卫气疏，卫温分肉、肥腠理，卫气既疏，皮肤不得温肥，则空虚也。经曰：缓者胃气有余，有余为实，故云缓者胃气实。《内经》曰：食入于胃，淫精于脉。是谷入于胃，脉道乃行也。《针经》曰：饮而液渗于络，合和于血，是水入于经，其血乃成也。胃中谷消水化而为血气，今卫疏荣盛，是荣气强而卫气弱也。卫气弱者，外则不能固密皮肤而谓之气疏，内则不能卫护其血，而血为之崩。经，常也。三焦者，气之道路。卫气疏，则气不循常度，三焦绝其常度也。

趺阳脉微而紧，紧则为寒，微则为虚，微紧相抟，则为短气。

中虚且寒，气自短矣。

少阴脉弱而涩，弱者微烦，涩者厥逆。

烦者热也。少阴脉弱者，阴虚也。阴虚则发热，以阴部见阳脉非大虚也，故生微烦。厥逆者，四肢冷也。经曰：阴阳不相顺接便为厥，厥者手足厥冷是也。少阴脉涩者，阴气涩不能与阳相顺相接，故厥逆也。

趺阳脉不出，脾不上下，身冷肤硬。

脾胃为荣卫之根，脾能上下，则水谷消磨，荣卫之气得以行。脾气虚衰不能上下，则荣卫之气不得通营于外，故趺阳脉不出。身冷者，卫气不温也。肤硬者，荣血不濡也。

少阴脉不至，肾气微，少精血，奔气促迫，上入胸膈，宗气反聚，血结心下，阳气退下，热归阴股，与阴相动，令身不仁，此为尸厥。当刺期门、巨阙。

尸厥者，为其从厥而生，形无所知，其状若尸，故名尸厥。少阴脉不出，则厥气客于肾，而肾气微，少精血，厥气上奔，填塞胸膈，壅遏阳气，使宗气反聚，而血结心下。《针经》曰：五谷入于胃，其糟粕、津液、宗气，分为三隧。宗气积于胸中出于喉咙，以贯心肺，而行呼吸。又曰：荣气者，泌其津液注之于脉，化而为血，以营四末。今厥气大甚，宗气反聚而不行，则绝其呼吸，血结心下而不流，则四体不仁。阳气为厥气所拥，不能宣发，退下至阴股间，与阴相动。仁者柔也，不仁者，言不柔和也，为寒热痛痒俱不觉知者也。阳气外不为使，内不得通，荣卫俱不能行，身体不仁，状若尸也。《内经》曰：厥气上行，满脉去形，刺期门者，以通心下结血；刺巨阙者，以行胸中宗气，血气流通，厥气退，则苏矣。

寸口脉微，尺脉紧，其人虚损多汗，知阴常在，绝不见阳也。

寸微为亡阳，尺紧为阴胜。阳微阴胜，故云虚损。又加之多汗，则愈损阳气，是阴常在，而绝不见阳也。

寸口诸微亡阳，诸濡亡血，诸弱发热，诸紧为寒。诸乘寒者，则为厥，郁冒不仁，以胃无谷气，脾涩不通，口急不能言，战而慄也。

卫，阳也。微为卫气微，故云亡阳。荣，血也。濡为荣气弱，故云亡血。弱为阴虚，虚则发热。紧为阴胜，故为寒。诸乘寒者，则阴阳俱虚，而为寒邪乘之也。寒乘气虚，抑伏阳气不得宣发，遂成厥也。郁冒，为昏冒不知人也。不仁，为强直而无觉也。为尸厥焉。以胃无谷气，致脾涩不通于上下，故使口急，不能言。战者，寒在表也；慄者，寒在里也。

问曰：濡弱何以反适十一头。师曰：五脏六腑相乘故令十一。

濡弱者，气血也。往反有十一头，头者五脏六腑共有十一也。

问曰：何以知乘腑，何以知乘脏。师曰：诸阳浮数为乘腑，诸阴迟涩为乘脏也。

腑，阳也。阳脉见者，为乘腑也。脏，阴也。阴脉见者，为乘脏也。

释音

见 音现，下同
鞕 音硬，下同
呴 香句切，嘘气往来也
噪 子到切，动也
萦 于营切
而濡 音软，柔也
趺 音夫
噫 乌介切
漐 直立切
饲 音噎，义同
慄 音栗，惧貌
怫郁 上音佛，下音熨
豚 徒浑切
湫 子由切，又子小切
悍 胡旦切
铨 七全切
其差 楚懈切
咙 力公切，喉咙也

谵 职廉切，病人寐而自语也
洒淅 上所下切，下音析，寒惊貌
濡 汝朱切，润也
蔼 于盖切
駃 音夬，疾貌
转索 上株恋切，下苏各切
腐 音府，烂也
烁 式灼切
侠 音协，又音夹
哕 于月切，逆气也
邪中 音众
痈 于容切
盍 音合
断 鱼斤切
眥 静计切
铢 音殊
呻 音申
菽 音叔，豆也

剧 竭戟切，甚也
恶 乌路切
阖 音合
瞥 匹灭切
痞 音备
濈 阻立切，汗出和也
燥 苏到切，干也
溲 所留切，弱也
黧 力支切，色黑而黄也
衄 女六切
混 胡困切，浊乱也
嗢 乙骨切，嗢咽也
圊 七情切，厕也
麋 音迷
参差 上初簪切，下楚宜切
滀 音畜，水聚也
卵 音卢管切
劲 居正切，健也

淖 奴教切

疡 以羊切

见阳 音现

谐 音鞋，和也

噫 乙界切

芤 苦侯切

覆 芳救切

僵仆 上音姜，下音副

股 音古，脾也

戾 音利

酢 音醋

牝脏 上毗忍切，下本浪切，阴脏也

翕奄 上音吸，下音掩

惵 徒颊切，动惧貌

痂癞 上音加，下力代切

冒 音帽，昏冒也

卷第二

汉张仲景著　晋王叔和撰次
宋成无己注　明汪济川校正

伤寒例第三

《阴阳大论》云：春气温和，夏气暑热，秋气清凉，冬气冷冽。此则四时正气之序也。

春夏为阳，春温夏热者，阳之动，始于温，盛于暑故也。秋冬为阴，秋凉而冬寒者，以阴之动，始于清，盛于寒故也。

冬时严寒，万类深藏，君子固密，则不伤于寒。触冒之者，乃名伤寒耳。

冬三月纯阴用事，阳乃伏藏，水冰地坼，寒气严凝，当是之时，善摄生者，出处固密，去寒就温，则不伤于寒。其涉寒冷，触冒霜雪为病者，谓之伤寒也。

其伤于四时之气，皆能为病。

春风、夏暑、秋湿、冬寒，谓之四时之气。

以伤寒为毒者，以其最成杀厉之气也。

热为阳，阳主生；寒为阴，阴主杀。阴寒为病，最为肃杀毒厉之气。

中而即病者，名曰伤寒；不即病者，寒毒藏于肌肤，至春变为温病，至夏变为暑病。暑病者，热极重于温也。

《内经》曰：先夏至日为温病，后夏至日为暑病。温暑之病，本伤于寒而得之，故大医均谓之伤寒也。

是以辛苦之人，春夏多温热病，皆由冬时触寒所致，非时行之气也。凡时行者，春时应暖，而复大寒；夏时应大热，而反大凉；秋时应凉，而反大热；冬时应寒，而反大温。此非其时而有其气，是以一岁之中，长幼之病多相似者，此则时行之气也。

四时气候不正为病，谓之时行之气。时气所行为病，非暴厉之气，感受必同，是以一岁之中，长幼之病多相似也。

夫欲候知四时正气为病，及时行疫气之法，皆当按斗历占之。

四时正气者，春风、夏暑、秋湿、冬寒是也。时行者，时行之气是也。温者，冬时感寒，至春发者是也。疫者，暴厉之气是也。占前斗建，审其时候之寒温，察其邪气之轻重而治之，故下文曰：

九月霜降节后，宜渐寒，向冬大寒，至正月雨水节后，宜解也。所以谓之雨水者，以冰雪解而为雨水故也。至惊蛰二月节后，气渐和暖，向夏大热，至秋便凉。

冬寒、春温、夏热、秋凉，为四时之正气也。

从霜降以后，至春分以前，凡有触冒霜露，体中寒即病者，谓之伤寒也。

九月十月，寒气尚微，为病则轻；十一月十二月，寒洌已严，为病则重；正月二月，寒渐将解，为病亦轻。此以冬时不调，适有伤寒之人，即为病也。此为四时正气，中而即病者也。

其冬有非节之暖者，名曰冬温。冬温之毒，与伤寒大异，冬温复有先后，更相重沓，亦有轻重，为治不同，证如后章。

此为时行之气，前云冬时应寒而反大温者是也。

从立春节后，其中无暴大寒，又不冰雪，而有人壮热为病者，此属春时阳气，发于冬时伏寒，变为温病。

此为温病也。《内经》曰：冬伤于寒，春必病温。

从春分以后，至秋分节前，天有暴寒者，皆为时行寒疫也。三月四月，或有暴寒，其时阳气尚弱，为寒所折，病热犹轻；五月六月，阳气已盛，为寒所折，病热则重；七月八月，阳气已衰，为寒所折，病热亦微。其病与温及暑病相似，但治有殊耳。

此为疫气也。是数者，以明前斗历之法，占其随时气候，发病寒热轻重不同耳。

十五日得一气，于四时之中，一时有六气，四六名为二十四气也。

节气十二，中气十二，共二十四。《内经》曰：五日谓之候，三候谓之气，六气谓之时，四时谓之岁。

然气候亦有应至而不至，或有未应至而至者，或有至而太过者，皆成病气也。

疑漏或有至而不去，此一句按《金匮要略》曰：有未至而至，有至而不至，有至而不去，有至而太过，何故也。师曰：冬至之后，甲子夜半，少阳起。少阳①之时，阳始生，天得温和，以未得甲子，天因温和，此为未至而至也；以得甲子，而天未温和，此为至而不至也；以得甲子，天大寒不解，此为至而不去也；以得甲子，而天温如盛夏五六月时，此为至而太过也。《内经》曰：至而和则平，至而甚则病，至而反者病，至而不至者病，未至而至者病。即是观之，脱漏明矣。

但天地动静，阴阳鼓击者，各正一气耳。

《内经》曰：阴阳者，天地之道。清阳为天，动而不息；浊阴为地，静而不移。天地阴阳之气，鼓击而生，春夏秋冬，寒热温凉，各正一气也。

是以彼春之暖，为夏之暑；彼秋之忿，为冬之怒。

春暖为夏暑，从生而至长也；秋忿为冬怒，从肃而至杀也。

是故冬至之后，一阳爻升，一阴爻降也。夏至之后，一阳气下，一阴气上也。

十月六爻皆阴，坤卦为用，阴极阳来，阳生于子。冬至之后，一阳爻升，一阴爻降，于卦为复，言阳气得复也。四月六爻皆阳，乾卦为用，阳极阴来，阴生于午。夏至之后，一阳气下，一阴气上，于卦为姤，言阴则遇阳也。《内经》曰：冬至四十五日，阳气微上，阴气微下；夏至四十五日，阴气微上，阳气微下。

斯则冬夏二至，阴阳合也；春秋二分，阴阳离也。

阳生于子，阴生于午，是阴阳相接，故曰合。阳退于酉，阴退于卯，是阴阳相背，故曰离。《内经》曰：气至之谓至，气分之谓分。至则气同，分则气异。

阴阳交易，人变病焉。

天地阴阳之气，既交错而不正，人所以变病。《内经》曰：阴阳相错而

① 阳：原作“阴”，据吴本改。

变由生也。

此君子春夏养阳，秋冬养阴，顺天地之刚柔也。

《内经》曰：养生者必顺于时，春夏养阳，以凉以寒；秋冬养阴，以温以热。所以然者，从其根故也。

小人触冒，必婴暴疹。须知毒烈之气，留在何经，而发何病，详而取之。

不能顺四时调养，触冒寒温者，必成暴病。医者当在意审详而治之。

是以春伤于风，夏必飧泄；夏伤于暑，秋必病疟；秋伤于湿，冬必咳嗽；冬伤于寒，春必病温。此必然之道，可不审明之。

当春之时，风气大行。春伤于风，风气通于肝，肝以春适王，风虽入之，不能即发，至夏肝衰，然后始动。风淫末疾，则当发于四肢。夏以阳气外盛，风不能外发，故攻内而为飧泄。飧泄者，下利米谷不化，而色黄。当秋之时，湿气大行。秋伤于湿，湿则干于肺，肺以秋适王，湿虽入之，不能即发，至冬肺衰，然后湿始动也。雨淫腹疾，则当发为下利。冬以阳气内固，湿气不能下行，故上逆而为咳嗽。当夏之时，暑气大行，夏伤于暑，夏以阴为主内，暑虽入之，势未能动，及秋阴出，而阳为内主，然后暑动传阴而为痎疟。痎者二日一发，疟者一日一发。当冬之时，寒气大行，冬伤于寒，冬以阳为主内，寒虽入之，势未能动，及春阳出而阴为内主，然后寒动传阳而为温病。是感冒四时正气为病必然之道。

伤寒之病，逐日浅深，以施方治。

《内经》曰：未满三日者，可汗而已；其满三日者，可泄而已。

今世人伤寒，或始不早治，或治不对病，或日数久淹，困乃告医。医人又不依次第而治之，则不中病。皆宜临时消息制方，无不效也。今搜采仲景旧论，录其证候诊脉声色，对病真方，有神验者，拟防世急也。

仲景之书，逮今千年而显用于世者，王叔和之力也。

又土地温凉，高下不同；物性刚柔，餐居亦异。是黄帝兴四方之问，岐伯举四治之能，以训后贤，开其未悟者。临病之工，宜须两审也。

东方地气温，南方地气热，西方地气凉，北方地气寒。西北方高，东南方下。是土地温凉、高下不同也。东方安居食鱼，西方陵居华食，南方湿处而嗜酸，北方野处而食乳。是餐居之异也。东方治宜砭石，西方治宜毒药，南方治宜微针，北方治宜灸焫。是四方医治不同也。医之治病，当审其土地所宜。

凡伤于寒，则为病热，热虽甚，不死。

《内经》曰：风寒客于人，使人毫毛毕直，皮肤闭而为热，是伤寒为病热也。《针经》曰：多热者易已，多寒者难已，是热虽甚不死。

若两感于寒而病者，必死。

表里俱病者，谓之两感。

尺寸俱浮者，太阳受病也，当一二日发。以其脉上连风府，故头项痛，腰脊强。

太阳为三阳之长，其气浮于外，故尺寸俱浮，是邪气初入皮肤外在表也，当一二日发。风府，穴名也，项中央太阳之脉，从巅入络脑，还出别下项，是以上连风府。其经循肩膊内侠脊、抵腰中，故病头项痛、腰脊强。

尺寸俱长者，阳明受病也，当二三日发。以其脉侠鼻、络于目，故身热、目疼、鼻干、不得卧。

阳明血气俱多，尺寸俱长者，邪并阳明，而血气淖溢也。太阳受邪不已，传于阳明，是当二三日发。其脉侠鼻者，阳明脉起于鼻，交頞[1]中，络于目。阳明之脉，正上頔頞，还出系目系。身热者，阳明主身之肌肉。《针经》曰：阳明气盛，则身以前皆热；目疼鼻干者，经中客邪也；不得卧者，胃气逆不得从其道也。《内经》曰：胃不和，则卧不安。

尺寸俱弦者，少阳受病也，当三四日发。以其脉循胁络于耳，故胸胁痛而耳聋。

《内经》曰：阳中之少阳，通于春气。春脉弦，尺寸俱弦者，知少阳受邪也。二三日阳明之邪不已，传于少阳，是当三四日发。胸胁痛而耳聋者，经壅而不利也。

此三经皆受病，未入于腑者，可汗而已。

三阳受邪，为病在表，法当汗解。然三阳亦有便入腑者，入腑则宜下，故云未入于腑者，可汗而已。

尺寸俱沉细者，太阴受病也，当四五日发。以其脉布胃中，络于嗌，故腹满而嗌干。

阳极则阴受之，邪传三阳既遍，次乃传于阴经。在阳为在表，在阴为在里。邪在表则见阳脉，邪在里则见阴脉。阳邪传阴，邪气内陷，故太阴受病而脉尺

---

① 頞：原作“颈”，据《灵枢·经脉第十》改。

寸俱沉细也。自三阳传于太阴，是当四五日发也。邪入于阴，则渐成热，腹满而嗌干者，脾经壅而成热也。

尺寸俱沉者，少阴受病也，当五六日发。以其脉贯肾，络于肺，系舌本，故口燥舌干而渴。

少阴肾水也，性趣下。少阴受病，脉尺寸俱沉也。四五日太阴之邪不已，至五六日则传于少阴也，是少阴病当五六日发。人伤于寒，则为病热，谓始为寒，而终成热也。少阴为病，口燥舌干而渴，邪传入里，热气渐深也。

尺寸俱微缓者，厥阴受病也，当六七日发。以其脉循阴器、络于肝，故烦满而囊缩。

缓者，风脉也。厥阴脉微缓者，邪传厥阴，热气已剧，近于风也。当六七日发，以少阴邪传于厥阴。烦满而囊缩者，热气聚于内也。

此三经皆受病，已入于腑，可下而已。

三阴受邪，为病在里，于法当下。然三阴亦有在经者，在经则宜汗，故云已入于腑者，可下而已。经曰：临病之工，宜须两审。

若两感于寒者，一日太阳受之，即与少阴俱病，则头痛、口干、烦满而渴；二日阳明受之，即与太阴俱病，则腹满身热、不欲食、谵语；三日少阳受之，即与厥阴俱病，则耳聋，囊缩而厥，水浆不入，不知人者，六日死。若三阴三阳、六脏六腑皆受病，则荣卫不行；腑脏不通，则死矣。

阴阳俱病、表里俱伤者，为两感。以其阴阳两感，病则两证俱见。至于传经，则亦阴阳两经俱传也。始得一日，头痛者太阳，口干烦满而渴者少阴；至二日则太阳传于阳明，而少阴亦传于太阴，身热谵语者阳明，腹满不欲食者太阴；至三日阳明传于少阳，而太阴又传于厥阴，耳聋者少阳，囊缩而厥者厥阴，水浆不入，不知人者，胃气不通也。《内经》曰：五脏已伤，六腑不通，荣卫不行，如是之后，三日乃死，何也？岐伯曰：阳明者十二经脉之长也，其血气盛，故云不知人。三日其气乃尽，故死矣。谓三日六经俱病，荣卫之气，不得行于内外，腑脏之气不得通于上下，至六日腑脏之气俱尽，荣卫之气俱绝，则死矣。

其不两感于寒，更不传经，不加异气者，至七日太阳病衰，头痛少愈也；八日阳明病衰，身热少歇也；九日少阳病衰，耳聋微闻也；十日太阴病衰，腹减如故，则思饮食；十一日少阴病衰，渴止舌干，已而嚏也；十二日厥阴病衰，囊纵，少腹微下，大气皆去，病人精神爽慧也。

六日传遍，三阴三阳之气皆和，大邪之气皆去，病人精神爽慧也。

若过十三日以上不间，尺寸陷者，大危。

间者，瘳也。十二日传经尽，则当瘳愈。若过十三日已上不瘳，尺寸之脉沉陷者，即正气内衰，邪气独胜，故云大危。

若更感异气，变为他病者，当依旧坏证病而治之。若脉阴阳俱盛，重感于寒者，变为温疟。

异气者，为先病未已，又感别异之气也。两邪相合，变为他病，脉阴阳俱盛者，伤寒之脉也。《难经》曰：伤寒之脉，阴阳俱盛而紧涩。经曰：脉盛身寒，得之伤寒，则为前病热未已，再感于寒，寒热相抟，变为温疟。

阳脉浮滑，阴脉濡弱者，更遇于风，变为风温。

此前热未歇，又感于风者也。《难经》曰：中风之脉，阳浮而滑，阴濡而弱，风来乘热，故变风温。

阳脉洪数，阴脉实大者，遇温热，变为温毒。温毒为病最重也。

此前热未已，又感温热者也。阳主表，阴主里，洪数实大皆热也，两热相合，变为温毒。以其表里俱热，故为病最重。

阳脉濡弱，阴脉弦紧者，更遇温气，变为温疫。以此冬伤于寒，发为温病，脉之变证，方治如说。

此前热未已，又感温气者也。温热相合，变为温疫。

凡人有疾，不时即治，隐忍冀差，以成痼疾。

凡觉不佳，急须求治，苟延时日，则邪气入深，难可复制。《千金》曰：凡有少苦，似不如平常，即须早道；若隐忍不治，冀望自差，须臾之间，以成痼疾，此之谓也。

小儿女子，益以滋甚。

小儿气血未全，女子血室多病，凡所受邪，易于滋蔓。

时气不和，便当早言，寻其邪由，及在腠理，以时治之，罕有不愈者。

腠理者，津液腠泄之所，文理缝会之中也。《金匮要略》曰：腠者，是三焦通会元真之处，为血气所注；理者，是皮肤脏腑之文理也。邪客于皮肤，则邪气浮浅，易为散发，若以时治之，罕有不愈者矣。《金匮玉函》曰：主候长存，形色未病，未入腠理，针药及时，服将调节，委以良医，病无不愈。

患人忍之，数日乃说，邪气入脏，则难可制，此为家有患，备虑之要。

邪在皮肤，则外属阳而易治；邪传入里，则内属阴而难治。《内经》曰：善治者，治皮毛，其次治肌肤，其次治筋脉，其次治六腑，其次治五脏。治五脏者，半死半生也。昔桓侯怠于皮肤之微疾，以至骨髓之病，家有患者，可不备虑。

凡作汤药，不可避晨夜，觉病须臾，即宜便治，不等早晚，则易愈矣。

《千金》曰：凡始觉不佳，即须治疗，迄至于病，汤食竟进，折其毒势，自然而差。

若或差迟，病即传变，虽欲除治，必难为力。

传有常也，变无常也。传为循经而传，此太阳传阳明是也；变为不常之变，如阳证变阴证是也。邪既传变，病势深也。《本草》曰：病势已成，可得半愈；病势已过，命将难全。

服药不如方法，纵意违师，不须治之。

《内经》曰：拘于鬼神者，不可与言至德；恶于针石者，不可与言至巧。病不许治者，病必不治，治之无功矣。

凡伤寒之病，多从风寒得之。

凡中风与伤寒为病，自古通谓之伤寒。《千金》曰：夫伤寒病者，起自风寒，入于腠理，与精气分争，荣卫偏隔，周身不通而病。

始表中风寒，入里则不消矣。

始自皮肤，入于经络，传于脏腑是也。

未有温覆而当，不消散者。

风寒初客于皮肤，便投汤药，温暖发散而当者，则无不消散之邪。

不在证治，拟欲攻之，犹当先解表，乃可下之。

先解表而后下之，则无复传之邪也。

若表已解，而内不消，非大满，犹生寒热，则病不除。

表证虽罢，里不至大坚满者，亦未可下之。是邪未收敛成实，下之则里虚而邪复不除，犹生寒热也。

若表已解，而内不消，大满大实，坚有燥屎，自可除下之。虽四五日，不能为祸也。

外无表证，里有坚满，为下证悉具。《外台》云：表和里病，下之则愈。下证既具，则不必拘于日数。

若不宜下，而便攻之，内虚热入，协热遂利，烦躁诸变，不可胜数，轻者困笃，重者必死矣。

下之不当，病轻者，证犹变易而难治，又矧[①]重者乎。

夫阳盛阴虚，汗之则死，下之则愈；阳虚阴盛，汗之则愈，下之则死。

表为阳，里为阴。阴虚者，阳必凑之，阳盛之邪，乘其里虚而入于腑者，为阳盛阴虚也。经曰：尺脉弱，名曰阴不足。阳气下陷入阴中，则发热者是矣。下之，除其内热而愈，若反汗之，则竭其津液而死。阴脉不足，阳往从之；阳脉不足，阴往乘之。阴邪乘其表虚，客于荣卫之中者，为阳虚阴盛也。经曰：假令寸口脉微，名曰阳不足。阴气上入阳中，则洒淅恶寒者是矣。汗之，散其表寒则愈，若反下之，则脱其正气而死。经曰：本发汗而复下之，此为逆也。本先下之，而反汗之为逆。

夫如是，则神丹安可以误发，甘遂何可以妄攻。虚盛之治，相背千里，吉凶之机，应若影响，岂容易哉！

神丹者，发汗之药也。甘遂者，下药也。若汗下当则吉，汗下不当则凶，其应如影随形，如响应声。

况桂枝下咽，阳盛则毙；承气入胃，阴盛以亡。

桂枝汤者，发汗药也。承气汤者，下药也。《金匮玉函》曰：不当汗而强与汗之者，令人夺其津液，枯槁而死；不当下而强与下之者，令人开肠洞泄，便溺不禁而死。

死生之要，在乎须臾，视身之尽，不暇计日。

投汤不当，则灾祸立见，岂暇计其日数哉。

此阴阳虚实之交错，其候至微；发汗吐下之相反，其祸至速，而医术浅狭，懵然不知病源，为治乃误，使病者殒殁，自谓其分，至令冤魂塞于冥路，死尸盈于旷野，仁者鉴此，岂不痛欤！凡两感病俱作，治有先后，发表攻里，本自不同，而执迷妄意者，乃云神丹、甘遂，合而饮之，且解其表，又除其里，言巧似是，其理实违。夫智者之举错也，常审以慎；愚者之动作也，必果而速。安危之变，岂可诡哉！世上之士，但务彼翕习之荣，而莫见此倾危之败，惟明者，居然能护其本，近取诸身，夫何远之有焉。

两感病俱作，欲成不治之疾，医者大宜消息，审其先后，次第而治之；若妄意攻治，以求速效者，必致倾危之败。

---

① 矧（shěn，沈）：况且。

凡发汗温服汤药，其方虽言日三服，若病剧不解，当促其间，可半日中尽三服。若与病相阻，即便有所觉。重病者，一日一夜，当晬时观之，如服一剂，病证犹在，故当复作本汤服之。至有不肯汗出，服三剂乃解；若汗不出者，死病也。

发汗药，须温暖服者，易为发散也。日三服者，药势续也。病势稍重，当促急服之，以折盛热，不可拘于本方。设药病不相对，汤入即便知之，如阴多者，投以凉药，即寒逆随生；阳多者，饮以温剂，则热毒即起，是便有所觉。晬时者，周时也，一日一夜服汤药尽剂，更看其传，如病证犹在，当复作本汤，以发其汗；若服三剂不解，汗不出者，邪气大甚，汤不能胜，必成大疾。《千金》曰：热病脉躁盛而不得汗者，此阳脉之极也，死。

凡得时气病，至五六日，而渴欲饮水，饮不能多，不当与也，何者？以腹中热尚少，不能消之，便更与人作病也。至七八日，大渴，欲饮水者，犹当依证与之。与之常令不足，勿极意也。言能饮一斗，与五升。若饮而腹满，小便不利，若喘若哕，不可与之。忽然大汗出，是为自愈也。

热在上焦，则为消渴，言热消津液，而上焦干燥，则生渴也。大热则能消水，热少不能消之，若强饮，则停饮变为诸病。至七八日阳胜气温，向解之时，多生大渴也，亦须少少与之，以润胃气，不可极意饮也。若饮而腹满，小便不利，若喘若哕者，为水饮内停而不散，不可更与之。忽然阳气通，水气散，先发于外，作大汗而解。

凡得病，反能饮水，此为欲愈之病。其不晓病者，但闻病饮水自愈，小渴者，乃强与饮之，因成其祸，不可复数。

小渴者，为腹中热少。若强与水，水饮不消，复为诸饮病也。

凡得病厥，脉动数，服汤药更迟；脉浮大减小；初躁后静，此皆愈证也。

动数之脉，邪在阳也，汤入而变迟者，阳邪愈也。浮大之脉，邪在表也，而复减小者，表邪散也。病初躁乱者，邪所烦也，汤入而安静者，药胜病也。是皆为愈证。

凡治温病，可刺五十九穴。

五十九穴者，以泻诸经之温热。《针经》曰：热病，取之诸阳五十九穴，刺，以泻其热，而出其汗；实其阴，而补其不足。所谓五十九刺，两手内外侧各三，凡十二痏[①]；五指间各一，凡八痏；足亦如是；头入发际一寸，旁三分，各三，凡六痏；更入发三寸，边五，凡十痏；耳前后、口下，各一，项中一穴，凡六痏；巅上一、囟会一、发际一、廉泉一、风池二、天柱二。又《内经》曰：热俞五十九，头上五行。行五者，以泻诸阳之热逆也。大杼、膺俞、缺盆、背俞，此八者，以泻胸中之热也；气冲、三里、巨虚、上下廉，此八者，以泻胃中之热也；云门、髃骨、委中、髓空，此八者，以泻四肢之热也；五脏俞旁五，此十者，以泻五脏之热也。凡此五十九穴者，皆热之左右也。

又身之穴，三百六十有五，其三十九穴，灸之有害；七十九穴，刺之为灾。并中髓也。

穴有三百六十五，以应一岁。其灸刺之禁，皆肉薄骨解之处，血脉虚少之分，针灸并中髓也。

凡脉四损，三日死。平人四息，病人脉一至，名曰四损。脉五损，一日死。平人五息，病人脉一至，名曰五损。脉六损，一时死。平人六息，病人脉一至，名曰六损。

四脏气绝者，脉四损；五脏气绝者，脉五损；五脏六腑俱绝者，脉六损。

脉盛身寒，得之伤寒；脉虚身热，得之伤暑。

《内经》曰：脉者，血之府也。脉实血实，脉虚血虚。寒则伤血，邪并于血，则血盛而气虚，故伤寒者，脉盛而身寒。热则伤气，邪并于气，则气盛而血虚，故伤暑者，脉虚而身热。

脉阴阳俱盛，大汗出，不解者，死。

脉阴阳俱盛，当汗出而解；若汗出不解，则邪气内胜，正气外脱，故死。《内经》曰：汗出，而脉尚躁盛者，死。《千金》曰：热病已得汗，脉尚躁盛，此阳脉之极也，死。

脉阴阳俱虚，热不止者，死。

脉阴阳俱虚者，真气弱也；热不止者，邪气胜也。《内经》曰：病温虚甚者，死。

脉至乍疏乍数者，死。

为天真荣卫之气断绝也。

脉至如转索者，其日死。

---

① 痏：针刺的数。

为紧急而不软，是中无胃气，故不出其日而死。

谵言妄语，身微热，脉浮大，手足温者，生。逆冷，脉沉细者，不过一日死矣。

谵言妄语，阳病也。身微热，脉浮大，手足温，为脉病相应；若身逆冷，脉沉细，为阳病见阴脉，脉病不相应，故不过一日而死。《难经》曰：脉不应病，病不应脉，是为死病。

此以前是伤寒热病证候也。

辨痓湿暍脉证第四

伤寒所致太阳，痓、湿、暍三种，宜应别论，以为与伤寒相似，故此见之。

痓，当作痓，传写之误也。痓者恶也，非强也。《内经》曰：肺移热于肾，传于柔痓。柔为筋柔而无力，痓谓骨痓而不随。痓者，强也，千金以强直为痓。经曰：颈项强急，口噤背反张者痓。即是观之，痓为痓字明矣。

太阳病，发热无汗，反恶寒者，名曰刚痓。

《千金》曰：太阳中风，重感寒湿，则变痓。太阳病，发热无汗，为表实，则不当恶寒，今反恶寒者，则太阳中风，重感于寒，为痓病也。以表实感寒，故名刚痓。

太阳病，发热汗出，不恶寒者，名曰柔痓。

太阳病，发热汗出为表虚，则当恶寒，其不恶寒者，为阳明病。今发热汗出，而不恶寒者，非阳明证，则是太阳中风，重感于湿，为柔痓也。表虚感湿，故曰柔痓。

太阳病，发热，脉沉而细者，名曰痓。

太阳主表，太阳病，发热为表病，脉当浮大，今脉反沉细，既不愈，则太阳中风，重感于湿，而为痓也。《金匮要略》曰：太阳病，其证备，身体强，几几然，脉反沉迟，此为痓，瓜蒌桂枝汤主之。

太阳病，发汗太多，因致痉。

太阳病，发汗太多，则亡阳。《内经》曰：阳气者，精则养神，柔则养筋。阳微不能养筋，则筋脉紧急而成痉也。

病身热足寒，颈项强急，恶寒，时头热面赤，目脉赤，独头面摇，卒口噤，背反张者，痉病也。

太阳中风，为纯中风也，太阳伤寒，为纯伤寒也，皆不作痉。惟是太阳中风，重感寒湿，乃变为痉也。身热足寒者，寒湿伤下也。时头热面赤，目脉赤，风伤于上也。头摇者，风主动也，独头摇者，头为诸阳之会，风伤阳也，若纯伤风者，身亦为之动摇，手足为之搐搦，此者内挟寒湿，故头摇也。口噤者，寒主急也，卒口噤者，不常噤也，有时而缓，若风寒相抟，则口噤而不时开，此者加之风湿，故卒口噤也。足太阳之脉，起于目内眦，上额交巅上，其支别者，从巅入络脑，还出别下项，循肩膊内，夹脊抵腰中，下贯臀，以下至足，风寒客于经中，则筋脉拘急，故颈项强急而背反张也。

太阳病，关节疼痛而烦，脉沉而细者，此名湿痹。湿痹之候，其人小便不利，大便反快，但当利其小便。

《金匮要略》曰：雾伤皮腠，湿流关节，疼痛而烦者，湿气内流也。湿同水也，脉沉而细者，水性趣下也。痹，痛也。因其关节烦疼，而名曰湿痹，非脚气之痹也。《内经》曰：湿胜则濡泄。小便不利，大便反快者，湿气内胜也。但当利其小便，以宣泄腹中湿气。古云：治湿之病，不利小便，非其治也。

湿家之为病，一身尽疼，发热，身色如似熏黄。

身黄如橘子色者，阳明瘀热也。此身色如似熏黄，即非阳明瘀热。身黄发热者，栀子柏皮汤主之，为表里有热，则身不疼痛。此一身尽疼，非伤寒客热也，知湿邪在经而使之，脾恶湿，湿伤，则脾病而色见，是以身发黄者，为其黄如烟熏，非正黄色也。

湿家，其人但头汗出，背强，欲得被覆向火，若下之早则哕，胸满，小便不利，舌上如胎者，以丹田有热，胸中有寒，渴欲得水而不能饮，则口燥烦也。

湿家，有风湿、有寒湿，此寒湿相抟者也。湿胜则多汗，伤寒则无汗，寒湿相抟，虽有汗而不能周身，故但头汗出也。背阳也，腹阴也，太阳之脉，夹脊抵腰，太阳客寒湿，表气不利，而背强也。里有邪者，外不恶寒，表有邪者，则恶寒。欲得被覆向火者，寒湿在表而恶寒也。若下之早，则伤动胃气，损其津液，故致哕而胸满、小便不利。下后里虚，上焦阳气因虚而陷于下焦，为丹田有热，表中寒乘而入于胸中，为胸上有寒，使舌上生白胎滑也。脏燥则欲饮水，以胸上客寒湿，故不能饮而但口燥烦也。

湿家下之，额上汗出，微喘，小便利者，死。若下利不止者，亦死。

湿家发汗则愈。《金匮要略》曰：湿家身烦疼，可与麻黄加术四两，发其汗为宜；若妄下则大逆。额上汗出而微喘者，乃阳气上逆也。小便自利或下利者，阴气下流也。阴阳相离，故云死矣。《内经》曰：阴阳离决，精气乃绝。

问曰：风湿相抟，一身尽疼痛，法当汗出而解，值天阴雨不止，医云：此可发汗，汗之病不愈者，何也？答曰：发其汗，汗大出者，但风气去，湿气在，是故不愈也。若治风湿者，发其汗，但微微似欲汗出者，风湿俱去也。

值天阴雨不止，明其湿胜也。《内经》曰：阳受风气，阴受湿气。又曰：伤于风者，上先受之；伤于湿者，下先受之。风湿相抟，则风在外，而湿在内。汗大出者，其气暴，暴则外邪出，而里邪不能出，故风去而湿在。汗微微而出者，其气缓，缓则内外之邪皆出，故风湿俱去也。

湿家病，身上疼痛，发热面黄而喘，头痛，鼻塞而烦，其脉大，自能饮食，腹中和无病，病在头中寒湿，故鼻塞，内药鼻中，则愈。

病有浅深，证有中外，此则湿气浅者也。何以言之？湿家不云关节烦疼，而云身上疼痛，是湿气不流关节而外客肌表也；不云发热身似熏黄，覆云发热面黄而喘，是湿不干于脾而薄于上焦也。阴受湿气，则湿邪为深，今头痛，鼻塞而烦，是湿客于阳，而不客于阴也。湿家之脉当沉细，为湿气内流，脉大者阳也，则湿不内流，而外在表也。又以自能饮食，胸腹别无满痞，为腹中和无病，知其湿气微浅，内药鼻中，以宣泄头中寒湿。

病者一身尽疼，发热，日晡所剧者，此名风湿。此病伤于汗出当风，或久伤取冷所致也。

一身尽疼者，湿也；发热日晡所剧者，风也。若汗出当风而得之者，则先客湿而后感风；若久伤取冷得之者，则先伤风而后中湿。可与麻黄杏仁薏苡仁甘草汤，见《金匮要略》中。

太阳中热者，暍是也。其人汗出恶寒，身热而渴也。

汗出恶寒，身热而不渴者，中风也。汗出恶寒，身热而渴者，中暍也。白虎加人参汤主之，见《金匮要略》中方。

太阳中暍者，身热疼重，而脉微弱，此亦夏月伤冷水，水行皮中所致也。

经曰：脉虚身热，得之伤暑。身热脉微弱者，暍也。身体疼重者，水也。夏时暑热，以水灌洗而得之。一物瓜蒂散主之，见《金匮要略》中方。

太阳中暍者，发热恶寒，身重而疼痛，其脉弦细芤迟，小便已，洒洒然毛耸，手足逆冷，小有劳，身即热，口开，前板齿燥。若发汗，则恶寒甚；加温针，则发热甚；数下之，则淋甚。

病有在表、有在里者，有表里俱病者。此则表里俱病者也。发热恶寒，身重疼痛者，表中暍也；脉弦细芤迟者，中暑脉虚也；小便已，洒洒然毛耸，手足逆冷者，太阳经气不足也；小有劳，身即热者，谓劳动其阳，而暍即发也；口开，前板齿燥者，里[①]有热也。《内经》曰：因于暑汗，烦则喘喝。口开，谓喘喝也，以喘喝不止，故前板齿干燥。若发汗以去表邪，则外虚阳气，故恶寒甚；若以温针助阳，则火热内攻，故发热甚；若下之，以除里热则内虚，而膀胱燥，故淋甚。

辨太阳病脉证并治法上第五

太阳之为病，脉浮，头项强痛而恶寒。

经曰：尺寸俱浮者，太阳受病。太阳受病，太阳主表，为诸阳主气。脉浮，头项强痛而恶寒者，太阳表病也。

太阳病，发热，汗出，恶风，脉缓者，名为中风。

风，阳也。寒，阴也。风则伤卫，发热，汗出，恶风者，卫中风。荣病，发热，无汗，不恶风而恶寒；卫病，则发热，汗出，不恶寒而恶风。以卫为阳，卫外者也，病则不能卫固其外，而皮腠疏，故汗出而恶风也。伤寒脉紧，伤风脉缓者，寒性劲急而风性解缓故也。

---

① 里：原作“重”，据吴本改。

太阳病，或已发热，或未发热，必恶寒，体痛，呕逆，脉阴阳俱紧者，名曰伤寒。

经曰：凡伤于寒，则为病热，为寒气客于经中，阳经怫结而成热也。中风即发热者，风为阳也。及伤寒云，或已发热，或未发热，以寒为阴邪，不能即热，郁而方变热也。风则伤卫，寒则伤荣，卫虚者恶风，荣虚者恶寒，荣伤寒者，必恶寒也。气病者则麻，血病者则痛。风令气缓，寒令气逆，体痛呕逆者，荣中寒也。经曰：脉盛身寒，得之伤寒，脉阴阳俱紧者，知其伤寒也。

伤寒一日，太阳受之，脉若静者为不传；颇欲吐，若躁烦，脉数急者，为传也。

太阳主表，一日则太阳受邪，至二日当传阳明，若脉气微而不传阳明，胃经受邪，则喜吐；寒邪传里者，则变热，如颇欲吐，若烦燥，脉急数者，为太阳寒邪变热，传于阳明也。

伤寒二三日，阳明少阳证不见者，为不传也。

伤寒二三日，无阳明少阳证，知邪不传，止在太阳经中也。

太阳病，发热而渴，不恶寒者，为温病。

发热而渴，不恶寒者，阳明也。此太阳受邪，知为温病，非伤寒也。积温成热，所以发热而渴，不恶寒也。

若发汗已，身灼热者，名曰风温。风温为病，脉阴阳俱浮，自汗出，身重，多眠睡，鼻息必鼾，语言难出。若被下者，小便不利，直视，失溲；若被火者，微发黄色，剧则如惊痫，时瘛疭；若火熏之，一逆尚引日，再逆促命期。

伤寒发汗已，则身凉；若发汗已，身灼热者，非伤寒，为风温也。风伤于上，而阳受风气，风与温相合，则伤卫。脉阴阳俱浮，自汗出者，卫受邪也。卫者气也，风则伤卫，温则伤气，身重，多眠睡者，卫受风温而气昏也。鼻息必鼾，语言难出者，风温外甚，而气拥不利也。若被下者，则伤脏气，太阳膀胱经也。《内经》曰：膀胱不利为癃，不约为遗溺。癃者，小便不利也。太阳之脉起目内眦。《内经》曰：瞳子高者，太阳不足，戴眼者，太阳已绝。小便不利、直视、失溲，为下后竭津液，损脏气，风温外胜。经曰：欲绝也为难治。若被火者，则火助风温成热，微者热瘀而发黄；剧者热甚生风，如惊痫而时瘛疭也。先曾被火为一逆，若更以火熏之，是再逆也。一逆尚犹延引时日而不愈，其再逆者，必致危殆，故云促命期。

病有发热恶寒者，发于阳也；无热恶寒者，发于阴也。发于阳者七日愈，发于阴者六日愈。以阳数七，阴数六故也。

阳为热也，阴为寒也。发热而恶寒，寒伤阳也；无热而恶寒，寒伤阴也。阳法火，阴法水。火成数七，水成数六。阳病七日愈者，火数足也；阴病六日愈者，水数足也。

太阳病，头痛至七日以上自愈者，以行其经尽故也。若欲作再经者，针足阳明，使经不传则愈。

伤寒自一日至六日，传三阳三阴经尽，至七日当愈。经曰：七日太阳病衰，头痛少愈；若七日不愈，则太阳之邪再传阳明，针足阳明为迎而夺之，使经不传则愈。

太阳病欲解时，从巳至未上。

巳为正阳，则阳气得以复也。始于太阳，终于厥阴。六经各以三时为解，而太阳从巳至未，阳明从申至戌，少阳从寅至辰；至于太阴，从亥至丑，少阴从子至寅，厥阴从丑至卯者，以阳行也速，阴行也缓，阳主于昼。阴主于夜。阳三经解时，从寅至戌，以阳道常饶也；阴三经解时，从亥至卯，以阴道常乏也。《内经》曰：阳中之太阳，通于夏气，则巳午未太阳乘王也。

风家，表解而不了了者，十二日愈。

中风家，发汗解后，未全快畅者，十二日大邪皆去，六经悉和则愈。

病人身大热，反欲得近衣者，热在皮肤，寒在骨髓也；身大寒，反不欲近衣者，寒在皮肤，热在骨髓也。

皮肤言浅，骨髓言深；皮肤言外，骨髓言内。身热欲得衣者，表热里寒也；身寒不欲衣者，表寒里热也。

太阳中风，阳浮而阴弱。阳浮者，热自发；阴弱者，汗自出。啬啬恶寒，淅淅恶风，翕翕发热，鼻鸣干呕者，桂枝汤主之。

阳以候卫，阴以候荣。阳脉浮者，卫中风也；阴脉弱者，荣气弱也。风并于卫，则卫实而荣虚，故发热汗自出也。经曰：太阳病，发热汗出者，此为荣弱卫强者是也。啬啬者，不足也，恶寒之貌也。淅淅者，洒淅也，恶风之貌也。卫虚则恶风，荣虚则恶寒，荣弱卫强，恶寒复恶风者，以自汗出，则皮肤缓，腠理疏，是亦恶风也。翕翕者，熇熇然而热也，若合羽所覆，言热在表也。鼻鸣干呕者，风拥而气逆也。与桂枝汤和荣卫而散风邪也。

桂枝汤方

桂枝三两，去皮。味辛热　芍药三两。味苦酸，微寒　甘草二两，炙。味甘平　生姜三两，切。味辛温　大枣十二枚，擘。味甘温

《内经》曰：辛甘发散为阳。桂枝汤，辛甘之剂也，所以发散风邪。《内经》曰：风淫所胜，平以辛，佐以苦甘，以甘缓之，以酸收之。是以桂枝为主，芍药甘草为佐也。《内经》曰：风淫于内，以甘缓之，以辛散之。是以生姜大枣为使也。

上五味，㕮咀。以水七升，微火煮取三升，去滓，适寒温，服一升。服已须臾，啜热稀粥一升余，以助药力，温覆令一时许，遍身漐漐，微似有汗者益佳，不可令如水流漓，病必不除。若一服汗出病差，停后服，不必尽剂；若不汗，更服，依前法；又不汗，后服小促役其间，半日许，令三服尽；若病重者，一日一夜服，周时观之。服一剂尽，病证犹在者，更作服；若汗不出者，乃服至二三剂。禁生冷、粘滑、肉面、五辛、酒酪、臭恶等物。

太阳病，头痛发热，汗出恶风者，桂枝汤主之。

头痛者，太阳也；发热汗出恶风者，中风也。与桂枝汤，解散风邪。

太阳病，项背强几几，反汗出恶风者，桂枝加葛根汤主之。

几几者，伸颈之貌也。动则伸颈，摇身而行。项背强者，动则如之。项背几几者，当无汗，反汗出恶风者，中风表虚也，与桂枝汤以和表，加麻黄葛根以祛风，且麻黄主表实，后葛根汤证云：太阳病，项背强几几，无汗恶风，葛根汤主之。药味正与此方同。其无汗者，当用麻黄，今自汗出，恐不加麻黄，但加葛根也。

太阳病，下之后，其气上冲者，可与桂枝汤。方用前法。若不上冲者，不可与之。

太阳病属表，而反下之，则虚其里，邪欲乘虚传里。若气上冲者，里不受邪，而气逆上，与邪争也，则邪仍在表，故当复与桂枝汤解外；其气不上冲者，里虚不能与邪争，邪气已传里也，故不可更与桂枝汤攻表。

太阳病三日，已发汗，若吐，若下，若温针，仍不解者，此为坏病，桂枝不中与也。观其脉证，知犯何逆，随证治之。

太阳病，三日中，曾经发汗、吐下、温针，虚其正气，病仍不解者，谓之坏病，言为医所坏病也。不可复与桂枝汤。审观脉证，知犯何逆，而治之逆者，

随所逆而救之。

桂枝本为解肌，若其人脉浮紧，发热汗不出者，不可与也。常须识此，勿令误也。

脉浮，发热，汗出恶风者，中风也，可与桂枝汤解肌；脉浮紧，发热，不汗出者，伤寒也，可与麻黄汤。常须识此，勿妄治也。

若酒客病，不可与桂枝汤，得汤则呕，以酒客不喜甘故也。

酒客内热，喜辛而恶甘，桂枝汤甘，酒客得之，则中满而呕。

喘家作桂枝汤，加厚朴杏子仁[①]。

太阳病，为诸阳主气，风甚气拥，则生喘也。与桂枝汤以散风，加厚朴、杏仁以降气。

凡服桂枝汤吐者，其后必吐脓血也。

内热者，服桂枝汤则吐，如酒客之类也。既亡津液，又为热所抟，其后必吐脓血。吐脓血，谓之肺痿。《金匮要略》曰：热在上焦为肺痿。谓或从汗或从呕吐，重亡津液，故得之。

太阳病，发汗，遂漏不止，其人恶风，小便难，四支微急，难以屈伸者，桂枝加附子汤主之。

太阳病，因发汗，遂汗漏不止而恶风者，为阳气不足，因发汗，阳气益虚而皮腠不固也。《内经》曰：膀胱者，州都之官，津液藏焉，气化则出。小便难者，汗出亡津液，阳气虚弱，不能施化。四肢者，诸阳之本也。四肢微急，难以屈伸者，亡阳而脱液也。《针经》曰：液脱者，骨属屈伸不利。与桂枝加附子汤，以温经复阳。

太阳病，下之后，脉促胸满者，桂枝去芍药汤主之。若微恶寒者，去芍药方中，加附子汤主之。

脉来数，时一止复来者，名曰促。促为阳盛，则不因下后而脉促者也。此下后脉促，不得为阳盛也。太阳病下之，其脉促不结胸者，此为欲解。此下后脉促而复胸满，则不得为欲解，由下后阳虚，表邪渐入而客于胸中也。与桂枝汤以散客邪，通行阳气。芍药益阴，阳虚者非所宜，故去之。阳气已虚，若更加之微恶寒，则必当温剂以散之，故加附子。

太阳病，得之八九日，如疟状，发热恶寒，热多寒少，其人不呕，清

---

① 仁：原作“佳”，据吴本改。

便欲自可，一日二三度发，脉微缓者，为欲愈也。脉微而恶寒者，此阴阳俱虚，不可更发汗、更下、更吐也。面色反有热色者，未欲解也，以其不能得小汗出，身必痒，宜桂枝麻黄各半汤。

伤寒八九日，则邪传再经又遍，三阳欲传三阴之时也。传经次第，则三日传遍三阳，至四日阳去入阴，不入阴者为欲解，其传阴经，第六日传遍三阴，为传经尽而当解。其不解传为再经者，至九日又遍三阳，阳不传阴则解。如疟，发作有时也。寒多者为病进，热多者为病退。经曰：厥少热多，其病为愈；寒多热少，阳气退故为进也。今虽发热恶寒，而热多寒少，为阳气进，而邪气少也。里不和者，呕而利，今不呕，清便自调者里和也。寒热间日发者，邪气深也；日一发者，邪气复常也；日再发者，邪气浅也；日二三发者，邪气微也。《内经》曰：大则邪至，小则平。言邪甚则脉大，邪少则脉微，今日数多而脉微缓者，是邪气微缓也，故云欲愈。脉微而恶寒者，表里俱虚也。阳表也，阴里也。脉微为里虚，恶寒为表虚，以表里俱虚，故不可更发汗、更下、更吐也。阴阳俱虚，则面色青白，反有热色者，表未解也。热色为赤色也。得小汗则和。不得汗，则得邪气外散皮肤而为痒也，与桂枝麻黄各半汤，小发其汗，以除表邪。

太阳病，初服桂枝汤，反烦不解者，先刺风池、风府，却与桂枝汤则愈。

烦者，热也。服桂枝汤后，当汗出而身凉和；若反烦不解者，风甚而未能散也。先刺风池、风府，以通太阳之经，而泄风气，却与桂枝汤解散则愈。

服桂枝汤，大汗出，脉洪大者，与桂枝汤如前法；若形如疟，日再发者，汗出必解，宜桂枝二麻黄一汤。

经曰：如服一剂，病证犹在者，故当复作本汤服之。服桂枝汤汗出后，脉洪大者，病犹在也；若形如疟，日再发者，邪气客于荣卫之间也。与桂枝二麻黄一汤，解散荣卫之邪。

服桂枝汤，大汗出后，大烦，渴不解，脉洪大者，白虎加人参汤主之。

大汗出，脉洪大而不渴，邪气犹在表也，可更与桂枝汤。若大汗出，脉洪大，而烦渴不解者，表里有热，不可更与桂枝汤。可与白虎加人参汤，生津止渴，和表散热。

太阳病，发热恶寒，热多寒少，脉微弱者，此无阳也，不可更汗，宜桂枝二越婢一汤方。

桂枝二越婢一汤方

桂枝去皮　芍药　甘草各十八铢　生姜一两三钱，切　大枣四枚，擘　麻黄十八铢，去节　石膏二十四铢，碎，绵裹

胃为十二经之主，脾治水谷为卑脏若婢。《内经》曰：脾主为胃行其津液。是汤所以谓之越婢者，以发越脾气，通行津液。《外台方》，一名越脾汤，即此义也。

上七味，㕮咀。以五升水，煮麻黄一二沸，去上沫，内诸药，煮取二升，去滓，温服一升。本方当裁为越婢汤、桂枝汤，合饮一升，今合为一方，桂枝二越婢一。

服桂枝汤，或下之，仍头项强痛，翕翕发热，无汗，心下满，微痛，小便不利者，桂枝汤去桂，加茯苓白术汤主之。

头项强痛，翕翕发热，虽经汗下，为邪气仍在表也。心下满，微痛，小便利者，则欲成结胸。今外证未罢，无汗，小便不利，则心下满，微痛，为停饮也。与桂枝汤以解外，加茯苓白术利小便行留饮。

伤寒脉浮，自汗出，小便数，心烦，微恶寒，脚挛急，反与桂枝汤，欲攻其表，此误也。得之便厥，咽中干，烦燥，吐逆者，作甘草干姜汤与之，以复其阳。若厥愈、足温者，更作芍药甘草汤与之，其脚即伸。若胃气不和，谵语者，少与调胃承气汤。若重发汗，复加烧针者，四逆汤主之。

脉浮，自汗出，小便数而恶寒者，阳气不足也。心烦、脚挛急者，阴气不足也。阴阳血气俱虚，则不可发汗，若与桂枝汤攻表，则又损阳气，故为误也。得之便厥，咽中干，烦燥吐逆者，先作甘草干姜汤，复其阳气，得厥愈足温，乃与芍药甘草汤，益其阴血，则脚胫得伸。阴阳虽复，其有胃燥、谵语，少与调胃承气汤微溏，以和其胃。重发汗为亡阳，加烧针则损阴。《内经》曰：荣气微者，加烧针则血不流行，重发汗，复烧针，是阴阳之气大虚，四逆汤以复阴阳之气。

甘草干姜汤方

甘草四两，炙。味甘平　干姜二两，炮。味辛热

《内经》曰：辛甘发散为阳，甘草干姜相合，以复阳气。

上㕮咀，以水三升，煮取一升五合，去滓，分温再服。

芍药甘草汤方

白芍药四两。味酸，微寒　甘草四两，炙。甘平

芍药，白补而赤泻，白收而赤散也。酸以收之，甘以缓之，酸甘相合，用补阴血。

上二味，㕮咀，以水三升，煮取一升半，去滓，分温再服之。

调胃承气汤方

大黄四两，去皮，清酒浸　甘草二两，炙。味甘平　芒硝半斤。味咸苦，大寒

《内经》曰：热淫于内，治以咸寒，佐以苦甘。芒硝咸寒以除热，大黄苦寒以荡实，甘草甘平，助二物，推陈而缓中。

上三味，㕮咀，以水三升，煮取一升，去滓，内芒硝更上火微煮，令沸，少少温服。

四逆汤方

甘草二两，炙。味甘平　干姜一两半。味辛热　附子一枚，生用，去皮，破八片。辛，大热

《内经》曰：寒淫于内，治以甘热。又曰：寒淫所胜，平以辛热。甘草姜附相合，为甘辛大热之剂，乃可发散阴阳之气。

上三味，㕮咀，以水三升，煮取一升二合，去滓，分温再服。强人可大附子一枚，干姜三两。

问曰：证象阳旦，按法治之而增剧，厥逆，咽中干，两胫拘急而谵语。师曰：言夜半手足当温，两脚当伸，后如师言。何以知此？答曰：寸口脉浮而大，浮则为风，大则为虚，风则生微热，虚则两胫挛。病证象桂枝，因加附子参其间，增桂令汗出，附子温经，亡阳故也。厥逆咽中干，烦燥，阳明内结，谵语，烦乱，更饮甘草干姜汤。夜半阳气还，两足当热，胫尚微拘急，重与芍药甘草汤，尔乃胫伸，以承气汤微溏，则止其谵语，故知病可愈。

阳旦，桂枝汤别名也。前证脉浮自汗出，小便数，心烦，微恶寒，脚挛急，与桂枝汤证相似，是证象阳旦也。与桂枝汤而增剧，得寸口脉浮大，浮为风邪，大为血虚，即于桂枝汤加附子，温经以补虚，增桂令汗出以祛风。其有治之之逆而增厥者，与甘草干姜汤，阳复而足温，更与芍药甘草汤，阴和而胫伸。表邪已解，阴阳已复，而有阳明内结，谵语烦乱，少与调胃承气汤，微溏泄以和其胃，则阴阳之气皆和，内外之邪悉去，故知病可愈。

释音

清凉上七正反
疹之忍切，瘾疹也
痎音皆，疟也
砭悲廉切，石针也
之长音掌
俱见音现
痼音固
殒羽粉切
膺于陵切，胸也
暍音谒，伤暑也
挛力全切
洒苏狠切，惊貌
鼾音汗，卧息也
熇许酷切，热也
胫胡定切

疫音役
飧泄上音孙，下音薛
䪼頞上音拙，面骨也。下音遏，鼻也
焫如劣切
嗌音益，咽也
嚏丁计切
迄许讫切，至也
晬祖对切，周岁也
髃音偶，又音虞，肩前也
痉巨井切，强急也
内药上音纳
恶寒上乌路切
癃音隆
啜昌悦切

忿孚吻切
囟音信
逮音代，及也
中病上音众
沓徒合切
瘳音抽，病愈也
狭懵上户甲切，下莫孔切
痏羽轨切
痓充至切，恶也；一日风病
几几音殊，短羽鸟飞几几也
晡布胡切
佛音佛
淅思历切
漐直立切，汗出貌

卷第三

汉张仲景著　晋王叔和撰次
宋成无己注　明汪济川校正

辨太阳病脉证并治法[①] 第六

太阳病，项背强几几，无汗，恶风，葛根汤主之。

太阳病，项背强几几，汗出恶风者，中风表虚也；项背强几几，无汗恶风者，中风表实也。表虚宜解肌，表实宜发汗，是以葛根汤发之也。

葛根汤方

葛根四两　麻黄三两，去节　桂二两，去皮　芍药二两，切　甘草二两，炙　生姜三两，切　大枣十二枚，擘

本草云：轻可去实，麻黄葛根之属是也。此以中风表实，故加二物于桂枝汤中也。

上七味，㕮咀，以水一斗，先煮麻黄葛根，减二升，去沫，内诸药，煮取三升，去滓，温服一升，覆取微似汗，不须啜粥，余如桂枝法，将息及禁忌。

太阳与阳明合病者，必自下利，葛根汤主之。

伤寒有合病、有并病，本太阳病不解，并于阳明者，谓之并病。二经俱受邪，相合病者，谓之合病。合病者，邪气甚也。太阳阳明合病者，与太阳少阳合病、阳明少阳合病，皆言必自下利者，以邪气并于阴，则阴实而阳虚；邪气

---

① 法：原缺，据前目录及上下文例补。

并于阳，则阳实而阴虚。寒邪气甚，客于二阳，二阳方外实而不主里，则里气虚，故必下利，与葛根汤，以散经中甚邪。

太阳与阳明合病，不下利，但呕者，葛根加半夏汤主之。

邪气外甚，阳不主里，里气不和，气下而不上者，但下利而不呕；里气上逆而不下者，但呕而不下利。与葛根汤，以散其邪，加半夏以下逆气。

葛根加半夏汤方

葛根四两　麻黄三两，去节，汤泡去黄汁，焙干称　生姜三两，切　甘草二两，炙　芍药二两　桂枝二两，去皮　大枣十二枚，擘　半夏半升[1]，洗

上八味，以水一斗，先煮葛根、麻黄，减二升，去白沫，内诸药，煮取三升，去滓，温服一升，覆取微似汗。

太阳病，桂枝证，医反下之，利遂不止，脉促者，表未解也；喘而汗出者，葛根黄连黄芩汤主之。

经曰：不宜下，而便攻之，内虚热入，协热遂利。桂枝证者，邪在表也，而反下之，虚其肠胃，为热所乘，遂利不止。邪在表则见阳脉，邪在里则见阴脉。下利脉微迟，邪在里也。促为阳盛，虽下利而脉促者，知表未解也。病有汗出而喘者，为自汗出而喘也，即邪气外甚所致。喘而汗出者，为因喘而汗出也，即里热气逆所致，与葛根黄芩黄连汤，散表邪、除里热。

葛根黄芩黄连汤方

葛根半斤　甘草二两，炙。味甘平　黄芩二两。味苦寒　黄连三两。味苦寒

《内经》曰：甘发散为阳。表未解者，散以葛根、甘草之甘苦；以坚里气弱者，坚以黄芩、黄连之苦。

上四味，以水八升，先煮葛根，减二升，内诸药，煮取二升，去滓，分温再服。

太阳病，头痛，发热，身疼，腰痛，骨节疼痛，恶风，无汗而喘者，麻黄汤主之。

此太阳伤寒也，寒则伤荣，头痛，身疼，腰痛，以至牵连骨节疼痛者，太阳经荣血不利也。《内经》曰：风寒客于人，使人毫毛毕直。皮肤闭而为热者，寒在表也。风并于卫，卫实而荣虚者，自汗出而恶风寒也；寒并于荣，荣实而卫虚者，无汗而恶风也。以荣强卫弱，故气逆而喘，与麻黄汤以发其汗。

---

① 升：原作“斤”，据吴本改。

麻黄汤方

麻黄三两，去节。味甘温　桂枝二两，去皮。味辛热　甘草一两，炙。味甘平　杏仁七十个，汤去皮尖。味辛温

《内经》曰：寒淫于内，治以甘热，佐以苦辛。麻黄、甘草，开肌发汗，桂枝、杏仁散寒下气。

上四味，以水九升，先煮麻黄，减二升，去上沫，内诸药，煮取二升半，去滓，温服八合，覆取微似汗，不须啜粥。余如桂枝法将息。

太阳与阳明合病，喘而胸满者，不可下，宜麻黄汤主之。

阳受气于胸中，喘而胸满者，阳气不宣发，壅而逆也。心下满、腹满，皆为实，当下之。此以为胸满，非里实，故不可下，虽有阳明，然与太阳合病，为属表，是与麻黄汤发汗。

太阳病，十日以去，脉浮细而嗜卧者，外已解也。设胸满胁痛者，与小柴胡汤。脉但浮者，与麻黄汤。

十日以去，向解之时也。脉浮细而嗜卧者，表邪已罢也。病虽已和解之，若脉但浮而不细者，则邪气但在表也，与麻黄汤发散之。

太阳中风，脉浮紧，发热恶寒，身疼痛，不汗出而烦躁者，大青龙汤主之。若脉微弱，汗出恶风者，不可服。服之则厥逆，筋惕肉瞤，此为逆也。

此中风见寒脉也。浮则为风，风则伤卫；紧则为寒，寒则伤荣。荣卫俱病，故发热恶寒，身疼痛也。风并于卫者，为荣弱卫强；寒并于荣者，为荣强卫弱。今风寒两伤，则荣卫俱实，故不汗出而烦躁也。与大青龙汤发汗，以除荣卫风寒。若脉微弱，汗出恶风者，为荣卫俱虚，反服青龙汤，则必亡阳，或生厥逆，筋惕肉瞤，此治之逆也。

大青龙汤方

麻黄六两，去节。味甘温　桂枝二两，去皮。味辛热　甘草二两，炙。味甘平　杏仁四十个，去皮尖。味苦，甘温　生姜三两，切。味辛温　大枣十二枚，擘。味甘温　石膏如鸡子大，碎。味甘，微寒

辛甘均为发散。然风宜辛散，寒宜甘发，辛甘相合，乃能发散荣卫之风寒。麻黄、甘草、石膏、杏仁，以发散荣中之寒，桂枝、姜、枣，以解除卫中之风。

上七味，以水九升，先煮麻黄，减二升，去上沫，内诸药，煮取三升，去滓，温服一升，取微似汗，汗出多者，温粉扑之。一服汗者，停后服。汗

多亡阳，遂虚，恶风烦躁，不得眠也。

伤寒脉浮缓，身不疼，但重，乍有轻时，无少阴证者，大青龙汤发之。

此伤寒见风脉也。伤寒者身疼，此以风胜，故身不疼；中风者身重，此以兼风，故乍有轻时；不发厥吐利，无少阴里证者，为风寒外甚也。与大青龙汤，以发散表中风寒。

伤寒表不解，心下有水气，干呕发热而咳，或渴，或利，或噎，或小便不利，少腹满，或喘者，小青龙汤主之。

伤寒表不解，心下有水饮，则水寒相抟，肺寒气逆，故干呕发热而咳。《针经》曰：形寒饮冷则伤肺。以其两寒相感，中外皆伤，故气逆而上行，此之谓也。与小青龙汤发汗、散水。水气内渍，则所传不一，故有或为之证，随证增损，以解化之。

小青龙汤方

麻黄三两，去节。味甘温　芍药三两。味酸微寒　五味子半升。味酸温　干姜三两。味辛热　甘草三两，炙。味甘平　桂枝三两，去皮。味辛热　半夏半升，汤洗。味辛，微温　细辛三两。味辛温

寒邪在表，非甘辛不能散之，麻黄、桂枝、甘草之辛甘，以发散表邪。水停心下而不行，则肾气燥。《内经》曰：肾苦燥，急食辛以润之。干姜、细辛、半夏之辛，以行水气而润肾。咳逆而喘，则肺气逆。《内经》曰：肺欲收，急食酸以收之。芍药、五味子之酸，以收逆气而安肺。

上八味，以水一斗，先煮麻黄，减二升，去上沫，内诸药，煮取三升，去滓，温服一升。

加减法

若微利者，去麻黄加荛花，如鸡子大，熬令赤色。

下利者，不可攻其表，汗出必胀满，麻黄发其阳，水渍入胃，必作利。荛花下十二水，水去利则止。

若渴者，去半夏，加瓜蒌根三两。

辛燥而苦润，半夏辛而燥津液，非渴者所宜，故去之；瓜蒌味苦而生津液，故加之。

若噎者，去麻黄，加附子一枚，炮。

经曰：水得寒气，冷必相抟，其人即䭇。加附子温散水寒。病人有寒，复

发汗，胃中冷，必吐蛔，去麻黄恶发汗。

若小便不利，少腹满，去麻黄加茯苓四两。

水畜下焦不行，为小便不利，少腹满，麻黄发津液于外，非所宜也；茯苓泄畜水于下，加所当也。

若喘者，去麻黄，加杏仁半升，去皮尖。

《金匮要略》曰：其人形肿，故不内麻黄，内杏子。以麻黄发其阳故也。喘呼形肿，水气标本之疾。

伤寒，心下有水气，咳而微喘，发热不渴。服汤已渴者，此寒去欲解也。小青龙汤主之。

咳而微喘者，水寒射肺也；发热不渴者，表证未罢也。与小青龙汤发表散水。服汤已渴者，里气温，水气散，为欲解也。

太阳病，外证未解，脉浮弱者，当以汗解，宜桂枝汤。

脉浮弱者，荣弱卫强也。

太阳病，下之微喘者，表未解故也。桂枝加厚朴杏仁汤主之。

下后大喘，则为里气太虚，邪气传里，正气将脱也；下后微喘，则为里气上逆，邪不能传里，犹在表也。与桂枝汤以解外，加厚朴、杏仁以下逆气。

太阳病，外证未解者，不可下也，下之为逆。欲解外者，宜桂枝汤主之。

经曰：本发汗而复下之为逆也。若先发汗，治不为逆。

太阳病，先发汗不解，而复下之，脉浮者不愈。浮为在外，而反下之，故令不愈。今脉浮，故知在外，当须解外则愈，宜桂枝汤主之。

经曰：柴胡汤证具，而以他药下之，柴胡汤证仍在者，复与柴胡汤。此虽已下之不为逆，则其类矣。

太阳病，脉浮紧，无汗，发热，身疼痛，八九日不解，表证仍在，此当发其汗。服药已，微除，其人发烦目瞑。剧者必衄，衄乃解，所以然者，阳气重故也。麻黄汤主之。

脉浮紧，无汗，发热身疼痛，太阳伤寒也，虽至八九日而表证仍在，亦当发其汗，既服温暖发散汤药，虽未作大汗亦微除也。烦者身热也，邪气不为汗解，郁而变热，蒸于经络，发于肌表，故生热烦。肝受血而能视，始寒[1]气伤荣，寒既变热，则血为热抟，肝气不治，故目瞑也。剧者，热甚于经，迫血妄

---

① 寒：原作“者”，据吴本改。

行而为衄，得衄则热随血散而解。阳气重者，热气重也。与麻黄汤以解前太阳伤寒之邪也。

太阳病，脉浮紧，发热身无汗，自衄者愈。

风寒在经，不得汗解，郁而变热，衄则热随血散，故云自衄者愈。

二阳并病，太阳初得病时，发其汗，汗先出不彻，因转属阳明，续自微汗出，不恶寒。若太阳病证不罢者，不可下，下之为逆，如此可小发汗。设面色缘缘正赤者，阳气怫郁在表，当解之、熏之；若发汗不彻，不足言阳气怫郁不得越，当汗不汗，其人躁烦，不知痛处，乍在腹中，乍在四肢，按之不可得，其人短气，但坐，以汗出不彻故也，更发汗则愈。何以知汗出不彻，以脉涩故知也。

太阳病未解，传并入阳明，而太阳证未罢者，名曰并病。续自微汗出不恶寒者，为太阳证罢，阳明证具也，法当下之；若太阳证未罢者，为表未解，则不可下，当小发其汗，先解表也。阳明之经循面，色缘缘正赤者，阳气怫郁在表也，当解之、熏之，以取其汗。若发汗不彻者，不足言阳气怫郁，止是当汗不汗，阳气不得越散，邪无从出，拥甚于经，故躁烦也。邪循经行，则痛无常处，或在腹中，或在四肢，按之不可得而短气，但责以汗出不彻，更发汗则愈。《内经》曰：诸过者切之，涩者，阳气有余，为身热无汗。是以脉涩知阳气拥郁而汗出不彻。

脉浮数者，法当汗出而愈。若下之，身重心悸者，不可发汗，当自汗出乃解。所以然者，尺中脉微，此里虚，须表里实，津液自和，便自汗出愈。

经曰：诸脉浮数，当发热而洒淅恶寒，言邪气在表也，是当汗出愈。若下之，身重心悸者，损其津液，虚其胃气。若身重心悸而尺脉实者，则下后里虚，邪气乘虚传里也。今尺脉微，身重心悸者，知下后里虚，津液不足，邪气不传里，但在表也。然以津液不足，则不可发汗，须里气实、津液足，便自汗出而愈。

脉浮紧者，法当身疼痛，宜以汗解之。假令尺中迟者，不可发汗。何以知之然？以荣气不足，血少故也。

《针经》曰：夺血者无汗。尺脉迟者，为荣血不足，故不可发汗。

脉浮者，病在表，可发汗，宜麻黄汤。

浮为轻手得之，以候皮肤之气。《内经》曰：其在皮者，汗而发之。

脉浮而数者，可发汗，宜麻黄汤。

浮则伤卫，数则伤荣，荣卫受邪，为病在表，故当汗散。

病常自汗出者，此为荣气和。荣气和者，外不谐，以卫气不共荣气和谐故尔。以荣行脉中，卫行脉外，复发其汗，荣卫和则愈，宜桂枝汤。

风则伤卫，寒则伤荣。卫受风邪而荣不病者，为荣气和也。卫既客邪，则不能与荣气和谐，亦不能卫护皮腠，是以常自汗出。与桂枝汤解散风邪、调和荣卫则愈。

病人脏无他病，时发热，自汗出，而不愈者，此卫气不和也。先其时发汗则愈，宜桂枝汤主之。

脏无他病，里和也。卫气不和表病也。《外台》云：里和表病，汗之则愈。所谓先其时者，先其发热汗出之时，发汗则愈。

伤寒脉浮紧，不发汗，因致衄者，麻黄汤主之。

伤寒脉浮紧，邪在表也，当与麻黄汤发汗；若不发汗，则邪无从出，拥甚于经，迫血妄行，因致衄也。

伤寒不大便六七日，头痛有热者，与承气汤。其小便清者，知不在里，仍在表也，当须发汗；若头痛者必衄，宜桂枝汤。

不大便六七日，头痛有热者，故宜当下。若小便清者，知里无热，则不可下。经曰：小便数者，大便必硬，不更衣十日无所苦也。况此不大便六七日，小便清者，不可责邪在里，是仍在表也，与桂枝汤以解外。若头疼不已，为表不罢，郁甚于经，迫血妄行，上为衄也。

伤寒发汗解半日许，复烦，脉浮数者，可更发汗，宜桂枝汤主之。

烦者，热也。发汗身凉为已解，至半日许，身复热，脉浮数者，邪不尽也，可更发汗，与桂枝汤。

凡病若发汗、若吐、若下、若亡津液，阴阳自和者，必自愈。

重亡津液，则不能作汗，必待阴阳自和，乃自愈矣。

大下之后，复发汗，小便不利者，亡津液故也，勿治之，得小便利，必自愈。

因亡津液而小便不利者，不可以药利之，俟津液足，小便利，必自愈也。

下之后，复发汗，必振寒，脉微细。所以然者，以内外俱虚故也。

发汗则表虚而亡阳，下之则里虚而亡血。振寒者，阳气微也；脉微细者，阴血弱也。

下之后，复发汗，昼日烦躁，不得眠，夜而安静，不呕不渴，无表证，脉沉微，身无大热者，干姜附子汤主之。

下之虚其里，汗之虚其表，既下又汗，则表里俱虚。阳王于昼，阳欲复，虚不胜邪，正邪交争，故昼日烦躁不得眠；夜阴王，阳虚不能与之争，是夜则安静。不呕不渴者，里无热也；身无大热者，表无热也。又无表证而脉沉微，知阳气大虚，阴寒气胜，与干姜附子汤，退阴复阳。

干姜附子汤方

干姜一两。味辛热　附子一枚，生用，去皮，破八片。味辛热

《内经》曰：寒淫所胜，平以辛热。虚寒大甚，是以辛热剂胜之也。

上二味，以水三升，煮取一升，去滓，顿服。

发汗后，身疼痛，脉沉迟者，桂枝加芍药生姜各一两人参三两新加汤主之。

汗后，身疼痛，邪气未尽也。脉沉迟，荣血不足也。经曰：其脉沉者，荣气微也。又曰：迟者，荣气不足，血少故也。与桂枝汤以解未尽之邪，加芍药、生姜、人参，以益不足之血。

发汗后，不可更行桂枝汤。汗出而喘，无大热者，可与麻黄杏仁甘草石膏汤主之。

发汗后喘，当作桂枝加厚朴杏仁汤，汗出则喘愈，今汗出而喘，为邪气拥甚，桂枝汤不能发散，故不可更行桂枝汤。汗出而喘有大热者，内热气甚也；无大热者，表邪必甚也。与麻黄杏子甘草石膏汤，以散其邪。

麻黄杏仁甘草石膏汤方

麻黄四两，去节。味甘温　杏仁五十个，去皮尖。味甘温　甘草二两，炙。味甘平　石膏半斤，碎，绵裹。味甘寒

《内经》曰：肝苦急，急食甘以缓之。风气通于肝，风邪外甚，故以纯甘之剂发之。

上四味，以水七升，先煮麻黄，减二升，去上沫，内诸药，煮取二升，去滓，温服一升。本云：黄耳杯[①]。

发汗过多，其人叉手自冒心，心下悸，欲得按者，桂枝甘草汤主之。

① 杯：古同“杯”，盛酒、茶的器皿。

发汗过多亡阳也。阳受气于胸中，胸中阳气不足，故病叉手自冒心。心下悸欲得按者，与桂枝甘草汤，以调不足之气。

桂枝甘草汤方

桂枝四两，去皮。味辛热　甘草二两，炙。味甘平

桂枝之辛，走肺而益气；甘草之甘，入脾而缓中。

上二味，以水三升，煮取一升，去滓，顿服。

发汗后，其人脐下悸者，欲作奔豚，茯苓桂枝甘草大枣汤主之。

汗者，心之液。发汗后，脐下悸者，心气虚而肾气发动也。肾之积，名曰奔豚。发则从少腹上至心下，为肾气逆欲上凌心。今脐下悸为肾气发动，故云欲作奔豚。与茯苓桂枝甘草大枣汤，以降肾气。

茯苓桂枝甘草大枣汤方

茯苓半斤。味甘平　甘草二两，炙。味甘平　大枣十五枚，擘。味甘平　桂枝四两，去皮

茯苓以伐肾邪；桂枝能泄奔豚；甘草、大枣之甘，滋助脾土，以平肾气；煎用甘澜水者，扬之无力，取不助肾气也。

上四味，以甘澜水一斗，先煮茯苓，减二升，内诸药，煮取三升，去滓，温服一升，日三服。作甘澜水法，取水二斗，置大盆内，以勺扬之，水上有珠子五六千颗相逐，取用之。

发汗后，腹胀满者，厚朴生姜甘草半夏人参汤主之。

吐后腹胀与下后腹满皆为实，言邪气乘虚入里为实。发汗后外已解也。腹胀满知非里实，由脾胃津液不足，气涩不通，壅而为满，与此汤和脾胃而降气。

厚朴生姜甘草半夏人参汤方

厚朴半斤，去皮，炙。味苦温　生姜半斤，切。味辛温　半夏半斤，洗。味辛平　人参一两。味温　甘草二两，炙。味甘平

《内经》曰：脾欲缓，急食甘以缓之，用苦泄之。厚朴之苦，以泄腹满；人参、甘草之甘，以益脾胃；半夏、生姜之辛，以散滞气。

上五味，以水一斗，煮取三升，去滓，温服一升，日三服。

伤寒，若吐若下后，心下逆满，气上冲胸，起则头眩，脉沉紧，发汗则动经，身为振振摇者，茯苓桂枝白术甘草汤主之。

吐下后，里虚气上逆者，心下逆满，气上冲胸；表虚阳不足，起则头眩；

脉浮紧，为邪在表，当发汗；脉沉紧，为邪在里，则不可发汗。发汗则外动经络，损伤阳气，阳气外虚，则不能主持诸脉，身为振振摇也，与此汤以和经益阳。

茯苓桂枝白术甘草汤方

茯苓四两。味甘平　桂枝三两，去皮。味辛热　白术二两。味苦甘温　甘草二两，炙。味甘平

阳不足者，补之以甘，茯苓、白术，生津液而益阳也。里气逆者，散之以辛，桂枝、甘草，行阳散气。

上四味，以水六升，煮取三升，去滓，分温三服。

发汗，病不解，反恶寒者，虚故也，芍药甘草附子汤主之。

发汗病解，则不恶寒；发汗病不解，表实者，亦不恶寒。今发汗病且不解，又反恶寒者，荣卫俱虚也。汗出则荣虚，恶寒则卫虚，与芍药甘草附子汤，以补荣卫。

芍药甘草附子汤方

芍药三两。味酸，微寒　甘草三两，炙。味甘平　附子一枚，炮，去皮，破八片。味辛热

芍药之酸，收敛津液而益荣；附子之辛温，固阳气而补卫；甘草之甘，调和辛酸而安正气。

以上三味，以水五升，煮取一升五合，去滓，分温服，疑非仲景意。

发汗若下之，病仍不解，烦躁者，茯苓四逆汤主之。

发汗若下，病宜解也。若病仍不解，则发汗外虚阳气，下之内虚阴气，阴阳俱虚，邪独不解，故生烦躁。与茯苓四逆汤，以复阴阳之气。

茯苓四逆汤方

茯苓六两。味甘平　人参一两。味甘温　甘草二两，炙。味甘平　干姜一两半。味辛热　附子一枚，生用，去皮，破八片。味辛热

四逆汤以补阳，加茯苓、人参以益阴。

上五味，以水五升，煮取三升，去滓，温服七合，日三服。

发汗后，恶寒者，虚故也；不恶寒，但热者，实也。当和胃气，与调胃承气汤。

汗出而恶寒者，表虚也；汗出而不恶寒，但热者，里实也。经曰：汗出不

恶寒者，此表解里未和。与调胃承气汤和胃气。

太阳病，发汗后，大汗出，胃中干，烦躁不得眠，欲得饮水者，少少与饮之，令胃气和则愈。若脉浮，小便不利，微热消渴者，与五苓散主之。

发汗已解，胃中干，烦躁不得眠，欲饮水者，少少与之，胃气得润则愈。若脉浮者，表未解也。饮水多，而小便少者，谓之消渴，里热甚实也；微热消渴者，热未成实，上焦燥也，与五苓散，生津液和表里。

五苓散方

猪苓十八铢，去皮。味甘平　泽泻一两六铢半。味酸咸　茯苓十八铢。味甘平　桂半两，去皮。味辛热　白术十八铢。味甘平

淡者一也。口入一而为甘，甘甚而反淡，甘缓而淡渗。猪苓、白术、茯苓三味之甘，润虚燥而利津液；咸味下泄为阴，泽泻之咸，以泄伏水；辛甘发散为阳，桂枝之辛甘，以和肌表。

上五味为末，以白饮和，服方寸匕，日三服，多饮暖水，汗出愈。

发汗已，脉浮数，烦渴者，五苓散主之。

发汗已，脉浮数者，表邪未尽也；烦渴亡津液，胃燥也，与五苓散和表润燥。

伤寒汗出而渴者，五苓散主之；不渴者，茯苓甘草汤主之。

伤寒汗出而渴者，亡津液胃燥，邪气渐传里也，五苓散以和表里；若汗出不渴者，邪气不传里，但在表而表虚也，与茯苓甘草汤和表合卫。

茯苓甘草汤方

茯苓二两。味甘平　桂枝二两，去皮。味辛热　生姜三两，切。味辛温　甘草一两，炙。味甘平

茯苓、甘草之甘，益津液而和卫；桂枝、生姜之辛，助阳气而解表。

上四味，以水四升，煮取二升，去滓，分温三服。

中风发热，六七日不解而烦，有表里证，渴欲饮水，水入则吐者，名曰水逆。五苓散主之。

中风发热，至六七日，则当解；若不解，烦者，邪在表也。渴欲饮水，邪传里也。里热甚则能消水，水入则不吐；里热少则不能消水，停积不散，饮而吐水也。以其因水而吐，故名水逆。与五苓散和表里、散停饮。

未持脉时，病人手叉自冒心，师因教试令咳，而不咳者，此必两耳聋无闻也。所以然者，以重发汗，虚故如此。

发汗多亡阳，胸中阳气不足者，病人手叉自冒心。师见外证知阳气不足也；又试令咳而不即咳者，耳聋也，知阳气虚明矣。耳聋者，阳气虚，精气不得上通于耳故也。

发汗后，饮水多，必喘，以水灌之，亦喘。

喘，肺疾。饮水多喘者，饮冷伤肺也；以冷水灌洗而喘者，形寒伤肺也。

发汗后，水药不得入口为逆，若更发汗，必吐下不止。

发汗后，水药不得入口，为之吐逆。发汗亡阳，胃中虚冷也。若更发汗，则愈损阳气，胃气大虚，故吐下不止。

发汗吐下后，虚烦不得眠；若剧者，必反复颠倒，心中懊侬，栀子豉汤主之。

发汗吐下后，邪热乘虚客于胸中，谓之虚烦者热也，胸中烦热郁闷而不得发散者是也。热气伏于里者，则喜睡，今热气浮于上，烦扰阳气，故不得眠。心恶热，热甚则必神昏，是以剧者反复颠倒而不安，心中懊侬而愦闷。懊侬者，俗谓鹘突是也。《内经》曰：其高者因而越之。与栀子豉汤以吐胸中之邪。

栀子豉汤方

栀子十四枚，擘。味苦寒　香豉四合，绵裹。味苦寒

酸苦涌泄为阴，苦以涌吐，寒以胜热，栀子豉汤相合，吐剂宜矣。

上二味，以水四升，先煮栀子，得二升半，内豉，煮取一升半，去滓，分为二服，温进一服。得吐者，止后服。

若少气者，栀子甘草豉汤主之；若呕者，栀子生姜豉汤主之。

少气者，热伤气也，加甘草以益气；呕者，热烦而气逆也，加生姜以散气。少气，则气为热抟散而不收者，甘以补之可也；呕，则气为热抟逆而不散者，辛以散之可也。

发汗、若下之而烦热，胸中窒者，栀子豉汤主之。

阳受气于胸中，发汗若下，使阳气不足，邪热客于胸中，结而不散，故烦热而胸中窒塞，与栀子豉汤以吐胸中之邪。

伤寒五六日，大下之后，身热不去，心中结痛者，未欲解也，栀子豉汤主之。

伤寒五六日，邪气在里之时，若大下后，身热去，心胸空者，为欲解。若大下后，身热去而心结痛者，结胸也；身热不去，心中结痛者，虚烦也。结胸

为热结胸中，为实，是热气已收敛于内，则外身热去；虚烦为热客胸中，未结为实，散漫为烦，是以身热不去。六七日为欲解之时，以热为虚烦，故云未欲解也。与栀子豉汤以吐除之。

伤寒下后，心烦、腹满、卧起不安者，栀子厚朴汤主之。

下后，但腹满而不心烦，即邪气入里为里实；但心烦而不腹满，即邪气在胸中为虚烦。既烦且满，则邪气壅于胸腹之间也。满则不能坐，烦则不能卧，故卧起不安。与栀子厚朴汤，吐烦泄满。

栀子厚朴汤方

栀子十四枚，擘。味苦寒　厚朴四两，姜炙。苦温　枳实四枚，水浸，去穰，炒。味苦寒

酸苦涌泄。栀子之苦，以涌虚烦；厚朴枳实之苦，以泄腹满。

以上三味，以水三升半，煮取一升半，去滓，分二服。温进一服，得吐者，止后服。

伤寒，医以丸药大下之，身热不去，微烦者，栀子干姜汤主之。

丸药不能除热，但损正气。邪气乘虚留于胸中而未入深者，则身热不去而微烦，与栀子干姜汤，吐烦正气。

栀子干姜汤方

栀子十四枚，擘。味苦寒　干姜二两。味辛热

苦以涌之，栀子之苦以吐烦。辛以润之，干姜之辛以益气。

上二味，以水三升半，煮取一升半，去滓，分二服。温进一服，得吐者，止后服。

凡用栀子汤，病人旧微溏者，不可与服之。

病人旧微溏者，里虚而寒在下也，虽烦则非蕴热，故不可与栀子汤。《内经》曰：先泄而后生他病者，治其本，必且调之，后乃治其他病。

太阳病发汗，汗出不解，其人仍发热，心下悸，头眩，身瞤动，振振欲擗地者，真武汤主之。

发汗不解，仍发热，邪气未解也；心下悸、头眩、身瞤动、振振欲擗地者，汗出亡阳也。里虚为悸，上虚为眩，经虚为身瞤振振摇，与真武汤主之，温经复阳。

咽喉干燥者，不可发汗。

津液不足也。

淋家不可发汗，发汗必便血。

膀胱里热则淋，反以汤药发汗，亡耗津液，增益客热，膀胱虚燥，必小便血。

疮家虽身疼痛，不可发汗，发汗则痓。

表虚聚热，则生疮，疮家身疼如伤寒，不可发汗，发汗则表气愈虚，热势愈甚，生风，故变痓也。

衄家不可发汗，汗出必额上陷，脉急紧，直视不能眴，不得眠。

衄者，上焦亡血也。若发汗，则上焦津液枯竭，经络干涩，故额上陷，脉急紧。诸脉者，皆属于目。筋脉紧急则牵引其目，故直视不能眴。眴瞬合目也。《针经》曰：阴气虚则目不瞑，亡血为阴虚，是以不得眠也。

亡血家，不可发汗，发汗则寒慄而振。

《针经》曰：夺血者无汗，夺汗者无血。亡血发汗，则阴阳俱虚，故寒慄而振摇。

汗家重发汗，必恍惚心乱，小便已，阴疼，与禹余粮丸。阙

汗者心之液，汗家重发汗，则心虚恍惚心乱；夺汗则无水，故小便已，阴中疼。

病人有寒，复发汗，胃中冷，必吐蛔。

病人有寒，则当温散，反发汗，损阳气，胃中冷，必吐蛔也。

本发汗而复下之，此为逆也；若先发汗，治不为逆。本先下之，而反汗之为逆；若先下之，治不为逆。

病在表者，汗之为宜，下之为逆；病在里者，下之为宜，汗之为逆。经曰：阳盛阴虚，汗之则死，下之则愈，阳虚阴盛，汗之则愈，下之则死。

伤寒医下之，续得下利清谷不止，身疼痛者，急当救里；后身疼痛，清便自调者，急当救表。救里宜四逆汤；救表宜桂枝汤。

伤寒下之，续得下利清谷不止，身疼痛者，急当救里者，以里气不足，必先救之，急与四逆汤。得清便自调，知里气已和，然后急与桂枝汤以救表，身疼者，表邪也。《内经》曰：病发而不足，标而本之，先治其标，后治其本。此以寒为本[1]也。

---

① 本：原作“卒”，据文义改。

病发热，头痛，脉反沉，若不差，身体疼痛，当救其里，宜四逆汤。

发热头痛，表病也。脉反沉者，里脉也。经曰：表有病者，脉当浮大；今脉反沉迟，故知愈也。见表病而得里脉则当差，若不差，为内虚寒甚也，与四逆汤救其里。

太阳病，先下之而不愈，因复发汗，以此表里俱虚，其人因致冒，冒家汗出自愈。所以然者，汗出表和故也。得里未和，然后复下之。

冒者，郁也，下之则里虚而亡血；汗之则表虚而亡阳。表里俱虚，寒气怫郁，其人因致冒。《金匮要略》曰：亡血复汗，寒多，故令郁冒，汗出则怫郁之邪得解，则冒愈。《金匮要略》曰：冒家欲解，必大汗出。汗出表和而里未和者，然后复下之。

太阳病未解，脉阴阳俱停，必先振慄，汗出而解。但阳脉微者，先汗出而解；但阴脉微者，下之而解。若欲下之，宜调胃承气汤主之。

脉阴阳停无偏胜者，阴阳气和也。经曰：寸口、关上、尺中三处，大小浮沉迟数同等，此脉阴阳为和平，虽剧当愈。今阴阳既和，必先振慄汗出而解。但阳脉微者，阳不足而阴有余也。经曰：阳虚阴盛，汗之则愈。阴脉微者，阴不足而阳有余也。经曰：阳盛阴虚，下之则愈。

太阳病，发热汗出者，此为荣弱卫强，故使汗出，欲救邪风者，宜桂枝汤。

太阳中风，风并于卫，则卫实而荣虚。荣者阴也，卫者阳也。发热汗出，阴弱阳强也。《内经》曰：阴虚者阳必凑之，故少气时热而汗出，与桂枝汤解散风邪，调和荣卫。

伤寒五六日，中风，往来寒热，胸胁苦满，默默不欲饮食，心烦喜呕，或胸中烦而不呕，或渴，或腹中痛，或胁下痞硬，或心下悸，小便不利，或不渴，身有微热，或咳者，与小柴胡汤主之。

病有在表者，有在里者，有在表里之间者。此邪气在表里之间，谓之半表半里证。五六日，邪气自表传里之时。中风者，或伤寒至五六日也。《玉函》曰：中风五六日，伤寒，往来寒热，即是。或中风，或伤寒，非是伤寒再中风，中风复伤寒也。经曰：伤寒中风，有柴胡证，但见一证便是，不必悉具者正是。谓或中风，或伤寒也。邪在表则寒，邪在里则热。今邪在半表半里之间，未有定处，是以寒热往来也。邪在表，则心腹不满，邪在里，则心腹胀满。今止言胸胁苦满，知邪气在表里之间，未至于心腹满，言胸胁苦满，知邪气在表里也。默默，静也。邪在表，则呻吟不安，邪在里，则烦闷乱。《内经》曰：阳入之阴则静。默默者，邪方自表之里，在表里之间也。邪在表则能食，邪在里则不能食，不欲食者，邪在表里之间，未至于必不能食也。邪在表，则不烦不呕，邪在里，则烦满而呕，烦喜呕者，邪在表方传里也。邪初入里，未有定处，则所传不一，故有或为之证。有柴胡证，但见一证便是，即是此或为之证。

小柴胡汤方

柴胡半斤。味苦，微寒　黄芩三两。味苦寒　人参三两。味甘温　甘草三两。味甘平　半夏半升，洗。味辛温　生姜三两，切。味辛温　大枣十三枚，擘。味甘温

《内经》曰：热淫于内，以苦发之。柴胡、黄芩之苦，以发传邪之热。里不足者，以甘缓之。人参、甘草之甘，以缓中和之气。邪半入里则里气逆，辛以散之，半夏以除烦呕；邪半在表，则荣卫争之，辛甘解之，姜枣以和荣卫。

上七味，以水一斗二升，煮取六升，去滓，再煎，取三升，温服一升，日三服。

后加减法

若胸中烦而不呕，去半夏、人参，加瓜蒌实一枚。

胸中烦而不呕，热聚而气不逆也。甘者令人中满，方热聚，无用人参之补；辛散逆气，既不呕，无用半夏之辛温。热宜寒疗，聚宜苦，瓜蒌实苦寒，以泄胸中蕴热。

若渴者，去半夏，加人参，合前成四两半，瓜蒌根四两。

半夏燥津液，非渴者所宜。人参甘而润，瓜蒌根苦而凉，彻热生津，二物为当。

若腹中痛者，去黄芩，加芍药三两。

去黄芩恶寒中，加芍药以通壅。

若胁下痞硬，去大枣，加牡蛎四两。

甘，令人中满。痞者，去大枣之甘。咸以软之，痞硬者，加牡蛎之咸。

若心下悸，小便不利者，去黄芩，加茯苓四两。

饮而水畜不行为悸，小便不利。《内经》曰：肾欲坚。急食苦以坚肾，则水益坚，故去黄芩。淡味渗泄为阳，茯苓甘淡以泄伏水。

若不渴，外有微热者，去人参，加桂三两，温覆取微汗愈。

不渴者，里和也，故去人参。外有微热，表未解也，加桂以发汗。

若咳者，去人参、大枣、生姜，加五味子半升，干姜二两。

咳者，气逆也。甘则壅气，故去人参、大枣。《内经》曰：肺欲收，急食酸以收之。五味子之酸，以收逆气。肺寒则咳，散以辛热，故易生姜以干姜之热也。

血弱气尽，腠理开，邪气因入，与正气相抟，结于胁下，正邪分争，往来寒热，休作有时，默默不欲饮食。脏腑相连，其痛必下，邪高痛下，故使呕也。小柴胡汤主之。

人之气血随时盛衰，当月郭空之时，则为血弱气尽，腠理开疏之时也。邪气乘虚，伤人则深。《针经》曰：月郭空，则海水东盛，人血气虚，卫气去，形独居，肌肉减，皮肤缓，腠理开，毛发残，瞧[①]理薄，垢落，当是时遇贼风，则其入深者是矣。邪因正虚，自表之里，而结于胁下，与正分争，作往来寒热。默默不欲饮食，下为自外之内。经络与脏腑相连，气随经必传于里，故曰其痛下（痛，一作病）。邪在上焦为邪高，邪渐传里为痛下，里气与邪气相搏，逆而上行，故使呕也。与小柴胡汤，以解半表半里之邪。

服柴胡汤已，渴者，属阳明也，以法治之。

服小柴胡汤，表邪已而渴，里邪传于阳明也，以阳明治之。

得病六七日，脉迟浮弱，恶风寒，手足温，医二三下之，不能食，而胁下满痛，面目及身黄，颈项强，小便难者，与柴胡汤。后必下重，本渴，而饮水呕者，柴胡汤不中与也。食谷者哕。

得病六七日，脉迟浮弱，恶风寒，手足温，则邪气在半表半里，未为实，反二三下之，虚其胃气，损其津液，邪蕴于里，故不能食而胁下满痛。胃虚为热蒸之，熏发于外，面目及身悉黄也。颈项强者，表仍未解也。小便难者，内亡津液。虽本柴胡汤证，然以里虚，下焦气涩而小便难，若与柴胡汤，又走津液，后必下重也。不因饮水而呕者，柴胡汤证。若本因饮而呕者，水停心下也。《金匮要略》曰：先渴却呕者，为水停心下，此属饮家。饮水者，水停而呕；食谷者，物聚而哕，皆非小柴胡汤所宜，二者皆柴胡汤之戒，不可不识也。

---

① 瞧：疑为“腠”之误。

伤寒四五日，身热恶风，颈项强，胁下满，手足温而渴者，小柴胡汤主之。

身热恶风，颈项强者，表未解也；胁下满而渴者，里不和也。邪在表则手足通热，邪在里则手足厥寒；今手足温者，知邪在表里之间也。与小柴胡汤以解表里之邪。

伤寒，阳脉涩，阴脉弦，法当腹中急痛者，先与小建中汤；不差者，与小柴胡汤主之。

脉阳涩、阴弦，而腹中急痛者，当作里有虚寒治之，与小建中汤，温中散寒；若不差者，非里寒也，必由邪气自表之里，里气不利所致，与小柴胡汤，去黄芩加芍药，以除传里之邪。

小建中汤方

桂枝三两，去皮。味辛热　甘草三两，炙。味甘平　大枣十二枚，擘。味甘温　芍药六两。味酸微寒　生姜三两，切。味辛温　胶饴一升。味甘温

建中者，建脾也。《内经》曰：脾欲缓，急食甘以缓之。胶饴、大枣、甘草之甘以缓中也。辛润散也，荣卫不足，润而散之，桂枝、生姜之辛，以行荣卫。酸收也、泄也，正气虚弱，收而行之，芍药之酸，以收正气。

上六味，以水七升，煮取三升，去滓，内胶饴，更上微火，消解，温服一升，日三服。呕家不可用建中汤，以甜故也。

伤寒中风，有柴胡证，但见一证便是，不必悉具。

柴胡证，是邪气在表里之间也，或胸中烦而不呕，或渴，或腹中痛，或胁下痞硬，或心下悸，小便不利，或不渴，身有微热，或咳。但见一证，便宜与柴胡汤治之，不必待其证候全具也。

凡柴胡汤病证而下之，若柴胡证不罢者，复与柴胡汤，必蒸蒸而振，却发热汗出而解。

邪在半表半里之间，为柴胡证，即未作里实，医便以药下之；若柴胡证仍在者，虽下之不为逆，可复与柴胡汤以和解之。得汤，邪气还表者，外作蒸蒸而热，先经下，里虚，邪气欲出，内则振振然也。正气胜、阳气生，却复发热汗出而解也。

伤寒二三日，心中悸而烦者，小建中汤主之。

伤寒二三日，邪气在表，未当传里之时，心中悸而烦，是非邪气搏所致。

心悸者，气虚也；烦者，血虚也。以气血内虚，与小建中汤先建其里。

太阳病，过经十余日，反二三下之，后四五日，柴胡证仍在者，先与小柴胡汤。呕不止，心下急，郁郁微烦者，为未解也，与大柴胡汤下之，则愈。

日数过多，累经攻下，而柴胡证不罢者，亦须先与小柴胡汤，以解其表。经曰：凡柴胡汤疾，证而下之，若柴胡证不罢者，复与柴胡者，是也。呕止者，表里和也；若呕不止，郁郁微烦者，里热已甚，结于胃中也，与大柴胡汤下其里热则愈。

大柴胡汤方

柴胡半斤。味甘平　黄芩三两。味苦寒　芍药三两。味酸，微寒　半夏半升，洗。味辛温　生姜五两，切。味辛温　枳实四枚，炙。味苦寒　大枣十二枚，擘。甘温　大黄二两。味苦寒

柴胡、黄芩之苦，入心而折热；枳实、芍药之酸苦，涌泄而扶阴。辛者散也，半夏之辛，以散逆气；辛甘和也，姜枣之辛甘，以和荣卫。

上八味，以水一斗二升，煮取六升，去滓，再煎，温服一升，日三服。一方用大黄二两。若不加大黄，恐不为大柴胡汤也。

伤寒十三日不解，胸胁满而呕，日晡所发潮热，已而微利。此本柴胡证，下之而不得利，今反利者，知医以丸药下之，非其治也。潮热者实也，先宜小柴胡汤以解外，后以柴胡加芒硝汤主之。

伤寒十三日，再传经尽，当解之时也。若不解，胸胁满而呕者，邪气犹在表里之间，此为柴胡汤证；若以柴胡汤下之，则更无潮热自利。医反以丸药下之，虚其肠胃，邪气乘虚入腑，日晡所发潮热，热已而利也。潮热虽为热实，然胸胁之邪未已，故先与小柴胡汤以解外，后以柴胡加芒硝以下胃热。

伤寒十三日不解，过经，谵语者，以有热也，当以汤下之。若小便利者，大便当硬，而反下利，脉调和者，知医以丸药下之，非其治也。若自下利者，脉当微厥，今反和者，此为内实也，调胃承气汤主之。

伤寒十三日再传经尽，谓之过经。谵语者，阳明胃热也，当以诸承气汤下之。若小便利者，津液偏渗，大便当硬，反下利者，知医以丸药下之也。下利，脉微而厥者，虚寒也，今脉调和，则非虚寒，由肠虚胃热，协热而利也，与调胃承气汤以下胃热。

太阳病不解，热结膀胱，其人如狂，血自下，下者愈。其外不解者，尚未可攻，当先解外。外解已，但少腹急结者，乃可攻之，宜桃核承气汤方。

太阳，膀胱经也。太阳经邪热不解，随经入腑，为热结膀胱，其人如狂者，为未至于狂，但不宁尔。经曰：其人如狂者，以热在下焦，太阳多热，热在膀胱，必与血相抟，若血不为畜，为热迫之则血自下，血下则热随血出而愈。若血不下者，则血为热抟，畜积于下，而少腹急结，乃可攻之，与桃核承气汤，下热散血。《内经》曰：从外之内而盛于内者，先治其外，后调其内。此之谓也。

桃核承气汤方

桃仁五十个，去皮尖。味甘平　桂枝二两，去皮。味辛热　大黄四两　芒硝二两　甘草二两，炙

甘以缓之，辛以散之。少腹急结，缓以桃仁之甘；下焦畜血，散以桂枝辛热之气，寒以取之。热甚抟血，故加二物于调胃承气汤中也。

上五味，以水七升，煮取二升半，去滓，内芒硝，更上火微沸。下火，先食温服五合，日三服，当微利。

伤寒八九日，下之，胸满烦惊，小便不利，谵语，一身尽重，不可转侧者，柴胡加龙骨牡蛎汤主之。

伤寒八九日，邪气已成热，而复传阳经之时，下之虚其里而热不除。胸满而烦者，阳热客于胸中也；惊者，心恶热而神不守也；小便不利者；里虚津液不行也；谵语者，胃热也；一身尽重不可转侧者，阳气内行于里，不营于表也。与柴胡汤以除胸满而烦，加龙骨、牡蛎、铅丹，收敛神气而镇惊；加茯苓以行津液、利小便；加大黄以逐胃热、止谵语；加桂枝以行阳气而解身重。错杂之邪，斯悉愈矣。

柴胡加龙骨牡蛎汤方

半夏二合，洗　大枣六枚　柴胡四两　生姜一两半　人参一两半　龙骨一两半　铅丹一两半　桂枝一两半，去皮　茯苓一两半　大黄二两　牡蛎一两半，煅

上十一味，以水八升，煮取四升，内大黄切如棋子，更煮一二沸，去滓，温服一升。

伤寒腹满谵语，寸口脉浮而紧，此肝乘脾也，名曰纵，刺期门。

腹满谵语者，脾胃疾也。浮而紧者，肝脉也。脾病见肝脉，木行乘土也。经

曰：水行乘火，木行乘土，名曰纵。此其类矣。期门者，肝之募，刺之以泻肝经盛气。

伤寒发热，啬啬恶寒，大渴欲饮水，其腹必满，自汗出，小便利，其病欲解，此肝乘肺也，名曰横，刺期门。

伤寒发热，啬啬恶寒，肺病也。大渴欲饮水，肝气胜也。《玉函》曰：作大渴，欲饮酢浆，是知肝气胜也。伤寒欲饮水者愈，若不愈而腹满者，此肝行乘肺，水不得行也。经曰：木行乘金，名横，刺期门，以泻肝之盛气，肝肺气平，水散而津液得通，外作自汗出，内为小便利而解也。

太阳病二日，反躁，反熨其背，而大汗出，大热入胃，胃中水竭，躁烦，必发谵语，十余日，振慄、自下利者，此为欲解也。故其汗，从腰已下不得汗，欲小便不得，反呕，欲失溲，足下恶风，大便硬，小便当数而反不数及不多，大便已，头卓然而痛，其人足心必热，谷气下流故也。

太阳病二日，则邪在表，不当发躁，而反躁者，热气行于里也。反熨其背而发汗，大汗出，则胃中干燥，火热入胃，胃中燥热，躁烦而谵语，至十余日，振慄、自下利者，火邪势微，阴气复生，津液得复也，故为欲解。火邪去，大汗出，则愈。若从腰以下不得汗，则津液不得下通，故欲小便不得，热气上逆而反呕也。欲失溲、足下恶风者，气不得通于下而虚也。津液偏渗，令大便硬者，小便当数。经曰：小便数者，大便必硬也。此以火热内燥，津液不得下通，故小便不数及不多也。若火热消，津液和，则结硬之便得润，因自大便也。便已，头卓然而痛者，先大便硬，则阳气不得下通，既得大便，则阳气降下，头中阳虚，故卓然而痛。谷气者，阳气也。先阳气不通于下之时，足下恶风，今阳气得下，故足心热也。

太阳病中风，以火劫发汗，邪风被火热，血气流溢，失其常度，两阳相熏灼，其身发黄。阳盛则欲衄，阴虚则小便难，阴阳俱虚竭，身体则枯燥。但头汗出，剂颈而还，腹满微喘，口干咽烂，或不大便，久则谵语，甚者至哕，手足躁扰，捻衣摸床，小便利者，其人可治。

风为阳邪，因火热之气，则邪风愈甚，迫于血气，使血气流溢，失其常度。风与火气，谓之两阳。两阳相熏灼，热发于外，必发身黄。若热搏于经络为阳盛外热，迫血上行必衄；热搏于内者，为阴虚内热，必小便难。若热消血气，血气少为阴阳俱虚，血气虚少，不能荣于身体，为之枯燥。三阳经络至颈，三阴至胸中而还，但头汗出，剂颈而还者，热气炎上，抟阳而不抟于阴也。《内经》曰：诸胀腹大，皆属于热。腹满微喘者，热气内郁也。《内经》曰：火气内发，上为口干咽烂者，火热上熏也。热气上而不下者，则大便不硬。若热气下入胃，消耗津液，则大便硬，故云或不大便。久则胃中躁热，必发谵语。《内经》曰：病深者，其声哕。火气大甚，正气逆乱则哕。《内经》曰：四肢者，诸阳之本也。阳盛则四肢实，火热大甚，故手足躁扰，捻衣摸床，扰乱也。小便利者，为火未剧，津液未竭而犹可治也。

伤寒脉浮，医以火迫劫之，亡阳，必惊狂，起卧不安者，桂枝去芍药加蜀漆牡蛎龙骨救逆汤主之。

伤寒脉浮，责邪在表，医以火劫发汗，汗大出者，亡其阳。汗者，心之液。亡阳则心气虚，心恶热，火邪内迫，则心神浮越，故惊狂，起卧不安，与桂枝汤，解未尽表邪；去芍药，以芍药益阴，非亡阳所宜也；火邪错逆，加蜀漆之辛以散之；阳气亡脱，加龙骨、牡蛎之涩以固之。《本草》云：涩可去脱。龙骨、牡蛎之属是也。

桂枝去芍药加蜀漆龙骨牡蛎救逆汤方

桂枝三两，去皮　甘草二两，炙　生姜三两，切　牡蛎五两，熬。味酸咸　龙骨四两。味甘平　大枣十二枚，擘　蜀漆三两，洗去腥[①]。味辛平

上为末，以水一斗二升，先煮蜀漆，减二升，内诸药，煮取三升，去滓，温服一升。

形作伤寒，其脉不弦紧而弱。弱者必渴，被火者必谵语。弱者发热、脉浮，解之当汗出。愈。

形作伤寒，谓头痛身热也。脉不弦紧，则无伤寒表脉也。经曰：诸弱发热，则脉弱为里热，故云弱者必渴。若被火气，两热相合，抟于胃中。胃中躁烦，必发谵语。脉弱发热者，得脉浮，为邪气还表，当汗出而解矣。

太阳病，以火熏之，不得汗，其人必躁，到经[②]不解，必清血，名为火邪。

此火邪迫血而血下行者也。太阳病用火熏之，不得汗，则热无从出。阴虚

① 腥：原作“脚”，据吴本改。

② 经：原缺，据《伤寒论·太阳病脉证并治》补。

被火，必发躁也。六日传经尽，至七日再到太阳经，则热气当解。若不解，热气迫血下行，必清血清厕也。

脉浮热甚，反灸之，此为实。实以虚治，因火而动，必咽燥唾血。

此火邪迫血而血上行者也。脉浮，热甚为表实，医以脉浮为虚，用火灸之，因火气动血，迫血上行，故咽燥唾血。

微数之脉，慎不可灸，因火为邪，则为烦逆，追虚逐实，血散脉中，火气虽微，内攻有力，焦骨伤筋，血难复也。

微数之脉，则为热也。灸则除寒，不能散热，是慎不可灸也。若反灸之，热因火则甚，遂为烦逆。灸本以追虚，而复逐热为实，热则伤血，又加火气，使血散脉中，气主呴之，血主濡之，气血消散，不能濡润筋骨，致骨焦筋伤，血散而难复也。

脉浮，宜以汗解，用火灸之，邪无从出，因火而盛，病从腰以下必重而痹，名火逆也。

脉浮在表，宜以汗解之。医以火灸取汗而不得汗，邪无从出，又加火气相助，则热愈甚，身半以上，同天之阳，半身以下，同地之阴，火性炎上，则腰已下阴气独治，故从腰以下必重而痹也。

欲自解者，必当先烦乃有汗而解。何以知之？脉浮，故汗出解也。

烦，热也。邪气还表，则为烦热，汗出而解。以脉浮，故为邪还表也。

烧针令其汗，针处被寒，核起而赤者，必发奔豚。气从少腹上冲心者，灸其核上各一壮，与桂枝加桂汤，更加桂二两。

烧针发汗，则损阴血，而惊动心气。针处被寒，气聚而成核。心气因惊而虚，肾气乘寒气而动，发为奔豚。《金匮要略》曰：病有奔豚，从惊发得之。肾气欲上乘心，故其气从少腹上冲心也。先灸核上，以散其寒，与桂枝加桂汤，以泄奔豚之气。

火逆，下之，因烧针烦躁者，桂枝甘草龙骨牡蛎汤主之。

先火为逆，复以下除之，里气因虚，又加烧针，里虚而为火热所烦，故生烦躁，与桂枝甘草龙骨牡蛎汤以散火邪。

桂枝甘草龙骨牡蛎汤方

桂枝一两　甘草二两　牡蛎二两，熬　龙骨二两

辛甘发散，桂枝、甘草之辛甘，以发散经中之火邪；涩可去脱，龙骨、牡

蛎之涩，以收敛浮越之正气。

上为末，以水五升，煮取二升半，去滓，温服八合，日三服。

太阳伤寒者，加温针，必惊也。

寒则伤荣。荣气微者，加烧针，则血留不行。惊者温针，损荣血而动心气。《金匮要略》曰：血气少者属于心。

太阳病，当恶寒发热，今自汗出，不恶寒发热，关上脉细数者，以医吐之过也。一二日吐之者，腹中饥，口不能食；三四日吐之者，不喜糜粥，欲食冷食，朝食暮吐，以医吐之所致也，此为小逆。

恶寒发热，为太阳表病；自汗出，不恶寒发热者，阳明证。本太阳表病，医反吐之，伤动胃气，表邪乘虚传于阳明也。以关脉细数，知医吐之所致。病一二日，为表邪尚寒而未成热，吐之则表寒传于胃中，胃中虚寒，故腹中饥而口不能食。病三四日，则表邪已传成热，吐之，则表热乘虚入胃，胃中虚热，故不喜糜粥，欲食冷食，朝食暮吐也。朝食暮吐者，晨食入胃，胃虚不能克化，即知，至暮胃气行里，与邪气相抟，则胃气反逆，而以胃气尚在，故止云小逆。

太阳病吐之，但太阳病当恶寒，今反不恶寒，不欲近衣，此为吐之内烦也。

太阳表病，医反吐之，伤于胃气，邪热乘虚入胃，胃为邪热内烦，故不恶寒，不欲近衣也。

病人脉数，数为热，当消谷引食，而反吐者，此以发汗，令阳气微，膈气虚，脉乃数也。数为客热，不能消谷，以胃中虚冷，故吐也。

阳受气于胸中，发汗外虚阳气，是令阳气微、膈气虚也。数为热本，热则合消谷，客热则不能消谷，因发汗外损阳气，致胃中虚冷，故吐也。

太阳病，过经十余日，心下温温欲吐，而胸中痛，大便反溏，腹微满，郁郁微烦。先此时，自极吐下者，与调胃承气汤。若不尔者，不可与。但欲呕，胸中痛，微溏者，此非柴胡证，以呕故知极吐下也。

心下温温欲吐，郁郁微烦，胸中痛，当责邪热客于胸中。大便反溏，腹微满，则邪热已下于胃也。日数虽多，若不经吐下，止是传邪，亦未可下，当与柴胡汤，以除上中二焦之邪。若曾吐下，伤损胃气，胃虚则邪乘虚入胃为实，非柴胡汤所能去，调胃承气汤下胃热。以呕，知胃气先曾伤动也。

太阳病六七日，表证仍在，脉微而沉，反不结胸，其人发狂者，以热在下焦，少腹当硬满，小便自利者，下血乃愈。所以然者，以太阳随经，瘀热在里故也。抵当汤主之。

太阳，经也。膀胱，腑也。此太阳随经入腑者也。六七日邪气传里之时，脉微而沉，邪气在里之脉也。表证仍在者，则邪气犹浅，当结于胸中；若不结于胸中，其人发狂者，热结在膀胱也。经曰：热结膀胱，其人如狂。此发狂则热又深也。少腹硬满，小便不利者，为无血也；小便自利者，血证谛也，与抵当汤以下畜血。

抵当汤方

水蛭三十个，熬。味咸，苦寒　虻虫三十个，熬，去翅足。味苦，微寒　桃仁二十个，去皮尖。味苦甘，平　大黄三两，酒浸。味苦寒

苦走血，咸胜血，虻虫、水蛭之咸苦，以除畜血。甘缓结，苦泄热，桃仁、大黄之苦，以下结热。

上四味为末，以水五升，煮取三升，去滓，温服一升，不下再服。

太阳病，身黄脉沉结，少腹硬，小便不利者，为无血也；小便自利，其人如狂者，血证谛也，抵当汤主之。

身黄脉沉结，少腹硬，小便不利者，胃热发黄也，可与茵陈汤。身黄，脉沉结，少腹硬，小便自利，其人如狂者，非胃中瘀热，为热结下焦而为畜血也，与抵当汤以下畜血。

伤寒有热，少腹满，应小便不利；今反利者，为有血也，当下之，不可余药，宜抵当丸。

伤寒有热，少腹满，是畜血于下焦；若热畜津液不通，则小便不利，其热不畜津液而畜血不行，小便自利者，乃为蓄血，当与桃仁承气汤、抵当汤下之。然此无身黄屎黑，又无喜忘发狂，是未至于甚，故不可与快峻之药也，可与抵当丸，小可下之也。

抵当丸方

水蛭二十个。味苦寒　虻虫二十五个。味苦，微寒　桃仁二十个，去皮尖　大黄三两

上四味，杵，分为四丸，以水一升，煮一丸，取七合服之。晬时，当下血；若不下者，更服。

太阳病，小便利者，以饮水多，必心下悸。小便少者，必苦里急也。

饮水多而小便自利者，则水不内渍，但腹中水多，令心下悸。《金匮要略》

曰：食少饮多，水停心下，甚者则悸。饮水多而小便不利，则水滀于内而不行，必苦里急也。

释音

内诸药上音纳

见风脉上音现

茈音柴

入葠下音参

更衣音庚，改也

懊侬上于刀切，下奴刀切，又女江切。心乱也，懊侬痛悔声

窒陟慄切，塞也

慄音栗，惧也

但见下音现

募音墓

水蛭音质

悍音汗

啜粥上昌悦切，饮水也

渍疾智切，沤也

瞑音冥，视不明也

㕮咀上音父，下才与切。㕮咀，嚼也，剉如麻豆也

沫音末

擗脾入切

蕴纡问切，积也

饴音怡，饧也

渗色荫切

虻音盲

铅音贤

协热上音挟

蛔音回，人腹中长虫也

悸其季切，心动也

眴音县，目摇也

嘿音墨，静也

蒸诸仍切，火气上行也

谛音帝，审也

𫘝峻上音决，下思峻切，险也

卷第四

汉张仲景著　晋王叔和撰次
宋成无已注　明汪济川校正

辨太阳病[1]脉证并治法[2]下第七

问曰：病有结胸，有脏结，其状何如？答曰：按之痛，寸脉浮，关脉沉，名曰结胸也。何谓脏结？答曰：如结胸状，饮食如故，时时下利，寸脉浮，关脉小细沉紧，名曰脏结。舌上白胎滑者，难治。

结胸者，邪结在胸；脏结者，邪结在脏。二者皆下后，邪气乘虚入里所致。下后邪气入里，与阳相结者为结胸，以阳受气于胸中故尔；与阴相结者，为脏结，以阴受之，则入五脏故尔。气宜通而塞，故痛。邪结阳分，则阴气不得上通；邪结阴分，则阳气不得下通。是二者，皆心下硬痛。寸脉浮，关脉沉，知邪结在阳也；寸脉浮，关脉小细沉紧，知邪结在阴也。阴结而阳不结，虽心下结痛，饮食亦自如，故阴气乘肠虚而下，故时时自下利。阴得阳则解，脏结得热证多，则易治。舌上白胎滑者，邪气结胸中亦寒，故云难治。

脏结无阳证，不往来寒热，其人反静，舌上胎滑者，不可攻也。

脏结于法当下，无阳证，为表无热；不往来寒热，为半表半里无热；其人反静，为里无热。经曰：舌上如胎者，以丹田有热，胸中有寒，以表里皆寒，故不可攻。

---

① 病：原缺，据上下文例补。下同。
② 法：原缺，据上下文例补。下同。

病发于阳而反下之，热入，因作结胸；病发于阴而反下之，因作痞。所以成结胸者，以下之太早故也。

发热恶寒者，发于阳也，而反下之，则表中阳邪入里，结于胸中为结胸；无热恶寒者，发于阴也，而反下之，表中之阴邪入里，结于心下为痞。

结胸者，项亦强，如柔痓状。下之则和，宜大陷胸丸方。

结胸病项强者，为邪结胸中，胸膈结满，心下紧实，但能仰而不能俛，是项强，亦如柔痓之状也。与大陷胸丸，下结泄满。

大陷胸丸方

大黄半斤。味苦寒　葶苈半升，熬。味苦寒　芒硝半升。味咸寒　杏仁半升，去皮尖，熬黑。味苦，甘温

大黄、芒硝之苦咸，所以下热；葶苈、杏仁之苦甘，所以泄满；甘遂取其直达，白蜜取其润利，皆以下泄满实物也。

上四味，捣筛二味，内杏仁、芒硝，合研如脂，和散，取如弹丸一枚；别捣甘遂末一钱匕，白蜜二合，水二升，煮取一升，温顿服之，一宿乃下，如不下更服，取下为效，禁如药法。

结胸证，其脉浮大者，不可下，下之则死。

结胸为邪结胸中，属上焦之分，得寸脉浮、关脉沉者，为在里，则可下。若脉浮大，心下虽结，是在表者犹多，未全结也，下之重虚，邪气复结，则难可制，故云：下之则死。

结胸证悉具，烦躁者，亦死。

结胸证悉具，邪结已深也。烦躁者，正气散乱也。邪气胜正，病者必死。

太阳病，脉浮而动数，浮则为风，数则为热，动则为痛，数则为虚，头痛发热，微盗汗出而反恶寒者，表未解也。医反下之，动数变迟，膈内拒痛，胃中空虚，客气动膈，短气躁烦，心中懊侬，阳气内陷，心下因硬，则为结胸，大陷胸汤主之。若不结胸，但头汗出，余处无汗，剂颈而还，小便不利，身必发黄也。

动数皆阳脉也，当责邪在表。睡而汗出者，谓之盗汗。为邪气在半表半里，则不恶寒，此头痛发热，微盗汗出反恶寒者，表未解也，当发其汗。医反下之，虚其胃气，表邪乘虚则陷。邪在表则见阳脉，邪在里则见阴脉，邪气内陷，动数之脉所以变迟，而浮脉独不变者，以邪结胸中，上焦阳结，脉不得而沉也。客气者，外邪乘胃中空虚入里，结于胸膈，膈中拒痛者，客气动膈也。《金匮要

略》曰：短气不足以息者，实也。短气躁烦，心中懊憹，皆邪热为实。阳气内陷，气不得通于膈，壅于心下，为硬满而痛，成结胸也。与大陷胸汤，以下结热。若胃中空虚，阳气内陷，不结于胸膈，下入于胃中者，遍身汗出，则为热越，不能发黄；若但头汗出，身无汗，剂颈而还，小便不利者，热不得越，必发黄也。

大陷胸汤方

大黄六两，去皮。苦寒　芒硝一升。咸寒　甘遂一钱匕[①]。苦寒

大黄谓之将军，以苦荡涤；芒硝一名硝石，以其咸能软硬，夫间有甘遂以通水也。甘遂若夫间之，遂其气可以直达透结，陷胸三物为允。

上三味，以水六升，先煮大黄，取二升，去滓，内芒硝，煮一两沸，内甘遂末，温服一升，得快利，止后服。

伤寒六七日，结胸热实，脉沉而紧，心下痛，按之石硬者，大陷胸汤主之。

病在表而下之，热入因作结胸。此不云下后，而云伤寒六七日，则是传里之实热也。沉为在里，紧为里实，以心下痛，按之实硬，是以为结胸，与大陷胸汤，以下结热。

伤寒十余日，热结在里，复往来寒热者，与大柴胡汤。但结胸无大热者，此为水结在胸胁也，但头微汗出者，大陷胸汤主之。

伤寒十余日，热结在里，是可下之证，复往来寒热，为正邪分争，未全敛结，与大柴胡汤下之。但结胸无大热者，非热结也，是水饮结于胸胁，谓之水结胸。周身汗出者，是水饮外散，则愈；若但头微汗出，余处无汗，是水饮不得外泄，停畜而不行也，与大陷胸汤以逐其水。

太阳病，重发汗，而复下之，不大便五六日，舌上燥而渴，日晡所小有潮热，从心下至少腹，硬满而痛，不可近者，大陷胸汤主之。

重发汗而复下之，则内外重亡津液，而邪热内结，致不大便五六日，舌上燥而渴也。日晡潮热者属胃，此日晡小有潮热，非但在胃。从心下至少腹，硬满而痛不可近者，是一腹之中，上下邪气俱甚也，与大陷胸汤以下其邪。

小结胸病，正在心下，按之则痛，脉浮滑者，小陷胸汤主之。

心下硬痛，手不可近者，结胸也。正在心下，按之则痛，是热气犹浅，谓

---

① 一钱匕：原作“一钱”，据赵本、吴本改。

之小结胸。结胸脉沉紧，或寸浮关沉，今脉浮滑，知热未深结，与小陷胸汤，以除胸膈上结热也。

小陷胸汤方

黄连一两。苦寒　半夏半升，洗。辛温　瓜蒌实大者一个。味苦寒

苦以泄之，辛以散之；黄连、瓜蒌实苦寒以泄热，半夏之辛以散结。

上三味，以水六升，先煮瓜蒌取三升，去滓，内诸药，煮取二升，去滓，分温三服。

太阳病二三日，不能卧，但欲起，心下必结，脉微弱者，此本有寒分也。反下之，若利止，必作结胸；未止者，四日复下之，此作协热利也。

太阳病，二三日，邪在表也。不能卧、但欲起、心下必结者，以心下结满，卧则气壅而愈甚，故不能卧而但欲起也。心下结满，有水分、有寒分、有气分，今脉微弱，知本有寒分。医见心下结，而反下之，则太阳表邪乘虚入里，利止则邪气留结为结胸，利不止，至次日复如前下利不止者，是邪热下攻肠胃，为挟热利也。

太阳病下之，其脉促，不结胸者，此为欲解也。脉浮者，必结胸也；脉紧者，必咽痛；脉弦者，必两胁拘急；脉细数者，头痛未止；脉沉紧者，必欲呕；脉沉滑者，协热利；脉浮滑者，必下血。

此太阳病下之后，邪气传变。其脉促者，为阳盛，下后脉促，为阳胜阴也，故不作结胸，为欲解；下后脉浮，为上焦阳邪结，而为结胸也。经曰：结胸者，寸脉浮，关脉沉。下后脉紧，则太阳之邪，传于少阴。经曰：脉紧者属少阴。《内经》曰：邪客于少阴之络，令人咽痛，不可内食，所以脉紧者，必咽痛。脉弦则太阳之邪传于少阳。经曰：尺寸俱弦者，少阳受病也。其脉循胁，络于耳，所以脉弦者，必两胁拘急。下后邪气传里，则头痛未止，脉细数为邪未传里而伤气也。细为气少，数为在表，故头痛未止。脉沉紧，则太阳之邪传于阳明，为里实也，沉为在里，紧为里实，阳明里实，故必欲呕。脉滑则太阳之邪传于肠胃，以滑为阴气有余，知邪气入里，干于下焦也，沉为血胜气虚，是为协热利、浮为气胜血虚，是知必下血。经曰：不宜下而便攻之，诸变不可胜数，此之谓也。

病在阳，应以汗解之，反以冷水潠之，若灌之，其热被却不得去，弥更益烦，肉上粟起，意欲饮水，反不渴者，服文蛤散。若不差者，与五苓散。寒实结胸，无热证者，与三物小陷胸汤，白散亦可服。

病在阳，为邪在表也，法当汗出而解，反以冷水潠之，灌洗，热被寒水，外不得出，则反攻其里。弥更益烦，肉上粟起者，水寒之气客于皮肤也；意欲饮水者，里有热也；反不渴者，寒在表也。与文蛤散以散表中水寒之气。若不差，是水热相抟，欲传于里，与五苓散发汗以和之。始热在表，因水寒制之，不得外泄，内攻于里，结于胸膈，心下硬痛，本是水寒伏热为实，故谓之寒实结胸。无热证者，外无热，而热悉收敛于里也，与小陷胸汤以下逐之。白散下热，故亦可攻。

文蛤散方

文蛤五两。味咸寒

咸走肾邪，可以胜水气。

上一味，为散，以沸汤和一钱匕服，汤用五合。

白散方

桔梗三分。味辛苦，微温　巴豆一分，去皮心，熬黑，研如脂。辛[①]温　贝母三分。味辛苦平

辛散而苦泄。桔梗、贝母之苦辛，用以下气；巴豆之辛，用以散实。

上件三味，为末，内巴豆，更于臼中杵之，以白饮和服。强人半钱，羸者减之。病在膈上必吐，在膈下必利，不利进热粥一杯，利过不止，进冷粥一杯。身热，皮粟不解，欲引衣自覆者，若水以潠之、洗之，益令热却不得出，当汗而不汗，则烦。假令汗出已，腹中痛，与芍药三两如上法。

太阳与少阳并病，头项强痛，或眩冒，时如结胸，心下痞硬者，当刺大椎第一间，肺俞、肝俞，慎不可发汗，发汗则谵语。脉弦，五六日，谵语不止，当刺期门。

太阳之脉，络头下项。头项强痛者，太阳表病也。少阳之脉，循胸络胁，如结胸心下痞硬者，少阳里病也。太阳少阳相并为病，不纯在表，故头项不但强痛而或眩冒，亦未全入里，故时如结胸，心下痞硬，此邪在半表半里之间也。刺大椎第一间，肺俞，以泻太阳之邪；刺肝俞，以泻少阳之邪。邪在表，则可发汗；邪在半表半里，则不可发汗。发汗则亡津液，损动胃气。少阳之邪，因干于胃，土为木刑，必发谵语。脉弦，至五六日传经尽，邪热去而谵语当止；若复不止，为少阳邪热甚也，刺期门，以泻肝胆之气。

---

① 辛：原作“平”，据吴本改。

妇人中风，发热恶寒，经水适来，得之七八日，热除而脉迟身凉，胸胁下满，如结胸状，谵语者，此为热入血室也，当刺期门，随其实而泻之。

中风，发热恶寒，表病也。若经水不来，表邪传里，则入腑而不入血室也；因经水适来，血室空虚，至七八日邪气传里之时，更不入腑，乘虚而入于血室。热除脉迟身凉者，邪气内陷而表证罢也。胸胁下满，如结胸状，谵语者，热入血室而里实。期门者，肝之募，肝主血，刺期门者，泻血室之热。审看何经气实，更随其实而泻之。

妇人中风，七八日，续得寒热，发作有时，经水适断者，此为热入血室，其血必结，故使如疟状，发作有时，小柴胡汤主之。

中风七八日，邪气传里之时，本无寒热，而续得寒热，经水适断者，此为表邪，乘血室虚，入于血室，与血相抟而血结不行，经水所以断也。血气与邪分争，致寒热如疟而发作有时，与小柴胡汤，以解传经之邪。

妇人伤寒发热，经水适来，昼日明了，暮则谵语，如见鬼状者，此为热入血室。无犯胃气及上二焦，必自愈。

伤寒发热者，寒已成热也。经水适来，则血室虚空，邪热乘虚入于血室。若昼日谵语，为邪客于腑，与[①]阳争也；此昼日明了，暮则谵语，如见鬼状，是邪不入腑，入于血室，与阴争也。阳盛谵语，则宜下；此热入血室，不可与下药，犯其胃气。热入血室，血结实热者，与小柴胡汤，散邪发汗；此虽热入血室，而不留结，不可与发汗药，犯其上焦。热入血室，胸胁满如结胸状者，可刺期门；此虽热入血室而无满结，不可刺期门，犯其中焦。必自愈者，以经行则热随血去，血下也已，则邪热悉除而愈矣。所为发汗为犯上焦者，发汗则动卫气，卫气出上焦故也。刺期门为犯中焦者，刺期门则动荣气，荣气出中焦故也。《脉经》曰：无犯胃气及上二焦，必自愈，岂谓药不谓针耶。

伤寒六七日，发热微恶寒，支节烦疼，微呕，心下支结，外证未去者，柴胡加桂枝汤主之。

伤寒六七日，邪当传里之时。支，散也。呕而心下结者，里证也，法当攻里。发热微恶寒，支节烦疼，为外证未去，不可攻里，与柴胡桂枝汤以和解之。

伤寒五六日，已发汗而复下之，胸胁满，微结，小便不利，渴而不呕，但头汗出，往来寒热，心烦者，此为未解也，柴胡桂枝干姜汤主之。

---

① 与：原作“而”，据文义改。下文“与阴争”同。

伤寒五六日，已经汗下之后，则邪当解。今胸胁满，微结，小便不利，渴而不呕，但头汗出，往来寒热心烦者，即邪气犹在半表半里之间，为未解也。胸胁满，微结，寒热心烦者，邪在半表半里之间也。小便不利而渴者，汗下后，亡津液内燥也。若热消津液，令小便不利而渴者，其人必呕，今渴而不呕，知非里热也。伤寒汗出则和，今但头汗出而余处无汗者，津液不足而阳虚于上也。与柴胡桂枝干姜汤，以解表里之邪，复津液而助阳也。

柴胡桂枝干姜汤方

柴胡半斤。苦平　桂枝三两，去皮。味辛热　干姜三两。辛热　瓜蒌根四两。苦寒　黄芩三两。苦寒　牡蛎三两，熬。咸寒　甘草二两，炙。甘平

《内经》曰：热淫于内，以苦发之。柴胡、黄芩之苦，以解传里之邪；辛甘发散为阳，桂枝、甘草之辛甘，以散在表之邪；咸以软之，牡蛎之咸，以消胸胁之满；辛以润之，干姜之辛，以固阳虚之汗；津液不足而为渴，苦以坚之，瓜蒌之苦，以生津液。

上七味，以水一斗二升，煮取六升，去滓，再煎，取三升，温服一升，日三服。初服微烦，复服汗出，便愈。

伤寒五六日，头汗出，微恶寒，手足冷，心下满，口不欲食，大便硬，脉细者，此为阳微结，必有表复有里也。脉沉，亦在里也。汗出为阳微，假令纯阴结，不得复有外证，悉入在里，此为半在里半在外也。脉虽沉紧，不得为少阴病，所以然者，阴不得有汗，今头汗出，故知非少阴也，可与小柴胡汤。设不了了者，得屎而解。

伤寒五六日，邪当传里之时，头汗出，微恶寒者，表仍未解也。手足冷，心下满，口不欲食，大便硬，脉细者，邪结于里也。大便硬为阳结，此邪热虽传于里，然以外带表邪，则热结犹浅，故曰阳微结。脉沉虽为在里，若纯阴结，则更无头汗恶寒之表证。诸阴脉皆至颈胸中而还，不上循头，今头汗出，知非少阴也。与小柴胡汤，以除半表半里之邪。服汤已，外证罢，而不了了者，为里热未除，与汤取其微利，则愈，故云得屎而解。

伤寒五六日，呕而发热者，柴胡汤证具，而以他药下之，柴胡证仍在者，复与柴胡汤。此虽已下之，不为逆，必蒸蒸而振，却发热汗出而解。若心下满，而硬痛者，此为结胸也，大陷胸汤主之；但满而不痛者，此为痞，柴胡不中与之，宜半夏泻心汤。

伤寒五六日，邪在半表半里之时；呕而发热，邪在半表半里之证，是为柴

胡证具。以他药下之，柴胡证不罢者，不为逆，却与柴胡汤则愈。若下后，邪气传里者，邪在半表半里，则阴阳俱有邪。至于下后，邪气传里，亦有阴阳之异，若下后，阳邪传里者，则结于胸中为结胸，以胸中为阳受气之分，与大陷胸汤以下其结；阴邪传里者，则留于心下为痞，以心下为阴受气之分，与半夏泻心汤以通其痞。经曰：病发于阳而反下之，热入因作结胸；病发于阴而反下之，因作痞。此之谓也。

半夏泻心汤方

半夏半升，洗。辛平　黄芩苦寒　干姜辛热　人参已上各三两。甘温　黄连一两。苦寒　大枣十二枚，擘。温甘　甘草三两，炙。甘平

辛入肺而散气，半夏之辛，以散结气；苦入心而泄热，黄芩、黄连之苦，以泻痞热；脾欲缓，急食甘以缓之，人参、甘草、大枣之甘，以缓之。

上七味，以水一斗，煮取六升，去滓，再煮，取三升，温服一升，日三服。

太阳少阳并病，而反下之，成结胸，心下硬，下利不止，水浆不下，其人心烦。

太阳少阳并病，为邪气在半表半里也，而反下之，二经之邪乘虚而入，太阳表邪入里，结于胸中为结胸，心下硬；少阳里邪，乘虚下干肠胃，遂利不止。若邪结阴分，则饮食如故，而为脏结；此为阳邪内结，故水浆不下而心烦。

脉浮而紧，而复下之，紧反入里，则作痞。按之自濡，但气痞耳。

浮而紧，浮为伤阳，紧为伤阴，当发其汗，而反下之。若浮入里，为阳邪入里，则作结胸；浮不入里，而紧入里者，阴邪入里，则作痞。

太阳中风，下利，呕逆，表解者，乃可攻之。其人漐漐汗出，发作有时，头痛，心下痞，硬满，引胁下痛，干呕，短气，汗出，不恶寒者，此表解里未和也，十枣汤主之。

下利，呕逆，里受邪也。邪在里者，可下，亦须待表解者，乃可攻之。其人漐漐汗出，发作有时，不恶寒者，表已解也；头痛，心下痞，硬满，引胁下痛，干呕，短气者，邪热内畜而有伏饮，是里未和也，与十枣汤，下热逐饮。

十枣汤方

芫花熬。味辛苦　甘遂苦寒　大戟苦寒　大枣十枚，擘。甘温

辛以散之，芫花之辛，以散饮；苦以泄之，甘遂、大戟之苦，以泄水。水者，肾所主也；甘者，脾之味也。大枣之甘者，益土而胜水。

上三味等分，各别捣为散。以水一升半，先煮大枣肥者十枚，取八合，去滓，内药末。强人服一钱匕，羸人服半钱，温服之，平旦服。若下少，病不除者，明日更服，加半钱，得快下利后，糜粥自养。

太阳病，医发汗，遂发热恶寒，因复下之，心下痞，表里俱虚，阴阳气并竭，无阳则阴独，复加烧针，因胸烦，面色青黄，肤瞤者，难治；今色微黄，手足温者，易愈。

太阳病，因发汗，遂发热恶寒者，外虚阳气，邪复不除也，因复下之，又虚其里，表中虚，邪内陷，传于心下为痞。发汗表虚为竭阳，下之里虚为竭阴；表证罢为无阳，里有痞为阴独。又加烧针，虚不胜火，火气内攻，致胸烦也。伤寒之病，以阳为主，其人面色青，肤肉瞤动者，阳气大虚，故云难治；若面色微黄，手足温者，即阳气得复，故云易愈。

心下痞，按之濡，其脉关上浮者，大黄黄连泻心汤主之。

心下硬，按之痛，关脉沉者，实热也。心下痞，按之濡；其脉关上浮者，虚热也，大黄黄连汤，以导其虚热。

大黄黄连泻心汤方

大黄二两。味苦寒　黄连一两。味苦寒

《内经》曰：火热受邪，心病生焉。苦入心，寒除热。大黄、黄连之苦寒，以导泻心下之虚热。但以麻沸汤渍服者，取其气薄而泄虚热。

上二味，以麻沸汤二升渍之，须臾绞去滓，分温再服。

心下痞而复恶寒，汗出者，附子泻心汤主之。

心下痞者，虚热内伏也；恶寒汗出者，阳气外虚也。与泻心汤攻痞，加附子以固阳。

本以下之，故心下痞，与泻心汤；痞不解，其人渴而口燥烦，小便不利者，五苓散主之。

本因下后成痞，当与泻心汤除之；若服之痞不解，其人渴而口燥烦，小便不利者，为水饮内畜，津液不行，非热痞也，与五苓散，发汗散水则愈。一方：忍之，一日乃愈者，不饮水者，外水不入，所停之水得行，而痞亦愈也。

伤寒汗出，解之后，胃中不和，心下痞硬，干噫，食臭，胁下有水气，腹中雷鸣下利者，生姜泻心汤主之。

胃为津液之主，阳气之根。大汗出后，外亡津液，胃中空虚，客气上逆，心下痞硬。《金匮要略》曰：中焦气未和，不能消谷，故令噫。干噫、食臭者，胃虚而不杀谷也。胁下有水气，腹中雷鸣，土弱不能胜水也。与泻心汤以攻痞，加生姜以益胃。

伤寒中风，医反下之，其人下利，日数十行，谷不化；腹中雷鸣，心下痞硬而满，干呕，心烦不得安。医见心下痞，谓病不尽，复下之，其痞益甚，此非结热，但以胃中虚，客气上逆，故使硬也，甘草泻心汤主之。

伤寒中风，是伤寒或中风也。邪气在表，医反下之，虚其肠胃而气内陷也。下利日数十行，谷不化，腹中雷鸣者，下后里虚胃弱也。心下痞硬，干呕心烦，不得安者，胃中空虚，客气上逆也。与泻心汤以攻表，加甘草以补虚。前以汗后胃虚，是外伤阳气，故加生姜；此以下后胃虚，是内损阴气，故加甘草。

伤寒服汤药，下利不止，心下痞硬。服泻心汤已，复以他药下之，利不止，医以理中与之，利益甚。理中者，理中焦，此利在下焦，赤石脂禹余粮汤主之。复利不止者，当利其小便。

伤寒服汤药下后，利不止，而心下痞硬者，气虚而客气上逆也，与泻心汤攻之则痞已，医复以他药下之，又虚其里，致利不止也。理中丸。脾胃虚寒下利者，服之愈。此以下焦虚，故与之，其利益甚。《圣济经》曰：滑则气脱，欲其收也。如开肠洞泄、便溺遗失，涩剂所以收之。此利由下焦不约，与赤石脂禹余粮汤以涩洞泄。下焦主分清浊，下利者，水谷不分也。若服涩剂，而利不止，当利小便，以分其气。

赤石脂禹余粮汤方

赤石脂一斤，碎。味甘温　禹余粮一斤，碎。味甘平

《本草》云：涩可去脱，石脂之涩以收敛之；重可去怯，余粮之重以镇固。

以上二味，以水六升，煮取二升，去滓，三服。

伤寒吐下后发汗，虚烦，脉甚微。八九日，心下痞硬，胁下痛，气上冲咽喉，眩冒。经脉动惕者，久而成痿。

伤寒吐下后发汗，则表里之气俱虚，虚烦，脉甚微，为正气内虚，邪气独在。至七八日，正气当复，邪气当罢，而心下痞，胁下痛，气上冲咽喉，眩冒者，正气内虚而不复，邪气留结而不去。经脉动惕者，经络之气虚极，久则热气还经，必成痿弱。

伤寒发汗，若吐若下，解后，心下痞硬，噫气不除者，旋覆代赭石汤主之。

大邪虽解，以曾发汗吐下，胃气弱而未和，虚气上逆，故心下痞硬，噫气不除，与旋覆代赭石汤降虚气而和胃。

旋覆代赭石汤方

旋覆花三两。味咸温　人参二两。味甘温　生姜五两，切。味辛温　半夏半升，洗。味辛温　代赭石一两。味苦寒　大枣十二枚，擘。甘温　甘草三两，炙。味甘平

硬则气坚，咸味可以软之，旋覆之咸，以软痞硬。虚则气浮，重剂可以镇之，代赭石之重，以镇虚逆。辛者散也，生姜、半夏之辛，以散虚痞。甘者缓也，人参、甘草、大枣之甘，以补胃弱。

上件七味，以水一斗，煮取六升，去滓，再煎，取三升，温服一升，日三服。

下后，不可更行桂枝汤。若汗出而喘，无大热者，可与麻黄杏子甘草石膏汤。

前第三卷二十六证云：发汗后，不可更行桂枝汤。汗出而喘，无大热者，为与此证治法同。汗下虽殊，既不当损正气则一，邪气所传既同，遂用一法治之。经所谓若发汗、若下、若吐后是矣。

太阳病，外证未除而数下之，遂协热而利。利下不止，心下痞硬，表里不解者，桂枝人参汤主之。

外证未除而数下之，为重虚其里，邪热乘虚而入，里虚协热，遂利不止而心下痞。若表解而下利，心下痞者，可与泻心汤，若不下利，表不解而心下痞者，可先解表而后攻痞。以表里不解，故与桂枝人参汤和里解表。

桂枝人参汤方

桂枝四两，去皮。味辛热　甘草四两，炙。味甘平　白术三两。味甘平　人参三两。味甘温　干姜三两。味辛热

表未解者，辛以散之；里不足者，甘以缓之。此以里气大虚，表里不解，故加桂枝、甘草于理中汤也。

上五味，以水九升，先煮四味，取五升，内桂更煮，取三升，温服一升，日再、夜一服。

伤寒大下后，复发汗，心下痞，恶寒者，表未解也，不可攻痞，当先解表，表解乃可攻痞。解表宜桂枝汤，攻痞宜大黄黄连泻心汤。

大下后，复发汗，则表里之邪当悉已。此心下痞，恶寒者，表里之邪俱不解也。因表不解而下之，为心下痞，先与桂枝汤解表，表解，乃与大黄黄连泻

心汤攻痞。《内经》曰：从外之内而盛于内者，先治其外，而后调其内。

伤寒，发热，汗出不解，心下痞硬，呕吐而下利者，大柴胡汤主之。

伤寒发热，寒已成热也。汗出不解，表和而里病也。吐利，心腹濡软为里虚；呕吐而下利，心腹痞硬者，是里实也，与大柴胡汤以下里热。

病如桂枝证，头不痛，项不强，寸脉微浮，胸中痞硬，气上冲咽喉，不得息者，此为胸有寒也，当吐之，宜瓜蒂散。

病如桂枝证，为发热、汗出、恶风，言邪在表也。头痛、项强，为桂枝汤证具。若头不痛，项不强，则邪不在表而传里也。浮为在表，沉为在里。今寸脉微浮，则邪不在表，亦不在里，而在胸中也。胸中与表相应，故知邪在胸中者，犹如桂枝证而寸脉微浮也。以胸中痞硬，气①上冲咽喉不得息，知寒邪客于胸中而不在表也。《千金》曰：气浮上部，填塞心胸，胸中满者，吐之则愈。与瓜蒂散，以吐胸中之邪。

瓜蒂散方

瓜蒂一分，熬黄。味苦寒　赤小豆一分。味酸温

其高者越之，越以瓜蒂、豆豉之苦；在上者涌之，涌以赤小豆之酸。《内经》曰：酸苦涌泄为阴。

上二味，各别捣筛，为散已，合治之，取一钱七。以香豉一合，用热汤七合，煮作稀糜，去滓，取汁和散，温顿服之。不吐者，少少加，得快吐乃止。诸亡血虚家，不可与瓜蒂散。

病胁下素有痞，连在脐傍，痛引少腹，入阴筋者，此名脏结。死。

素有宿昔之积，结于胁下为痞。今因伤寒邪气入里，与宿积相助，使脏之真气，结而不通，致连在脐傍，痛引少腹，入阴筋而死。

伤寒病，若吐、若下后，七八日不解，热结在里，表里俱热，时时恶风，大渴，舌上干燥而烦，欲饮水数升者，白虎加人参汤主之。

若吐若下后，七八日则当解，复不解，而热结在里。表热者，身热也；里热者，内热也。本因吐下后，邪气乘虚内陷为结热，若无表热而纯为里热，则邪热结而为实，此以表热未罢，时时恶风。若邪气纯在表，则恶风无时；若邪气纯在里，则更不恶风。以时时恶风，知表里俱有热也。邪热结而为实者，则无大渴；邪热散漫则渴。今虽热结在里，表里俱热，未为结实，邪气散漫，熏

① 气：原脱，据吴本补。

蒸焦膈，故大渴，舌上干燥而烦，欲饮水数升。与白虎加人参汤，散热生津。

伤寒无大热，口燥渴，心烦，背微恶寒者，白虎加人参汤主之。

无大热者，为身无大热也。口燥渴心烦者，当作阳明病；然以背微恶寒，为表未全罢，所以属太阳也。背为阳，背恶寒口中和者，少阴病也，当与附子汤；今口燥而渴，背虽恶寒，此里热也，则恶寒亦不至甚，故云微恶寒。与白虎汤和表散热，加人参止渴生津。

伤寒脉浮，发热无汗，其表不解者，不可与白虎汤。渴欲饮水，无表证者，白虎加人参汤主之。

伤寒脉浮，发热无汗，其表不解，不渴者，宜麻黄汤；渴者宜五苓散，非白虎所宜。大渴欲水，无表证者，乃可与白虎加人参汤，以散里热。临病之工，大宜精别。

太阳少阳并病，心下硬，颈项强而眩者，当刺大椎、肺俞、肝俞，慎勿下之。

心下痞硬而眩者，少阳也；颈项强者，太阳也。刺大椎、肺俞，以泻太阳之邪，以太阳脉下项侠脊故尔；肝俞以泻少阳之邪，以胆为肝之腑故尔。太阳为在表，少阳为在里，即是半表半里证。前第五证云：不可发汗，发汗则谵语。是发汗攻太阳之邪，少阳之邪益甚干胃，必发谵语。此云慎勿下之，攻少阳之邪，太阳之邪乘虚入里，必作结胸。经曰：太阳少阳并病，而反下之，成结胸。

太阳与少阳合病，自下利者，与黄芩汤；若呕者，黄芩加半夏生姜汤主之。

太阳阳明合病，自下利为在表，当与葛根汤发汗。阳明少阳合病，自下利，为在里，可与承气汤下之。此太阳少阳合病，自下利，为在半表半里，非汗下所宜，故与黄芩汤以和解半表半里之邪。呕者，胃气逆也，故加半夏、生姜，以散逆气。

黄芩汤方

黄芩三两。味苦寒　甘草二两，炙。味甘平　芍药二两。味酸平　大枣十二枚，擘。味甘温

虚而不实者，苦以坚之，酸以收之，黄芩、芍药之苦酸，以坚敛肠胃之气。弱而不足者，甘以补之，甘草、大枣之甘，以补固肠胃之弱。

上四味，以水一斗，煮取三升，去滓，温服一升，日再夜一服。若呕者，加半夏半升，生姜三两。

伤寒胸中有热，胃中有邪气，腹中痛，欲呕吐者，黄连汤主之。

湿家下后，舌上如胎者，以丹田有热，胸中有寒，是邪气入里，而为下热上寒也。此伤寒邪气传里，而为下寒上热也。胃中有邪气，使阴阳不交，阴不得升，而独治于下，为下寒腹中痛；阳不得降而独治于上，为胸中热，欲呕吐。与黄连汤，升降阴阳之气。

黄连汤方

黄连味苦寒 甘草炙。味甘平 干姜味辛热 桂枝去皮，各三两。味辛热 人参二两。味甘温 半夏半升，洗。味辛温 大枣十二枚，擘。味甘温

上热者，泄之以苦，黄连之苦以降阳；下寒者，散之以辛，桂、姜、半夏之辛以升阴；脾欲缓，急食甘以缓之，人参、甘草、大枣之甘以益胃。

上七味，以水一斗，煮取六升，去滓，温服一升，日三服，夜二服。

伤寒八九日，风湿相抟，身体疼烦，不能自转侧，不呕不渴，脉浮虚而涩者，桂枝附子汤主之。

伤寒与中风家，至七八日再经之时，则邪气多在里，身必不苦疼痛，今日数多，复身体疼烦，不能自转侧者，风湿相抟也。烦者风也；身疼不能自转侧者湿也。经曰：风则浮虚。《脉经》曰：脉来涩者，为病寒湿也。不呕不渴，里无邪也；脉得浮虚而涩，身有疼烦，知风湿但在经也，与桂枝附子汤，以散表中风湿。

若其人大便硬，小便自利者，去桂枝加白术汤主之。

桂，发汗走津液。此小便利，大便硬，为津液不足，去桂加术。

桂枝附子汤方

桂枝四两，去皮。味辛热 附子三枚，炮，去皮，破八片。辛热 生姜三两，切。辛温 甘草二两，炙。味甘温 大枣十二枚，擘。味甘温

风在表者，散以桂枝、甘草之辛甘；湿在经者，逐以附子之辛热；姜、枣辛甘行荣卫，通津液，以和表也。

上五味，以水六升，煮取二升，去滓，分温三服。

风湿相抟，骨节烦疼，掣痛，不得屈伸，近之则痛剧，汗出短气，小便不利，恶风不欲去衣，或身微肿者，甘草附子汤主之。

风则伤卫，湿流关节，风湿相抟，两邪乱经，故骨节疼烦，掣痛，不得屈伸，近之则痛剧也。风胜则卫气不固，汗出，短气，恶风不欲去衣，为风在表；湿胜则水气不行，小便不利，或身微肿，为湿外薄也。与甘草附子汤，散湿固

卫气。

甘草附子汤方

甘草二两，炙。味甘平　附子二枚，炮，去皮破。味辛热　白术二两。味甘温　桂枝四两，去皮。味辛热

桂枝、甘草之辛甘，发散风邪而固卫；附子、白术之辛甘，解湿气而温经。

上四味，以水六升，煮取三升，去滓，温服一升，日三服。初服得微汗则解。能食，汗出复烦者，服五合，恐一升多者，宜服六七合为妙。

伤寒脉浮滑，此表有热、里有寒，白虎汤主之。

浮为在表，滑为在里。表有热，外有热也；里有寒，有邪气传里也。以邪未入腑，故止言寒，如瓜蒂散证云：胸上有寒者是矣。与白虎汤，以解内外之邪。

白虎汤方

知母六两。味苦寒　石膏一斤，碎。味甘寒　甘草二两。味甘平　粳米六合。味甘平

《内经》曰：热淫所胜，佐以苦甘。知母、石膏之苦甘以散热，热则伤气。甘以缓之，甘草、粳米之甘以益气。

上四味，以水一斗，煮米熟，汤成，去滓，温服一升，日三服。

伤寒脉结代，心动悸，炙甘草汤主之。

结代之脉，动而中止能自还者，名曰结；不能自还者，名曰代。由血气虚衰，不能相续也。心中悸动，知真气内虚也，与炙甘草汤，益虚补血气而复脉。

炙甘草汤方

甘草四两，炙。味甘平　生姜三两，切。味辛温　桂枝三两，去皮。味辛热　人参二两。味甘温　生地黄一斤。味甘寒　阿胶二两。味温甘　麦门冬半升，去心。味甘平　麻子仁半升。味甘平　大枣十二枚，擘。味甘温

补可以去弱，人参、甘草、大枣之甘，以补不足之气；桂枝、生姜之辛，以益正气。《圣济经》曰：津耗散为枯，五脏痿弱，荣卫涸流，温剂所以润之。麻人、阿胶、麦门冬、地黄之甘，润经益血，复脉通心也。

上九味，以清酒七升，水八升，先煮八味，取三升，去滓，内胶烊消尽，温服一升，日三服，一名复脉汤。

脉按之来缓，而时一止复来者，名曰结。又脉来动而中止，更来小数，中有还者反动，名曰结阴也；脉来动而中止，不能自还，因而复动，名曰代阴也。得此脉者，必难治。

结代之脉，一为邪气留结，一为真气虚衰。脉来动而中止，若能自还，更来小数，止是邪气留结，名曰结阴；若动而中止，不能自还，因其呼吸，阴阳相引复动者，是真气衰极，名曰代阴，为难治之脉。经曰：脉结者生，代者死，此之谓也。

释音

俛音免，俯也

痿于危切，痹病也

掣昌列切

瞤水伦切，目动也

耎音软，柔也

涸乎各切，竭也

匮求位切，匣也

椎音槌

烊音羊

卷第五

汉张仲景著　晋王叔和撰次
宋成无己注　明汪济川校正

辨阳明病脉证并治法第八

问曰：病有太阳阳明，有正阳阳明，有少阳阳明，何谓也？答曰：太阳阳明者，脾约是也。

阳明胃也。邪自太阳经传之入腑者，谓之太阳阳明。经曰：太阳病，若吐、若下、若发汗后，微烦，小便数，大便因硬者，与小承气汤，即是太阳阳明脾约病也。

正阳阳明者，胃家实是也。

邪自阳明经传入腑者，谓之正阳阳明。经曰：阳明病，脉迟，虽汗出不恶寒，其身必重，短气，腹满而喘，有潮热者，外欲解，可攻里也。手足濈濈然汗出者，此大便已硬也，大承气汤主之，即是正阳阳明胃家实也。

少阳阳明者，发汗，利小便已，胃中燥烦实，大便难是也。

邪自少阳经传之入腑者，谓之少阳阳明。经曰：伤寒，脉弦细，头痛发热者，属少阳。少阳不可发汗，发汗则谵语，此属胃，即是少阳阳明病也。

阳明之为病，胃家实也。

邪传入胃，热毒留结，则胃家为实。华佗曰：热毒入胃要须下去之，不可留于胃中。是知邪在阳明，为胃家实也。

问曰：何缘得阳明病？答曰：太阳病发汗、若下、若利小便，此亡津液，胃中干燥，因转属阳明，不更衣，内实，大便难者，此名阳明也。

本太阳病不解，因汗、利小便，亡津液，胃中干燥，太阳之邪入腑，转属阳明。古人登厕必更衣，不更衣者，通为不大便。不更衣，则胃中物不得泄，故为内实。胃无津液，加之畜热，大便则难，为阳明里实也。

问曰：阳明病，外证云何？答曰：身热，汗自出，不恶寒，反恶热也。

阳明病，为邪入腑也。邪在表，则身热，汗出而恶寒；邪既入腑，则表证已罢，故不恶寒，但身热，汗出，而恶热也。

问曰：病有得之一日，不发热而恶寒者，何也？答曰：虽得之一日，恶寒将自罢，即自汗出而恶热也。

邪客在阳明，当发热而不恶寒，今得之一日，犹不发热而恶寒者，即邪未全入腑，尚带表邪；若表邪全入，则更无恶寒，必自汗出而恶热也。

问曰：恶寒何故自罢？答曰：阳明居中，土也，万物所归，无所复传。始虽恶寒，二日自止，此为阳明病也。

胃为水谷之海，主养四旁。四旁有病，皆能传入于胃。入胃则更不复传，如太阳病[①]传之入胃，则更不传阳明；阳明病传之入胃，则更不传少阳；少阳病传之入胃，则更不传三阴。

本太阳初得病时，发其汗，汗先出不彻，因转属阳明也。

伤寒传经者，则一日太阳，二日阳明。此太阳传经，故曰转属阳明。

伤寒发热无汗，呕不能食，而反汗出濈濈然者，是转属阳明也。

伤寒发热，无汗，呕不能食者，太阳受病也；若反汗出濈濈然者，太阳之邪转属阳明也。经曰：阳明病法多汗。

伤寒三日，阳明脉大。

伤寒三日，邪传阳明之时。经曰：尺寸俱长者，阳明受病，当二三日发。阳明气血俱多，又邪并于经，是以脉大。

伤寒脉浮而缓，手足自温者，是为系在太阴。太阴者，身当发黄；若小便自利者，不能发黄。至七八日大便硬者，为阳明病也。

浮为阳邪，缓为脾脉。伤寒脉浮缓，太阴客热。邪在三阳，则手足热；邪在三阴，则手足寒。今手足自温，是知系在太阴也。太阴土也，为邪烝之，则

---

① 病：原脱，据吴本补。

色见于外，当发身黄。小便自利者，热不内畜，不能发黄，至七八日，大便硬者，即太阴之邪入腑，转属阳明也。

伤寒转系阳明者，其人濈然微汗出也。

伤寒则无汗，阳明法多汗，此以伤寒邪转系阳明，故濈然微汗出。

阳明中风，口苦咽干，腹满微喘，发热恶寒，脉浮而紧；若下之，则腹满、小便难也。

脉浮在表，紧为里实。阳明中风，口苦咽干，腹满微喘者，热传于里也；发热恶寒者，表仍未解也。若下之，里邪虽去，表邪复入于里，又亡津液，故使腹满而小便难。

阳明病，若能食，名中风；不能食，名中寒。

阳明病，以饮食别受风寒者，以胃为水谷之海，风为阳邪，阳杀谷，故中风者能食；寒为阴邪，阴邪不杀谷，故伤寒者不能食。

阳明病，若中寒，不能食，小便不利，手足濈然汗出，此欲作固瘕，必大便初硬后溏。所以然者，以胃中冷，水谷不别故也。

阳明中寒不能食者，寒不杀谷也。小便不利者，津液不化也。阳明病法多汗，则周身汗出，此手足濈然而汗出，而身无汗者，阳明中寒也。固瘕者，寒气结积也。胃中寒甚，欲留结而为固瘕，则津液不得通行，而大便必硬者，若汗出小便不利者，为实也。此以小便不利，水谷不别，虽大便初硬，后必溏也。

阳明病，欲食，小便反不利，大便自调，其人骨节疼，翕翕如有热状，奄然发狂，濈然汗出而解者，此水不胜谷气，与汗共并，脉紧则愈。

阳病客热，初传入胃，胃热则消谷而欲食。阳明病热为实者，则小便当数，大便当硬，今小便反不利，大便自调者，热气散漫，不为实也。欲食，则胃中谷多。《内经》曰：食入于阴，长气于阳。谷多则阳气胜，热消津液则水少。经曰：水入于经，其血乃成，水少则阴血弱。《金匮要略》曰：阴气不通，即骨疼。其人骨节疼者，阴气不足也。热甚于表者，翕翕发热；热甚于里者，蒸蒸发热。此热气散漫，不专著于表里，故翕翕如有热状。奄，忽也。忽然发狂者，阴不胜阳也。《内经》曰：阴不胜其阳者，则脉流薄疾，并乃狂。阳明蕴热为实者，须下之愈；热气散漫，不为实者，必待汗出而愈，故云濈然而汗出解也。水谷之等者，阴阳气平也。水不胜谷气，是阴不胜阳也。汗出则阳气衰，脉紧则阴气生。阴阳气平，两无偏胜则愈，故云与汗共并，脉紧则愈。

阳明病欲解时，从申至戌上。

四月为阳，土旺于申、酉、戌向王时，是为欲解。

阳明病，不能食，攻其热必哕。所以然者，胃中虚冷故也。以其人本虚，故攻其热必哕。

不能食，胃中本寒，攻其热，复虚其胃，虚寒相抟，故令哕也。经曰：关脉弱，胃气虚，有热不可大攻之，热去则寒起。此之谓也。

阳明病脉迟，食难用饱，饱则微烦，头眩，必小便难，此欲作谷疸，虽下之，腹满如故。所以然者，脉迟故也。

阳明病脉迟，则邪方入里，热未为实也。食入于阴，长气于阳。胃中有热，食难用饱，饱则微烦而头眩者，谷气与热气相抟也。两热相合，消搏津液，必小便难。利者不能发黄，言热得泄也。小便不利，则热不得泄，身必发黄。疸，黄也。以其发于谷气之热，故名谷疸。热实者，下之则愈；脉迟为热气未实，虽下之，腹满亦不减也。经曰：脉迟尚未可攻。

阳明病，法多汗，反无汗，其身如虫行皮中状者，此以久虚故也。

胃为津液之府，气虚津液少，病则反无汗。胃候身之肌肉，其身如虫行皮中者，知胃气久虚也。

阳明病，反无汗，而小便利，二三日，呕而咳，手足厥者，必苦头痛；若不咳不呕，手足不厥者，头不痛。

阳明病法多汗，反无汗，而小便利者，阳明伤寒，而寒气内攻也。至二三日，呕咳而支厥者，寒邪发于外也，必苦头痛；若不咳不呕，手足不厥者，是寒邪但攻里而不外发，其头亦不痛也。

阳明病，但头眩，不恶寒，故能食而咳，其人必咽痛；若不咳者，咽不痛。

阳明病，身不重痛，但头眩而不恶寒者，阳明中风而风气内攻也。经曰：阳明病，若能食，名中风。风邪攻胃，胃气上逆则咳。咽门者，胃之系，咳甚则咽伤，故必咽痛；若胃气不逆，则不咳，其咽亦不痛也。

阳明病无汗，小便不利，心中懊憹者，身必发黄。

阳明病无汗，而小便不利者，热蕴于内而不得越；心中懊憹者，热气郁蒸，欲发于外而为黄也。

阳明病，被火，额上微汗出，小便不利者，必发黄。

阳明病则为内热，被火，则火热相合而甚。若遍身汗出而小便利者，热得泄越不能发黄，今额上微汗出，而小便不利，则热不得越，郁蒸于胃，必发黄也。

阳明病，脉浮而紧者，必潮热，发作有时。但浮者，必盗汗出。

浮为在经，紧者里实。脉浮而紧者，表热里实也，必潮热，发作有时。若脉但浮而不紧者，止是表热也，必盗汗出。盗汗者，睡而汗出也。阳明病里热者自汗，表热者盗汗。

阳明病，口燥，但欲漱水不欲咽者，此必衄。

阳明之脉起于鼻，络于口。阳明里热，则渴欲饮水，此口燥但欲漱水不欲咽者，是热在经而里无热也。阳明气血俱多，经中热甚，迫血妄行，必作衄也。

阳明病，本自汗出，医更重发汗，病已差，尚微烦不了了者，此大便必硬故也。以亡津液，胃中干燥，故令大便硬。当问其小便，日几行。若本小便日三四行，今日再行，故知大便不久出；今为小便数少，以津液当还入胃中，故知不久必大便也。

先亡津液，使大便硬，小便数少，津液分别，大便必自下也。

伤寒呕多，虽有阳明证不可攻之。

呕者，热在上焦，未全入腑，故不可下。

阳明病，心下硬满者，不可攻之。攻之，利遂不止者死，利止者愈。

阳明病腹满者，为邪气入腑，可下之。心下硬满，则邪气尚浅，未全入腑，不可便下之。得利止者，为邪气去，正气安，正气安则愈；若因下利不止者，为正气脱而死。

阳明病，面合赤色，不可攻之，必发热色黄，小便不利也。

合，通也。阳明病面色通赤者，热在经也，不可下之。下之虚其胃气，耗其津液，经中之热，乘虚入胃，必发热色黄，小便不利也。

阳明病，不吐不下，心烦者，可与调胃承气汤。

吐后心烦，谓之内烦；下后心烦，谓之虚烦。今阳明病不吐不下心烦，则是胃有郁热也，与调胃承气汤，以下郁热。

阳明病脉迟，虽汗出，不恶寒者，其身必重，短气腹满而喘，有潮热者，此外欲解，可攻里也。手足濈然而汗出者，此大便已硬也，大承气汤主之；若汗多微发热恶寒者，外未解也，其热不潮，未可与承气汤；若腹大满不通者，可与小承气汤，微和胃气，勿令大泄下。

阳明病脉迟，若汗出多，微发热恶寒者，表未解也；若脉迟，虽汗出而不恶寒者，表证罢也。身重、短气、腹满而喘，有潮热者，热入腑也。四肢诸阳之本，津液足，为热蒸之，则周身汗出；津液不足，为热蒸之，其手足濈然而汗出，知大便已硬也，与大承气汤，以下胃热。经曰：潮热者，实也。其热不潮，是热未成实，故不可便与大承气汤，虽有腹大满不通之急，亦不可与大承气汤。与小承气汤微和胃气。

大承气汤方

大黄四两，酒洗。苦寒　厚朴半斤，炙，去皮。苦温　枳实五枚，炙。苦寒　芒硝三合。咸寒

《内经》曰：燥淫所胜，以苦下之。大黄、枳实之苦，以润燥除热。又曰：燥淫于内，治以苦温。厚朴之苦，下结燥。又曰：热淫所胜，治以咸寒，芒硝之咸，以攻蕴热。

上四味，以水一斗，先煮二物，取五升，去滓，内大黄，煮取二升，去滓，内芒硝，更上微火一两沸，分温再服。得下，余勿服。

小承气汤方

大黄四两　厚朴二两，炙，去皮。　枳实三枚，大者，炙

大热结实者，与大承气汤；小热微结者，与小承气汤。以热不大甚，故于大承气汤去芒硝；又以结不至坚，故不减厚朴、枳实也。

以上三味，以水四升，煮取一升二合，去滓，分温二服。初服汤，当更衣，不尔者，尽饮之；若更衣者，勿服之。

阳明病，潮热，大便微硬者，可与大承气汤；不硬者，不与之。若不大便六七日，恐有燥屎，欲知之法，少与小承气汤，汤入腹中，转矢气者，此有燥屎，乃可攻之；若不转矢气者，此但初头硬，后必溏，不可攻之，攻之，必胀满不能食也。欲饮水者，与水则哕。其后发热者，必大便复硬而少也，以小承气汤和之。不转矢气者，慎不可攻也。

潮热者实，得大便微硬者，便可攻之；若便不硬者，则热未成实，虽有潮热亦未可攻。若不大便六七日，恐有燥屎，当先与小承气汤渍之，如有燥屎，小承气汤药势缓，不能宣泄，必转气下矢；若不转矢气，是胃中无燥屎，但肠间少硬尔，止初头硬，后必溏，攻之则虚其胃气，致腹胀满不能食也。胃中干

燥，则欲饮水，水入胃中，虚寒相抟，气逆则哕。其后却发热者，则热气乘虚还复聚于胃中，胃燥得热，必大便复硬，而少与小承气汤，微利与和之，故以重云不转矢气，不可攻内，慎之至也。

夫实则谵语，虚则郑声。郑声重语也。

《内经》曰：邪气盛则实，精气夺则虚。谵语由邪气盛，而神识昏也；郑声，由精气夺而声不全也。谵语者，言语不次也；郑声者，郑音不正也。《论语》云：恶郑声之乱雅乐。又曰：放郑声，远佞[①]人。郑声淫，佞人殆。言郑声不正也。今新差气虚，人声转者，是所谓重语者也。若声重亦声转之。

直视谵语，喘满者死。下利者亦死。

直视谵语，邪胜也。喘满为气上脱；下利为气下脱，是皆主死。

发汗多，若重发汗者，亡其阳，谵语脉短者死；脉自和者不死。

亡阳胃燥，谵语者脉短，津液已绝，不可复治；脉自和，为正气未衰而犹可生也。

伤寒若吐、若下后，不解，不大便五六日，上至十余日，日晡所发潮热，不恶寒，独语如见鬼状。若剧者，发则不识人，循衣摸床，惕而不安，微喘直视，脉弦者生，涩者死，微者但发热谵语者，大承气汤主之。若一服利，止后服。

若吐、若下，皆伤胃气，不大便五六日上至十余日者，亡津液，胃气虚，邪热内结也。阳明王于申酉戌，日晡所发潮热者，阳明热甚也；不恶寒者，表证罢也。独语如见鬼状者，阳明内实也，以为热气有余。若剧者，是热气甚大也，热大甚于内，昏冒正气，使不识人，至于循衣摸床，惕而不安，微喘直视。伤寒阳胜而阴绝者死，阴胜而阳绝者死。热剧者，为阳胜。脉弦为阴有余，涩为阴不足。阳热虽剧，脉弦，知阴未绝而犹可生；脉涩则绝阴，故不可治。其邪热微而未至于剧者，但发热谵语，可与大承气汤，以下胃中热。经曰：凡服下药，中病即止，不必尽剂。此以热未剧，故云若一服利，则止后服。

阳明病，其人多汗，以津液外出，胃中燥，大便必硬，硬则谵语，小承气汤主之。若一服谵语止，更莫复服。

亡津液胃燥，大便硬而谵语，虽无大热内结，亦须与小承气汤和其胃气。

---

① 佞：同“佞”，奸佞。

得一服谵语止，则胃燥以润，更莫复与承气汤，以本无实热故也。

阳明病，谵语发潮热，脉滑而疾者，小承气汤主之。因与承气汤一升，腹中转矢气者，更服一升；若不转矢气，勿更与之。明日不大便，脉反微涩者，里虚也，为难治，不可更与承气汤也。

阳明病谵语，发潮热，若脉沉实者，内实者也，则可下；若脉滑疾，为里热未实，则未可下，先与小承气汤和之。汤入腹中转矢气者，中有燥屎，可更与小承气汤一升以除之；若不转矢气者，是无燥屎，不可更与小承气汤。至明日邪气传时，脉得沉实紧牢之类，是里实也；反得微涩者，里气大虚也。若大便利后，脉微涩者，止为里虚而犹可，此不曾大便，脉反微涩，是正气内衰，为邪气所胜，故云难治。

阳明病，谵语有潮热，反不能食者，胃中必有燥屎五六枚也。若能食者，但硬尔，宜大承气汤下之。

谵语潮热为胃热，当消谷引食；反不能食者，胃中有燥屎，而胃中实也。若能食者，胃中虚热，虽硬不得为有燥屎。杂病虚为不欲食，实为欲食；伤寒则胃实热甚者，不能食，胃中虚热甚者能食，与杂病为异也。大承气汤以下燥屎，逐结热。

阳明病，下血谵语者，此为热入血室；但头汗出者，刺期门，随其实而泻之，濈然汗出则愈。

阳明病热入血室，迫血下行，使下血谵语。阳明病法多汗，以夺血者无汗，故但头汗出也。刺期门以散血室之热，随其实而泻之，以除阳明之邪热，散邪除热，荣卫得通，津液得复，濈然汗出而解。

汗出谵语者，以有燥屎在胃中，此为风也，须下之，过经乃可下之。下之若早，语言必乱，以表虚里实故也。下之则愈，宜大承气汤。

胃中有燥屎则谵语，以汗出为表未罢，故云风也。燥屎在胃则当下，以表未和则未可下，须过太阳经，无表证，乃可下之。若下之早，燥屎虽除，则表邪乘虚复陷于里，为表虚里实，胃虚热甚，语言必乱。与大承气汤，却下胃中邪热则止。

伤寒四五日，脉沉而喘满。沉为在里，而反发其汗，津液越出，大便为难，表虚里实，久则谵语。

邪气入内之时，得脉沉而喘满，里证具也，则当下之；反发其汗，令津液越出，胃中干燥，大便必难，久则屎燥胃实，必发谵语。

三阳合病，腹满身重，难以转侧，口不仁而面垢，谵语遗尿。发汗则谵语，下之则额上生汗，手足逆冷。若自汗出者，白虎汤主之。

腹满身重，难以反侧，口不仁，谵语者，阳明也。《针经》曰：少阳病甚则面微尘。此面垢者，少阳也；遗尿者，太阳也。三者以阳明证多，故出阳明篇中。三阳合病，为表里有邪，若发汗攻表，则燥热益甚，必愈谵语；若下之攻里，表热乘虚内陷，必额上汗出，手足逆冷；其自汗出者，三阳经热甚也。《内经》曰：热则腠理开，荣卫通，汗大泄，与白虎汤，以解内外之热。

二阳并病，太阳证罢，但发潮热，手足漐漐汗出，大便难而谵语者，下之则愈，宜大承气汤。

本太阳病并于阳明，名曰并病。太阳证罢，是无表证；但发潮热，是热并阳明。一身汗出为热越，今手足漐漐汗出，是热聚于胃也，必大便难而谵语。经曰：手足漐然而汗出者，必大便已硬也，与大承气汤，以下胃中实热。

阳明病，脉浮而紧，咽燥口苦，腹满而喘，发热汗出，不恶寒，反恶热，身重。若发汗则躁，心愦愦，反谵语。若加烧针，必怵惕烦躁，不得眠；若下之，则胃中空虚，客气动膈，心中懊憹，舌上胎者，栀子豉汤主之。

脉浮发热，为邪在表；咽燥口苦，为热在经；脉紧腹满而喘，汗出，不恶寒，反恶热，身重，为邪在里。此表里俱有邪，犹当双解之。若发汗攻表，表热虽除，而内热益甚，故躁而愦愦，反谵语。愦愦者，心乱。经曰：荣气微者，加烧针则血不行，更发热而躁烦。此表里有热，若加烧针，则损动阴气，故怵惕烦躁不得眠也；若下之，里热虽去，则胃中空虚，表中客邪之气乘虚陷于上焦，烦动于膈，使心中懊憹而不了了也。舌上胎黄者，热气客于胃中；舌上胎白，知热气客于胸中，与栀子豉汤，以吐胸中之邪。

若渴欲饮水，口干舌燥者，白虎加人参汤主之。

若下后，邪热客于上焦者为虚烦；此下后，邪热不客于上焦而客于中焦者，是为干燥烦渴，与白虎加人参汤，散热润燥。

若脉浮发热，渴欲饮水，小便不利者，猪苓汤主之。

此下后，客热客于下焦者也。邪气自表入里，客于下焦，三焦俱带热也。脉浮发热者，上焦热也；渴欲饮水者，中焦热也；小便不利者，邪客下焦，津液不得下通也。与猪苓汤利小便，以泻下焦之热也。

猪苓汤方

猪苓去皮。甘平　茯苓甘平　阿胶甘平　滑石碎。甘寒　泽泻各一两。甘咸寒

甘甚而反淡，淡味渗泄为阳，猪苓、茯苓之甘，以行小便；咸味涌泄为阴，泽泻之咸，以泄伏水；滑利窍，阿胶、滑石之滑，以利水道。

上五味，以水四升，先煮四味，取二升，去滓，内下阿胶烊消，温服七合，日三服。

阳明病，汗出多而渴者，不可与猪苓汤，以汗多胃中燥，猪苓汤复利其小便故也。

《针经》曰：水谷入于口，输于肠胃，其液别为五，天寒衣薄则为溺，天热衣厚则为汗，是汗溺一液也。汗多为津液外泄，胃中干燥，故不可与猪苓汤利小便也。

脉浮而迟，表热里寒，下利清谷者，四逆汤主之。

浮为表热，迟为里寒。下利清谷者，里寒甚也，与四逆汤，温里散寒。

若胃中虚冷，不能食者，饮水则哕。

哕者，咳逆是也。《千金》：咳逆者，哕逆之名。胃中虚冷，得水则水寒相抟，胃气逆而哕。

脉浮发热，口干鼻燥，能食者则衄。

脉浮发热，口干鼻燥者，热在经也；能食者里和也。热甚于经，迫血为衄。胃中虚冷阴胜也，水入于经，其血乃成，饮水者助阴，气逆为哕。发热口干阳胜也，食入于阴，长气于阳，能食者助阳，血妄为衄。三者偏阴偏阳之疾也。

阳明病下之，其外有热，手足温，不结胸，心中懊侬，饥不能食，但头汗出者，栀子豉汤主之。

表未罢而下者，应邪热内陷也。热内陷者，则外热而无手足寒；今外有热而手足温者，热虽内陷，然而不深，故不作结胸也。心中懊侬，饥不能食者，热客胸中为虚烦也。热自胸中熏蒸于上，故但头汗出而身无汗。与栀子豉汤，以吐胸中之虚烦。

阳明病，发潮热，大便溏，小便自可，胸胁满不去者，小柴胡汤主之。

阳明病潮热，为胃实，大便硬而小便数；今大便溏，小便自可，则胃热未实，而水谷不别也。大便溏者，应气降而胸胁满去；今反不去者，邪气犹在半

表半里之间，与小柴胡汤，以去表里之邪。

阳明病，胁下硬满，不大便而呕，舌上白胎者，可与小柴胡汤。上焦得通，津液得下，胃气因和，身濈然而汗出解也。

阳明病，腹满，不大便，舌上胎黄者，为邪热入腑可下；若胁下硬满，虽不大便而呕，舌上白胎者，为邪未入腑，在表里之间，与小柴胡汤以和解之。上焦得通，则呕止；津液得下，则胃气因和，汗出而解。

阳明中风，脉弦浮大而短气，腹都满，胁下及心痛，久按之气不通，鼻干不得汗，嗜卧，一身及面目悉黄，小便难，有潮热，时时哕，耳前后肿，刺之小差。外不解，病过十日，脉续浮者，与小柴胡汤。脉但浮，无余证者，与麻黄汤；若不尿，腹满加哕者，不治。

浮大为阳，风在表也；弦则为阴，风在里也。短气腹满，胁下及心痛，风热壅于腹中而不通也。若寒客于内而痛者，按之则寒气散而痛止；此以风热内壅，故虽久按而气亦不通。阳明病。鼻干不得卧，自汗出者，邪在表也；此鼻干不得汗而嗜卧者，风热内攻，不干表也。一身面目悉黄，小便难，有潮热，时时哕者，风热攻于胃也。阳明之脉出大迎，循颊车，上耳前过客主人，热胜则肿，此风热在经，故耳前后肿，刺之经气通，肿则小差。如此者，外证罢则可攻。若外证不解，虽过十日，脉续浮者，邪气犹在半表半里，与小柴胡汤以和解之；若其脉但浮而不弦大，无诸里证者，是邪但在表也，可与麻黄汤以发其汗；若不尿腹满加哕者，关格之疾也，故云不治。《难经》曰：关格者，不得尽其命而死。

阳明病，自汗出，若发汗，小便自利者，此为津液内竭，虽硬不可攻之，当须自欲大便，宜蜜煎导而通之。若土瓜根及与大猪胆汁，皆可为导。

津液内竭，肠胃干燥，大便因硬，此非结热，故不可攻，宜以药外治而导引之。

蜜煎导方

蜜七合一味，内铜器中微火煎之，稍凝似饴状，搅之勿令焦著，欲可丸，并手捻作挺，令头锐，大如指，长二寸许，当热时急作，冷则硬。以内谷道中，以手急抱，欲大便时乃去之。

猪胆汁方

大猪胆一枚，泻汁，和醋少许，以灌谷道中，如一食顷，当大便出。

阳明病脉迟，汗出多，微恶寒者，表未解也，可发汗，宜桂枝汤。

阳明病脉迟，汗出多，当责邪在里，以微恶寒知表未解，与桂枝汤和表。

阳明病脉浮，无汗而喘者，发汗则愈，宜麻黄汤。

阳明伤寒表实，脉浮，无汗而喘也，与麻黄汤以发汗。

阳明病，发热汗出，此为热越，不能发黄也。但头汗出，身无汗，剂颈而还，小便不利，渴引水浆者，此为瘀热在里，身必发黄，茵陈蒿[①]汤主之。

但头汗出，身无汗，剂颈而还者，热不得越也；小便不利，渴引水浆者，热甚于胃，津液内竭也；胃为土而色黄，胃为热蒸，则色夺于外，必发黄也。与茵陈汤，逐热退黄。

茵陈蒿汤方

茵陈蒿六两。苦微寒　栀子十四枚，擘。苦寒　大黄二两，去皮。苦寒

小热之气，凉以和之；大热之气，寒以取之。茵陈、栀子之苦寒，以逐胃燥；宜下必以苦，宜补必以酸。大黄之苦寒，以下瘀热。

上三味，以水一斗，先煮茵陈，减六升，内二味，煮取三升，去滓，分温三服，小便当利，尿如皂角汁状，色正赤，一宿腹减，黄从小便去也。

阳明证，其人喜忘者，必有畜血。所以然者，本有久瘀血，故令喜忘，屎虽硬，大便反易，其色必黑，宜抵当汤下之。

《内经》曰：血并于下，乱而喜忘，此下本有久瘀血，所以喜忘也。津液少，大便硬，以畜血在内。屎虽硬，大便反易，其色黑也。与抵当汤，以下瘀血。

阳明病，下之，心中懊憹而烦，胃中有燥屎者可攻。腹微满，初头硬，后必溏，不可攻之。若有燥屎者，宜大承气汤。

下后，心中懊憹而烦者，虚烦也，当与栀子豉汤。若胃中有燥屎者，非虚烦也，可与大承气汤下之。其腹微满，初硬后溏，是无燥屎，此热不在胃而在上也，故不可攻。

病人不大便五六日，绕脐痛，烦躁，发作有时者，此有燥屎，故使不大便也。

不大便五六日者，则大便必结为燥屎也。胃中燥实，气不得下通，故绕脐痛，烦躁，发作有时也。

---

① 蒿：原脱，据赵本、吴本补。

病人烦热，汗出则解，又如疟状，日晡所发热者，属阳明也。脉实者宜下之；脉浮虚者，宜发汗。下之与大承气汤，发汗宜桂枝汤。

虽得阳明证，未可便为里实，审看脉候，以别内外。其脉实者，热已入腑为实，可与大承气汤下之；其脉浮虚者，是热未入腑，犹在表也，可与桂枝汤，发汗则愈。

大下后，六七日不大便，烦不解，腹满痛者，此有燥屎也。所以然者，本有宿食故也，宜大承气汤。

大下之后，则胃弱不能消谷，至六七日不大便，则宿食已结不消，故使烦热不解而腹满痛，是知有燥屎也。与大承气汤以下除之。

病人小便不利，大便乍难乍易，时有微热，喘冒不能卧者，有燥屎也，宜大承气汤。

小便利，则大便硬；此以有燥屎，故小便不利，而大便乍难乍易。胃热者，发热，喘冒无时及嗜卧也；此燥屎在胃，故时有微热，喘冒不得卧也，与大承气汤以下燥屎。

食谷欲呕者，属阳明也，吴茱萸汤主之。得汤反剧者，属上焦也。

上焦主内，胃为之市，食谷欲呕者，胃不受也，与吴茱萸汤以温胃气。得汤反剧者，上焦不内也，以治上焦法治之。

吴茱萸汤方

吴茱萸一升，洗。辛热　人参三两。甘温　生姜六两，切。辛温　大枣十二枚，擘。甘温

《内经》曰：寒淫于内，治以甘热，佐以苦辛。吴茱萸、生姜之辛以温胃，人参、大枣之甘以缓脾。

上四味，以水七升，煮取二升，去滓，温服七合，日三服。

太阳病，寸缓、关浮、尺弱，其人发热汗出，复恶寒，不呕，但心下痞者，此以医下之也。如其不下者，病人不恶寒而渴者，此转属阳明也。小便数者，大便必硬，不更衣十日，无所苦也。渴欲饮水，少少与之，但以法救之。渴者，宜五苓散。

太阳病，脉阳浮阴弱，为邪在表；今寸缓、关浮、尺弱，邪气渐传里，则发热汗出，复恶寒者，表未解也。传经之邪入里，里不和者必呕；此不呕但心下痞者，医下之早，邪气留于心下也。如其不下者，必渐不恶寒而渴，太阳之邪转属阳明也。若吐、若下、若发汗后，小便数，大便硬者，当与小承气汤和

之；此不因吐下、发汗后，小便数，大便硬，若是无满实，虽不更衣十日无所苦也，候津液还入胃中，小便数少，大便必自出也。渴欲饮水者，少少与之，以润胃气，但审邪气所在，以法救之。如渴不止，与五苓散是也。

脉阳微而汗出少者，为自和也；汗出多者，为太过。

脉阳微者，邪气少，汗出少者为适当，故自和；汗出多者，反损正气，是汗出太过也。

阳脉实，因发其汗出多者，亦为太过。太过为阳绝于里，亡津液，大便因硬也。

阳脉实者，表热甚也。因发汗，热乘虚蒸津液外泄，致汗出太过。汗出多者，亡其阳，阳绝于里，肠胃干燥，大便因硬也。

脉浮而芤，浮为阳，芤为阴，浮芤相抟，胃气生热，其阳则绝。

浮芤相抟，阴阳不谐，胃气独治，郁而生热，消烁津液，其阳为绝。

趺阳脉浮而涩，浮则胃气强，涩则小便数，浮涩相抟，大便则难，其脾为约，麻仁丸主之。

趺阳者，脾胃之脉，诊浮为阳，知胃气强；涩为阴，知脾为约。约者，俭约之约，又约束之约。《内经》曰：饮入于胃，游溢精气，上输于脾，脾气散精，上归于肺，通调水道，下输于膀胱，水精四布，五经并行，是脾主为胃行其津液者也。今胃强脾弱，约束津液，不得四布，但输膀胱，致小便数，大便难，与脾约丸，通肠润燥。

麻仁丸方

麻子仁二升。甘平　芍药半斤。酸平　枳实半斤，炙。苦寒　大黄一斤，去皮。苦寒　厚朴一斤，炙，去皮。苦寒　杏仁一斤，去皮尖，熬，别作脂。甘温

《内经》曰：脾欲缓，急食甘以缓之。麻子、杏仁之甘，缓脾而润燥；津液不足，以酸收之，芍药之酸，以敛津液；肠燥胃强，以苦泄之，枳实、厚朴、大黄之苦，下燥结而泄胃强也。

上六味，为末，炼蜜为丸，桐子大，饮服十丸，日三服。渐加，以知为度。

太阳病三日，发汗不解，蒸蒸发热者，属胃也，调胃承气汤主之。

蒸蒸者，如热熏蒸，言甚热也。太阳病三日，发汗不解，则表邪已罢，蒸蒸发热，胃热为甚，与调胃承气汤下胃热。

伤寒吐后，腹胀满者，与调胃承气汤。

《内经》曰：诸胀腹大，皆属于热。热在上焦则吐，吐后不解，复腹胀满者，邪热入胃也，与调胃承气汤下其胃热。

太阳病，若吐、若下、若发汗，微烦，小便数，大便因硬者，与小承气汤和之愈。

吐下发汗，皆损津液，表邪乘虚传里。大烦者，邪在表也；微烦者，邪入里也。小便数，大便因硬者，其脾为约也。小承气汤和之愈。

得病二三日，脉弱，无太阳柴胡证，烦躁，心下硬，至四五日，虽能食，以小承气汤少少与，微和之，令小安，至六日，与承气汤一升。若不大便六七日，小便少者，虽不能食，但初头硬，后必溏，未定成硬，攻之必溏，须小便利，屎定硬，乃可攻之，宜大承气汤。

《针经》曰：脉软者，病将下。弱为阴脉，当责邪在里，得病二三日脉弱，是日数虽浅，而邪气已入里也。无太阳证，为表证已罢；无柴胡证，为无半表半里之证。烦躁心下硬者，邪气内甚也。胃实热甚，则不能食；胃虚热甚，至四五日虽能食，亦当与小承气汤微和之，至六日则热甚，与大承气汤一升。若不大便六七日，小便多者，为津液内竭，大便必硬，则可下之。小便少者，则胃中水谷不别，必初硬后溏，虽不能食，为胃实，以小便少则未定成硬，亦不可攻，须小便利，屎定硬，乃可攻之。

伤寒六七日，目中不了了，睛不和，无表里证，大便难，身微热者，此为实也。急下之，宜大承气汤。

《内经》曰：诸脉者，皆属于目。伤寒六七日，邪气入里之时，目中不了了，睛不和者，邪热内甚上熏于目也。无表里证，大便难者，里实也。身大热者，表热也，身微热者，里热也。《针经》曰：热病目不明，热不已者死。此目中不了了，睛不和，则证近危恶也，须急与大承气汤下之。

阳明，发热汗多者，急下之，宜大承气汤。

邪热入腑，外发热汗多者，热迫津液将竭，急与大承气汤以下其腑热。

发汗不解，腹满痛者，急下之，宜大承气汤。

发汗不解，邪热传入腑，而成腹满痛者，传之迅也，是须急下之。

腹满不减，减不足言，当下之，宜大承气汤。

腹满不减，邪气实也。经曰：大满大实，自可除下之。大承气汤，下其满实。若腹满时减，非内实也，则不可下。《金匮要略》曰：腹满时减复如故，此为寒，当与温药。是减不足言也。

阳明少阳合病，必下利，其脉不负者，顺也；负者，失也。互相克贼，名为负也。脉滑而数者，有宿食也，当下之，宜大承气汤。

阳明土，少阳木，二经合病，气不相和，则必下利。少阳脉不胜，阳明不负，是不相克为顺也；若少阳脉胜，阳明脉负者，是鬼贼相克，为正气失也。《脉经》曰：脉滑者，为病食也。又曰：滑数则胃气实。下利者，脉当微厥冷；脉滑数，知胃有宿食，与大承气汤以下除之。

病人无表里证，发热七八日，虽脉浮数者，可下之。假令已下，脉数不解，合热则消谷善饥，至六七日，不大便者，有瘀血，宜抵当汤。

七八日，邪入腑之时，病人无表里证，但发热，虽脉浮数，亦可与大承气汤下之。浮为热客于气，数为热客于血，下之，邪热去，而浮数之脉，俱当解。若下后，数脉去而脉但浮，则是荣血间热并于卫气间也，当为邪气独留，心中则饥，邪热不杀谷，潮热发渴之证。此下之后，浮脉去而数不解，则是卫气间热合于荣血间也，热气合并，迫血下行，胃虚协热，消谷善饥。血至下焦，若大便利者，下血乃愈。若六七日不大便，则血不得行，畜积于下为瘀血，与抵当汤以下去之。

若脉数不解，而下不止，必协热而便脓血也。

下后，脉数不解，而不大便者，是热不得泄，畜血于下，为瘀血也。若下后，脉数不解而下利不止者，为热得下泄，迫血下行，必便脓血。

伤寒，发汗已，身目为黄，所以然者，以寒湿在里，不解故也。以为不可下也，于寒湿中求之。

《金匮要略》曰：黄家所起，从湿得之。汗出热去，则不能发黄。发汗已，身目为黄者，风气去湿气在也。脾恶湿，湿气内著，脾色外夺者，身目为黄。若瘀血在里发黄者，则可下；此以寒湿在里，故不可下，当从寒湿法治之。

伤寒七八日，身黄如橘子色，小便不利，腹微满者，茵陈蒿汤主之。

当热甚之时，身黄如橘子色，是热毒发泄于外。《内经》曰：膀胱者，津液藏焉，气化则能出。小便不利，小腹满者，热气甚于外而津液不得下行也，与茵陈汤，利小便，退黄逐热。

伤寒身黄发热者，栀子柏皮汤主之。

伤寒身黄，胃有瘀热，当须下去之；此以发热，为热未实，与栀子柏皮汤解散之。

栀子柏皮汤

栀子一十五个。苦寒　甘草一两。甘平　黄柏二两

上三味，以水四升，煮取一升半，去滓，分温再服。

伤寒瘀热在里，身必发黄，麻黄连轺赤小豆汤主之。

湿热相交，民多病瘅。瘅，黄也。伤寒为寒湿在表，发黄为瘀热在里，与麻黄连轺赤小豆汤除热散湿。

麻黄连轺赤小豆汤方

麻黄二两，去节。甘温　赤小豆一升。甘平　连轺二两，连翘根也。苦寒　杏仁四十个，去皮尖。甘温　大枣十二枚。甘温　生梓白皮一升。苦寒　生姜二两，切。辛温　甘草二两，炙。甘平

《内经》曰：湿上甚而热，治以苦温，佐以甘辛，以汗为故止。此之谓也。又煎用潦水者，亦取其水味薄，则不助湿气。

以上八味，以潦水一斗，先煮麻黄再沸，去上沫，内诸药，煮取三升，分温三服，半日服尽。

辨少阳病脉证并治法第九

少阳之病，口苦、咽干、目眩也。

足少阳胆经也。《内经》曰：有病口苦者，名曰胆瘅。《甲乙经》曰：胆者中精之腑，五脏取决于胆，咽为之使。少阳之脉，起于目锐眦。少阳受邪，故口苦、咽干、目眩。

少阳中风，两耳无所闻，目赤，胸中满而烦者，不可吐下，吐下则悸而惊。

少阳之脉，起于目眦，走于耳中；其支者，下胸中贯膈。风伤气，风则为热。少阳中风，气壅而热，故耳聋，目赤，胸满而烦。邪在少阳，为半表半里。

以吐除烦，吐则伤气，气虚者悸；以下除满，下则亡血，血虚者惊。

伤寒，脉弦细，头痛，发热者，属少阳。少阳不可发汗，发汗则谵语。此属胃，胃和则愈，胃不和，则烦而悸。

经曰：三部俱弦者，少阳受病。脉细者，邪渐传里，虽头痛、发热，为表未解。以邪客少阳，为半在表半在里，则不可发汗，发汗亡津液，胃中干燥。少阳之邪，因传入胃，必发谵语，当与调胃承气汤下之，胃和则愈；不下，则胃为少阳木邪干之，故烦而悸。

本太阳病不解，转入少阳者，胁下硬满，干呕不能食，往来寒热，尚未吐下，脉沉紧者，与小柴胡汤。

太阳转入少阳，是表邪入于里。胁下硬满，不能食，往来寒热者，邪在半表半里之间。若已经吐下，脉沉紧者，邪陷入腑为里实；尚未经吐下，而脉沉紧为传里，虽深，未全入腑，外犹未解也，与小柴胡汤以和解之。

若已吐、下、发汗、温针，谵语，柴胡汤证罢，此为坏病，知犯何逆，以法治之。

少阳之邪，在表里之间，若妄吐、下、发汗、温针，损耗津液，胃中干燥，木邪干胃，必发谵语。若柴胡证不罢者，则不为逆；柴胡证罢者，坏病也，详其因何治之逆，以法救之。

三阳合病，脉浮大，上关上，但欲眠睡，目合则汗。

关脉，以候少阳之气，太阳之脉浮，阳明之脉大。脉浮大，上关上，知三阳合病。胆热则睡，少阴病但欲眠睡，目合则无汗，以阴不得有汗。但欲眠睡，目合则汗，知三阳合病，胆有热也。

伤寒六七日，无大热，其人躁烦者，此为阳去入阴故也。

表为阳，里为阴。邪在表则外有热。六七日，邪气入里之时，外无大热，内有躁烦者，表邪传里也，故曰阳去入阴。

伤寒三日，三阳为尽，三阴当受邪。其人反能食而不呕，此为三阴不受邪也。

伤寒四日，表邪传里，里不和，则不能食而呕；今反能食而不呕，是邪不传阴，但在阳也。

伤寒三日，少阳脉小者，欲已也。

《内经》曰：大则邪至，小则平。伤寒三日，邪传少阳，脉当弦紧；今脉小者，邪气微而欲已也。

少阳病，欲解时，从寅至辰上。

《内经》曰：阳中之少阳，通于春气。寅、卯、辰，少阳木王之时。

释音

厕初吏切，圊溷也

愦古对切，心乱也

瘅丁贺切，劳病也

瘕音假，腹中久病

怵敕律切，愍也

疸音旦，黄病

惕音踢，敬也。又忧惧也

卷第六

汉张仲景著　晋王叔和撰次
宋成无已注　明汪济川校正

辨太阴病脉证并治法第十

太阴之为病，腹满而吐，食不下，自利益甚，时腹自痛。若下之，必胸下结硬。

太阴为病，阳邪传里也。太阴之脉，布胃中，邪气壅而为腹满。上不得降者，呕吐而食不下；下不得升者，自利益甚，时腹自痛。阴寒在内而为腹痛者，则为常痛；此阳邪干里，虽痛而亦不常痛，但时时腹自痛也。若下之，则阴邪留于胸下为结硬。经曰：病发于阴，而反下之，因作痞。

太阴中风，四肢烦疼，阳微阴涩而长者，为欲愈。

太阴，脾也，主营四末。太阴中风，四肢烦疼者，风淫末疾也。表邪少则微，里向和则涩而长。长者阳也，阴病见阳脉则生，以阴得阳则解，故云欲愈。

太阴病欲解时，从亥至丑上。

脾为阴土，王于丑、亥、子，向阳，故云解时。

太阴病脉浮者，可发汗，宜桂枝汤。

经曰：浮为在表，沉为在里。太阴病脉浮者，邪在经也，故当汗散之。

自利不渴者，属太阴，以其脏有寒故也。当温之，宜服四逆辈。

自利而渴者，属少阴，为寒在下焦；自利不渴者，属太阴，为寒在中焦，与四逆等汤，以温其脏。

伤寒脉浮而缓，手足自温者，系在太阴。太阴当发身黄；若小便自利者，不能发黄。至七八日，虽暴烦，下利日十余行，必自止，以脾家实，腐秽当去故也。

太阴病至七八日，大便硬者，为太阴入腑，传于阳明也。今至七八日，暴烦，下利十余行者，脾家实，腐秽去也。下利烦躁者死，此以脾气和，逐邪下泄，故虽暴烦，下利日十余行，而利必自止。

本太阳病，医反下之，因而腹满时痛者，属太阴也，桂枝加芍药汤主之。

表邪未罢，医下之，邪因乘虚传于太阴，里气不和，故腹满时痛，与桂枝汤以解表，加芍药以和里。

大实痛者，桂枝加大黄汤主之。

大实大满，自可除下之，故加大黄以下大实。

太阴为病脉弱，其人续自便利，设当行大黄芍药者，宜减之，以其人胃气弱，易动故也。

腹满痛者，太阴病也。脉弱，其人续自便利，则邪虽在里，未成大实。欲与大黄、芍药攻满痛者，宜少与之，以胃气尚弱，易为动利也。

辨少阴病脉证并治法第十一

少阴之为病，脉微细，但欲寐也。

少阴为病，脉微细，为邪气传里深也。卫气行于阳则寤，行于阴则寐。邪传少阴，则气行于阴而不行于阳，故但欲寐。

少阴病，欲吐不吐，心烦，但欲寐，五六日，自利而渴者，属少阴也，虚故引水自救。若小便色白者，少阴病形悉具。小便白者，以下焦虚有寒，不能制水，故令色白也。

欲吐不吐，心烦者，表邪传里也。若腹满痛，则属太阴；此但欲寐，则知属少阴。五六日，邪传少阴之时。自利不渴者，寒在中焦，属太阴；此自利而渴，为寒在下焦，属少阴。肾虚水燥，渴欲引水自救。下焦虚寒，不能制水，小便色白也。经曰：下利欲饮水者，以有热故也。此下利虽渴，然以小便色白，明非里热，不可不察。

病人脉阴阳俱紧，反汗出者，亡阳也，此属少阴，法当咽痛，而复吐利。

脉阴阳俱紧，为少阴伤寒，法当无汗；反汗出者，阳虚不固也，故云亡阳。以无阳阴独，是属少阴。《内经》曰：邪客少阴之络，令人嗌痛，不可内食。少阴寒甚，是当咽痛而复吐利。

少阴病，咳而下利谵语者，被火气劫故也，小便必难，以强责少阴汗也。

咳而下利，里寒而亡津液也，反以火劫，强责少阴汗者，津液内竭，加火气烦之，故谵语、小便难也。

少阴病，脉细沉数，病为在里，不可发汗。

少阴病，始得之，反发热脉沉者，为邪在经，可与麻黄附子细辛汤发汗。此少阴病，脉细沉数，为病在里，故不可发汗。

少阴病，脉微，不可发汗，亡阳故也。阳已虚，尺脉弱涩者，复不可下之。

脉微为亡阳表虚，不可发汗；脉弱涩为亡阳里虚，复不可下。

少阴病脉紧，至七八日，自下利，脉暴微，手足反温，脉紧反去者，为欲解也，虽烦下利，必自愈。

少阴病，脉紧者，寒甚也。至七八日传经尽，欲解之时，自下利，脉暴微者，寒气得泄也。

若阴寒胜正，阳虚而泄者，则手足厥，而脉紧不去；今手足反温，脉紧反去，知阳气复，寒气去，故为欲解。下利烦躁者逆；此正胜邪微，虽烦下利，必自止。

少阴病，下利，若利自止，恶寒而踡卧，手足温者，可治。

少阴病下利，恶寒，踡卧，寒极而阴胜也；利自止，手足温者，里和阳气得复，故为可治。

少阴病，恶寒而踡，时自烦，欲去衣被者可治。

恶寒而踡，阴寒甚也；时时自烦，欲去衣被，为阳气得复，故云可治。

少阴中风，脉阳微阴浮者，为欲愈。

少阴中风，阳脉当浮，而阳脉微者，表邪缓也；阴脉当沉，而阴脉浮者，里气和也。阳中有阴，阴中有阳，阴阳调和，故为欲愈。

少阴病欲解时，从子至寅上。

阳生于子。子为一阳，丑为二阳，寅为三阳，少阴解于此者，阴得阳则解也。

少阴病，吐利，手足不逆冷，反发热者，不死。脉不至者，灸少阴七壮。

经曰：少阴病，吐利躁烦四逆者，死；吐利，手足不厥冷者，则阳气不衰，虽反发热，不死。脉不至者，吐利，暴虚也，灸少阴七壮，以通其脉。

少阴病，八九日，一身手足尽热者，以热在膀胱，必便血也。

膀胱，太阳也。少阴太阳为表里。少阴病至八九日，寒邪变热，复传太阳。太阳为诸阳主气，热在太阳，故一身手足尽热；太阳经多血少气，为热所乘，则血散下行，必便血也。

少阴病，但厥无汗，而强发之，必动其血，未知从何道出，或从口鼻，或从目出，是名下厥上竭，为难治。

但厥无汗，热行于里也，而强发汗，虚其经络，热乘经虚，迫血妄行，从虚而出，或从口鼻，或从目出。诸厥者，皆属于下，但厥为下厥，血亡于上为上竭，伤气损血，邪甚正虚，故为难治。

少阴病，恶寒身踡而利，手足逆冷者，不治。

《针经》曰：多热者易已，多寒者难已。此内外寒极，纯阴无阳，故云不治。

少阴病，吐利，躁烦，四逆者死。

吐利者，寒甚于里；四逆者，寒甚于表。躁烦则阳气欲绝，是知死矣。

少阴病，下利止而头眩，时时自冒者死。

下利止，则水谷竭，眩冒则阳气脱，故死。

少阴病，四逆恶寒而身踡，脉不至，不烦而躁者，死。

四逆恶寒而身踡，则寒甚。脉不至则真气绝。烦，热也；躁，乱也。若愦躁之躁，从烦至躁，为热来有渐则犹可；不烦而躁，是气欲脱而争也，譬犹灯将灭而暴明，其能久乎。

少阴病，六七日，息高者，死。

肾为生气之源，呼吸之门。少阴病六七日不愈而息高者，生气断绝也。

少阴病，脉微细沉，但欲卧，汗出不烦，自欲吐，至五六日，自利，复烦躁，不得卧寐者，死。

阴气方盛，至五六日传经尽，阳气得复则愈；反更自利，烦躁，不得卧寐，则正气弱，阳不能复，病胜脏，故死。

少阴病，始得之，反发热，脉沉者，麻黄附子细辛汤主之。

少阴病，当无热，恶寒；反发热者，邪在表也。虽脉沉，以始得，则邪气未深，亦当温剂发汗以散之。

麻黄附子细辛汤方

麻黄二两，去节。甘热 细辛二两。辛热 附子一枚，炮，去皮，破八片。辛热

《内经》曰：寒淫于内，治以甘热，佐以苦辛，以辛润之。麻黄之甘，以解少阴之寒；细辛、附子之辛，以温少阴之经。

上三味，以水一斗，先煮麻黄，减二升，去上沫，内药，煮取三升，去滓，温服一升，日三服。

少阴病，得之二三日，麻黄附子甘草汤微发汗。以二三日无里证，故微发汗也。

二三日，邪未深也。既无吐利厥逆诸里证，则可与麻黄附子甘草汤，微汗以散之。

麻黄附子甘草汤方

麻黄二两，去节 甘草二两，炙 附子一枚，炮，去皮

麻黄、甘草之甘，以散表寒；附子之辛，以温寒气。

上三味，以水七升，先煮麻黄一两沸，去上沫，内诸药，煮取三升，去滓，温服一升，日三服。

少阴病，得之二三日以上，心中烦，不得卧，黄连阿胶汤主之。

《脉经》曰：风伤阳，寒伤阴。少阴受病，则得之于寒，二三日以上，寒极变热之时，热烦于内，心中烦，不得卧也。与黄连阿胶汤，扶阴散热。

黄连阿胶汤方

黄连四两。苦寒 黄芩一两。苦寒 芍药二两。酸平 鸡子黄二枚。甘温 阿胶三两。甘温

阳有余，以苦除之，黄芩、黄连之苦，以除热；阴不足，以甘补之，鸡黄、阿胶之甘，以补血；酸，收也，泄也，芍药之酸，收阴气而泄邪热。

上五味，以水五升，先煮三物，取二升，去滓，内胶烊尽，小冷，内鸡子黄，搅令相得，温服七合，日三服。

少阴病，得之一二日，口中和，其背恶寒者，当灸之，附子汤主之。

少阴客热，则口燥舌干而渴。口中和者，不苦不燥，是无热也。背为阳，

背恶寒者，阳气弱，阴气胜也。经曰：无热恶寒者，发于阴也。灸之，助阳消阴；与附子汤，温经散寒。

附子汤方

附子二枚，破八片，去皮。辛热　茯苓三两。甘平　人参二两。甘温　白术四两。甘温　芍药三两。酸平

辛以散之，附子之辛以散寒；甘以缓之，茯苓、人参、白术之甘以补阳；酸以收之，芍药之酸以扶阴。所以然者，偏阴偏阳则为病，火欲实，水当平之，不欲偏胜也。

上五味，以水八升，煮取三升，去滓，温服一升，日三服。

少阴病，身体痛，手足寒，骨节痛，脉沉者，附子汤主之。

少阴肾水而主骨节，身体疼痛，肢冷，脉沉者，寒成于阴也。身疼骨痛，若脉浮，手足热，则可发汗；此手足寒，脉沉，故当与附子汤温经。

少阴病，下利便脓血者，桃花汤主之。

阳病下利便脓血者，协热也；少阴病下利便脓血者，下焦不约而里寒也。与桃花汤，固下散寒。

桃花汤方

赤石脂一斤，一半全用，一半筛末。甘温　干姜一两。辛热　粳米一斤。甘平

涩可去脱，赤石脂之涩，以固肠胃；辛以散之，干姜之辛，以散里寒；粳米之甘以补正气。

上三味，以水七升，煮米令熟，去滓，温服七合，内赤石脂末，方寸匕，日三服。若一服愈，余勿服。

少阴病，二三日至四五日，腹痛，小便不利，下利不止便脓血者，桃花汤主之。

二三日以至四五日，寒邪入里深也。腹痛者，里寒也；小便不利者，水谷不别也；下利不止便脓血者，肠胃虚弱下焦不固也。与桃花汤，固肠止利也。

少阴病，下痢便脓血者，可刺。

下焦血气留聚，腐化则为脓血。刺之，以利下焦，宣通血气。

少阴病，吐利，手足厥冷，烦躁欲死者，吴茱萸汤主之。

吐利手足厥冷，则阴寒气甚；烦躁欲死者，阳气内争。与吴茱萸汤，助阳散寒。

少阴病，下痢，咽痛，胸满心烦者，猪肤汤主之。

少阴之脉，从肾上贯肝膈，入肺中，则循喉咙；其支别者，从肺出，络心注胸中。邪自阳经传于少阴，阴虚客热，下利，咽痛、胸满、心烦也，与猪肤汤，调阴散热。

猪肤汤方

猪肤一斤。甘寒

猪，水畜也，其气先入肾。少阴客热，是以猪肤解之。加白蜜以润燥除烦，白粉以益气断利。

上一味，以水一斗，煮取五升，去滓，加白蜜一升，白粉五合，熬香，和相得，温分六服。

少阴病，二三日咽痛者，可与甘草汤；不差者，与桔梗汤。

阳邪传于少阴，邪热为咽痛，服甘草汤则差；若寒热相抟为咽痛者，服甘草汤，若不差，与桔梗汤，以和少阴之气。

甘草汤方

甘草二两

上一味，以水三升，煮取一升半，去滓，温服七合，日二服。

桔梗汤方

桔梗一两。辛甘，微温　甘草二两。甘平

桔梗辛温以散寒，甘草味甘平以除热，甘梗相合，以调寒热。

上二味，以水三升，煮取一升，去滓，分温再服。

少阴病，咽中伤生疮，不能语言，声不出者，苦酒汤主之。

热伤于络，则经络干燥，使咽中伤，生疮，不能言语，声不出者，与苦酒汤，以解络热，愈咽疮。

苦酒汤方

半夏洗，破，如枣核大十四枚。辛温　鸡子一枚，去黄，内上苦酒著鸡子壳中。甘微寒

辛以散之，半夏之辛，以发声音；甘以缓之，鸡子之甘，以缓咽痛；酸以收之，苦酒之酸，以敛咽疮。

上二味，内半夏，著苦酒中，以鸡子壳，置刀环中，安火上，令三沸，去滓，少少含咽之。不差，更作三剂。

少阴病咽中痛，半夏散及汤主之。

甘草汤，主少阴客热咽痛；桔梗汤，主少阴寒热相抟咽痛；半夏散及汤，主少阴客寒咽痛也。

半夏散及汤方

半夏洗。辛温　桂枝去皮。辛热　甘草炙。甘平。以上各等分

《内经》曰：寒淫所胜，平以辛热，佐以甘苦。半夏、桂枝之辛，以散经寒；甘草之甘，以缓正气。

以上三味，各别捣筛已，合治之，白饮和，服方寸匕，日三服。若不能散服者，以水一升，煎七沸，内散两方寸匕，更煎三沸，下火令小冷，少少咽之。

少阴病，下利，白通汤主之。

少阴主水。少阴客寒，不能制水，故自利也。白通汤温里散寒。

白通汤方

葱白四茎。辛温　干姜一两。辛热　附子一枚，生用，去皮，破八片。辛热

《内经》曰：肾苦燥，急食辛以润之。葱白之辛，以通阳气；姜附之辛，以散阴寒。

上三味，以水三升，煮取一升，去滓，分温再服。

少阴病，下利脉微者，与白通汤；利不止，厥逆无脉，干呕烦者，白通加猪胆汁汤主之。服汤脉暴出者死，微续者生。

少阴病，下利，脉微，为寒极阴胜，与白通汤复阳散寒。服汤利不止，厥逆无脉，干呕烦者，寒气太甚，内为格拒，阳气逆乱也，与白通汤加猪胆汁汤以和之。《内经》曰：逆而从之，从而逆之。又曰：逆者正治，从者反治。此之谓也。服汤脉暴出者，正气因发泄而脱也，故死；脉微续者，阳气渐复也，故生。

白通加猪胆汁方

葱白四茎　干姜一两　附子一枚，生，去皮，破八片　人尿五合。咸寒　猪胆汁一合。苦寒

《内经》曰：若调寒热之逆，冷热必行，则热物冷服，下嗌之后，冷体既消，热性便发，由是病气随愈，呕哕皆除，情且不违，而致大益。此和人尿、猪胆汁咸苦寒物于白通汤热剂中，要其气相从，则可以去格拒之寒也。

以上三味，以水三升，煮取一升，去滓，内胆汁、人尿，和令相得，分温再服，若无胆亦可用。

少阴病，二三日不已，至四五日，腹痛，小便不利，四肢沉重疼痛，自下利者，此为有水气，其人或咳，或小便利，或下利，或呕者，真武汤主之。

少阴病二三日，则邪气犹浅，至四五日邪气已深。肾主水，肾病不能制水，水饮停为水气。腹痛者，寒湿内甚也；四肢沉重疼痛，寒湿外甚也；小便不利，自下利者，湿胜而水谷不别也。《内经》曰：湿胜则濡泄。与真武汤，益阳气散寒湿。

真武汤方

茯苓三两。甘平　芍药三两。酸平　生姜三两，切。辛温　白术二两。甘温　附子一枚，炮，去皮，破八片。辛热

脾恶湿，甘先入脾。茯苓、白术之甘，以益脾逐水。寒淫所胜，平以辛热；湿淫所胜，佐以酸平。附子、芍药、生姜之酸辛，以温经散湿。

上五味，以水八升，煮取三升，去滓，温服七合，日三服。

后加减法

若咳者，加五味半升，细辛、干姜各一两。

气逆咳者，五味子之酸，以收逆气。水寒相抟则咳，细辛、干姜之辛，以散水寒。

若小便利者，去茯苓。

小便利，则无伏水，故去茯苓。

若下利者，去芍药，加干姜二两。

芍药之酸泄气，干姜之辛散寒。

若呕者，去附子，加生姜，足前成半斤。

气逆则呕，附子补气，生姜散气。《千金》曰：呕家多服生姜。此为呕家圣药。

少阴病，下利清谷，里寒外热，手足厥逆，脉微欲绝，身反不恶寒，其人面赤色，或腹痛，或干呕，或咽痛，或利止，脉不出者，通脉四逆汤主之。

下利清谷，手足厥逆，脉微欲绝，为里寒；身热，不恶寒，面色赤，为外热。此阴甚于内，格阳于外，不相通也，与通脉四逆汤，散阴通阳。

通脉四逆汤方

甘草二两，炙　附子大者一枚，生用，去皮，破八片　干姜三两，强人可四两

上三味，以水三升，煮取一升二合，去滓，分温再服。其脉即出者愈。

面色赤者，加葱九茎。

葱味辛，以通阳气。

腹中痛者，去葱，加芍药二两。

芍药之酸，通寒利。腹中痛，为气不通也。

呕者，加生姜二两。

辛以散之，呕为气不散也。

咽痛者，去芍药，加桔梗一两。

咽中如结，加桔梗则能散之。

利止脉不出者，去桔梗，加人参二两。

利止脉不出者，亡血也，加人参以补之。经曰：脉微而利，亡血也。四逆加人参汤主之，脉病皆与方相应者，乃可服之。

少阴病，四逆，其人或咳，或悸，或小便不利，或腹中痛，或泄利下重者，四逆散主之。

四逆者，四肢不温也。伤寒邪在三阳，则手足必热；传到太阴，手足自温；至少阴则邪热渐深，故四肢逆而不温也；及至厥阴，则手足厥冷，是又甚于逆。四逆散以散传阴之热也。

四逆散方

甘草炙。甘平　枳实破，水渍炙干。苦寒　柴胡苦寒　芍药酸微寒

《内经》曰：热淫于内，佐以甘苦，以酸收之，以苦发之。枳实、甘草之甘苦，以泄里热；芍药之酸，以收阴气；柴胡之苦，以发表热。

上四味，各十分，捣筛，白饮和，服方寸匕，日三服。

咳者，加五味子、干姜各五分，并主下痢。

肺寒气逆则咳。五味子之酸，收逆气；干姜之辛，散肺寒。并主下痢者，肺与大肠为表里，上咳下痢，治则颇同。

悸者，加桂枝五分。

悸者，气虚而不能通行，心下筑筑然悸动也。桂，犹圭也。引导阳气，若热以使。

小便不利者，加茯苓五分。

茯苓味甘而淡，用以渗泄。

腹中痛者，加附子一枚，炮令拆。

里虚遇邪则痛，加附子以补虚。

泄利下重者，先以水五升，煮薤白三升，煮取三升，去滓，以散三方寸匕，内汤中，煮取一升半，分温再服。

泄利下重者，下焦气滞也，加薤白以泄气滞。

少阴病，下利六七日，咳而呕渴，心烦，不得眠者，猪苓汤主之。

下利不渴者，里寒也。经曰：自利不渴者，属太阴，以其脏寒故也。此下利呕渴，知非里寒；心烦不得眠，知协热也。与猪苓汤渗泄小便，分别水谷。经曰：复不止，当利其小便。此之谓欤？

少阴病，得之二三日，口燥咽干者，急下之，宜大承气汤。

伤寒传经五六日，邪传少阴，则口燥舌干而渴，为邪渐深也。今少阴病得之二三日，邪气未深入之时，便作口燥咽干者，是邪热已甚，肾水干也，急与大承气汤下之，以全肾也。

少阴病，自利清水，色纯青，心下必痛，口干燥者，急下之，宜大承气汤。

少阴，肾水也。青，肝色也。自利色青，为肝邪乘肾。《难经》曰：从前来者为实邪。以肾蕴实邪，必心下痛，口干燥也，与大承气汤以下实邪。

少阴病，六七日，腹胀不大便者，急下之，宜大承气汤。

此少阴入腑也，六七日，少阴之邪入腑之时，阳明内热壅甚，腹满，不大便也。阳明病，土胜肾水则干，急与大承气汤下之，以救肾水。

少阴病，脉沉者，急温之，宜四逆汤。

既吐且利，小便复利，而大汗出，下利清谷，内寒外热，脉微欲绝者，不云急温。此少阴病脉沉而云急温者，彼虽寒甚，然而证已形见于外，治之则有成法；此初头脉沉，未有形证，不知邪气所之，将发何病，是急与四逆汤温之。

少阴病，饮食入口则吐，心中温温欲吐，复不能吐，始得之，手足寒，脉弦迟者，此胸中实，不可下也，当吐之。若膈上有寒饮，干呕者，不可吐也，急温之，宜四逆汤。

伤寒表邪传里，至于少阴。少阴之脉，从肺出，络心注胸中。邪既留于胸中而不散者，饮食入口则吐，心中温温欲吐，阳气受于胸中，邪既留于胸中，则阳气不得宣发于外，是以始得之，手足寒，脉弦迟，此是胸中实，不可下，而当吐。其膈上有寒饮，亦使人心中温温而手足寒，吐则物出，呕则物不出，吐与呕别焉。胸中实，则吐而物出；若膈上有寒饮，则但干呕而不吐也，此不可吐，可与四逆汤以温其膈。

少阴病，下利，脉微涩，呕而汗出，必数更衣；反少者，当温其上，灸之。

脉微为亡阳，涩为亡血。下利呕而汗出，亡阳亡血也。津液不足，里有虚寒，必数更衣；反少者，温其上，以助其阳也，灸之以消其阴。

辨厥阴病脉证并治法第十二

厥阴之为病，消渴，气上撞心，心中疼热，饥而不欲食，食则吐蛔，下之利不止。

邪传厥阴，则热已深也。邪自太阳传至太阴，则腹满而嗌干，未成渴也；邪至少阴者，口燥舌干而渴，未成消也；至厥阴成消渴者，热甚能消水故也。饮水多而小便少者，谓之消渴。木生于火，肝气通心，厥阴客热，气上撞心，心中疼热。伤寒六七日，厥阴受病之时，为传经尽，则当入腑，胃虚客热，饥不欲食，蛔在胃中，无食则动，闻食嗅而出，得食吐蛔，此热在厥阴经也。若便下之，虚其胃气，厥阴木邪相乘，必吐下不止。

厥阴中风，脉微浮，为欲愈；不浮，为未愈。

经曰：阴病见阳脉而生，浮者阳也。厥阴中风，脉微浮，为邪气还表，向汗之时，故云欲愈。

厥阴病，欲解时，从寅至卯上。

厥阴，木也，王于卯丑寅，向王，故为解时。

厥阴病，渴欲饮水者，少少与之，愈。

邪至厥阴，为传经尽，欲汗之时，渴欲得水者，少少与之，胃气得润则愈。

诸四逆厥者，不可下之，虚家亦然。

四逆者，四肢不温也。厥者，手足冷也。皆阳气少而阴气多，故不可下，虚家亦然。下之是为重虚，《金匮玉函》曰：虚者十补，勿一泻之。

伤寒先厥，后发热而利者，必自止。见厥复利。

阴气胜，则厥逆而利；阳气复，则发热，利必自止。见厥，则阴气还胜而复利也。

伤寒始发热六日，厥反九日而利。凡厥利者，当不能食，今反能食者，恐为除中，食以索饼，不发热者，知胃气尚在，必愈，恐暴热来出而复去也。后三日脉之，其热续在者，期之旦日夜半愈。所以然者，本发热六日，厥反九日，复发热三日，并前六日，亦为九日，与厥相应，故期之旦日夜半愈。后三日脉之而脉数，其热不罢者，此为热气有余，必发痈脓也。

始发热，邪在表也。至六日，邪传厥阴，阴气胜者，作厥而利，厥反九日，阴寒气多，当不能食，而反能食者，恐为除中。除，去也；中，胃气也。言邪气太甚，除去胃气，胃欲引食自救，故暴能食，此欲胜也。食以索饼试之，若胃气绝，得面则必发热；若不发热者，胃气尚在也。恐是寒极变热，因暴热来而复去，使之能食，非除中也。《金匮要略》曰：病人素不能食，而反暴思之，必发热。后三日脉之，其热续在者，阳气胜也，期之旦日夜半愈；若旦日不愈，后三日脉数而热不罢者，为热气有余，必发痈脓。经曰：数脉不时，则生恶疮。

伤寒脉迟，六七日，而反与黄芩汤彻其热。脉迟为寒，今与黄芩汤，复除其热，腹中应冷，当不能食；今反能食，此名除中，必死。

伤寒脉迟，六七日，为寒气已深，反与黄芩汤寒药，两寒相抟，腹中当冷，冷不消谷，则不能食；反能食者，除中也。四时皆以胃气为本，胃气已绝，故云必死。

伤寒先厥后发热，下利必自止，而反汗出，咽中痛者，其喉为痹。发热无汗而利必自止，若不止，必便脓血。便脓血者，其喉不痹。

伤寒先厥而利，阴寒气胜也。寒极变热后发热，下利必自止，而反汗出，咽中痛，其喉为痹者，热气上行也。发热无汗而利必自止，利不止，必便脓血者，热气下行也。热气下而不上，其喉亦不痹也。

伤寒一二日，至四五日而厥者，必发热，前热者，后必厥，厥深者，热亦深，厥微者，热亦微，厥应下之，而反发汗者，必口伤烂赤。

前厥后发热者，寒极生热也；前热后厥者，阳气内陷也；厥深热深，厥微热微，随阳气陷之深浅也。热之伏深，必须下去之，反发汗者，引热上行，必口伤烂赤。《内经》曰：火气内发，上为口糜。

伤寒病，厥五日，热亦五日，设六日当复厥，不厥者，自愈。厥终不过五日，以热五日，故知自愈。

阴胜则厥，阳胜则热。先厥五日为阴胜，至六日阳复胜，热亦五日，后复厥者，阴复胜；若不厥为阳全胜，故自愈。经曰：发热四日，厥反三日，复热四日，厥少热多，其病为愈。

凡厥者，阴阳气不相顺接，便为厥。厥者，手足逆冷是也。

手之三阴三阳，相接于手十指；足之三阴三阳，相接于足十指。阳气内陷，阳不与阴相顺接，故手足为之厥冷也。

伤寒，脉微而厥，至七八日，肤冷，其人躁，无暂安时者，此为脏厥，非为蛔厥也。蛔厥者，其人当吐蛔。今[1]病者静，而复时烦，此为脏寒。蛔上入膈，故烦，须臾复止，得食而呕，又烦者，蛔闻食臭出，其人当自吐蛔。蛔厥者，乌梅丸主之。又主久利方。

脏厥者死，阳气绝也。蛔厥，虽厥而烦，吐蛔已则静，不若脏厥而躁无暂安时也。病人脏寒胃虚，蛔动上膈，闻食臭出，因而吐蛔，与乌梅丸，温脏安虫。

乌梅丸方

乌梅三百个。味酸温　细辛六两。辛热　干姜十两。辛热　黄连一斤。苦寒　当归四两。辛温　附子六两，炮。辛热　蜀椒四两，去子。辛热　桂枝六两。辛热　人参六两。甘温　黄柏六两。苦寒

肺主气，肺欲收，急食酸以收之，乌梅之酸，以收肺气；脾欲缓，急食甘以缓之，人参之甘，以缓脾气；寒淫于内，以辛润之，以苦坚之，当归、桂、椒、细辛之辛，以润内寒；寒淫所胜，平以辛热，姜、附之辛热，以胜寒；蛔得甘则动，得苦则安，黄连、黄柏之苦，以安蛔。

上十味，异捣筛，合治之，以苦酒渍乌梅一宿，去核，蒸之五升米下，饭熟，捣成泥，和药令相得，内臼中，与蜜，杵二千下，丸如梧桐子大，先食饮，服十丸，日三服，稍加至二十丸。禁生冷、滑物、臭食等。

伤寒，热少厥微，指头寒，默默不欲食，烦躁数日，小便利，色白者，此热除也，欲得食，其病为愈；若厥而呕，胸胁烦满者，其后必便血。

指头寒者，是厥微热少也；默默不欲食烦躁者，邪热初传里也；数日之后，小便色白，里热去，欲得食，为胃气已和，其病为愈。厥阴之脉，挟胃贯膈，布胁肋。厥而呕，胸胁烦满者，传邪之热，甚于里也。厥阴肝主血，后数日热不去，又不得外泄，迫血下行，必致便血。

病者手足厥冷，言我不结胸，小腹满，按之痛者，此冷结在膀胱关元也。

---

① 今：原作“令”，据《玉函经》改。

手足厥不结胸者，无热也；小腹满，按之痛，下焦冷结也。

伤寒发热四日，厥反三日，复热四日，厥少热多，其病当愈。四日至七日，热不除者，其后必便脓血。

先热后厥者，阳气邪传里也。发热为邪气在表。至四日后厥者，传之阴也。后三日复传阳经，则复热。厥少则邪微，热多为阳胜，其病为愈。至七日传经尽，热除则愈；热不除者，为热气有余，内搏厥阴之血，其后必大便脓血。

伤寒厥四日，热反三日，复厥五日，其病为进，寒多热少，阳气退，故为进也。

伤寒阴胜者先厥，至四日邪传里，重阴必阳，却热三日，七日传经尽，当愈。若不愈而复厥者，传作再经，至四日则当复热；若不复热，至五日厥不除者，阴胜于阳，其病进也。

伤寒六七日，脉微，手足厥冷，烦躁，灸厥阴，厥不还者，死。

伤寒六七日，则正气当复，邪气当罢，脉浮身热为欲解；若反脉微而厥，则阴胜阳也。烦躁者，阳虚而争也。灸厥阴，以复其阳；厥不还，则阳气已绝，不能复正而死。

伤寒发热，下利，厥逆，躁不得卧者，死。

伤寒发热，邪在表也；下利厥逆，阳气虚也；躁不得卧者，病胜脏也。故死。

伤寒发热，下利至甚，厥不止者，死。

《金匮要略》曰：六腑气绝于外者，手足寒；五脏气绝于内者，利下不禁。伤寒发热，为邪气独甚，下利至甚，厥不止，为腑脏气绝，故死。

伤寒六七日，不利，便发热而利，其人汗出不止者，死。有阴无阳故也。

伤寒至七日，为邪正争之时，正胜则生，邪胜则死。始不下利，而暴忽发热，下利汗出不止者，邪气胜正，阳气脱也，故死。

伤寒五六日，不结胸，腹濡，脉虚，复厥者，不可下，此为亡血，下之死。

伤寒五六日，邪气当作里实之时。若不结胸，而腹濡者，里无热也；脉虚者，亡血也；复厥者，阳气少也。不可下，下之为重虚，故死。《金匮玉函》曰：虚者重泻，真气乃绝。

发热而厥，七日，下利者，为难治。

发热而厥，邪传里也。至七日传经尽，则正气胜邪，当汗出而解，反下利，则邪气胜，里气虚，则为难治。

伤寒脉促，手足厥逆者，可灸之。

脉促，则为阳虚不相续；厥逆，则为阳虚不相接。灸之，以助阳气。

伤寒脉滑而厥者，里有热也，白虎汤主之。

滑为阳厥，气内陷，是里热也，与白虎汤以散里热也。

手足厥寒，脉细欲绝者，当归四逆汤主之。

手足厥寒者，阳气外虚，不温四末；脉细欲绝者，阴血内弱，脉行不利。与当归四逆汤，助阳生阴也。

当归四逆汤方

当归三两。辛温　桂枝三两。辛热　芍药三两。酸寒　细辛三两。辛热　大枣二十五个。甘温　甘草二两，炙。甘平　通草二两。甘平

《内经》曰：脉者，血之府也。诸血者，皆属心。通脉者，必先补心益血。苦先入心，当归之苦，以助心血；心苦缓，急食酸以收之，芍药之酸，以收心气；肝苦急，急食甘以缓之，大枣、甘草、通草之甘，以缓阴血。

上七味，以水八升，煮取三升，去滓，温服一升，日三服。

若其人内有久寒者，宜当归四逆加吴茱萸生姜汤主之。

茱萸辛温，以散久寒；生姜辛温，以行阳气。

大汗出，热不去，内拘急，四肢疼，又下利，厥逆而恶寒者，四逆汤主之。

大汗出，则热当去；热反不去者，亡阳也。内拘急下利者，寒甚于里。四肢疼，厥逆而恶寒者，寒甚于表。与四逆汤，复阳散寒。

大汗，若大下利而厥冷者，四逆汤主之。

大汗，若大下利，内外虽殊，其亡津液、损阳气则一也。阳虚阴胜，故生厥逆，与四逆汤，固阳退阴。

病人手足厥冷，脉乍紧者，邪结在胸中。心中满而烦，饥不能食者，病在胸中，当须吐之，宜瓜蒂散。

手足厥冷者，邪气内陷也。脉紧牢者，为实；邪气入腑，则脉沉。今脉乍紧，知邪结在胸中为实，故心下满而烦，胃中无邪则喜饥，以病在胸中，虽饥而不能食，与瓜蒂散，以吐胸中之邪。

伤寒厥而心下悸者，宜先治水，当服茯苓甘草汤，却治其厥；不尔，水

渍入胃，必作利也。

《金匮要略》曰：水停心下，甚者则悸。厥虽寒胜，然以心下悸，为水饮内甚，先与茯苓甘草汤，治其水而后治其厥；若先治厥，则水饮浸渍入胃，必作下利。

伤寒六七日，大下后，寸脉沉而迟，手足厥逆，下部脉不至，咽喉不利，唾脓血，泄利不止者，为难治。麻黄升麻汤主之。

伤寒六七日，邪传厥阴之时。大下之后，下焦气虚，阳气内陷，寸脉迟而手足厥逆，下部脉不至。厥阴之脉，贯膈上注肺，循喉咙。在厥阴随经射肺，因亡津液，遂成肺痿，咽喉不利而唾脓血也。《金匮要略》曰：肺痿之病，从何得之，被快药下利，重亡津液，故得之。若泄利不止者，为里气大虚，故云难治。与麻黄升麻汤，以调肝肺之气。

麻黄升麻汤方

麻黄二两半，去节。甘温　升麻一两一分。甘平　当归一两一分。辛温　知母苦寒　黄芩苦寒　葳蕤各十八铢。甘平　石膏碎，绵裹。甘寒　白术甘温　干姜辛热　芍药酸平　天门冬去心。甘平　桂枝辛热　茯苓甘平　甘草炙，各六铢。甘平

《玉函》曰：大热之气，寒以取之；甚热之气，以汗发之。麻黄、升麻之甘，以发浮热；正气虚者，以辛润之，当归桂姜之辛以散寒；上热者，以苦泄之，知母、黄芩之苦，凉心去热；津液少者，以甘润之，茯苓、白术之甘，缓脾生津；肺燥气热，以酸收之，以甘缓之，芍药之酸，以敛逆气，葳蕤、门冬、石膏、甘草之甘，润肺除热。

上十四味，以水一斗，先煮麻黄一两沸，去上沫，内诸药，煮取三升，去滓，分温三服，相去如炊三斗米顷，令尽，汗出愈。

伤寒四五日，腹中痛，若转气下趣[①]少腹者，此欲自利也。

伤寒四五日，邪气传里之时。腹中痛，转气下趋少腹者，里虚遇寒，寒气下行，欲作自利也。

伤寒本自寒下，医复吐下之，寒格，更逆吐下；若食入口即吐，干姜黄连黄芩人参汤主之。

伤寒邪自传表，为本自寒下，医反吐下，损伤正气，寒气内为格拒。经曰：格则吐逆。食入口即吐，谓之寒格，更复吐下，则重虚而死，是更逆吐下，与

---

①趣：通“趋”。

干姜黄连黄芩人参汤以通寒格。

干姜黄连黄芩人参汤方

干姜辛热　黄连苦寒　黄芩苦寒　人参各三两。甘温

辛以散之，甘以缓之，干姜、人参之甘辛，以补正气；苦以泄之，黄连、黄芩之苦，以通寒格。

上四味，以水六升，煮取二升，去滓，分温再服。

下利，有微热而渴，脉弱者，今自愈。

下利阴寒之疾，反大热者逆。有微热而渴，里气方温也。经曰：诸弱发热，脉弱者，阳气得复也，今必自愈。

下利，脉数，有微热汗出，今自愈；设复紧，为未解。

下利，阴病也。脉数，阳脉也。阴病见阳脉者生，微热汗出，阳气得通也，利必自愈。诸紧为寒，设复脉紧，阴气犹胜，故云未解。

下利，手足厥冷无脉者，灸之不温，若脉不还，反微喘者，死。

下利，手足厥逆无脉者，阴气独胜，阳气大虚也。灸之，阳气复，手足温而脉还，为欲愈；若手足不温，脉不还者，阳已绝也，反微喘者，阳气脱也。

少阴负趺阳者，为顺也。

少阴肾水，趺阳脾土。下利，为肾邪干脾，水不胜土，则为微邪，故为顺也。

下利，寸脉反浮数，尺中自涩者，必清脓血。

下利者，脉当沉而迟，反浮数者，里有热也。涩为无血，尺中自涩者，肠胃血散也，随利下，必便脓血。清与圊通，《脉经》曰：清者厕也。

下利清谷，不可攻表，汗出，必胀满。

下利者，脾胃虚也。胃为津液之主，发汗亡津液，则胃气愈虚，必胀满。

下利，脉沉弦者，下重也；脉大者，为未止；脉微弱数者，为欲自止，虽发热不死。

沉为在里，弦为拘急，里气不足，是主下重；大则病进，此利未止；脉微弱数者，邪气微而阳气复，为欲自止，虽发热止由阳胜，非大逆也。

下利，脉沉而迟，其人面少赤，身有微热，下利清谷者，必郁冒，汗出而解，病人必微厥。所以然者，其面戴阳，下虚故也。

下利清谷，脉沉而迟，里有寒也。面少赤，身有微热，表未解也。病人微厥，《针经》曰：下虚则厥。表邪欲解，临汗之时，以里先虚，必郁冒，然后汗出

而解也。

下利，脉数而渴者，今自愈；设不差，必清脓血，以有热故也。

经曰：脉数不解，而下不止，必协热便脓血也。

下利后脉绝，手足厥冷，晬时脉还，手足温者生，脉不还者死。

下利后，脉绝，手足厥冷者，无阳也。晬时，周时也。周时厥愈，脉出，为阳气复则生；若手足不温，脉不还者，为阳气绝则死。

伤寒下利，日十余行，脉反实者死。

下利者，里虚也。脉当微弱反实者，病胜脏也，故死。《难经》曰：脉不应病，病不应脉，是为死病。

下利清谷，里寒外热，汗出而厥者，通脉四逆汤主之。

下利清谷，为里寒；身热不解，为外热。汗出阳气通行于外，则未当厥；其汗出而厥者，阳气大虚也，与通脉四逆汤，以固阳气。

热利下重者，白头翁汤主之。

利则津液少，热则伤气，气虚下利，致后重也。与白头翁汤，散热厚肠。

白头翁汤方

白头翁二两。苦寒　黄柏苦寒　黄连苦寒　秦皮各三两。苦寒

《内经》曰：肾欲坚，急食苦以坚之。利则下焦虚，是以纯苦之剂坚之。

上四味，以水七升，煮取二升，去滓，温服一升；不愈，更服一升。

下利，腹胀满，身体疼痛者，先温其里，乃攻其表。温里四逆汤；攻表桂枝汤。

下利腹满者，里有虚寒，先与四逆汤温里；身疼痛，为表未解，利止里和，与桂枝汤攻表。

下利，欲饮水者，以有热故也，白头翁汤主之。

自利不渴，为脏寒，与四逆汤[①]以温脏；下利饮水为有热，与白头翁汤以凉中。

下利，谵语者，有燥屎也，宜小承气汤。

经曰：实则谵语。有燥屎为胃实，下利为肠虚，与小承气汤以下燥屎。

下利后更烦，按之心下濡者，为虚烦也，宜栀子豉汤。

下利后不烦，为欲解；若更烦而心下坚者，恐为谷烦。此烦而心下濡者，

---

①汤：原脱，据吴本补。

是邪热乘虚，客于胸中，为虚烦也，与栀子豉汤，吐之则愈。

呕家有痈脓者，不可治呕，脓尽自愈。

胃脘有痈，则呕而吐脓，不可治呕，得脓尽，呕亦自愈。

呕而脉弱，小便复利，身有微热见厥者难治，四逆汤主之。

呕而脉弱，为邪气传里。呕则气上逆，而小便当不利；小便复利者，里虚也。身有微热见厥者，阴胜阳也，为难治。与四逆汤温里助阳。

干呕，吐涎沫，头痛者，吴茱萸汤主之。

干呕，吐涎沫者，里寒也；头痛者，寒气上攻也。与吴茱萸汤温里散寒。

呕而发热者，小柴胡汤主之。

经曰：呕而发热者，柴胡证具。

伤寒大吐大下之，极虚，复极汗出者，以其人外气怫郁，复与之水，以发其汗，因得哕。所以然者，胃中寒冷故也。

大吐大下，胃气极虚，复极发汗，又亡阳气。外邪怫郁于表，则身热，医与之水，以发其汗，胃虚得水，虚寒相抟成哕也。

伤寒，哕而腹满，视其前后，知何部不利，利之则愈。

哕而腹满，气上而不下也。视其前后部，有不利者即利之，以降其气。前部，小便也；后部，大便也。

释音

踡音拳，不伸也

恶湿上乌路切，耻也，憎也

愤扶粉切，懑也

撞宅江切，击也

卷第七

汉张仲景著 晋王叔和撰次
宋成无已注 明汪济川校正

辨霍乱病脉证并治法第十三

问曰：病有霍乱者何？答曰：呕吐而利，名曰霍乱。

三焦者，水谷之道路。邪在上焦，则吐而不利；邪在下焦，则利而不吐；邪在中焦，则既吐且利。以饮食不节，寒热不调，清浊相干，阴阳乖隔，遂成霍乱。轻者，止曰吐利；重者，挥霍撩乱，名曰霍乱。

问曰：病发热，头痛，身疼，恶寒，吐利者，此属何病？答曰：此名霍乱。自吐下，又利止，复更发热也。

发热，头痛，身疼，恶寒者，本是伤寒，因邪入里，伤于脾胃，上吐下利，令为霍乱。利止里和，复更发热者，还是伤寒，必汗出而解。

伤寒，其脉微涩者，本是霍乱，今是伤寒，却四五日，至阴经上，转入阴必利，本呕下利者，不可治也。欲似大便而反矢气，仍不利者，属阳明也，便必硬，十三日愈，所以然者，经尽故也。

微为亡阳，涩为亡血。伤寒脉微涩，则本是霍乱，吐利亡阳、亡血，吐利止，伤寒之邪未已，还是伤寒，却四五日邪传阴经之时，里虚遇邪，必作自利，本呕者，邪甚于上，又利者，邪甚于下，先霍乱里气大虚，又伤寒之邪，再传为吐利，是重虚也，故为不治。若欲似大便，而反矢气仍不利者，利为虚，不利为实，欲大便而反矢气，里气热也，此属阳明，便必硬也。十三日愈者，伤寒六日，传遍三阴三阳，后六日再传经尽，则阴阳之气和，大邪之气去而愈也。

下利后，当便硬，硬则能食者愈；今反不能食，到后经中，颇能食，复过一经能食，过之一日，当愈。不愈者，不属阳明也。

下利后，亡津液，当便硬。能食为胃和，必自愈；不能食者，为未和。到后经中，为复过一经，言七日后再经也。颇能食者，胃气方和，过一日当愈。不愈者，暴热使之能食，非阳明气和也。

恶寒脉微，而复利，利止，亡血也，四逆加人参汤主之。

恶寒脉微而利者，阳虚阴胜也，利止则津液内竭，故云亡血。《金匮玉函》曰：水竭则无血，与四逆汤温经助阳，加人参生津液益血。

霍乱，头痛，发热，身疼痛，热多欲饮水者，五苓散主之；寒多不用水者，理中丸主之。

头痛发热，则邪自风寒而来。中焦为寒热相半之分，邪稍高者，居阳分，则为热，热多欲饮水者，与五苓散以散之；邪稍下者，居阴分，则为寒，寒多不用水者，与理中丸温之。

理中丸方

人参甘温　甘草炙。甘平　白术甘温　干姜以上各三两。辛热

《内经》曰：脾欲缓，急食甘以缓之。用甘补之，人参、白术、甘草之甘，以缓脾气调中。寒淫所胜，平以辛热。干姜之辛，以温胃散寒。

上四味，捣筛为末，蜜和丸，如鸡黄大，以沸汤数合，和一丸，研碎，温服之。日三四，夜二服，腹中未热，益至三四丸，然不及汤。汤法，以四物依两数切，用水八升，煮取三升，去滓，温服一升，日三服。

加减法

若脐上筑者，肾气动也，去术加桂四两。

脾虚肾气动者，脐上筑动。《内经》曰：甘者，令人中满。术甘壅补，桂泄奔豚，是相易也。

吐多者，去术，加生姜三两。

呕家不喜甘，故去术；呕家多服生姜，以辛散之。

下多者，还用术；悸者，加茯苓二两。

下多者，用术以去湿；悸加茯苓以导气。

渴欲得水者，加术，足前成四两半。

津液不足则渴，术甘以缓之。

腹中痛者，加人参，足前成四两半。

里虚则痛，加人参以补之。

寒者，加干姜，足前成四两半。

寒淫所胜，平以辛热。

腹满者，去术，加附子一枚。服汤后，如食顷，饮热粥一升许，微自温，勿发揭衣被。

胃虚则气壅腹满，甘令人中满，是去术也；附子之辛，以补阳散壅。

吐利止而身痛不休者，当消息和解其外，宜桂枝汤小和之。

吐利止，里和也；身痛不休，表未解也。与桂枝汤小和之。《外台》云：里和表病，汗之则愈。

吐利汗出，发热恶寒，四肢拘急，手足厥冷者，四逆汤主之。

上吐下利，里虚汗出，发热恶寒，表未解也；四肢拘急，手足厥冷，阳虚阴胜也。与四逆汤助阳退阴。

既吐且利，小便复利而大汗出，下利清谷，内寒外热，脉微欲绝者，四逆汤主之。

吐利亡津液，则小便当少，小便复利而大汗出，津液不禁，阳气大虚也。脉微为亡阳，若无外热，但内寒，下利清谷，为纯阴；此以外热，为阳未绝，犹可与四逆汤救之。

吐已下断，汗出而厥，四肢拘急不解，脉微欲绝者，通脉四逆加猪胆汁汤主之。

吐已下断，津液内竭，则不当汗出，汗出者，不当厥；今汗出而厥，四肢拘急不解，脉微欲绝者，阳气大虚，阴气独胜也。若纯与阳药，恐阴为格拒，或呕或躁，不得复入也；与通脉四逆汤加猪胆汁，胆苦入心而通脉，胆寒补肝而和阴，引置阳药不被格拒。《内经》曰：微者逆之，甚者从之。此之谓也。

吐利发汗，脉平，小烦者，以新虚不胜谷气故也。

《内经》曰：食入于阴，长气于阳。新虚不胜谷气，是生小烦。

辨阴阳易差后劳复病脉[1]证并治法第十四

伤寒，阴阳易之为病，其人身体重，少气，少腹里急，或引阴中拘挛，热上冲胸，头重不欲举，眼中生花，膝胫拘急者，烧裩散主之。

大病新差，血气未复，余热未尽，强合阴阳，得病者名曰易。男子病新差未平复，而妇人与之交，得病，名曰阳易；妇人病新差未平腹，男子与之交，得病，名曰阴易。以阴阳相感动，其余毒相染著，如换易也。其人病身体重，少气者，损动真气也；少腹里急，引阴中拘挛，膝胫拘急，阴气极也；热上冲胸，头重不欲举，眼中生花者，感动之毒，所易之气，熏蒸于上也。与烧裩散以道阴气。

烧裩散方

上取妇人中裩近隐处，剪烧灰，以水和服方寸匕，日三服。小便即利，阴头微肿，则愈。妇人病，取男子裩裆烧灰。

大病差后，劳复者，枳实栀子豉汤主之。若有宿食者，加大黄如慱[2]棋子大五六枚。

病有劳复，有食复。伤寒新差，血气未平，余热未尽，早作劳动病者，名曰劳复。病热少愈而强食之，热有所藏，因其谷气留抟，两阳相合而病者，名曰食复。劳复，则热气浮越，与枳实栀子豉汤以解之；食复，则胃有宿积，加大黄以下之。

枳实栀子豉汤方

枳实三枚，炙。苦寒　栀子十四枚，擘。苦寒　豉一升，绵裹。苦寒

枳实栀子豉汤，则应吐剂，此云覆令微似汗出者，以其热聚于上，苦则吐之；热散于表者，苦则发之。《内经》曰：火淫所胜，以苦发之。此之谓也。

---

① 脉：原缺，据上下文例补。

② 慱：通“团”，圆。

上三味，以清浆水七升，空煮取四升，内枳实、栀子，煮取二升，下豉，更煮五六沸，去滓，温分再服，覆令微似汗。

伤寒差已后，更发热者，小柴胡汤主之。脉浮者，以汗解之；脉沉实者，以下解之。

差后余热未尽，更发热者，与小柴胡汤以和解之。脉浮者，热在表也，故以汗解；脉沉者，热在里也，故以下解之。

大病差后，从腰已下有水气者，牡蛎泽泻散主之。

大病差后，脾胃气虚，不能制约肾水，水溢下焦，腰以下为肿也。《金匮要略》曰：腰以下肿，当利小便。与牡蛎泽泻散，利小便而散水也。

牡蛎泽泻散方

牡蛎熬。咸平　泽泻咸寒　瓜蒌根苦寒　蜀漆洗，去脚。辛平　葶苈熬。苦寒　商陆根熬。辛酸，咸平　海藻洗去咸，以上各等分。咸寒

咸味涌泄，牡蛎、泽泻、海藻之咸以泄水气。《内经》曰：湿淫于内，平以苦，佐以酸辛，以苦泄之。蜀漆、葶苈、瓜蒌、商陆之酸辛与苦，以导肿湿。

上七味，异捣下筛为散，更入臼中治之，白饮和，服方寸匕。小便利，止后服，日三服。

大病差后，喜唾，久不了了者，胃上有寒，当以丸药温之，宜理中丸。

汗后，阳气不足，胃中虚寒，不内津液，故喜唾，不了了。与理中丸以温其胃。

伤寒解后，虚羸少气，气逆欲吐者，竹叶石膏汤主之。

伤寒解后，津液不足而虚羸，余热未尽，热则伤气，故少气，气逆欲吐，与竹叶石膏汤，调胃散热。

竹叶石膏汤方

竹叶二把。辛平　石膏一斤。甘寒　半夏半升，洗。辛温　人参三两。甘温　甘草二两，炙。甘平　粳米半升。甘微寒　麦门冬一升，去心。甘平

辛甘发散而除热，竹叶、石膏、甘草之甘辛，以发散余热；甘缓脾而益气，麦门冬、人参、粳米之甘，以补不足；辛者散也，气逆者，欲其散，半夏之辛，以散逆气。

上七味，以水一斗，煮取六升，去滓，内粳米，煮米熟，汤成，去米，温服一升，日三服。

病人脉已解，而日暮微烦，以病新差，人强与谷，脾胃气尚弱，不能消

谷，故令微烦，损谷则愈。

阳明王于申酉戌，宿食在胃，故日暮微烦，当小下之，以损宿谷。

辨不可发汗病脉证并治法第十五

夫以为疾病至急，仓卒寻按，要者难得，故重集诸可与不可方治，比之三阴三阳篇中，此易见也。又时有不止是三阴三阳，出在诸可与不可中也。

诸不可汗、不可下，病证药方，前三阴三阳篇中，经注已具者，更不复出；其余无者，于此已后经注备见。

脉濡而弱，弱反在关，濡反在巅，微反在上，涩反在下。微则阳气不足，涩则无血。阳气反微，中风汗出而反躁烦。涩则无血，厥而且寒。阳微发汗，躁不得眠。

寸关为阳，脉当浮盛，弱反在关，则里气不及；濡反在巅，则表气不逮。卫行脉外，浮为在上以候卫；微反在上，是阳气不足；荣行脉中，沉为在下以候荣；涩反在下，是无血也。阳微不能固外，腠理开疏，风因客之，故令汗出而躁烦；无血则阴虚，不与阳相顺接，故厥而且寒；阳微无津液，则不能作汗，若发汗则必亡阳而躁。经曰：汗多亡阳，遂虚，恶风烦躁，不得眠也。

动气在右，不可发汗，发汗则衄而渴，心苦烦，饮即吐水。

动气者，筑筑然气动也。在右者，在脐之右也。《难经》曰：肺内证，脐右有动气，按之牢若痛。肺气不治，正气内虚，气动于脐之右也。发汗则动肺气，肺主气，开窍于鼻，气虚则不能卫血，血溢妄行，随气出于鼻为衄。亡津液，胃燥，则烦渴而心苦烦。肺恶寒，饮冷则伤肺，故饮即吐水。

动气在左，不可发汗，发汗则头眩，汗不止，筋惕肉瞤。

《难经》曰：肝内证，脐左有动气，按之牢若痛。肝气不治，正气内虚，气动于脐之左也。肝为阴之主，发汗，汗不止，则亡阳外虚，故头眩、筋惕肉瞤。《针经》曰：上虚则眩。

动气在上，不可发汗，发汗则气上冲，正在心端。

《难经》曰：心内证，脐上有动气，按之牢若痛。心气不治，正气内虚，气动于脐之上也。心为阳，发汗亡阳，则愈损心气，肾乘心虚，欲上凌心，故气上冲，正在心端。

动气在下，不可发汗，发汗则无汗，心中大烦，骨节苦疼，目运，恶寒，食则反吐，谷不得前。

《难经》曰：肾内证，脐下有动气，按之牢若痛。肾气不治，正气内虚，动气发于脐之下也。肾者主水，发汗则无汗者，水不足也；心中大烦者，肾虚不能制心火也；骨节苦疼者，肾主骨也；目运者，肾病则目䀮䀮如无所见；恶寒者，肾主寒也；食则反吐，谷不得前者，肾水干也。王冰曰：病呕而吐，食久反出，是无水也。

咽中闭塞，不可发汗，发汗则吐血，气欲绝，手足厥冷，欲得蜷卧，不能自温。

咽门者，胃之系。胃经不和，则咽内不利。发汗攻阳，血随发散而上，必吐血也。胃经不和而反攻表，则阳虚于外，故气欲绝，手足冷，欲蜷而不能自温。

诸脉得数动微弱者，不可发汗，发汗则大便难，腹中干，胃燥而烦，其形相象，根本异源。

动数之脉，为热在表；微弱之脉，为热在里。发汗亡津液，则热气愈甚，胃中干燥，故大便难，腹中干，胃燥而烦。根本虽有表里之异，逆治之后，热传之则一，是以病形相象也。

脉微而弱，弱反在关，濡反在巅；弦反在上，微反在下。弦为阳运，微为阴寒。上实下虚，意欲得温。微弦为虚，不可发汗，发汗则寒慄，不能自还。

弦在上，则风伤气，风胜者，阳为之运动；微在下，则寒伤血，血伤者，里为之阴寒。外气怫郁为上实，里有阴寒为下虚。表热里寒，意欲得温，若反发汗，亡阳阴独，故寒慄不能自还。

咳者则剧，数吐涎沫，咽中必干，小便不利，心中饥烦，晬时而发，其形似疟，有寒无热，虚而寒慄，咳而发汗，蜷而苦满，腹中复坚。

肺寒气逆，咳者则剧；吐涎沫，亡津液，咽中必干，小便不利；膈中阳气虚，心中饥而烦。一日一夜，气大会于肺，邪正相击，晬时而发，形如寒疟，但寒无热，虚而寒慄。发汗攻阳，则阳气愈虚，阴寒愈甚，故蜷而苦满，腹中复坚。

厥，脉紧，不可发汗，发汗则声乱、咽嘶、舌萎、声不得前。

厥而脉紧，则少阴伤寒也，法当温里，而反发汗，则损少阴之气。少阴之脉，入肺中，循喉咙，挟舌本。肾为之本，肺为之标，本虚则标弱，故声乱、咽嘶、舌萎、声不得前。

诸逆发汗，病微者难差；剧者言乱、目眩者死，命将难全。

不可发汗而强发之，轻者因发汗而重而难差；重者脱其阴阳之气，言乱目眩而死。《难经》曰：脱阳者，见鬼，是此言乱也；脱阴者，目盲，是此目眩也。眩非玄而见玄，是近于盲也。

咳而小便利，若失小便者，不可发汗，汗出则四肢厥逆冷。

肺经虚冷，上虚不能治下者，咳而小便利，或失小便。上虚发汗，则阳气外亡。四肢者，诸阳之本，阳虚则不与阴相接，故四肢厥逆冷。

伤寒头痛，翕翕发热，形象中风，常微汗出自呕者，下之益烦，心中懊侬如饥；发汗则致痓，身强，难以屈伸；熏之则发黄，不得小便；灸则发咳唾。

伤寒当无汗、恶寒，今头痛、发热、微汗出、自呕，则伤寒之邪传而为热，欲行于里。若反下之，邪热乘虚流于胸中为虚烦，心懊侬如饥；若发汗，则虚表，热归经络，热甚生风，故身强直而成痓；若熏之，则火热相合，消烁津液，故小便不利而发黄；肺恶火，灸则火热伤肺，必发咳嗽而唾脓。

辨可发汗病脉证并治法第十六

大法，春夏宜发汗。

春夏阳气在外，邪气亦在外，故可发汗。

凡发汗，欲令手足俱周，时出以漐漐然，一时间许，亦佳。不可令如水流漓。若病不解，当重发汗。汗多必亡阳，阳虚，不得重发汗也。

汗缓缓出，则表里之邪悉去；汗大出，则邪气不除，但亡阳也。阳虚为无津液，故不可重发汗。

凡服汤发汗，中病便止，不必尽剂。

汗多则亡阳。

凡云可发汗，无汤者，丸散亦可用；要以汗出为解，然不如汤，随证良验。

《圣济经》曰：汤液主治，本乎腠理壅郁。除邪气者，于汤为宜。《金匮玉函》曰：水能净万物，故用汤也。

夫病脉浮大，问病者言，但便硬尔。设利者，为大逆。硬为实，汗出而解。何以故？脉浮当以汗解。

经曰：脉浮大应发汗，医反下之，为大逆。便硬难，虽为里实，亦当先解其外，若行利药，是为大逆。结胸虽急，脉浮大，犹不可下，下之即死，况此便难乎。经曰：本发汗而复下之，此为逆；若先发汗，治不为逆。

下利后，身疼痛，清便自调者，急当救表，宜桂枝汤发汗。

《外台》云：里和表病，汗之则愈。

卷第八

汉张仲景著　晋王叔和撰次
宋成无已注　明汪济川校正

辨发汗后病脉证并治法第十七

发汗多，亡阳谵语者，不可下，与柴胡桂枝汤和其荣卫，以通津液，后自愈。

胃为水谷之海，津液之主。发汗多，亡津液，胃中燥，必发谵语；此非实热，则不可下，与柴胡桂枝汤，和其荣卫，通行津液，津液生，则胃润，谵语自止。

此一卷，第十七篇，凡三十一证，前有详说。

辨不可吐第十八

合四证，已具太阳篇中。

辨可吐第十九

大法，春宜吐。

春时阳气在上，邪气亦在上，故宜吐。

凡用吐汤，中病即止，不必尽剂也。

要在适当，不欲过也。

病胸上诸实，胸中郁郁而痛，不能食，欲使人按之，而反有涎唾，下利日十余行，其脉反迟，寸口脉微滑，此可吐之，吐之，利则止。

胸上诸实，或痰实，或热郁，或寒结胸中，郁而痛，不能食，欲使人按之，反有涎唾者，邪在下，按之气下而无涎唾，此按之反有涎唾者，知邪在胸中。经曰：下利脉迟而滑者，内实也。今下利日十余行，其脉反迟，寸口脉微滑，是上实也，故可吐之。《玉函》曰：上盛不已，吐而夺之。

宿食，在上脘者，当吐之。

宿食在中下脘者，则宜下；宿食在上脘，则当吐。《内经》曰：其高者因而越之，其下者引而竭之。

病人手足厥冷，脉乍结，以客气在胸中；心下满而烦，欲食不能食者，病在胸中，当吐之。

此与第六卷厥阴门瓜蒂散证同。彼云，脉乍紧，此云脉乍结，惟此有异。紧为内实，乍紧则实未深，是邪在胸中；结为结实，乍结则结未深，是邪在胸中。所以证治俱同也。

释音

拒音巨，抑也

函音含，又音咸，书函

𥆧音荒，目不明也

脘音管，胃府也

竭渠孽切，尽也

蒂音帝，瓜帝也

卷第九

汉张仲景著　晋王叔和撰次
宋成无己注　明汪济川校正

辨不可下病脉证并治法第二十

脉濡而弱，弱反在关，濡反在巅；微反在上，涩反在下。微则阳气不足，涩则无血。阳气反微，中风、汗出而反躁烦；涩则无血，厥而且寒。阳微不可下，下之则心下痞硬。

阳微下之，阳气已虚，阴气内甚，故心下痞硬。

动气在右，不可下。下之则津液内竭，咽燥、鼻干、头眩、心悸也。

动气在右，肺之动也。下之伤胃动肺，津液内竭。咽燥鼻干者，肺属金主燥也；头眩心悸者，肺主气而虚也。

动气在左，不可下。下之则腹内拘急，食不下，动气更剧。虽有身热，卧则欲蜷。

动气在左，肝之动也。下之损脾而肝气益胜，复行于脾，故腹内拘急，食不下，动气更剧也。虽有身热，以里气不足，故卧则欲蜷。

动气在上，不可下。下之则掌握热烦，身上浮冷，热汗自泄，欲得水自灌。

动气在上，心之动也。下之则伤胃，内动心气。心为火主热，《针经》曰：心所生病者，掌中热。肝为脏中之阴，病则虽有身热，卧则欲蜷，作表热里寒也；心为脏中之阳，病则身上浮冷，热汗自泄，欲得水自灌，作表寒里热也。二脏阴阳寒热，明可见焉。

动气在下，不可下。下之则腹胀满，卒起头眩，食则下清谷，心下痞也。

动气在下，肾之动也。下之则伤脾，肾气则动，肾寒乘脾，故有腹满、头眩、下清谷、心下痞之证也。

咽中闭塞，不可下。下之则上轻下重，水浆不下，卧则欲蜷，身急痛，下利日数十行。

咽中闭塞，胃已不和也。下之则闭塞之邪为上轻，复伤胃气为下重，至水浆不下，卧则欲蜷，身急痛，下利日数十行，知虚寒也。

诸外实者，不可下。下之则发微热，亡脉厥者，当脐握热。

外实者，表热也，汗之则愈，下之为逆。下后里虚，表热内陷，故发微热。厥深者，热亦深，亡脉厥者，则阳气深陷，客于下焦，故当脐握热。

诸虚者，不可下。下之则大渴，求水者易愈，恶水者剧。

《金匮玉函》曰：虚者十补，勿一泻之。虚家下之为重虚，内竭津液，故令大渴。求水者，阳气未竭，而犹可愈；恶水者，阳气已竭，则难可制。

脉濡而弱，弱反在关，濡反在巅；弦反在上，微反在下。弦为阳运，微为阴寒。上实下虚，意欲得温。微弦为虚，虚者不可下也。

虚家下之是为重虚。《难经》曰：实实虚虚，损不足益有余。此者，是中工所害也。

微则为咳，咳则吐涎，下之则咳止，而利因不休，利不休，则胸中如虫啮，粥入则出，小便不利，两胁拘急，喘息为难，颈背相引，臂则不仁，极寒反汗出，身冷若冰，眼睛不慧，语言不休，而谷气多入，此为除中，口虽欲言，舌不得前。

《内经》曰：感于寒，则受病。微则为咳，甚则为泄、为痛。肺感微寒为咳，则脉亦微也。下之，气下咳虽止，而因利不休，利不休则夺正气，而成危恶。胸中如虫啮，粥入则出，小便不利，两胁拘急，喘息为难者，里气损也。颈背相引，臂为不仁，极寒反汗出，身冷如冰者，表气损也。表里损极，至阴阳俱脱，眼睛不慧，语言不休。《难经》曰：脱阳者见鬼，脱阴者目盲。阴阳脱者，应不能食，而谷多入者，此为除中，是胃气除去也，口虽欲言，舌不得前，气已衰脱，不能运也。

脉濡而弱，弱反在关，濡反在巅；浮反在上，数反在下。浮为阳虚，数为无血，浮为虚，数为热。浮为虚，自汗出而恶寒；数为痛，振寒而慄。

微弱在关，胸下为急，喘汗而不得呼吸，呼吸之中，痛在于胁，振寒相抟，形如疟状，医反下之，故令脉数、发热、狂走见鬼，心下为痞，小便淋沥，小腹甚硬，小便则尿血也。

弱在关，则阴气内弱；濡在巅，则阳气外弱。浮为虚，浮在上，则卫不足也，故云阳虚。阳虚不固，故腠理汗出恶寒；数亦为虚，数在下则荣不及，故云亡血。亡血则不能温润腑脏，脉数而痛，振而寒慄。微弱在关，邪气传里也，里虚遇邪，胸下为急，喘而汗出，胁下引痛，振寒如疟。此里邪未实，表邪未解，医反下之，里气益虚，邪热内陷，故脉数、发热、狂走见鬼，心下为痞，此热陷于中焦者也。若热气深陷，则客于下焦，使小便淋沥，小腹甚硬，小便尿血也。

脉濡而紧，濡则卫[①]气微，紧则荣中寒。阳微卫中风，发热而恶寒；荣紧胃气冷，微呕心内烦。医为有大热，解肌而发汗。亡阳虚烦躁，心下苦痞坚。表里俱虚竭，卒起而头眩。客热在皮肤，怅快不得眠。不知胃气冷，紧寒在关元。技巧无所施，汲水灌其身。客热应时罢，慄慄而振寒。重被而覆之，汗出而冒巅。体惕而又振，小便为微难。寒气因水发，清谷不容间。呕变反肠出，颠倒不得安。手足为微逆，身冷而内烦。迟欲从后救，安可复追还。

胃冷荣寒，阳微中风，发热恶寒，微呕心烦。医不温胃，反为有热，解肌发汗，则表虚亡阳，烦躁，心下痞坚。先里不足，发汗又虚其表，表里俱虚竭，卒起头眩。客热在表，怅快不得眠。医不救里，但责表热，汲水灌洗以却热，客热易罢，里寒益增，慄而振寒。复以重被覆之，表虚遂汗出，愈使阳气虚也。巅，顶也。颠冒而体振寒，小便难者，亡阳也。寒因水发，下为清谷，上为呕吐，外有厥逆，内为躁烦，颠倒不安，虽欲拯救不可得也。《本草》曰：病势已过，命将难全。

脉浮而大，浮为气实，大为血虚。血虚为无阴，孤阳独下阴部者，小便当赤而难，胞中当虚，今反小便利，而大汗出，法应卫家当微，今反更实，津液四射，荣竭血尽，干烦而不得眠，血薄肉消，而成暴液。医复以毒药攻其胃，此为重虚，客阳去有期，必下如污泥而死。

卫为阳，荣为阴。卫气强实，阴血虚弱，阳乘阴虚，下至阴部。阴部，下

① 卫：原作“胃”，据吴本及《伤寒论·辨不可下病脉证并治》改。

焦也。阳为热则消津液，当小便赤而难；今反小便利而大汗出者，阴气内弱也。经曰：阴弱者，汗自出。是以卫家不微而反更实，荣竭血尽，干烦而不眠，血薄则肉消，而成暴液者，津液四射也。医反下之，又虚其里，是为重虚，孤阳因下而又脱去，气血皆竭，胃气内尽，必下如污泥而死也。

脉数者，久数不止，止则邪结，正气不能复，正气却结于脏，故邪气浮之，与皮毛相得。脉数者，不可下，下之则必烦利不止。

数为热，止则邪气结于经络之间，正气不能复行于表，则却结于脏，邪气独浮于皮毛。下之虚其里，邪热乘虚而入，里虚叶[①]热，必烦利不止。

脉浮大，应发汗，医反下之，此为大逆。

浮大属表，故不可下。病欲吐者，不可下。

呕多，虽有阳明证，不可攻之。

为邪犹在胸中也。

太阳病，外证未解，不可下，下之为逆。

表未解者，虽有里证亦不可下，当先解外为顺；若反下之，则为逆也。经曰：本发汗而复下之，此为逆也。若先发汗，治不为逆。

夫病阳多者热，下之则硬。

阳热证多，则津液少，下之虽除热，复损津液，必便难也。或谓阳多者表热也，下之则心下硬。

无阳阴强，大便硬者，下之则必清谷腹满。

无阳者，亡津液也；阴强者，寒多也。大便硬则为阴结，下之虚胃，阴寒内甚，必清谷腹满。

伤寒发热，头痛，微汗出。发汗，则不识人；熏之则喘，不得小便，心腹满；下之则短气，小便难，头痛，背强；加温针则衄。

伤寒则无汗，发热，头痛，微汗出者，寒邪变热，欲传于里也。发汗则亡阳，增热，故不识人；若以火熏之，则火热伤气，内消津液，结为里实，故喘，不得小便，心腹满；若反下之，则内虚津液，邪欲入里，外动经络，故短气，小便难，头痛，背强；若加温针，益阳增热，必动其血而为衄也。

伤寒，脉阴阳俱紧，恶寒发热，则脉欲厥。厥者，脉初来大，渐渐小，更来渐渐大，是其候也。如此者恶寒，甚者，翕翕汗出，喉中痛；热多者，

---

①叶：同“协”，下同。

目赤脉多，睛不慧，医复发之，咽中则伤；若复下之，则两目闭，寒多者便清谷，热多者便脓血；若熏之，则身发黄；若熨之，则咽燥。若小便利者，可救之；小便难者，为危殆。

脉阴阳俱紧，则清邪中上，浊邪中下，太阳少阴俱感邪也。恶寒者少阴，发热者太阳，脉欲厥者，表邪欲传里也。恶寒甚者，则变热，翕翕汗出，喉中痛，以少阴之脉循喉咙故也。热多者，太阳多也；目赤脉多者，睛不慧，以太阳之脉起于目故也。发汗攻阳，则少阴之热因发而上行，故咽中伤。若复下之，则太阳之邪，因虚而内陷，故两目闭。阴邪下行为寒多，必便清谷；阳邪下行为热多，必便脓血。熏之，则火热甚，身必发黄。熨之，则火热轻，必为咽燥。小便利者，为津液未竭，犹可救之；小便难者，津液已绝，则难可制而危殆矣。

伤寒发热，口中勃勃气出，头痛，目黄，衄不可制，贪水者必呕，恶水者厥。若下之，咽中生疮，假令手足温者，必下重便脓血。头痛目黄者，若下之，则两目闭。贪水者，脉必厥，其声嘤，咽喉塞；若发汗，则战慄，阴阳俱虚。恶水者，若下之，则里冷不嗜食，大便完谷出；若发汗，则口中伤，舌上白胎，烦躁，脉数实，不大便，六七日后，必便血；若发汗，则小便自利也。

伤寒发热，寒变热也。口中勃勃气出，热客上膈也。头痛目黄，血不可制者，热蒸于上也。《千金》曰：无阳即厥，无阴即呕。贪水者必呕，则阴虚也；恶水者厥，则阳虚也。发热口中勃勃气出者，咽中已热也，若下之亡津液，则咽中生疮，热因里虚而下，若热气内结，则手足必厥。设手足温者，热气不结而下行，作叶热利，下重便脓血也。头痛目黄者，下之，热气内伏，则目闭也。贪水为阴虚，下之又虚其里，阳气内陷，故脉厥声嘤，咽喉闭塞。阴虚发汗，又虚其阳，使阴阳俱虚而战慄也。恶水为阳虚，下之又虚胃气，虚寒内甚，故里冷不嗜食。阳虚发汗，则上焦虚燥，故口中伤烂，舌上白胎而烦躁也。经曰：脉数不解，合热则消谷喜饥。至六七日不大便者，此有瘀血，此脉数实，不大便六七日，热畜血于内也。七日之后，邪热渐解，迫血下行，必便血也。便血发汗，阴阳俱虚，故小便利。

下利，脉大者，虚也，以其强下之故也。设脉浮革，固尔肠鸣者，属当归四逆汤主之。

脉大为虚，以未应下而下之，利因不休也。浮者，按之不足也；革者，实大而长微弦也。浮为虚，革为寒，寒虚相抟，则肠鸣，与当归四逆汤，补虚散寒。

辨可下病脉证并治法第二十一

大法，秋宜下。

秋时阳气下行，则邪亦在下，故宜下。

凡服下药，用汤胜丸，中病即止，不必尽剂也。

汤之为言荡也，涤荡肠胃，溉灌脏腑，推陈燥结，却热下寒，破散邪疫，理导润泽枯槁，悦人皮肤，益人血气。水能净万物，故胜丸散。中病即止者，如承气汤证云：若一服，利而止后服。又曰：若一服，谵语止，更莫复服。是不尽剂也。

下利，三部脉皆平，按之心下硬者，急下之，宜大承气汤。

下利者，脉当微厥，今反和者，此为内实也。下利三部脉平者，已为实，而又按之心下硬者，则邪甚也，故宜大承气汤下之。

下利，脉迟而滑者，内实也。利未欲止，当下之，宜大承气汤。

经曰：脉迟者，食干物得之。《金匮要略》曰：滑则谷气实。下利脉迟而滑者，胃有宿食也。脾胃伤食，不消水谷，是致下利者，为内实，若但以温中厚肠之药，利必不止，可与大承气汤，下去宿食，利自止矣。

问曰：人病有宿食，何以别之？师曰：寸口脉浮而大，按之反涩，尺中亦微而涩，故知有宿食，当下之，宜大承气汤。

寸以候外，尺以候内；浮以候表，沉以候里。寸口脉浮大者，气实血虚也；按之反涩，尺中亦微而涩者，胃有宿食，里气不和也。与大承气汤，以下宿食。

下利，不欲食者，以有宿食故也，当宜下之，与大承气汤。

伤食则恶食，故不欲食，如伤风恶风、伤寒恶寒之类也。

下利差后，至其年月日复发者，以病不尽故也，当下之，宜大承气汤。

乘春，则肝先受之；乘夏，则心先受之；乘至阴，则脾先受之；乘秋，则肺先受之。假令春时受病，气必伤肝，治之难愈，邪有不尽者，至春时元受月日，内外相感，邪必复动而痛也。下利为肠胃疾，宿积不尽，故当下去之。

下利，脉反滑，当有所去，下之乃愈，宜大承气汤。

《脉经》曰：滑脉者，为病食也。下利脉滑，则内有宿食，故云当有所去，与大承气汤，以下宿食。

病腹中满痛者，此为实也，当下之，宜大承气汤。

《金匮要略》曰：病者腹满，按之不痛为虚，痛为实，可下之。腹中满痛者，里气壅实也，故可下之。

伤寒后，脉沉沉者，内实也，下解之，宜大柴胡汤。

伤寒后，为表已解，脉沉为里未和，与大柴胡汤，以下内实。经曰：伤寒差已后更发热，脉沉实者，以下解之。

脉双弦而迟者，必心下硬；脉大而紧者，阳中有阴也，可以下之，宜大承气汤。

《金匮要略》曰：脉双弦者寒也。经曰：迟为在脏。脉双弦而迟者，阴中伏阳也，必心下硬。大则为阳，紧则为寒，脉大而紧者，阳中伏阴也，与大承气汤以分阴阳。

释音

啮鱼结切，噬也

盥音贯，澡手也

怅快上丑亮切，望恨也。下于亮切，不服也

嘤于耕切，鸟鸣也

溉灌上居代切，下音贯，注也

卷第十

汉张仲景著　晋王叔和撰次
宋成无己注　明汪济川校正

辨发汗吐下后病脉证并治法第二十二

此第十卷，第二十二篇，凡四十八证，前三阴三阳篇中，悉具载之。

卷内音释，上卷已有。

此以下诸方，于随卷本证下虽已有，缘止以加减言之，未甚明白，似于览者检阅未便，今复校勘，备列于后：

桂枝加葛根汤主之方

葛根四两　芍药二两　甘草二两　生姜三两，切　大枣十二枚，擘　桂枝二两，去皮　麻黄三两，去节

上七味，以水一斗，先煮麻黄、葛根减二升，去上沫，内诸药，煮取三升，去滓，温服一升，覆取微似汗，不须啜粥，余如桂枝法。

桂枝加厚朴杏子汤方

于桂枝汤方内，加厚朴二两，杏仁五十个，去皮尖，余依前法。

桂枝加附子汤方

于桂枝汤方内，加附子一枚，炮，去皮，破八片，余依前法。术附汤方，附于此方内，去桂枝，加白术四两，依前法。

桂枝去芍药汤方

于桂枝汤方内，去芍药，余依前法。

桂枝去芍药加附子汤方

于桂枝汤方内，去芍药，加附子一枚，炮，去皮，破八片，余依前法。

桂枝麻黄各半汤方

桂枝一两十六铢，去皮　芍药　生姜切　甘草炙　麻黄各一两，去节　大枣四枚，擘　杏仁二十四个，汤浸，去皮尖及两仁者

上七味，以水五升，先煮麻黄一二沸，去上沫，内诸药，煮取一升八合，去滓，温服六合。

桂枝二麻黄一汤方

桂枝一两十七铢，去皮　芍药一两六铢　麻黄十六铢，去节　生姜一两六铢，切　杏仁十六个，去皮尖　甘草一两二铢，炙　大枣五枚，擘

上七味，以水五升，先煮麻黄一二沸，去上沫，内诸药，煮取二升，去滓，温服一升，日再。

白虎加人参汤方

于白虎汤方内，加人参三两，余依白虎汤法。

桂枝去桂加茯苓白术汤方

于桂枝汤方内，去桂枝，加茯苓、白术各三两，余依前法，煎服。小便利，则愈。

以上九方，病证并在第二卷内。

葛根加半夏汤方

于葛根汤方内，加入半夏半升，余依葛根汤法。

桂枝加芍药生姜人参新加汤方

于第二卷桂枝汤方内，更加芍药、生姜各一两，人参三两，余依桂枝汤法服。

栀子甘草豉汤方

于栀子豉汤方内，加入甘草二两，余依前法。得吐，止后服。

栀子生姜豉汤方

于栀子豉汤方内，加生姜五两，余依前法。得吐，止后服。

柴胡加芒硝汤方

于小柴胡汤方内，加芒硝六两，余依前法。服不解，更服。

桂枝加桂汤方

于第二卷桂枝汤方内，更加桂二两，共五两，余依前法。

以上六方，病证并在第三卷内。

柴胡桂枝汤方

桂枝去皮　黄芩　人参各一两半　甘草一两，炙　半夏二合半　芍药一两半　大枣六枚，擘　生姜一两半，切　柴胡四两

上九味，以水七升，煮取三升，去滓，温服。

附子泻心汤方

大黄二两　黄连　黄芩各一两　附子一枚，炮，去皮，破，别煮取汁

上四味，切三味，以麻沸汤二升渍之，须臾，绞去滓，内附子汁，分温再服。

生姜泻心汤方

生姜四两，切　甘草三两，炙　人参三两　干姜一两　黄芩三两　半夏半升，洗　黄连一两　大枣十二枚

上八味，以水一斗，煮取六升，去滓，再煎取三升，温服一升，日三服。

甘草泻心汤方

甘草四两　黄芩三两　干姜三两　半夏半升，洗　黄连一两　大枣十二枚，擘

上六味，以水一斗，煮取六升，去滓，再煎取三升，温服一升，日三服。

黄芩加半夏生姜汤方

于黄芩汤方内，加半夏半升，生姜一两半，余依黄芩汤法服。

以上五方，病证并在第四卷内。

桂枝加大黄汤方

桂枝三两，去皮　大黄一两　芍药六两　生姜三两，切　甘草二两，炙　大枣十二枚，擘

上六味，以水七升，煮取三升，去滓，温服一升，日三服。

桂枝加芍药汤方

于第二卷桂枝汤方内，更加芍药三两，随前共六两，余依桂枝汤法。

四逆加吴茱萸生姜汤方

当归二两　芍药三两　甘草二两，炙　通草二两　桂枝三两，去皮　细辛三两　生姜半斤，切　大枣二十五枚，擘　吴茱萸二升

上九味，以水六升，清酒六升，和煮取五升，去滓，温分五服。一方水酒

各四升。

以上三方，病证并在第六卷内。

四逆加人参汤方

于四逆汤方内，加人参一两，余依四逆汤法服。

四逆加猪胆汁汤方

于四逆汤方内，加入猪胆汁半合，余依前法服；如无猪胆，以羊胆代之。

以上二方，病证并在第七卷内。

伤寒明理论

金·成无己 撰

目录

卷二

卷三

卷四

伤寒明理论前序

余尝思历代明医，回骸起死，祛邪愈疾，非曰生而知之必也，祖述前圣之经，才高识妙，探微赜隐[1]，研究义理，得其旨趣，故无施而不可。且百病之急，无急于伤寒，或死或愈，止于六七日之间，十日以上，故汉张长沙感往昔之沦丧，伤横夭之莫救，撰为《伤寒论》一十卷，三百九十七法，一百一十二方，为医门之规绳，治病之宗本。然自汉逮今，千有余年，唯王叔和得其旨趣，后人皆不得其门而入，是以其间少于注释，阙于讲义。宋以来，名医间有著述者，如庞安常作《卒病论》，朱肱作《活人书》，韩祗和作《微旨》，王寔作《证治》，虽皆互有阐明之义，然而未能尽张长沙之深意。聊摄成公，家世儒医，性识明敏，记问该博，撰述伤寒义，皆前人未经道者，指在定体分形析证，若同而异者明之，似是而非者辨之，释战栗有内外之诊，论烦躁有阴阳之别。谵语郑声，令虚实之灼见；四逆与厥，使浅深之类明。始于发热，终于劳复，凡五十篇，目之曰《明理论》，所谓真得长沙公之旨趣者也。使习医之流，读其论而知其理，识其证而别其病，胸中了然而无惑，顾不博哉！余家医业五十载，究旨穷经，自幼迄老，凡古今医书，无不涉猎，观此书义理灿然，不能默默，因序其略。

岁在壬戌八月望日锦屏山严器之序

---

① 探微赜隐：探索隐秘幽静的地方。

伤寒明理药方论序[1]

制方之体，宣、通、补、泻、轻、重、涩、滑、燥、湿十剂是也。制方之用，大、小、缓、急、奇、偶、复七方是也。是以制方之体，欲成七方之用者，必本于气味生成，而制方成焉。其寒、热、温、凉四气者生乎天，酸、苦、辛、咸、甘、淡六味者成乎地。生成而阴阳造化之机存焉。是以一物之内，气味兼有；一药之中，理性具矣。主对治疗，由是而出，斟酌其宜，参合为用。君臣佐使，各以相宜；宣摄变化，不可胜量。一千四百五十三病之方，悉自此而始矣。其所谓君臣佐使者，非特谓上药一百二十种为君，中药一百二十种为臣，下药一百二十五种为佐使，三品之君臣也。制方之妙的，与病相对，有毒无毒，所治为病主。主病之谓君，佐君之谓臣，应臣之谓使，择其相须相使，制其相畏相恶，去其相反相杀，君臣有序而方道备矣。方宜一君二臣三佐五使，又可一君三臣九佐使也。多君少臣，多臣少佐，则气力不全。君一臣二，制之小也；君一臣三佐五，制之中也；君一臣三佐九，制之大也。君一臣二，奇之制也；君二臣四，偶之制也；君二臣三，奇之制也；君二臣六，偶之制也。近者奇之，远者偶之。所谓远近者，身之远近也。在外者，身半以上，同天之阳，其气为近；在内者，身半以下，同地之阴，其气为远。心肺位膈上，其脏为近；肾肝位膈下，其脏为远。近而奇偶，制小其服；远而奇偶，制大其服。肾肝位远，数多则其气缓，不能速达于下，必剂大而数少，取其气迅急，可以走下也；心肺位近，数少则其气急，不能发散于上，必剂少而数多，取其气易散，可以补上也。所谓数者，肾一、肝三、脾五、心七、肺九，为五脏之常制，不得越者。补上治上制以缓。补下治下制以急。又急则气味厚，缓则气味薄。随

① 伤寒明理药方论序：原无，据吴本补。

其攸利而施之，远近得其宜矣。奇方之制，大而数少，以取迅走于下，所谓下药不以偶；偶方之制，少而数多，以取发散于上，所谓汗药不以奇。经曰：汗者不以奇，下者不以偶。处方之制，无逾是也。然自古诸方，历岁浸远，难可考评，惟张仲景方一部，最为众方之祖，是以仲景本伊尹之法，伊尹本神农之经，医帙之中，特为枢要。参今法古，不越毫末，实乃大圣之所作也。一百一十二方之内，择其医门常用者方二十首，因以方制之法明之，庶几少发古人之用心焉。

卷一

发热第一

伤寒发热，何以明之？发热者，谓怫怫然发于皮肤之间，熇熇然散而成热者是也，与其潮热、寒热[①]若同而异，与其烦躁相类而非。烦躁者，在内者也。潮热之热，有时而热，不失其时；寒热之热，寒已而热，相继而发，至于发热则无时而发也。有谓翕翕发热者，有谓蒸蒸发热者，此则轻重不同，表里之区别尔。所谓翕翕发热者，谓若合羽所覆，明其热在外也，故与桂枝汤发汗以散之。所谓蒸蒸发热者，谓若熏蒸之蒸，明其热在内也，故与调胃承气汤攻下以涤之。其发热属表者，即风寒客于皮肤，阳气怫郁所致也。其发热属里者，即阳气下陷入阴中所致。观其热所从来，而汗下之证，明其辨焉。若热先自皮肤而发者，知邪气之在外也；若热先自里生而发达于表者，知邪气之在里也。举斯二者，为邪气在表在里而发热也。惟其在表在里俱有发热，故邪在半表半里者，亦有发热之证。何者？以表证未罢，邪气传里，里未作实，是为半表半里。其发热者，或始自皮肤而渐传里热，或始自内热也，而外达于表。盖邪气在表发热者，则表热里不热也。邪气在里发热者，则里热甚而达于表也。其在半表半里发热者，则表里俱发热，而但热又轻于纯在表者也。经虽云：发热恶寒者，发于阳也；无热恶寒者，发于阴也。然少阴病始得之，亦有反发热者，盖亦属其表也。特与麻黄细辛附子汤发汗者，是已发热为阳伤寒之常也。一或阴阳俱虚，与其下利新汗后，又皆恶其发热也。经云：脉阴阳俱虚，热不止者死，下利发热亦死。《内经》云：汗出辄复热，而脉躁疾不为汗衰，狂言不能食，此名阴阳交，交者死也。斯亦发热也，讵可与寻常发热一概而论耶？医者更当明辨之。

---

① 寒热：原缺，据文义补。

恶寒第二

伤寒恶寒，何以明之？恶寒者，风寒客于荣卫之中也。惟其风寒客于荣卫，则洒淅然恶寒也。惟其荣卫之受风寒，则啬啬然不欲舒也。其恶寒者，非寒热之寒也，又非恶风也。且恶风者，见风至则恶矣，得以居密室之内，帏帐之中，则坦然自舒也。至于恶寒者，则不待风而寒，虽身大热而不欲去衣者是也。寒热之热，谓寒热更作，热至则寒无矣。其恶寒，虽发热而不欲去衣也，甚则至于向火被覆，而犹不能遏其寒也。所以然者，由阴气上入阳中，或阳微或风虚相抟之所致也。恶寒一切属表，虽里证悉具，而微恶寒者，亦是表未解也。犹当先解其外，俟不恶寒，为外解，乃可攻里也。经曰：发热而恶寒者，发于阳也；无热而恶寒者，发于阴也。谓如伤寒，或已发热，或未发热，必恶寒者，谓继之以发热，此则发于阳也。若恶寒而踡，脉沉细而紧者，此则发于阴也。在阳者可发汗，在阴者可温里。恶寒虽悉属表，而在表者亦有虚实之别。若汗出而恶寒者，则为表虚；无汗而恶寒者，则为表实。表虚可解肌，表实可发汗。又有止称背恶寒者，背者胸中之府，诸阳受气于胸中，而转行于背。《内经》曰：人身之阴阳者，背为阳，腹为阴。阳气不足，阴寒气盛，则背为之恶寒。若风寒在表而恶寒者，则一身尽寒矣。但背恶寒者，阴寒气盛可知也。经曰：少阴病一二日，口中和而背恶寒者，当灸之，处以附子汤者是矣。又或乘阴气不足，阳气内陷入阴中，表阳新虚，有背微恶寒者，经所谓伤寒无大热，口燥渴，心烦，背微恶寒者，白虎加人参汤主之者是也。二者一为阴寒气盛，一为阳气内陷。又以明之也？且阴寒为病，则不能消耗津液，故于少阴病，则曰口中和；及阳气内陷，故热烁津液为干，故于太阳病则口燥舌干而渴也。二者均是背恶寒，要辨阴阳寒热不同者，亦于口中润燥可知。

恶风第三

伤寒恶风，何以明之？《黄帝针经》曰：卫气者，所以温分肉，充皮肤，肥腠理，司开阖者也。风邪中于卫也，则必恶风，何者？以风则伤卫，寒则伤荣，为风邪所中，于分肉不温而热矣，皮毛不充而缓矣。腠理失其肥，则疏而不密；开阖失其司，则泄而不固，是以恶风也。是恶风恶寒二者，均为表证，其恶风则比之恶寒而轻也。恶寒者，啬啬然憎寒也，虽不当风而自然寒矣。恶风者，谓常居密室之中，帏帐之内，则舒缓而无所畏也。一或用扇，一或当风，淅淅然而恶者，此为恶风者也。恶寒则有属于阳者，有属于阴者；及其恶风者悉属于阳，非若恶寒之有阴阳也。三阴之证，并无恶风者，盖以此也。恶风虽悉在表，而发散又自不同。若无汗而恶风者，则为伤寒也，当发其汗；若汗出而恶风者，则为中风也，当以解其肌。里证虽具而恶风未罢者，当先解其外也。又有发汗多亡阳，与其风湿，皆有恶风之证。盖以发汗多漏不止，则亡阳外不固，是以恶风也，必以桂枝加附子汤，温其经而固其卫。风湿相抟，骨节疼烦，湿胜自汗而皮腠不密，是以恶风也，必以甘草附子汤，散其湿而实其卫。由是观之，恶风属乎卫者可知矣。

寒热第四

伤寒寒热，何以明之？寒热者，谓往来寒热也。经曰：邪正分争，往来寒热者，言邪气之入也，而正气不为之争，则但热而无寒也。但乃有热而寒者，惟其正气与邪气分争，于是寒热作矣。争则气郁不发于外，而寒热争焉；争甚则愤然而热，故寒已而热作焉。兹乃寒热之理也。或以谓寒热者，阴阳争胜也。阳胜则热，阴胜则寒，此阴阳之争也。何则？盖以寒为阴而热为阳，里为阴，表为阳。邪之客于表，为寒邪与阳相争，则为寒矣；邪之入于里者，为热邪与阴争，则为热矣。其邪气半在表半在里，外与阳争而为寒，内与阴争而为热矣。表里之不拘，内外之不定，或出或入，由是而寒热且往且来也。是以往来寒热，属半表半里之证。邪居表多则多寒，邪居里多则多热，邪气半在表半在里，则寒热亦半矣。审其寒热多少，见其邪气浅深矣。小柴胡汤，专主往来寒热，而又立成诸加减法，亦为邪气在半表半里，未有定处，往来不常。又寒热如疟，与夫发热恶寒，皆似而非也。然寒热如疟者，作止有时者也。及往来寒热则作止无时，或往或来，日有至于三五发者，甚者十数发，与其疟状有以异也。至于发热恶寒者，为发热时，恶寒并不见，恶寒时热不见也，不若此热已而寒，寒已而热者。虽然，应往来寒热，属半表半里，当和解之。而又有病至十余日而结热在里，复往来寒热者，亦可与大柴胡汤下之，不可不知也。

潮热第五

伤寒潮热，何以明之？若潮水之潮，其来不失其时也。一日一发，指时而发者，谓之潮热。若日三五发者，即是发热，非潮热也。潮热属阳明，必于日晡时发者，乃为潮热。阳明者胃，属土，应时则王于四季，应日则王于未申。经曰：阳明居土也，万物所归，无所复传。盖邪气入胃，谓之入腑。腑之为言聚也，若府库之府焉。邪气入于胃而不复传，邪气郁而为实热，随王而潮，是以日晡所发潮热者，属阳明也。惟其属阳明，故潮热为可下之证。经曰：潮热者，实也。又曰：潮热者，此外欲解也，可攻其里焉。又曰：其热不潮，未可与承气汤。即此观之，潮热属于胃者，昭然可见焉。虽然，潮热为里实可下之证，一或脉浮而紧，与其潮热而利，或小便难大便溏者，皆热未全入腑，犹带表邪，当和解其外；外解已而小便利大便硬者，乃可攻之。或谓潮热有属太阳少阳者乎？少阳王于寅卯，太阳王于巳午，若热于此时发者，为邪未入胃，岂得谓之潮热？必待日晡所发者，乃谓之潮热，见其邪在胃也。遇疾值病，详而验之，始见得真也。

自汗第六

伤寒自汗，何以明之？自汗者，谓不因发散而自然汗出者是也。《内经》曰：阳气卫外而为固也。卫为阳，言卫护皮肤，肥实腠理，禁固津液，不得妄泄。汗者干之而出，邪气干于卫气，气不能卫固于外，则皮肤为之缓，腠理为之疏，由是而津液妄泄，濈濈然润，漐漐然出，谓之自汗也。如发热自汗出而不愈，此卫气不和，风邪干于卫也。太阳中暍，汗出恶寒，身热而渴者，暑邪干于卫也。多汗出而濡，此其风湿甚者，湿邪干于卫者也。是知卫气固护津液，不令妄泄，必为邪气干之而出也。风寒暑湿之毒，为四时之气，中人则为伤寒。风与暑湿为邪，皆令自汗。惟寒邪伤人，独不汗出。寒伤荣而不伤卫，卫无邪气所干，则皮腠得以密，津液得以固，是以汗不出也。及其寒渐入里，传而为热，则亦使自汗出也。盖热则荣卫通，腠理开而汗泄矣。然自汗之证，又有表里之别焉，虚实之异焉。若汗出恶风及微恶寒者，皆表未解也，必待发散而后愈。至于漏不止而恶风，及发汗后恶寒者，又皆表之虚也，必待温经而后愈。诸如此皆邪气在表也。若汗出不恶寒者，此为表解而里未和也。经曰：阳明发热汗出，此为越热。又曰：阳明病，发热汗多者，急下之。又非若邪气在表而汗出之可缓也。伤寒自汗之证为常也，设或汗出发润，与其出之如油，或大如贯珠，着身出而不流，皆为不治之证也。必手足俱周，遍身悉润，漐漐然一时间许，烦热已而身凉，和乃为佳矣。此则阴阳气和，水升火降，荣卫通流，邪气出而解者也。《内经》曰：阳之汗，与天地雨名之，此之谓也。

盗汗第七

伤寒盗汗，何以明之？盗汗者，谓睡而汗出者也。自汗则不以睡与不睡，自然而出也。及盗汗者，不睡而不能出汗，方其睡也，凑凑然出焉，觉则止而不复出矣。杂病盗汗者，责其阳虚也。伤寒盗汗者，非若杂病之虚，是由邪气在半表半里使然也。何者？若邪气一切在表，干于卫则自然汗出也。此则邪气侵行于里，外连于表邪，及睡则卫气行于里，乘表中阳气不致，津液得泄，故但睡而汗出，觉则气散于表而汗止矣。经曰：微盗汗出，反恶寒者，表未解也。又阳明病当作里实，而脉浮者，云必盗汗，是犹有表邪故也。又三阳合病，目合自汗，是知盗汗为邪气在半表半里之间明矣。且自汗有为之虚者，有为之实者。其于盗汗之证，非若自汗有实者，悉当和表而已，不可不知也。

头汗第八

伤寒头汗，何以明之？头者诸阳之会也。邪搏诸阳，津液上凑，则汗见于头也。邪热内蓄，蒸发腠理，遍身汗出者，谓之热越。若身无汗则热不得越，热蒸于阳，故但头[1]汗出也。何者？以三阴之经，皆上至颈胸中而还，不循于头，独诸阳脉上循于头尔。经曰：但头汗出，身无汗，齐颈而还，小便不利，渴饮水浆，此为瘀热在里，身必发黄，为热不得越而上达者也。又热入血室与其虚烦，或阳明被火及水结胸，皆但头汗出也，俱是热郁于内而不得越者也。此数者或吐或下，皆欲除其热也。或谓头汗之证，悉属阳明而为里热也，而有不属阳明属表者乎？且邪但在表者，则无头汗之证，必也寒湿相搏，与邪气半在表半在里者，乃有头汗也。伤寒五六日，已发汗而复下之，胸胁满微结，小便不利，渴而不呕，但头汗出，往来寒热，心烦；及伤寒五六日，头汗出，微恶寒，手足冷，心下满，口不欲食，大便鞕，脉细者，皆邪气半在表半在里，令头汗出也。湿家但头汗出，欲得被覆向火者，寒湿相搏，令头汗出也。兹数者，皆邪气所干，令头额自然汗出，又不谓之逆。其小便不利，则恶见头汗出也；湿家下后，亦恶见头汗出也。兹二者，乃为头汗之逆者也，何则？以小便不利而成关格，若头汗出，阳脱也。经云：关格不通，不得尿，头无汗者生，有汗者死。湿家下后，若额上汗出而微喘者，亦阳脱也。经云：湿家下之，额上汗出，小便不利者死，下利不止者亦死。《脉经》曰：阳气上出，汗见于头者，盖阳脱也。则知可治而治，知其不可治而不治，皆得十全之功者，在于明辨而审的也。

---

① 头：原缺，据文义补。

手足汗第九

伤寒手足汗出，何以明之？四肢者，诸阳之本，而胃主四肢，手足汗出者，阳明之证也。阳经邪热，传并阳明，则手足为之汗出。阳明为津液之主，病则自汗出。其有自汗出者，有但头汗出者，有手足汗出者，悉属阳明也。何使之然也？若一身自汗出者，谓之热越，是热外达者也。但头汗出者，是热不得越而热气上达者也。及手足汗出者，为热聚于胃，是津液之旁达也。经曰：手足濈然汗出者，此大便必鞕也。手足漐漐汗出，大便难而谵语者，下之则愈。由此观之，手足汗出，为热聚于胃可知矣。或谓热聚于胃而手足为之汗出，其寒聚于胃而有手足汗出者乎？经曰：阳明中寒者，不能食，小便不利，手足濈然汗出，此欲作痼瘕，即是中寒者也。且热聚于胃为可下之证，其寒聚于胃为不可下，又何以明之？要明于此二者，必曰大便初硬后溏，以胃中冷，水谷不别故也，是以不可下者也。若大便难，谵语者，为阳明证具，则是可下之证。临病之际，宜须两审。

无汗第十

伤寒无汗，何以明之？腠理者，津液凑泄之所为腠，文理缝会之中为理。津液为风暑湿气所干，外凑皮腠者，则为自汗出。若寒邪中经，腠理致密，津液内渗则无汗。无汗之由，又有数种。如伤寒在表，及邪行于腠理，或水饮内蓄，与亡阳久虚，皆令无汗。其伤寒无汗，则腠理致密也。风中于卫，则腠理开而自汗。寒中于荣，则无汗，谓腠理闭也。经所谓太阳病恶风，无汗而喘；及脉浮紧，无汗发热；及不汗出而烦躁。阳明病反无汗而小便利；二三日呕而咳，手足厥，苦头痛鼻干不得汗；脉浮无汗而喘，与其刚痉无汗。是数者，皆寒邪在表而无汗者也。其邪气行于里，无汗者为邪气在表，熏发腠理则汗出；邪气则内传，不外熏发者则无汗。经所谓阳明病，无汗，小便不利，心中懊憹者，身必发黄；及伤寒发热，无汗，渴欲饮水，无表证者，白虎加人参汤主之；与夫三阴为病，不得有汗。是数者，皆邪行于里而无汗者也。其水饮内蓄而无汗者，为水饮散而为津液，津液布渗而为汗，既水饮内蓄而不行，则津液不足而无汗。经所谓服桂枝汤或下之，仍头痛项强，翕翕发热，无汗，心下满微痛，小便不利，桂枝去桂加茯苓白术汤主之，是津液内蓄而无汗者。其阳虚无汗故也，诸阳为津液之主，阳虚则津液虚少，故无汗。经所谓脉浮而迟，迟为无阳，不能作汗，其身必痒；阳明病反无汗，其身如虫行皮中之状，此以久虚故也，皆阳虚而无汗者也。如是者，病之常也，又焉得为异哉？一或当汗而不汗，服汤一剂，病证仍在，至于服三剂而不汗者，死病也。又热病脉躁盛而不得汗者，黄帝谓阳脉之极也，死。兹二者，以无汗为真病，讵可与其余无汗者同日而语也？

头痛第十一

伤寒头痛，何以明之？头痛为邪气外在经络，上攻于头所致也。《难经》曰：三阳经受风寒，伏留而不去，则名厥头痛。言三阳之经上于头尔。然伤寒头痛者，太阳专主也。何者？以太阳之经，起于目内眦，上额交巅，上入络脑。经所谓太阳受病者，头项痛，腰脊强。又曰：七日病衰，头痛少愈。虽然，阳明少阳亦有头痛，不若太阳之专主也。盖太阳为病属表，而头痛专为主，表证虽有风寒之不同，必待发散而后已。太阳病，头痛发热，身疼腰痛，骨节疼痛，恶风无汗而喘者，伤寒也，麻黄汤主之。太阳病，头痛发热，汗出恶风者，中风也，桂枝汤主之。虽有伤寒六七日，不大便，头痛有热者，而与调胃承气汤下之者。又云若小便清者，知热不在里，仍在表也，当与桂枝汤。以头痛未去，虽不大便六七日，其小便清者，犹为在表，是知头痛属乎表者明矣。头痛，一切属三阳经也，而阴病亦有头痛乎？太阴、少阴二经之脉，皆上至颈胸中而还，不上循头，则无头痛之证。惟厥阴之脉，循喉咙之后，上入颃颡，连目系，上出额，与督脉会于巅，病亦有头痛。经曰：干呕吐涎沫者，吴茱萸汤主之者是矣。夫头者，精明之府也，神明居之，小小邪气作为头痛者，必曰发散而可也。其或痛甚入连于脑而手足寒者，又为真病，岂能发散而已哉？呜呼！头痛为外疾，犹有不可治者，又矧脏腑之疾乎？

项强第十二

伤寒项强，何以明之？太阳脉起于目内眦，上额交巅，上入络脑，还出别下项，循肩臂内，侠脊，抵腰中。经曰：太阳之病，项背强痛而恶寒。以太阳感受风寒，则经脉不利，而项为之急，颈为之强尔。伤寒颈项强急者，太阳表证也，必发散而解之可也。太阳病，项背强几几，反汗出恶风者，桂枝加葛根汤主之。太阳病，项背强几几，无汗恶风者，葛根汤主之。是皆发散之剂也。二者均是项背强，而发散又有轻重者。盖发热汗出恶风者为表虚，表虚者可解肌；无汗恶风者为表实，表实者可发汗，是以为治不同也。桂枝加葛根汤方，是桂枝加麻黄、葛根；又葛根汤方，亦是桂枝汤中加麻黄、葛根。深详究之，无汗恶风为表实，正可发汗，则于桂枝汤中加葛根、麻黄为当矣。汗出恶风为表虚，表虚者可解肌，恐是桂枝汤中但加葛根而不加麻黄也。几，音殊。几，引颈之貌。几，短羽鸟也。短羽之鸟不能飞腾，动则先伸引其头尔。项背强者，动亦如之，非若几按之几而偃屈也。太阳伤寒项背强，其或太阳中风，加之寒湿而成痓者，亦项强也。经曰：病者身热足寒，颈项强急，恶风，时头热面赤，目脉赤，独头面摇动，卒口噤，背反张者，痓病也。《金匮要略》曰：太阳病，其证项背强几几，然脉反沉迟者，此为痓，桂枝加瓜蒌汤主之。虽项背强，然太阳病表证，悉当发散，又有结胸病者，项亦强如柔痓状，下之则和，宜大陷胸汤丸主之。临病之际，审其表里，可汗可下，随证投汤，则万全矣。

头眩第十三

伤寒头眩，何以明之？眊非毛而见其毛，眩非玄而见其玄。眊为眼花，眩为眼黑。眩也，运也，冒也，三者形俱相近，有谓之眩运者，有谓之眩冒者。运为运转之运，世谓之头旋者是矣。冒为蒙冒之冒，世谓之昏冒者是矣。少阳之为病，口苦咽干目眩。以少阳居表里之间，表邪初传，渐行于里，表中阳虚，故时时目眩也。二阳并病，头项强痛，或眩运、眩冒者，以少阳与太阳并病，故眩者责其虚也。伤寒有起则头眩与眩冒者，皆发汗吐下后所致，是知其阳虚也。故《针经》有曰：上虚则眩，下虚则厥。眩虽为虚，而风家亦有眩者，盖风主运动故尔。伤寒阳明病，但头眩不恶寒者，故能食而咳，其人必咽痛，为阳明中风，是风亦主头眩也。诸如此者，皆非逆也。及其诸逆发汗剧者，言乱目眩者死，命将难全。呜呼！病势已成，可得半愈，及病势已深，虽神医其能已之耶？

胸胁满第十四

伤寒胸胁满，何以明之？胸胁满者，谓胸膈间气塞满闷也，非心下满者也。胁满者，谓胁肋下气胀填满也，非腹满者也。邪气自表传里，必先自胸胁，已次经心腹而入胃，邪气入胃，为入腑也。是以胸满多带表证，胁满多带半表半里证也。经曰：下后脉促胸满者，桂枝去芍药汤主之。又曰：阳明病，喘而胸满者，不可下，宜麻黄汤。是胸满属表而须发汗者也。盖胸中至表犹近也，及胁者则更不言发汗，但和解而已。经曰：设胸满胁痛者，与小柴胡汤。又曰：胸满不去者，小柴胡汤主之。本太阳病不解，转入少阳者，胁下硬满，干呕不能食，往来寒热，脉沉紧者，属小柴胡汤主之，是知胁满属半表半里明矣。大抵胸胁满，以邪气初入里，未停留为实，气郁积而不行，致生满也，和解而可矣。若邪气留于胸中，聚而为实者，非涌吐则不可已。故华佗曰：四日在胸，吐之则愈。是邪气已收敛而不散漫者，则可吐之。《内经》曰：其高者，因而越之。病在胸膈之上为高，越之为吐也。经曰：病在胸中当吐之。发汗，若下之而烦热胸中窒者，则以栀子豉汤吐之；若胸中痞硬，气上冲咽喉不得息者，此为胸中有寒也，则以瓜蒂散吐之，二者均是吐利。则栀子豉汤，吐胸中虚烦客热也；瓜蒂散，吐胸中痰实宿寒也。若能审明药剂之轻重，辨别邪气之浅深，对证投汤，不为效者，未之有也。

心下满第十五

伤寒心下满，何以明之？心下满者，谓正当心下高起满硬者是矣。不经下后而满者，则有吐下之殊；若下后心下满者，又有结胸痞气之别。经曰：病人手足厥冷，脉乍紧，邪结在胸中，心满而烦，饥不能食，病在胸中，当吐之。又曰：脉浮而大，心下反硬，有热属脏者攻之，不令发汗，属腑者不令攻之。兹二者为不经汗下，而心下满者，或吐之，或下之，看其邪气之高下。高者则因而越之，下者则因而竭之，要在泄其邪也。至如阳明病，虽心下硬满，又未可攻。经曰：阳明病心下硬满者，不可攻之。攻之利遂不止者死，利止者愈。是邪气自表传里，至于心下，留结为实者，则不可下，乃吐之可也。若未全为实者，则不可下，故有此戒也。又邪气在表，未应下而强下之，邪气乘虚结于心下，实者硬满而痛为结胸，虚者满而不痛为虚痞。经曰：呕而发热者，柴胡汤证具而以他药下之，柴胡证仍在者，复与柴胡汤。此虽下之，不为逆，必蒸而振，却复发热汗出而解。若心下满而硬痛者，此为结胸；但满而不痛者，此为虚痞。盖实邪留结，则为硬为痛；虚邪留滞，则但满而不硬痛也。结胸热实，脉沉而紧，心下痛，按之石硬者，大陷胸汤主之，明其邪实可知矣。脉浮而紧，而反下之，紧反入里则作痞，按之自濡，但气痞耳，明其虚实可知矣。病发于阳而反下之，热入因作结胸；病发于阴而反下之，因作痞。表邪未罢，医反下之，胃中空虚，客气动膈，阳气内陷，心中因硬，则为结胸，须陷胸汤丸攻之可也。伤寒中风，医反下之，心下痞硬而满，医见心下痞，为病不尽而复下之，其痞益甚，此非结热，但以胃中空虚，客气上逆，故使硬也，须诸泻心汤散可也。二者俱是心下满硬，一为虚，一为实。凡投汤者，大须详审。结胸虽为实邪，众皆共知，当用陷胸汤丸下之。或脉浮大者则不可下，下之则死，即是犹带表邪，未全结实，下之重虚其里，邪深结则死。设其结胸形证悉具而加之烦躁者，又为不治之疾。药之所以能胜邪者，必待胃气施布，药力始能温汗吐下之，以逐其邪气。邪气胜，胃气绝者，汤药纵下，胃气不能施布，虽神丹其能为效耶？

腹满第十六

伤寒腹满，何以明之？腹满者，俗谓之肚胀是也。华佗曰：伤寒一日在皮，二日在肤，三日在肌，四日在胸，五日在腹，六日入胃。入胃，谓入腑也，是在腹也，犹未全入里者。虽腹满为里证，故亦有浅深之别。经曰：表已解而内不消，非大满犹生寒热，则病不除，是其未全入腑。若大满大实，坚有燥屎，自可除下之，虽四五日不能为祸，谓之邪气已入腑也。伤寒邪入腹，是里证已深，故腹满，乃举下之者多矣。如经曰：其热不潮，未可与承气汤。若腹大满不通者，可与小承气汤。发汗不解，腹满痛者，急下之。本太阳病，医反下之，因而腹满时痛者，属太阴也，桂枝加芍药汤主之。大实痛者，桂枝加大黄汤主之。少阴病腹胀不大便者，急下之。诸如此者，皆为里证是也。虽曰腹中满痛者，此为实也，当下去之。然腹满不减者，则为实也；若腹满时减者，又为虚也，则不可下。经曰：腹满不减，减不足言，当下之。《金匮要略》曰：腹满时减复如故，此虚寒从下上也，当以温药和之。盖虚气留滞，亦为之胀，但比之实者，不至坚痛也。大抵腹满属太阴证也。阳热为邪者，则腹满而咽干；阴寒为邪者，则腹满而吐，食不下，自利益甚，时腹自痛。太阴者，脾土也，治中央，故专主腹满之候。又发汗吐下之后，因而成腹满者，皆邪气乘虚内客为之，而所主又各不同。经曰：发汗后腹胀满者，厚朴生姜甘草半夏人参汤主之。伤寒吐后腹胀满者，调胃承气汤主之。伤寒下后，心烦腹胀满，卧起不安者，栀子厚朴汤主之。三者有当温者，有当下者，有当吐者何？邪气不一也。且发汗后腹满当温之，邪气在表，因发散则邪去，胃为津液之主，发汗亡阳，则胃气虚而不能敷布，诸气壅滞，而为胀满，是当温散可也。吐后腹满，可下之，邪气在胸者，则可吐之，吐之邪去则安。若吐后邪气不去，加之腹胀满者，是胸中之邪，下传入胃，壅而为实，故生胀满，当须下之可也。下后腹满可吐者，邪气在表，未传入腑而妄下之，邪自表乘虚而入，郁于胸中而为虚烦，气上下不得通利者，腹为之满，故当吐之可也。凡为医者，要识邪气所起所在。审其所起，知邪气之由来；观其所在，知邪气之虚实。发汗吐下不差，温补针艾之适当，则十全之功，自可得也。

少腹满第十七

伤寒少腹满者，何以明之？少腹满者，脐下满是也。少腹者，下焦所治。《难经》曰：下焦者，当膀胱上口，主分别清浊，其治在脐下。邪气自上而下，至于下焦，结而不利，故少腹满也。胸中满，心下满，皆气尔，即无物也。及腹满者，又有燥屎为之者。至于少腹满者，非正气也，必有物聚于此而为之满尔。所以然者，身半以上，同天之阳，清阳归之；身半以下，同地之阴，浊阴归之。清者在上，而浊者在下。《内经》谓：清阳出上窍，浊阴出下窍。当出不出，积而为满，是在上而满者气也，在下而满者物也。所谓物者，溺与血尔。邪气聚于下焦，则津液不得通，血气不得行，或溺或血，留滞于下，是生胀满而硬痛也。若从心下至少腹，皆硬满而痛者，是邪实也，须大陷胸汤下之。若但少腹硬满而痛，小便利者则是蓄血之证，小便不利者则是溺涩之证。经曰：少腹满，应小便不利，今反利者，为有血也。又曰：少腹硬，小便不利者，为无血也。小便自利，其人如狂者，血证谛也。其小便利而少腹满者，为太阳随经瘀血在里，太阳自入腑者也。经曰：太阳病，热结膀胱，其人如狂，血自下，下者愈。其外未解者，尚未可攻，当先解外。外解已，但少腹急结者，乃可攻之，桃仁承气汤主之。是少腹硬满，为物聚于下可知矣。渗之利之，参酌随宜，可为上工。

烦热第十八

伤寒烦热，何以明之？烦者，热也，与发热若同而异也。发热者，怫怫然发于肌表，有时而已者是也。烦者为烦而热，无时而歇者是也。二者均是表热，而烦热为热所烦，非若发热而时发时止也，故谓之烦热。经曰：病人烦热，汗出则解。又曰：发汗已解，半日许复烦，脉浮数者，再与桂枝汤。又曰：服桂枝汤，反烦不解者，先刺风池、风府，却与桂枝汤则愈。即此观之，烦为表热明矣。故又有烦疼，即是热疼；又有烦渴，即是热渴也。以烦为热，又何疑焉？至于胸中烦、心中烦、内烦、虚烦，皆以烦为热。设伤寒至六七日，手足三部脉皆至大，烦而口噤不能言，其人躁扰者；与其脉和大烦，目重睑内际黄者，又皆为欲解。所以言大烦者，以肌表大热，则是邪热欲去，泄达于外也，故为欲解。《内经》曰：谨熟阴阳，以意调之。

卷二

虚烦第十九

伤寒虚烦，何以明之？虚烦者，心中郁郁而烦也。有胸中烦，有心中烦，有虚烦，诸如此者，皆热也。若只云烦者表热也，及其邪热传里，故有胸中烦、心中烦、虚烦之别。三者要在观其热所从来，审其虚实，而治为不同也。如不经发汗、吐下而烦者，则是传经之热，不作膈实者，但多和解而已。故经曰：心烦喜呕，或胸中烦而不呕者，小柴胡汤主之。少阴病二三日，心中烦不得卧者，黄连阿胶汤主之。少阴病胸满心烦者，猪肤汤主之。是知和解而彻热者也。若因吐下，发汗后而烦者，则是内陷之烦，但多涌吐而已。发汗[①]、吐下后虚烦不得眠。若剧者，必反覆颠倒，心中懊侬者，栀子豉汤主之。若少气者，栀子甘草豉汤主之。若呕者，栀子生姜豉汤主之。心烦腹满，卧起不安者，栀子厚朴汤主之。丸药大下后，身热不去微烦者，栀子干姜汤主之。是皆取其吐而涌其热者也。虚烦之状，心中温温然欲吐，愦愦然无奈，欲呕不呕，扰扰乱乱，是名烦也。非吐则不能已。经曰：下利[②]后更烦，按之心下濡者，为虚烦也，宜栀子豉汤主之。脉乍结，心中满而烦，饥不能食者，病在胸中，瓜蒂散。二者证均是烦也，药均是吐也，而又轻重之不同。吐下发汗后，邪气乘虚而入为烦者，则谓之虚烦，与栀子豉汤，则是吐剂之轻者。不因吐下发汗后，邪气结于胸中，则为膈实，与瓜蒂散，则是吐剂之重者。又阳明病，不吐不下心烦者，则是烦之实者也，与调胃承气汤下之。伤寒二三日，心中悸而烦者，则是烦之虚者也，与小建中汤补之。烦为热也，悸而烦复为虚者，以悸为虚，悸甚而烦，故为虚也。少阳

① 发汗：原缺，据《伤寒论·辨太阳病脉证并治》补。
② 利：原缺，据《伤寒论·厥阴病脉证并治》补。

之邪入腑者，烦而悸，则为热也。大抵先烦而悸者，是为热也；先悸而烦者，是为虚也。《内经》曰：治病必先求其本。诚哉是言也！

烦躁第二十

伤寒烦躁，何以明之？烦为扰扰而烦，躁为愤躁之躁。合而言之，烦躁为热也。析而分之，烦也躁也，有阴阳之别焉。烦，阳也，躁，阴也。烦为热之轻者，躁为热之甚者。经有烦疼、烦满、烦渴、虚烦，皆以烦为热也。有不烦而燥者，为怫怫然便作躁闷，此为阴盛隔阳也。虽大躁欲于泥水中卧，但饮水不得入口者是矣。所以烦躁者，谓先烦渐至躁也。所以躁烦者，谓先发躁而迤逦复烦者也。烦躁之由又为不同：有邪气在表而烦躁者，有邪气在里而烦躁者，有因火劫而烦躁者，有阳虚而烦躁者，有阴盛而烦躁者，皆不同也。经曰：当汗不汗，其人烦躁。太阳中风，脉浮而紧，不汗出而烦躁，大青龙汤主之者，是邪气在表而烦躁者也。病人不大便五六日，绕脐痛，烦躁，发作有时，此有燥屎也，邪气在里而烦躁者也。太阳病以火熏之，不得汗，其人必躁。太阳病二三日，反躁，凡熨其背，令人大汗出，大热入胃躁烦者，火劫令烦躁者也。阳微发汗，躁不得眠，与之下后复发汗，昼日烦躁不得眠，夜而安静，不呕不渴，无表证，脉沉微，身无大热者，干姜附子汤主之者。及发汗若下之，病仍不去，烦躁者，茯苓四逆汤主之者，阳虚烦躁者也。少阴病，吐利，手足冷，烦躁欲死者，吴茱萸汤主之者，阴盛而烦躁者也。诸如此者，证之常也，非逆也。设或结胸证悉具，烦躁者死。发热下利，厥逆，躁不得卧者死。少阴病，吐利，烦躁四逆者死。少阴病，四逆，恶寒而踡，脉不出，不烦而躁者死。少阴病五六日，自利复烦躁，不得卧寐者死。是数者，又皆为不治之证。呜呼！烦躁为常有之疾，复有诸不治之证，临病者之侧，又当熟审焉。

懊侬第二十一

伤寒懊侬，何以明之？懊者，懊恼之懊；侬者，郁闷之貌。即心中懊懊恼恼，烦烦侬侬，郁郁然不舒畅，愦愦然无奈，比之烦闷而甚者，懊侬也。由下后表中阳邪乘虚内陷，郁而不发，结伏于胸心之间，故如是也。经曰：表未解，医反下之，胃中空虚，客气动膈，心中懊侬。又曰：下之益烦，心中懊侬如饥。即是阳气内陷，为诸懊侬也。其治之法，或吐之，或下之。若发汗吐下后，虚烦不得眠，剧者必反覆颠倒，心中懊侬；与阳明病下之，其外有热，手足温而不结胸，心中懊侬，饥不能食，但头汗出，二者为邪热郁于胸中，当须栀子豉汤吐之，以涌其结热也。阳明病下之，心中懊侬而烦，胃中有燥屎者；与阳明病无汗，小便不利，心中懊侬者，必发黄，二者为邪热结于胃中，当须大承气汤、茵陈汤攻之，以涤其内热也。识诸此者，吐下之不瘥，汤剂之适当，则无不愈者。一或当汗反吐，疗热以温，则变证百出，斑出黄生者多矣。其为医者，请精究之。

舌上苔第二十二

伤寒舌上苔，何以明之？舌者心之官，法应南方火，本红而泽。伤寒三四日已后，舌上有膜，白滑如苔，甚者或燥或涩，或黄或黑，是数者，热气浅深之谓也。邪气在表者，舌上即无苔；及邪气传里，津液结抟，则舌上生苔也。寒邪初传，未全成热，或在半表，或在半里，或邪气客于胸中者，皆舌上苔白而滑也。经曰：舌上如苔者，以丹田有热，胸上有寒，邪初传入里者也。阳明病胁下硬满，不大便而呕，舌上白苔者，可与小柴胡汤，是邪气在半表半里者也。阳明[1]病若下之，则胃中空虚，客气动膈，心中懊侬，舌上苔者，栀子豉汤主之，是邪客于胸中者也。脏结宜若可下，舌上苔滑者，则云不可攻也，是邪未全成热，犹带表寒故也。及其邪传为热，则舌

① 阳明：原作“太阳”，据《伤寒论·阳明病脉证并治》改。

上之苔不滑而涩也。经曰：伤寒七八日不解，热结在里，表里俱热，时时恶风，大渴，舌上干燥而烦，欲饮水数升者，白虎加人参汤主之，是热耗津液，而滑者已干也。若热聚于胃，则舌为之黄，是热已深也。《金匮要略》曰：舌黄未下者，下之黄自去。若舌上色黑者，又为热之极也。《黄帝针经》曰：热病口干舌黑者死。以心为君主之官，开窍于舌，黑为肾色见于心部，心者火，肾者水，邪热已极，鬼贼相刑，故知必死。观其口舌，亦可见其逆顺矣。

衄血第二十三

伤寒衄者，何以明之？鼻中血出者是也。杂病衄者，责热在里；伤寒衄者，责热在表。何以言之？《病源》曰：心主血，肝藏血，肺主气，开窍于鼻。血得热则散，随气上从鼻中出则为衄，是杂病者，责其里热也。经曰：伤寒脉浮紧，不发汗，因致衄者，宜麻黄汤。伤寒不大便六七日，头痛有热者，与小承气汤。其小便清者，知不在里仍在表也，当须发汗。若头痛者必衄，宜桂枝汤。以此观之，是伤寒衄者，责其表热也。《千金翼》曰：吐血有三种：一曰肺疽，二曰伤胃，三曰内衄。既吐血家谓之内衄，则其鼻中出血者，可谓之外衄，是经络之血妄行也。经络热盛，阳气壅重，迫血妄行，出于鼻则为衄。经曰：其人发烦目瞑，剧者必衄，衄乃解。所以然者，阳气重故也。又曰：阳盛则欲衄，阴虚小便难。言衄为经中阳盛也。凡伤寒脉浮，鼻中燥，口燥，但欲漱水不欲咽者，是欲衄也。经曰：阳明病，口干鼻燥能食者，则衄。又有不应发汗而强发汗因致衄者。经曰：少阴病，但厥无汗，而强发之，必动其血，未知从何道出，或从口鼻，或从目出，是名下厥上竭，为难治是也。衄家虽为邪热在经，而又不可发汗。经曰：衄家不可发汗，发汗则额上陷，脉紧急，直视不能眴，不得眠。前云桂枝汤、麻黄汤治衄者，非治衄也，即是发散经中邪气耳。若邪气不得发散，壅盛于经，逼迫于血，则因致衄也，即非桂枝、麻黄汤专治衄也。太阳病脉浮紧，发热身无汗自衄者愈，是经中之邪，随而散则解矣。故知衄者不待桂枝汤、麻黄汤发散之也。衄者若但头汗出，身无汗及汗出不至足者死。黄帝又皆为不治之疾。临病之际，审而治之，则不失矣。

哕第二十四

伤寒哕者，何以明之？哕者，俗谓之咳逆者是也。饲近于哕，饲者，但胸喉间气饲塞不得下通，然而无声也。若饲吃吃然，有声者是也。哕者成金也，胃受疾故哕。哕也，饲也，皆胃之疾，但轻重有差尔。虚寒相抟，反饮冷水，令汗大出，水得寒气，冷必相抟，其人即饲，言胃气虚竭也。伤寒大吐大下之后，极虚复极汗出者，其人外气怫郁，复与之水，以发其汗，因得哕。所以然者，胃中寒冷故也。又胃中虚冷不能食者，饮水则哕。即是观之，哕、饲皆胃疾可知矣。经曰：趺阳脉浮，则为气饲，脉滑则为哕。此为医咎，责虚取实之过也。大抵妄下之后，胃虚气逆，则成哕也。经曰：湿家若下之太早则哕，本虚攻其热则哕，而阳明病不能食，攻其热必哕。诸如此者，皆下之后胃虚而哕者也。然饲者，正为水寒相抟，必曰小青龙汤去麻黄加附子而可矣。至于哕者，则又热气壅郁，气不得通而成者也。轻者有和解之证，重者有攻下之候。经曰：有潮热，时时哕，与小柴胡汤者，即是和解之证也。哕而腹满，视其前后，知何部不利，利之则愈，即可攻下之候也。伤寒至于哕，则病已极也，非若渴烦等轻缓之候。如太阳中风，以火劫发汗，阴阳俱虚竭，身体枯燥，但头汗出，剂颈而还，腹满微喘，口干咽烂，或不大便，久则谵语，甚者至哕，是言其极也。又不尿，腹满加哕者，不治，是为真病。其若是者，虽有神医之术，当斯脱绝之候，又何以措其手足哉！

咳第二十五

伤寒咳者，何以明之？咳者，謦[1]咳之咳，俗谓之嗽者是也。肺主气，形寒饮冷则伤之，使气上而不下，逆而不收，冲击膈咽，令喉中淫淫如痒，习习如梗，是令咳也。甚者续续不已，连连不止，坐卧不安，语言不竟，动

① 謦（qǐng，请）：咳嗽。

引百骸，声闻四近矣。咳之由来，有肺寒而咳者，有停饮而咳者，有邪气在半表半里而咳者。虽同曰咳，而治各不同也。《内经》曰：肺之令人咳，何也？皮毛者，肺之合也。皮毛先受寒气，寒气以从其合也。其寒饮食入胃，从肺脉上至于肺，肺寒则外[①]内合邪，因而客之，则为咳嗽者，是肺寒而咳也。伤寒表不解，心下有水气，干呕发热而咳，小青龙汤主之。少阴病腹痛，小便不利，四肢沉重痛疼，自下利者，此为有水气，其人或咳者，真武汤加五味子细辛干姜主之。二者是停饮而咳者也，虽皆为水饮所作，而小青龙汤所主，为水饮与表寒相合而咳者；真武汤所主，为水饮与里寒相合而咳者，又不可不知也。伤寒中风，往来寒热，胸胁苦满，默默不欲饮食，心烦喜呕或咳者，小柴胡汤去人参大枣生姜，加干姜五味子主之。少阴病四逆，其人或咳者，四逆散加干姜五味子主之。二者是邪气自表传里而咳者，虽皆为邪气传里，而小柴胡汤所主，为阳邪传里，动肺而咳者；四逆散所主，为阴邪传里，动肺而咳者，又不可不识也。表寒也，里寒也，协水饮则必动肺，以形寒寒饮则伤肺故也。阳邪也，阴邪也，自表传里，则必动肺，以脏真高于肺故也。咳为肺疾，治之必发散而可矣。而又有不可发汗者。经曰：咳而小便利者，不可发汗，发汗则四肢厥逆冷。又曰：咳而发汗，蜷而苦满，腹中复坚。兹虽逆也，又脉散者，为心火刑于肺金，鬼贼相刑必死。临病之侧，可不察之？

喘第二十六

伤寒喘者，何以明之？肺主气，形寒饮冷则伤肺，故其气逆而上行，冲冲而气急，喝喝而息数，张口抬肩，摇身滚肚，是为喘也。伤寒喘者，为邪气在表，气不利而喘者；有水气之气射肺而喘者，各不同也。喘家作，桂枝加厚朴杏仁汤。太阳病，头疼腰疼者，骨节疼痛，恶风，无汗而喘者，发汗后，饮水多必喘，以水灌之亦喘。伤寒心下有水气，干呕，发热而咳，或喘者，小青龙汤去麻黄加杏子主之，是欲发散水寒也。经曰：喘而汗出者，与

---

① 外：原脱，据文义补。

葛根黄芩黄连汤以和之。汗出而喘者，与麻黄杏子甘草石膏汤以发之。二者如何而然也？且邪气内攻，气逆不利而喘者，因喘而汗出，见其邪气在里也，虽表未解，未可和之。若邪气外盛壅遏，使气不利而喘者，虽汗而喘不已，见其邪气在表也，虽经汗下亦可发之。此亦古人之奥义。伤寒止于邪气在表而喘者，心腹必濡而不坚。设或腹满而喘，则又为可下之证。经曰：短气腹满而喘，有潮热者，此外欲解，可攻里也。为因满胀而喘矣。又或邪气内盛，正气欲脱，气壅上逆，亦主喘也。经曰：直视谵语，喘满者死。又汗出发润，喘不休者，此为肺绝；身汗如油，喘而不休，此为命绝。皆为不治之喘也。省疾问病，更宜消息。

呕吐第二十七

伤寒呕吐，何以明之？呕者，有声者也，俗谓之哕；吐者，吐出其物也，故有干呕而无干吐。是以于呕则曰食谷欲呕，及吐则曰饮食入口即吐，则呕吐之有轻重可知矣。伤寒呕，有责为热者，有责为寒者。至于吐家，则悉言虚冷也。经曰：太阴之为病，腹满而吐，食不下，自利益甚，时腹自痛。又曰：胃中虚冷，故吐也。呕家则不然，呕有热者，有寒者，有停饮者，有胃脘有脓者，皆当明辨之。呕而发热者，柴胡汤证具，与其呕不止，心下急，郁郁微烦，大柴胡汤主之者，是邪热为呕者也。膈上有寒饮，干呕者，不可吐也，当温之；与其干呕，吐涎沫，头痛者，吴茱萸汤主之，是寒邪为呕者也。先呕后渴者，此为欲解；先渴后呕者，为水停心下，此属饮家，是停饮呕者。呕家有痈脓，不须治，脓尽自愈，是胃脘有脓而呕也。诸如此者，虽有殊别，大抵伤寒表邪欲传里，里气上逆则为呕也。是以半表半里证多云呕也。伤寒三日，三阳为尽，三阴当受邪，其人反能食而不呕，此为三阴不受邪，是知邪气传里者，必致呕也。至于干姜附子汤证云：不呕不渴，为里无热；十枣汤证云：干呕短气，汗出不恶寒者，此表解里未和也。即此观之，其呕为里热明矣。呕家之为病，气逆者必散之，痰饮者必下之。《千金》曰：呕家多服生姜，此是呕家圣药，是要散其逆气也。《金匮要略》曰：呕家用半夏以去其水，水去呕则止，是要下其痰饮也。呕多，虽有阳明证，不可攻者，谓其气逆而未收敛为实也。其呕而脉弱，小便复利，身有微热，见厥者，已为难治，盖谓其虚寒之甚也。医者必审其邪气之虚实，疾证之逆顺，为施药丸，治则当矣。

悸第二十八

伤寒悸者，何以明之？悸者，心忪是也。筑筑惕惕然动，怔怔忪忪不能自安者是矣。心悸之由，不越二种：一者气虚也，二者停饮也。伤寒二三日，心中悸而烦者，小建中汤主之。少阴病，四逆，其人或悸者，四逆散加桂五分，是气虚而悸者也。饮水多，必心下悸，是停饮而悸者也。其气虚者，由阳气内弱，心下空虚，正气内动而为悸也。其停饮者，由水停心下，心为火而恶水，水既内停，心不自安则为悸也。又有汗下之后，正气内虚，邪气交击而令悸者，与其气虚而悸者则又甚焉。太阳病，发汗过多，其人叉手自冒，必心下悸。太阳病，若下之，身重，心下悸者，不可发汗。少阳病，不可吐下，吐下则悸而惊。少阳病，不可发汗，发汗则谵语，此属胃，胃和则愈，胃不和则烦而悸。是数者，皆汗后协邪者，与其气虚而悸者，有以异也。或镇固，或化散之，皆须定其气浮也。又饮水过多，水饮不为宣布留心下，甚者则悸。《金匮要略》曰：食少饮多，水停心下，甚者则悸。饮之为悸，甚于他邪，虽有余邪，必先治悸。何者？以水停心下，若水气散，则无所不之，浸于肺则为喘为咳，传于胃则为哕为噎，溢于皮肤则为肿，渍于肠间则为利下，不可缓之也。经曰：厥而心下悸，宜先治水，与茯苓甘草汤，后治其厥。不尔，水渍于胃，必作利也。厥为邪之深者，犹先治水，况其邪气浅者乎，医者可不深究之？

渴第二十九

伤寒渴者，何以明之？渴者，里有热也。伤寒之邪，自表传至里，则必有名证，随其邪浅深而见焉。虽曰一日在皮，二日在肤，三日在肌，四日在胸，五日在腹，六日入胃，其传经者，又有证形焉。太阳主气而先受邪，当一二日发，头项痛而腰脊强者是矣。太阳传阳明，则二三日发，身热目疼，鼻干不得卧也。阳明传少阳，则三四日发，胸胁痛而耳聋。此三阳皆受病，为邪在表而犹未作热，故不言渴。至四五日，少阳传太阴经，则邪气渐入里，寒邪渐成热，当是时也，津液耗少，故腹满而嗌干。至五六日，太阴传少阴，是里热又渐深也。当此之时，则津液为热所抟，渐耗而干，故口燥舌干而渴。及至六七日，则少阴之邪，传于厥阴，厥阴之为病，消渴，为里热已极矣。所谓消渴者，饮水多而小便少者是矣，谓其热能消水也。所以，伤寒病至六七日，而渴欲饮水，为欲愈之病，以其传经尽故也。是以厥阴病云：渴欲饮水，少少与之愈者是也。邪气初传入里，热气散漫，未收敛成热，熏蒸焦膈，抟耗津液，遂成渴也。病人虽渴，欲得饮水，又不可多与之。若饮水过多，热少不能消，故复为停饮诸疾。经曰：凡得时气病，至五六日，渴欲饮水，水饮不能多，勿多与也。何者？以腹中热尚少，不能消之，便更与人作病也。若大渴欲饮水，犹当依证与之。与之常令不足，勿极意也。言能饮一斗与五升。又曰：渴欲饮水，少少与之，但以法救之。渴者，宜五苓散。至于大渴欲饮水数升者，白虎加人参汤主之。皆欲润其燥而生津液也。凡得病反能饮水，此为欲愈之病，其不晓病者，但闻病饮水自差。小渴者，乃强与饮之，因成大祸，不可复救。然则悸动也，支结也，喘咳噎哕，干呕肿满，下利，小便不利，数者皆是饮水之过伤。而诊病之工，当须识此，勿令误也。

振第三十

伤寒振者，何以明之？振者，森然若寒，耸然振动者是也。伤寒振者，皆责其虚寒也。至于欲汗之时，其人必虚，必蒸蒸而振，却发热汗出而解。振，近战也，而轻者有振矣。战为正与邪争，争则为鼓栗而战；振但虚而不至争，故止耸动而振也。下后复发汗必振寒者，谓其表里俱虚也。亡血家发汗，则寒栗而振者，谓其血气俱虚也。诸如此者，止于振耸尔。其振振欲擗地者，有身为振振摇者，二者皆发汗过多，亡阳经虚，不能自主持，故身为振摇也。又非若振栗之比。经曰：若吐若下后，心下逆满，气上冲胸，起则头眩，发汗则动经，身为振振摇者，茯苓桂枝白术甘草汤主之。太阳病，发汗不解，其人仍发热，心下悸，头眩，身瞤动，振振欲擗地者，真武汤主之。二汤者，皆温经益阳，滋血助气之剂，经虚阳弱得之，未有不获全济之功者。

战栗第三十一

伤寒战栗，何以明之？战栗者，形相类而实非一也。合而言之，战栗非一也；析而分之，有内外之别焉。战者，身为之战摇者是也；栗者，心战是也。战之与栗，内外之诊也。昧者通以为战栗也，通为战栗而已，则不知有逆顺之殊。经曰：胃无谷气，脾涩不通，口急不能言，战而栗者。即此观之，战之与栗，岂不异哉？战之与振，振轻而战重也。战之与栗，战外而栗内也。战栗者，皆阴阳之争也。伤寒欲解，将汗之时，正气内实，邪不能与之争，则便汗出而不发战也。邪气欲出，其人本虚，邪与正争，微者为振，甚者则战，战已正胜而解矣。经曰：病有战而汗出，因得解者，何也？其人本虚，是以发战者是也。邪气外与正气争则为战，战其愈者也。邪气内与正气争则为栗，栗为甚者也。经曰：阴中为邪，必内栗也。表气微虚，里气不守，故使邪中于阴也。方其里气不守，而为邪中于正气，正气怯弱，故成栗也。战者正气胜，栗者邪气胜也。伤寒六七日，欲解之时，当解而汗出，其有但心栗而鼓颔，身不战者，已而遂成寒逆，似此证多不得解，何者？以阴气内盛，正气大虚，不能胜邪，反为邪所胜也。非大热剂与其灼艾，又焉得而御之？

四逆第三十二

伤寒四逆，何以明之？四逆者，四肢逆而不温者是也。积凉成寒，积温成热，非一朝一夕之故，其所由来者渐矣。伤寒始者，邪在皮肤，当太阳、阳明受邪之时，则一身手足尽热；当少阳、少阴受邪之时，则手足自温，是表邪渐缓而欲传里也。经曰：有伤寒四五日，手足温而渴者，小柴胡汤主之。是太阳之邪，传之少阳也。伤寒脉浮，手足自温者，是为系在太阴，是少阳邪传于于太阴也。是知邪气在半表半里，则手足不热而自温也。至于邪传少阴，为里证已深，虽未至厥，而手足又加之不温，是四逆也。若至厥阴，则手足厥冷矣。经曰：少阴病，四逆，其人或咳，或悸，或小便不利，或腹中痛，或泄利下重者，四逆散主之。方用柴胡、枳实、芍药、甘草，四者皆是寒冷之物，而专主四逆之疾，是知四逆非虚寒之证也。又有四逆诸汤，亦治四逆手足寒，方用干姜、附子热药者，厥有旨哉！若手足自热而至温，从四逆而至厥者，传经之邪也，四逆散主之。若始得之，手足便厥而不温者，是阴经受邪，阳气不足，可用四逆汤温之。大须识此，勿令误也。四逆与厥，相近而非也。经曰：诸四逆厥者，不可下，是四逆与厥有异也。吐利烦躁，见四逆者死。是恶见其四逆也。诊视之间，熟详究之。

厥第三十三

伤寒厥者，何以明之？厥者，冷也，甚于四逆也。经曰：厥有阴阳气不相顺接便为厥。厥者，手足逆冷是也。谓阳气内陷，热气逆伏，而手足为之冷也。经曰：伤寒一二日至四五日厥者，必发热。前热者后必厥，厥深者热亦深，厥微者热亦微是知内陷者，手足为厥矣。少阴病，但厥无汗，而强发之，必动其血，未知从何道出，或从口鼻，或从目出，是名下厥上竭，亦是言发动其热也。先热而后厥者，热伏于内也；先厥而后热者，阴退而阳气得复也。若始得之便厥者，则是阳气不足而阴气胜也。大抵厥逆为阴所主，寒者多矣，而又有进退之别。经曰：病厥五日，热亦五日，设六日当复厥，不厥者自愈。发热四日，厥反三日，复热四日[1]，厥少热多，其病自愈。厥四日，热反三日，复厥五日，其病为进。寒多热少，阳气退，故为进也。病至厥阴，传经尽也。当是之时，阳气胜阴，厥少热多，其病则愈。若或阴气反

---

① 复热四日：原缺，据《伤寒论·厥阴病脉证并治》补。

胜，阳不得复，厥多热少，其病则逆。厥为阴气至也，热为阳气复也。至于下利，则曰先厥后发热，而利必自止，见厥复利。厥者复为热，为阳气得复，而利必自止。热者复为厥，是阴气还胜也，故复下利矣。诸阳受气于胸中，邪气客于胸中，郁郁留结，则阳气不得敷布，而手足为之厥。经曰：手足厥冷，脉乍紧，邪结在胸中，心中满而烦，饥不能食，病在胸中，当吐之者是矣。厥为阴之盛也，若更加之恶寒而蜷者，阴气之极也，则难可制。经曰：少阴病恶寒，身蜷而利，手足厥冷者，不治。是厥冷之逆者，神丹其能生乎？

郑声第三十四

伤寒郑声，为邪音也。孔子曰：恶郑声之乱雅乐也。又曰：放郑声，远佞人。郑声淫，佞人殆。是谓郑声为不正之音也。伤寒郑声者，则其声如郑卫之音转不正也。经曰：虚则郑声。今汗后或病久，人声转者是也，以此为虚，从可知已。又郑声者，重语也，正为声转也。若声重而转，其本音者亦是矣。昧者殊不知此，妄以重为重叠之语，与谵语混而莫辨。遂止以身热脉数，烦渴便难而多言者为谵语；以身凉脉小，自利不渴而多言者为郑声。如此则有失仲景之本意。兼郑声淫，则语以正之，则郑声不为重叠，正为不正也。况仲景之书，三百九十余证，曲尽伤寒形候，未有脱落而不言者。若是郑声为多言，则于三阴门中，亦须条见。所以郑声别无证治者，是不与谵语为类也。虽曰虚矣，止为正气虚而不全，故使转声而不正也。明者鉴此，幸详究之。

评语第三十五

伤寒评语，何以明之？评者，喃为呢喃而语也。又作谵，谓妄有所见而言也。斯皆真气昏乱，神识不清之所致。夫心藏神而主火，病则热气归焉。伤寒，胃中热盛，上乘于心，心为热冒，则神昏乱而语言多出，识昏不知所以然，遂言无次而成谵妄之语。轻者睡中呢喃，重者不睡亦语言差缪。有谵语者，有独语者，有狂语者，有语言不休者，有言乱者。此数者，见其热之轻重也。谵语与独语，谓虽间有妄错之语，若与人言有次，是热未至于极者也。经曰：独语如见鬼状，若剧者，发则不识人。是病独语未为剧也。狂语者，热甚者也，由神昏而无所见觉，甚则至于喊叫而言语也。言语不休者，又其甚也。至于言乱者，谓妄言骂詈，善恶不避亲疏，为神明已乱也。经曰：诸逆发汗，微者难差，剧者言乱，是难可复制也。谵语之由，又自不同，皆当明辨之。有被火劫谵语者，有汗出谵语者，有下利谵语者，有下血谵语者，有燥屎在胃谵语者，有三阳合病谵语者，有过经谵语者，有亡阳谵语者。经曰：大热入胃中，水竭躁烦，必发谵语。又腹满微喘，口干咽烂，或不大便，久则谵语。是因被火劫谵语也。汗出谵语，此为风也，须下之，过经乃可下之；下之若早，语言必乱，以表虚里实故也，是汗出谵语者也。下利谵语者，有燥屎也，小承气汤主之，是下利谵语者也。下血谵语者，此为热入血室，当刺期门，随其虚实而泻之，是下血谵语者也。谵语有潮热，反不能食者，胃中必有燥屎五六枚也，是谓燥屎在胃谵语者也。腹满身重，难以转侧，口不仁面垢，谵语遗尿，是三阳合病谵语者也。过经谵语者，以有热也，当以汤下之，是过经谵语者也。发汗多，亡阳谵语者，不可下，与柴胡桂枝汤，和其荣卫，以有通津液后自愈，是亡阳谵语也。诸如此者，脉短则死，脉自和则愈。又身微热，脉浮大者生；逆冷，脉沉细，不过一日死。实则谵语，气收敛在内而实者，本病也。或气上逆而喘满，或气下夺而自利者，皆为逆也。经曰：直视谵语，喘满者死，下利者亦死。谓其正气脱绝也。能知虚实之诊，能识逆从之要，治病疗病，则不失矣。

短气第三十六

伤寒短气，何以明之？短气者，气短而不能相续者是矣。似喘而非喘，若有气上冲，而实非气上冲也。喘者，张口抬肩，摇身滚肚，谓之喘也。气上冲者，腹里气时时上冲也。所谓短气者，呼吸虽数而不能相续，似喘而不摇肩，似呻吟而无痛者，短气也。经所言：短气者众，实为难辨之证，愚医莫识之，为治有误者多矣。要识其短气之真者，气急而短促，谓之气促者是也。短气有责为虚者，有责为实者，要当明辨之。经曰：趺阳脉微[①]而紧，紧则为寒，微则为虚，微紧相抟，则为短气。此为短气之虚者也。短气腹满而喘，有潮热，此外欲解，可攻里也。此为短气之实者也。又有属表，又有属里者，要当审视之。经曰：短气但坐，以汗出不彻故也，更发汗则愈；与其风湿相抟，汗出短气，小便不利，恶风不欲去衣，甘草附子汤主之者，是邪气在表而短气者也。干呕短气，汗出不恶寒者，此表解里未和也，十枣汤主之；与其太阳病，医反下之，短气躁烦，心中懊侬，阳气内陷，心中因硬，则为结胸，大陷胸汤主之，是邪气在里而短气者也。虚也，实也，在表也，在里也，皆作短气，又何以辨其虚实也？大凡心腹胀满而短气者，邪在里而为实也；腹濡满而短气者，邪在表而为虚也。大抵短气为实，《金匮要略》曰：短气不足以息者，实也。又水停心下，亦令短气。《金匮要略》曰：食少饮多，水停心下，微者短气。即此观之，短气之由亦众矣。必审其形候，使的而不惑，必审其邪气，在表里之不差，随证攻之，了无不愈者矣。

---

① 微：原作“浮”，据文义改。

卷三

摇头第三十七

伤寒摇头，何以明之？头者，诸阳之会也。诸阳之脉皆上于头，诸阴脉皆至颈胸中而还。阳脉不治，则头为之摇。伤寒摇头有三，皆所主不同也。有曰摇头言者，里痛也，以里有痛者，语言则剧，欲言则头为之战摇也。有曰独摇头，卒口噤，背反张者，痉病也，以风盛于上，风主动摇故也。里痛非邪也，痛使之然；痉病非逆也，风使之然。至于阳反独留，形体如烟熏，直视摇头者，又谓之心绝。盖心藏神，而为阴之本，阳根于阴，阴根于阳，阴阳相根，则荣卫上下相随矣，绝则神去而阴竭，阳无根者，则不能自主持，故头为之摇矣。王冰曰：滋苗者必固其根，伐下者必枯其上。内绝其根，外作摇头，又何疑焉？心绝者，真病也；风痉里痛者，邪气也。观其头摇，又当明其臧否焉。

瘈疭第三十八

伤寒瘈疭，何以明之？瘈者，筋脉急也；疭者，筋脉缓也。急者则引而缩，缓者则纵而伸。或缩或伸，动而不止者，名曰瘈疭，俗谓之搐者是也。《黄帝内经》曰：病筋脉相引而急，名曰瘈疭。瘈，谓若契合之契也，行则缓，卧则紧，从则纵。疭，疾之纵者，谓若放纵之纵也。以急为瘈，以缓为疭，理至明矣。瘈疭者，风疾也，而癫痫则瘈疭焉。伤寒瘈疭者，邪热气极也。热盛则风抟并经络，风主动，故四肢瘈疭而不宁也。故风温被火者，曰发微黄色，剧者如惊痫，时瘈疭，言其热气之剧盛也。伤寒病至于发瘈疭者，疾势已过矣，多难可制。《内经》曰：太阳终者，戴眼，反折，瘈疭，绝汗乃出，大如贯珠，著身不流，是见其瘈疭，为已过之疾也。又有四肢絷习，为四肢动而不止，似瘈疭而无力，不得伸缩者也，此为肝绝。瘈疭之证虽难已，若能以祛风涤热之剂，折其大热，则瘈疭亦有生者。若妄加灼火，或饮以发表之药，则死不旋踵。经曰：一逆尚引日，再逆促命期。

不仁第三十九

伤寒不仁，何以明之？仁，柔也。不仁，谓不柔和也，痒不知也，痛不知也，寒不知也，热不知也，任其屈伸灸刺，不知所以然者，是谓不仁也。由邪气壅盛，正气为邪气闭伏，郁而不发，荣卫血气虚少，不能通行，致斯然也。《内经》曰：荣气虚则不仁。《针经》曰：卫气不行则为不仁。经曰：荣卫不能相将，三焦无所仰，身体痹不仁，即是言之。知荣卫血气虚少，不能通行，为不仁者明矣。经曰：诸乘寒者则为厥，郁冒不仁。言此厥者，是正气为寒气所乘，为厥气也，非四肢逆冷之厥也。何者？盖以郁冒为昏冒，不仁为不知痛痒，得不为尸厥之厥耶？经曰：少阴脉不至，肾气微，精血少，奔气促迫，上入胸膈，宗气反聚，血结心下，阳气退下，热归阴股，与阴相动，令身不仁，此为尸厥。其乘寒之厥，郁冒不仁，即此尸厥可知矣。昔越人入虢，诊太子为尸厥，以郁冒不仁为可治，刺之而得痊济者，实神医之诊也。呜呼！设或脉浮而洪，身汗如油，喘而不休，水浆不下，形体不仁，此又为命绝，虽越人其能起之欤？

直视第四十

伤寒直视，何以明之？直视者，视物而目精[①]不转动者是也。若目精转者，非直视也。水之精为志，火之精为神。目者心之使也，神所寓焉，肝之

---

①精：通“睛”。

外候也，精神荣焉。《针经》曰：五脏六腑之气，皆上注于目而为之精，精之窠为眼，骨之精为瞳子，筋之精为黑睛，血之精为络，气之精为白睛，肌肉之精为钩束，裹撷筋骨血气之精，与脉并为系，上属于脑。五脏血气调和，精气充荣，则目和而明矣。伤寒目直视者，邪气壅盛，冒其正气，使神智不慧，藏精之气，不上荣于目，则目为之直视。伤寒至于直视，为邪气已极，证候已逆，多难治。经曰：衄家不可发汗，汗出则额上陷，脉急紧，直视不能眴，不得眠。以肝受血而能视，亡血家肝气已虚，目气已弱，又发汗亡阳，则阴阳俱虚所致也。此虽错逆，其未甚也。逮乎狂言，反目直视，又为肾绝；直视摇头，又为心绝，皆脏气脱绝也。直视谵语，喘满者死，下利者亦死。又剧者发则不识人，循衣摸床，惕而不安，微喘直视，脉弦者生，涩者死。皆邪气盛而正气脱也。其或有目中不了了，精不和，无表里证，大便难，身微热者，是非直视也，此为内实也，可用大承气汤、大柴胡汤下之。直视为不治之疾，目中不了了，为可治之候，二者形证相近，其为工者，宜熟视之。

郁冒第四十一

伤寒郁冒，何以明之？郁为郁结而气不舒也，冒为昏冒而神不清也，世谓之昏迷者是也。郁冒之来，皆虚极而乘寒，则有之矣。经曰：诸乘寒者，则为厥，郁冒不仁。又曰：太阳病先下之而不愈，因复发汗，以此表里俱虚，其人因致冒。冒家汗出自愈，所以然者，汗出表和故也。是知因虚乘寒，乃生郁冒。《金匮要略》曰：新产妇人有三病：一者病痉，二者病郁冒，三者大便难。亡血，复汗，寒多，故令郁冒。又曰：产妇郁冒，其脉微弱，呕不能食，大便坚，所以然者，血虚而厥，厥而必冒，冒家欲解，必大汗出。即此观之，郁冒为虚寒可知矣。又或少阴病，下利止而头眩，时时自冒者，又为死证。盖谓其虚极而脱也。观其郁冒，幸无忽焉。

动气第四十二

伤寒动气，何以明之？动气者，为筑筑然动于腹中者是矣。脏气不治，随脏所主，发泄于脐之四傍，动跳筑筑然，谓之动气。《难经》曰：肝内证，脐左有动气，按之牢若痛；心内证，脐上有动气，按之牢若痛；肺内证，脐右有动气，按之牢若痛；肾内证，脐下有动气，按之牢若痛。是脏气不治，腹中气候发动也，动气应藏，是皆真气虚，虽有表里攻发之证，即不可汗下。经曰：动气在右，不可发汗，汗则头眩，汗不止，筋惕肉瞤，是发汗而动肝气者也。动气在左，不可下，下之则腹内拘急，食不下，动气更剧，虽有身热，卧则欲蜷，是下之而动肝气者也。动气在上，不可发汗，汗则气上冲，正在心端，是发汗而动心气者也。动气在上，不可下，下之则掌握热烦，身上浮冷，热汗自泄，欲得水自灌，是下之而动心气者也。动气在右，不可发汗，汗则衄而渴，心苦烦，饮即吐水，是发汗而动肺气者也。动气在右，不可下，下之则津液内竭，咽燥鼻干，头眩心悸，是下之而动肺气者也。动气在下，不可发汗，汗则无汗，心中大烦，骨节苦痛，目运恶寒，食则反吐，谷不得下，是发汗而动肾气者也。动气在下，不可下，下之则腹满，卒起头眩，食则下清谷，心下痞，是下之而动肾气者是也。且脾内证，当脐有动气。经特曰：脐之四傍动气，不可汗下。独不言脾候，当脐有动气者，以脾者中州，为胃以行津液，发汗吐下，耗损津液，必先动脾，其余四脏，动气发动，妄有汗下，犹先动脾，况脾家发动气者，讵可动之也？所以特不言之也。伤寒所以看外证为当者，盖不在脉之可见，必待问之可得者。发汗吐下，务要审谛。举此动气，类可知矣。

自利第四十三

伤寒自利，何以明之？自利者，有不经攻下，自然溏泄者，谓之自利也。伤寒自利多种，须知冷热虚实消息，投汤无致失差。杂病自利多责为寒，伤寒下利多由协热，其与杂病有以异也。表邪传里，里虚协热则利，不应下而便攻之，内虚协热遂利，是皆协热也。又合病家皆作自利。太阳与阳明合病，必自下利，葛根汤主之。太阳与少阳合病，必自下利，黄芩汤主之。阳明与少阳合病，必自下利，大承气汤主之。三者皆合病下利，一者发表，一者攻里，一者和解。所以不同者，盖六经以太阳阳明为表，少阳太阴为在半表半里，少阴厥阴为在里。太阳阳明合病，为在表者也，虽曰下利，必发散经中邪气而后已，故以葛根汤以汗之。太阳与少阳合病，为在半表半里者也，虽曰下利，必和解表里之邪而后已，故与黄芩汤以散之。阳明少阴合病，为少阳邪气入腑者也，虽曰下利，必逐去胃中之实而后已，故与承气汤以下之。是三者所以有异也。下利家何以明其寒热耶？且自利不渴属太阴，以其脏寒故也。下利欲饮水者，以有热也。故大便溏小便自可者，此为有热；自利小便色白者，少阴病形悉具，此为有寒。恶寒脉微，自利清谷，此为有寒。发热后重，泄色黄赤，此为有热。皆可理其寒热也。凡腹中痛，转气下趣少腹者，此欲自利也。自利家，身凉脉小为顺，身热脉大为逆。少阴病，脉紧下利，脉暴微，手足反温，脉紧反去者，此为欲解。下利脉大者为未止，脉微弱数者为欲自止，虽发热不死。是知下利脉大为逆，而脉小为顺也。自利宜若可温，理中、白通、诸四逆辈，皆温脏止利之剂。又有肠胃有积结，与下焦客邪，皆温剂不能止之，必也或攻泄之，或分利之而后已。经曰：理中者，理中焦，此利在下焦，宜赤石脂禹余粮汤。复不止，当利其小便。是利在下焦，渗泄而分利者也。少阴病，自利清水，色纯青，心下必痛，口干燥，与下利三部皆平，按之心下硬，或脉沉而滑，或不欲食而谵语，或差后至年月日复发，此数者皆肠胃有积结，而须攻泄者也。《内经》有曰：大热内结，注泄不止，热宜寒疗，结伏须除，以寒下之，结散利止，大寒凝内，久利泄溏，愈而复发，绵历岁年，以热下之，寒去利止，谓之通因通用。下利虽有表证，又不可发汗，以下利为邪气内攻，走津液而胃虚也。故经曰：下利不可攻其表，汗出必胀满者是矣。大抵下利脱气至急，五夺之中，此为甚者。其或邪盛正虚，邪拥正气下脱，多下利而死。何以言之？经曰：下利日十余行，脉反实者，死。发热下利至甚，厥不止者，死。直视谵语，下利者，死。下利手足厥冷无脉者，灸之不温，脉不还者，死。少阴病自利，复烦躁不得卧寐者，死。此数者，皆邪拥正气下脱而死者也。《金匮要略》曰：六腑气绝于外者，手足寒；五脏气绝于内者，利下不禁。呜呼！疾成而后药，虽神医不可为已。气既脱矣，孰能治之？

筋惕肉瞤第四十四

伤寒筋惕肉瞤，何以明之？伤寒头痛身疼，恶寒发热者，必然之证也。其于筋惕肉瞤，非常常有之者，必待发汗过多，亡阳则有之矣。《内经》曰：阳气者，精则养神，柔则养筋，发汗过多，津液枯少，阳气太虚，筋肉失所养，故惕惕然而跳，瞤瞤然而动也。太阳病，脉微弱，汗出恶风者，不可服大青龙汤，服之则厥逆，筋惕肉瞤，此为逆也。太阳病发汗，汗出不解，其人仍发热头眩，身瞤动，振振欲擗地者，真武汤主之。动气在左，不可发汗，发汗则头眩，汗不止，筋惕肉瞤。即是观之，筋惕肉瞤，由发汗多亡阳，阳虚可见矣。兹虽逆也，止于发汗亡阳而表虚，治以温经益阳则可矣。或因吐下发汗后，表里俱虚，而有此状者，又非若但发汗后所可同也。经曰：伤寒吐下后，发汗虚烦，脉甚微，八九日心下痞，胁下痛，气上冲咽喉，眩冒，筋脉动惕者，久而成痿，此为逆之甚者也。太阳病发汗，复下之后，表里俱虚，复加烧针，因胸烦，面色青黄，肤瞤者，难治。兹为逆之甚者也。发汗吐下，庸可忽诸！

热入血室第四十五

伤寒热入血室，何以明之？室者，屋室也，谓可以停止之处。人身之血室者，荣血停止之所，经脉留会之处，即冲脉是也。冲脉者，奇经八脉之一脉也，起于肾下，出于气冲，并足阳明经，挟脐上行，至胸中而散，为十二经脉之海。王冰曰：冲为血海，言诸经之血朝会于此，男子则运行生精，女子则上为乳汁，下为月水。《内经》曰：任脉通，冲脉盛，月事以时下者是也。王冰曰：阴静海满而去血，谓冲脉盛为海满也。即是观之，冲是血室可知矣。伤寒之邪，妇人则随经而入，男子由阳明而传。以冲之脉与少阴之络起于肾，女子感邪，太阳随经，便得而入。冲之经，并足阳明，男子阳明内热，方得而入也。冲之得热，血必妄行，在男子则下血谵语，在妇人则月水适来。阳明病下血谵语，此为热入血室者，斯盖言男子，不止谓妇人而言也。妇人伤寒经水适来与经水适断者，皆以经气素虚，宫室不闭，邪得乘虚而入。《针经》有言曰：邪气不得其虚，不能独伤人者是矣。妇人热入血室，有须治而愈者，有不须治而愈者，又各不同也。妇人中风，发热恶寒，经水适来，得之七八日，热除而脉迟，身凉和，胸胁下满如结胸状，谵语者，此为热入血室，当刺期门，随其实而泻之；与其妇人中风七八日，续得寒热，发作有时，经水适断者，此为热入血室，其血必结，故使如疟状，发作有时，小柴胡汤主之。二者是须治而愈者也。妇人伤寒发热，经水适来，昼则明了，暮则谵语如见鬼状者，此为热入血室，无犯胃气及上二焦，必自愈，是不须治而愈者也。谵语为病邪之甚者，何不须治而愈耶？且胸胁满如结胸，谵语，是邪气留结于胸胁而不去者，必刺期门，随其实而泻之。寒热如疟，发作有时者，是血结而不行也，须小柴胡汤散之。二者既有留邪，必须治之可也。若发热经水适来，昼日明了，暮则谵语，此则经水既来，以里无留邪，但不妄犯，热随血散，必自愈。经曰：血自下，下者愈，故无犯胃气及上二焦，必自愈。所谓妄犯者，谓恐以谵语为阳明内实。攻之犯其胃气也。此无胸胁之邪，恐刺期门，犯其中焦也。此无血结，恐与小柴胡汤，犯其上焦也。小柴胡汤解散则动卫气，卫出上焦，动卫气是犯上焦也。刺期门则动荣气，荣出中焦，动荣气是犯中焦也。《脉经》有曰：无犯胃气及上二焦，岂谓药不谓针耶？此其是欤！

发黄第四十六

伤寒发黄，何以明之？经曰：湿热相交，民当病瘅。瘅者黄也，单阳而无阴者也。伤寒至于发黄，为疾之甚也。湿也，热也，甚者则发黄。内热已盛，复被火者，亦发黄也。邪风被火热，两阳相熏灼，其身必发黄；阳明病被火，额上汗出，而小便不利者，必发黄。是由内有热而被火，致发黄者也。阳明病无汗，小便不利，心中懊憹者，必发黄。是由阳明热盛，致发黄者。伤寒发汗已，身目为黄，所以然者，寒湿在里不解故也，以为不可下也，于寒湿中求之。是由寒湿，致发黄也。湿亦令黄也，热亦令黄也，其能辨之乎？二者非止根本来有异，而色泽亦自不同。湿家之黄也，身黄（一作其身）如似熏黄，虽黄而色暗不明也。至于热盛之黄也，必身黄如橘子色，甚者勃勃出染著衣，正黄如柏，是其正黄色也。由是观之，湿之与热，岂不异矣（一作乎）？大抵黄家属太阴，太阴者脾之经也。脾者，土。黄，土色也。脾经为湿热蒸之，则色见于外必发身黄。经曰：伤寒脉浮缓，手足自温者，是为系在太阴，太阴当发身黄者是矣。热虽内盛，若已自汗出，小便利者，则不能发黄，必也头汗出，身无汗，齐颈而还，小便不利，渴饮水浆，此为瘀热在里，身必发黄。黄家为热盛，而治法亦自有殊。伤寒八九（一作七八）日，身如橘子色，小便不利，少腹（一作腹微）满者，茵陈蒿汤主之。此欲泄涤其热也。伤寒，身黄，发热者，栀子柏皮汤主之。此欲解散其热也。伤寒瘀热在里，身必发黄，麻黄连翘赤小豆汤主之。此欲解散其热也。此数者，泄涤解散，乃为之不同，亦皆析[①]火彻热之剂也。一或身黄脉沉结，少腹硬，而小便自利，其人如狂者，又为蓄血在下焦使之黄也，必须抵当汤下之而愈。黄家既是病之已极，是以有不治之者多矣。非止寸口近掌无脉，鼻气出冷，为不治之疾。又若形体如烟熏，直视摇头者，是为心绝。环口黧黑，柔汗发黄，是为脾绝。皆不治之诊（一作证），医者更详视之。

发狂第四十七

伤寒发狂，何以明之？狂者，猖狂也，谓其不宁也。《难经》曰：狂之始发也，少卧不饥，而自高贤也，自辨（一作辩）智也，自贵倨也，妄笑好歌乐也，妄行走不休也。狂家所起，皆阳盛致然。《内经》曰：阴不胜其阳，脉留薄疾并乃狂也。又曰：邪入于阳则狂，邪入于阴则喑。《难经》曰：重阳者狂，重阴者癫。《脉经》曰：阴附阳则狂，阳附阴则癫。《病源》曰：阳邪并于阳则狂，阴邪并于阴则癫。即诸经之狂为阳盛也明矣。又阳明之病，恶人与火，闻木音则惕然而惊，心欲动，独闭户牖而处，甚则欲上高而歌，弃衣而走，踰垣上屋，其所上之处，皆非素能者，是谓阳邪并于阳明

① 析：分开。

也。伤寒热毒在胃，并于心脏，使神不宁而志不定，遂发狂也。伤寒至于发狂，为邪热至极也，非大吐下则不能已。又有热在下焦，其人如狂者，经曰：热入膀胱，其人如狂。谓之如狂，则未至于狂，但卧起不安尔。其或狂言，目反直视，又为肾之绝。汗出辄复热，狂言不能食，又为失志，死。若此则殆，非药石之所及，是为真病焉。

霍乱第四十八

伤寒霍乱，何以明之？上吐而下利，挥霍而撩乱是也。邪在上焦者，但吐而不利；邪在下焦者，但利而不吐。若邪在中焦，胃气不治，为邪所伤，使阴阳乖隔，遂上吐而下利。若止呕吐，而利经止，得之吐利，必也上吐下利，躁扰烦乱，乃谓之霍乱。其与但称吐利者，有以异也。伤寒吐利者，邪气所伤；霍乱吐利者，饮食所伤也。其有兼伤寒之邪，内外不和者，加之头痛发热而吐利也。经曰：病发热头痛，身疼，恶寒，吐利者，此属何病？答曰：此名霍乱。霍乱自吐下，又利止，复更发热也，是霍乱兼伤寒者也。霍乱者，头痛发热，热多欲饮水者，五苓散主之；寒多不用水者，理中丸主之。以其中焦失治，阴阳乖隔，必有偏之者，偏阳则多热，偏阴则多寒。许仁则曰：病有干霍乱，有湿霍乱。干霍乱死者多，湿霍乱死者少。盖吐利则所伤之物得以出泄，虽霍乱甚，则止于胃中，水谷泄尽则止矣，所以死者少。及其干霍乱而死多者，以其上不得吐，下不得利，则所伤之物不得出泄，壅闭正气，关（一作乖）隔阴阳，烦扰闷乱，躁无所安，喘胀干霍乱而死。呜呼！食饮有节，起居有常者，岂得致霍乱耶？饮食自倍，肠胃乃伤，丧身之由，实自致尔。

蓄血第四十九

伤寒蓄血，何以明之？蓄血者，血在下焦，结聚而不行，蓄积而不散者是也。血菀于上而吐血者，谓之薄厥；留于下而瘀者，谓之蓄血，此由太阳随经，瘀热在里，血为热所抟，结而不行，蓄于下焦之所致。经曰：太阳病六七（一作七八）日，表证仍在，脉微而沉，反不结胸，其人发狂者，以热在下焦，少腹当硬满，小便自利者，下血乃愈，抵当汤主之者是也。大抵看伤寒，必先观两目，次看口舌，然后自心下至少腹，以手摄按之，觉有满硬者，则当审而治之。如少腹觉有硬满，便当问其小便。若小便不利者，则是津液留结，可利小便；若小便自利者，则是蓄血之证，可下瘀血。经曰：伤寒有热，少腹满，应小便不利，今反利者为有血也。又曰：太阳病，身黄，脉沉结，少腹硬，小便不利者，为无血也；小便自利，其人如狂者，血证谛也。皆须抵当丸（一作汤）下之愈。阳明病，其人喜忘，屎虽硬，大便反易，其色必黑，亦是蓄血之证。蓄血于下，所以如狂者，经谓热结膀胱，其人如狂者是也。血瘀于下，所以喜忘者，《内经》曰：血并于下，乱而喜忘者是也。二者若有其一，则为蓄血证明矣。蓄血之证，又有轻重焉。如狂也，喜忘也，皆蓄血之甚者，须抵当汤、丸以下之。如外已解，但少腹急结者，则为蓄血之轻也，须桃仁承气汤以利之。医之妙者何也？在乎识形证，明脉息，晓虚实，知传变。其于形证之明者，众人所共识，又何以见其妙？必也形证之参差，众人所未识，独先识之，乃所以为妙。且如病人无表里证，发热七八日，虽脉浮数者，可下之。假令已下，脉数不解，合热则消谷善饥，至六七日不大便者，此有瘀血，抵当汤主之。当不大便六七日之际，又无喜忘如狂之证，亦无少腹硬满之候，当是之时，与承气汤下者多矣，独能处以抵当汤下之者，是为医之妙者也。若是者何以知其有蓄血也？且脉浮而数，浮则伤气，数则伤血，热客于气则脉浮，热客于血则脉数。因下之后，浮数俱去则已。若下之后数去，其脉但浮者，则荣血间热去而卫气间热在矣。为邪气独留心中则饥，邪热不杀谷，潮热发渴也。及下之后，浮脉去而数不解者，则卫气间热去，而荣血间热在矣。热气合并，迫血下行，胃虚协热，消谷善饥。血至下焦，若下不止，则血得以出，泄必便脓血也。若不大便六七日，则血不得出泄，必蓄在下焦为瘀血，是须抵当汤下之。此实疾证之奇异，医法之玄微，能审诸此者，真妙医也。

劳复第五十

伤寒劳复，何以明之？劳为劳动之劳，复为再发也。是伤寒差后，因劳动再发者是也。伤寒新差后，血气未平，余热未尽，劳动其热，热气还经络，遂复发也。此有二种：一者因劳动外伤，二者因饮食内伤。其劳动外伤者，非止强力摇体持重远行之劳，至于梳头洗面则动气，忧悲思虑则劳神，皆能复也，况其过用者乎？其饮食内伤者，为多食则遗，食肉则复者也。《内经》曰：热病已愈而时有遗者，何也？以热甚而强食之，病已衰而热有所藏，因其谷气留薄，两阳相合，故有所遗。经曰：病已差，尚微烦，设不了了者，以新虚不胜谷气，故令微烦，损谷则愈。夫伤寒邪气之传，自表至里，有次第焉。发汗吐下，自轻至重，有等差焉。及其劳复则不然。见其邪气之复来也，必迎夺之，不待其传也。经曰：大病差后劳复者，枳实栀子豉汤主之，若有宿食加大黄。且枳实栀子豉汤则吐之，岂待虚烦懊侬之证？加大黄则下之，岂待腹满谵语之候？经曰：伤寒差后更发热者，小柴胡汤主之。脉浮以汗解之，脉沉实者以下解之，亦是便要折其邪也。盖伤寒之邪，自外入也；劳复之邪，自内发也。发汗吐下，随宜施用焉。呜呼！劳复也，食复也，诸劳皆可及，御内则死矣。若男女相易，则为阴阳易。其不易自病者，谓之女劳复。以其内损真气，外动邪热，真虚邪盛则不可治矣。昔督邮顾子献，不以华佗之诊为信，临死致有出舌数寸之验。由此观之，岂不与后人为鉴诫？

卷四

伤寒明理方论

桂枝汤方

经曰：桂枝本为解肌。若其人脉浮紧，发热汗不出者，不可与之。常须识此，勿令误也。盖桂枝汤，本专主太阳中风，其于腠理致密，荣卫邪实，津液禁固，寒邪所胜者，则桂枝汤不能发散，必也皮肤疏凑，又自汗，风邪干于卫气者，乃可投之也。仲景以解肌为轻，以发汗为重。是以发汗吐下后，身疼不休者，必与桂枝汤而不与麻黄汤者，以麻黄汤专于发汗，其发汗吐下后，津液内耗，虽有表邪，而只可解肌，故须桂枝汤小和之也。桂味辛热，用以为君，必谓桂犹圭也，宣导诸药，为之先聘，是犹辛甘发散为阳之意。盖发散风邪，必以辛为主，故桂枝所以为君也。芍药味苦酸微寒，甘草味甘平，二物用以为臣佐者。《内经》所谓风淫所胜，平以辛，佐以苦，以甘缓之，以酸收之，是以芍药为臣，而甘草为佐也。生姜味辛温，大枣味甘温，二物为使者，《内经》所谓风淫于内，以甘缓之，以辛散之。是以姜枣为使者也。姜枣味辛甘，固能发散，而此又不特专于发散之用，以脾主为胃行其津液，姜枣之用，专行脾之津液，而和荣卫者也。麻黄汤所以不用姜枣者，谓专于发汗，则不待行化，而津液得通矣。用诸方者，请熟究之。

桂枝君，去皮，三两　芍药臣佐，三两　甘草臣佐，炙，二两　生姜使，切，三两　大枣使，擘，十二枚

上五味，㕮咀三味，以水七升，微火煮取三升，去滓，适寒温，服一升，服已须臾，啜热稀粥一升余，以助药力，温覆令一时许，遍身漐漐微似有汗者益佳，不可令如水流漓，病必不除。若一服汗出病差，停后服，不必尽剂。若不汗更服，依前法，又不汗，后服小促其间，半日许令三服尽。若

病重者，一日一夜服，周时观之，服一剂尽，病证犹在者，更作服。若汗不出，乃服至二三剂，禁生冷、粘滑、肉面、五辛、酒酪、臭恶等物。

麻黄汤方

《本草》有曰：轻可去实，即麻黄葛根之属是也。实为寒邪在表，皮腠坚实，荣卫胜，津液内固之表实，非腹满便难之内实也。《圣济经》曰：汗不出而腠密，邪气胜而中蕴，轻剂所以扬之，即麻黄葛根之轻剂耳。麻黄味甘苦，用以为君者，以麻黄为轻剂，而专主发散，是以为君也。桂枝为臣者，以风邪在表，又缓而肤理疏者，则必以桂枝解其肌，是用桂枝为臣。寒邪在经，表实而腠密者，则非桂枝所能独散，必专麻黄以发汗，是当麻黄为主，故麻黄为君，而桂枝所以为臣也。《内经》曰：寒淫于内，治以甘热，佐以辛苦者，兹是类欤。甘草味甘平，杏仁味甘苦温，用以为佐使者，《内经》曰：肝苦急，急食甘以缓之。肝者荣之主也。伤寒荣胜卫固，血脉不利，是专味甘之物以缓之，故以甘草、杏仁为之佐使，且桂枝汤主中风，风则伤卫，风邪并于卫，则卫实而荣弱，仲景所谓汗出恶风者，此为荣弱卫强者是矣。故桂枝汤佐以芍药，用和荣也。麻黄汤主伤寒，寒则伤荣，寒邪并于荣，则荣实而卫虚，《内经》所谓气之所并为血虚，血之所并为气虚者是矣。故麻黄佐以杏仁，用利气也。若是之论，实处方之妙理，制剂之渊微，该通君子，熟明察之，乃见功焉。

麻黄君，去节，三两　桂枝臣，去皮，二两　甘草佐使，炙，二两　杏仁佐使，去皮、尖，七十枚

上四味，以水九升，先煮麻黄，减二升，去上沫，内诸药，煮取二升半，去滓，温服八合，缓取微似汗，不须啜粥，余如桂枝法将息。

大青龙汤方

青龙，东方甲乙木神也。应春而主肝，专发生之令，为敷荣之主，万物出甲开甲，则有两歧，肝有两叶，以应木叶，所以谓之青龙者，以发散荣卫两伤之邪，是应肝木之体耳。桂枝汤主中风，麻黄汤主伤寒，二者发散之纯者也。及乎大青龙汤则不然，虽为发汗之剂，而所主又不一，必也中风脉浮紧，为中风见寒脉，是风寒两伤也。伤寒脉浮缓，为伤寒见风脉，是风寒

两伤也。风兼寒，寒兼风，乃大青龙汤专主之也。见兹脉证，虽欲与桂枝汤解肌以祛风，而不能已其寒，则病不去，或欲以麻黄汤发汗以散寒，而不能去其风，则病仍在。兹仲景所以特处大青龙汤以两解之。麻黄味甘温，桂枝味辛热，寒则伤荣，必以甘缓之，风则伤卫，必以辛散之，此风寒两伤，荣卫俱病，故以甘辛相合而为发散之剂。表虚肤缓者，则以桂枝为主，此以表实腠理密，则以麻黄为主，是先麻黄后桂枝，兹麻黄为君，桂枝为臣也。甘草味甘平，杏仁味甘苦，苦甘为助，佐麻黄以发表。大枣味甘温，生姜味辛温，辛甘相合，佐桂枝以解肌。石膏味甘辛微寒。风，阳邪也；寒，阴邪也。风则伤阳，寒则伤阴，荣卫阴阳，为风寒两伤，则非轻剂所能独散也，必须轻重之剂以同散之，乃得阴阳之邪俱已，荣卫之气俱和，是以石膏为使。石膏为重剂，而又专达肌表者也。大青龙汤，发汗之重剂也，非桂枝汤之所同，用之稍过，则又有亡阳之失。经曰：若脉微弱，汗出恶风者，不可服，服之则厥逆，筋惕肉瞤，此为逆也。又曰：一服汗者停后服。若复服，汗多亡阳，遂虚恶风，烦躁不得眠也。即此观之，剂之轻重可见矣。其用汤者，宜详审之。

麻黄君，去节，六两　桂枝臣，去皮，二两　甘草佐，炙，一两　杏仁佐，去皮、尖，四十枚　生姜佐，切，三两　大枣佐，擘，十枚　石膏使，碎，如鸡子大

上七味，以水九升，先煮麻黄，减二升，去上沫，内诸药，煮取三升，去滓，温服一升，取微似汗。汗出多者，温粉粉之，一服汗者，停后服。若复服，汗多亡阳，遂虚一作逆，恶风，烦躁不得眠也。

又温粉方

白术　藁本　川芎　白芷各等分

上捣，罗为细末，每末一两，入米粉三两，和令匀，粉扑周身止汗，无藁本亦得。

小青龙汤方

青龙象肝木之两歧，而主两伤之疾，中风见寒脉，伤寒见风脉，则为荣卫之两伤，故以青龙汤主之。伤寒表不解，则麻黄汤可以发，中风表不解，则桂枝汤可以散。惟其表且不解，而又加之心下有水气，则非麻黄汤所能发，桂枝汤所能散，乃须小青龙汤，始可祛除表里之邪气尔。麻黄味甘辛

温，为发散之主。表不解，应发散之，则以麻黄为君。桂味辛热，甘草味甘平，甘辛为阳，佐麻黄表散之用，二者所以为臣。芍药味酸微寒，五味子味酸温，二者所以为佐者，寒饮伤肺，咳逆而喘，则肺气逆。《内经》曰：肺欲收，急食酸以收之。故用芍药五味子为佐，以收逆气。干姜味辛热，细辛味辛热，半夏味辛微温，三者所以为使者，心下有水，津液不行，则肾气燥。《内经》曰：肾苦燥，急食辛以润之。是以干姜、细辛、半夏为使，以散寒水，逆气收，寒水散，津液通行，汗出而解矣。心下有水气散行，则传不一，故又增损之证。若渴者，去半夏，加瓜蒌根。水蓄则津液不行，气燥而渴，半夏味辛温，燥津液者也，去之则津液易复，瓜蒌根味苦微寒，润枯燥者也，加之则津液通行，是为渴所宜也。若微利，去麻黄，加芫花。水气下行，渍入肠间，则为利。下利者不可攻其表，汗出必胀满，麻黄专为表散，非下利所宜，故去之；芫花味苦寒，酸苦为涌泄之剂，水去利则止，芫花下水，故加之。若噎者，去麻黄，加附子。经曰：水得寒气，冷必相抟，其人即噎。又曰：病人有寒，复发汗，胃中冷，必吐蛔。噎为胃气虚竭，麻黄发汗，非胃虚冷所宜，故去之；附子辛热，热则温其气，辛则散其寒，而噎者为当，两相佐之，是以祛散冷寒之气。若小便不利，少腹满，去麻黄，加茯苓。水蓄在下焦不行，为小便不利，少腹满。凡邪客于体者，在外者可汗之，在内者下之，在上者可涌之，在下者可泄之。水蓄下焦，渗泄可也，发汗则非所当，故去麻黄，而茯苓味甘淡，专行津液。《内经》曰：湿淫于内，以淡渗之。渗溺行水，甘淡为所宜，故加茯苓。若喘者，去麻黄，加杏仁。喘为气逆，麻黄发阳，去之则气易顺，杏仁味甘苦温，加之以泄逆气，《金匮要略》曰：其形肿者，故不内麻黄，乃内杏子。以麻黄发其阳，故喘逆形肿，标本之疾，加减所同，盖其类矣。

麻黄君，去节，三两　甘草臣，炙，三两　桂枝臣，去皮，三两　芍药佐，三两　五味子佐，半升　细辛使，三两　干姜使，三两　半夏使，洗，半升

上八味，以水一斗，先煮麻黄，减二升，去上沫，内诸药，煮取三升，去滓，温服一升。

大承气汤方

承，顺也。伤寒邪气入胃者，谓之入腑，腑之为言聚也。胃为水谷之海，荣卫之源，水谷会聚于胃，变化而为荣卫。邪气入于胃也，胃中气郁

滞，糟粕秘结，壅而为实，是正气不得舒顺也。《本草》曰：通可去滞，泄可去闭。塞而不利，闭而不通，以汤荡涤，使塞者利而闭者通，正气得以舒顺，是以承气名之。王冰曰：宜下必以苦，宜补必以酸，言酸收而苦泄也。枳实苦寒，溃坚破结，则以苦寒为之主，是以枳实为君。厚朴味苦温，《内经》曰：燥淫于内，治以苦温。泄满除燥，则以苦温为辅，是以厚朴为臣。芒硝味咸寒，《内经》曰：热淫于内，治以咸寒。人伤于寒，则为病热，热气聚于胃，则谓之实，咸寒之物，以除消热实，故以芒硝为佐。大黄味苦寒，《内经》曰：燥淫所胜，以苦下之。热气内胜，则津液消而肠胃燥，苦寒之物，以荡涤燥热，故以大黄为使，是以大黄有将军之号也。承气汤下药也，用之尤宜审焉，审知大满大实，坚有燥屎，乃可投之也。如非大满，则犹生寒热，而病不除，况无满实者，而结胸痞气之属，由是而生矣。是以《脉经》有曰：伤寒有承气之戒，古人亦特谨之。

枳实君，炙，五枚　厚朴臣，炙，去皮，半斤　芒硝佐，三合　大黄使，酒洗，四两

上四味，以水一斗，先煮二物，取五升，去滓，内大黄，更煮取二升，去滓，纳芒硝，更上微火一二沸，分温再服，得下余勿服。

大柴胡汤方[①]

虚者补之，实者泻之，此言所共知，至如峻缓轻重之剂，则又临时消息焉，大满大实，坚有燥屎，非快剂则不能泄，大小承气汤峻，所以泄坚满者也。如不至大坚满，邪热甚而须攻下者，又非承气汤之可投，必也轻缓之剂攻之，大柴胡汤缓用以逐邪热也。经曰：伤寒发热七八日，虽脉浮数者，可下之，宜大柴胡汤。又曰：太阳病过经十余日，反二三下之，后四五日，柴胡证仍在者，先与小柴胡；呕不止，心下急，郁郁微烦者，为未解也，可大柴胡下之则愈，是知大柴胡为下剂之缓也。柴胡味苦平微寒，伤寒至于可下，则为热气有余，应火而归心，苦先入心，折热之剂，必以苦为主，故以柴胡为君。黄芩味苦寒。王冰曰：大热之气，寒以取之。推除邪热，必以寒为助，故以黄芩为臣。芍药味酸苦微寒，枳实味苦寒。《内经》曰：酸苦涌泄为阴。泄实折热，必以酸苦，故以枳实、芍药为佐。半夏味辛温，生姜味

① 方：原缺，据上文例补。

辛温，大枣味甘温。辛者散也，散逆气者，必以辛；甘者缓也，缓正气者，必以甘。故半夏、生姜、大枣为之使也。一方加大黄，以大黄有将军之号，而功专于荡涤，不加大黄，恐难攻下，必应以大黄为使也。用汤者，审而行之，则十全之功可得矣。

柴胡君，半斤　黄芩臣，三两　枳实佐，炙，四枚　芍药佐，三两　生姜使，切，五两　半夏使，洗，半升　大枣使，擘，十二枚

上七味，以水一斗二升，煮取六升，去滓再煎，温服一升，日三服，一方加大黄二两。若不加，恐不名大柴胡汤。

小柴胡汤方

伤寒邪气在表者，必渍形以为汗；邪气在里者，必荡涤以取利；其于不外不内，半表半里，既非发汗之所宜，又非吐下之所对，是当和解则可矣。小柴胡为和解表里之剂也。柴胡味苦平微寒，黄芩味苦寒。《内经》曰：热淫于内，以苦发之。邪在半表半里，则半成热矣。热气内传之不可，则迎而夺之，必先散热，是以苦寒为主，故以柴胡为君，黄芩为臣，以成彻热发表之剂。人参味甘平，甘草味甘平。邪气传里，则里气不治，甘以缓之，是以甘物为之助，故用人参、甘草为佐，以扶正气而复之也。半夏味辛微温，邪初入里，则里气逆，辛以散之，是以辛物为之助，故用半夏为佐，以顺逆气而散邪也。里气平正，则邪气不得深入，是以三味佐柴胡以和里。生姜味辛温，大枣味甘温，《内经》曰：辛甘发散为阳。表邪未已，迤逦内传，既未作实，宜当两解，其在外者，必以辛甘之物发散，故生姜、大枣为使，辅柴胡以和表，七物相合，两解之剂当矣。邪气自表未敛为实，乘虚而凑，则所传不一，故有增损以御之。胸中烦而不呕，去半夏、人参，加瓜蒌实。烦者热也，呕者气逆也，胸中烦而不呕，则热聚而气不逆，邪气欲渐成实也。人参味甘为补剂，去之使不助热也；半夏味辛为散剂，去之以无逆气也；瓜蒌实味苦寒，除热必以寒，泄热必以苦，加瓜蒌实以通胸中郁热。若渴者去半夏，加人参、瓜蒌根。津液不足则渴，半夏味辛性燥，渗津液物也，去之则津液易复；人参味甘而润，瓜蒌根味苦而坚，坚润相合，津液生而渴自已。若腹中痛者，去黄芩，加芍药。宜通而塞为痛，邪气入里，里气不足，寒气壅之，则腹中痛。黄芩味苦寒，苦性坚而寒中，去之则中气易和。芍药味酸

苦微寒，酸性泄而利中，加之则里气得通，而痛自已。若胁下痞硬，去大枣，加牡蛎。《内经》曰：甘者令人中满。大枣甘温，去之则硬浸散；咸以软之，牡蛎味酸咸寒，加之则痞者消，而硬者软。若心下悸，小便不利者，去黄芩，加茯苓。心下悸，小便不利，水蓄而不行也。《内经》曰：肾欲坚，急食苦以坚之。坚肾则水益坚，黄芩味苦寒，去之则蓄水浸行。《内经》曰：淡味渗泄为阳。茯苓味甘淡，加之则津液通流。若不渴，外有微热，去人参，加桂。不渴则津液足，去人参，以人参为主内之物也；外有微热，则表证多，加桂以取汗，发散表邪也。若咳者去人参、大枣、生姜，加五味子、干姜。肺气逆则咳，甘补中，则气愈逆，故去人参、大枣之甘。五味子酸温，肺欲收，急食酸以收之，气逆不收，故加五味子之酸。生姜、干姜一物也，生者温而干者热。寒气内淫，则散以辛热，盖诸咳皆本于寒，故易生姜以干姜，是相假之以正温热之功。识诸此者，小小变通，触类而长焉。

柴胡君，半升　黄芩臣，三两　人参佐，三两　甘草佐，炙，三两　半夏佐，洗，半升　生姜使，切，三两　大枣使，擘，十二枚

上七味，以水一斗二升，煮取六升，去滓再煎，取三升，温服一升，日三服。

栀子豉汤方

《内经》曰：其高者，因而越之；其下者，引而竭之；中满者，泻之于内；其有邪者，渍形以为汗；其在皮者，汗而发之。治伤寒之妙，虽有变通，终不越此数法也。伤寒邪气自表而传里，留于胸中，为邪在高分，则可吐之，是越之之法也。所吐之证，亦自不同，如不经汗下，邪气蕴郁于膈，则谓之膈实，应以瓜蒂散吐之，瓜蒂散吐胸中实邪者也。若发汗吐下后，邪气乘虚留于胸中，则谓之虚烦，应以栀子豉汤吐之，栀子豉汤吐胸中虚烦者也。栀子味苦寒。《内经》曰：酸苦涌泄为阴。涌者，吐之也。涌吐虚烦，必以苦为主，是以栀子为君。烦为热胜也，涌热者必以苦，胜热者必以寒。香豉味苦寒，助栀子以吐虚烦，是以香豉为臣。《内经》曰：气有高下，病有远近，证有中外，治有轻重，适其所以为治。依而行之，所谓良矣。

栀子君，擘，十四枚　香豉臣，绵裹，四合

上二味，以水四升，煮栀子，取二升半，去滓内豉，更煮取一升半，去

滓分二服，温进一服，得快吐者，止后服。

瓜蒂散方

华佗曰：四日在胸，则可吐之，此迎而夺之之法也。《千金方》曰：气浮上部，填塞心胸，胸中满者，吐之则愈，此随证治之之法也。大约伤寒四五日，邪气客于胸中之时也，加之胸中烦满，气上冲咽喉不得息者，则为吐证具，乃可投诸吐药，而万全之功有之矣。瓜蒂味苦寒，《内经》曰：湿气在上，以苦吐之。寒湿之气，留于胸中，以苦为主，是以瓜蒂为君。赤小豆味酸涩，《内经》曰：酸苦涌泄为阴。分涌膈实，必以酸为助，是以赤小豆为臣。香豉味苦寒，苦以涌泄，寒以胜热，去上膈之热，必以苦寒为辅，是以香豉为使。酸苦相合，则胸中痰热涌吐而出矣，其于亡血虚家，所以不可与者，以瓜蒂散为快剂，重亡津液之药，亡血虚家，补养则可，更亡津液，必不可全用药，君子必详究焉。

瓜蒂君，熬黄，一分　赤小豆臣，一分

上二味，各别捣筛为散已合治之，取一钱匕，以香豉一合，用热汤七合，煮作稀糜，去滓取汁，和散温顿服之。不吐者，少少加，得快吐乃止。诸亡血虚家，不可与瓜蒂散。

大陷胸汤方

结胸由邪在胸中，处身之高分，邪结于是，宜若可吐，然所谓结者，若系结之结，不能分解者也。诸阳受气于胸中，邪气与阳气相结，不能分解，气不通，壅于心下，为硬为痛，是邪正因结于胸中，非虚烦膈实之所同，是须攻下之物可理，低者举之，高者陷之，以平为正，结胸为高邪，陷下以平之，故治结胸曰陷胸汤。甘遂味苦寒，苦性泄，寒胜热。虽曰泄热，而甘遂又若夫间之，遂直达之气，陷胸破结，非直达者不能透，是以甘遂为君。芒硝味咸寒。《内经》曰：咸味下泄为阴。又曰：咸以软之。气坚者，以咸软之；热胜者，以寒消之，是以芒硝为臣。大黄味苦寒，将军也，荡涤邪寇，除去不平，将军之功也，陷胸涤热，是以大黄为使。利药之中，此为快剂，伤寒错恶，结胸为甚，非此汤则不能通利之，剂大而数少，取其迅疾，分解结邪，此奇方之制也。《黄帝针经》曰：结虽大，犹可解也。在伤寒之结，又不能久，非陷胸汤，孰可解之矣。

甘遂君，一钱匕　芒硝臣，一升　大黄使，六两，去皮

上三味，以水六升，先煮大黄，取二升，去滓，内芒硝，煮一两沸，内甘遂末，温服一升，得快利，止后服。

半夏泻心汤方

凡陷胸汤攻结也，泻心汤攻痞也。气结而不散，壅而不通为结胸，陷胸汤为直达之剂，塞而不通，否而不分为痞，泻心汤为分解之剂。所以谓之泻心者，谓泻心下之邪也。痞与结胸，有高下焉？结胸者，邪结在胸中，故治结胸曰陷胸汤；痞者，留邪在心下，故治痞曰泻心汤。黄连味苦寒，黄芩味苦寒。《内经》曰：苦先入心，以苦泄之。泻心者，必以苦为主。是以黄连为君，黄芩为臣，以降阳而升阴也。半夏味辛温，干姜味辛热。《内经》曰：辛走气，辛以散之。散痞者必以辛为助，故以半夏、干姜为佐，以分阴而行阳也。甘草味甘平，大枣味甘温，人参味甘温，阴阳不交曰痞，上下不通为满，欲通上下，交阴阳，必和其中，所谓中者，脾胃是也。脾不足者，以甘补之，故用人参、甘草、大枣为使，以补脾而和中，中气得和，上下得通，阴阳得分，水升火降，则痞消热已，而大汗解矣。

黄连君，一两　黄芩臣，三两　半夏佐，洗，半升　干姜佐，三两　人参使，三两　甘草使，炙，三两　大枣使，擘，十二枚

上七味，以水一斗，煮取六升。去滓再煎，取三升。温服一升，日三服。

茵陈蒿汤方

王冰曰：小热之气，凉以和之；大热之气，寒以取之。发黄者，热之极也，非大寒之剂，则不能彻其热。茵陈蒿味苦寒，酸苦涌泄为阴，酸以涌之，苦以泄之，泄甚热者，必以苦为主，故以茵陈蒿为君。心法南方火而主热。栀子味苦寒，苦入心而寒胜热，大热之气，必以苦寒之物胜之，故以栀子为臣。大黄味苦寒，宜补必以酸，宜下必以苦，荡涤邪热，必假将军攻之，故以大黄为使。苦寒相近，虽甚热，大毒必祛除，分泄前后，复得利而解矣。

茵陈蒿君，六两　栀子臣，擘，十四枚　大黄使，去皮，二两

上三味，以水一斗二升，先煮茵陈蒿，减六升，内二味，煮取三升，去滓分三服。小便当利，尿如皂荚汁状，色正赤，一宿腹减，则黄从小便去也。

白虎汤方

白虎，西方金神也，应秋而归肺。热甚于内者，以寒下之；热甚于外者，以凉解之；其有中外俱热，内不得泄，外不得发者，非此汤则不能解之也。夏热秋凉，暑暍之气，得秋而止，秋之令曰处暑，是汤以白虎名之，谓能止热也。知母味苦寒。《内经》曰：热淫所胜，佐以苦甘。又曰：热淫于内，以苦发之。欲彻表热，必以苦为主，故以知母为君。石膏味甘微寒，热则伤气，寒以胜之，甘以缓之，热胜其气，必以甘寒为助，是以石膏甘寒为臣。甘草味甘平，粳米味甘平。脾欲缓，急食甘以缓之。热气内余，消燥津液，则脾气燥，必以甘平之物缓其中，故以甘草、粳米为之使。是太阳中暍，得此汤则顿除之，即热见白虎而尽矣。立秋后不可服，以秋则阴气半矣，白虎为大寒剂，秋王之时，若不能食，服之而为哕逆，不能食成虚羸者多矣。

知母君，六两　石膏臣，碎，一斤　甘草使，炙，二两　粳米使，六合

上四味，以水一斗，煮米熟汤成，去滓，温服一升，日三服。

五苓散方

苓，令也，号令之令矣。通行津液，克伐肾邪，专为号令者，苓之功也。五苓之中，茯苓为主，故曰五苓散。茯苓味甘平，猪苓味甘平，甘虽甘也，终归甘淡。《内经》曰：味淡渗泄为阳。利大便曰攻下，利小便曰渗泄，水饮内蓄，须当渗泄之，必以甘淡为主，是以茯苓为君，猪苓为臣。白术味甘温，脾恶湿，水饮内蓄，则脾气不治，益脾胜湿，必以甘为助，故以白术为佐。泽泻味咸寒，《内经》曰：咸味下泄为阴。泄饮导溺，必以咸为助，故以泽泻为使。桂味辛热，肾恶燥，水蓄不行，则肾气燥。《内经》曰：肾恶燥，急食辛以润之。散湿润燥，可以桂枝为使。多饮暖水，令汗出愈者，以辛散水气外泄，是以汗润而解也。

茯苓君，十八铢　猪苓臣，去皮，十八铢　白术佐，十八铢　泽泻使，一两六铢　桂枝使，去皮，半两

上五味，捣为散，以白饮和服方寸匕，日三服，多饮暖水，汗出愈，如法将息。

理中丸方

心肺在膈上为阳，肾肝在膈下为阴，此上下脏也。脾胃应土，处在中州，在五脏曰孤脏，居三焦曰中焦，自三焦独治在中，一有不调，此丸专治，故名曰理中丸。人参味甘温，《内经》曰：脾欲缓，急食甘以缓之。缓中益脾，必以甘为主，是以人参为君。白术味甘温。《内经》曰：脾恶温，甘胜湿。温中胜湿，必以甘为助，是以白术为臣。甘草味甘平，《内经》曰：五味所入，甘先入脾。脾不足者，以甘补之，补中助脾，必先甘剂，是以甘草为佐。干姜味辛热，喜温而恶寒者胃也，胃寒则中焦不治。《内经》曰：寒淫所胜，平以辛热。散寒温胃，必先辛剂，是以干姜为使。脾胃居中，病则邪气上下左右，无病不至，故又有诸加减焉。若脐下筑者，肾气动也，去白术，加桂。气壅而不泄，则筑然动，白术味甘补气，去白术则气易散，桂辛热，肾气动者，欲作奔豚也，必服辛味以散之，故加桂以散肾气。经曰：以辛入肾，能泄奔豚气故也。吐多者，去白术，加生姜。气上逆者则吐多。术甘而壅，非气逆者之所宜也。《千金方》曰：呕家多服生姜，此为呕家圣药。生姜辛散，是于吐多者加之。下多者，还用术。气泄而不收，则下多。术甘壅补，使正气收而不泄也。或曰湿胜则濡泄，术专除湿，是于下多者加之。悸者，加茯苓。饮聚则悸，茯苓味甘，渗泄伏水，是所宜也。渴欲得水者，加术。津液不足则渴，术甘以补津液。腹中痛者，加人参。虚则痛，《本草》曰：补可去弱，即人参羊肉之属是也。寒多者加干姜，辛能散也。腹满者，去白术，加附子。《内经》曰：甘者令人中满。术甘壅补，于腹满家则去之；附子味辛热，气壅郁腹为之满，以热胜寒，以辛散满，故加附子。《内经》曰：热者寒之，寒者热之。此之谓也。

人参君　白术臣　甘草佐，炙　干姜使。各三两

上四味，捣筛蜜丸，如鸡子黄许大，以沸汤数合，和一丸，研碎温服

之，日三四，夜二服。

四逆汤方

四逆者，四肢逆而不温也。四肢者，诸阳之本，阳气不足，阴寒加之，阳气不相顺接，是致手足不温，而成四逆也。此汤申发阳气，却散阴寒，温经暖肌，是以四逆名之。甘草味甘平，《内经》曰：寒淫于内，治以甘热。却阴扶阳，必以甘为主，是以甘草为君。干姜味辛热，《内经》曰：寒淫所胜，平以辛热。逐寒正气，必先辛热，是以干姜为臣。附子味辛大热，《内经》曰：辛以润之。开发腠理，致津液通气也，暖肌温经，必凭大热，是以附子为使。此奇制之大剂也。四逆属少阴，少阴者肾也。肾肝位远，非大剂则不能达。《内经》曰：远而奇偶，制大其服。此之谓也。

甘草君，二两　干姜臣，一两半　附子使，生用，去皮八片，一枚

上三味，以水三升，煮取一升二合，去滓，分温再服。强人可大附子一枚，干姜三两。

真武汤方

真武，北方水神也，而属肾，用以治水焉。水气在心下，外带表而属阳，必应发散，故治以真武汤。青龙汤主太阳病，真武汤主少阴病。少阴肾水也，此汤可以和之，真武之名得矣。茯苓味甘平，白术味甘温。脾恶湿，腹有水气，则脾不治，脾欲缓，急食甘以缓之。渗水缓脾，必以甘为主，故以茯苓为君，白术为臣。芍药味酸微寒，生姜味辛温。《内经》曰：湿淫所胜，佐以酸辛。除湿正气，是用芍药、生姜酸辛为佐也。附子味辛热，《内经》曰：寒淫所胜，平以辛热。温经散湿，是以附子为使也。水气内渍，至于散则所行不一，故有加减之方焉。若咳者，加五味子、细辛、干姜。咳者，水寒射肺也。肺气逆者，以酸收之，五味子酸而收也；肺恶寒，以辛润之，细辛、干姜辛而润也。若小便利者，去茯苓。茯苓专渗泄者也。若下利者，去芍药，加干姜。酸之性泄，去芍药以酸泄也；辛之性散，加干姜以散寒也。呕者，去附子，加生姜。气上逆则呕，附子补气，生姜散气，两不相损，气则顺矣。增损之功，非大智孰能贯之。

茯苓君，三两　白术臣，二两　芍药佐，三两　生姜佐，切，三两　附子使，泡去

皮脐，作八片，一枚

上五味，以水八升，煮取三升，去滓，温服七合，日三服。

建中汤方

《内经》曰：肝生于左，肺藏于右，心位在上，肾处在下，左右上下，四脏居焉。脾者土也，应中央，处四脏之中，为中州，治中焦，生育荣卫，通行津液。一有不调，则荣卫失所育，津液失所行，必以此汤温建中脏，是以建中名焉。胶饴味甘温，甘草味甘平。脾欲缓，急食甘以缓之，建脾者必以甘为主，故以胶饴为君，甘草为臣。桂辛热，辛，散也，润也。荣卫不足，润而散之；芍药味酸微寒，酸，收也，泄也，津液不逮，收而行之，是以桂、芍药为佐。生姜味辛温，大枣味甘温。胃者，卫之源；脾者，荣之本，《黄帝针经》曰：荣出中焦，卫出上焦是矣。卫为阳，不足者益之必以辛；荣为阴，不足者补之必以甘。辛甘相合，脾胃健而荣卫通，是以姜枣为使。或谓桂枝汤解表，而芍药数少，建中汤温里，而芍药数多。殊不知二者远近之制，皮肤之邪为近，则制小其服也，桂枝汤芍药佐桂枝以发散，非与建中同体尔；心腹之邪为远，则制大其服也，建中汤芍药佐胶饴以建脾，非与桂枝同用尔。《内经》曰：近而奇偶，制小其服；远而奇偶，制大其服。此之谓也。

胶饴君，一升　甘草臣，炙，一两　桂枝佐，去皮，三两　芍药佐，六两　大枣使，擘，十二枚　生姜使，切，三两

上六味，以水七升，煮取三升，去滓，内胶饴，更上微火消解，温服一升，日三服。呕家不用建中汤，以甜故也。

脾约丸方[①]

约者，结约之约，又约束之约也。《内经》曰：饮入于胃，游溢精气，上输于脾，脾气散精，上归于肺，通调水道，下输膀胱，水精四布，五经并行，是脾主为胃行其津液者。今胃强脾弱，约束津液，不得四布，但输膀胱，致小便数而大便硬，故曰其脾为约。麻仁味甘平，杏仁味甘温。《内经》

---

① 方：原缺，据上下文例补。

曰：脾欲缓，急食甘以缓之。麻仁、杏仁，润物也。《本草》曰：润可去枯。脾胃干燥，必以甘润之物为之主，是以麻仁为君，杏仁为臣。枳实味苦寒，厚朴味苦温。润燥者必以甘，甘以润之；破结者必以苦，苦以泄之。枳实、厚朴为佐，以散脾之结约。芍药味酸微寒，大黄味苦寒。酸苦涌泄为阴，芍药、大黄为使，以下脾之结燥。肠润结化，津液还入胃中，则大便利，小便少而愈矣。

麻子仁君，二两　杏仁臣，去皮、尖，熬别作脂，一升　枳实佐，炙，半斤　厚朴佐，炙，去皮，一尺　芍药使，半斤　大黄使，去皮，一斤

上六味，蜜和丸，梧桐子大，饮服十丸，日三服，渐加，以知为度。

抵当汤方

人之所有者，气与血也。气为阳，气流而不行者则易散，以阳病易治故也。血为阴，血蓄而不行者，则难散，以阴病难治故也。血蓄于下，非大毒快剂，则不能抵当其甚邪，故治蓄血曰抵当汤。水蛭味咸苦微寒，《内经》曰：咸胜血。血蓄于下，胜血者，必以咸为主，故以水蛭为君。虻虫味苦微寒，苦走血，血结不行，破血者必以苦为助，是以虻虫为臣。桃仁味苦甘平，肝者血之源，血聚则肝气燥，肝苦急，急食甘以缓之，散血缓急，是以桃仁为佐。大黄味苦寒，湿气在下，以苦泄之，血亦湿类也，荡血逐热，是以大黄为使。四物相合，而方剂成。病与药对，药与病宜，虽苛毒重疾，必获全济之功矣。

水蛭君，熬，三十板　虻虫臣，去翅足，熬，三十个　桃仁佐，去皮尖，三十个[①]　大黄使，去皮，酒洗，三两

上四味，锉如麻豆大，以水五升，煮取三升，去滓，温服一升，未利再服。

① 个：原缺，据《伤寒论》补。

上《注解伤寒论》十卷,《明理论》三卷,《论方》一卷，聊摄成无己之所作。自北而南，盖两集也。予以绍熙庚戌岁入都，传前十卷于医者王光廷家；洎守荆门，又于襄阳访后四卷得之。望闻问切治病处方之要，举不越此。古今言伤寒者，祖张长沙，但因其证而用之，初未有发明其意义。成公博极研精，深造自得，本《难》《素》《灵枢》诸书以发明其奥，因仲景方论以辨析其理，极表里虚实阴阳死生之说，究药病轻重去取加减之意，毫发了无遗恨。诚仲景之忠臣，医家之大法也。士大夫宦四方，每病无医，予来郴山，尤所叹息，欲示之教，难于空言，故刊此书，以为楷式[①]，使家藏其本，人诵其言，夭横伤生，庶乎免矣。成公当乙亥丙子岁，其年九十余，则必生于嘉祐治平之间，国家长育人才，命医立学，得人之效，一至于此，则天下后世，凡所谓教养云者，可不深加之意也夫?

开禧改元五月甲子历阳张孝忠书

① 楷式：法则，典范。

伤寒悬解

清·黄元御 撰

目录

伤寒杂病论序[1]

余每览越人入虢之诊，望齐侯之色，未尝不慨然叹其才秀也。怪当今居士之士，曾不留神医药，精究方术，上以疗君视之疾，下以救贫贱之厄，中以保身长全，以养其生。但竞逐荣势，企踵权豪，孜孜汲汲，惟名利是务。崇饰其末，忽弃其本，华其外而悴其内。皮之不存，毛将安附焉？卒然遭邪风之气，婴非常之疾，患及祸至，而方震栗。降志屈节，钦望巫祝，告穷归天，束手受败，赍百年之寿命，持至贵之重器，委付凡医，恣其所措。咄嗟呜呼，厥身已毙，神明消灭，变为异物，幽潜重泉，徒为啼泣。痛乎！举世昏迷，莫能觉悟，不惜其命，若是轻生，彼何荣势之云哉！而进能爱人知人，退不能爱身知己，遇灾值祸，身居厄地，蒙蒙昧昧，蠢若游魂。哀乎！趋世之士，驰竞浮华，不固根本，忘躯徇物，危若冰谷，至于是也。

余宗族素多，向余二百。建安纪年以来，犹未十稔，其死亡者三分有二，伤寒十居其七。感往昔之沦丧，伤横夭之莫救，乃勤求古训，博采众方，撰用《素问》《九卷》《八十一难》《阴阳大论》《胎胪药录》，并平脉辨证，为《伤寒杂病论》合十六卷。虽未能尽愈诸病，庶可以见病知源，若能寻余所集，思过半矣。

夫天布五行，以运万类，人禀五常，以有五脏，经络腧腑，阴阳会通，玄冥幽微，变化难极，自非才高识妙，岂能探其理致哉！上古有神农、黄帝、岐伯、伯高、雷公、少俞、少师、仲文，中世有长桑、扁鹊，汉有公乘阳庆及仓公，下此以往，未之闻也。

---

① 伤寒杂病论序：原缺，据蜀本、集成本补。

观今之医，不念思求经旨，以演其所知，各承家技，终始顺旧。省病问疾，务在口给，相对斯须，便处汤药，按寸不及尺，握手不及足，人迎、趺阳、三部不参，动数发息不满五十，短期未知决诊，九候曾无仿佛，明堂阙庭尽不见察，所谓窥管而已。夫欲视死别生，实为难矣！

孔子云：生而知之者上，学则亚之，多闻博识，知之次也。余宿尚方术，请事斯语。

汉长沙太守南阳张机仲景撰

伤寒论序[1]

夫《伤寒论》，盖祖述大圣人之意，诸家莫其伦拟。故晋皇甫谧序《甲乙针经》云：伊尹以元圣之才，撰用《神农本草》，以为《汤液》，汉张仲景论广《汤液》，为十数卷，用之多验，近世太医令王叔和，撰次仲景遗论甚精，皆可施用。是仲景本伊尹之法，伊尹本神农之经，得不谓祖述大圣人之意乎。

张仲景，《汉书》无传，见《名医录》。云：南阳人，名机，仲景乃其字也。举孝廉，官至长沙太守。始受术于同郡张伯祖，时人言，识用精微过其师。所著论，其言精而奥，其法简而详，非浅闻寡见者所能及。自仲景于今，八百余年，惟王叔和能学之。其间如葛洪、陶弘景、胡洽、徐之才、孙思邈辈，非不才也，但各自名家，而不能修明之。

开宝中，节度使高继冲曾编录进上，其文理舛错，未尝考正。历代虽藏之书府，阙于雠校，是使治病之流，举天下无或知者。

国家诏儒臣校正医书，臣奇续被其选。以为百病之急，无急于伤寒，今先校定张仲景《伤寒论》十卷，总二十二篇，证外合三百九十七法，除复重，定有一百十二方。今请颁行。

太子右赞善大夫臣高保衡
尚书都官员外郎臣孙奇
尚书司封郎中充直秘阁校理臣林忆
等谨上

① 伤寒论序：原缺，据蜀本补。

伤寒悬解自序

玉楸子涤虑玄览[①]，游思圹垠，空明[②]研悟，自负古今无双。甲寅之岁，以误药粗工，委弃试帖[③]。考镜灵兰之秘，讵读仲景《伤寒》，一言不解，遂乃博搜笺注，倾沥群言。纵观近古伤寒之家数十百种，岁历三秋，犹尔茫若[④]，仰钻[⑤]莫从。废卷长嘘，鲁鄙人之为闭，倪说之弟子，以不解解之。何者？固不可解也，是殆亦不可解矣。

丁巳仲春，此心未已，又复摊卷淫思，日落神疲，欹枕假寐，时风静月白，夜凉如水，素影半床。清梦一肱，华胥初回，恍然解矣。然后知群公著述，荒浪无归，彼方且涉泽迷津，披榛罔路，何以引我于康庄也！

吾闻适秦者，立而至，有车也；适楚越者，坐而至，有舟也。今适秦之车且东其辕，适越之舟或北其首，虽风利而马良，终身不至矣。然则古圣之书，晦于训诂者固多，而后人之心，误于笺疏者不少也。

伊时拟欲作解，年岁贸迁[⑥]，日月躔迫，腹稿荒残，零落不追。乾隆戊辰，以事滞阳邱，宾于刘氏荒斋。北枕长河，南踞崇山，修树迷空，杂花布地，爱此佳胜，低徊留之，乃有著作斐然之志。于是掩关静拱，据梧[⑦]凝思，灵台夜辟，玄钥晨开，遂使旧疑雾除，宿障云消，蚌开珠雾，沙落金呈。十载幽思，三月而就，起于春暮，成于秋始，时七月初三日也。

---

① 涤虑玄览：洗垢除尘，排除杂念，静观深照。

② 空明：形容心性洞澈而灵明。

③ 试帖：原指唐代明经科试士之法，此处代指科举考试。

④ 茫若：看不到边际。

⑤ 仰钻：仰慕钻研学习。

⑥ 贸迁：变迁、更改。

⑦ 据梧：靠着梧几。

乃元草[①]甫成，二毛生鬓，感念此生，于邑增怀。昔蔡刚成欲以四十之年跃马疾驰，以就当世之业。今春秋四十四年矣，岁月不居，时节如流，不获以未衰之身，小有建立，方枯心于尺素之中，殚精于寸管之内，日薄途修，行自慨也。

然文信不迁，《吕览》弗著。西伯非囚，《周易》何传。是巴蜀乃不韦之乐地，羑里[②]为文王之吉宅也。仆也爱此两书，不敢续尾，今日顿启灵源，成兹玄构，虽不能媲美前哲，要亦可备一家之言也。嗟呼！仲景著书，几何年矣，而千载尘封，迄无解者。今日之作，纵尔敝精劳神，不得已也。

① 元草："元"当为"玄"，避清圣祖玄烨讳。玄草，指文稿、书稿。

② 羑里：古地名，又称羑都，商纣王囚禁文王的地方。文王于此将伏羲八卦推演为六十四卦，著成《周易》。

伤寒悬解后序[1]

余少读仲景书，叹其博大精简，囊括蕃变，轩岐而后，道具于此。而章次凌杂，多所难通。研索传注，考证典册，意旨各异，端绪莫寻。后得黄氏元御《伤寒悬解》，纲领振举，条理综贯，积疑尽释，豁然遂通。乃知先代遗作，淆乱者多，不有彻识，未易致理也。

夫时代变迁，经典彫弊[2]，岁月辽远，章句疏残，况在医籍，珍之者鲜。仲景之书，成自建安，下逮泰始，已数十载。其间海内多故，兵燹丛集，叔和搜采，已乏原书，拾掇方论，编治成帙。洎乎宋代，文理复舛，林氏校正，重有改移。迄今相沿，又数百载。长沙旧简，既不可考，叔和所第，亦失其真，转辗糅杂，歧道纷错。溷寒热之异候，迷脉络之条分，而欲至绪常昭，真理不晦，岂可得哉！

宋元以来，撰著者众，目治所届，亦数十家。瑕瑜互见，纯驳不一，要皆未达玄旨，有乖明述而放者为之，复炫逞[3]私智，蔑视古法。考其优劣，判若千里，表其大指，略具数端，简而失精，变而不理，未云笃守，先尚通化，既迷指归，复加损益，此韩祗和、庞安时之为也。朱肱《百问》未绝纠牵，士瀛《总括》无所匡定，本之不务，末乃益漓。然而先哲未远，余绪犹存，理真而谨，辞雅而饬，虽无当于至道，犹未越于范围，较诸后起，为可采览。

吊诡承谬，因讹创议，意执而愎，旨偏而固，诬先圣以佐口给，泥病机以就己法，寒热相背，溷于一说，外内显别，并为一方，则刘完素之为也。名虽祖述，实则操戈，马氏宗素复事发扬，偏厉益甚，去道愈远，破

---

① 此序原置于“仲景微旨”之后，据清同治五年刻本移此。

② 彫弊：衰败，损减。

③ 炫逞：又称逞炫，指炫耀。

析规矩，隳坏[①]法纪，流荡不返，谲异无制。以古方为不可用，以成法为不必拘，奇偶莫解，而立冲和之汤，缓急未娴[②]，而肆车槌之杀，则陶华为尤悖焉。至于一管[③]乍睹，演为秘典；寸智甫辟，自鸣专家，率尔著书，剽窃成帙，或略而弗具，或冗而徒繁，纷纷纭纭，复以十计。本非独见，无可指称。盖自河间泻火，大义已失；节庵劫夺，斯道遂亡。而推其沿误之由，原于篇次之紊，使真本具在，则邪说自消。而诸子詹詹，惟事立异，厘正之业，略不究心。

降及元明，王履始有脱文之疑，方有执始发错简之辨，皆寻求原委，排比事类，剖析章句，更定篇目，国朝喻昌，承而阐之，其说乃振。顾妄欲删削，王失之愚，未能会通，方失之陋，通评所诣，喻氏为优。然而择焉不精，私心自役，虽亦力辟迷途，探索真宰，以云美善，瞠乎后焉。

若乃游神千载之上，宅心万变之内，以意逆志，以理证道，会立言之微旨，揭作者之至意，导巨源之千派，挈棼[④]绪之众丝，智独析乎微芒，憾不留乎毫发，则振古铄今，未有如黄氏之盛者也。黄氏之学，博究天人，钩致深远，而于是书，尤为精赡[⑤]。振坠绪于已绝，辨众惑于方竞，洵足维持玉册，彰显灵兰，剔弊反经，厥善有四。提挈阴阳，界书经纬。二气殊感，而应以营卫，六经递及，而统以巨阳，腑脏未入，则总解于经，风寒杂侵，则不越乎表。正始受之道，辟直中之误，善一也。聚讼之盛，莫若传经，为顺为逆，家执其承，或循或越，人异其说。是皆以腑为经，混传于入，未彻大旨，误解病情，夫部分相比，若堂室之毗连，表里攸悬，犹高卑之殊致，安能舍共由之户而遽窥内寝之门，捐拾级之阶而立连乃冈之顶。于是发腑脏传入之理，究阴阳衰盛之义。阳盛入腑，阴盛入脏，方其半入，则经腑相连，及其全归，则阴阳偏厉。启秘奥于片语，息横议与立谈，善二也。太阳为宰，少阳为枢，故于二经，各标坏病。经邪淹久，复加误治，病热转变，非复本经。自此而入正阳为胃实，归三阴为脏寒，随证处方，因逆为治。而

---

① 隳坏：毁坏。

② 娴：熟练。

③ 一管：片面、偏颇的见解。

④ 棼：纷乱。

⑤ 赡：丰富、充足。

昧者不察，仅割单词，以为方法，缺如略而不论。不知救败之法，备于诸策，失治之候，详于各篇。一经编第，灿若眉列，判阴阳之去路，著腑脏之发源，善三也。阳明虚证，终古不分，少阴急下，千秋未彻。阳消阴长，胃有转变之机，土燥水竭，肾有沦亡之候。理涉疑似，必究其精，义存隐显，独得其是，凡诸病状，剖抉无遗。濬久没之巨川，薙丛生之枳棘，长波注海，经千折而靡停，周道如砥，历九轨[①]而无阻，善四也。

呜乎！仲景著书，已历千载，至于黄氏，始得其传。今去黄氏，又百年矣，海内之大，岂乏良艺，而沉沦岁月，厥用未彰。且或诋其谬，或讥其妄，或束而不观，或闻而大笑。岂入主已甚，不可复动，抑驳议过激，反以取憎耶！

虽然，删订之业，历万古而常昭，《太玄》之作，经几传而后著，百世不惑，以俟圣人，十室之邑，必有忠信，遗编未泯，则来哲难诬。爰是钩校刊布，以永其传，略举利弊，以告观者。庶几自献所得，不事缄秘，白诸同志，以资商榷焉。苟长沙绝学，未欲沦丧，天挺才智，必有赏之者。千载匪遥，跂俟云尔。

道光十二年秋八月阳湖张琦

---

① 九轨：大路。

伤寒悬解卷首

仲景微旨九章[1]

寒温异气

伤寒温病，各不同气。《素问·生气通天论》：阴阳之要，阳密乃固。阳强不能密，阴气乃绝，因于露风，乃生寒热，是以冬伤于寒，春必病温。《金匮真言论》：精者，身之本也。故藏于精者，春不病温。冬伤于寒，即冬不藏精之变文也。阳生于春而长于夏，收于秋而藏于冬，冬时地下之温暖者，阳气之密藏也。人于此际，宜顺天时，以藏阳气。蛰藏者，肾精之职，精密则阳藏矣。冬不藏精，阳气疏泄，天当极寒之际，人行盛暑之令，相火炎蒸，精液消亡，是谓冬伤于寒。此缘冬时肾精不秘，阳飞火腾，伤其寒水蛰[2]藏之令气，非感冒寒邪，冬时不病也。一交春夏，木火司气，内热愈增，偶因风露侵伤，郁其内热，则为温病春为温病，夏为热病，时令不同，名目虽殊，实一证也。病因外感而根原内伤，感在经络而伤在脏腑，故病传三阳即内连三阳之腑，病传三阴即内连三阴之脏。在脏在腑，但热无寒，以其原有内热，因表郁而里发也。六日经尽，则脏腑经络表里皆热，故曰三阴三阳，五脏六腑，皆受病也《素问·热论》语。

伤寒、中风本无内热，但因风寒外感而发，病在经络，不在脏腑。阳盛而后传阳明之腑，阴盛而后传太阴之脏，其视温病之热自内发者不同。而病传阳腑则为热，病入阴脏则为寒名曰病入，实里气之自病也，其视温病之表里皆热者亦不同也。

叔和混热病于伤寒叔和叙例，引《热病》之文以释《伤寒》，寒热始混，遂启后来

---

[1] 九章：原脱，据目录补。

[2] 蛰：原作“热”，据宛本、集成本改。

传经为热之讹。注《伤寒》者数十百家，无不背仲景而遵叔和。一论之误，遗祸千古，此虽叔和之谬，而实后人之愚。仲景《伤寒》，昭如日星，后人一字不解，无怪其狐惑于邪说也仲景而后，医法失传，非第伤寒，杂病亦尔。祖派已讹，孙支愈谬。庸妄接踵，不可胜数也。

传经大凡

伤寒传经，一日太阳，二日阳明，三日少阳，四日太阴，五日少阴，六日厥阴。日传一经，亦与温病相同。所谓发于阳者七日愈，发于阴者六日愈，一定之数也。六日经尽，邪退正复，汗出而解，伤寒之常。其与温病不同者，温病邪感于经络，而热生于脏腑，伤寒、中风，原无里邪，不必定传脏腑，阳旺而后传腑，阴旺而后传脏名曰传腑传脏，实脏腑之自病也，此不同也。

太阳经所谓伤寒一日，太阳受之，脉若静者，为不传，此不传三阴之脏也。伤寒二三日，阳明、少阳证不见者，为不传，此不传阳明之腑也。《少阳篇》所谓伤寒三日，少阳脉小者，欲已也，此不传阳明之腑也。伤寒三日，三阳为尽，三阴当受邪，其人反能食不呕，此为三阴不受邪，此不传三阴之脏也。

伤寒、中风，不传脏腑则有之，无不传经之理。程氏以为伤寒不传经，果不传经，则仲景所谓发于阳者，七日愈，发于阴者，六日愈，太阳病，头痛至七日以上自愈者，以行其经尽故也诸语，不尽相刺缪乎？人之里气无亏，二三日内，或经传阳明而汗解，或经传少阳而汗解，亦偶尔见之。此不过千百之十一，未可以概寻常伤寒之家也。

解期早晚

伤寒六经既尽，自然汗解，其六七日后，经尽而不解者，此非阳盛而入腑，即阴盛而入脏也。程氏以为伤寒无定经，而其传其解，亦无定日。或从太阳而阳明，或从太阳而少阳；不必挨经，或数日方过阳明，或数日仍在太阳，不必刻期；或从太阳而解，或从阳明而解，不必遍周。此皆入腑之病，而误以为经病，故议论悖缪如此。

表邪汗解则已，未经汗解，则经热内郁，日积日盛，明日自当传于阳明，后日自当传于少阳，六日六经，必然之事。以六经部次相挨，经热不泄，势必挨经而内传，安有数日犹在太阳，数日方过阳明之理，又安有或从太阳而阳明，或从太阳而少阳之理，更安有或从太阳而解，或从阳明而解之理。惟入腑入脏，则传无定所，解无定期，邪盛则传，正复则解耳。

程氏较伤寒诸家，稍有几微之明，而误以里病为经病，其与病传病解之际，语语悖缪。他如节庵、嘉言辈，则梦魇之人耳。

寒热死生

温病在脏在腑，总是内热，伤寒中风，原无内热，脏腑和平，寒热不偏，营卫不至内陷，故六经既尽，自能汗解。阳盛则腑热内作，从此但热而不寒；阴盛则脏寒里动，从此但寒而不热。入腑入脏，则营卫内陷，死机攸伏，解无定期矣。

阳盛而腑热则吉，其死者，阳亢而失下也；阴盛而脏寒则凶，其生者，阴退而用温也。阳生阴杀，显见之理。后世庸工，乃至滋阴而伐阳，泻火而补水，一临伤寒，先有传经为热之语横塞胸中，至于证脉阴阳，丝毫不解，人随药死，枉杀多矣。

营卫殊病

肝司营血，肺司卫气，营行脉中，卫行脉外，而总统于太阳之一经者，以太阳在六经之表，主一身之皮毛故也。风则伤卫，卫秉肺金之气，其性清降而收敛，得风邪之疏泄，而卫气愈敛，则营郁而发热。里阳素旺者，多传阳明之腑，里阳非旺，不入腑也。寒则伤营，营秉肝木之气，其性温升而发散，得寒邪之束闭，而营血愈发，则卫郁而恶寒。里阴素旺者，多传太阴之脏，里阴非旺，不入脏也。阴阳均平，不入脏腑，营卫无内陷之路，是以经尽而汗解。太阴主营，阳明主卫，脾为生血之本，胃为化气之原也。营血之不陷者，太阴之旺；卫气之不陷者，阳明之旺。太阴虚则腑热作而营气陷，阳明虚则脏寒动而卫气陷。卫气陷者，阳复则生，阴胜则死；营气陷者，阴复则生，阳胜则死。阴阳胜复之中，生死攸关，不可不察也。

六经分篇

《伤寒》六经分篇，非皆经病也。六经之病，总统于太阳一经，其不入脏腑，而但在经脉者，虽遍传六经，而未经汗解，则必有太阳之表证。既有太阳表证，则不拘传至何经，凡在六七日之内者，中风俱用桂枝，伤寒俱用麻黄。此太阳之经病，而实统六经之经病，不须另立六经之法也。惟阳盛亡阴而入阳明之腑，阴盛亡阳而入太阴之脏，他经之里证已作，而太阳之表邪未罢，此在太阳，则为坏病，而在诸经，则为本病。故于太阳，立坏病之门，而于太阳之外，又设诸经之篇。阳明篇，全言腑病。阳明之经病，如葛根汤证，乃腑病之连经，非第经病也。若桂枝、麻黄二证，则太阳之所统，而复述于阳明者也。

三阴篇，全言脏病。太阴之桂枝、少阴之麻黄细辛、厥阴之麻黄升麻诸证，皆脏病之连经，非第经病也。

少阳篇，半言脏病，半言腑病。少阳居半表半里之中，乃表里之枢机，阴阳之门户，阳盛则入腑，阴盛则入脏。少阳之经病，如小柴胡汤证，乃脏病腑病之连经，非第经病也。盖其胸胁痞硬，是阳明、太阴[①]俱有之证。缘其脏腑胀满，壅碍胆经降路，经腑郁迫，故心胁痞硬。而其寒热往来，吐利并作，寒多则太阴病，热多则阳明病，吐多则阳明病，利多则太阴病。若但在少阳之经，而不内连于脏腑，不至如柴胡诸证之剧也。若麻黄一证，则太阳之所统，而复述于少阳者也。

六气司令

人有十二经，仲景《伤寒》，但立六经者，从六气也。少阴、少阳、阳明，手经司气而足经从化者也；厥阴、太阴、太阳，足经司气而手经从化者也。《伤寒》六经，皆言足经而不言手经，以足经周遍于身，其部大，手经只行两手，其部小。其实两经同气，病则皆病，主其大者，以概小者，非足病而手安也。诸言四肢厥逆疼痛，则手亦在其内，未尝不病也。

足太阳膀胱以寒水主令，手太阳小肠之火从而化寒，手阳明大肠以燥金主令，足阳明胃之土从而化燥，手少阳三焦以相火主令，足少阳胆之木从而化火，足太阴脾以湿土主令，手太阴肺之金从而化湿，手少阴心以君火主令，足少阴肾之水从而化火，足厥阴肝以风木主令，手厥阴心包之火从而化风，此

---

① 阴：原作“阳”，据蜀本改。

六经之常也。病则太阳是寒，阳明是燥，少阳是火，太阴是湿，厥阴是风，而惟少阴则不从热化，而从寒化，以火胜则热，水胜则寒，病则水能胜火而火不胜水，故从壬水而化寒，不从丁火而化热也。至于阳明，阳盛则从庚金而化燥，阴盛则从己土而化湿，不皆燥盛也阳明上篇，是燥盛者；阳明下篇，是湿盛者。至于少阳，阳盛则火旺而传腑，阳虚则火衰而传脏，不皆火胜也。

一气独胜

六气和平，则一气不至独胜。诸气败北，一气独胜，故见一腑一脏之病。阳莫盛于阳明，阴莫盛于少阴。曰阳明之为病，是少阴水负而趺阳土盛者也，曰少阴之为病，是趺阳土负而少阴水胜者也。土胜水负则为顺，水胜土负则为逆。阳明腑病，是土胜之证；三阴脏病，是水胜之证。燮理阴阳，补泻水土之奥，仲景既没，后世庸工，一丝不解也。

篇章次第

《伤寒》次第，乱于叔和；《伤寒》之亡，亡于次第紊乱，而下士不解也。使次第非乱，则《伤寒》虽玄，读之不过二三年，无不解矣。仆于破裂纷乱之中，条分缕晰，复其次第之旧。纵与仲景篇次未必悉合，然而源委明白，脉络清楚，《伤寒》之理著，仲景之法传矣。叔和而后，注《伤寒》者数十百家，著作愈多，而《伤寒》愈亡。其中惟郊倩程氏颇识伤寒温病之殊，传经为热之讹，而于三阴之病，亦稍有解悟，较之前人，可谓庸中骄骄者矣。惜理障太多，疑丛满腹，其所解者百分之一，至于仲景全理，未始升堂而睹奥也。

伤寒悬解卷一

脉法上篇三十一章[①]

微妙在脉，不可不察《素问》语。凡虚实之变迁，寒热之消长，表里之进退，阴阳之胜复，气机一动，无不形之于脉。而太阴行气于三阴，阳明行气于三阳《素问》语，脏病则取之于寸口寸口，手太阴之脉，在手大指鱼际之下，腑病则取之于冲阳冲阳，足阳明之脉，在足次指陷谷之上。寸口在手，冲阳在足，手足之动脉，气原于经络而神通于脏腑。故精于脉者，不饮上池之水，而操隔垣之明。仲景脉法，大含玄气，纤入无伦，文字隐深，义理奥衍，较之六经病证，更为难解，所谓微妙而玄通也。《吕览》有言：精而熟之，神将告之，非神将告之也，精而熟之也。精熟仲景脉法，游心于虚静之宇，动指于冲漠之庭，以此测病，亦不啻鬼谋而神告已。

脉法上篇提纲[②]

脉气流行，应乎漏刻，呼吸有数，动静无差，是为平脉。一有病作，而浮沉迟数大小滑涩诸变生焉。乖常失度，偏而不和，始于毫厘之参差，成于度量之悬隔。仲景脉法，自微而著，由始及终，精粗悉具，洪纤毕陈，可谓法全而意备矣。而其变化纷纭，绝态殊状，总不出此一章中。盖下穷其委，而此约其要也。

---

① 三十一章：原脱，据目录补。

② 脉法上篇提纲：其下原载“脉法一”，据“脉法下篇提纲”例，移于经文“问曰：脉有三部”之前。

脉法一

问曰：脉有三部，阴阳相乘；营卫气血，在人体躬；呼吸出入，上下于中；因息游布，津液流通；随时动作，效象形容；春弦秋浮，冬沉夏洪。察色观脉，大小不同；一时之间，变无常经。尺寸参差，或短或长；上下乖错，或存或亡；病辄改移，进退低昂；心迷意惑，动失纪纲；愿为具陈，令得分明。

脉有三部，寸关尺也。阴阳相乘，阴盛则乘阳位，阳盛则乘阴位也。呼吸出入，上下于中，呼出为上，吸入为下也。因息游布，津液流通，脉因气息之呼吸而游布于周身，脉行则津液流通于上下也。随时动作，效象形容，脉随四时动作，各有其效象而形容之。春弦秋浮，冬沉夏洪，正形其四时之象也。察色观脉，大小不同，察其色而观其脉，脉有大小之不同也。一时之间，变无常经，脉变之速，无一定也。尺寸参差，或短或长之不同，上下乖错，或存或亡之各异，病辄随之改易，进退低昂于此生焉。此中心迷意惑，动失纪纲，愿为具陈其意，令得分明也。

师曰：子之所问，道之根源。脉有三部，尺寸及关；营卫流行，不失铢分；出入升降，漏刻周旋；水下百刻，一周循环；当复寸口，虚实见焉；变化相乘，阴阳相干；风则浮虚，寒则牢坚；沉潜水蓄，支饮急弦；动则为痛，数则热烦；设有不应，知变所缘；三部不同，病各异端；太过可怪，不及亦然；邪不空见，中必有奸；当察表里，三部别焉；知其所舍，消息诊看；料度脏腑，独见若神；为子条记，传与贤人。

子之所问，乃医道之根源。脉有三部，尺寸及关也。营卫之流行，有一定之度数，无铢两分寸之差，其出入升降，应乎漏刻，以为周旋。漏水下百刻，乃日之一周，一日之中，自寅至丑，脉气循环五十周，共计八百一十丈，明日寅时初刻，复出于寸口，谓之一大周，脉之虚实大小，俱见于此。其间变化之相乘，阴阳之相干，可得而言也。如中风则脉浮虚，伤寒则脉牢坚[①]，蓄水则脉沉潜，支饮则脉急弦[②]，脉动则为痛，脉数则为热烦，此一定之理也。设有不应，知其变易之所由缘，必有其故也。三部之脉，各有所主，其为病不同，脉之太过固可怪，脉之不及亦复然。凡脉邪无空见之理，一见

---

① 牢坚：原作“紧牢”，据经文、上下文例改。

② 急弦：原作“弦急”，据宛本、蜀本及经文乙转。

脉邪，中必有奸。审察内外表里之异，上下三焦之别，知其病所舍止在于何处，当消息而诊看之。即气之度数，而料度脏腑之虚实，独见之明若神，为子条记其详，传与后之贤人。此提脉法之纲，以下各章，申明此义，所谓条条记录者也。

脉法二

师曰：呼吸者，脉之头也。初持脉，来疾去迟，此出疾入迟，名曰内虚外实也。初持脉，来迟去疾，此出迟入疾，名曰内实外虚也。

脉之流行，气鼓之也。一息脉六动，气行六寸。人之经络，六阳六阴以及任督两跷，计长一十六丈二尺。平人一日一夜，一万三千五百息，一日百刻。二百七十息，漏水下二刻，脉行十六丈二尺，是为一周。一万三千五百息，水下百刻，脉行五十周，共计八百一十丈，一日之度毕矣义详《灵枢》《脉度》《营气》《五十营》诸篇。故呼吸者，脉之头也头犹纲领之谓。医以平人之呼吸准疾人之迟数，则阴阳虚实见焉。如初持脉，来疾而去迟，来者出也，去者入也，此出疾而入迟也。出者，出于外也，即其出以知其外；入者，入于内也，即其入以知其内。其出疾而入迟，故名曰内虚外实也。初持脉，来迟去疾，此出迟而入疾，故名曰内实外虚也此明首章呼吸出入之义。

脉法三

寸口脉，浮为在表，沉为在里，数为在腑，迟为在脏。假令脉迟，此为在脏也。

表为阳，里为阴，故表脉浮而里脉沉。腑为阳，脏力阴，故腑脉数而藏脉迟。浮数沉迟，阴阳自然之性也此审察表里，料度脏腑之义。

脉法四

寸口脉浮而紧，浮则为风，紧则为寒。风则伤卫，寒则伤营，营卫俱伤，骨节烦痛，当发其汗也。

寸口脉浮而紧，病在表也。浮则为中风，紧则为伤寒，以风性浮而寒性紧，所谓风则浮虚，寒则牢坚也。中风则伤卫气，伤寒则伤营血，营卫俱伤，而骨节烦痛，当发汗以解风寒，此桂麻各半之证也此明审察表里之义。

脉法五

脉浮而大，心下反硬，有热，属脏者，攻之不令发汗，属腑者，不令溲数，溲数则大便硬，汗多则热愈，汗少则便难。脉迟尚未可攻。

脉浮而大，是太阳、阳明之脉也。若心下反硬，则有阳明之腑邪也。盖少阳之经，自胃口而行两胁，少阳经气侵逼阳明之腑，腑气壅遏，逆而上行，碍少阳下行之路，经腑郁迫，结于胸胁，故心下痞硬。若腑热伤及脏阴，则攻之，不令发汗，若但是腑热，则攻不必急，而不令其溲数，溲数则其津液亡而大便硬，汗多则营消而热愈增，汗少则腑热郁而大便难，是以不令汗尿，而用攻下。第攻亦有时，脏宜急攻阳明、少阴急下三证，以缓攻之，则腑热伤及脏阴，不可救矣，腑宜缓攻，而一见脉迟，则内热未实，尚未可攻也此明料度脏腑之义。

脉法六

师曰：脉肥人责浮，瘦人责沉。肥人当沉今反浮，瘦人当浮今反沉，故责之。

肥人肌肉丰厚，故脉气沉深；瘦人肌肉减薄，故脉气浮浅。沉者浮而浮者沉，是谓反常。反常则病，故责之。

脉法七

趺阳脉紧而浮，浮为气，紧为寒，浮为腹满，紧为绞痛，浮紧相抟，肠鸣而转，转即气动，膈气乃下。少阴脉不出，其阴肿大而虚也。

趺阳，足阳明脉动冲阳、气冲、人迎、大迎，冲阳在足趺上，故谓之趺阳。趺阳脉紧而浮，浮为气逆，紧为气寒，以土位居中，在于浮沉之间，脉不应浮，浮则为胃气之逆，土性和缓，脉不应紧，紧则为胃气之寒。胃主降浊，胃逆脉浮，则胃气壅塞，浊气不降，是以腹满。胃主受盛，胃寒脉紧，则胃气逼窄，木邪迫侵，故为绞痛。浮紧相合，肠鸣而转，转则滞气[①]行动，膈间痞塞之气乃下。及其寒邪冲突，后注魄门，而为泄利，则满痛稍减，顷

① 滞气：原作“气滞”，据上下文义乙转。

而寒凝气滞，痛满又作，此因于肾阳之虚也。若少阴脉出，则肾阳续复，少阴脉不出，则肾阳澌灭，其阴器必肿大而虚也。缘水寒木郁，陷而不升，故阴器肿大肝主筋，前阴[1]者，诸筋之宗也。足少阴脉动太溪、阴谷，太溪在内踝后，阴谷在膝后腘中内侧。

脉法八

少阴脉不至，肾气微，少精血，奔气促迫，上于胸膈，宗气反聚，血结心下，阳气退下，热归阴股，与阴相动，令身不仁。此为尸厥，当刺期门、巨阙。

少阴肾脉不至，则肾气微弱，而少精血。肾中阴气逆奔，促逼清道，上于胸膈。胸中宗气，为肾阴所迫，反聚而不散。气聚则血凝，故血结心下。血结而遏其清阳，不得上奉，故阳气退下。肝气不达，郁而生热，归于阴股，与下之阴气两相郁动，令身不仁。身之所以灵觉者，以清阳之升发也，今结血迷心，清阳沦陷，故身无知觉，而不仁也。此为尸厥《史·扁鹊传》：虢太子病尸厥，即此，当刺厥阴之期门，任脉之巨阙，下泻阴股之郁热，上通心下之结血，令其清阳上达，神气通畅，则明白如初矣。

脉法九

趺阳脉微而紧，紧则为寒，微则为虚，微紧相抟，则为短气。少阴脉弱而涩，弱者微烦，涩者厥逆。

趺阳脉微而紧，紧则为胃气之寒，微则为胃气之虚。微紧相合，虚而且寒，浊阴凝塞，清气不升，则为短气。胃气虚寒，肾阳必败，少阴脉弱而涩，弱则血虚而微烦，涩则血寒而厥逆也。

脉法十

趺阳脉不出，脾不上下，身冷肤硬。

趺阳脉不出，胃气虚败，则脾不运行，中脘滞塞，不能上下升降，故身冷肤硬。以阳虚不能外达，无以温分肉而柔肌肤也。

---

① 阴：原作“筋”，据文义改。

脉法十一

趺阳脉滑而紧，滑者胃气实，紧者脾气强，持实击强，痛还自伤，以手把刃，坐作疮也。

趺阳脉滑而紧，滑者胃气之实，紧者脾气之强。一实一强，两者不和，必至相击。持胃气之实，击脾气之强，强不受击，则痛还自伤，譬之以手抱刃自伤，坐作金疮也此阴阳相干之义，乃太过不及之可怪者。

脉法十二

趺阳脉沉而数，沉为实，数消谷，紧者，病难治。

趺阳脉沉而数，沉为内实，数则消谷，是胃阳之盛者也。设使兼紧者，则病为难治矣。紧者，阳为邪郁，而不达也风寒外束，甲木郁迫，故见紧象。

脉法十三

趺阳脉大而紧者，当即下利，为难治。

趺阳脉大而紧者，胃阳为胆经所郁，不能容纳水谷，当即下利，此为难治《汗下宜忌篇》：脉大而紧者，阳中有阴也，当下之，宜大承气汤，即此证也。

脉法十四

寸口脉阴阳俱紧者，法当清邪中于上焦，浊邪中于下焦。清邪中上，名曰洁也；浊邪中下，名曰浑也。阴中于邪，必内栗也，表气微虚，里气不守，故使邪中于阴也。阳中于邪，必发热头痛，项强颈挛，腰痛胫酸，所为阳中雾露之气。故曰清邪中上，浊邪中下。阴气为栗，足膝厥冷，溺便妄出，表气微虚，里气微急，三焦相溷，内外不通。上焦怫郁，脏气相熏，口烂食断也。中焦不治，胃气上冲，脾气不转，胃中为浊，营卫不通，血凝不流。若卫气前通者，小便赤黄，与热相抟，因热作使，游于经络，出入脏腑，热气所过，则为痈脓。若阴气前通者，阳气厥微，阴无所使，客气内入，嚏而出之，声嗢咽塞，寒厥相逐，为热所壅，血凝自下，状如豚肝。阴阳俱厥，脾气孤弱，五液注下。下焦不阖，清便下重，令便数难，脐筑湫痛，命将难全。

寸口脉尺寸俱紧者，此有外邪之迫束也。寸紧者，法当清邪中于上焦；尺紧者，法当浊邪中于下焦。清邪洁清，名曰洁也；浊邪浑浊，名曰浑也。下焦阴中于邪，必阳气内虚，而战栗也。此因表气之微虚，里气之不守，故使邪中于阴部也。上焦阳中于邪，必发热头痛，项强颈挛，腰痛胫酸，所谓阳中雾露之气也。故曰清邪中上，浊邪中下，以其同类之相感召，《金匮》雾伤于上，湿伤于下，正此意也。清邪中上，则为内热；浊邪中下，则为内寒。上热下寒，阴阳俱病。而阳病则轻，阴病则重，以邪之清浊不同也。今以浊邪之中下者言之，阴中于邪，内寒而栗，阳不下达，足膝逆冷，气不下摄，便溺妄出。此其表气微虚，故外邪乘袭，不能敛闭，里气亦微，郁作满急，故三焦溷乱，内外不通。三焦俱病，其状自别。其上焦之怫郁也，热蒸于脏，脏气相熏，口烂食断也。此以上焦外有表邪之感，内有下寒之逼，火郁于上，故证见如此。其中焦之不治也。胃气逆行而上冲，脾气郁陷而不转，胃中为浊气所填，营卫滞塞不通，血因凝而不流。以营卫流行，赖乎中气之运，中气不运，故气血阻隔也。若卫阳前通乎下者，气降于水，则小便赤黄。卫气将通而未通，必郁而为热。卫气与脏中之热相合，卫气所到之处，热亦随之，是因热而作使也。卫与热游于经络，出入脏腑，热气所过，则蒸腐而为痈脓，是卫阳通而热伤于内也。若里阴前通于上者，阳气厥寒而微弱，不能作热，阴无所使。下焦客气之内入于胸膈者，冲动肺气，上逆嚏而出之。出之不及，乃声嗢而咽塞。下焦寒厥攻逐于上，为上热所壅，寒热相搏，前之凝血自下，状如豚肝。阴阳俱致厥逆，浊气不降，清气不升，则脾气孤弱，不能统摄五脏之精液，五液奔注而下泄，是里阴通而寒伤于内也。其下焦之不阖也，清便下重，令便数而艰难，脐上筑起而湫痛。缘清气下陷，则重坠而便数，而寒凝气滞，不能顺下，故便难而腹痛，是其命将难全也。

脉法十五

脉阴阳俱紧者，口中气出，唇口干燥，蜷卧足冷，鼻中涕出，舌上胎滑，勿妄治也。到七日以来，其人微发热，手足温者，此为欲解；到八日以上，反大发热者，此为难治。设使恶寒者，必欲呕也；腹内痛者，必欲利也。

表寒外束，脉尺寸俱紧者，寸紧则阳郁而上热，尺紧则阴郁而下寒。上热，故口中气出，唇口干燥，鼻中涕出，舌上胎滑，下寒，故蜷卧足冷。如此，勿妄治也。六日经尽，七日以来，而其人微发热，手足温者，是表里之寒退，是为欲解。若到八日以上，反大发热者，是表里之寒俱盛，经阳郁逼，而热发也，此为难治。设使恶寒者，表寒外束，胃郁而气逆，必欲呕也；腹内痛者，里寒内凝，脾气而内陷，必下利也。

脉法十六

脉阴阳俱紧者，至于吐利，其脉犹不解。紧去人安，此为欲解。若脉迟，至六七日，不欲食，此为晚发，水停故也，为未解。食自可者，为欲解。

脉阴阳俱紧，经迫腑郁，至于吐利，里气松和，病应解也。而脉紧不去，则病必不解。必其脉紧已去，而人安和，此为欲解也。若其紧去而脉迟，至六七日，不欲食，此为晚发，内有水停故也。盖阴盛脉迟，虽时下无病，后必作病，特发之晚耳。缘水停在内，无不作病之理，故为未解。若紧去而食自可者，是内无停水，为欲解也。

脉法十七

趺阳脉浮而涩，少阴脉如经也，其病在脾，法当下利。何以知之？若脉浮大者，气实血虚也，今趺阳脉浮而涩，故知脾气不足，胃气虚也。以少阴脉弦而浮，才见此为调脉，故称如经也。若反滑而数者，故知当屎脓也。

趺阳脉浮而涩，此阳明脉之失常，而少阴脉之如经也经即常也。其病应在脾，脾病法当下陷而为利。何以言之？若脉浮而大者，气实而血虚也。此为阳盛，阳盛则脾不病，今趺阳脉不浮大而浮涩，故知脾气不足，胃气之虚也。胃阳虚则脾阴盛，是以脾当下陷而为利。盖阳盛则腑阳主令而脾不用事，故病在胃；阴盛则脏阴司权而胃不用事，故病在脾也。以少阴脉弦而浮，则少阴病，缘水不生木，而木郁于水，故脉见弦浮，是少阴不调之脉也。才见此浮涩，便为调脉，故称如经也。以少阴主藏，敛涩者，藏气之得令也，而涩中带浮，是水温而胎木气也，少阴最调之脉。若反滑而数者，则木郁而生下热，必伤阴分，而便脓血，乃为少阴失常之脉也。

脉法十八

趺阳脉迟而缓，胃气如经也。趺阳脉浮而数，浮则伤胃，数则动脾，此非本病，医特下之所为也。营卫内陷，其数先微，脉反但浮，其人必大便硬，气噫而除。何以言之？本以数脉动脾，其数先微，故知脾气不治，大便硬，气噫而除。今脉反浮，其数改微，邪气独留，心中则饥，邪热不杀谷，潮热发渴。数脉当迟缓，脉因前后度数如法，病者则饥。数脉不时，则生恶疮也。

趺阳脉迟而缓，是胃如常也。若趺阳脉浮而数，非复胃家常脉矣，浮则伤胃，数则动脾。以胃为阳明而主降，故数不伤胃，浮则气逆而伤胃。脾为太阴而主升，故浮不动脾，数则阴烁而动脾。趺阳脉本迟缓，今忽见浮数，胃伤而脾动，是何以故？盖此非胃家本病，乃医特下之所为也。若下之而营卫内陷，其数先化为微，脉之浮数者，反但浮而不数，是今之浮而数者，先为浮而微也，其人必大便坚硬，气噫而除。何以知之？本以脾为阴土，数脉最动脾[①]气，若浮数先为浮微，此不过脾气之气弱，约结不舒，下则粪粒坚小，上则气化凝滞，而脾气未动，则中脘一通，上下皆愈，故知脾气不治，便硬气噫而除，以其上通则下达也。今者脉反浮，而数改其微，是不浮微而浮数，则脾气动矣。脉浮数则邪热独留，熏灼脾阴，心液消耗，心中则饥。心中虽饥，却不消食，缘此为邪热不杀谷，但觉潮热发渴耳。盖数非胃家常脉[②]，脉当见迟缓，脉乃前后度数如法，出入升降，按乎漏刻，土气冲和，病者则谷消而觉饥，此中气之复，非邪气独留之饥也。若数脉动脾，精血消亡，其害非小，不止热渴而已，当不时而生恶疮也。

脉法十九

寸口脉微而涩，微者卫气不行，涩者营气不足，营卫不能相将，三焦无所仰，身体痹而不仁。营气不足则烦痛口难言，卫气虚则恶寒数欠，三焦不归其部。上焦不归者，噫而吞酢；中焦不归者，不能消谷引食；下焦不归者，则遗溲。

寸口脉微而涩，微者卫气之不行，涩者营气之不足。营卫者，所以上

---

① 脾：原作“胃”，据上文“数脉动脾”改。

② 脉：原作“病”，据上下文义改。

下回周，以煦濡于三焦者也。营卫俱虚，不能相将而行，则三焦无所仰赖，身体痹著而不仁矣。营气不足，无以滋养筋骨，则烦痛而口难言；卫气虚衰，不能当阳秉令，则恶寒而数欠伸。欠者，开口呵气，阴阳之相引也。日暮阴盛，吸引上焦之阳，阳气虽虚，未至下陷，随引而随升，升则欠作。人将睡时，阳为阴引，欲下而不能下，多作呵欠。义见《灵枢·口问》。于是三焦失养，不归其部。上焦之阳不归，则噫气而吞酢；中焦之阳不归，则不能消谷而引食；下焦之阳不归，则膀胱失约而遗溲，三焦手少阳相火衰微，故见证如此。

脉法二十

趺阳脉浮而芤，浮者卫气虚，芤者营气伤，其身体瘦，肌肉甲错。浮芤相抟，宗气衰微，四属断绝。

趺阳脉浮而芤，浮者卫气之虚，芤者营气之伤。营卫者，所以熏肤充身而泽毛。卫虚而营伤，故其身体瘦削，肌肉甲错，以其气血衰损而不荣也。营卫化生于水谷，水谷之化气血，其大气之抟而不行者，积于胸中，名曰宗气，以贯心肺而行呼吸义见《灵枢》。心主营，肺主卫，宗气乃营卫之根本也。今浮芤相合，营卫俱虚，是宗气之衰微也。如是则无以荣养乎四旁，四属断绝，失其所秉也芤者，脉之中空，失血之诊。

脉法二十一

脉弦而大，弦则为减，大则为芤，减则为寒，芤则为虚，寒虚相抟，此名为革。妇人则半产漏下，男子则亡血失精。

脉弦而大，弦则为减，大则为芤，减则阳气不足而为寒，芤则阴血不充而为虚，寒虚相抟，此名为革，革者，如鼓之皮，外实而内空也。卫统于肺，营藏于肝，卫衰则外减，营衰则内芤。减者，卫衰而气寒也。芤者，营衰而血虚也。气血虚寒，脉如皮革，妇人见此，则半产漏下，男子见此，则亡血失精。以其中气颓败，不能交济水火，水下寒而火上热，水木下陷，则内为虚寒，火金上逆，则外为弦大，金水不藏而木火善泄，故胎堕而经漏，血脱而精遗也漏下者，非月期而血下，崩如堤防崩溃而水暴流，漏如铜壶漏滴而水续下也。

脉法二十二

寸口脉微而涩，微者卫气衰，涩者营气不足。卫气衰，面色黄；营气不足，面色青。营为根，卫为叶，营卫俱微，则根叶枯槁而寒栗，咳逆唾腥吐涎沫也。

寸口脉微而涩，微者，卫气之衰，涩者，营气之不足。卫生于胃，卫衰则戊土虚而面色黄；营藏于肝，营不足则乙木枯而面色青。营为卫根，卫为营叶，营卫俱微，则根叶枯槁而寒栗，咳逆唾腥吐涎诸证皆作，以土败不能生金故也。

脉法二十三

寸口脉微而缓，微者卫气疏，疏则其肤空，缓者胃气实，实则谷消而化水也。谷入于胃，脉道乃行，水入于经，其血乃成。营盛则其肤必疏，三焦绝经，名曰血崩。

寸口脉微而缓，微者卫气之疏，疏则其皮肤空豁而不密致，缓者胃气之实，实则谷消而化水也《灵枢·津液五别》：中热则胃中消谷，肠胃充廓，故胃缓也。血脉者，水谷之所化生。谷入于胃，布散于外，脉道乃行；水入于经，变化而赤，而血乃成。谷消水化，而入血脉，则营成矣。肺主气，气盛则清凉而收敛；肝主血，血盛则温暖而发散。营为卫根，二气调和，则营不独盛，营血独盛，则血愈温散而气不清敛，汗孔开泄，是以其肤必疏。疏则三焦经络之血尽化汗液，泄于毛皮，是以名曰血崩。所谓夺汗者勿血，夺血者勿汗，汗即血之酝酿而成者也。

脉法二十四

寸口脉弱而缓，弱者阳气不足，缓者胃气有余，噫而吞酸，食卒不下，气填于膈上也。

寸口脉弱而缓，弱者阳气之不足，缓者胃气之有余。有余者，胃气上逆，壅满不降，名为有余，实则胃阳之不足也。上脘壅滞，则噫气吞酸，食卒不下，浊气填塞于膈上也吞酸者，胃气痞塞，乙木不得升达，郁而为酸也。

脉法二十五

寸口脉弱而迟，弱者卫气微，迟者营中寒。营为血，血寒则发热；卫为气，气微者心内饥，饥而虚满，不能食也。

寸口脉弱而迟，弱者卫气之微，迟者营中之寒。营为血，血寒则温气外泄而发热；卫为气，气微则心内空虚而若饥。然阳虚气滞，胃口痞满，虽饥而不能食也。

脉法二十六

趺阳脉伏而涩，伏则吐逆，水谷不化，涩则食不得入，名曰关格。

趺阳脉伏而涩，伏则胃虚，不能化谷而吐逆，涩则胃逆，不能纳谷而食不得入，名曰关格。水谷不化而吐逆，是反胃之病；食不得入而噎塞，是膈噎之病。伏者胃气之郁伏，阳衰于下，故不化谷；涩者胃气之凝涩，阴填于上，故不纳食。

脉法二十七

寸口脉浮而大，浮为虚，大为实，在尺为关，在寸为格。关则不得小便，格则吐逆。

寸口脉浮而大，浮为虚，大为实，既虚而又实者，人身之气，实则清空而虚则痞塞，所谓实则虚而虚则实也《子华子》语。盖阴平阳秘，则阳交于阴而不见浮大；阴盛阳虚，则阳泄于外而浮大见焉。其浮者，阳之内虚也；其大者，阳之外实也。此脉在尺则阳气下陷而为关，在寸则阴气上逆而为格。关者，阴阂于下，清气沉郁而不升也。肝木一陷，疏泄之令莫行，故不得小便。格者，阳浮于上，浊阴冲塞而不降也。胃土既逆，受盛之官失职，故吐逆也。《灵枢·脉度》：阴气太盛，则阳气不能荣也，故曰关；阳气太盛，则阴气不能荣也，故曰格。以阳气下降而化浊阴，阴气上升而化清阳，清阳长则水利而不癃，浊阴降则谷入而不呕。阴盛于下，致阳陷而不升，故肝气下郁而水不行；阳盛于上，缘阴逆而不降，故胃气上郁而食不下也。

脉法二十八

寸口脉浮大，医反下之，此为大逆。浮则无血，大则为寒，寒气相抟，则为腹鸣。医乃不知，而反饮冷水，令汗大出，水得寒气，冷必相抟，其人即䭇。

凡寸口脉浮大，则非里实之证，而医反下之，此为大逆。浮则无血，大则为寒，盖里气虚寒，故脉浮而大也。里寒凝涩，则木气冲激，而为腹鸣。医乃不知，以其血寒发热，而反饮以冷水，令汗大出，水得里之寒气，寒冷相合，抟结不散，其人即咽喉噎塞，气闭而食阻也。䭇与噎通，《汉书·贾山·至言》：祝䭇在前，祝鲠在后。

脉法二十九

趺阳脉浮，浮则为虚，虚浮相抟，故令气䭇，言胃气虚竭也。脉滑则为哕。此为医咎，责虚取实，守空迫血。脉浮，鼻中燥者，必衄也。

趺阳脉浮，浮则为虚，虚浮相抟，故令气䭇，缘胃气虚竭，则痞塞不通也。若脉滑，则胃气上逆而为哕。此为医工之咎，以浮则为虚，反责其内虚以为实，而下以取之。浮则无血，反守其中空以为满，而汗以遏之，阳亡阴升，填塞清道，故非噎即哕也。若脉浮，鼻中干燥者，必将为衄，以中虚而气逆，故血随气升，而为衄也。

脉法三十

脉浮而大，浮为风虚，大为气强，风气相抟，必成瘾疹，身体为痒，痒者名泄风，久久为痂癞。

脉浮而大，浮则风气之虚，风泄于外也。大为卫气之强，气闭于内也。外风与内气相抟，风外泄而气内闭，营郁不宣，必成瘾疹。盖风性疏泄而气性收敛，风欲泄而气闭之，泄之不透，则营郁而为热。血热外发，则为斑点，而不能透发，郁于皮腠之内，隐而不显，是为瘾疹。瘾疹之家，营郁卫闭，欲发不能，则身体为痒。痒者是为泄风，《素问·风论》外在腠理，则为泄风。泄风者，风之欲泄而不透者也。风不透泄，经血郁热，久而营气蒸腐，则为痂癞。《风论》：风与太阳俱入，行诸脉腧，散于分肉之间，与卫气相干，其道不利，故使肌肉愤䐜而有疡，卫气有所凝而不行，故其肉有不仁也。癞者，营气热腐，其气不清，故使鼻柱坏而色败，皮肤疡溃。风寒客于脉而不去，名曰癞风。肺统卫气而主皮毛，开窍于鼻，是以鼻柱坏而皮肤溃也。

脉法三十一

脉浮而滑，浮为阳，滑为实，阳实相抟，其脉数疾，卫气失度。浮滑之脉数疾，发热汗出者，此为不治。

脉浮而滑，浮为阳，滑为实，阳与实合，脉必数疾，卫气失度。浮滑之脉，加以数疾，再复发热汗出者，阴阳消亡，此为不治。《难经》：脉一呼三至曰离经，四至曰夺精，五至曰死，六至曰命绝。正此浮滑数疾之脉也。

伤寒悬解卷二

脉法下篇五十二章[①]

脉理精微，发于上篇，而其名义之纷赜，形象之迁化，诊候之机缄，望切之窍妙，所未详悉者，设为问答，发于此篇。澄心渺虑，传兹奥旨，诚崆峒访道之仙梯，赤水求珠之秘渡也。后世医理无传，半缘脉法不解。仲景脉法，家藏而户收，白首不解，则终身不灵，是胼拇支指之呼吸不应也，岂仲景传脉之心哉！

脉法下篇提纲

营卫之消息，是不一端，脏腑之乘除，是不一致，支派分别，不可纪极，而溯本穷源，不过阴阳二者而已。诊阴阳之异同，判死生之悬殊。生之与死，孰美孰恶；阴之与阳，孰贵孰贱。解此章之义，则以下诸章决生断死之方，起死回生之法，悉具于此矣。

脉法三十二

问曰：脉有阴阳，何谓也？答曰：凡脉大浮数动滑，此名阳也；脉沉、涩、弱、弦、微，此名阴也。凡阴病见阳脉者生，阳病见阴脉者死。

阳道实，阴道虚，大浮数动滑者，此名阳也；沉涩弱弦微者，此名阴也。阳主生，阴主死。阴病见阳脉者，阴盛而阳气之来复也；阳病见阴脉者，阳浮而阴气之内盛也。阳复者生，阴盛者死。阳贵阴贱，训垂先圣，至

① 五十二章：原脱，据目录补。

妇人女子，皆知人之为阳，鬼之为阴。独至后世医家，反经乱道，贵阴贱阳，庸妄接踵，以误天下。宋元以来，千年之久，遂无一人稍解此理者，何下愚之多而上智之少耶！

脉法三十三

脉有阳结、阴结者，何以别之？答曰：其脉浮而数，不能食，不大便者，此为实，名曰阳结也，期十七日当剧。其脉沉而迟，不能食，身体重，大便反硬，名曰阴结，期十四日当剧。

脉浮而数，不能食，不大便，此为阳实，名曰阳结，阳实而无阴以和之，其气必结，期十七日当剧也。脉沉而迟，不能食，身体重，大便反硬，名曰阴结，阴盛而无阳以和之，其气必结，期十四日当剧也。阴盛大便当溏，不溏而硬，故谓之反。凡大便秘涩，粪若羊矢者，皆阴结之证也。十七日剧者，火为阳，大衍之数，地二生火，天七成之，合而为九，积至二九，为十八日，则火气盛矣，阳性疾，故不及期而剧也。十四日剧者，水为阴，大衍之数，天一生水，地六成之，合而为七，积至二七十四日，则水气盛矣，阴性迟，故及期而剧也。此言阴阳之大数，不必泥也。

脉法三十四

脉来缓，时一止复来者，名曰结。脉来数，时一止复来者，名曰促。脉阳盛则促，阴盛则结，此为病脉。

曰病脉者，以其阴阳之偏也。

脉法三十五

脉霭霭如车盖者，名曰阳结也。脉累累如循长竿者，名曰阴结也。脉瞥瞥如羹上肥者，阳气微也。脉萦萦如蜘蛛丝者，阳气衰也。脉绵绵如泻漆之绝者，亡其血也。

脉霭霭郁动，如车盖之升沉者，名曰阳结也。脉累累不平，如循长竿之硬节者，名曰阴结也。脉瞥瞥虚飘，如羹上之油珠者，阳气微也。脉萦萦细弱，如蜘蛛之轻丝者，阳气衰也。脉绵绵断续，如泻漆之频绝者，亡其血也。

脉法三十六

阴阳相搏名曰动，阳动则汗出，阴动则发热。形冷恶寒者，此三焦伤也。若数脉见于关上，上下无头尾，如豆大，厥厥动摇者，名曰动也。

阴阳相搏，二气郁勃而动荡，名曰动。阳气动则阳升于阴，卫泄而汗出，阴气动则阴闭于阳，营郁而热发，动虽在阳脉之中，而实阴阳所俱有也。脉动而见形冷恶寒者，此三焦之阳气伤也。若数脉见于关上，上下无头尾，如豆大，厥厥动摇者，此名曰动。动者，气郁于中，不能升降也。关所以候中焦，关上不动者，中气之治，升降推迁之得政也。盖阴升于寸，则遂其上浮之性，不至为动；阳降于尺，则遂其下沉之性，不能为动。惟阴欲升，脾土虚而不能升，阳欲降，胃土弱而不能降，则二气郁于关上，而见动形。上下无头尾，如豆大，厥厥动摇者，二气虚弱，不能升降之状也关者，阴阳出入之关，阴自此升而为阳，阳自此降而为阴，此实阴阳升降之枢轴，故曰关，乃中气之所变现也关上动数，如豆厥厥动摇，上下不至尺寸，此死脉也。

脉法三十七

阳脉浮大而濡，阴脉浮大而濡，阴脉与阳脉同等者，名曰缓也。

寸为阳，尺为阴，尺寸浮大而柔濡，上下同等，不至偏虚，彼此不争，是以安缓也。

脉法三十八

问曰：翕奄沉，名曰滑，何谓也？师曰：沉为纯阴，翕为正阳，阴阳合和，故令脉滑，关尺自平。阳明脉微沉，饮食自可。少阴脉微滑，滑者，紧之浮名也。此为阴实，其人必股内汗出，阴下湿也。

翕者，浮动之意。脉正浮动，忽然而沉，其名曰滑。沉为纯阴，翕为正阳，阳升于寸则为浮，阴降于尺则为沉，阴阳和合，故令或浮或沉而脉滑，如是者，关尺之脉，必自均平也。关为阴阳之交，浮沉之中，关平则阴阳和合而为滑，尺平则沉而不滑也关平则滑，尺平则沉，关不平则沉，尺不平则滑。若使关不平，阳明脉微沉，阴气稍盛矣，而未至大盛，食饮犹自可也。尺不平，少阴脉微滑，虽称曰滑，其实乃紧而浮之名也。此为肾家之阴实，不能温升肝木，木气郁动，故令脉滑，非阴阳和合之滑也。肝气郁动于下焦，不遂其发生之性，风木疏泄，其人必股内汗出，阴器之下常湿也。

脉法三十九

脉浮而紧者，名曰弦也。弦者状如弓弦，按之不移也。脉紧者，如转索无常也。

紧为寒脉，伤寒则脉紧，以寒性闭藏而不发也。冬时寒盛，水冰地坼，脉紧之义也。肾主蛰藏，故尺脉沉紧。及关而浮，紧变为弦，便是春木发生之象。弦虽按之不移，然紧中带浮，已非沉紧之形如转索之不息者矣。上章紧之浮名也，具此弦意。尺本沉紧，而忽然滑者，则不专于沉，兼有浮升之状，是弦见于尺。弦应在关，而见于尺者，木欲升而不能升也，故名滑而不名弦。及其渐升于关，则阴阳相半，浮紧两平，曰紧曰滑，直名曰弦矣。

脉法四十

问曰：曾为人所难，紧脉从何而来？师曰：假令亡汗若吐，以肺里寒，故令脉紧也。假令咳者，坐饮冷水，故令脉紧也。假令下利，以胃中虚冷，故令脉紧也。

汗吐伤其胸中之阳，肺寒则脉紧也。咳者，中寒而胃逆。下利者，中寒而脾陷，冷水下利，泻其胃阳，则脉紧也。

脉法四十一

寸口卫气盛，名曰高；营气盛，名曰章；高章相抟，名曰纲。卫气弱，名曰慄；营气弱，名曰卑；慄卑相抟，名曰损。卫气和，名曰缓。营气和，名曰迟。缓迟[①]相抟，名曰沉。

寸口，寸以候卫，卫气盛者，名曰高，卫主气，气盛则崇高也。尺以候营，营气盛，名曰章，营主血，血盛则章显也。高章相合，名曰纲，是诸阳脉之首领也。卫气弱，名曰慄，慄者，恇怯之意，阳弱则恇怯也。营气弱，名曰卑，卑者，柔退之意，阴弱则柔退也。慄卑相合，名曰损，是诸阴脉之

---

① 缓迟：原作“迟缓”，据宛本、蜀本乙转。

削弱者也。卫气和，名曰缓，营气和，名曰迟，缓迟者，是从容之谓，对紧数言也。缓迟相合，名曰沉。人之元气，宜秘不宜泄，泄则浮而秘则沉。《素问·生气通天论》：阴阳之要，阳密乃固，阴平阳秘，精神乃治。阳藏之机，全在乎土，土运则阴升而阳降也。缓迟者，土气之冲和，土和则中枢运转，阴常升而阳常降也。阳降则根深而不拔，是谓阳密。阳密则脉沉，是阳旺而脉沉，非阴盛而脉沉也。

脉法四十二

寸口脉缓而迟，缓则阳气长，其色鲜，其颜光，其声商，毛发长。迟则阴气盛，骨髓生，血满，肌肉紧薄鲜硬。阴阳相抱，营卫俱行，刚柔相得，名曰强也。

寸口脉缓而迟，缓为卫盛，缓则阳气长进，其色鲜明，其颜光润，其声清越，其毛发修长。迟为营盛，迟则阴气盛盈，骨髓滋生，血海充满，肌肉紧薄鲜硬。如是则阴阳相抱而不离，营卫俱行而无阻，是刚柔之相得，名曰强也。

脉法四十三

问曰：经说脉有三菽、六菽重者，何谓也？师曰：脉，以指按之，如三菽之重者，肺气也；如六菽之重者，心气也；如九菽之重者，脾气也；如十二菽之重者，肝气也；按之至骨者，肾气也。假令下利，寸口、关上、尺中悉不见脉，然尺中时一小见，脉再举头者，肾气也。若见损脉来至，为难治。

三菽、六菽数语，《难经·五难》之文。脉病人，以指按之，如三菽之重者，肺气也，如六菽之重者，心气也，肺主皮，心主脉，其脉俱浮也。如九菽之重者，脾气也，脾主肉，脉在浮沉之间也。如十二菽之重者，肝气也，按之至骨者，肾气也，肝主筋，肾主骨，其脉俱沉也。肺心为阳，肝肾为阴，假令下利，阴病也。寸口、关上、尺中悉不见脉，阳气脱也。然尺中时一小见脉再举头者，肾气也，肾气未绝，犹可治。若再见损脉来至，便为难治。损脉者，迟脉也。《难经》：一呼一至曰离经，二呼一至曰夺精，三呼一至曰死，四呼一至曰命绝。此损之脉也。

脉法四十四

问曰：东方肝脉，其形何似？师曰：肝者，木也，名厥阴。其脉微弦濡弱而长，是肝脉也。肝病自得濡弱者，愈也。假令得纯弦脉者，死。何以知之？以其脉如弦直，此是肝脏伤，故知死也。

肝者，木也，居东方，其位在左，经名厥阴。其脉微弦濡弱而长，是肝脉也。肝病自得濡弱者，是有胃气，故愈。假令得纯弦脉者，无胃气也，故死。何以知之？以其脉如弓弦之直，此是肝脏之伤，不得土气之滋荣，故知死也。《素问·平人气象论》：平肝脉来，濡弱招招，如揭长竿，曰肝平；死肝脉来，急益劲，如新张弓弦，曰肝死，正此意也。

脉法四十五

南方心脉，其形何似？师曰：心者，火也，名少阴。其脉洪大而长，是心脉也。心病自得洪大者，愈也。假令脉来微去大，故名反，病在里也；脉来头小本大，故名覆，病在表也。上微头小者，则汗出；下微本大者，则为关格不通，不得尿。头无汗者，可治；有汗者，死。

心者，火也，居于南方，其位在上，经名少阴。其脉洪大而长，是心脉也。心病自得洪大者，是心火得令，故愈。火，阳也，阳位于外而根于内，假令脉来微而去大，来者主里，去者主表，是外实而内虚也，故名反，此病在里也。脉来头小而本大，本来主里，头去主表，是内实而外虚也，故名覆，此病在表也。或表或里，所不洪大之处，则病在焉。反覆者，阴不宜偏胜而阳不宜偏负，今阴胜阳负，是阴阳之反覆，犹颠倒也。上微而头小者，则表阳不固而汗出；下微而本大者，则阴阳关格而不通，不得小便。头无汗者，阳未至绝也，故可治，有汗则阳绝，故死，经所谓绝汗出也。

脉法四十六

西方肺脉，其形何似？师曰：肺者，金也，名太阴，其脉毛浮也。肺病自得此脉，若得缓迟者，皆愈。若得数者，则剧。何以知之？数者南方火，火克西方金，法当臃肿，为难治也。

肺者，金也，居于西方，其位在右，经名太阴，其脉如毛，而气浮也。

肺病自得毛浮之脉，金得令也，得缓迟之脉，土生金也，故皆愈。若得数脉者，则剧。何以知之？数者，南方火也，火克西方之金，金被火刑，法当臃肿，此为难治也。

脉法四十七

师曰：立夏得洪大脉，是其本位。其人病，身体苦疼重者，须发其汗。若明日身不疼不重者，不须发汗。若汗才濈濈自出者，明日便解矣。何以言之？立夏得洪大脉，是其时脉，故使然也。四时仿此。

火旺于夏，立夏得洪大脉，是其本位之盛也。其人病，身体苦疼痛而沉重者，风寒郁其皮毛也。立夏湿动，湿郁则身重也，须发其汗。若至明日，身不疼不重者，外邪欲解，不须发汗也，俟之必汗自出。若汗濈濈然自出者，明日便解矣。何以言之？立夏得洪大脉，是其脉之应时，故使然也。四时解期，仿此类推。

脉法四十八

问曰：二月得毛浮脉，何以据言至秋当死？师曰：二月之时，脉当濡弱，反得毛浮者，故知至秋死。二月肝用事，肝属木，故应濡弱，反得毛浮者，是肺脉也，肺属金，金来克木，故知至秋死。他皆仿此。

二月之时，脉当濡弱，反得毛浮之脉，是木虚而金承。《素问》：木位之下，金气承之，故知至秋死也。盖二月肝木用事，肝属木。应当濡弱，濡弱者，阳气方生，木将昌盛之象。反得毛浮者，是肺脉也。肺属金，金来克木，春时肝木虽虚，犹承令气之旺，秋则木更衰而金愈盛，故知至秋当死。他脏死期，仿此类推。

脉法四十九

问曰：脉有残贼，何谓也？师曰：脉有弦、紧、浮、滑、沉、涩，此六脉，名曰残贼，能为诸脉作病也。

残贼者，残害而贼克之也。脉弦、紧、浮、滑、沉、涩，木旺则脉弦，土虚者忌之，水旺则脉紧，火虚者忌之，表盛则脉浮，里虚者忌之，里盛则脉沉，表虚者忌之，血盛则脉滑，气虚者忌之，气盛则脉涩，血虚者忌之。

此六脉，名为残贼，能为诸脉作病也。

脉法五十

寸口诸微亡阳，诸濡亡血，诸弱发热，诸紧为寒，诸乘寒者则为厥，郁冒不仁，以胃无谷气，脾塞不通，口急不能言，战而栗也。

诸微亡阳，阳虚则脉微也。诸濡亡血，血脱则脉濡也。诸弱发热，脉弱则血虚而发热也。诸紧为寒，脉紧则阴盛而生寒也。诸乘寒者则为厥，郁冒不仁，寒水旺盛，而诸脏诸腑乘之，因乘而愈盛，寒气发作，侵侮脾胃，则四肢厥逆，怫郁昏冒，而无知觉。以胃无谷气，水邪莫畏，脾土寒湿，气塞不通，故一身顽昧而弗用，口急不能言语，战摇而寒栗也。

脉法五十一

问曰：濡弱何以反适十一头？师曰：五脏六腑相乘，故令十一。问曰：何以知乘腑，何以知乘脏？师曰：诸阳浮数为乘腑，诸阴迟涩为乘脏也。

濡弱者，脉之最虚，何以反居十一种之先？濡弱，木象，木居五行之先，此以五脏六腑因其濡弱而相乘，故令脉具十一之形象也。如濡弱而见弦，是肝脏之乘也，见微弦，是胆腑之乘也。心脉钩，脾脉缓，肺脉毛，肾脉石，仿此类推。言脉得濡弱，则五脏六腑皆来相乘，故濡弱之中，兼具十一之象，而濡弱常在十一之先也。何以知乘我者为腑为脏？凡诸阳脉浮数者，为乘于腑；诸阴脉迟涩者，为乘于脏也。阴阳以尺寸言。

脉法五十二

问曰：脉有相乘，有纵有横，有逆有顺，何谓也？师曰：水行乘火，金行乘木，名曰纵。火行乘水，木行乘金，名曰横。水行乘金，火行乘木，名曰逆。金行乘水，木行乘火，名曰顺也。

脉有脏腑相乘，上章。而相乘之中，有纵有横，有逆有顺。水行乘火，金行乘木，是乘其所胜，名曰纵。火行乘水，木行乘金，是乘其所不胜，名曰横。水行乘金，火行乘木，是子乘其母，名曰逆。金行乘水，木行乘火，是母乘其子，名曰顺也。

脉法五十三

伤寒，腹满谵语，寸口脉浮而紧，此肝乘脾也，名曰纵，刺期门。

伤寒，腹满谵语，是脾病也。寸口脉浮而紧，是肝家之弦脉，此肝木乘脾土也，名曰纵。当刺厥阴之期门，以泻肝气。脉浮而紧者，名曰弦也。脉法三十九，肝脉弦，故知为肝乘。

脉法五十四

伤寒，发热，啬啬恶寒，大渴欲饮水，其腹必满，自汗出，小便利，其病欲解，此肝乘肺也，名曰横，刺期门。

伤寒，发热，啬啬恶寒，大渴欲饮水，其腹必满，是肺病也。自汗出，小便利，见风木之疏泄，此肝乘肺金也，名曰横，亦当刺厥阴之期门，以泻肝热。肺统卫气而性收敛，肝司营血而性疏泄。发热恶寒，大渴腹满，是金气敛闭而木不能泄也；汗出便利，是木气发泄而金不能收也。营泄而卫宣，故其病欲解。

脉法五十五

问曰：病有洒淅恶寒而复发热者何也？答曰：阴脉不足，阳往从之；阳脉不足，阴往乘之。曰：何以阳不足？答曰：假令寸口脉微，名曰阳不足，阴气上入于阳中，则洒洒恶寒也。曰：何以阴不足？答曰：假令尺脉弱，名曰阴不足，阳气下陷入阴中，则发热也。

洒淅恶寒而复发热者，太阳之病也。阴脉不足，阳往从之，则为发热；阳脉不足，阴往乘之，则为恶寒。假令寸口脉微，名曰阳不足，阴气乘虚而上入于阳中，则洒洒而恶寒也；假令尺脉弱，名曰阴不足，阳气乘虚而下陷于阴中，则发热也。盖寸主卫，尺主营，营行脉中而盛于下，卫行脉外而盛于上，一定之理也。病则卫闭而不得外达，乃内乘阴位而阳遂虚；营扰不得内守，乃外乘阳位而阴遂虚。阴位虚而阳乘之，阳郁于内则发热；阳位虚而阴乘之，阴束于外则恶寒，此营卫易位之故也。

脉法五十六

阳脉浮，阴脉弱者，则血虚，血虚则筋急也。其脉沉者，营气微也。其脉浮而汗出如流珠者，卫气衰也。营气微者，加烧针则血流而不行，更发热而烦躁也。

寸为阳，尺为阴，阳脉浮，阴脉弱者，则血虚。血以养筋，血虚则筋急。阴脉曰弱不曰浮，则脉沉可知。其脉沉者，营气之微也。营微而阳乘之，此所以发热之原也。而阳脉之浮，亦非阳盛，其脉浮而汗出如流珠者，卫气之衰。卫衰而阴乘之者，所以恶寒之原也。营气微者必发热，若加烧针，以烁其血，则血之流者，必燥结而不行，卫气阻郁，遂乃更发热，而益以烦躁，是发热之故也。阳虚于上则脉浮，以其不根于下也；阴虚于下则脉沉，以其不根于上也。阴阳俱盛者，寸不甚浮，有关以降之，尺不甚沉，有关以升之，故阴阳不盛于尺寸而盛于关上。以关者，阴阳之中气，升降浮沉之枢轴也。

脉法五十七

脉浮而数，浮为风，数为虚，风为热，虚为寒，风虚相抟，则洒淅恶寒也。

脉浮而数，浮为风之在表，数为阳虚而阴乘也。风则阳郁而为热，虚则阴束而为寒。风虚相合，阳内闭而为热，则阴外束而为寒，是洒淅恶寒之故也。

脉法五十八

师曰：病人脉微而涩者，此为医所病也。大发其汗，又数大下之，其人亡血，病当恶寒，后乃发热，无休止时，夏月盛热，欲着复衣，冬月盛寒，欲裸其身。所以然者，阳微则恶寒，阴弱则发热，此医发其汗，令阳气微，又大下之，令阴气弱。五月之时，阳气在表，胃中虚冷，以阳气内微，不能胜冷，故欲着复衣；十一月之时，阳气在里，胃中烦热，以阴气内弱，不能胜热，故欲裸其身。又阴脉迟涩，故知亡血也。

病人寸脉微而尺脉涩者，此为医所病也。大发其汗，又数大下之，其人不但脱气，而又亡血，病当先见恶寒，后乃发热，无休止时。其恶寒也，反甚于夏，夏月盛热，欲着复衣；其发热也，反甚于冬，冬月甚寒，欲裸其身。所以然者，阳气内微则恶寒，阴气内弱则发热，此医发其汗，使阳气内微，又数下之，令阴气内弱。五月之时，夏令正旺，而阳气在表，胃中虚冷，以阳气之内微，不能胜冷，故欲着复衣；十一月之时，冬令正旺，而阳气在里，胃中烦热，以阴气之内弱，不能胜热，故欲裸其身。又诊其脉迟涩，故知其亡血也。

脉法五十九

诸脉浮数，当发热，而洒淅恶寒，若有痛处，饮食如常者，此内热蓄积，而有痈脓也。

诸脉浮数，应当发热，而洒淅恶寒，若有痛处，饮食如常者，此内热蓄积，而有痈脓也。盖郁热在内，不得外发，故肉腐为脓，而阳遏不达，故见恶寒也。

脉法六十

问曰：脉病欲知愈、未愈者，何以别之？答曰：寸口、关上、尺中三处，大、小、浮、沉、迟、数同等，虽有寒热不解者，此脉阴阳为和平，虽剧当愈。

寸口、关上、尺中三处，大、小、浮、沉、迟、数同等，是无偏阴偏阳之弊。虽有寒热不解，而此脉阴阳和平，即现在之病甚剧，亦当自愈，以其脉之不病也。阴病见阳脉则生者，阴极阳复，所以生也。阳病见阴脉则死者，阴盛阳脱，外见烦躁，脉真病假，所以死也。若阳极阴复，病脉皆真，则又主生不主死。盖缘阴阳二气，绝则必死，偏则可生，平则病愈，三部同等，平而不偏，是以愈也。

脉法六十一

问曰：凡病欲知何时得？何时愈？答曰：假令半夜得病者，明日日中愈，日中得病者，半夜愈。何以言之？日中得病，半夜愈者，以阳得阴则解也；半夜得病，明日日中愈者，以阴得阳则解也。

日中得病，今日半夜愈者，以日中阳盛而病，得夜半阴盛以济之，则解也。夜半得病，明日日中愈者，以半夜阴盛而病，得日中阳盛以济之，则解也。

脉法六十二

病六七日，手足三部脉皆至，大烦而口禁不能言，其人躁扰者，必欲解也。若脉和，其人大烦，目重，睑内际黄者，此欲解也。

病而手足脉俱不至，纯阴无阳，至六七日，手足三部脉皆至，是阳回于四末也。微阳初复，升于群阴之中，而为阴邪所遏，力弱不能遽升，郁勃鼓荡之际，大烦，口禁不能言语，躁不安者，必欲解也。盖微阳一有复机，终当战胜而出重围，万无久郁之理也。若脉至而再见调和，其人阳复，不能遽升，而大烦一见，目重，睑内际黄者，此欲解也。盖太阳膀胱之经，起于目之内眦。睑内际黄者，阳明戊土，司职卫气，卫气发达，而阳出于目也。目重者，眼皮厚重也。人睡初醒，眼皮必厚，以阳气出于目也足脉，足厥阴之五里，在毛际外，女子取太冲，在大指本节后二寸陷中，足少阴之太溪，在内踝后，足太阴之箕门，在鱼腹上，足阳明之冲阳，在足跗上，即趺阳也。见《素问·三部九候论》中。

脉法六十三

问曰：伤寒三日，脉浮数而微，病人身凉和者，何也？答曰：此为欲解也，解以夜半。脉浮而解者，濈然汗出也。脉数而解者，必能食也。脉微而解者，必大汗出也。

伤寒三日，脉浮数而微，病人身复凉和者，此为欲解也，解于夜半。盖脉之浮数，病之烦热，俱属阳证，乃脉之浮数渐有微意，身之烦热已变凉和，是邪热之渐退而阴气之续复也。待至夜半，则阴旺而全复，故解于此际。而其解也，形状不同。其脉浮而解者，表阳之旺，濈然汗出也。其脉数而解者，里阳之旺，必能食也。其脉微而解者，表里之阳俱虚，必战摇振栗而大汗出也。

脉法六十四

问曰：病有战而汗出，因得解者何也？答曰：脉浮而紧，按之反芤，此为本虚，故当战而汗出也。其人本虚，是以发战，以脉浮，故当汗出而解也。若脉浮而数，按之不芤，此人本不虚，若欲自解，但汗出耳，不发战也。

病有战而汗出，因得解者，以脉浮而紧，是伤寒之脉，而按之反芤，此为本气之虚，本虚则阳气郁于阴，邪不能透发，故当战栗而后汗出也。其人本虚，是以汗前发战，以其脉浮，则病在皮毛，故当汗出而解也。若脉浮而数，按之不芤，此其人本不虚，若欲自解，但安卧而汗出耳，不至发战也。

脉法六十五

问曰：病有不战而汗出解者何也？答曰：脉大而浮数，故知不战汗出而解也。

脉大而浮数，阳气盛旺，阴邪不能遏郁，故不战而汗解也。

脉法六十六

问曰：病有不战不汗出而解者何也？答曰：其脉自微，此以曾经发汗，若吐，若下，若亡血，以内无津液，此阴阳自和，必自愈，故不战不汗出而解也。

其脉自微弱，则表里无邪，此以曾经发汗吐下，亡血失津，阴不济阳，未免烦热时作。然表里邪去，病根已除，迟而津液续复，阴阳自和，必当自愈，故不战不汗而亦解。

脉法六十七

脉浮而迟，面热赤而战栗者，六七日当汗出而解。反发热者，差迟，迟为无阳，不能作汗，其身必痒也。

脉浮而迟，面色热赤而身体战栗者，阳郁欲发，虚而不能遽发，故面热而身摇，待至六七日，经尽阳复，当汗出而解。若反热者，则解期差迟。以脉迟是为无阳，无阳则但能发热而不能作汗，气郁皮腠，其身必痒也阳复则病愈，阳虚则解迟，阳尽则命绝。此下命绝数章，发明首章阳病见阴脉者死之义。病无阳复而死者，亦无阳尽而生者也。

脉法六十八

寸口脉微，尺脉紧，其人虚损多汗，知阴常在，绝不见阳也。

寸口脉微，阳气衰也。尺脉紧，阴气盛也。虚损多汗，卫败而不敛也。脉证见此，是绝阴而无阳也。

脉法六十九

脉浮而洪，身汗如油，喘而不休，水浆不下，形体不仁，乍静乍乱，此为命绝也。

脉浮而洪，阳不根阴也。身汗如油，《难经》所谓绝汗乃出引《灵枢》语，大如贯珠，转出不流也。喘而不休，气不归根也。水浆不下，胃气败也。形体不仁，营卫之败也。乍静乍乱，神明之败也。

脉法七十

又未知何脏先受其灾？若汗出发润，喘而不休者，此为肺先绝也。阳反独留，形体如烟熏，直视摇头者，此为心绝也。唇吻反青，四肢絷习者，此为肝绝也。环口黧黑，柔汗发黄者，此为脾绝也。溲便遗失，狂言，目反直视者，此为肾绝也。

命绝者上章，未知何脏先受其灾？肺主气而藏津，若汗出发润，喘而不休者，津液脱而气绝根，此为肺先绝也。心为火而藏神，若阳反独留，形体如烟熏，直视摇头者，火独光而神明败，此为心绝也。肝色青而主风，若唇吻反青，四肢絷习者，木克土而风淫生。《左传》云：风淫末疾[①]，絷习者，风气发而四末战摇也，此为肝绝也。脾窍于口而色黄，若环口黧黑，柔汗发黄者，水侮土而气外脱，此为脾绝也。肾主二便而藏志，若溲便遗失，狂言，反目直视者，肾阳脱而志意乱，此为肾绝也。肾与太阳膀胱为表里，太阳起于目内眦，行身之背，目反直视者，《素问·诊要经终论》太阳之脉，其终也，戴眼反折是也。

脉法七十一

又未知何脏阴阳先绝？若阳气前绝，阴气后竭者，其人死，身色必青；阴气前绝，阳气后竭者，其人死，身色必赤，腋下温，心下热也。

青者，木色，肝肾皆阴也。赤者，火色，心肺皆阳也。腋下心下者，阳之部。温热者，阳之气也。

---

① 疾：原作“病”，据《左传·昭公元年》改。

脉法七十二

师曰：寸脉下不至关为阳绝，尺脉上不至关为阴绝，此皆不治，决死也。若计其余命生死之期，期以月节，克之也。

尺寸之脉，发现于上下，而气根于中焦。中焦者，所以升降阴阳，而使之相交，其脉现于关上。若寸脉下不至关，则阳根下断，是谓阳绝；尺脉上不至关，则阴根上断，是谓阴绝。此皆不治，决死也。此际虽生，命之余耳。若计算其余命生死之期，期以月之节气。克之，如木弱忌金，火弱忌水，一交金水之节气，则死期至矣。

脉法七十三

伤寒，咳逆上气，其脉散者死，谓其形损故也。

咳逆上气，是胃土上逆，肺金不降。肺主气而性收，脉散者，金气之不收也，气败则死。盖气所以熏肤而充身，气散则骨枯肉陷而形损故也。

脉法七十四

师曰：脉病人不病，名曰行尸，以无王气，卒眩仆，不识人者，短命则死。人病脉不病，名曰内虚，以无谷神，虽困无苦。

脉病人不病，名曰行尸，以其脉病而无王气，倘卒然眩仆，不识人者，值其人之短命则死矣。人病脉不病者，名曰内虚，以其谷神之不旺，病在形骸而不在精神，虽困无妨也。

脉法七十五

问曰：上工望而知之，中工问而知之，下工脉而知之，愿闻其说。师曰：病家人请云，病人苦发热，身体疼，病人自卧。师到，诊其脉沉而迟者，知其差也。何以知之？表有病者，脉当浮大，今脉反沉迟，故知其愈也。假令病人云，腹内卒痛，病人自坐。师到，脉之浮而大者，知其差也。何以知之？里有病者，脉当沉而细，今脉浮大，故知其愈也。

发热身痛自卧，是表病也，诊脉沉迟，知表病差也。以表有病者，脉当浮大，今不浮大而反沉迟，故知其愈也。腹痛，是里病也，诊脉浮大，知里病差也。以里有病者，脉当沉细，今不沉细而反浮大，故知其愈也此提望、闻、问、切之纲，下章详发。

脉法七十六

师曰：病家人来请云，病人发热烦极。明日师到，病人向壁卧，此热退也。设令脉不和，处言已愈。

发热烦极，必不得卧，向壁静卧，此烦热已去也。假令脉犹未和，亦顷当自愈，此可处言已愈也此望知之法也。

脉法七十七

设令向壁卧，闻师到，不惊起而盼视，若三言三止，脉之咽唾者，此诈病也。设令脉自和，处言汝病太重，当须服吐下药，针灸数十百处，乃愈。

向壁安卧，是无病邪，闻师到，不惊起而盼视，若三言三止，脉之咽唾者，此诈病也。设令脉自和平，亦处言汝病太重，当须服大吐大下之药，针灸数十百处，以恐怖之，则立言自愈矣。

脉法七十八

师持脉，病人欠者，无病也。脉之呻者，病也。言迟者，风也。摇头言者，里痛也。行迟者，表强也。坐而伏者，短气也。坐而下一脚者，腰痛也。里实护腹，如怀卵物者，心痛也。

平人神倦若睡则欠呵，非病证也，故欠者无病。身有痛苦则呻，故呻者有病。内风者，内湿外燥，语言蹇涩，故言迟为风。心腹痛极则头摇，故头摇言者，里痛也。阳性轻清，表郁气浊，故言重而行迟。短气者，身仰则气愈短，故坐而身伏。腰痛则身弯不敢直，故坐则下一脚。心痛则用手护腹，形如怀抱卵物也此望闻之法也。

脉法七十九

问曰：人病恐怖者，其脉何状？师曰：脉形如循丝累累然，其面白脱色也。

肾主恐，《素问·气厥论》：恐则气下，下之极，则肾也。少阴之脉微细，恐怖，少阴之气动，故脉细如丝累累然，惊惧不安之象也。恐主于肾，而六脉俱细，盖诸脏夺气，改而从肾也。肝藏血而主色，色者，血之华也。肝气下恐则气下而营血陷，不能华也。木虚而金气乘之，故色脱而面白，白者，金色也此望切之法也。

脉法八十

人愧者，其脉何类？师曰：脉浮而面色乍白乍赤。

愧发于心，心[①]动火炎，故面乍赤。赤者，心之色也。火炎金伤，故面色乍白。白者，金之色也。心肺之脉俱浮，心肺气动，是以脉浮。人愧而汗出者，心动火炎，而刑肺气，故气泄而为汗也此望切之法也。

脉法八十一

人不饮，其脉何类？师曰：脉自涩，唇口干燥也。

《素问·经脉别论》：饮入于胃，游溢精气，上输于脾，脾气散精，上归于肺，通调水道，下输膀胱，水精四布，五经并行。盖水入于胃，胃阳蒸动，化为精气，游溢升腾，上输于脾，脾气散此水精，上归于肺，肺气宣化，氤氲和洽，所谓上焦如雾也。肺气清肃，则经络通调，雾气不滞，降于膀胱，而化尿溺。人身身半以上，水少气多，是谓气道；身半以下，气少水多，是谓水道。气水一也，上下阴阳之分耳。水道通调，下输膀胱，水滓注泻，溲便前行，所谓下焦如渎也。水气之由经而下行也，渣滓输于膀胱，而精华滋于经络，洒于脏腑，润于孔窍。浊者下而清者上，水精四布，五经并行，是以经脉流利而不涩，唇口滑泽而不燥。不饮则经络失滋，故脉自涩，孔窍不润，故唇口干燥也此亦望切之法。

脉法八十二

师曰：伏气之病，以意候之。今日[②]之内，欲有伏气。假令旧有伏气，当须脉之。若脉微弱者，当喉中痛似伤，非喉痹也，病人云实喉中痛，虽尔，今复欲下利。

---

① 心：原脱，据蜀本补。

② 日：原作“月”，据上下文改。

伏气者，气之伏藏而未发也。凡病之发，必旧有伏藏之根，气之欲伏，未形于脉，故应以意候之。见其脉气沉郁凝涩，则今日之内，恐其欲有伏气，自此埋根，作异日之病基也。假令旧有伏气，已形于脉，当须脉之。若脉微弱者，是少阴之伏气也。少阴之病，法当咽痛而复下利，以肾司二便而脉循咽喉也。病于阴分则下利，病及阳分则咽痛。阴在下而性迟，阳在上而性疾，下利未作，咽喉先见，故当喉中痛也。其状似乎喉伤，实非厥阴火升之喉痹也。征之病人，自云实喉①中痛，阳分之病见矣，虽尔，阴分之病，犹未作也。今且复欲下利，迟则亦作矣此于望闻问切之外，广以意候之法也。

脉法八十三

问曰：脉有灾怪，何谓也？师曰：假令人病，脉得太阳，与形证相应，因为作汤。比还送汤，如食顷，病人乃大吐下利，腹中痛。师曰：我前来不见此证，今乃变易，是名灾怪。问曰：缘何作此吐利？答曰：或有旧时服药，今乃发作，故为此灾怪耳。

脉证无差，而吐利忽作，诚为怪异。大抵药经人手，容有别缘，或者婢妾冤仇，毒行暧昧，事未可料也。

---

① 喉：原作“咽”，据经文改。

伤寒悬解卷三

太阳经上篇五十三章

太阳本病

太阳以寒水主令，统领六经。膀胱者，太阳之腑；太阳者，膀胱之经。六经之次，三阴在里，三阳在表。太阳主皮毛之分，次则阳明，次则少阳，次则太阴、少阴、厥阴，总以太阳为主。阳盛于外，在外之阳，谓之卫气，卫者，卫外而为固也。卫气之内，则为营血，营者，营运而不息也。营司于肝，为卫之根，卫司于肺，为营之叶。营卫二气，化于中宫，饮食入胃，游溢精气，传输经络。精专者行于脉中，命曰营气；慓悍者行于脉外，命曰卫气。营卫分司于金木，而皆统于太阳，故太阳经病，有伤卫伤营之不同。卫气为阳，营血为阴。然血升而化神魂，是阴含阳也，故肝血温暖而升散；气降而化精魄，是阳含阴也，故肺气清凉而降敛。人之汗孔，冬阖而夏开者，以肝心主营，木火旺于春夏，则营血温散而窍开；肺肾主卫，金水旺于秋冬，则卫气清敛而窍阖。寒去温来，而木火不得发泄，卫气敛闭，而孔窍常阖，袭之以风，气欲敛而不能敛。故伤在卫气，热退凉生，而金水不得敛藏，营血发散，而孔窍常开，侵之以寒，血欲散而不能散，故伤在营血。风伤卫者，因于气凉而窍闭也；寒伤营者，因于天温而窍开也。春夏而窍开，则病寒而不病风；秋冬而窍阖，则病风而不病寒。故秋冬寒盛而非不中风，春夏风多而亦有伤寒。《灵枢·岁露》：四时八风之中人也，故有寒暑。寒则皮肤急而腠理闭，暑则皮肤缓而腠理开。因其开也，其入深，其病人也卒以暴；因其闭也，其入浅，其病人也徐以迟。开则伤营，闭则伤卫，以营深而卫浅也。风性疏泄而寒性闭塞，气性收敛而血性发扬。卫敛而窍闭，中风则气欲敛而风泄之，是以有汗，风愈泄而气愈欲敛，故内遏营血，而生里热。营泄而窍开，伤寒则血愈欲泄而寒束之，是以无汗，寒愈束而血愈欲泄，故外闭卫气，而生表寒。人之本气，不郁则不盛，郁则阳虚之人脏阴内盛而为寒，阴虚之人经阳外盛而为热，是传腑传脏之由来也。而其入腑入脏，必先施于皮毛，故六经之病，总起于太阳一经，以其在外而先伤也。邪在营卫，失于解散，则或入于腑，或入于脏，视其人之里气为分途，阳衰则入太阴而为寒，阴衰则入阳明而为热，无异路也。贵于营卫方病，初治不差，则后日诸变，无自生矣。卫行脉外而内交于营，营行脉中而外交于卫，营卫调和，是谓平人。寒邪伤营，则营血束闭其卫气，故卫郁而生表寒，风邪伤卫，则卫气遏闭其营血，故营郁而生里热。营卫外发则病解，营卫内陷则病进，陷而败没则死也。伤寒中风之死证，皆营卫之陷败也。卫气之外发，赖乎经中之阳盛，营血之外发，赖乎脏中之阴盛，阳统于阳明，阴统于太阴。阳明之经气旺，则卫气外发而汗出。其阳虚者，卫郁欲发而不能，则振栗战摇，而后汗出。其再虚者，寒战而不见汗出，是阳不胜阴，卫气将陷，当泻阴而扶阳，开皮毛而发卫气。太阴之经气旺，则营气外发而汗出。其阴虚者，营郁欲发而不能，则烦躁怫郁，而后汗出。其更虚者，躁闷而不见汗出，是阴不胜阳，营气将陷，当泻阳以扶阴，开肌表而发营血。阳盛于腑，阴盛于脏，卫气之陷者，以其脏阴盛而内寒也，营血之陷者，以其腑阳盛而内热也。太阳为六经之长，兼统营卫，方其营卫初病，外解经络，内调脏腑，使脏寒不动，腑热不作，异日无入脏入腑之患，是善治太阳者也。太阳经病，不过风寒二者而已。风用桂枝，寒用麻黄。风而兼寒，寒而兼风，则有桂麻各半之方。风而火郁，寒而水停，则有大小青龙之制。风寒已解而内燥，则有白虎清金之法。风寒未透而内湿，则有五苓利水之剂。风寒外散，血热里郁，则有桃核承气、抵当汤丸之设。此皆太阳风寒之本病，处治之定法也。人之本气不偏，阳郁不至极热，阴郁不至极寒。本气稍偏，病则阴盛而为寒，阳盛而为热。而以温凉补泻挽其气化之偏，皆可随药而愈，不经误治，断不至遂成坏病。熟悉仲景太阳本病诸法，则风寒之证，解于太阳一经，无复坏事已。

总提纲共三章[①]

太阳为六经之纲领，其经行身之背，其气主一身之皮毛，故病则脉浮，头项强痛而恶寒。缘邪在本经，但病其经脉所行之部分，而不及于他经也。在经失解，自此而内传二阳，里入三阴，腑热作则脉浮大，脏寒作则脉沉细，寒热郁发，诸病丛生，太阳之脉证，然后变耳。若其初感，腑热未作，脏寒未动之时，太阳之病情未改，证状犹存，则只有脉浮，头项强痛，恶寒而已，即合病于别经，别经病见，而太阳未罢，亦必见太阳之脉证也。据太阳之脉证，而分太阳之风寒，何至淆乱于别经，亡羊于歧路也。仲景提太阳之纲，只此一语，而太阳之情状了了，所谓握片言而居要也。

太阳经提纲一太阳一[②]

太阳之为病，脉浮，头项强痛而恶寒。

太阳在表，故脉浮。其经行身之背，起于睛明在目内眦，足太阳经之穴名，自头下行而走足，病则经气上郁，壅塞不降，故强痛也。风寒闭其营卫，气郁不能透泄，则外见恶寒，寒者，太阳之令气也。

风寒总纲一太阳二

病有发热恶寒者，发于阳也；无热恶寒者，发于阴也。发于阳者七日愈，发于阴者六日愈，以阳数七阴数六也。

此中风、伤寒之总纲也。卫气为阳，风伤卫气，是发于阳也；卫伤则遏闭营血，而生内热，营血为阴，寒伤营血，是发于阴也。营伤则束闭卫气，而生外寒，故中风之初，先见发热，伤寒之初，先见恶寒。中风内热，而营血不宣，亦外见恶寒，伤寒外寒，而卫气不达，乃续见发热。中风非无外寒，究竟内热多而外寒少，伤寒非无内热，究竟内热少而外寒多。营司于肝木，木升则火化，木火同情，故肝血常温。卫司于肺金，金降则水生，金水同性，故肺气常凉。肝藏营血，而脾为生血之本，中风营病，脏阴衰者，多

① 总提纲共三章：原作“太阳经提纲一太阳一”，据目录改。

② 太阳经提纲一太阳一：原在“太阳为六经之纲领”前，据前后文例移此。

传阳明而为热。肺藏卫气，而胃乃化气之源，伤寒卫病，腑阳弱者，多传太阴而为寒。风伤卫者，营郁里热，若经中阴旺，则营气不至内蒸，故七日经尽而自愈。寒伤营者，卫郁表寒，若经中阳旺，则卫气不至内陷，故六日经尽而自愈。此风寒之顺证，在经而不入于脏腑者也。若中风阳盛而入于腑，伤寒阴盛而入于脏，则营卫方忧其内陷，非补泻以救其偏，不能应期而愈也。六日、七日，水火之成数。大衍之数，天一生水，地六成之，地二生火，天七成之。火，阳也，故数七；水，阴也，故数六。满其成数，是以病愈也。

风寒总纲二太阳三

病人身大热，反欲得近衣者，热在皮肤，寒在骨髓也；身大寒，反不欲近衣者，寒在皮肤，热在骨髓也。

申明上章恶寒热之义。阴盛则内寒外热，内寒，故欲近衣。阳盛则内热外寒，内热，故不欲近衣。以其欲不欲，而内外之寒热见焉，经所谓临病人问所便也《素问》语。上章发热恶寒、无热恶寒者，言其外也。风伤卫者多内热，寒伤营者多外寒，恐人略内而详外，故发此章。

太阳中风十五章

风者，天地发生之气也。皮毛未开，风气外客，伤其卫阳，则窍开而卫泄。卫性降敛，卫欲闭而风泄之，欲闭不得，则内乘阴位，而遏营血，是以病也曰风泄者，风闭其卫，营郁而外泄也。

太阳中风一太阳四

太阳病，发热，汗出，恶风，脉缓者，名为中风。

太阳之经，有营卫之分，营行脉中，卫行脉外。风寒客之，各有所伤，风则伤卫，寒则伤营。卫伤则闭其营血，故发热；营伤则闭其卫气，故恶寒。营为寒闭则无汗，卫为风鼓则有汗，以卫气初闭，营郁犹得外泄也。汗出卫泄，是以表虚而恶风。寒性凝涩，伤寒则皮毛闭塞，故脉紧，风性动荡，伤风则经气发泄，故脉缓。

太阳中风桂枝汤证

肺通卫气，风伤于卫，行其疏泄之令，卫气不敛，是以有汗。卫愈泄而愈闭，闭而不开，则营卫而发热。桂枝汤所以通经络而泻营郁也。

太阳中风桂枝证[①] 一太阳五

太阳病，头疼，发热，汗出，恶风者，桂枝汤主之。

风为阳邪，卫为阳气，风邪中人，则阳分受之，故伤卫气。卫秉肺气，其性收敛，风鼓卫气，失其收敛之职，是以汗出。风愈泄而卫愈敛，则内遏营血，郁蒸而为热。是卫气被伤而营血受病也，故伤在卫气而治在营血。桂枝汤，甘草、大枣，补脾精以滋肝血，生姜调脏腑而宣经络，芍药清营中之热，桂枝达营中之郁也。汗者，营卫之所蒸泄，孔窍一开，而营郁外达，则中风愈矣。

桂枝汤一

桂枝三两，去皮　芍药三两[②]　甘草二两，炙　大枣十二枚，劈　生姜三两

上五味，㕮咀，以水七升，微火煮取三升，去滓，适寒温，服一升。服已，须臾啜稀粥一升余，以助药力。温覆令一时许，通身絷絷微有汗出益佳，不可令如水流漓，病必不除。若一服汗出病差，停后服，不必尽剂。若不汗，更服，依前法。又不汗，后服小促其间，半日许，令三服尽。若病重者，一日一夜服，周时观之。服一剂尽，病证犹在者，更作服。若汗不出者，可服至二三剂。禁生冷、黏滑、肉面、五辛、酒酪、臭恶等物。

铢两升斗考

《汉书·律历志》：量者，龠、合、升、斗、斛也。本起于黄钟之龠，用度数，审其容以子谷秬黍中者千有二百实，其龠以井水准其概。合龠为合，十合为升，十升为斗，十斗为斛，而五量嘉矣。权者，铢、两、斤，钧、石也。一龠容千二百黍，重十二铢，两之为两，二十四铢为两，十六两为斤，三十斤为钧，四钧为石，而五权谨矣。一千二百黍为一龠，重今之一钱七分。合龠为合，今之三钱四分也。十合为斤，今之三两四钱也。一龠重十二铢，今之一钱七分也。两之为两，今之三钱四分也。

---

① 证：原脱，据下文“桂枝证二”“太阳伤寒麻黄证一”例补。

② 三两：原作“一两”，据蜀本、《伤寒论·辨太阳病脉证并治上》改。

桂枝证二太阳六

太阳中风，阳浮而阴弱。阳浮者，热自发，阴弱者，汗自出，啬啬恶寒，淅淅恶风，翕翕发热，鼻鸣干呕者，桂枝汤主之。

寸为阳，尺为阴，营候于尺，卫候于寸，风泄卫气，故寸脉浮，邪不及营，故尺脉弱。风愈泄而气愈闭，故营郁而发热。气愈闭而风愈泄，故营疏而汗出。啬啬淅淅者，皮毛振栗之意。翕翕，盛也，犹言阵阵不止也。肺主皮毛，开窍于鼻，皮毛被感，肺气壅遏，旁无透窍，故上循鼻孔，而鼻窍窄狭，泄之不及，故冲激作响，而为鼻鸣。卫气闭塞，郁其胃气，浊阴不降，故生干呕。桂枝泻其营郁，则诸证愈。

桂枝证三太阳七

太阳病，发热汗出者，此为营弱卫强，故使汗出，欲救邪风者，桂枝汤主之。

营弱卫强，即上章阳浮阴弱之义，卫闭而遏营血也。邪风者，经所谓虚邪贼风也。风随八节，而居八方，自本方来者，谓之正风，不伤人也。自冲后来者，谓之贼风，伤人者也。如夏至风自南来，是正风也，若来自北方，是冲后也。义详《灵枢·九宫八风篇》。

桂枝证四太阳八

病人脏无他病，时发热，自汗出，而不愈者，此为卫气不和也。先于其时发汗则愈，桂枝汤主之。

阳明腑病，汗愈出而胃愈燥，故发热汗出，而病不愈。病人脏气平和，无他胃热之证，时发热，自汗出而不愈者，此为卫气得风，郁勃而不和也。当先于其时以桂枝发汗则愈，迟恐变生他病也。

桂枝证五太阳九

病常自汗出者，此为营气和，营气和者外不谐，以卫气不共营气和谐故耳。以营行脉中，卫行脉外，复发其汗，营卫和则愈，宜桂枝汤。

病常自汗出者，营气疏泄，此为营气之和。然营气自和者，必外与卫气不相调谐，以卫被风敛，内遏营血，不与营气和谐故耳。以营行脉中，卫行脉外，卫郁而欲内敛，营郁而欲外泄。究之卫未全敛而营未透泄，是以有汗而风邪不解。复发其汗，使卫气不闭，营气外达，二气调和，则病自愈，宜桂枝汤也。卫闭而营郁，则营不和。卫未全闭而营得汗泄，此为营气犹和。然此之和者，卫被风敛而未全闭也，闭则营气不和矣。以卫常欲敛，不与营气和谐，终有全闭之时，汗之令营郁透发，则二气调和也。

桂枝证六太阳十

太阳病，初服桂枝汤，反烦不解者，先刺风池、风府，却与桂枝汤则愈。

风池，足少阳穴。风府，督脉穴，在项后，大椎之上。督与太阳，同行于背，而足少阳经，亦行项后，两穴常开，感伤最易。感则传之太阳，太阳中风之病，皆受自两穴。服桂枝汤，风应解矣，反烦不解者，风池、风府必有内闭之风不能散也。先刺以泻两穴之风，再服桂枝，无不愈矣。

桂枝证七太阳十一

太阳病，外证未解，脉浮弱者，当以汗解，宜桂枝汤。

太阳病，失于解表，经热不泄，则自表达里。然里证虽成，而外证不能自解，凡脉见浮弱者，犹当汗解，宜桂枝汤也。外解后，审有里证，乃可议下耳。脉浮弱，即前章阳浮阴弱之义。

桂枝证八太阳十二

太阳病，外证未解者，不可下也，下之为逆。欲解外着，桂枝汤主之。

太阳病，外证未解，虽有里证，不可下也，下之卫阳内陷，此之为逆。欲解外者，不越桂枝也。外解已，然后里证可议下否耳。

桂枝证九太阳十三

夫病脉浮大，问病者，言但便硬耳，设利之，为大逆。硬为实，汗出而解，何以故？脉浮，当以汗解。

阳明腑病脉浮大。《阳明篇》：二阳合病，脉浮大，上关上，病脉浮大，是有腑证。乃问病者，言但觉便硬耳，未至痛满也，则非急下之证，设遽利之，此为大逆。盖便硬虽内实，而表证尚在，犹须汗出而解，不宜下也。此何以故？其脉大纵属内实，而脉浮则当以汗解也。

桂枝证十太阳十四

欲自解者，心当先烦，乃有汗[①]而解。何以知之？脉浮，故知汗[②]出解。

桂枝证十一太阳十五

太阳病未解，脉阴阳俱停，必先振栗，汗出而解。但阳脉微者，先汗出而解；但阴脉微者，下之而解。若欲下之，宜调胃承气汤方在阳明二十。

太阳表证未解，脉忽尺寸俱停止而不动者，此气虚不能外发，营卫郁闭之故也。顷之必先振栗战摇，而后汗出而解。其未停止之先，尺寸之脉，必有大小不均。若但寸脉微弱者，是阳郁于下，必阳气升发，汗出而后解，此先振栗而后汗出者也。若但尺脉微弱者，是阴虚肠燥，下窍堵塞，得汗不解，必下之通其结燥，使胃热下泄而后解。阳明病，腑热蒸发，则汗出表解。今太阳病表证未解，是内热未实，此时若欲下之，宜于汗后用调胃承气，硝、黄、甘草，调其胃腑之燥热也。

忌桂枝证[③]十二太阳十六

酒客病，不可与桂枝汤，得汤则呕，以酒客不喜甘故也。

大枣、甘草，甘味动呕也。

忌桂枝证十三太阳十七

凡服桂枝汤吐者，其后必吐脓血也。

大凡服桂枝汤即吐者，胸膈湿热郁遏，桂枝益其膈热，下咽即吐。缘其胃气上逆，心下痞塞，肺郁生热，无路下达，桂枝辛温之性，至胸而出，不得入胃腑而行经络，是以吐也。其后湿热瘀蒸，必吐脓血。此宜凉辛清利之

---

①汗：原作“日”，据蜀本改。

②汗：原作“也”，据蜀本改。

③证：原脱，据蜀本补。

剂，不宜辛温也。

忌桂枝证十四太阳十八

桂枝本为解肌，若其人脉浮紧，发热，汗不出者，不可与也。常须识此，勿令误也。

桂枝本解肌表，以散风邪，若其人脉浮而紧，发热，汗不出者，是寒伤营血。营伤则束其卫气，是当去芍药之泻营血，而用麻黄以泻卫气，桂枝不可与也。与之表寒不解，反益经热，是谓之误。风家用桂枝，所以不助经热者，以其皮毛无寒，孔窍不闭，无须麻黄发表，但以芍药之酸寒泻其营血，桂枝之辛温通其经络，血热自能外达。若伤寒服之，卫郁莫泻，经热愈增，是助邪也。

太阳伤寒九章

寒者，天地闭藏之气也。皮毛未合，寒气内入，伤其营阴，则窍阖而营闭。营性升发，营欲泄而寒闭之，欲泄不能，则外乘阳位，而束卫气，是以病也。

太阳伤寒一太阳十九

太阳病，或已发热，或未发热，必恶寒，体疼，呕逆，脉阴阳俱紧者，名曰伤寒。

阳郁则发热，阴气外束则恶寒。寒闭皮毛，经气不得通达，则壅迫遏而为痛。经络郁闭，卫气遏逼，浊阴上逆，则为呕逆。经脉束迫，不得发越，则尺寸俱紧。

太阳伤寒麻黄汤证

肝藏营血，寒伤于营，行其闭藏之令，营血不宣，是以无汗。营愈闭而愈泄，泄而不通，则卫郁而寒生。麻黄汤所以开皮毛而泻卫郁也。

太阳伤寒麻黄证一太阳二十

太阳病，头痛，发热，身疼，腰痛，骨节疼痛，恶寒，无汗而喘者，麻黄汤主之。

寒为阴邪，营为阴气，寒[①]邪中人，则阴分受之，故伤营血。血秉肝气，其性疏泄，寒闭营阴，失其疏泄之权，是以无汗。寒愈闭而营[②]愈泄，则外束卫气，闭藏而为寒。是营血被伤而卫气受病者也，故伤在营血而治在卫气。麻黄汤，甘草保其中气，桂枝发其营郁，麻黄泻其卫气，杏仁利其肺气，降逆而止喘也。孔窍一开，而卫郁外达，则伤寒愈矣。卫气为阳，外行皮毛；营血为阴，内行经络。肺藏气而主卫，肝藏血而司营，肺金收敛，肝木疏泄，阴阳自然之性也。肝性疏泄，而营血之内守者，肺气敛之也。肺气收敛，而卫阳之外发者，肝气泄之也。收敛则无汗，疏泄则有汗。风伤卫气，卫病而非营病也。然卫被风敛，则内闭营阴，营气不通，是以发热，故以桂枝泄经热而达营郁。气病而用血药者，以气伤而累血也。寒伤营血，营病而非卫病也。然营为寒束，则外闭卫阳，卫阳不宣，是以恶寒，故以麻黄泻表寒而达卫郁。血病而用气药者，以血伤而累气也。桂枝泻其肝血，麻黄泻其肺气，营卫分属于肺肝，而统司于太阳，故太阳风寒之初治，首以桂枝、麻黄二方，为定法也。

麻黄汤二

麻黄三两，去节　桂枝二两[③]，去皮　甘草一两，炙　杏仁七十枚，汤泡，去皮尖及两仁者

上四味，以水九升，先煮麻黄，减二升，去上沫，内诸药，煮取二升半，去渣，温服八合。覆取微似汗，不须啜粥，余如桂枝法将息。

麻黄证二太阳二十一

脉浮者，病在表，可发汗，宜麻黄汤。脉浮而数者，可发汗，宜麻黄汤。

浮为在表，表被风寒，则宜汗。浮数即浮紧之变文，紧则必不迟缓，亦可言数，是伤寒之脉，当以麻黄发汗也。

---

① 寒：原作“阴”，据上下文义改。

② 营：原作“阴”，据上下文义改。

③ 二两：原作“一两”，据蜀本改。

麻黄证三太阳二十二

伤寒，发汗已[1]解，半日许复烦，脉浮数者，可更发汗，宜桂枝汤。方在太阳五。

伤寒，服麻黄发汗已解，乃半日许复烦，脉见浮数，是卫郁已泻而营郁不达，可更发汗，以泻其营，宜桂枝汤也。

麻黄证四太阳二十三

伤寒，不大便六七日，头痛有热者，与承气汤太阳入阳明去路。其小便清者，知不在里，仍在表也，当须发汗此麻黄证。若头痛者，必衄，宜桂枝汤方在太阳五。此麻黄证中又有用桂枝者。

阳明腑病，胃燥便难，伤寒，不大便，至六七日，头痛而有热者，是有阳明里证。宜与承气汤，以泻里热。然阳明病，小便当赤，若小便清者，则病不在里，犹在表也，当须发汗，以解表寒。若头痛不已者，是卫郁不得旁泄，而逆冲头面，故致头痛。及其郁迫莫容，自寻出路，必将冲突鼻窍，以泻积郁。卫气上泄，升逼营血，是为衄证。此宜以桂枝泻其营郁，使不闭束卫气，卫气松缓，则衄证免矣。

麻黄证五太阳二十四

太阳病，脉浮紧，发热，身无汗，自衄者愈。

发热无汗，而脉浮紧，是宜麻黄发汗，以泻卫郁。若失服麻黄，皮毛束闭，卫郁莫泄，蓄极思通，势必逆冲鼻窍，而为衄证，自衄则卫泄而病愈矣。

麻黄证六太阳二十五

伤寒，脉浮紧，不发汗，因[2]致衄者，宜麻黄汤主之。

浮紧之脉，应当发汗，失不发汗，卫郁莫泄，因而致衄。是缘不早服麻黄，故至此。当先以麻黄发之，勿俟其衄也。

---

①已：原作“宜”，音近之误，据《伤寒论·辨太阳病脉证并治中》及上下文义改。

②因：原作“以”，据宛本改。

麻黄证七太阳二十六

太阳病，脉浮紧，无汗，发热，身疼痛，八九日不解，表证仍在，此当发汗，麻黄汤主之。服药已，微除，其人发烦目瞑，剧者必衄，衄乃解。所以然者，阳气重故也。

发热无汗，脉浮紧而身疼痛，此麻黄汤证。失不早服，至八九日不解，而表证仍在，此当发汗，宜麻黄汤。若卫气闭塞，泻之不透，服药之后，病仅微除，其人犹觉烦躁昏晕，未能全解。剧者卫郁升突，必至鼻衄，衄乃尽解。所以然者，久病失解，阳气之郁遏太重故也。

忌麻黄证八太阳二十七

脉浮紧者，法当身疼痛，宜以汗解之，假令脉尺中迟者，不可发汗，何以知之？然：以营气不足，血少故也。太阳入少阴去路。

卫候于寸，营候于尺，尺中迟者，营气不足，以肝脾阳虚而血少故也。汗泻营中温气，则生亡阳诸变，故不可发汗。然者，答辞，与《难经》“然”字同义。

太阳风寒双感证四章

太阳病，风则桂枝，寒则麻黄，乃有风寒双感之证，爰垂桂麻各半之方，营卫兼发，风寒俱去。《脉法》：风则伤卫，寒则伤营，营卫俱伤，当发其汗，此之谓也。若夫风多而寒少，则有桂二麻一之剂，仍是各半法度，因病而小变者也。至于内热微而表寒轻，桂麻各半之法，不相合矣。用桂枝之二越婢之一，微宣表寒，而轻清里热。此颇似大青龙法，而实亦不同，义更妙也。则桂麻各半，所以继桂麻二方之后，桂枝越婢，开青龙一方之先也。

桂麻[1]各半证一太阳二十八

太阳病，得之八九日，如疟状，发热恶寒，热多寒少，其人不呕，清便欲

① 麻：原作“枝”，据宛本改。

自可。一日二三度发。脉微[1]缓者，为欲愈也。脉微而恶寒者，此阴阳俱虚，不可更发汗，更下更吐也。面色反有热色者，未欲解也。以其人不得小汗出，身必痒，宜桂枝麻黄各半汤清与圊通。

如疟状者，营阴卫阳之相争，阳郁于内则发热，阴郁于外则恶寒。盖风寒双感，营卫俱伤，寒伤营则营欲泄，风伤卫则卫欲闭。营欲泄而不能泄，则敛束卫气而为寒；卫欲闭而不能闭，则遏闭营血而为热。及其卫衰而营血外发，又束卫气，营衰而卫气内敛，又遏营血。此先中于风而后伤于寒，营泄卫闭，彼此交争，故寒热往来，形状如疟也。太阳病，得之八九日之久，证如疟状，发热恶寒，发热多而恶寒少，此风多于寒，卫伤颇重而营伤颇轻。如其寒热不能频作，是后章桂二麻一之证也。若其人上不呕，下不泄，则中气未伤。寒热一日二三度发，则正气颇旺，颇与邪争。脉微和缓，则邪气渐退，是为欲愈，无用治也。若其脉微弱而又恶寒者，此卫阳营阴之俱虚，盖营虚则脉微，卫虚则恶寒后章：此无阳也，即解此句。虚故不可更以他药发汗吐下也。如其发热脉浮，是后章桂枝越婢之证也。若外不恶寒，而面上反有热色者，是阳气蒸发，欲从外解，而表寒郁迫，未欲解也。使得小汗略出，则阳气通达，面无热色矣。以其正气颇虚，不得小汗，阳郁皮腠，莫之能通，是其身必当发痒。解之以桂枝、麻黄各半汤。

营卫俱伤，前后四章三证，而于首章内一证三变，伏下三章之线。下三章，分承首章而发明之。

桂枝麻黄各半汤三

桂枝一两十六铢　芍药一两　甘草一两，炙　大枣四枚　生姜一两　麻黄一两　杏仁二十四枚，去皮尖及两仁者

上七味，以水五升，先煮麻黄一二沸，去上沫，内诸药，煮取一升八合，去滓，温服八合。

桂枝越婢证二太阳二十九

形作伤寒，其脉不弦紧而弱，弱者必渴，被火者必谵语，弱者发热脉浮，解之，当汗出愈。

---

[1] 微：原作“浮”，据《伤寒论·辨太阳病脉证并治上》及上下文义改。

此申明上章之义。前章发热恶寒，发热多而恶寒少，是形作伤寒也。伤寒脉当弦紧，乃脉微而恶寒微即弱之变文。其脉不弦紧而弱，必缘血虚，血虚脉弱者，必渴。若被火熏，愈烁其血，不止渴也，必作谵语。脉弱是以发热偏多，《脉法》诸弱发热是也。发热是营气之虚，而恶寒是卫气亦虚也，故上章谓之阴阳俱虚。然虚而外见恶寒，非无表证，有表证，脉必浮。如其发热而脉浮，则阴阳虽俱虚，而解之之法，究当令其汗出而愈。但发汗另有善方，不可以他药发表耳。下章桂枝二越婢一汤，则美善而无弊矣。

桂枝越婢证三太阳三十

太阳病，发热恶寒，热多寒少，脉微弱者，此无阳也，不可更汗，宜桂枝二越婢一汤。

此申明上二章之义。前证发热恶寒，热多寒少，形作伤寒，而其脉不弦紧而微弱者，以血藏于肝而内胎君火，实以阴质而抱阳气，血虚脉弱，是无阳也。其恶寒虽少，不可不解，发热既多，不可不清，但不可更以他药发汗，宜桂枝二越婢一汤，重泻营血，轻泻卫气，而兼清内热，则表里全瘳矣。此无阳也，即前章阴阳俱虚意。此不可更汗，发明前章不可更发汗更下更吐句义。言寻常汗吐下法，俱不可更用，当另有汗法，桂枝越婢是也此章包上发热脉浮意。二章是首章脉微恶寒一条治法。

桂枝二越婢一汤四

桂枝十八铢　芍药十八铢　甘草十八铢　大枣四枚　生姜一两三铢　麻黄十八铢　石膏十四铢

上七味，㕮咀，以水五升，先煮麻黄一二[①]沸，去上沫，内诸药，煮取二升，温服一升。

桂二麻一证四太阳三十一

服桂枝汤，大汗出，脉洪大者，与桂枝汤，如前法。若形如疟，日再发者，宜[②]桂枝二麻黄一汤。

---

① 一二：原作“三”，据宛本改。

② 宜：原脱，据《伤寒论·辨太阳病脉证并治上》及上下文义补。

此总申明上三章之义。如服桂枝汤，大汗出而表未解，而脉又洪大。洪大即脉浮之变文，是表有寒而里有热，此亦桂枝越婢证，可与桂枝汤，如前法而加越婢也。若前证之形如疟状，而无洪大之脉。寒热日仅再发，不能二三度者，是正气虚，不能频与邪争也。其风邪多而寒邪少，宜桂枝二麻黄一汤[①]，重泻营血，而轻泻卫气，乃为合法也。此章是首章一日二三度发者一条治法，以其不能二三度发，是为未欲愈故也。前章脉微、脉弱、脉浮、脉微弱、脉洪大，总对弦紧言。微弱即不弦紧，洪大即浮意，勿泥。

桂枝二麻黄一汤五

桂枝一两七铢　芍药一两六铢　甘草一两二铢　大枣五枚　生姜一两八铢　麻黄十六铢　杏仁十六枚，去皮尖

上七味，以水五升，先煮麻黄一二沸，去上沫，内诸药，煮取二升，去滓，温服一升，日再服。

太阳伤寒大青龙证二章　太阳入阳明去路[②]

太阳中风，脉缓头痛，汗出而不烦躁，此其脉紧身痛，无汗而烦躁者，卫闭而营不能泄也，故其脉证似伤寒。太阳伤寒，脉紧身疼，此其脉缓而身不疼者，营闭而卫不能泄也，故其脉证似中风。中风卫闭而营郁，阳盛者固宜青龙，然当防其肾阴之旺，故立真武之法；伤寒营闭而卫郁，阴盛者固宜真武，然当防其胃阳之旺，故垂青龙之方。灵通变化，玄妙无穷也。首章名曰中风，次章名曰伤寒，俗手妄缪，以为风寒双感，误世非小也。

大青龙证一太阳三十二

太阳中风，脉浮紧，发热，恶寒，身疼痛，不汗出而烦躁者，大青龙汤主之。太阳入阳明去路，若脉微弱，汗出恶风者，不可服也。服之则厥逆，筋惕肉瞤，此为逆也，以真武汤救之。方在少阴十九。太阳入少阴去路。

营性发扬而寒性固涩，伤寒营欲发而寒闭之，故脉紧而无汗。卫性敛闭而风性疏泄，中风卫欲闭而风泄之，故脉缓而有汗。太阳中风，脉紧身痛，

---

① 汤：原脱，据此后方名“桂枝二麻黄一汤”补。

② 太阳入阳明去路：原脱，据目录补。

寒热无汗，脉证悉同伤寒，此卫阳素旺，气闭而血不能泄也。卫气遏闭，营郁热甚，故见烦躁。大青龙汤，甘草、大枣，补其脾精，生姜、杏仁，降其肺气，麻、桂，泻其营卫之郁闭，石膏清神气之烦躁也。盖气欲闭而血欲泄，血强而气不能闭，则营泄而汗出，气强而血不能泄，则营闭而无汗。营热内郁，外无泄路，是以脉紧身痛，寒热无汗，而生烦躁。异日之白虎、承气诸证，皆此[①]经热之内传者也。早以青龙发之，则内热不生矣。若脉微弱而汗出恶风者，中风之脉证如旧，而阳虚阴旺，不可服此。服之汗出亡阳，则四肢厥逆，筋惕肉瞤，为害非轻矣。盖四肢秉气于脾胃，阳亡土败，四肢失温，所以逆冷。筋司于肝，肝木生于肾水而长于脾土，水寒土湿，木郁风动，故筋脉振惕而皮肉瞤动。真武汤，苓、术，燥土而泻湿，附子温经而驱寒，芍药清肝[②]而息风也。

大青龙汤六

麻黄六两　桂枝二两　甘草二两，炙　大枣十二枚　生姜三两　杏仁五十枚　石膏鸡子大一块，打碎

上七味，以水九升，先煮麻黄，减二升，去上沫，内诸药，煮取三升，温服一升，取微似汗。汗出多者，温粉扑之。牡蛎粉，止身汗。一服汗出者，停后服。汗多亡阳，遂虚，恶风，烦躁，不得眠也。

大青龙证二太阳三十三

伤寒，脉浮缓，身不疼，但重，乍有轻时，无少阴证者，大青龙汤主之。

伤寒，脉浮紧，身疼痛，缘表被寒束，而经气壅塞也。此脉浮缓而身不痛，但觉体重而已。然亦乍有轻时，是非外寒之微，而实里热之盛。再于他处征之，别无少阴证者，宜大青龙，外发表寒而内清里热也。

风脉浮缓，浮紧者，必传入阳明，以营郁而生里热，卫闭而不能泄也。寒脉浮紧，浮缓者，必传入阳明，以卫郁而生里热，营泄而不能外闭也阳明腑热，则气蒸汗泄，寒不能闭。

中风多传阳明，若其脉微弱，无阳明证，而将入少阴，则又用真武，伤

① 此：原作“以”，据宛本、蜀本改。
② 肝：原作“肺”，据宛本、蜀本改。

寒[①]多传少阴，若其脉浮缓，无少阴证，而将入阳明，又用青龙。风寒对举，参伍尽变，立法精矣。

伤寒，阳明、太阴脉俱浮缓。《阳明篇》脉浮而缓，手足自温者，是谓系在太阴，至七八日，大便硬者，为阳明病也，大青龙之浮缓，则阳明之缓，非太阴之缓也。《脉法》：寸口脉微而缓，缓者胃气实，实则谷消而水化也。《灵枢·津液五别》：中热则胃中消谷，肠胃充廓，故胃缓，胃缓是以脉缓，缓者，胃气之脉也。或改此条作小青龙证，不通之极。《脉法》：紧则为寒，小青龙证内外皆寒，其脉必紧，安有浮缓之理。

太阳伤寒小青龙证三章 太阳入太阴、少阴去路

中风大青龙之证，外有风而内有热也。伤寒之小青龙证，表有寒而里有水也。大小青龙，外之解表则同，而内之温清大异。大青龙可以泻里热而不可以温内寒，小青龙所以佐大青龙之不逮也。伤寒之人，或表邪外郁而宿水里发，或渴饮凉水而停留不消，是以多有水气之证。以其热渴，双解表里之寒，小青龙乃不易之法也。

小青龙证一太阳三十四

伤寒表不解，心下有水气，干呕，发热而咳，或渴，或利，或噎，或小便不利小腹满，或喘者，小青龙汤主之。

伤寒表证不解，而水停心下，阻肺胃降路，胃气上逆，而生干呕，肺气上逆，而生咳嗽。或火升金燥而为渴，或气阻肺胀而为喘，或浊气上嗳而为噎，或清气下泄而为利，或小便不利而少腹满急。凡此皆水气瘀格之故，宜小青龙汤，甘草培其中气，麻、桂发其营卫，芍药清其风木，半夏降逆而止呕，五味、细辛、干姜降逆而止咳也。

小青龙汤七

麻黄三两　桂枝三两　芍药三两　甘草二两，炙　半夏半升[②]，洗　五味子半升　细辛三两　干姜二两

① 伤寒：原作“阳明”，据宛本、蜀本改。

② 半升：原作“三两”，据蜀本、《伤寒论·辨太阳病脉证并治中》改。

上八味，以水一斗，先煮麻黄，减二升，去上沫，内诸药，煮取三升，去滓，温服一升。若微利者，去麻黄，加芫花，如鸡子大，熬令赤色。下利者，水邪侮土，加芫花以泻水也。若渴者，去半夏，加瓜蒌根三两。瓜蒌根清金止渴也。若噫者，去麻黄，加附子一枚，炮。寒水侮土，浊气上逆则噫，加附子暖水而降逆也。小便不利少腹满者，去麻黄，加茯苓四两。茯苓以泻满也。若喘者，加杏仁半斤，去皮尖，杏仁利肺而止喘也。

小青龙证二太阳三十五

太阳病，小便利者，以饮水多，必心下悸，小便少者，必苦里急也。

申明上章小便不利少腹满之义。小便利者，津液渗泄，则必发燥渴。渴而饮水多者，土湿木郁，必心下动悸。木郁不能泄水，而小便少者，水积少腹，必苦腹里满急也。

小青龙证三太阳三十六

伤寒，心下有水气，咳而微喘，发热不渴，小青龙汤主之。服汤已渴者，此寒去欲解也。

服汤已而渴者，表寒已解，里水亦去，津液乍耗，是以作渴。渴者，是表解寒去，积水化汗而外泻也。大青龙证是表阳之盛，内有火气，小青龙证是里阳之虚，内有水气。阴阳一偏，逢郁即发，大小青龙外解风寒而内泻水火，感证之必不可少者也。

太阳伤寒白虎证四章 太阳入阳明去路

阳盛之人，表寒里热，则用大青龙。表寒解而里热盛，于是有白虎清金之法。肺金清而胃热消，可无异日阳明之证矣。至于汗后阳虚之渴，则于白虎而加人参，凉金益气，生津化水，清涤烦渴之妙，超人巧而绝天工，制方立法，神化难追。然白虎汤证，虽皆伤寒之条，其实来自中风者多。如服桂枝汤，大汗出后，大烦渴不解，脉洪大者，白虎加人参汤主之，其为风证甚明。以中风多传阳明，白虎汤证乃承气证之初气也。

白虎证一太阳三十七

伤寒，脉滑而厥者，里有热也，白虎汤主之。

四肢厥逆，而脉见迟涩，是为里寒，厥而脉滑，是里有热也。盖燥热内郁，侵夺阴位，阴气浮散，外居肢节，故肢冷而脉滑。白虎汤，石膏清金而退热，知母润燥而泻火，甘草、粳米，补中而化气，生津而解渴也。胃阳素盛之人，阴虚火旺，一被感伤，经热内蒸，津液消烁，则成阳明下证。而胃火未盛，肺津先伤，是以一见渴证，先以白虎，凉金泻热，滋水涤烦。膈热肃清，则不至入胃，而致烦热亡阴之害矣。白虎证，即将来之大承气证而里热未实，从前之大青龙证而表寒已解者也。表寒已解，故不用麻黄，里热未实，故不用硝、黄。

白虎汤八

石膏一斤　知母六两　甘草二两　粳米六合

上四味，以水一升，煮米熟，汤成，去滓，温服一升，日三服。

白虎证二太阳三十八

伤寒，脉浮滑，此里有热表有寒也，白虎汤主之。

此申明上章未显之义。脉滑者，里有热也；厥者，表有寒也。此不言厥者，诊脉浮滑，已知是表寒外束，里热内郁，不必问其肢节之厥热矣。若里热外发，则脉变实缓，不复浮滑也。浮滑者，阳气郁格之象也。此之表寒，乃阴气之外浮，非寒邪之外淫，不然，表寒未解，无用白虎之理。

白虎证三太阳三十九

伤寒，脉浮，发热，无汗，其表不解者，不可与白虎汤。渴欲饮水，无表证者，白虎加人参汤主之。

脉浮，发热，无汗，是表未解也。此合用大青龙双解表里，不可与白虎汤但清其里。若渴欲饮水，而无表证者，是汗出而热退也。汗后阳泄，宜防知、膏伐阳，白虎而加人参，清金益气，生津化水，汗后解渴之神方也。

白虎加人参汤九

石膏一斤，碎　知母六两　甘草二两　粳米六合　人参三两

于白虎汤内加人参三两，余依白虎汤法。

白虎证四太阳四十

伤寒，无大热，口燥渴，心烦，背微恶寒者，白虎加人参汤主之。

表解，故无大热。背微恶寒，即前章表有寒也。阳乘阴位，而生里热，则阴乘阳位，而生表寒。远则客于肢节，近则浮于脊背，脊背肢节，皆阳位也。

太阳风寒五苓散证三章 太阳入太阴去路

太阳表证未解，而里有水气，小青龙、五苓散，皆解表泻水之剂。而小青龙之表药则用麻黄，五苓散之表药则用桂枝，其里水则同，而表证之风寒则异也。小青龙但用麻黄发汗以泻水，其于大便微利者方用芫花，小便不利者方用茯苓，五苓散则兼用二苓、泽泻泻水以发汗。以风家内热，燥渴甚于伤寒，是以燥胜其湿，则火亦偏旺，湿胜其燥，则水亦偏多。其传阳明而用白虎，燥盛者也；其传太阴而用五苓，湿盛者也。伤寒多传太阴，病水者固众，中风多传阳明，病水者亦繁，此燥证之所以少而湿证之所以多也温疫水证最多，亦以饮冷不消故也。

五苓证①一太阳四十一

中风，发热六七日，不解而烦，有表里证，渴欲饮水，水入则吐者，名曰水逆，五苓散主之。

中风，发热六七日，经尽不解，而且烦渴思饮，外而发热，是有表证，内而作渴，是有里证。内渴欲饮水，而水入则吐者，是有里水瘀停也，此名水逆。由旧水在中，而又得新水，以水济水，正其所恶，两水莫容，自当逆上也。五苓散，桂枝行经而发表，白术燥土而生津，二苓、泽泻，行水而泻湿也。多服暖水，蒸泻皮毛，使宿水亦从汗散，表里皆愈矣。

五苓散十

茯苓十八铢　猪苓十八铢　泽泻一两六铢　白术十八铢　桂枝半两，去皮

上五味，为末，以白饮和，服方寸匕，日三服。多饮暖水，汗出愈。

---

①证：原作“散”，据蜀本及文义改。

五苓证二太阳四十二

伤寒，汗出而渴者，五苓散主之；不渴者，茯苓甘草汤主之。

伤寒汗后，阳虚湿动，君相二火浮升，故作燥渴。其渴者，湿邪较甚，故用五苓。不渴者，湿邪较轻，茯苓甘草汤，苓、桂、姜、甘，泻水而疏木，和中而培土，防其湿动而生水瘀也。

茯苓甘草汤十一

茯苓二两　桂枝二两　生姜二两　甘草一两，炙

上四味，以水四升，煮取二升，去滓，分温三服。

五苓证三太阳四十三

病在阳，应以汗解之。反以冷水噀之灌之，其热被却不得去，弥更益烦，肉上粟起，意欲饮水，反不渴者，服文蛤散。若不差者，与五苓散。寒实结胸，无热证者，与三物小陷胸汤，方在太阳一百十七。白散亦可服。

五苓散证，水饮在内，郁格经阳，而生外热。病在阳分，应当以汗解之，使里水化汗，病可立愈。乃反以冷水噀之灌之，皮肤得冷，汗孔皆阖，表热被冷水却逐，而不得外去，弥更益其烦躁。卫郁欲发，升于孔窍，而外寒阖秘，不能透发，于是冲突皮肤，肉上如粟粒凝起。经热内蒸，烦热作渴，意欲饮水，而停水在内，其实反不渴者，宜服文蛤散，文蛤利水解渴也。若不差者，则是水旺湿多，文蛤不能胜任，仍与五苓散。若寒邪上逆，实结胸膈，肺郁生热，而外无热证，则表邪已退，宜与小陷胸汤，黄连、瓜蒌，泻热而涤郁，半夏降逆而开结也。白散，桔梗、贝母，清降其虚热，巴豆温破其实寒，令其涌泄而去，以绝根株，亦可服也。

文蛤散十二

文蛤五两

上一味，杵为散，以沸汤五合和，服[①]方寸匕。

白散十三

桔梗三分　贝母三分　巴豆一分，去皮，煮，研如脂

---

① 服：原脱，据《伤寒论·辨太阳病脉证并治下》补。

上二味，为末，内巴豆，更于臼中杵之，以白饮和服，强人半[1]钱匕，弱者减之。病在膈上必吐，在膈下必利。不利，进热粥一杯，利过不止，进冷粥一杯。身热，皮粟不解，欲引衣自覆者，若以水噀之洗之，益令热不得去。当汗而不汗，则烦。假令汗已出，腹中痛，与芍药三两，如上法。汗出腹痛者，血亡而木燥也，芍药清风木而润血燥。

太阳伤寒抵当汤证[2] 四章 太阳入阳明去路

风寒外感，有上焦之热，有下焦之热，有气分之热，有血分之热。上焦气分之热，白虎可清，上焦血分之热，承气可下，而膀胱热结。病在下焦血分，则于承气而加破血之药，于是有桃核承气、抵当汤丸之设。伤寒之病，在于卫气，气郁则生寒。中风之病，在乎营血，血郁则生热。热结血分，是中风之证，非伤寒之证也。至于阳盛之人，伤寒而有此，则抵当用丸而不用汤，以其下热不如中风之甚也。

桃核承气证一太阳四十四

太阳病不解，热结膀胱，其人如狂，血自下，下者愈。其外不解者，尚未可攻。当先解外，外解已，但小腹急结者，乃可攻之，宜桃核承气汤。

太阳病，表证不解，经热内蒸，而结于膀胱。膀胱者，太阳之腑。水腑不清，膀胱素有湿热，一因表郁，腑热内发，故表热随经而深结也。热结则其人如狂，缘膀胱热结，必入血室。血者心所生，胎君火而孕阳神，血热则心神扰乱，是以狂作也。若使瘀血自下，则热随血泄，不治而愈，不下，则宜攻之。如其外证不解者，尚未可攻，攻之恐表阳内陷，当先解外证。外证已除，但余小腹急结者，乃可攻之。宜桃核承气汤，桂枝、桃仁，通经而破血，大黄、芒硝，下瘀而泻湿，甘草保其中气也。

桃核承气汤十四

桃仁五十枚，去皮尖　桂枝二两，去皮　甘草二两，炙　大黄四两　芒硝二两

上五味，以水七升，煮取二升半，去滓，内芒硝，更上火微沸，下火，先

---

① 人半：原脱，据宛本、蜀本补。

② 太阳伤寒抵当证：原作“太阳伤寒抵当汤证”，据前后文例改。

食温服五合，日三服。当微利。

抵当证二太阳四十五

太阳病六七日，表证犹存，脉微而沉，反不结胸，其人发[①]狂者，以热在下焦，少腹当硬满，小便自利者，下血乃愈，所以然者，以太阳随经，瘀热在[②]里故也，抵当汤主之。

六七日，经尽之期，表证犹存。脉微而沉，已无表脉。寸脉浮，关脉沉，当病结胸，乃反不结胸，而其人发[③]狂者，以热不在上焦，而在下焦也。热结下焦，其少腹当硬满。若是小便自利，是热结血分，下血乃愈。以太阳表邪，随经内入，瘀热在里，宜抵当汤，水蛭、虻虫、桃仁、大黄，破瘀而泻热也。

抵当汤十五

大黄三两，酒浸　水蛭三十枚，熬　虻虫三十枚，熬，去翅足　桃仁三十枚

上四味，为末，水五升，煮取三升，去滓，温服一升。不下，再服。

抵当证[④]三太阳四十六

太阳病，身黄，脉沉结，少腹硬，小便不利者，为无血也。小便自利，其人如狂，血证谛也。抵当汤主之。

身黄，脉沉结，少腹硬，是皆血瘀之脉证。血司于肝，血结木郁，贼伤己土，则发黄色，缘木主五色，入土为黄故也。然使小便不利，则三者乃膀胱湿热之瘀，是茵陈五苓证，非血证也。小便自利，其人如狂，血证已谛，故宜抵当。

抵当证四太阳四十七

伤寒有热，少腹满，应小便不利，今反利者，为有血也，当下之，不可余

---

① 发：原作“如”，据宛本、蜀本、《伤寒论·辨太阳病脉证并治上》改。

② 在：其下原衍“腹”，据宛本、蜀本删。

③ 发：原作“如”，据宛本、蜀本改。

④ 抵当证：原作“抵当汤证”，据前后文例改。

药，宜抵当丸。

身有热而少腹满，多是木郁阳陷，疏泄不行，应当小便不利，今反利者，是有血瘀，当下。然满而未硬，下不必急，减抵当之分两，变汤为丸，缓攻可也。

抵当丸十六

大黄二两　水蛭二十枚　虻虫二十五枚　桃仁二十五枚

上四味，杵，分为四丸，以水一升，煎一丸，取七合，服之。晬时当下血，若不下者，连服。

太阳传经五章[①]

伤寒、中风，一日太阳，二日阳明，三日少阳，四日太阴，五日少阴，六日厥阴，日传一经，六日而遍，此定数也。诸所谓不传者，言不传脏腑，并非不传经络。伤寒惟传经一事，讹谬百出，道理未为难解，自是医法不明耳。

传经一太阳四十八

大凡病，若[②]发汗，若吐，若下，若亡血，若亡津液，阴阳自和者，必自愈。

发汗吐下亡血亡津，不无损伤，而邪退正复，阴阳调和，不至偏胜，必自愈也。病，非阴胜，则阳胜，和而不偏，所以自愈。

传经二太阳四十九

太阳病[③]，头痛至七日以上自愈者，以行其经尽故也。若欲再作经者，针足阳明，使经不传，则愈。

七日以上自愈者，即发于阳者七日愈之谓。六日六经俱尽，故至七日自愈。《素问·热论》所谓七日太阳病衰，头痛少愈也。阳莫盛于阳明，阳明之经，阳郁热盛，则六经俱遍。而郁热未衰，虽不入腑，而经邪犹旺，不肯

---

① 五章：原脱，据目录、宛本、蜀本补。

② 若：原作“者”，据宛本、蜀本改。

③ 病：原脱，据《伤寒论·辨太阳病脉证并治上》及上下文义补。

外发，热必再传六经。针足即明之经，泻其郁热，则经不再传，自然愈矣。

传经三太阳五十

风家，表解而不了了者，十二日愈。

《素问·热论》：七日巨阳病衰，头痛少愈。八日阳明病衰，身热少愈。九日少阳病衰，耳聋微闻。十日太阴病衰，腹减如故，则思饮食。十一日少阴病衰，渴止不满，舌干已而嚏。十二日厥阴病衰，囊纵，少腹微下，大气皆去，病已愈矣。中风表解，自当即愈，设不了了，则余热未尽，俟至十二日经邪尽解，无不愈矣。风寒与温热之病，里气不同，而其经脉之络属，伤受之日期，无有不同也。

传经四太阳五十一

伤寒二三日，阳明、少阳证不见者，为不传也。

伤寒，一日太阳，二日阳明，三日少阳，此定法也。二日、三日，无不传阳明、少阳之理。若阳明、少阳之里证不见者，是但传三阳之经，而不传阳明之腑也。阳明病，皆腑病，非经病，故曰阳明之为病，胃家实也。胃家一实，则病邪归腑，终始不迁，虽未尝不传三阴之经，而不复入三阴之脏，所谓阳明中土，万物所归，无所复传，以其阳尽而阴退也。至于葛根汤证，则腑病之连经，而胃热之未实者，即其桂枝、麻黄二证，亦阳明之经病，未成阳实之腑病者也。二三日中，不见阳明胃家实证，此为不传阳明之腑也。少阳病，小柴胡证，皆脏腑病之连经，亦非但是经病。缘脏腑经络，表里郁迫，故柴胡诸证，久而不罢，有至八九日，以及十三日，且有过经十余日者。若不连脏腑，但在经络，则三日少阳，四日已见太阴经病证，五日已见少阴经病证，六日经尽而汗解，何得少阳一经之证如此久远，而不退乎！即其麻黄一证，亦少阳之经病，未成内连脏腑之证者也。二三日中，不见少阳柴胡证，此亦为不传阳明之腑也。

传经五太阳五十二

伤寒一日，太阳受之，脉若静者，为不传，颇欲吐，若烦躁，脉急数者，为传也。

浮紧之脉，断不能静，设脉若安静者，为不内传。若经邪郁迫阳明、少阳之经，胃气上逆，颇欲作吐，与夫烦躁不宁，脉候急数者，是其表邪束迫之重，与经气郁遏之极，此为必将内传也。太阳经病，里气和平，阳不偏盛，则不内传于腑，阴不偏盛，则不内传于脏。伤寒一日，太阳受之，脉若安静者，为不传，谓不传于脏腑，非谓不传于六经也。程氏以为温病传经，伤寒不传经。果不传经，是伤寒一日，病在太阳，若脉候安静，则一日而汗解也。既是伤寒，安有一日即解之理？若不经汗解，六经部次相连，安有太阳既病，但在此经，绝不捱经而内传者乎？其谓数日仍在太阳，数日方过阳明，支离不通矣。又言或从太阳而阳明，或从太阳而少阳。阳明在太阳少阳之间，既过阳明而传少阳，阳明何以不病？若不过阳明，何由而及少阳？后世庸妄，旧有直中阴经之说，未知三阳在表，何由超越三阳而内及阴经也。此皆下愚之胡谈，不足深辨也。

太阳解期一章[①] 太阳五十三

太阳病，欲解时，从巳至未上。

巳午未，太阳得令之时，故解于此。

① 一章：原脱，据目录及前后文例补。

伤寒悬解卷四

太阳经中篇五十六章

太阳坏病

太阳风寒，有正治之法，桂枝、麻黄是也。阳偏盛者，恐异日之入阳明，则有大青龙、白虎汤，早清其燥热。阴偏盛者，恐异日之入三阴，则有小青龙、五苓散，预去其湿寒。处治不差，病在太阳一经，自当应药而解，不成坏病。医不知此，实其实而虚其虚，若汗若吐，若下若温针，补泻异施，遂成坏病，非复太阳本色矣。坏病者，即后归之阳明与三阴也。阳盛而泻其阴，则入阳明，阴盛而亡其阳，则入三阴，桂枝、麻黄之证，变为亢阳孤阴，是以曰坏。至于阳明，俟其腑热内实，一下而愈，犹为逆中之顺。然而腑邪伤阴，失于急下，亦伏死机，则顺中之逆，正自不少。若夫三阴，阴盛阳负，动罹危亡，则逆居强半，而顺不十三。仲景于是，有救逆之法，随证处治，转逆为从，玄通微妙，良工苦心矣。

提纲二章[①]

桂枝、麻黄，太阳风寒主方也。若至三日之久，正将入阳明、太阴之期，业经汗下温针，而病仍不解，则事当大坏，未必犹在太阳。即太阳未罢，而亦未必尚属太阳桂、麻之证，是宜审观脉证，另立新法，故总立坏病之纲，详开救逆之门也。

---

① 提纲二章：原作“太阳坏病提纲一太阳五十四”，据目录改。

太阳坏病提纲一太阳五十四[①]

太阳病三日，已发汗若吐、若下、若温针，仍不解者，此为坏病，桂枝不中与也。观其脉证，知犯何逆，随证治之。

太阳病，治之得法，当解于本经，不至入腑传脏，而成坏病。若至三日之久，已经发汗吐下温针诸治，而病不解，则不在太阳，定缘误治，入别经而成坏病。当观其脉证，知其所犯何逆，随证治之。曰坏病者，非太阳之本病故也。

坏病提纲二太阳五十五

本发汗，而复下之，此为逆也，若先发汗，治不为逆。先本下之，而复汗之，为逆，若先下之，治不为逆。

申明上章逆字之义。风寒外闭，宜辛温发散而不宜下；燥热内结，宜苦寒攻下而不宜汗。若表邪未解，里邪复盛，则宜先汗而后下；若里邪急迫，表邪轻微，则宜先下而后汗，错则成逆矣。若治法得宜，先后不失，不为逆也。

太阳坏病入阳明去路十五章

阳明从燥金化气，阳旺之人，表郁则燥动。然不经误治，津液未耗，燥气之作，何至遽盛。及其汗下温针，伤津亡液，燥气大发，经腑合邪，乃成下证。虽不如三阴之险，然阴亏阳亢，亦伏危机，未可率然也。

太阳坏病入阳明桂枝证一太阳五十六

太阳病，先发汗不解，而复下之，脉浮者，不愈，浮为在外，而反下之，故令不愈。今脉浮，故知在外，当须解外则愈，桂枝汤主之。方在太阳五。

太阳病，先发汗不解，而复下之，设内有腑热，则下之当愈，若使脉浮，则表邪未解，必不能愈。以浮为邪在表，遗其外邪，而反下之，故令不

---

① 太阳坏病提纲一太阳五十四：原在“桂枝、麻黄，太阳风寒主方也”前，据前后文例移此。

愈。当须解外则愈，宜主桂枝也。此太阳表证未罢，而内有腑证，固当下也。然必外解，而后可下。若发汗未解，而遽下之，设脉犹见浮，则外必不愈，故仍以桂枝解外。

发汗亡津证二太阳五十七

大下之后，复发汗，小便不利者，亡津液故也。勿治之，得小便利，必自愈。

膀胱者，州都之官，津液藏焉，气化则能出矣。土湿金郁，气不化水，土湿木郁，不能行水，皆令小便不利。小青龙、五苓散证之小便不利，悉缘土湿而水停，则小便之不利，必因湿旺。若汗下之后，而见小便之不利，是津液亡泄，燥而非湿也。然别无热渴之证，则其燥未甚，勿用治之，俟其津液续复，得小便一利，必自愈也。汗下之后，小便不利，阳虚之人，则阳亡而病湿，阴虚之人，则阴亡而伤燥。此不见阳亡湿动之证，故知是亡津伤燥也。此亦人参白虎证，而燥热未作，则病势最轻，故不须治之。

麻杏甘石证三太阳五十八

发汗后不可更行桂枝汤，若汗出而喘，无大热者，可与麻黄杏仁甘草石膏汤主之①。

汗后表寒未解，郁其肺气，热蒸皮毛，窍开而不能透泄，故汗出而喘。表得汗泄，故外无大热。麻黄发表，杏仁降逆，石膏清金，甘草培土，则表里俱解矣。此大青龙证之轻者，以在汗后，故不用青龙。汗后不可更②行桂枝，亦大概言之。他如发汗已解，半日许复烦，可更发汗，宜桂枝汤，未尝必禁桂枝也。

麻黄杏仁甘草石膏汤十七

麻黄四两　杏仁五十枚　甘草二两，炙　石膏半斤，碎，绵裹

上四味，以水七升，先煮麻黄，减二升，去上沫，内诸药，煮取二升，去滓，温服一升。

---

① 主之：《伤寒论·辨太阳病脉证并治中》无此二字。

② 更：原脱，据经文补。

汗后作喘证四太阳五十九

发汗后，饮水多者，必喘，以水灌之，亦喘。

推原上章喘字之义。汗出亡津液，燥渴饮水，饮水太多，而汗后阳虚，不能消散，水停则肺气壅遏，故必喘。以水灌之，皮毛外闭，肺气郁阻，故亦喘也。

麻杏甘石证五太阳六十

下后不可更行桂枝汤，若汗出而喘，无大热者，可与麻黄杏仁甘草石膏汤主之[①]。

下后表寒未解，郁其肺气，肺郁生热，蒸发皮毛，而不能透泄，故汗出而喘。表寒里热，宜麻杏甘石双解之可也。

下后不可更[②]行桂枝，亦大概言之。他如伤寒，医下之，续得下利清谷章，救表宜桂枝汤。又伤寒，大下后复汗，心下痞章，解表宜桂枝汤，太阳病。先发汗不解，而复下之，脉浮者，不愈章，当须解外则愈，桂枝汤主之，未尝必禁桂枝也。

人参白虎证六太阳六十一

服桂枝汤，大汗出后，大烦渴不解，脉洪大者，白虎加人参汤主之方在太阳三十九。

服桂枝汤后，汗出表解，而津液亡泄，里热则增，是宜白虎清里，而大汗之后，大作烦渴，而脉又洪大，是亡津而气亦泄也。津由气化，《灵枢·决气》：上焦开发，宣五谷味，熏肤，充身，泽毛，若雾露之溉，是为气。此当益气以生津，故加人参。《素问·评热论》：脉躁疾，不为汗衰者死，以精气消亡，无以渗灌其枯燥也。白虎而加人参，使清气降洒，化而为露，滋润枯涸，涤洗烦躁，莫善于此矣。

---

① 主之：《伤寒论·辨太阳病脉证并治中》无此二字。

② 更：原脱，据经文补。

人参白虎证七太阳六十二

伤寒，若吐若下后，七八日不解，热结在里，表里俱热，时时恶风，大渴，舌上干燥而烦，欲饮水数升者，白虎加人参汤主之方在太阳三十九。

吐下之后，气夺津伤，七八日不解，燥热内盛，而自里达表，表里俱热，热蒸窍泄，时时恶风，舌上干燥，而心内焦烦，欲饮水数升之多，主以人参白虎，清金而泻热，化气而生津也。

表里俱虚证八太阳六十三

太阳病，先下之而不愈，因复发汗，以此表里俱虚，其人因致冒，冒家汗出则自愈，所以然者，汗出表和故也。得里未和，然后下之。

太阳病，先下之而不愈，伤其阴液，因复发汗，伤其阳津，表阳里阴，以此俱虚。表阳虚则阴气外束，里阴虚则阳气内郁，阳气内郁而不外达，其人因致昏冒。冒家汗出则自愈，所以然者，汗出则卫气外达，经脉和畅，阴退而阳宣也。表和之后，得里未和，然后下之。

调胃承气证九太阳六十四

发汗后，恶寒者，虚故也。不恶寒，反恶热者，实也。当和胃气，与调胃承气汤。方在阳明二十。

阳虚之人，汗则亡阳；阴虚之人，汗则亡阴。汗后恶寒者，气泄而阳虚故也，故防入少阴。不恶寒，反恶热者，津伤而阳实故也。是已入阳明，将成大承气证。宜早以调胃承气和其胃气，预夺其实也。

阴阳俱虚证十太阳六十五

太阳病中风，以火劫发汗，邪风被火热，血气流溢，失其常度，两阳相熏灼，其身发黄。阳盛则欲衄，阴虚则小便难，阴阳俱虚竭，身体则枯燥，但头汗出，齐颈而还，腹满微喘，口干咽烂，或不大便，久则谵语，甚者至哕，手足躁扰，捻衣摸床。小便利者，其人可治。

太阳中风，以火劫发汗，邪风一被火热，血气流溢，而失其常度。外劫之火与内郁之阳，两相熏灼，其身发黄。上之阳盛则欲衄，下之阴虚则小便难。阴液阳津，俱至虚竭，身体则枯燥不润。阳气上燔，但头汗出，际颈而还。里气膹郁，而为胀满。肺气壅阻，而为微喘。火炎于上，口干而咽烂，其时或不大便。久则卫郁莫泄，浊气熏心，而为谵语。甚者胃气冲逆，而为呕哕，或手足躁扰，捻衣摸床。凡此诸证，总以表里壅遏，热无泄路，故郁闷懊侬烦乱如是。宜以辛凉之药，双泄表里。若小便利者，是阴气未绝，其人可治也。此证湿热郁蒸，宜以麻黄、石膏泻其表热，大黄、芒硝泄其里热，半夏、生姜降其逆，猪苓、滑石渗其湿，表里双清，则神气慧爽矣。

火热入胃证十一太阳六十六

太阳病二日，反躁，反熨其背，而大汗出，火热入胃，胃中水竭，躁烦，必发谵语。十余日，振栗，自下利者，此为欲解也。故其汗，从腰以下不得汗，欲小便不得，反呕，欲失溲，足下恶风，大便硬，小便当数而反不数，及大便已，头卓然而痛，其人足心必热，谷气下流故也。

太阳病，皮毛被感，表郁为热，内尚无热。俟其表热传胃，日久失清，乃见烦躁。今二日之内，方入阳明，不应躁而反躁，其胃阳素盛可知。乃不用清凉，反熨其背，而大汗出。火炎就燥，邪热入胃，胃中水竭，乃生烦躁。燥热熏心，必发谵语。若十余日后，微阴内复，忽振栗而自下利，则胃热下泄，此为欲解也。方其熨背取汗，火热蒸腾，上虽热而下则寒，故从腰以下绝无汗意。外寒郁其内热，故膀胱闭涩，欲小便而不得。阳气升泄，不根于水，膀胱无约，时欲失溲。如此则小便当数而反不数者，津液枯也。水枯则大便干硬。便干肠结，胃热不得下达，故气逆作呕。火热上逆，故足下逆冷而恶风寒，及振栗下利，大便已行，则谷气宣畅四达，头痛而火从上散，足热而阳从下达，胃中燥热，解散无余，缘谷气以便通而下流故也。便通而头痛者，如炉底壅塞，火焰不升，一通则火即上炎也。

火邪圊血证十二太阳六十七

太阳病，以火熏之。不得汗，其人必躁。到经不解，必清血，名为火邪清与圊同。

太阳病，当以汗解。乃以火熏之，又不得汗，内热愈增，其人必躁。到经尽之期，当解而不解，热伤血分，必当圊血，此名火邪也。

火逆助邪证十三太阳六十八

脉浮，宜以汗解。用火灸之，邪无从出，因火而盛，病从腰以下必重而痹，名火逆也。

脉浮，宜以汗解。乃用火灸之，邪无从出，因外火而更盛，病从腰以下必重浊而痹塞，此名火逆。

火逆吐血证十四太阳六十九

脉浮热甚，反灸之，此为实，实以虚治。因火而动，故咽燥吐血。

脉浮热甚，当汗之以泻其热，反灸之。此为实证，实证而用灸，是实以虚治也。内之实热，因外火而大动，必伤阴气，故咽燥而吐血。

火邪内攻证十五太阳七十

微数之脉，慎不可灸。因火为邪，则为烦逆，追虚逐实，血散脉中，火气虽微，内攻有力，焦骨伤筋，血难复也。

微数之脉，营血虚亏，慎不可灸。误灸而因火为邪，则为烦躁而气逆。追阴气之已虚，逐阳火之原实，因令血散脉中，耗亡失守。一灸之火虽微，而其煎熬内攻，则甚有力，焦骨伤筋，日就枯槁，营血消烁，终难复旧也。

太阳坏病入太阴去路二十一章

太阴以湿土主令，阴盛之人，病在太阳，表郁则湿动。然不经误治，则胃阳未亏，湿气之作，犹俟渐成。及夫汗下温针，阳亡阴旺，湿邪勃兴，土败水侮，危证叠出。防微杜渐之法，不可不亟讲也。

太阳坏病入太阴五苓散证一太阳七十一

太阳病，发汗后，大汗出，胃中干燥，烦不得眠，欲得饮水者，少少与之，令胃气和则愈。此太阳入阳明去路，将成白虎证者。若脉浮，小便不利，热微消渴者，五苓散主之。方在太阳四十一。

发汗后，阳盛之人，阴亡土燥，则入阳明，而成白虎证。阴盛之人，阳亡土湿，则入太阴，而成五苓证。如汗后胃中干燥，烦不得眠，欲得饮水，此将来之人参白虎证也。宜少少与饮，以在大汗之后，阳气新虚也。设燥热已甚，少水不救盛火，则用白虎。若燥热未甚，得少水和胃，则烦渴自愈，无事白虎也。若汗后脉浮，小便不利，热微消渴，则太阴之象已见端倪，宜以五苓燥土而行水。盖阳格于外，表证未解，是以脉浮。湿动于内，木气不达，是以小便不利。木郁风动，耗伤肺津，是以消渴。此之消渴，消少水而频饮，不能大消，以其湿盛而热微也。

五苓散证二太阳七十二

发汗已，脉浮数，烦渴者，五苓散主之。方在太阳四十一。

发汗已，热随汗散，乃脉见浮数而证见烦渴，是汗出阳虚，土湿而火升也。盖火秘阳蛰，全恃乎土，阳亡湿动，肺胃不降，君火升炎，故脉证如此，宜以五苓燥土泻湿。若未汗而见浮数烦渴之脉证，则宜大青龙而不宜五苓矣。

甘草干姜证三太阳七十三

伤寒，脉浮，自汗出，小便数，心烦，微恶寒，脚挛急，反与桂枝汤，欲攻其表，此误也。得之便厥，咽中干，躁烦吐逆者，作甘草干姜汤与之，以复其阳。若厥愈足温者，更作芍药甘草汤与之，其脚即伸。若胃气不和，谵语者，少与调胃承气汤。若重发汗，复加烧针者，四逆汤主之。方在太阴三。

脉浮自汗，里热外泄也。小便数，则大便必硬。心烦者，胃热之熏冲也。阳明病，虽得之一日，恶寒将自罢，即自汗出而恶热。微恶寒者，表未全解，自汗虽出，而未能遽发也，亦是调胃承气证《阳明篇》上：太阳病，若吐若下若发汗，微烦，小便数，大便因硬，与小承气汤和之愈。阳明病，不吐不下，心烦者，可与调胃承气汤，即此证。医以脉浮自汗，病象太阳中风证，反与桂枝汤加附子而增桂枝，以攻其表，此大误也。得之汗多阳亡，使手足厥冷，咽喉干燥，阳气离根而生烦燥，胃气上逆而作呕吐。作甘草干姜汤与之，甘草培土而补中，干姜温胃而降逆，阳回肢暖，是以厥愈足温。其脚之挛急，缘其木燥而筋缩也。更作芍药甘草汤与之，甘草舒筋而缓急，芍药清风而润燥，其脚自伸。若胃气不和，土燥谵语，少与调胃承气，则胃气调和矣。桂枝发汗，是为一逆，若不以姜甘回阳，而重发其汗，或复加烧针，以大亡其阳，是为再逆，当速用四逆以回阳，姜甘加附子，水土双温也。

甘草干姜汤十八

甘草四两，炙　干姜二两，炮

上㕮咀，以水三升，煮取一升五合，去滓，分温再服。

芍药甘草汤十九

芍药四两　甘草四两，炙

上㕮咀，以水三升，煮取升半，去滓，分温再服。

甘草干姜证四太阳七十四

问曰：证象阳旦，按法治之而增剧，厥逆，咽中干，两胫拘急而谵语。师言：夜半手足当温，两脚当伸。后如师言。何以知此？答曰：寸口脉浮而大，浮则为风，大则为虚，风则生微热，虚则两胫挛。病证象桂枝，因加附子参其间，增桂令汗出，附子温经，亡阳故也。厥逆，咽中干，烦躁，阳明内结，谵语烦乱。更饮甘草干姜汤，夜半阳气还，两足当温，胫尚微拘急，重与芍药甘草汤[①]，尔乃胫伸，以承气汤微溏，则止其谵语，故知病可愈。

此复迷上章，设为问答。证象阳旦，即证象桂枝之互文《金匮》：产后中风，数十日不解，头痛，恶寒，时时有热，干呕，汗出，虽久，阳旦证续在耳，可与阳旦汤。林亿以为即桂枝汤，按证是桂枝汤无疑。按法治之，即上章以桂枝攻其表，及此章因加附子增桂令汗出也。寸口脉浮而大，浮则为风，大则为虚，载在《脉法》《脉法》：寸口脉浮而紧，浮则为风，紧则为寒，脉弦而大，大则为芤，芤则为虚也，所谓风则浮虚也《脉法》语。风则生其微热，虚则两胫挛急，病与桂枝汤证形象符合，而热微足挛，又似阳虚，因增桂枝而加附子，以发其表。附子温经，汗多亡阳，是以厥逆咽干，而生烦躁。汗出津枯，胃腑燥结，是以谵语烦乱。不知寸口脉浮大，是阳明之里实《阳明篇》：大便硬者，脉浮而缓，为阳明病。伤寒二日，阳明脉大。三阳合病，脉浮而大，而非太阳之表虚，误以桂、附发汗，重亡其阳，里实变而为里虚。更饮甘草、干姜，阳回足温，重与芍药甘草汤，即胫伸，少与调胃承气，变结粪为微溏，止其谵语，药良法精，应手愈矣，何不可知之有喻嘉言误会阳旦、阴旦二汤，谓桂枝加黄芩为阳旦汤，加桂枝为阴旦汤。按法用之，即桂枝加黄芩之法，所以得之便厥，误在黄芩，仲景即行桂枝之法，增桂枝令其汗出，更加附子温经，悖

---

① 芍药甘草汤：原作“甘草芍药汤”，据《伤寒论·辨太阳病脉证并治上》及前后文例改。

缪极矣。嗣后医书俱袭其说，皆载阳旦、阴旦二方，不通之至。仲景自有桂枝加桂汤，不名阴旦。阴旦之名，荒唐怪诞，所谓不知而妄作也！

汗后吐逆证五太阳七十五

发汗后，水药不得入口为逆，若更发汗，必吐下不止。

汗出阳泄，土败胃逆，水药不得入口，是谓逆治。若更发汗，阳败土崩，太阴吐利之证，必将俱作，无有止期矣。

汗后吐逆证六太阳七十六

病人脉数，数为热，当消谷引食，而反吐者，此以发汗令阳气微，膈气虚，脉乃数也。数为客热，不能消谷，以胃中虚冷，故吐也。

阴阳互根，阳虚脱根，升浮于上，是以脉数。数为客热升浮，不能消化水谷，故作呕吐，缘其阳亡而胃中虚冷也。

吐后生烦证七太阳七十七

太阳病，吐之，但太阳病，当恶寒，今反不恶寒，不欲近衣，此为吐之内烦也。

太阳病，伤寒、中风，表邪外闭，营卫不达，当见恶寒。吐伤胃气，里阳上逆，外达皮毛，故反不恶寒，而欲去衣被。此为吐之令阳火离根而内烦故也。

吐后作吐证八太阳七十八

太阳病，当恶寒发热，今身自汗出，不恶寒发热，关上脉细数者，以医吐之过也。一二日吐之者，腹中饥，口不能食。三四日吐之者，不喜糜粥，欲食冷食，朝食暮吐，以医吐之所致也，此为小逆。

吐伤胃阳，虚浮无根，故关脉细数。一二日胃病尚浅，吐则伤轻，胃中虚馁，故饥，而胃气上升，故不能食。三四日胃病颇深，吐则伤重，阳火虚浮，故不喜糜粥，欲食冷食，而胃中虚冷，不能化谷，故朝食暮吐。此亦过吐伤胃，是谓小逆，迟则微阳续复，逆气乃下也。汗、吐、下温针诸逆之中，惟吐为轻。凡胸腹之内，腐败壅塞，隔碍真阳，郁闷懊侬，头痛心烦，吐之清气通畅，即刻轻安，最妙之法。即吐之过当，中虚内烦，亦无汗下亡阳诸祸。一温中气，虚烦立止，最易治疗，故曰小逆也。

身疼下利证九太阳七十九

伤寒，医下之，续得下利清谷不止，身疼痛者，急当救里。后身疼痛，清便自调者，急当救表。救里宜四逆汤，方在太阴三。救表宜桂枝汤。方在太阳五。

伤寒表病，下之败其里阳，续得下利清谷不止，已成太阴自利，而身体疼痛，表证未解，是表里皆病。然急当救里，不暇及表也。救里之后，利止便调，然后表之。身疼痛者，急当救里，盖表邪不解，恐里阴复郁而生寒，故救之宜急。救里宜四逆以温中，救表宜桂枝以解外。伤寒而不用麻黄者，里阳既虚，不敢过汗也此与太阴下利腹胀满章彼此互文。救表即攻表，攻表即发表。

新加汤证十太阳八十

发汗后，身疼痛，脉沉迟者，桂枝加芍药、生姜各一两，人参三两，新加汤主之。

汗泄血中温气，阳虚肝陷，故脉沉迟。经脉凝涩，风木郁遏，故身疼痛。新加汤，甘草补其脾精，桂枝达其肝气，芍药清风木之燥，生姜行经络之瘀，人参补肝脾之阳，以温营血而充经脉也。

新加汤二十

桂枝三两　甘草二两，炙　大枣十二枚　芍药四两　生姜四两　人参三两

于桂枝汤内加芍药、生姜各一两，人参三两，余依前法。

葛根连芩证十一太阳八十一

太阳病，桂枝证，医反下之，利遂不止，脉促者，表未解也。喘而汗出者，葛根黄连黄芩汤主之。

太阳病，桂枝证，有表邪而无里邪，医反下之，败其中气，利遂不止，此当温里。若脉促者，是表未解也，盖病在经络，不解表而攻里，表阳乘[1]里

① 乘：原作“承”，据蜀本改。

虚而内陷，为里阴所拒，不得下达，表里束迫，故见促象脉来数，时一[1]止复来者，曰促。若喘而汗出者，是胃气上逆，肺阻而为喘，肺郁生热，气蒸而为汗也。虽内有四逆证，外有桂枝证，而热在胸膈，二方俱不能受，宜葛根连芩汤主之。葛根达阳明之郁，芩、连清君相之火，胸膈肃清，然后中下之寒，徐可议温也。

桂枝证，解表而用葛根，以喘而汗出，胸膈郁蒸，宜葛根之辛凉，不宜桂枝之辛温也。

葛根黄连黄芩汤二十一

葛根半斤　黄连三两　黄芩二两　甘草二两，炙

上四味，以水八升，先煮葛根，减二升，入诸药，煮取二升，去滓，分温再服。

桂枝去芍药证十二太阳八十二

太阳病，下之后，脉促胸满者，桂枝去芍药汤主之。若微恶寒者，桂枝去芍药加附子汤[2]主之。

下后脉促，表邪未解，是宜桂枝。而益以胸满，则阳衰胃逆，浊气冲塞，去芍药之酸寒，以解表邪。若微恶寒者，则不止脾阳之虚，而肾阳亦败，加附子之辛温，以驱里寒也。

桂枝去芍药汤二十二

桂枝三两　甘草二两　生姜三两　大枣十二枚

于桂枝方内去芍药，余依前法。

桂枝去芍药加附子汤二十三

桂枝三两　甘草二两　大枣十二枚　生姜三两　附子一枚，炮，去皮

于桂枝汤方内去芍药，加附子一枚，去皮，破八片，余依前法。

桂枝厚朴杏子证十三太阳八十三

太阳病，下之微喘者，表未解故也，桂枝加厚朴杏子汤主之。

---

①一：原脱，据“脉法三十四”补。

②桂枝去芍药加附子汤：原作“桂枝去芍药方中加附子汤”，据《伤寒论·辨太阳病脉证并治上》及下文改。

表病而攻其里，里阴上逆，而表邪未解，肺气郁阻，是以发喘。桂枝加厚朴、杏子，降冲逆而破壅塞也。

桂枝加厚朴杏子汤二十四

桂枝三两　芍药三两　甘草二两　大枣十二枚　生姜三两　厚朴二两　杏仁五十枚，去皮尖

于桂枝汤方内加厚朴二两，杏仁五十枚，去皮尖，余依前法。

桂枝厚朴杏子证十四太阳八十四

喘家，作桂枝汤，加厚朴杏子仁。

平素喘家，胃逆肺阻，作桂枝汤解表，宜加朴、杏，降逆而破壅也。

桂枝去桂加茯苓白术证十五太阳八十五

服桂枝汤，或下之，仍头项强痛，翕翕发热，无汗，心下满，微痛，小便不利者，桂枝去桂加茯苓白术汤主之。

服桂枝汤后，或又下之，仍复头项强痛，发热无汗，甚似表证未解，而加以心下满痛，小便不利，是非风邪之外束，实缘湿邪之内动也。盖土虚湿旺，脾陷而肝郁，不能泄水，故小便不利。胃逆而胆郁，不能降浊，故心下满痛。浊气冲塞，故头痛发热。桂枝去桂枝之解表，加茯苓、白术，泻湿而燥土也。

桂枝去桂加茯苓白术汤二十五

芍药三两　甘草二两　大枣十二枚　生姜三两　茯苓二两　白术三两

于桂枝汤方内去桂枝，加茯苓、白术各三两，余依前法煎服。小便利则愈。

厚朴姜夏参甘证十六太阳八十六

发汗后，腹胀满者，厚朴生姜甘草半夏人参汤主之。

胃不偏燥，脾不偏湿，脾升胃降，中气转运，胸腹冲和，故不胀满。汗泄中气，阳虚湿旺，枢轴不运，脾陷胃逆，则生胀满。厚朴生姜甘草半夏人参汤，人参、甘草，补中而扶阳，朴、夏、生姜，降浊而行郁也。

厚朴生姜甘草半夏人参汤二十六

厚朴一斤，去皮　生姜半斤　甘草二两，炙　半夏半升，洗　人参一两

上五味，以水一斗，煮取三升，去滓，温服一升，日三服。

栀子厚朴证十七太阳八十七

伤寒下后，心烦腹满，卧起不安者，栀子厚朴汤主之。

下伤中气，枢轴不运，是以腹满。阳明上逆，浊阴不降，腐败壅塞，宫城不清，是以心烦。烦极则卧起不安。栀子厚朴汤，厚朴、枳实，泻满而降逆，栀子吐浊瘀而除烦也。

栀子厚朴汤二十七

栀子十四枚，劈　厚朴四两，姜炙　枳实四枚，水浸，去穰，炒

上三味，以水三升半，煮取一升半，去滓，分二服，温进一服。得吐者，止后服。

栀子干姜证十八太阳八十八

伤寒，医以丸药大下之，身热不去，微烦者，栀子干姜汤主之。

大下败其中气，浊阴上逆，瘀生腐败，阻格君火，不得下秘，故身热而心烦。栀子干姜汤，干姜降逆而温中，栀子吐瘀而除烦也。

栀子干姜汤二十八

栀子十四枚　干姜二两

上二味，以水三升半，煮取升半，去滓，分三服，温进一服。得吐者，止后服。

栀子香豉证十九太阳八十九

发汗若下之，而烦热胸中窒者，栀子豉汤主之。

汗下败其中气，胃土上逆，浊气填瘀，君火不得下行，故心宫烦热，胸中窒塞。栀子豉汤，香豉调中气而开窒塞，栀子吐浊瘀而除烦热也。

栀子豉汤二十九

栀子十四枚，劈　香豉四两，绵裹

上二味，以水四升，先煮栀子，得二升半，内豉，煮取一升半，去渣，分二服，温进一服。得吐者，止后服。

栀子香豉证二十太阳九十

发汗吐下后，虚烦不得眠。若剧者，必反覆颠倒，心中懊憹者，栀子豉汤

主之。若少气者，栀子甘草豉汤主之。若呕者，栀子生姜豉汤主之。

发汗吐下，土败胃逆，君火不降，故虚烦不得卧眠。剧则陈郁填塞，浊气熏心，故反覆颠倒，心中懊侬。栀子豉汤吐其瘀浊，则阳降而烦止矣。若少气者，加甘草以益气。若呕者，加生姜以止逆也。

栀子甘草豉汤三十

栀子十四枚　香豉四两，绵裹　甘草二两

于栀子豉汤内加甘草二两，余依前法。得吐者，止后服。

栀子生姜豉汤三十一

栀子十二枚　香豉四两，绵裹　生姜五两

于栀子豉汤加入生姜五两，余依前法。得吐，止后服。

忌栀子证二十一太阳九十一

凡用栀子汤，病人旧微溏者，不可与服之。

栀子苦寒之性，泻脾胃而滑大肠，凡用栀子诸汤，设病人旧日脾阳素虚，大便微溏者，不可与服也。

太阳坏病入少阴去路十七章

少阴以寒水而化君火，平人水火交则肾水温，阴盛之人，水旺火衰，肾气原寒。病在太阳，表阳外郁，内寒已动，一有汗下温针之逆，阳亡土败，寒水无制，水邪泛滥，死不旋踵。扶阳明而抑少阴，良工当思患而预防也。

太阳坏病入少阴桂枝附子证一太阳九十二

太阳病，发汗，遂漏不止，其人恶风，小便难，四肢微急，难以屈伸者，桂枝加附子汤主之。

卫阳汗泄，皮毛失敛，是以汗漏不止。表虚，是以恶风。汗亡血中温气，木郁不能行水，是以小便难。阳亡土败，不能温养四肢，是以四肢微急，难以屈伸。肾主五液，入心为汗。肾气者，诸阳之本，汗漏不止，则肾中阳根，泄而不藏。桂枝加附子汤，桂枝达肝木之郁陷，芍药敛风气之疏泄，姜、甘、大枣，补脾精而和中气，附子暖肾水以益阳根也。

桂枝加附子汤三十二

桂枝三两　芍药三两　甘草二两　大枣十二枚　附子一枚，炮，破八片　生姜三两

于桂枝汤内加附子一枚，破八片，余依前法。

芍药甘草附子证二太阳九十三

发汗病不解，反恶寒者，虚故也。芍药甘草附子汤主之。

汗泄血中温气，木郁阳陷，故表病不解，而反加恶寒。芍药甘草附子汤，芍药清风而敛营血，甘草培土而荣木气，附子暖水以补温气也。

芍药甘草附子汤三十三

芍药三两　甘草三两，炙　附子一枚，炮，破八片

上三味，以水五升，煮取一升五合，去滓，温服。

内外俱虚证三太阳九十四

下之后，复发汗，必振寒，脉微细，所以然者，以内外俱虚故也。

申明上章恶寒之义。汗下亡阳，必身体振寒，而经脉细微。所以然者，以下伤其内，汗泻其外，内外之阳俱虚故也。

苓桂术甘证四太阳九十五

伤寒，若吐若下后，心下逆满，气上冲胸，起则头眩，脉沉紧，发汗则动经，身为振振摇者，茯苓桂枝白术甘草汤主之。

吐伤胃阳，则病上逆，浊气冲塞，故心下[①]逆满。阳气浮升而无根，故起则头眩。下泻脾阳，则病下陷。风木抑郁，故脉沉紧。木愈郁而愈升，升发太过，而不得平，故气上冲胸。又复发汗，以亡经中之阳，温气脱泻，木枯风动，于是身体振摇，势如悬旌。此缘于水旺土湿而风木郁动也。苓桂术甘汤，苓、术泻水，桂枝疏木，而甘草补中也。

茯苓桂枝白术甘草汤[②]三十四

茯苓四两　甘草二两，炙　桂枝二两　白术二两

上四味，以水六升，煮取三升，去滓，分温三服。

---

①下：原脱，据经文补。

②茯苓桂枝白术甘草汤：原作“茯苓白术桂枝甘草汤”，据经文、下文改。

真武证[1] 五太阳九十六

太阳病，发汗，汗出不解，其人仍发热，心下悸，头眩，身瞤动，振振欲擗地者，真武汤主之。方在少阴十九。

阳虚之人，发汗过多，土败阳飞，则头目眩晕。风木动摇，则心悸肉瞤。盖木生于水而长于土，水寒土湿，木郁风生，是以悸动。根本摇撼，则悸在脐间，枝叶振摇，则悸在心下。振振欲擗地者，风动神摇，欲穴地以自安也。木郁风动，原于土湿而水寒。真武汤，生姜降浊而止呕，苓、术泻水而燥土，芍药清风而安振摇，附子温肾水以培阳根也真武汤，治水阴病，内有水气，腹痛下利，小便不利，四肢沉重疼痛，或呕者。

桂枝甘草证六太阳九十七

发汗过多，其人叉手自冒心，心下悸，欲得按者，桂枝甘草汤主之。

汗亡心液，火泻神虚，故叉手自冒其心冒者，覆也。汗多阳亡，温气泻脱，风木不宁，而土败胃逆，浊气填塞，风木上行，升路郁阻，故心下动悸，欲得手按，以宁神宇。桂枝甘草汤，桂枝疏木而安动摇，甘草补土以培根本也。

桂枝甘草汤三十五

桂枝四两　甘草二两，炙

上二味，以水二升，煮取一升，去滓，顿服。

阳虚耳聋证七太阳九十八

未持脉时，病人叉手自冒心，师因教试令咳，而不咳者，此必两耳聋，无闻也。所以然者，以重发汗，虚故如此。

五脏阴也，阴中有阳，清阳升发，开窍五官，浊阴下降，七窍空灵，故能闻见。汗伤中气，肝脾不升，肺胃不降，清阳下陷，浊阴上逆，浊气堙塞，听宫障蔽，是以聋也。

---

① 真武证：原作“真武汤证”，据前后文例改。

身重心悸证八太阳九十九

脉浮数者，法当汗出而愈。若下之，身重心悸者，不可发汗，当[①]自汗出乃解。所以然者，尺中脉微，此里虚，须表里实，津液自和，便自汗出愈。

浮数之脉，当以汗解。设在下后，而见身重心悸之证，虽有浮数之脉，不可发汗，当使其自汗出乃愈。盖水旺土湿，则身体重浊，木郁风生，则心下悸动，以其伤肝脾之阳故也。所以然者，寸口虽见浮数，而尺中则脉微弱，寸口主表，尺中主里，寸口浮数，虽为表实，而尺脉微弱，则为里虚，须里气渐复，表里俱实，则里气内拒，表气外发，邪无内陷之虑，便自汗出而愈。医家于此，贵有实里解表之法，虽汗出而无虚虚之嫌，则以人巧而代天工矣。

苓桂甘枣[②]证九太阳一百

发汗后，其人脐下悸者，欲作奔豚，茯苓桂枝甘草大枣汤主之。

汗亡血中温气，风木郁动，是以振悸。枝叶不宁，则悸在心下；根本不安，则悸在脐间。脐下振悸，根本撼摇，则奔豚欲作矣。奔豚者，风木奔腾，状如惊豚，上冲胸膈，及乎咽喉腹胁心首，诸病皆作，喘呼闭塞，七窍火生，病热凶恶，莫此为剧。仲景、扁鹊，以为肾邪仲景《霍乱》：脐上筑者，肾气动也。扁鹊《难经》：肾之积，曰奔豚，其实纯是肝气。盖木气奔冲，原于阳亡而水寒也。苓桂甘枣汤，茯苓、桂枝，泻癸水而疏乙木，甘草、大枣，补脾精以滋肝血也。

茯苓桂枝甘草大枣汤三十六

茯苓半斤　桂枝四两　甘草二两，炙　大枣十二枚

上四味，以甘澜水一斗，先煮茯苓，减二升，内诸药，煮取三升，去滓，温服一升，日三服。

作甘澜水法：取水二斗，置大盆内，以杓扬之，水上有珠子五六千颗相逐，取用之。

---

① 当：原作“乃”，据《伤寒论・辨太阳病脉证并治中》改。

② 苓桂甘枣：原作“桂苓甘枣”，据本章经文及黄解改。

桂枝加桂证十太阳一百一

烧针令其汗，针处被寒，核起而赤者，必发奔豚。气从少腹上冲心者，灸其核上各一壮，与桂枝加桂汤，更加桂二两。

汗后阳虚脾陷，木气不舒，一被外寒，闭其针孔，风木郁动，必发奔豚。若气从少腹上冲心胸，便是奔豚发作，宜先灸核上各一壮，散其外寒，即以桂枝加桂汤，更加桂枝，以疏风木而降奔冲[1]也桂枝加桂者，于桂枝汤内，更加桂枝也。

桂枝加桂汤三十七

桂枝五两　芍药三两　甘草二两　大枣十二枚　生姜三两

于桂枝汤内更加桂枝二两，共五两，余依前法。

桂枝加桂证十一太阳一百二

太阳病，下之后，其气上冲者，可与桂枝汤，用前法。若不上冲者，不可与之。

下后其气上冲，是奔豚发作也，可与桂枝汤，用如前法，疏风木而降奔冲。若不上冲者，奔豚未作，不可与前汤也。

桂枝去芍药加蜀漆龙骨牡蛎证十二太阳一百三

伤寒脉浮，医以火迫劫之，亡阳，必惊狂，起卧不安者，桂枝去芍药加蜀漆龙骨牡蛎救逆汤[2]主之。

汗多亡阳，君火飞腾，神魂失归，是以惊生。浊气上逆，化生败浊，迷塞心宫，是以狂作。桂枝去芍药加蜀漆龙骨牡蛎救逆汤[3]，桂枝、甘草，疏木而培中，生姜、大枣，补脾而降逆，蜀漆吐腐瘀而疗狂，龙骨、牡蛎，敛神魂而止惊也。

---

① 冲：原作“豚”，据上下文义改。

② 桂枝去芍药加蜀漆龙骨牡蛎救逆汤：原作“桂枝汤去芍药加蜀漆龙骨牡蛎救逆汤”，据《伤寒论·辨太阳病脉证并治中》改。

③ 桂枝去芍药加蜀漆龙骨牡蛎救逆汤：原作“桂枝加蜀漆龙骨牡蛎汤”，据文义改。

桂枝去芍药加蜀漆龙骨牡蛎救逆[①]汤三十八

桂枝三两，去皮　甘草二两，炙　大枣十二枚　生姜三两　蜀漆三两，洗去腥　龙骨四两　牡蛎五两，熬

上为末，以水一斗二升，先煮蜀漆，减二升，内诸药，煮取三升，去滓，温服一升。

温针亡阳证十三太阳一百四

太阳伤寒者，加温针，必惊也。

温针发汗亡阳，土败胃逆，神魂无归，必生惊悸也。

桂枝甘草龙骨牡蛎证十四太阳一百五

火逆，下之，因烧针，烦躁者，桂枝甘草龙骨牡蛎汤主之。

火劫发汗，是为火逆。火逆之证，下之亡其里阳，又复烧针发汗，亡其表阳，神气离根，因而烦躁不安。桂枝甘草龙骨牡蛎汤，桂枝、甘草，疏乙木而培中土[②]，龙骨、牡蛎，敛神气而除烦躁也。

桂枝甘草龙骨牡蛎汤三十九

桂枝一两　甘草二两　龙骨二两　牡蛎三两

上为末，以水五升，煮取[③]二升半，去滓，温服八合，日三服。

茯苓四逆证十五太阳一百六

发汗若下之，病仍不解，烦躁者，茯苓四逆汤主之。

汗下亡阳，土败水侮，阳气拔根，扰乱无归，故生烦躁。茯苓四逆汤，茯苓、参、甘，泻水而补土，干姜、附子，温脾而暖肾也。

茯苓四逆汤四十

茯苓六两　人参一两　甘草二两，炙　干姜一两五钱　附子一枚，去皮

上五味，以水五升，煮取二升，去滓，温服七合，日三服。

---

① 救逆：原脱，据文义补。

② 土：原作“脘”，据上文义改。

③ 取：原脱，据宛本、蜀本补。

干姜附子证十六太阳一百七

下之后，复发汗，昼日烦躁不得眠，夜而安静，不呕，不渴，无表证，脉微沉，身无大热者，干姜附子汤主之。

汗下亡阳，土败水侮，微阳拔根，不得下秘，故昼日烦躁不得眠。夜而阳气归根，是以安静。温气脱泻，乙木郁陷，故脉象沉微而身无大热。干姜附子汤，干姜温中以回脾胃之阳，附子温下以复肝肾之阳也。

干姜附子汤四十一

干姜一两　附子一枚，生用，去皮，破八片

上二味，以水三升，煮取一升，去滓，顿服。

禹余粮证十七太阳一百八

汗家，重发汗，必恍惚心乱，小便已阴痛，与禹余粮丸方阙。

平素汗家，液亡神虚，重发其汗，阳亡神败，必恍惚心乱。湿动木郁，小便后阴痛，以木郁于水，疏泄不畅，便后滞气凝涩，故尿孔作痛。禹余粮敛阳神于阴精，蛰君火而达风木也。

太阳坏病入厥阴去路一章

厥阴以风木主令，阴盛之人，病在太阳，木郁将发。一有汗下温针之逆，阳败水寒，乙木失温，生气不遂，厥阴之病，相继作矣。

太阳坏病入厥阴胃冷吐蛔证一太阳一百九

病人有寒，复发汗，胃中冷，必吐蛔。

脏腑素有积寒，复发汗以亡胃阳，胃冷不能安蛔，必吐蛔虫。虫因木化，厥阴木郁，则生蛔虫。《素问》：厥阴者，阴之绝阳。厥阴以至阴之脏，寒极吐蛔，则水腾而火不能复，中伏死机，是以内外感伤诸病，一见吐蛔，便属险证，阳绝则死，阳复则生。惟温病吐蛔，是热非寒，与余证不同也。

伤寒悬解卷五

太阳经下篇二十五章

太阳坏病结胸痞证

太阳之病，不解于太阳，而入阳明之腑，太阴之脏，寒热之偏胜，危机伏藏，是皆太阳之坏病也。然悠忽失治，离表传里，俟其入于阳明而用承气，入于太阴而用四逆，犹有救坏之方。至于未成阳明，下早而为结胸，将成太阴，误下而为痞，则阳明不成为阳明，太阴不成为太阴，承气、四逆方俱不可用，是为坏中之坏，莫可救挽者也。仲景于此，变承气、四逆而为陷胸、泻心法，挽逆为顺，至德神功，无以加矣。

提纲一章①

病发于阳者，多入阳明而为热，病发于阴者，多入太阴而为寒。病发于阳，俟其表证已解，内热既实而用下，乃不为早，下早则表阳陷而为结胸，此阳明之坏病也。病发于阴，始终不可用下，误下则里阴升而为痞，此太阴之病也。

太阳坏病结胸痞证提纲一太阳一百十②

病发于阳，而反下之，热入因作结胸；病发于阴，而反下之，因作痞，所以成结胸者，以下之太早故也。

---

① 提纲一章：原作“太阳坏病结胸痞证提纲一太阳一百十”，据前后文例改。

② 太阳坏病结胸痞证提纲一太阳一百十：原在“病发于阳者”前，据前后文例移此。

承病有发热恶寒者，发于阳也；无热恶寒者，发于阴也来在《太阳首篇》。病发于阳，风伤卫也。风伤卫气，遏逼营血，而生内热，藏阴衰者，多传于阳明。当其经热方盛，法宜解表，俟至表热传胃，乃可攻下。邪之内传，腑热未成，胸热先作，以阳盛于上也。热未入腑，下之若早，中气受伤，升降倒置。胃土上逆，胆木不得下行，君相合邪，刑克肺金，肺热愈隆。而皮毛不泄，经络之热，遂内入胸膈。经腑之气，两相拒格，硬满作痛，是为结胸。病发于阴，寒伤营也。寒伤营血，束闭卫气，而生外寒，腑阳弱者，多传于太阴。误下则脾阳下陷，阴邪上填，堵塞心下，是谓痞证。未下之前，经热非盛，故下后原无热入，但痞满不消，久而郁甚，则生热耳。内伤脾虚之证，往往心下痞满，误投寒凉，其痞愈甚，即此病也。结胸上热下寒，而下寒不甚，故用陷胸汤泻上焦之湿热。痞证亦上热下寒，而下寒较重，故用泻心汤清上而温下。结胸证惟阳明、少阳有之，以阳旺而生上热也。阳明上逆，则少阳不降，二气郁升，膈热壅逼，皮毛不泄，故经热内入。痞证惟太阴有之，以阴旺而生下寒也。结胸因于下早，痞证因于误下，大不同也结胸痞证，总因胃气不舒，甲木上逆，但有阴阳之分。

太阳坏病结胸证十二章

结胸者，异日之阳明，今日下早而成者也。胃腑燥热，汗亡其阴，则成阳明。胸膈湿热，下陷其阳，则成结胸。若迟延数日，湿被燥夺，表寒已解，腑热既实，一下而愈，何至于此！故太阳而见阳明之证，宁迟迟而用承气，勿匆匆而用陷胸。盖结胸乃阳明之坏病也。阳明之病在腹，结胸之病在胸，承气泻下焦之燥热，陷胸泻上焦之湿热，高下不同，燥湿亦异也。

太阳坏病结胸大陷胸证一太阳百十一

太阳病，脉浮而动数，浮则为风，数则为热，动则为痛，数则为虚。头痛发热，微盗汗出，而反恶寒者，表未解也。医反下之，动数变迟，膈内拒痛，胃中空虚，客气动膈，短气烦躁，心中懊侬，阳气内陷，心下因硬，则为结胸，大陷胸汤主之。若不结胸，但头汗出，余处无汗，齐颈而还，小便不利者，身必发黄也。

太阳病，脉浮而兼动数，浮则为表中于风，数则为营郁发热，动则为经气莫泄，郁迫而生疼痛，数从浮见，尚非内实，是以曰虚。其证头痛发热，微盗汗出，而反恶寒者，表邪未解故也。医不解表，而反下之，动数之脉，变而为迟，则胃气败矣。阳败胃逆，碍胆木降路，逆冲胸膈，胆胃相拒，则膈内疼痛。甲木下行，化相火而归癸水，相火在水，是为下焦主气。今阳败胃虚，甲木逆行，以下焦主气，客居膈上，冲动不已，此拒痛所由来也。心肺之气，以下降为顺，胃胆逆阻，心肺莫降，相火上炎，助君火而刑辛金，则烦躁懊侬，气短胸盈。膈热郁发，皮毛不开，经中阳气，亦遂内陷。经腑之热，彼此壅塞，心中坚凝，是为结胸。肺金郁遏，雾气淫蒸，津液瘀浊，化生痰涎。大陷胸汤，硝、黄清其郁热，甘遂决其痰饮，胸中邪热，推荡无余矣。若其不成结胸，但头上汗出，余处无汗，齐颈而还，下见小便不利者，是苦寒泻其脾阳，湿气内郁，而无降路，身必发黄也。表热传胃，则为阳明证，阳明有阳而无阴，故病燥热；表热入膈，则为结胸证，结胸上阳而下阴，故病湿热。脏气发舒，则津液流溢，藏气堙塞，则痰涎凝结，无二理也。

按：大陷胸证，表阳即陷，而经邪未解，是宜内清胸膈之热，外解皮毛之邪，使上郁之里热固自里散，内陷之表阳还从表出。仲景用大陷胸汤，但泻上焦湿热，而不用表药，是救急之法。此处尚可变通，愚意用石膏、甘遂、枳实、麻黄双解表里，得仲景法外之意矣。

程氏曰：结胸证，用枳实理中丸甚效。欲破其结，而软其坚，则黄芩、瓜蒌、牡砺为佳。

大陷胸汤四十二

大黄六两　芒硝一升　甘遂一钱匕

上三[①]味，以水六升，先煎大黄，取二升，去滓，内芒硝，煮一二沸，内甘遂末，温服一升。得快利，止后服。

大陷胸证二太阳百十二

伤寒六七日，结胸热实，脉沉而紧，心下痛，按之石硬者，大陷胸汤主之。

伤寒六七日后，结胸而膈热内实，心下满痛，按之如石之硬者，是真

---

① 三：原作“二”，据蜀本、《伤寒论·辨太阳病脉证并治下》改。

大陷胸证也。结胸之脉，寸浮而关沉，后章寸脉浮，关脉沉，名曰结胸是也。脉沉而紧，指关上言。抵当汤证，脉微而沉，反不结胸，盖结胸之脉，关上必沉也。后章小结胸病，正在心下，脉浮滑者，太阳病，下之，脉浮者，必结胸也，皆指寸脉言。

大陷胸证三太阳百十三

太阳病，重发汗而复下之，不大便五六日，舌上燥而渴，日晡时小有潮热，从心下至少腹硬满而痛不可近者，大陷胸汤主之。

结胸证，攻下后，下寒逼热在上，病但在胸，不至少腹，此从心下至于少腹硬满而痛，是结胸而兼阳明腑证也。合之舌上燥渴，日晡潮热，全是胃腑燥热。但小有潮热，腑邪尚轻，故用陷胸而不用承气也。

大陷胸丸证四太阳百十四

结胸者，项亦强，如柔痉状，下之则和，宜大陷胸丸。

胸膈痞塞，湿热熏冲，俯则病甚，故项常反折，状如柔痉。大陷胸丸，硝、黄荡其结热，杏仁破其滞气，葶苈泻其水饮。变汤为丸，病连项颈，恐汤之速下也。

大陷胸丸四十三

大黄半斤　芒硝半升　葶苈半升，熬　杏仁半升，去皮，熬

上四味，捣筛二味，内杏仁、芒硝，合研如脂，合散取如弹丸一枚，别捣甘遂末一钱匕，白蜜二合，水二升，煮取一升，温顿服之，一宿乃下。如不下，更服，取下为效。禁如药法。

结胸忌下证五太阳百十五

结胸证，其脉浮大者，不可下，下之则死。

结胸之脉，寸浮关沉，寸浮则上热，关沉则中寒，上热甚而中寒不甚，则浮多而沉少，是以可下。若其脉浮大，绝无沉意，是非无中寒也，乃中寒之极，阳气全格于上，是以但见浮大，而不见其沉，下之中气败竭，必死无疑也。结胸可以下愈者，下焦之阳，未至绝根，故推陷其上郁之阳，使之通达于下，以接下焦之根，是以愈也。其脉浮大，则阳已绝根于下，是中虚外

寒之诊，下之所以速其死也。

结胸烦躁证六太阳百十六

结胸证悉具，烦躁者，亦死。

迁延日久，结胸证无一不具，若见烦躁，则热极矣。上热极者，下寒必极，如是者，虽不下，而亦死。非死于上热，非死于下寒，乃死于中气之败也。

小结胸证七太阳百十七

小结胸病，正在心下，按之则痛，脉浮滑者，小陷胸汤主之。

小结胸病，正在心下，位与大结胸同。但按之则痛，未如大结胸之不按亦痛也。脉则浮滑，亦不如大结胸之寸浮关沉。白虎汤证，脉浮滑者，此里有热，表有寒也。此虽不如大结胸之热实，而亦有里热，较之大结胸，证同而病轻。小陷胸汤，黄连泄热，半夏降逆而涤饮，瓜蒌清金而去垢，是即大陷胸之制，变而从轻者也。

小陷胸汤四十四

黄连一两　半夏半升，洗　瓜蒌实大者一枚

上三味，以水六升，先煮瓜蒌，内诸药，煮取[①]三升，去滓，分温三服。

脏结证八太阳百十八

问曰：病有结胸，有脏结，其状何如？答曰：按之痛，寸脉浮，关脉沉，名曰结胸也。何谓脏结？答曰：如结胸状，饮食如故，时时下利，寸脉浮，关脉细小沉紧，名曰脏结。舌上白胎滑者，难治。

结胸证，不按亦痛，前章膈内拒痛，从心下至小腹硬满而痛，心下不按亦痛也。此曰按之痛者，按之则痛剧耳。寸脉浮者，膈上有热也。关脉沉者，腹中寒也。脏结，如结胸状，病因阴邪逆冲，即太阴之胸[②]下结硬而上无热者也。其脉寸浮关沉，亦与结胸无异，加以脉小细紧，则阴邪独结，而无阳也。关主中焦，人之卫气，出于下焦，升清阳于浊阴者，中焦也。宗气

---

① 取：原作“出”，据蜀本、《伤寒论·辨太阳病脉证并治下》改。

② 胸：原作“心”，据《伤寒论·辨太阴病脉证并治》改。

出于上焦，降浊阴于清阳者，中焦也。今关脉细小沉紧，则积寒内结，有阴无阳，是谓死阴，故名脏结。心窍于舌，白胎滑者，心火败而肺津凝也。金性收敛，得火以温之，则雾气飘洒而不凝，所谓相克而实相成也。火衰则肺气不布，而津液郁浊，胶塞心宫，故舌上胎生。滑者，气滞而津凝也。土燥则津枯而黄涩，金湿则液凝而白滑，寒热之分也。舌胎白滑，火败金郁，是以难治。

脏结证九太阳百十九

病，胁下素有痞，连在脐旁，痛引少腹，入阴筋者，此名脏结，死。

肝脉行于两胁，素有痞者，肝气之郁结也。脐当脾胃之交，中气所在，胁下之痞，连在脐旁，土败木郁，肝邪之乘脾也。肝主筋，自少腹而结阴器。前阴者，宗筋之聚。肝气郁结，则痛引少腹，而入阴筋。土木郁迫，痞塞不开，此名脏结。久而木贼土崩，必主死矣。

脏结证十太阳百二十

脏结，无阳证，不往来寒热，其人反静，舌上胎滑者，不可攻也。

脏结之证，阴胜则寒，阳复则热，寒为死机，热则生兆。阴阳相争，多见烦躁。复之过者，邪热如焚，亦有下证。若绝无阳证，不往来寒热，其人反静，舌上胎滑者，是为绝阴，不可攻也。肝胆同气，寒热往来，而生烦者，胆木之阳复也，寒热不作，而反静者，肝木之阴胜也。

结胸脉法十一太阳百二十一

太阳病，下之，其脉促，不结胸者，此为欲解也。脉浮者，必结胸也。脉紧者，必咽痛。脉弦者，必两胁拘急。脉细数者，头痛未止。脉沉紧者，必欲呕。脉沉滑者，协热利。脉浮滑者，必下血。

太阳病，下之，里邪既去，经热不得内传，而表邪未解，经热不能外达，表里迫束，故脉见促象。而不结胸者，则表阳未陷，经气郁勃，必当外发为汗，此为欲解也。若寸脉浮者，阴邪逆冲，膈热郁迫，必作结胸。脉紧者，表热被束，邪火上燔，必苦咽痛。肝胆之经，傍循胁肋，其脉象为弦，脉弦者，木气不舒，必两胁拘急。脉细数者，阳虚不能下秘，为浊阴冲逼，升浮无根，头痛发作，必当未止。脉沉紧者，胃气郁迫，容纳失职，必作呕吐。脉沉滑者，脾阳郁陷，肝木疏泄，必协热下利。脉浮滑者，乙木升发，而生气不畅，郁而生风，疏泄失藏，必病下血也。

结胸变证十二太阳百二十二

太阳病，二三日，不得卧，但欲起，心下必结。脉微弱者，此本有寒分也，反下之。若利止，必作结胸。未止者，四日复下之，此作协热利也。

太阳病，二三日，正传阳明、少阳之时，但欲起，不能卧，外烦如是，知其心下必结。盖病入阳明、少阳，胃逆胆壅，经气郁迫，故心下结硬，相火上炎，是以烦生。若脉见微弱，此必有寒气在内，格其阳火，乃反下之，寒盛脾亏，必当下利。若下利已止，脾气不陷，而寒邪在中，不得下泄，必当上逆，胆胃壅塞，则病结胸。若下利未止，脾气方陷，四日见其外热愈甚，而复下之，则里寒益增，外热更剧，寒益增而利益甚，此作协热利也。结胸与协热利，皆有寒分之邪在内。寒邪上冲，则胃逆而为结胸；寒邪下泄，则脾陷而为协热利，其病标异而本同。协热利者，内寒协合外热而下利也。

太阳坏病痞证十二章

痞者，异日之太阴，今日误下而成者也。阳性虚而阴性实，人之心下虚空者，清阳升而浊阴降也。升降清浊之权，在乎中气。下伤中气，升降失职，浊气上逆，则生䐜胀，清气下降，则生飧泄，故痞证与下利兼见，悉因中气之败也。太阴之证，腹满自利，腹满者，痞之根本，而未至成痞，下之而胸下结硬，乃成痞焉。痞乃太阴之坏病也。太阴脏寒，温宜四逆，阳旺寒消，自无余事，及其成痞，则下寒而兼上热，四逆不受，故变为泻心。清上温下，寒热并用，灵思妙解，神化无穷矣。

太阳坏病痞证桂枝人参汤证[①]一太阳百二十三

太阳病，外证未解，而数下之，遂协热而利，利下不止，心下痞硬，表里

---

① 太阳坏病桂枝人参汤证：原作“太阳坏病人参桂枝汤证”，据经文改。

不解者，桂枝人参汤主之。

太阳病，外证不解，而数下之，外热不退，而内寒亦增，遂协合外热，而为下利。利而不止，清阳既陷，则浊阴上逆，填于胃口，而心下痞硬。缘中气虚败，不能分理阴阳，升降倒行，清浊易位，是里证不解，而外热不退，是表证亦不解。表里不解，当内外兼医，桂枝人参汤，桂枝通经而解表热，参、术、姜、甘，温补中气，以转升降之机也。太阴之胸下结硬，即痞证也。自利益甚，即下利不止也。中气伤败，痞与下利兼见，人参汤即理中汤助中气之推迁，降阳中之浊阴则痞消，升阴中之清阳则利止，是痞证之正法。诸泻心则因其下寒上热，从此而变通者也。

桂枝人参汤四十五

桂枝四两　人参三两　白术三两　甘草四两[①]　干姜三两

上五味，以水九升，先煮四味，取五升，内桂，更煮取三升，温服一升，日再夜一服。

大黄黄连泻心汤证二太阳百二十四

伤寒，大下后，复发汗，心下痞，恶寒者，表未解也。不可攻痞，当先解表，表解方可攻痞。解表宜桂枝汤，方在太阳五。攻痞宜大黄黄连泻心汤。

伤寒，下后复汗，阳亡土败，遂成痞证。而外见恶寒者，表未解也。盖阴气外束，阳郁不达，则见恶寒。外见恶寒，则内必发热。内热痞郁，法应攻之，而表未解者，不可攻也，当先解表，表解乃可攻痞。解表宜从中风例，用桂枝汤，病在汗下后，是以不用麻黄，攻痞宜大黄黄连泻心汤，去其痞郁之上热也。上章用桂枝人参汤双解表里，此用桂枝汤解表，大黄黄连攻痞者，以上则外热而内寒，此则外寒而内热，攻补不同也。温中解表，可以并用，攻里发表，不可双行，故仲景于宜攻之病而有表证，皆先表而后下。

大黄黄连泻心汤四十六

大黄二两　黄连一两

上二味，以麻沸汤二升[②]渍之，去滓，分温再服。

---

① 四两：原作“三两”，据蜀本、《伤寒论·辨太阳病脉证并治下》改。

② 二升：原脱，据《伤寒论·辨太阳病脉证并治下》补。

附子泻心汤证三太阳百二十五

脉浮而紧，而复下之，紧反入里，则作痞，按之自濡，但气痞耳。心下痞，按之濡，其脉关上浮者，大黄黄连泻心汤主之。心下痞，而复恶寒汗出者，附子泻心汤主之。

脉浮而紧，应以汗解，而复下之，紧反入里，浮紧变为沉紧，则作痞证。痞证阳气格郁，必生上热，阴气凝塞，必生下寒，寒热相逼，二气抟结，则心下石硬，而关脉沉紧，是当用诸泻心清上温下之法。若按之心下自濡，诊之关上脉浮者，是下寒未生，但是阳气痞塞，郁生上热，宜用大黄黄连泻其上热，无用温药也。若下寒已生，则心下不濡而关上不浮，其上热逼蒸，别无去路，是必开其皮毛，泄而为汗。如是心下痞硬，而复恶寒汗出者，是其下寒已动。宜附子泻心汤，大黄、芩、连，泻其上热，附子温其下寒也。此以下伤其中气，土败胃逆，胆心不降，君相二火皆升，大黄泻胃而降逆，黄连泻其心火，黄芩泻其胆火。第曰泻心者，相火以君火为主也。

附子泻心汤四十七

附子一枚，炮，去皮，破，别煮取汁　大黄二两　黄连一两　黄芩一两

上四味，下三味以麻沸汤二升渍之，须臾绞去滓，内附子汁，分温再服。

十枣汤证四太阳百二十六

太阳中风，下利呕逆，表解者，乃可攻之。其人漐漐汗出，发作有时，头痛，心下痞硬满，引胁下痛，干呕短气，汗出不恶寒者，此表解里未和也，十枣汤主之。

太阳中风，下利呕逆，是有水湿在内，于法可攻，然必表邪外解，乃可攻之。其人内有水气，格阳于外，气蒸窍泄，漐漐汗出者，而阴阳胜复，发作有时。水饮阻格，浊气不降，头为之痛。阴邪上填，心下痞结硬满，而引胁下疼痛。胃气上逆，而生干呕。肺气上逆，而苦短气，使非水饮郁格，何以至此！若其漐漐汗出而不复恶寒者，是表邪已解而里气未和也。宜十枣汤，大枣保其脾精，芫、遂、大戟，泻其水饮也。

十枣汤四十八

大枣十枚　芫花　甘遂　大戟

上三味，等分，各捣筛为散，以水一升半，先煮大枣肥者十枚，取八合，

去滓，内诸药末，强人服一钱匕，羸人服半钱，平旦温服。若下少病不除者，明日更服，加半钱。得快下利后，糜粥自养。

生姜泻心汤证[①] 五太阳百二十七

伤寒，汗出解之后，胃中不和，心下痞硬，干噫食臭，胁下有水气，腹中雷鸣下利者，生姜泻心汤主之。

伤寒，汗出解后，胃中不和，心下痞硬。水谷不消，陈宿停留，浊气冲胸，而干呕食臭。胆邪克土，土虚不能制水，水郁胆部，而积于胁下。土败木贼，阴气激宕，腹中雷鸣，而病下利。生姜泻心汤，生姜、半夏降其浊阴，黄芩、黄连清其心胆，姜、甘、参、枣温补中气，以转枢轴也。

生姜泻心汤四十九

生姜四两　半夏半升　黄芩三两[②]　甘草三两，炙　黄连一两　人参三两　干姜一两　大枣十二枚

上八味，以水一斗，煮取六升，去滓，再煎取三升，温服一升，日三服。

甘草泻心汤证六太阳百二十八

伤寒、中风，医反下之，其人下利日数十行，谷不化，腹中雷鸣，心下痞硬而满，干呕，心烦不得安。医见其心下痞，谓病不尽，复下之，其痞益甚。此非结热，但以胃中虚，客气上逆，故使硬也。甘草泻心汤主之。

伤寒、中风，应当解表，医反下之，败其中气，水谷不化，土木皆郁，升降倒行。脾陷而贼于乙木，则腹中雷鸣而下利。胃逆而迫于甲木，则心下痞硬而干呕。君相二火皆升而心烦。医以痞为结热，而复下之，其痞益甚。不知此非结热，但以胃中阳虚，不能堤障阴邪，阴中客气，上逆阳位，故使心下结硬也。甘草泻心汤，甘草、姜、枣补中而温下寒，半夏、芩、连降逆而清上热也。

甘草泻心汤五十

甘草四两　大枣十二枚　干姜三两　半夏半升，洗　黄芩三两　黄连一两

---

① 生姜泻心汤证：原作“生姜泻心证”，据文义改。

② 三两：原作“一两”，据宛本、蜀本改。

上六味，以水一斗，煮取六升，去滓，再煎取三升，温服一升，日三服。

赤石脂禹余粮汤证[①] 七太阳百二十九

伤寒，服汤药，下利不止，心下痞鞕。服泻心汤已，复以他药下之，利不止。医以理中与之，利益甚。理中者，理中焦，此利在下焦。赤石脂禹余粮汤主之。复利不止者，当利其小便。

伤寒，误服寒凉汤药，伤其中气，利下不止，心下痞鞕。服泻心汤已，下利未止，谓其中有积热，复以他药下之，阳气脱陷，下利不止。医又意中寒，以理中与之，其利益甚。理中者，但理中焦，此之下利，在于下焦滑脱，何以能止！宜赤石脂禹余粮汤，固下焦之滑脱，利乃可止也。若使复利不止者，必由土湿水停，前窍不通，而后注二肠，当利其小便，水道开而谷道合矣。

赤石脂禹余粮汤五十一

赤石脂一斤，碎[②]　禹余粮一斤，碎

上二味，以水六升，煮取二升，去滓，三服。

五苓散证八太阳百三十

本以下之，故心下痞，与泻心汤，痞不解。其人渴而口燥烦，小便不利者，五苓散主之方在太阳四十二。

本以攻下之，故得心下痞证，是宜服泻心，乃与泻心汤，而痞不解。其人土湿水停，口渴心烦，小便不利者，宜五苓散，泄水燥土，以利小便。土燥则中气转运，浊降清升，痞硬自消也。

痞证必兼下利，上章复利不止者，当利其小便。利小便之法，五苓散是也。五苓痞证与下利兼医，此但言痞而不言下利者，省文也。

旋覆代赭证九太阳百三十一

伤寒，发汗若吐若下解后，心下痞硬，噫气不除者，旋覆花代赭石汤主之。

---

① 赤石脂禹余粮汤证：原作“石脂禹余粮证”，据前后文例改。

② 碎：原脱，据宛本、蜀本补。

伤寒，汗、吐、下解后，心下痞硬，噫气不除，以外证虽解，而汗下伤中，土败胃逆，碍胆经降路，胃口痞塞，肺气郁蒸，而化痰饮，胃土壅遏，而生哕噫。旋覆花代赭石汤，参、甘、大枣，补其中脘，半夏、姜、赭降其逆气，旋覆花行痰饮而开郁浊也。浊气上填，痞闷噫气，以旋覆花代赭石汤补虚降逆，噫气立除。若除后再用，则病下陷，不可常服也。

旋覆花代赭石汤五十二

旋覆花三两　代赭石一两　生姜五两　半夏半升[1]，洗　甘草三两，炙　人参二两　大枣十二枚

上七味，以水一斗，煮取六升，去滓，再煎取三升，温服一升，日三服。

瓜蒂散证十太阳百三十二

病如桂枝证，头不痛，项不强，寸脉微浮，胸中痞硬，气上冲咽喉，不得息，此为胸有寒也。当吐之，宜瓜蒂散。诸亡血家，不可与。

病如桂枝汤证，但头不痛，项不强，寸脉微浮，其内则胸中痞硬，气上冲于咽喉，不得喘息。此为胸有寒痰，阻塞窍隧，故令肺气壅塞，不得布散也。法当吐之，宜瓜蒂散，香豉行其滞，小豆泻其湿，瓜蒂涌其寒痰。若诸亡血之家，血惯上逆，不可与也。

瓜蒂散五十三

瓜蒂一分，熬　赤小豆一分

上二味，各别捣筛，为散已，合治之，取一钱匕，以香豉一合，用热汤七合，煮作稀糜，去滓，取汁合散，温顿服之。不吐者，少少加，得快吐[2]乃止。

经脉动惕证十一太阳百三十三

伤寒，吐下后，发汗，虚烦[3]，脉甚微。八九日，心下痞硬，胁下痛，气上冲咽喉，眩冒，经脉动惕者，久而成痿。

吐下而又发汗，阳虚生烦，脉甚微弱。至八九日，心下痞硬，胁下疼痛，缘阳亡土败，胃气上逆，碍胆经降路。胆脉自胃口而循两胁，胆经壅

---

① 半升：原作“半斤”，据蜀本、《伤寒论·辨太阳病脉证并治下》改。

② 吐：原作“利”，据蜀本、《伤寒论·辨太阳病脉证并治下》改。

③ 虚烦：其上原衍“阳”，据宛本、蜀本、《伤寒论·辨太阳病脉证并治下》删。

塞，故心下痞而胁下痛。胃口堵塞，肺气不得下行，故上冲咽喉。肺胃上逆，阳气升浮，旋转不宁，故头目眩冒。浊气郁蓄，而不疏通，经脉莫容，故动惕不安。如是者，久而成痿。盖肝司营血，而主筋脉，血旺筋柔，是以不痿。甲木逆升，相火上炎，乙木下降，郁而生风，营血瘀涩，经气不畅，风木抑遏，是以动摇。久而经脉失养，故成痿病也。

《素问·痿论》[①]：治痿独取阳明。阳明者，五脏六腑之海，主润宗筋，宗筋主束骨而利机关也。冲脉者，经络之海，主渗灌溪谷，与阳明合于宗筋。阴阳总宗筋之会，会于气冲，而阳明为之长，皆属于带脉，而络于督脉。故阳明虚而宗筋纵，带脉不引，故足痿不用也。阳明下降，则化金水。金水收藏，相火下秘，而温肾肝，木气滋荣，故筋脉轻健，而不痿软。阳明不降，胃逆胆升，火泻而水寒，生气枯槁，筋脉不荣，是以成痿。

表里俱虚证十二太阳百三十四

太阳病，医发汗，遂发热恶寒。因复下之，心下痞，表里俱虚，阴阳气并竭，无阳则阴独。复加烧针，因胸烦。面色青黄，肤瞤者，难治。今色微黄，手足温者，易愈。

太阳病，医发其汗，营卫俱虚，卫气内陷则发热，营血外束则恶寒。医见汗之不愈，因复下之，阳亡土败，心下痞结。汗泄其表，下泄其里，表里俱虚，内外之气并竭，表里阳亡，但有独阴。复加烧针，以泻心肺之气，因而胸膈生烦。若面色青黄，皮肤瞤动者，是土败木贼，风动而经郁也，其病难治。若色微黄而不青，手足温暖而不冷，是土气续复而无木邪，四末阳回而非独阴，其病易愈也。

---

① 痿论：原作“痿病”，据《素问·痿论篇第四十四》改。

伤寒悬解卷六

阳明经上篇五十章

阳明实证

阳明以戊土而化气于燥金，阳明者，胃之经，胃者，阳明之腑。阳明病，有经有腑，经主传输而腑主受盛。病在太阳之经，若胃阳非旺，则二日阳明，三日少阳，六日经尽汗解，不入阳明之腑。此总统于太阳一经，不论二三四日，俱系桂枝、麻黄之证。虽二日阳明之时，亦不得谓之阳明病。以其明日则传少阳，后日则传太阴，非阳明中土，无所复传之证也。若胃阳素盛，经邪内传，此方谓之阳明病。盖正阳当令，则太少无权，而三阴退避，自此而永留胃腑，终始不迁，所谓阳明中土，无所复传也。方其腑热未实，经病不罢，是为葛根汤证。及其胃热郁蒸，汗出表解，潮热痛满，但用承气攻下，别无余事。使非下早里虚，万无意外之变，感病之百不一失，甚可庆慰者也。然而物忌盛满，亢则害生，于此迁延失下，久而阴为阳并，精液消亡，土焦水涸，亦归于死。仲景所以示早攻之戒，而又垂急下之条。早攻则阳去而入阴，缓下则阴尽而阳亢，迟速均失也。是故承气之法，妙在缓急恰宜之交，使夫病去而人存，是在良工焉。

提纲二章[1]

胃为燥土，燥则生热，病在三阳，不论何经之感，郁其内热，胃病即作，以胃家之阳实也。顾阴易盛而阳易亏，故胃有实热，而非无虚冷。实热

① 提纲二章：原作“阳明经提纲一阳明一”，据目录改。

则阳神用事，并阴而归阳；虚冷则阴邪司权，出阳而入阴，非一致也。然名为阳明，以其两阳合明而盛极也。居阳实之名，而有阳虚之实，则阳明不成为阳明，徒负虚声矣。是以胃家之实，可曰阳明之为病，至于胃中之虚，是名为阳明，而实为太阴，尚可曰阳明之为病乎？仲景于阳明之为病，冷热虚实，两立而俱存之。而提纲则曰胃家实也，其崇阳黜阴之意，具见于文字之外矣。

阳明经提纲一阳明一①

阳明之为病，胃家实也。

胃者，阳明之腑，阳明之为病，全缘胃家之阳实。阳实则病至阳明，腑热郁发，病邪归胃，而不复他传，非他经之不病也。三阳之阳，莫盛于阳明，阳明之邪独旺，不得属之他经也。胃家之实，而病归胃腑，终始不迁，故曰阳明之为病。若胃阳非实，则今日在阳明之经，明日已传少阳之经，后日已传太阴之经，未可专名一经，曰阳明之为病也。

阳明提纲二阳明二

伤寒三日，阳明脉大。

伤寒，一日太阳，二日阳明，三日少阳。阳明之脉大，少阳之脉弦细。若三日正传少阳之时，不见少阳弦细之脉，而见阳明之大脉，知其传于阳明之腑矣。

外证五章②

阳明外证一阳明三

问曰：阳明病，外证云何？答曰：身热，汗自出，不恶寒，反恶热也。

里热外发，则身热。热气熏蒸，则汗自出。汗出表解，但热无寒，故不恶寒，反恶热。此后全是内热为害，与外寒无关也。

① 阳明经提纲一阳明一：原在“胃为燥土，燥则生热”前，据前后文例移此。

② 外证五章：原脱，据目录补。

阳明外证二阳明四

问曰：病有得之一日，不发热而恶寒者何也？答曰：虽得之一日，恶[①]寒将自罢，即自汗出而恶热也。

得阳明病之一日，太阳表证未罢，则犹见恶寒，以胃热未盛故也。迟则胃热隆盛，孔窍蒸泄，恶寒将自罢，即自汗出而恶热也。

阳明外证三阳明五

问曰：恶寒何故自罢？答曰：阳明居中，土也，万物所归，无所复传。始虽恶寒，二日自止，此为阳明病也。

感伤三阳则为热，传之三阴则为寒，以阳盛于腑，阴盛于脏，腑病则热，脏病则寒也。感证一传胃腑，则胃热日增，不复再传三阴而为寒。缘阴盛之人，三阳方病于外，三阴即应于中，传阴则后之恶寒无有止期，此但入三阴为寒，不入胃腑为热者也。阳盛之人，太阳被感，腑热郁生，其始热未极盛，犹见恶寒，俟至二日，热盛之极，气蒸汗泄，则恶寒自止，此但入胃腑为热，不入三阴为寒者也。阳盛则生，阴盛则死，阴莫盛于少阴，阳莫盛于阳明。病入三阴，死多生少，虽用姜附回阳，难保十全无失，最可虑也。一传胃腑，则正阳司气，三阴无权，万不一死，至为吉兆，俟其胃热盛实，一用承气攻下，自无余事。阳贵阴贱，正为此也。

阳明外证四阳明六

伤寒，发热无汗，呕不能食，而反汗出濈濈然者，是转属阳明也。

太阳伤寒，经证未解，发热无汗，呕不能食，缘寒邪束迫，胃气壅逆，故无汗而呕，食不能下也。而反汗出濈濈然者，必因胃腑有热，蒸其皮毛，是为转属阳明也。

阳明外证五阳明七

伤寒，脉浮而缓，手足自温者，是为系在太阴。太阴者，身当发黄，若小

---

① 恶：原作“而”，据宛本、蜀本、上下文改。

便自利者，不能发黄。至七八日，大便硬者，为阳明病也。伤寒转系阳明者，其人濈濈然微汗出也。

太阳伤寒，阳旺则传阳明，阴旺则传太阴。若脉浮而缓，手足自温，是阳明太阴所同，且以系之太阴。然太阴身当发黄，缘湿土被郁，必见黄色。虽脾胃俱有黄证，而胃之发黄，乃太阴湿土所传也。若小便自利者则湿去，又不能发黄，太阴阳明，何从别之？必验之大便，太阴之大便自利，阳明之大便则硬。至七八日，大便硬者，此为阳明病也。又太阴无汗，伤寒转系阳明者，其人濈濈然微汗出也此与太阴至七八日，暴烦下利条，彼此互文。

来路四章①

阳明来路一阳明八

问曰：病有太阳阳明，有正阳、阳明，有少阳、阳明，何谓也？答曰：太阳、阳明者，脾约是也。正阳、阳明者，胃家实是也。少阳阳明者，发汗利小便已，胃中燥烦热，大便难是也。

阳明之病，或自太阳传来，或自少阳传来，或由本经自入。自太阳来者，谓之太阳阳明。太阳阳明者，小便数而大便难，膀胱津涸，脾胃失润，因而脾气约结，粪粒坚小也。本经自入者，谓之正阳阳明。正阳阳明者，胃家阳实，不俟别经之传，一有表邪外郁，腑热自发也。自少阳来者，谓之少阳阳明。少阳阳明者，发汗利水，胆液枯槁，因而胃中燥热，大便艰难也。太阳阳明者，寒水之枯，少阳阳明者，相火之旺，正阳阳明者，燥金之盛也。

阳明来路二阳明九

问曰：何缘得阳明病？答曰：太阳病，若发汗，若下，若利小便，此亡津液，胃中干燥，因转属阳明。不更衣，内实，大便难者，是名阳明也。

阳明病，来自太阳者多，少阳者少。阳盛之人，太阳病感，汗、下、利水，亡其津液，以致胃中干燥，因而转属阳明。燥热内实，大便坚硬，此名

---

① 来路四章：原脱，据目录补。

为阳明也。

阳明来路三阳明十

本太阳病，初得时，发其汗，汗先出不彻，因转属阳明也。

太阳病，汗出透彻，则表解而里气亦达。若汗出不彻，表邪未解，腑热郁生，因而转属阳明也。

阳明来路四阳明十一

二阳并病，太阳初得病时，发其汗，汗先出不彻，因转属阳明，续自微汗出，不恶寒。若太阳病证不罢者，不可下，下之为逆，如此可小发汗。设面色缘缘正赤者，阳气怫郁在表，当解之熏之。若发汗不彻，不足言，阳气怫郁不得越，当汗不汗，其人烦躁，不知痛处，乍在腹中，乍在四肢，按之不可得，其人短气，但坐以汗出不彻故也，更发汗则愈。何以知汗出不彻？以脉涩故知也。

病传阳明之腑，而太阳表证未罢，谓之二阳并病。以太阳初病，发汗不彻，经热内蒸，因而转属阳明。续自微汗出，而不恶寒，便是腑热作矣。腑热宜下，若太阳表证不罢者，不可下，下则表阳内陷，此之谓逆。如此可小发汗，以泻其表。设表邪外盛，面色缘缘正赤者，此阳气怫郁在表，不得出路，郁蒸头面之故，当内解外熏，令其透彻。不得小汗，以致邪留，若发汗不彻，阳气怫郁，不得外越，其人胃气内遏，必至烦躁，又觉疼痛。其痛不知其处，或在腹中，或在四肢，按之绝不可得，而且隧路壅阻，呼吸短气。凡此诸证，皆坐以汗出不彻故也，更发其汗则愈。此何以知是汗出之不彻？以其脉涩，故知之也。涩者，阳郁而不滑利也。怫郁，抑郁之意。《汉书·邹阳传》：太后怫郁泣血。《楚辞·七谏》：沉江心怫郁而内伤。熏法：以盆盛滚水，入被热熏，取汗最捷，宜于下部用之。

阳明经病腑病汗下总纲一章[①] 阳明十二

病人烦热，汗出则解，又如疟状，日晡时发热者，属阳明也。脉实者，宜

---

① 章：原脱，据目录及前后文例补。

下之；脉浮虚者，宜发汗。下之与大承气汤，发汗宜桂枝汤方在太阳五。

太阳表证未解，而生烦热，汗出则烦热解矣。乃汗后又如疟状，每日日晡时发热者，此属阳明也日晡，申戌之交，阳明旺盛之时也。《汉书・天文志》：正月旦决八风，旦至食为麦，食至昳为稷，昳至晡为黍，晡至下晡为菽，下晡至日入为麻。各以其时，用云色占种所宜。按：日晡在日昳之后，下晡在日入之前，正申酉戌燥金得令之时也。阳明有经证、有腑证。经证表热外发，其脉浮虚；腑证里热内结，其脉实。脉实者，宜下之，以泻其里热；脉浮虚者，宜发汗，以泻其表热。下之与大承气汤，大黄、芒硝破结而泄热，厚朴、枳实降浊而消满也。发汗宜桂枝汤，姜、甘、大枣补脾精而和中气，桂枝、芍药通经络而泻营郁也。

阳明经病七章 腑病连经

阳明自太阳传来，未入于腑，全是经病。经病宜汗，其未离太阳之经，则用麻桂，其将入阳明之腑，则加葛根。阳明一见吐利，虽未是里实可下之证，然而经迫腑郁，已是胃热将成之根，故用葛根双解经腑之郁。此证得法，自无离经入腑之患矣。

阳明经病桂枝证一阳明十三

阳明病，脉迟，汗出多，微恶寒者，表未解也，可发汗，宜桂枝汤方在太阳五。

脉迟，汗出，恶寒，是太阳中风脉证，故宜桂枝。而汗多，已属胃阳之盛，故曰阳明病也。

麻黄证二阳明十四

阳明病，脉浮，无汗而喘者，发汗则愈，宜麻黄汤方在太阳二十。

脉浮，无汗而喘，是太阳伤寒脉证，故宜麻黄。

太阳经病，内传阳明之腑，阳明之腑邪未实，太阳之经邪未罢，是宜用太阳表药。即里有下证，而表病不解，亦不可下，当先以麻桂表其风寒，然后议下也。

风脉浮缓，寒脉浮紧，迟者，缓之变文也。风脉不言缓[1]，寒脉不言紧，省文也。太阳传阳明，缓紧之中，必兼大象，以伤寒三日，阳明脉大，前章已经提明，故此不及。

麻黄证三阳明十五

太阳与阳明合病，喘而胸满者，不可下，麻黄汤主之。

太阳与阳明合病，经迫腑郁，胃逆肺胀，故喘而胸满。宜麻黄汤，麻黄发表而散寒[2]，杏仁降逆而止喘，不可下也。

桂枝葛根证四阳明十六

太阳病，项背强几几，反汗出恶风者，桂枝加葛根汤主之。

阳明经行身之前，自头下膈而走足，太阳经行身之后，自头下项循背而走足。太阳经病，头痛项强而已，不至几几。缘太阳表病不解，郁遏阳明经腑之气，不得顺降，逆冲胸膈。背者，胸之府也，胸膈胀满，则项背壅阻，愈格太阳下行之路，故几几不柔。葛根泻阳明之经气，降逆而达郁也。

桂枝加葛根汤五十四

桂枝三两　葛根四两　甘草二两，炙　大枣十二枚　生姜三两，切　芍药二两

上六味，以水一斗，先煮葛根，减二升，去上沫，内诸药，煮取三升，去滓，温服一升。覆取微似汗，不须啜粥。

葛根证五阳明十七

太阳病，项背强几几，无汗恶风者，葛根汤主之。

营为寒伤，闭束二阳卫气。葛根汤，葛根泻阳明之卫，麻黄泻太阳之卫，桂枝、芍药，通经络而清营血，姜、甘、大枣和中气而补脾精也。

葛根汤五十五

葛根四两　麻黄二两　桂枝二两　芍药二两　甘草二两　生姜三两　大枣十二枚

上七味，㕮咀，以水一斗，先煮麻黄、葛根，减二升，去上沫，内诸药，

---

①缓：原作“浮”，据上文改。

②寒：原作“汗”，据蜀本改。

煮取三升，去滓，温服一升。覆取微似汗，不须啜粥，余如桂枝法将息及禁忌。

葛根证六阳明十八

太阳与阳明合病者，必自下利，葛根汤主之。

太阳表寒外束，经络壅迫，郁遏阳明胃气，不能容纳水谷，已化之食，必当注泄而下。葛根、麻黄泻二阳之卫郁，以松里气也。

葛根半夏证七阳明十九

太阳与阳明合病，不下利，但呕者，葛根加半夏汤主之。

二阳合病，经迫腑郁，不能容纳水谷，未化之食，必当涌吐而上。半夏降胃逆而止呕吐也。

葛根加半夏汤五十六

葛根四两　麻黄三两，泡[①]，去黄汁，焙　桂枝二两　芍药二两　甘草二两　生姜三两　大枣十二枚　半夏半升，洗

上八味，以水一斗，先煮葛根、麻黄，减二升，去上沫，内诸药，煮取二升，去滓，温服一升，覆取微似汗。

阳明腑病二十七章

阳明病，自经传腑腑病宜下。其经证未罢，犹见恶寒，则宜先汗而后下。经证已解，恶寒不作，而潮热汗出，全是腑证，当相其缓急而用下法也。

阳明腑病调胃承气证一阳明二十

太阳病三日，发汗不解，蒸蒸发热者，属胃也，调胃承气汤主之。

太阳病，二日阳明，三日少阳，此但传经络而不入脏腑，发汗则解矣。乃当三日少阳之期，发汗不解，而反蒸蒸发热者，此不在经而在胃也。宜早以调胃承气调之，免后此之用大承气。此大承气之初证也。

---

① 泡：原作“炮”，据蜀本改。

调胃承气汤五十七

大黄三两，清酒浸，去皮 甘草二两，炙 芒硝半斤

上三味，㕮咀，以水三升，煮取一升，去滓，内芒硝，更上火微煮，令沸，少少温服。

大承气证二阳明二十一

二阳并病，太阳证罢，但发潮热，手足漐漐汗出，大便难而谵语者，下之则愈，宜大承气汤。

二阳并病，太阳经证既罢，但有阳明腑证。潮热汗出，大便难而谵语，全是胃腑燥热，闭塞不通。下之泻其胃热则愈，宜大承气汤也。潮热即日晡发热，按时发作，期如潮信也。

大承气汤五十八

大黄四两 芒硝三两 枳实五枚，炙 厚朴半斤，炙，去皮

上四味，以水一斗，先煮枳、朴，取五升，去滓，内大黄，煮取二升，去滓，内芒硝，更上火，微一两沸，分温再服。得下，余勿服。

小承气证①三阳明二十二

阳明病，脉迟，虽汗出，不恶寒者，其身必重，短气，腹满而喘，有潮热者，此外欲解，可攻里也。手足濈然而汗出者，此大便已硬也，大承气汤主之。若汗多，微发热恶寒者，外未解也。其热不潮，未可与承气汤。若腹大满不通者，可与小承气汤，微和胃气，勿令大泄下。

阳明病而见脉迟，是湿旺之诊。虽汗出，不恶寒者，表证已解，然而里热未成。以其土湿也，其身必重浊濡滞。迨至胃热已盛，燥夺其湿，肺腑壅遏，短气，腹满而喘，有潮热者，此外证已欲解，可攻里也。再验其手足，濈然而汗出者，此胃热盛实，大便已硬也，宜以大承气泄之。盖四肢秉气于胃，胃寒则四肢厥冷，胃热则四肢气蒸汗泄，故手足汗出，是为胃热之极，大便硬也。若汗虽多，犹微发热而恶寒者，外未解也，不可攻里。即外已解，而其热不潮，尚非可下之时，未可与承气汤。若腹中大满不通者，急不

① 小承气证：原作“小承气汤证”，据前后文例改。

能待，可与小承气汤，微和胃气，通其大满而止，勿令大泄下也。

小承气汤五十九

大黄四两　厚朴二两　枳实三[①]枚，炙[②]

上[③]三味，以水四升，煮取一升二合，去滓，分温二[④]服。初服汤，当更衣，不尔者，尽饮之。若[⑤]更衣者，勿服也。

小承气证四阳明二十三

太阳病，若吐，若下，若发汗，微烦，小便数，大便因硬者，与小承气汤和之愈。

吐下发汗，伤其津液，微觉心烦，小便数行，大便因硬者，此将来之大承气证。宜早以小承气汤和之，即愈也。

调胃承气证五阳明二十四

阳明病，不吐不下，心烦者，可与调胃承气汤。

不因吐下，而心烦者，胃阳原盛，所谓正阳阳明也。燥土耗伤津液则烦，心烦即谵语之根，甚则谵语。此亦大承气之初证也。

亡津便硬证六阳明二十五

阳明病本自汗出，医更重发汗，病已差，尚微烦不了了者，此大便必硬故也。以亡津液，胃中干燥，故令大便硬。当问其小便日几行，若本小便日三四行，今日再行，故知大便不久出。今为小便数少，以津液当还胃中，故知不久必大便也。

本自汗出，又重发其汗，热随汗泄，病已差矣。尚微烦而不了了者，此过汗亡津，胃中干燥，大便必硬。当问其小便一日几行，若小便前多而今少，则大便必不久出，以津液还入胃中，肠胃滋润故也。

---

①三：原作“二”，据蜀本、《伤寒论·辨阳明病脉证并治》改。

②炙：原作“煮”，据《伤寒论·辨阳明病脉证并治》改。

③上：原作“以上”，据《伤寒论·辨阳明病脉证并治》、前后文例改。

④二：原作“三”，据《伤寒论·辨阳明病脉证并治》改。

⑤若：原脱，据宛本、蜀本改。

蜜煎导证七阳明二十六

阳明病，自汗出，若发汗，小便自利者，此为津液内竭，虽硬不可攻之。当须自欲大便，宜蜜煎导而通之，若土瓜根及与大猪胆汁皆可为导。

本自汗出，若又发其汗，或小便自利者，此为津液内竭，非胃热土燥可比，大便虽硬，不可攻之。当须自欲大便，结而不下，宜蜜煎导而通之，若土瓜根土瓜根汁，入少水，筒吹入肛门，大便立通，及与大猪胆汁，皆可为导也。

蜜煎导方六十

蜜七合

上一味，入铜器中，微火煎之稍凝，似饴状，搅之，勿令焦着，欲可丸，并手捻作挺，令头锐，大如指，长二寸许。当热时急作，冷则硬，以内谷道中，以手急抱，欲大便时去之。

猪胆方六十一

大猪胆一枚

上一味，泻汁，和醋少许，以灌谷道中。如一食顷，当大便出。

麻仁丸证八阳明二十七

趺阳脉浮而涩，浮则胃气强，涩则小便数，浮涩相抟，大便则难，其脾为约，麻仁丸主之。

阳明胃经，自头走足，行于足趺，动脉曰冲阳，故名趺阳。阳盛则脉浮，浮则胃气强壮也。血虚则脉涩，涩则风木疏泄而小便数也。浮涩相合，土燥水枯，大便则难，其脾气约结而粪粒坚小。此太阳阳明之证也八章：太阳阳明者，脾约是也。宜麻仁丸，麻仁、杏仁，润燥而滑肠，芍药、大黄，清风而泻热，厚朴、枳实，行滞而开结也。

麻仁丸方六十二

麻子二升　芍药半斤　杏仁一升，熬，别作脂　大黄一斤，去皮　厚朴一斤　枳实半斤，炙

上六味，为末，炼蜜丸，桐子大，饮服十丸，日三服。渐加，以利为度。

大承气证九阳明二十八

得病二三日，脉弱，无太阳、柴胡证，烦躁，心下硬。至四五日，虽能食，与小承气汤，少少与，微和之，令小安。至六日，与承气汤一升。若不大便六七日，小便少者，虽不能食，但初头硬，后必溏，未定成硬，攻之必溏，须小便利，屎定硬，乃可攻之，宜大承气汤。

得病二三日，脉弱而无太阳、少阳表证，乃烦躁而心下硬满，是非少阳之证，而实阳明之证也。盖胆胃之经，自头走足，悉由胃口下行，少阳病则以甲木而迫戊土，阳明病则以戊土而遏甲木，经气不降，痞结胃口，皆有心下硬满之证。而此则无少阳表证，而见烦躁，故定属阳明，而不关少阳也。至四五日，虽犹能食，然腑邪已成，可以小承气汤，少少与和之，令其烦躁少安。至六日邪实之时，与承气汤一升以利之，则腑热泄矣。若不大便六七日，计期可下，而小便少者，则大便必不硬。便硬肠结，胃热不得下泄，浊气熏冲，必不能食。此证虽不能食，然胃非干燥，其大便初头结硬，阻浊气下泄之路，故不能食，其后必是稀溏，未至结硬，而遽攻之，必成溏泄。须小便利后，津亡土燥，屎定全硬，乃可攻之，宜大承气汤也。

小承气证十阳明二十九

阳明病，潮热，大便微硬者，可与大承气汤，不硬①者，不可②与之。若不大便六七日，恐有燥屎，欲知之法，少与小承气汤，汤入腹中，转失气者，此有燥屎，乃可攻之。若不转失气，此但初头硬，后必溏，攻之必胀满不能食也。欲饮水者，与水则哕，其后发热者，必大便复硬而少也，以小承气和之。不转失气者，慎不可攻也。

燥屎阻碍，滞气之郁遏者多，小承气泻其壅滞，隧道略通，故转失秽气，此当以大承气攻之。若不转失气，则胃无燥屎，攻之败其中气，必胀满不能食也。与水则哕，亦不能饮，虽其后阳回发热，大便坚矣，而粪必少也。以其不能食，故亦止可以小承气汤和之，不可攻也。

---

① 硬：原作“便”，据宛本、蜀本改。

② 可：原作“无”，据宛本、蜀本改。

小承气证十一阳明三十

阳明病，谵语，发潮热，脉滑而疾者，小承气汤主之。因与承气一升，腹中转失气，更服一升，若不转失气，勿更与之。明日不大便，脉反微涩者，里虚也，为难治，不可更与承气汤也。

脉滑而疾者，血热而阳旺也。脉反微涩者，血寒而阳虚也。

大承气证十二阳明三十一

伤寒，若吐若下后不解，不大便五六日，上至十余日，日晡所发潮热，不恶寒，独语如见鬼状，若剧者，发则不识人，循衣摸床，惕而不安，微喘直视，脉弦者生，涩者死，微者，但发热谵语耳，大承气汤主之。若一服利，止后服。

烦躁之极，则循衣摸床。木燥风生，则惕而不安。气阻肺热，则微喘。血枯系结，则直视。弦则木气犹存，故生。涩则营血已槁，故死。

亡津谵语证十三阳明三十二

伤寒四五日，脉沉而喘满，沉为在里，而反发其汗，津液越出，大便为难，表虚里实，久则谵语。

热在里，则脉沉。胃气壅遏，则肺阻而为喘，气滞而为满。误汗亡津，表阳虚而里热实，久则神气烦乱，而为谵语。

大承气证十四阳明三十三

汗出谵语者，以有燥屎在胃中，此为风也。须下之，过经乃可下之。下之若早，语言必乱，以表虚里实故也。下之则愈，宜大承气汤。

汗多耗其胃津，糟粕失润，结为燥屎，阻塞胃气，胃热不泄，消耗心液，故作谵语，此为木燥而风生也。胃热宜下，俟六日之外，已过经期，而后下之。下之若早，里热未实，语言必乱，而为郑声。以其汗多津亡，表虚里实，经中清气不敌腑中邪火之旺，原有谵语之根，里实未至，而遽下之，故实家之谵语变为虚家之郑声也。

调胃承气证十五阳明三十四

伤寒十三日不解，过经谵语者，以有热也，当以汤下之。若小便利者，大便当硬，而反下利，脉[1]调和者，知医以丸药下之，非其治也。若自下利者，脉当微厥，今反和者，此为内实也，调胃承气汤主之。

十三日，已过再经之期，而作谵语，是有内热，当下。若小便利者，其大便当硬，而反下利，而脉又调和者，知医以丸药下之，内热未泄，非其治也。若内虚而自下利者，脉当微厥而不调《脉法》：厥者，初来大，渐渐小，更来渐渐大是也。今反调和者，此为内实也。内实宜汤不宜丸，当服调胃承气汤也。

大承气证十六阳明三十五

阳明病，下之，心中懊憹而烦，胃中有燥屎者，可攻。腹微满，初头硬，后必溏，不可攻之。若有燥屎者，宜大承气汤。

下之而心中懊憹而烦，胃中有燥屎者，可再攻也。平人燥屎俱在大肠，阳明病，热盛津枯，糟粕在胃，已成结燥，不须至肠，故曰胃中有燥屎。内无燥屎，胃气未至郁遏，故腹不大满也。

大承气证十七阳明三十六

阳明病，谵语，有潮热，反不能食者，胃中必有燥屎五六枚也，宜大承气汤下之。若能食者，但硬耳。

燥屎结塞，浊气上冲，则不能食。

大承气证十八阳明三十七

病人小便不利，大便乍难乍易，时有微热，喘冒不得卧者，有躁屎也，宜大承气汤。

土燥水枯，则小便不利。气有通塞，则大便乍难乍易。胃热内燔，则肌表时有微热。胃气郁遏，则喘阻昏冒，不得寝卧。此有燥屎堵塞之故也。《素问·腹中论》：不得卧而息有音者，是阳明之逆也。足三阳者下行，今

① 脉：其上原衍“胃”字，据《伤寒论·辨太阳病脉证并治中》、上下文删。

逆而上行，故息有音也。阳明者，胃脉也。胃者，六腑之海，其脉亦下行，阳明逆，不得从其道，故不得卧也。

大承气证十九阳明三十八

病人不大便五六日，绕脐痛，烦躁，发作有时者，此有燥屎，故使不大便也。

胃气郁遏，无下[①]泄之窍，故绕脐作痛。

大承气证二十阳明三十九

大下后，六七日不大便，烦不解，腹满痛者，此有燥屎也。所以然者，本有宿食故也，宜大承气汤。

本有宿食未消，被胃火炼成燥屎，阻碍肠胃之窍。胃气以下行为顺，下窍不通，胃气壅遏，不得降泄，逆为上行，故生烦躁而满痛也。

大承气证二十一阳明四十

阳明、少阳合病，必下利，其脉不负者，顺也，负者，失也，互相克贼，名为负也。脉滑而数者，有宿食也。当下之，宜大承气汤。

阳明、少阳合病，胆经郁迫，胃气壅遏，失其受盛之职，故必下利。甲木为贼，土气未败，则脉不负，不负为顺，负则木贼土败，是之为失。负者，互相克贼之名。宿食阻碍，经气浮荡，故脉[②]滑而数。胃主受盛，脾主消化，水谷入胃，以脾土之湿济胃土之燥，燥湿互济，阴阳交蒸，是以消烂腐化，中无宿物。阳明病，胃强脾弱，燥夺其湿，未及腐化，已成结硬，是宿食者，虽太阴之咎，而实阳明之过也。

三阳合病证二十二阳明四十一

三阳合病，脉浮大，上关上，但欲眠睡，目合则汗。

太阳传阳明、少阳，阳明腑病，而太少之经邪未解，是为三阳合病。太阳之脉浮，阳明之脉大。胆气候于左关，胃气候于右关，胆胃不降，二气逆

---

① 下：原脱，据宛本、蜀本补。

② 脉：原作“振”，据宛本、蜀本改。

行，故脉上关上。胆热则甲木克土，土气困乏，故欲眠睡。平人寐则阳气内蛰，三阳合病，阳盛于外，寐时阳气不敛，郁蒸而开皮毛，故目合则汗也。

汗多亡津证[1]二十三阳明四十二

脉阳微而汗出少者，为自和[2]也。汗出多者，为太过。阳脉实，因发其汗，多出者，亦为太过。太过为阳绝于里，亡津液，大便因硬也。

脉阳微寸为阳而汗出少，是阳不亢而津未耗，故为自和。阳脉实而汗出多，是阳既亢而津又泄，故为太过。阳绝于里者，极盛而无其匹也。

胃热阳绝证二十四阳明四十三

脉浮而芤，浮为阳，芤为阴，浮芤相抟，胃气生热，其阳则绝。

浮者，阳盛而不藏也。芤者，阴虚而内空也外实中空谓之芤。浮芤相合，阳亡阴枯，是[3]以胃气生热，其阳独绝而无伦也。

大承气证二十五阳明四十四

发汗不解，腹满痛者，急下之，宜大承气汤。

发汗不解，是非表证，乃胃气之实也。汗之愈亡其阴，燥屎阻其胃火，伤及太阴，故腹满而痛。阳亢阴亡，则成死证，故当急下之。

此下三章与少阴急下三章，彼此互文，是阳明之阳亢而伤阴者。阳未盛而下早，则亡其阳，阳已亢而下迟，则亡其阴，故有缓攻之法，又有急下之条。

此与少阴六七日，腹胀，不大便章义同。

大承气证二十六阳明四十五

阳明病，发热汗多者，急下之，宜大承气汤。

肾主五液，入心为汗，发热汗多，木枯土燥，伤及少阴，故当急下。

此与少阴口燥咽干章义同。

---

① 证：原脱，据宛本、蜀本及前后文例补。

② 和：原作“利”，据宛本、蜀本及上下文改。

③ 是：原作“定”，据宛本、蜀本改。

大承气证二十七阳明四十六

伤寒六七日，目中不了了[①]，睛不和，无表里证，大便难，身微热者，此为实也，急下之，宜大承气汤。

肝窍于目，目中不了了，睛不和，是胃火伤及厥阴，血亡木枯，目系干硬，是以睛直。无表里证，表无寒热，里无满痛也[②]。身热虽微，而腑热则剧，故当急下。

此与少阴自利清水，色纯青章义同。

阳明之病，胃家实也。篇中脉实者下之，以表虚里实故也，此为内实也。此为实也，皆发明胃家实之义。

阳明瘀血证三章[③]

阳明瘀血抵当证一阳明四十七

阳明病，其人喜忘者，必有蓄血，所以然者，必有久瘀血，故令喜忘。屎虽硬，大便反易，其色必黑，宜抵当汤下之方在太阳四十五。

魂知来，魄藏往，以肺主魄而生水，肾水蛰藏，阳神下秘，故往事藏蓄而不忘。燥热伤血，瘀结不流，阻格阳神下蛰之路，阳泄神飞，水精失藏，是以喜忘。此必有瘀血在下，伤其冬藏之气。热在血室，不及大肠，是以便易血海热结，不归于下，故不及肠。黑者，水气之郁。肾水下郁，故粪见黑色。宜抵当汤，下其畜血也。

抵当证二阳明四十八

病人无表里证，发热七八日，虽脉浮数者，可下之。假令已下，脉数不解，合热则消谷善饥，至六七日不大便者，有瘀血也，宜抵当汤方在太阳四十五。若脉数[④]不解，而下利不止，必协热而便脓血也。

---

①不了了：原作“不能了了”，据《伤寒论·辨阳明病脉证并治》、上下文改。

②也：原作“者”，据宛本、蜀本改。

③阳明瘀血证三章：原脱，据前后文例补。

④数：原脱，据《伤寒论·辨阳明病脉证并治》、上下文补。

病人无表证之恶寒，无里证之满痛，乃发热至七八日之久，是必有里热，虽脉见浮数者，亦可下之。盖浮数虽是表脉，而外无表证，则不得作表脉论也。假令已下，而脉数不解，表里合热，消谷善饥，至六七日不大便者，此非胃热，必有瘀血也。缘脉数系有里热，下之而脉数不解，里热不清，是里热不在中焦气分，而在下焦血分，宜抵当汤下其瘀血。若服抵当，脉数犹然不解，而加以下利不止，此血分伤深，必将协合外热而便脓血也。

热入血室证三阳明四十九

阳明病，下血谵语者，此为热入血室，但头汗出者，刺期门，随其实而泄之，濈然汗出则愈。

心藏神，而神之魂藏于血，血热则心神昏乱，而作谵语。但头汗出者，阳盛于上，而表不能闭也。身上无汗，则热郁血分，不得外泄。宜刺期门，以泻血热，随其实处而泻之，令其濈然汗出则愈也。期门，肝脉之穴，在于乳上，肝藏血，故刺厥阴之期门此妇人病，《金匮》入妇人杂病中。

阳明解期一章[1] 阳明五十

阳明病，欲解时，从申至戌上。

申酉戌，阳明得令之时，故解于此。

---

① 一章：原脱，据前后文例补。

伤寒悬解卷七

阳明经下篇三十三章

阳明虚证阳明入太阴去路[①]

阳明从燥金化气，是为燥土；太阴以湿土主令，是为湿土。脾胃以膜相连《素问》语，感应最捷。胃家实则燥土司气，而湿土[②]以化燥；胃中虚则湿土主令，而燥土亦化湿。燥则阳明之证也，湿则太阴之证也，而化气之燥，究不敌主令之湿，杂证湿居其九，而燥不得一。盖胃家之阳实，非风寒郁为内热，则不病也。惟伤寒有胃家实证，乃胃家之实者，未能强半，而胃中之虚者，不止十三。实则始终于阳明，所谓阳明中土，无所复传，承气之的证也。虚则病在阳明，而阳衰气退，太阴脾脏将起而代秉其权，是名为阳明而实则太阴[③]。自此而传变无穷，四逆、真武之证，悉伏于此矣。阳明为阳盛之经，犹且虚实之相半，况乎太阳为三阳之终，少阳为三阳之始。此将[④]盛方长之气，则助入三阴，未可屈指也。盖脾阴胃阳胜负之机，在乎中气。临病而不知中气。见阳明之经热，昧阳明之府冷，汗下烧针，孟浪错缪，中气一败，祸生不测。虽胃家之实，攻泻之早，犹且阳去而入阴。矧胃中之虚，汗下一误，有不亡神失国，而登鬼录者哉！《老子》有言，治人事天莫若啬。医家宝啬中气，不肯孟浪轻泻，则燥湿移易，虚实贸迁，金书玉诀，尽在此矣。

---

① 阳明入太阴去路：原脱，据目录补。

② 土：原脱，据下文“燥土亦化湿”补。

③ 太阴：其下原衍“无所复传者”五字，据上下文义删。

④ 此将：原作“曲汗”，据宛本、蜀本改。

提纲一章[①]

饮食者，胃家之能事也。胃气右降，上脘清虚，而善容受，是以能食。阳莫盛于阳明，阳盛而土燥，则胃降而善纳，阳虚而土湿，则胃逆而不食。不能食者，是胃土湿而肾水寒也。土克水，土性湿而水寒，阳盛则土燥而克水，阴盛则水寒而侮土，以肾家之寒，移于土位，则病中寒。中寒者，水胜而土负，胃败而气逆，故不能食。胃主受盛，脾主消克。食谷不化者，脾家之弱；绝粒不食者，胃家之虚。凡病一见不食，则责阳明而不责太阴，以其受盛之失职也。

阳明虚证提纲阳明五十一[②]

阳明病，若能食，名中风；不能食，名中寒。

阳明之为病，胃家实也。胃实则当能食，若能食者，名为中风，是风中于表也；不能食者，名为中寒，是寒生于里也。阳明承气之证，来自中风者多，能食者，腑中阳旺，乃异日胃家燥热之根，不能食者，是阳虚而中寒，胃阳已不用事，脾阴将司其权，不得与实家之中风并论也。

下篇胃中虚冷与上篇胃家实也，虚实相对。实者，阳明之始基。虚者，太阴之初气也。

中风瘕泄证一阳明五十二

阳明病，若中寒，不能食，小便不利，手足濈然汗出，此欲作固瘕，必[③]大便初硬后溏，所以然者，胃中冷，水谷不别故也。

阳明病，若中寒，不能食，土湿而小便不利，手足阳泄而濈然汗出，此寒气凝结，欲作坚固之癥瘕，大便必初硬后溏。所以然者，胃中寒冷，不能蒸化水谷，水谷不别，俱入二肠，而成泄利故也。凡水寒土湿，阴气凝结，瘕块坚硬，多病溏泄。服暖水燥土之剂，阳回泄止，寒消块化，续从大便而

① 提纲一章：原作“阳明虚证提纲阳明五十一”，据目录及前后文例改。

② 阳明虚证提纲阳明五十一：原在“饮食者胃家之能事也”前，据前后文例移。

③ 必：原脱，据《伤寒论·辨阳明病脉证并治》、上下文补。

出，滑白黏联，状如痰涕，是即固瘕之泮解而后行者也。《五十七难》所谓大瘕泄者，即化。

四逆证二阳明五十三

脉浮而迟，表热里寒，下利清谷者，四逆汤主之方在太阴三。若胃中虚冷，不能食者，饮水则哕。

水寒侮土，胃中虚冷，不能食者，饮水则以水济水，必发哕也。

胃中虚冷证三阳明五十四

阳明病，不能食，攻其热必哕，所以然者，胃中虚冷故也。以其人本虚，故攻其热必哕。

外热内寒，误谓内热而攻之，土败胃逆，必发呕哕。

胃中寒冷证四阳明五十五

伤寒，大吐大下之，极虚，复极汗出者，以其人外气怫郁，复与之水，以发其汗，因得哕。所以然者，胃中寒冷故也。

吐下亡阳，中气极虚，而卫泄失敛，复极汗出者，以其人表阳怫郁，离根外浮。误谓表邪，复与之水，以发其汗，土败胃逆，故作呕哕。

哕而腹满证五阳明五十六

伤寒，哕而腹满，视其前后，知何部不利，利之则愈。

哕而腹满，阳明之浊气不降，太阴之清气不升也，前后二阴，必有不利之部。前部不利，利其水道；后部不利，利其谷道。腹满之病，不过气水停郁二者而已。

身痒无汗证六阳明五十七

阳明病，法多汗，反无汗，其身如虫行皮中状者，此为久虚故也。

气虚不能透发，郁于皮腠，故痒如虫行也。

咳呕厥逆证七阳明五十八

阳明病，反无汗而小便利，二三日，咳而呕，手足厥者，必苦头痛。若不咳，不呕，手足不厥者，头不痛。

无汗则阳气内虚，小便利则阳气下虚。经所谓水泉不止者，是膀胱不藏也《素问》语。二三日后，胃阳愈虚，气逆咳呕，手足厥冷，浊气上壅，必苦头痛。不咳，不呕，手足不厥逆者，浊气未逆，故头不痛。

咳逆咽痛证八阳明五十九

阳明病，但头眩，不恶寒，故能食而咳，其人必咽痛，若不咳者，咽不痛。

阳明以下行为顺，上行为逆，胃土上逆，阳气不降，浮越无根，是以头眩。表解，故不恶寒。胃阳未败，故能食。胃土上逆，肺金壅碍则为咳。咳则相火逆冲，是以咽痛。不咳者，相火未冲，故咽不痛。

吴茱萸证九阳明六十

食[①]谷欲呕者，属阳明也，吴茱萸汤主之。得汤反剧者，属上焦也。

土败胃逆，则作呕吐。食谷欲吐者，属阳明也。吴茱萸汤，人参、大枣培土而补中，茱萸、生姜温胃而降逆。若得汤反剧者，则由上焦之痞热，非关中焦之虚寒也。

吴茱萸汤六十三

吴茱萸一升，洗　生姜六两　人参三两　大枣十二枚

上四味，以水七升，煮取二升，去滓，温服七合，日三服。

呕多忌攻证十阳明六十一

伤寒呕多，虽有阳明证，不可攻也。

伤寒经腑郁迫，不能容受，是以作呕。呕缘土虚胃逆，虽有阳明里证，不可攻之也。

---

①食：原脱，据宛本、蜀本补。

五苓散证十一阳明六十二

太阳病，寸缓关浮尺弱，其人发热汗出，复恶寒，不呕，但心下痞者，此以医下之也。如其不下者，病人不恶寒而渴者，此转属阳明也。小便数者，大便必硬，不更衣十日，无所苦也。渴欲饮水，少少与之，但以法救之。渴者，宜五苓散方在太阳四十一。

太阳病，寸缓关浮，犹是中风之脉，而尺弱，则肾气不充。其人发热汗出，复恶寒，不呕，太阳表证未解。而但有心下痞者，此以医误下而成痞，非阳明也。如其心下痞[1]不因攻下，外不恶寒而内有渴证者，此是太阳表解，转属阳明也。盖太阳之病，表未解而误下，则成痞；阳明之病，不俟攻下，而胃气上逆，壅碍胆经降路，亦成痞。而胃逆必呕，土燥必渴，胃热外蒸，必不恶寒，合观诸证，故知是转属阳明。若其小便数者，其大便必硬，然尺弱肾寒，原非阳旺，虽不更衣十日，亦无所苦也。其渴欲饮水，止可少少与之，但以法稍救其口舌干燥而已。缘其渴是土湿，而非火升，非土燥而水涸，宜以五苓散泻水而燥土也。

心下硬满证十二阳明六十三

阳明病，心下硬满者，不可攻之，攻之利遂不止者死，利止者愈。

心下痞者，太阴之证。太阴病，腹满而吐，自利益甚，下之必胸下结硬是也。阳明之病，而见太阴心下硬满之证，阴盛阳弱，故不可攻之。攻之脾阳陷败，利遂不止者死，阳回利止者，则愈也。

寒热脉紧证十三阳明六十四

阳明中风，口苦咽干，腹满微喘，发热恶寒，脉浮而紧，若下之，则腹满小便难也。

阳明中风，而口苦咽干，是有少阳证，腹满，是有太阴证。发热恶寒，脉浮而紧，脉证又与伤寒太阳中风大青龙证相似。此在阳明，腑热外蒸，应当汗出而脉缓，乃脉紧而恶寒者，是卫气外敛，胃家阳虚而不能发也。外有甲木之克，里有太阴之侵，而经腑双郁，不得发越，阳明至此，困惫极矣。

---

① 心下痞：原作“心痞”，据本章经文改。

若复下之，则遂成太阴之证，腹满而小便难也。法详下章猪苓汤一段。

栀子白虎猪苓证十四阳明六十五

阳明病，脉浮而紧，咽燥口苦，腹满而喘，发热汗出，不恶寒，反恶热，身重。若发汗，则躁，心愦愦，反谵语。若加烧针，必怵惕烦躁，不得眠。若下之，则胃中空虚，客气动膈，心中懊侬，舌上苔者，栀子豉汤主之方在太阳八十九。若渴欲饮水，口干舌燥者，白虎加人参汤主之方在太阳三十九。若脉浮发热，渴欲饮水，小便不利者，猪苓汤主之。

阳明病，脉浮而紧，有太阳证，咽燥舌干，有少阳证，腹满，有太阴证，发热汗出，不恶寒，反恶热，则胃热外发矣。但有太阴腹满，则土湿颇旺，未免身重耳。湿盛阳虚，汗下烧针，俱属不可。若发汗，则阳亡躁生，神败心惛，而反谵语。若加烧针，汗去阳亡，必怵惕烦躁，不得眠卧。若下之，则阳亡土败，胃中空虚，不能堤防阴邪，下焦客气，遂逆动于膈下，拒格胸中之阳，心中懊侬，而生瘀浊。心窍于舌，瘀浊在心，舌上苔生者，宜栀子豉汤，涌瘀浊而清烦热也。若下后阴亡，渴欲饮水，口干舌燥者，宜白虎加人参汤，清金而泻热，益气而生津也。若下后阳败[①]而土湿，脉浮发热，渴欲饮水，小便不利者，宜猪苓汤，二苓、滑、泽，利水而泻湿，阿胶润木而清风也。土湿木遏，郁生下热，是以发热。木气堙塞，疏泄不行，故小便不利。木郁风生，肺津伤耗，是以发渴。风气发扬，是以脉浮。腹满身重之人，下之阳败湿增，故见证如此。此申明上章腹满小便难之义。

猪苓汤六十四

猪苓去皮　茯苓　泽泻　滑石碎　阿胶各一两

上五味，以水四升，先煎四味，取二升，去滓，纳[②]阿胶，烊消，温服七合，日三服。

---

①败：原作“旺”，据蜀本、下文“下之阳败湿增”改。

②纳：其下原衍“下”，据《伤寒论・辨阳明病脉证并治》删。

汗多亡阳证十五阳明六十六

发汗多，若重发汗者，亡其阳，谵语。脉短者，死；脉自和者，不死。

汗多亡阳，神败而发谵语。脉短者，阳绝乃死。脉自和者，阳复则生。此申明上章发汗则躁，心愦愦，反谵语之义。

谵语喘满证十六阳明六十七

直视谵语，喘满者死，下利者亦死。

直视谵语，阳亡而神败也。喘满则胃逆而阳上脱，下利则脾陷而阳下脱，是以皆死。

谵语郑声证十七阳明六十八

夫实则谵语，虚则郑声。郑声，重语也。

阳实则为谵语，阳虚则为郑声。郑声之义，语之繁絮重复者。实者，上篇之胃家实是也。虚者，本篇之胃中虚冷是也。此申明上章[①]亡阳谵语之义。

栀子豉证十八阳明六十九

阳明病，下之，其外有热，手足温，不结胸，心中懊侬，饥不能食，但头汗出者，栀子豉汤主之方在太阳八十九。

下伤中气，阳浮于表，故外有热而手足温。胃中空虚，客气动膈，故成结胸，义在结胸。今不成结胸，只觉心中懊侬，饥不能饮食者，膈下之阴与膈上之阳逼迫郁蒸，而生瘀浊故也。膈热熏腾，故头上汗出。此宜栀子豉汤，吐瘀浊而清烦热也。此申明六十五章若[②]下之，胃中空虚，客气动膈，心中懊侬，舌上苔者，栀子豉汤主之一段之义。

① 章：原脱，据蜀本补。

② 若：原脱，据宛本、蜀本补。

白虎证十九阳明七十

三阳合病，腹满身重，难以转侧，口不仁而面垢，谵语，遗尿，发汗则谵语，下之则额上生汗，手足逆冷。此阳明入太阴去路。若自汗者，白虎汤主之方在太阳三十七。此阳明承气初证。

六十五章：脉浮而紧，为太阳证；咽燥口干，为少阳证；发热汗出，不恶寒，反恶热，为阳明证，是三阳合病也。而其腹满身重，以至难以转侧，则太阴证。脾窍于口，阳虚湿盛，开阖蹇涩，故口不仁。木主五色，土湿木郁，气色晦暗，是以面垢。神明不慧，是以谵语。膀胱失约，是以遗尿此补六十五章未详之义也。若发汗，则为郑声之谵语此复申明若发汗，则心愦愦，反谵语一段。若下之，则额上生汗，手足厥冷，阳泄而土败此复申明上章手足温，头汗出之义，而推广之。头汗肢温，是阳虚而上热，额汗肢冷，是阳泄而外寒也。若汗不止头额，而通身自汗者，则津亡而土燥，宜白虎汤，泻热而清金也此复申六十五章白虎汤之义。

汗多胃燥证二十阳明七十一

阳明病，汗出多而渴者，不可与猪苓汤，以汗多胃中燥，猪苓汤复利其小便故也。

六十五章渴而小便不利者，乃与猪苓汤。若汗出多而渴者，则应白虎，不可与猪苓汤。以汗多则胃中已燥，猪苓汤复利其小便以亡津也。此申明上章及六十五章猪苓汤之义。

口燥欲衄证二十一阳明七十二

阳明病，口燥，但欲漱水，不欲咽，此必衄。

口干而漱水不咽，以热在经而不在腑。经热不泄，此必衄也。

鼻燥欲衄证二十二阳明七十三

脉浮发热，口干鼻燥，能食者，则衄。

脉浮发热，表寒外束。口干鼻燥，经热内蒸。能食则热不在腑，经热不能旁泄，则上衄也。

脉浮盗汗证二十三阳明七十四

阳明病，脉浮而紧者，必潮热，发作有时，但浮，必盗汗出。

脉浮而紧，太阳之脉，阳明得之，必潮热，按时而发，以表寒郁其腑热也。若但浮而不紧，则外无表寒而内无里热，寐时卫气不入阴分，皮毛失敛，经热蒸泄，必盗汗出。凡盗汗之家，皆阴盛脏寒，阳不内交者也。

汗解紧愈证二十四阳明七十五

阳明病，初欲食，小便反不利，大便自调，其人骨节疼，翕翕如有热状，奄然发狂，濈然汗出而解者。此水不胜谷气，与汗共并，脉紧则愈。

初欲食，是有谷气。小便不利，大便自调，骨节疼湿流关节，故疼，是土湿而水停也。谷气胜则汗出，水气胜则汗不出，乃翕翕如有热状，忽然发狂，濈然汗出而解者，此谷气欲发，水气郁热而不能发，是以躁乱发狂。究之水气不胜谷气，故濈然汗出，汗出而水气亦随汗泄，与汗共并于外，表寒与里水皆去，脉紧自愈也。

发热色黄证二十五阳明七十六

阳明病，面合赤色，不可攻之，必发热色黄，小便不利也。

表寒外束，郁其经热，则面见赤色，此可汗而不可攻。以面之赤色，是经热而非腑热，腑热则毛蒸汗泄，阳气发越，而无赤色。攻之则阳败湿作，而表寒未解，湿郁经络，必发热色黄，小便不利也。

无汗发黄证二十六阳明七十七

阳明病，无汗，小便不利，而心中懊侬者，身必发黄。

饮入于胃，胃阳蒸动，化而为气，气降则水化。阳气升发，则化水之气外泄而为汗；阳气收藏，则气化之水下注而为尿。汗出水利，湿热发泄，故不发黄。无汗而小便不利，湿气莫泄，郁而生热，熏蒸于上，则心中懊侬，身必发黄也。

微汗发黄证二十七阳明七十八

阳明病，被火，额上微汗出，小便不利者，必发黄。

阳明病，无汗，是阳虚而土湿者。以火熏发汗，但额上微汗出，而身上无汗，小便不利者，湿无泄路，郁而生热，必发黄也。

茵陈蒿证二十八阳明七十九

阳明病，发热汗出者，此为热越，不能发黄也。但头汗出，身无汗，齐颈而还，小便不利，渴饮水浆者，此为瘀热在里，身必发黄，茵陈蒿汤主之方在太阴十二。

汗出而湿热发泄，则不发黄。但头汗而身无汗，湿热莫泄，而小便又复不利，故身必发黄。茵陈蒿汤，茵陈利水而泻湿，栀子、大黄，除烦而荡热也。

脉迟发黄证[①]二十九阳明八十

阳明病，脉迟，食难用饱，饱则微烦头眩，必小便难，此欲作谷疸。虽下之腹满如故，所以然者，脉迟故也。

阴盛则脉迟。阳虚胃逆，饮食不甘，故难以至饱。饱则脾不能化，中焦郁满，浊气不降，故心烦头眩。土湿木郁，必小便艰难。此欲作谷疸，缘谷气陈宿，是以郁而发黄也。虽下之，而腹满不减，以其阴盛而脉迟故也。

柴胡麻黄证三十阳明八十一

阳明中风，脉弦浮大，而短气，腹都满，胁下及心痛，久按之气不通，鼻干，不得汗，嗜卧，一身及面目悉黄，小便难，有潮热，时时哕，耳[②]前后肿，刺之小差，外不解，病过十日，脉续浮者，与小柴胡汤。方在少阳二。脉但浮，无余证者，与麻黄汤方在太阳二十。若不尿，腹满加哕者，不治。

阳明病，脉弦浮大，弦为少阳，浮为太阳，大为阳明脉，是以三阳合

---

① 证：原脱，据石印本及前后文例补。

② 耳：原作“二”，据宛本、蜀本改。

病，而气短。腹都满，则太阴证。少阳之脉，自胃口而布胁肋，胆胃郁遏，故胁下及心作痛。经气痞塞，故久按之而气不通。表寒外束，相火郁升，而刑肺金，故鼻干，不得汗肺窍于鼻。胆木刑胃，土气困乏，故嗜卧。湿土贼于甲木，土木皆郁，故一身及面目悉黄。土湿木郁，疏泄不行，故小便难。胃气壅遏，故发潮热。胃腑郁迫，浊气上逆，故时呕哕。少阳脉循两耳，经气逆行，壅塞不降，故耳前后肿。经郁热盛，故刺之小差，而外证不解。病过十日之外，脉自里达表，续续外浮者，是未传阳明之腑、太阴之脏，犹在少阳之经也。宜小柴胡汤，柴胡、黄芩，清半表之火，参、甘、大枣补半里之阳，生姜、半夏降胃逆而止呕哕也。若脉但浮而不弦，又无少阳诸证者，则全是太阳病，与麻黄汤，以泻表郁。中风而用麻黄者，发汗以泻太阴之湿也《金匮》风湿诸证，俱用麻黄。若不尿，腹满而愈加呕哕者，水贼土败，不可治也。

小柴胡证三十一阳明八十二

阳明病，发潮热，大便溏，小便自可，胸胁满不去者，小柴胡汤主之方在少阳二。

阳明胃腑，为少阳经邪所郁，阳气遏逼，故发潮热。糟粕莫容，故便滑溏。胃逆胆壅，经气不降，故胸胁满结。宜小柴胡汤，半补阳明之里气，半泻少阳之表邪也。

小柴胡证三十二阳明八十三

阳明病，胁下硬满，不大便而呕，舌上白胎者，可与小柴胡汤方在少阳二。上焦得通，津液得下，胃气因和，身濈然而汗出解也。

阳明为少阳所遏，下脘之气陷，则病溏泄，上脘之气逆，则病呕吐。胃逆而津液不降，心部瘀浊，故舌起白胎，由肺壅塞，而上焦不通也。柴芩泻少阳经邪，松其郁迫，故上焦通而津液下，胃气和而汗出解也。

伤寒悬解卷八

少阳经上篇二十二章

少阳本病腑病脏病连经[①]

少阳以甲木而化气于相火，经在二阳三阴之间，阴阳交争，则见寒热。久而阳胜阴败，但热而无寒，则入阳明；阴胜阳败，但寒而无热，则入太阴。小柴胡清解半表而杜阳明之路，温补半里而闭太阴之门，使其阴阳不至偏胜，表邪解于本经，是谓和解。少阳之经，自头走足，下行则相火蛰藏而温腰膝，上逆则相火燔腾而焚胸膈，相火升炎，津血易耗，是以少阳之病，独传阳明者多。大柴胡汤治少阳之经而兼阳明之腑者，以此温针汗下亡津耗血之法，俱少阳之所切忌，恐其阴伤而入阳明也。然太阳、少阳合病，则有呕利之条。呕利者，非太阳、少阳之病，而实阳明之病也。缘甲木郁则克戊土，胃以仓禀之官而被甲木之邪，经迫腑郁，不能容纳，故病上呕而下利。究之胃病则气逆，逆则为呕，脾病则气陷，陷则为利。呕多者，少阳传阳明之病；利多者，少阳传太阴之病也。然则少阳之传太阴者，正自不乏，其义见于第十八章，曰：伤寒六七日，其人烦躁者，阳去入阴也。则篇中不必琐及，而大旨炳然矣。

提纲一章[②]

少阳之气，化于相火，其经自头走足，病则气逆而火炎，升燎咽喉而上

---

① 腑病脏病连经：原脱，据目录补。

② 提纲一章：原作“少阳经提纲少阳一”，据目录、前后文例改。

燔头目。少阳之兼证不一，而口苦、咽干、目眩，则为主证，以相火之上郁故也。病情递变而三者不变，病状善移而三者不移，缘相火不得下秘，离本根而上浮，故口苦咽干，头目旋转而不宁也。是则少阳之他证，皆在于或然之中，而少阳之三者，则处于必然之例。提纲揭三证以概少阳，少阳虽幻化无常，然或有殊状，而必无遁情矣。

少阳经提纲少阳一①

少阳之为病，口苦，咽干，目眩也。

足少阳之经，起目锐眦，下颈，合缺盆，口咽目，皆少阳经脉之所循。少阳以下行为顺，病则经气壅遏，逆循头面，相火燔腾，故见证如此。苦者火之味，炎上作苦也。眩者相火离根，升浮旋转之象也《素问·标本病传论》：肝病头目眩，肝胆同气也。

少阳经病小柴胡证一少阳二

伤寒五六日，中风，寒热往来，胸胁苦满，默默不欲饮食，心烦喜呕，或心中烦而不呕，或渴，或腹中痛，或胁下痞硬，或心下悸，小便不利，或不渴，身有微热，或咳者，小柴胡汤主之。

伤寒五六日，又中风邪，此在太阳，即风寒双感，桂麻各半证也。风寒在表，逼遏少阳经气，于是少阳病作。少阳经在太阳、阳明之里，三阴之表。表则二阳，故为半表；里则三阴，故为半里。半表者，居二阳之下，从阳化气而为热；半里者，居三阴之上②，从阴化气而为寒。人之经气，不郁则不盛，郁则阳盛而生热，阴盛而生寒。经气郁迫，半表之卫，欲发于外，营气束之，不能透发，故闭藏而生表寒；半里之营，欲发于外，而卫气遏之，不能透发，故郁蒸而生里热。盖寒伤营则营束其卫而生表寒，及其营衰则寒往而热又来矣。风伤卫则卫遏其营而生里热，及其卫衰，则热往而寒又来矣。一往一来，胜负不已③，此所以往来寒热也。少阳经脉，下胸贯膈，由

① 少阳经提纲少阳一：原在“少阳之气，化于相火”前，据前后文例移。

② 上：原作“土”，据宛本、蜀本改。

③ 已：原作“一”，据上下文义改。

胃口而循胁肋，病则经气郁遏，而克戊土，戊土胀塞，碍胆经降路，经脉壅阻，故胸胁苦满。戊土被贼，困乏堙瘀，故默默不欲饮食。甲木既逆，相火上燔，而戊土升填，君火又无下降之路，是以心烦。胃土上逆，浊气不降，是以喜呕。或相火熏心，而胃未甚逆，是以心烦而不呕。或相火刑肺，是以渴生。或土寒木燥，土木逼迫，是以腹痛。或经气盘塞，而胁下痞硬。或土湿木郁，心下悸动，而小便不利。或肺津未耗，而内不作渴。太阳未罢，而身有微热。或胃逆肺阻，而生咳嗽。凡此诸病，总是少阳中郁，表里不和之故。小柴胡汤，柴、芩清半表而泻甲木，参、甘、枣温半里而补己土，生姜、半夏降胃逆而止呕吐也。少阳在半表半里之间，半表之阴虚，则自阳明之经而入于阳明之腑；半里之阳虚，则自太阴之经而入太阴之脏。小柴胡，柴芩清泻半表，使不入于阳明，参甘温补半里，使不入于太阴，则邪解于本经，而无入阴入阳之患，是之谓和解表里也。盖木病则传土，所谓病则传其所胜也《素问》语。少阳与阳明、太阴为邻，防其克土而传阳明，故以柴芩泻半表而清阳明，防其克土而传太阴，故以参甘补半里而温太阴，于是表里双解矣。

小柴胡汤六十五①

柴胡半斤　黄芩三两②　半夏半升③，洗　人参三两　甘草三两　生姜三两　大枣十二枚

上七味，以水一斗二升，煮取六升，去滓，再煎取三升，温服一升，日三服。

若胸中烦而不呕，去半夏、人参，加瓜蒌实一枚。瓜蒌实涤瘀而清烦。若渴者，去半夏，加人参合前成四两半、瓜蒌根四两。人参、瓜蒌根，益气而生津，清金而止渴。若腹痛者，去黄芩，加芍药三两。芍药泻甲木而清相火，息风燥而止腹痛。若胁下痞硬，去大枣，加牡蛎四两。牡蛎软坚而消痞硬。若心下悸，小便不利者，去黄芩，加茯苓四两。茯苓泻水而去湿，湿去则木达风息，悸动自安。若不渴，外有微热者，去人参，加桂三两，温覆，取微似汗愈。桂枝解太阳之表邪。若咳者，去人参、大枣、生姜，加五味子半升、干姜二两。五味子、干姜降逆气而止咳。

---

①六十五：原脱，据目录补。

②三两：原作“半斤洗”，据蜀本、《伤寒论·辨太阳病脉证并治中》改。

③升：原作“斤”，据宛本、蜀本改。

小柴胡证二少阳三

血弱气尽，腠理开，邪气因入，与正气相搏，结于胁下，正邪分争，往来寒热，休作有时，默默不欲饮食，脏腑相连，其痛必下，邪高痛下，故使呕也，小柴胡汤主之。

少阳之病，缘太阳、阳明之经外感风寒，经气郁勃，逼侵少阳。少阳之经，因于二阳之侵，血弱气尽，腠里开泄，二阳经邪，因而内入，与本经正气，两相搏战，经气郁迫，结滞胁下。少阳之经，自头走足，脉循胁肋，病则经气不降，横塞胁肋，此胸胁苦满，胁下痞硬之故也。正气病则正亦为邪，阴郁而为寒，是为阴邪，阳郁而为热，是为阳邪。邪正分争，休作有时，此往来寒热之故也。分争之久，正气困乏，精神衰倦，静默无言，饮食不思，此默默不欲饮食之故也。脾脏胃腑，以膜相连，一被木邪，则胃气上逆，脾气下陷。脾气既陷，则肝气抑遏，而克脾土，其痛必在下部，此腹中作痛之故也。胃土既逆，则上脘填塞，君火不降，浊气涌翻，于是心烦，而喜呕吐。胃土逆则邪高，脾土陷则痛下，痛下而邪高，此心烦喜呕之故也。是皆小柴胡证，宜以主之。邪气入内者，正气病而成邪，是即邪气之内传，非必风寒之里入也。

小柴胡证三少阳四

伤寒、中风，有柴胡证，但见一证便是，不必悉具。

总结上二章柴胡诸证言。

小柴胡证四少阳五

伤寒四五日，身热恶寒，颈项强，胁下满，手足温而渴者，小柴胡汤主之。

颈项强，是太阳之病，而肝胆主司筋脉，相火旺则筋脉燥急，少阳之经，自头下行，而循颈项，故亦有颈项强证。胁下满者，少阳之病。手足温者，阳明之病。四肢秉气于胃，胃阳盛旺，则手足温，而手少阳自手走头，足少阳自头走足，故亦有手足温证。是宜小柴胡汤也。

小柴胡证五少阳六

呕而发热者，小柴胡汤主之。

少阳经气不舒，侵迫阳明胃腑，胃气上逆，必作呕吐。相火郁蒸，是以发热。少阳之经，往来寒热，此但云发热而不言寒，是半表之阳盛，而将传于阳明者，是宜小柴胡汤泻其表热也。

柴胡桂枝证六少阳七

伤寒六七日，发热，微恶寒，肢节烦疼，微呕，心下支结，外证未去者，柴胡桂枝汤主之。

太阳病，发热恶寒，骨节疼痛，此发热恶寒，肢节烦痛者，以太阳之外证未去，而相火旺于半表，故恶寒不甚，甲木侵克戊土，土主四肢，故痛在四肢。《素问·太阴阳明论》四肢皆秉气于胃，胃与四肢气脉流通，则疼痛不作。胃病而气不四达，四肢经络，壅滞不行，是以痛生。节者，四肢之溪谷，经气郁遏，溪谷填塞，故痛在骨节。相火郁发，是以烦生也。少阳经自胃口旁下胁肋，故心下支结支结者，旁支偏结也。经病多而腑病[①]少，故微呕不甚。此皆少阳之病，而微见恶寒，则太阳之外证未去也。宜柴胡合桂枝，双解太少之经邪也。

小柴胡加减，外有微热者，加桂枝，此微恶寒，即外有微热之互文。少阳以相火化气，寒往则纯是发热，若但热无寒，则发热更剧，无发热而兼恶寒者。微有恶寒，或外热轻微，便是太阳外证未去，故与桂枝汤合用。伤寒而不用麻黄者，以其恶寒之微也。

柴胡桂枝汤六十六

柴胡四两　黄芩一两五钱　人参一两五钱　半夏二合五勺　大枣六枚　生姜一两五钱　桂枝一两五钱　芍药一两五钱　甘草一两，炙

上九味，以水七升，煮取三升，去滓，温服一升[②]。

---

① 病：原脱，据上文"经病"补。

② 煮取三升去滓温服一升：原作"煮三升温服"，据《伤寒论·辨太阳病脉证并治下》、前后文例改。

小柴胡证七[①] 少阳八

太阳病，十日已去，脉浮细而嗜卧者，外已解也。设胸满腹痛者，与小柴胡汤。脉但浮者，与麻黄汤方在太阳二十。

太阳病，十日以外，脉浮细而嗜卧者，是太阳之外证已解也。表邪离太阳而入少阳，故浮紧变而为浮细，少阳之脉弦细也。胆热者善眠，是其嗜卧，必入少阳。设其胸满胁痛者，又见少阳经证，宜与小柴胡汤。若脉但浮而不细者，则未入少阳，而犹是太阳，宜与麻黄汤也。

小柴胡证八少阳九

伤寒，阳脉涩，阴脉弦，法当腹中急痛者，先用小建中汤。不差者，与小柴胡汤主之。

甲乙同气，甲木不降，则寸脉涩，乙木不升，则尺脉弦。甲木上逆，而克戊土，法当痛见于胸膈；乙木下陷，而克己土，法当痛见于腹胁。木气枯燥，是以其痛迫急。肝胆合邪，风火郁发，中气被贼，势难延缓，宜先用小建中汤，胶饴、甘、枣，补脾精而缓急痛，姜、桂、芍药，达木郁而清风火。若不差者，仍与柴胡，再泻其相火也。此申明首章腹痛者，加芍药之义。

小建中汤六十七

桂枝三两　芍药六两　甘草二两，炙　大枣十二枚　生姜三两　胶饴一升

上六味，以水七升，煮取[②]三升，去滓，内胶饴，更上微火消解，温服一升，日三服。

小柴胡证九少阳十

呕家不可与建中汤，以甜故也。

素惯呕家，不可与建中汤，以桂甘饴枣之甜，最动呕吐也。

---

① 七：原脱，据前后文例补。

② 取：原脱，据《伤寒论·辨太阳病脉证并治中》及前后文例补。

属阳明证十少阳十一

服柴胡汤已，渴者，属阳明也，以法治之。

服柴胡汤已，半表之热清，应当不渴。渴者，胃腑燥热，属阳明也。以法治之，去其燥热，则胃病不成矣。

黄芩半夏证十一少阳十二 入阳明去路

太阳与少阳合病，自下利者，与黄芩汤。若呕者，黄芩加半夏生姜汤主之①。

太阳与少阳合病，少阳经气郁而克戊土，土病而下脘不容，自下利者，与黄芩汤，甘草、大枣补其脾精，黄芩、芍药泻其相火，恐利亡脾阴，以致土燥而入阳明也。若呕者，黄芩加半夏生姜汤，降胃逆而止呕吐也。

黄芩汤六十八

黄芩三两 芍药二两 甘草二两，炙 大枣十二枚

上四味，以水一斗，煮取三升，去滓，温服一升，日再夜一服。若呕者，加半夏半升②、生姜三两。

黄芩加半夏生姜汤六十九

黄芩三两 芍药二两 甘草二两 大枣十二枚 半夏半升 生姜三两

于黄芩汤方内加半夏、生姜，余依黄芩汤服法。

大柴胡证十二少阳十三 入阳明去路

伤寒发热，汗出不解，心下痞硬，呕吐而下利者，大柴胡汤主之。

伤寒表证发热，汗出当解，乃汗出不解，是内有阳明里证。热自内发，非关表寒，汗去津亡，则燥热愈增矣。心下③痞硬，是胆胃两家之郁塞也。呕吐而下利者，是戊土迫于甲木，上下二脘不能容纳水谷也。吐利心痞，自是太阴证，而见于发热汗出之后，则非太阴而阳明也。大柴胡汤，柴、芩、芍药，清少阳之火，枳实、大黄，泻阳明之热，生姜、半夏，降胃逆而止呕

① 主之：原脱，据《伤寒论·辨太阳病脉证并治下》及上下文义补。

② 升：原作“斤”，据宛本、蜀本改。

③ 心下：原作“心中”，据经文改。

吐也。

大柴胡汤七十

柴胡半斤　黄芩三两　芍药三两　半夏半升[①]，洗　生姜五两　大枣十二枚　枳实四枚，炙　大黄二两

上八味，以水一斗二升，煮取六升，去滓，再煎，温服一升，日三服。

大柴胡证十三少阳十四　入阳明去路

伤寒五六日，头汗出，微恶寒，手足冷，心下满，口不欲食，大便硬，脉细者，此为阳微结，必有表，复有里也。脉沉，亦在里也。汗出为阳微，假令纯阴结，不得复有外证，悉入在里，此为半在表半在里也。脉虽沉紧，不得为少阴病[②]，所以然者，阴不得有汗，今头汗出，故知非少阴也。可与小柴胡汤。设不了了者，得屎而解。

伤寒五六日，头汗出，微恶寒，手足冷，心下满，口不欲食默默不欲饮食，大便硬，脉细者包下沉紧，此为阳明经之微结。以少阳、阳明两经郁迫，结于胃口，故心下满胀。经热熏蒸，故头上汗出。必有少阳之表证，如汗出恶寒肢冷心满之类，复有阳明之里证，如大便硬之类也。盖少阳与阳明合病，戊土不能胜甲木，必传阳明胃腑，故决有里证。其脉之沉，主在里也。汗出为阳经之微结，假令纯是阴分之结阳以少阳经言，阴以阳明腑言，必不得复有外证，如汗出恶寒之类，应当悉入在里，既有外证，此为半在里半在表也。其脉虽沉紧，亦不得为少阴病，所以然者，少阴病不得有汗，今头汗出，故知非少阴，而实少阳也。此大柴胡证，先与小柴胡汤，以解少阳之经邪，设服后犹不了了者，再以承气泻阳明之腑邪，得屎而解矣。

调胃承气证十四少阳十五　入阳明去路

太阳病，过经十余日，心中温温欲吐，而胸中痛，大便反溏，腹微满，郁郁微烦，先此时自极吐下者，与调胃承气汤方在阳明二十。若不尔者，不可与。但欲呕，胸中痛，微溏者，此非柴胡证，以呕故知极吐下也。

---

① 升：原作“斤”，据宛本、蜀本改。

② 病：原作“结”，据宛本、蜀本、上下文改。

太阳病，过经十余日，应不在少阳，其心中温温欲吐，而胸中痛，大便反溏，腹微满，郁郁微烦，又似少阳柴胡证胃土迫于胆木，其见证如此。岂有少阳证如此之日久者？若先此时自已曾极吐下者，则是少阳之传阳明，少阳之经证微在，阳明之腑证已成，可与调胃承气汤，无事柴胡也。以少阳之传阳明，经迫腑郁，必见吐下。大柴胡证吐下盛作，正是少阳、阳明经腑双病之秋，故大柴胡柴胡与承气并用，双解经腑之邪。此已吐下在先，仅存欲吐便溏，止是少阳余波，故不用柴胡，而用承气。若非由自极吐下而得者，便是太阴证，不可与承气也。所以知其自吐下来者，以今日之欲呕[①]与便溏，少阳之余波犹在故也。

少阳传经三章[②]

少阳传经一少阳十六

伤寒三日，少阳脉小者，欲已也。

伤寒一日太阳，二日阳明，三日少阳。《阳明篇》：伤寒三日，阳明脉大。若三日而见少阳之小脉，不见阳明之大脉，是不传阳明之腑，而病欲已也。此与太阳经伤寒一日，太阳受之，脉若静者，为不传义同。言六经俱遍，邪不里传，自能汗解也。

传经二少阳十七

伤寒三日，三阳为尽，三阴当受邪，其人反能食不呕，此为三阴不受邪也。

伤寒一日一经，六日六经俱遍，则正复邪退，汗出而解。其不应期而解者，阳盛而入阳明之腑，阴盛而入三阴之脏者也。少阳居阳明太阴之介，阳盛则入于腑，阴盛则入于脏，于伤寒三日，病在少阳之时，候之少阳脉小，不传阳明之腑，是阳不偏盛，使阴气偏盛，当入三阴之脏，是时三阳既尽，三阴当受邪矣。若其人反能食不呕，此为三阴之脏不受外邪，再俟三日，但传三阴之经，自能应当汗解也。太阴为病，腹满而吐，食不下，是脏病而非

① 呕：原作“吐”，据本章经文改。

② 少阳传经三章：原脱，据目录、前后文例补。

经病也，故仲景曰：以其脏有寒故也。《阳明篇》皆言腑病其经病，皆有腑证也，三阴篇皆言脏病，并非经病也。阴阳和平，脏腑可以不传，经无不传之理，所谓发于阳者，七日愈，发于阴者，六日愈，必然之数也。六经经证，总统于太阳一经，凡中风在六日之内，不拘何经，皆宜桂枝，伤寒在六日之内，不拘何经，皆宜麻黄。惟入脏入腑，则阴阳偏胜，愈期不齐，而法亦百变不穷矣。盖入脏入腑而后，太阳证罢，不入脏腑，而在经络，万无太阳遽罢，但有别经表证者。所谓表者，止有皮毛一层，皮毛既开，太阳已罢，别经如何不罢？若皮毛未开，太阳何缘遽罢？太阳不罢，是以六经俱尽，总宜麻、桂也。程氏谓：伤寒一日，太阳受之。脉若静者，为不传。伤寒三日，少阳脉小者，欲已也。伤寒三日，三阴当受邪，其人反能食不呕，此为三阴不受邪也。为经亦不传，悖谬之至。

传经三少阳十八　入三阴去路

伤寒六七日，无大热，其人烦躁者，此为阳去入阴也。

伤寒六七日，经尽之期，外无大热，而其人烦躁者，此为阳去而入三阴之脏也。脏阴旺则阳气离根而失归，必至烦躁。

热入血室三章①

妇人热入血室一少阳十九

妇人中风，发热恶寒，经水适来，得之七八日，热除而脉迟身凉，胸胁下满，如结胸状，谵语者，此为热入血室，当刺期门，随其实而泻之。

妇人中风，发热恶寒，而值经水适来之时。及得病七八日后，发热已除，而脉迟身凉，是当解矣。乃胸胁之下胀满，如结胸之状，而作谵语者，此为热入血室，热不在上而在下也。当刺厥阴之期门，随其经中之实处而泻之，以肝主藏血，肝胆同气。此与阳明刺期门章义同。

---

① 热入血室三章：原脱，据前后文例补。

热入血室二少阳二十

妇人中风，七八日续得寒热，发作有时，经水适断者，此为热入血室，其血必结，故使如疟状，发作有时，小柴胡汤主之。

妇人中风，七八日后，续得寒热往来，发作有时之证，而值经水适断之时者，此为热入血室。其血必当瘀结。热结血分，少阳之经气不得外达，阴阳交争，互相束闭，故使寒热如疟，发作有时也。小柴胡汤发少阳之经邪，热去则血可自下，不下，然后用抵当攻之。上章因经水适来而热入，是血实之时；此因经水适断而热入，是血虚之时，实宜清泻，虚宜凉补。

热入血室三少阳二十一

妇人伤寒发热，经水适来，昼日明了，暮则谵语，如见鬼状者，此为热入血室，无犯胃气及上二焦，必①自愈。

妇人伤寒发热，而值经水适来之时，昼日清白明了，暮则谵语，如见鬼状者，此为热入血室。以血为阴，夜则阳气潜入阴分，血热发作，故谵妄不明也。热邪在下，治之勿犯中焦胃气及上焦清气，必自愈也。

少阳解期一章②

少阳解期少阳二十二

少阳病，欲解时，从寅至辰上。

寅卯辰，少阳得令之时，故解于此。

---

①必：原作“则”，据《伤寒论·辨太阳病脉证并治下》，上下文改。

②一章：原脱，据前后文例补。

伤寒悬解卷九

少阳经下篇十六章

少阳坏病

少阳在半表半里之间，故宜小柴胡半表半里治之。而半表之阳盛，则小柴胡之黄芩不足以清表阳，而人参反益半表之热，服柴胡汤已，渴者属阳明是也。半里之阴盛，则小柴胡之人参不足以温里阴，而黄芩反益半里之寒，与柴胡汤后必下重是也。小柴胡未尝犯本经之禁，而于阴阳偏盛者，犹有助虐之弊，况乎汗下温针，倒行逆施，阳盛而泻其阴，阴盛而伐其阳，则入阴入阳，坏病百出矣。仲景于是，有救逆之法，补苴挽回，使之离阳明之腑而出太阴之脏，所谓明辅造化，幽赞鬼神者也。

提纲一章[1]

太阳表证不解，传于少阳之经，胁下硬满，干呕不食，往来寒热，谵语，是其腑病而经郁也。若汗下温针，一经逆治，阳盛则入阳明之腑，阴盛则入三阴之脏，少阳之证已罢，他经之证蜂生，病自少阳而坏，是谓少阳之坏病。其逆犯不同，则病坏非一，知其所犯，治之以法。法在则人存，病虽坏而人不坏，是贵乎良工也。

---

① 提纲一章：原作“少阳坏病提纲一少阳二十三”，据目录及前后文例改。

少阳坏病提纲一少阳二十三[①]

本太阳病不解，转入少阳者，胁下硬满，干呕，不能食，往来寒热，尚未吐下，脉沉紧者，与小柴胡。若已吐下发汗温针，谵语，柴胡证罢，此为坏病，知犯何逆，以法治之。

本太阳表证不解，传入少阳者，胁下硬满，干呕，不能食，往来寒热，此皆柴胡本证。少阳之脉，弦细沉紧，若尚未吐下，而脉候沉紧者，又有柴胡本脉，与小柴胡汤，病自解矣。若已经吐下发汗温针，谵语不明，柴胡证罢，非入阳明之腑，即入三阴之脏，此为少阳坏病。柴胡，少阳之方，不中与也。审犯何逆，以法治之。

少阳坏病入阳明去路八章[②]

少阳坏病入阳明去路谵语烦悸证一少阳二十四

伤寒，脉弦细，头痛发热者，属少阳。少阳不可发汗，发汗则谵语，此属胃。胃和则愈，胃不和则烦而悸。

少阳为三阳之始，阳气未盛，故脉弦细。少阳经脉，自头走足，病则经气逆升，壅于头上，故善头痛。少阳从相火化气，病则相火郁蒸，故善发热。相火熏烁，津液既损，故不可发汗。汗之津亡土燥，则作谵语，此属胃病。盖君相下根，全由胃土之降。汗亡津液，土燥胃逆，二火飞腾，神明扰乱，故作谵语。胃津续复，行其清降之令，二火渐下，不至为病。若胃燥而不和，二火拔根，则心家烦生，而风木郁冲，必作悸动也。法详下章。

小建中证二少阳二十五

伤寒二三日，心中悸而烦者，小建中汤主之方在少阳九。

少阳甲木化气于相火，随戊土下行而交癸水，与少阴君火并根坎府，是以神宇清宁，不生烦乱。汗泄中脘，津亡土燥，胃逆不能降蛰相火，相火升炎，消烁心液，故生烦扰。胆胃两经，痞塞心胁，阻碍厥阴升达之路，风木

① 少阳坏病提纲一少阳二十三：原在“太阳表证不解传于少阳之经”前，据前后文例移。

② 少阳坏病入阳明去路八章：原脱，据前后文例补。

郁冲，振摇不已，是以动悸。风火交侵，伤耗胃脘津液，小建中汤，胶饴、甘、枣，补脾精而生胃液，姜、桂、芍药，疏甲木而清相火也。

炙甘草证三少阳二十六

伤寒，脉结代，心动悸者，炙甘草汤主之。

少阳经脉，自头走足，循胃口而下两胁，病则经气上逆，冲逼戊土，胃气郁满，横隔胆经隧道，是以心胁痞硬。经络壅塞，营血不得畅流，相火升炎，渐而营血消亡，经络梗涩，是以经脉结代。血亡木燥，风木郁冲，而升路阻隔，未能顺达，是以悸动。相火上燔，辛金受刑，甲木上郁，戊土被克，土金俱败，则病传阳明，而中气伤矣。炙甘草汤，参、甘、大枣，益胃气而补脾精，胶、地、麻仁滋经脉而泽枯槁，姜、桂行营血之瘀塞，麦冬清肺金之燥热也。

炙甘草汤七十一

甘草四两，炙　人参二两　大枣十二枚　生地黄一斤　阿胶二两　麦冬半升，去心　麻仁半升　桂枝三两[①]　生姜三两

上九味，以清酒七升，水八升，先煮八味，取三升，去滓，内胶，烊消尽，温服一升，日三服。一名复脉汤。

烦满惊悸证四少阳二十七

少阳中风，两耳无所闻，目赤，胸中满而烦者，不可吐下，吐下则悸而惊。

太阳中风，而传少阳，是谓少阳中风。少阳脉循两耳，病则经脉逆行，浊气上填，是以耳聋。少阳脉起目之锐眦，相火升炎，是以目赤。少阳脉循胸膈而下两胁，经气壅阻，肺胃不降，是以胸中烦满。如此者，不可吐下，吐下则悸而且惊。盖耳聋目赤，胸满心烦，胆胃两经已自不降，再以吐下伤其胃气，胃气愈逆，甲木拔根，是以胆怯而神惊。胆胃双郁，胸膈闭塞，风木郁冲，升路壅碍，是以悸作法详下章。

① 三两：原作“二两”，据蜀本、《伤寒论·辨太阳病脉证并治下》改。

柴胡龙骨牡蛎证五少阳二十八

伤寒八九日，下之，胸满烦惊，小便不利，谵语，一身尽重，不可转侧者，柴胡加龙骨牡蛎汤主之。

下伤中气，胃逆而为胸满。胆木拔根，而为烦惊。心神扰乱，而为谵语。乙木郁遏，疏泄不行，则小便不利。己土湿动，机关壅滞，则一身尽重，不可转侧。柴胡加龙骨牡蛎汤，大枣、参、苓，补土而泻湿，大黄、柴胡、桂枝[①]，泻火而疏木，生姜、半夏，下冲而降浊，龙骨、牡蛎、铅丹，敛魂而镇逆也。

柴胡加龙骨牡蛎汤七十二

柴胡四两　半夏二合，洗　人参一两五钱　大枣六枚　生姜一两五钱　桂枝一两五钱　茯苓一两五钱　大黄二两　铅丹一两五钱　龙骨一两五钱　牡蛎一两五钱

上十一味，以水八升，煮取四升，内大黄，切如棋子大，更煮一二沸，去滓，温服一升。

小柴胡证六少阳二十九

凡柴胡汤病证而下之，若柴胡证不罢者，复与柴胡汤，必蒸蒸而振，却发热汗出而解。

柴胡证，本不宜下，而误下之，柴胡证罢，此为坏病。若其证不罢，复与柴胡汤，必蒸蒸而振栗，却发热汗出而解。阳气欲发，为阴邪所束，郁勃鼓动，故振栗战摇。顷之透发肌表，则汗而解矣。

大柴胡证七少阳三十

太阳病，过经十余日，反二三下之，后四五日，柴胡证仍在者，先与小柴胡汤。呕不止，心下急，郁郁微烦者，为未解也，大柴胡汤下之则愈方在少阳十三。

下后柴胡证仍在，若但有少阳经证而无阳明腑证，先与小柴胡汤，应当解矣。若呕不止，心下急，郁郁微烦者，是经迫而腑郁，为未解也。与大柴胡汤下之，经腑双解则愈矣。

---

① 桂枝：原脱，据蜀本补。

大柴胡证八少阳三十一

伤寒十三日不解，胸胁满而呕，日晡所发潮热，已而微利，此本柴胡证，下之而不利。今反利者，知医以丸药下之，非其治也。潮热者，实也。先宜小柴胡汤以解外，后以柴胡加芒硝汤[1]主之。

十三日不解，已过再经之期。胸胁满而呕，是少阳经证。日晡时发潮热，是阳明腑证。腑病则大便续硬，乃已而微利，定服丸药矣。少阳而兼阳明，此本大柴胡证，下之当腑热清而不利，今反利者，知医以丸药下之，缓不及事，而又遗其经证。表里俱未罢，经邪束迫，腑热日增，故虽利不愈，此非其治也。潮热者，胃家之实也，是固宜下。而胸胁之满，尚有少阳证，先宜小柴胡汤以解其外，后宜柴胡加芒硝汤主之，解外而并清其里也。但加芒硝而不用大黄者，以丸药下后，宿物去而腑热未清也。

柴胡加芒硝汤七十三

柴胡半斤　黄芩三两　半夏半升，洗　生姜三两　人参三两　甘草三两　大枣十二枚　芒硝六两

于小柴胡汤内加芒硝六两，余依前法。不解，更服。

少阳坏病入太阴去路二章[2]

少阳坏病入太阴去路柴胡桂枝干姜证一少阳三十二

伤寒五六日，已发汗而复下之，胸胁满微结，小便不利，渴而不呕，但头汗出，往来寒热，心烦者，此为未解也，柴胡桂枝干姜汤主之。

伤寒五六日，已发汗而复下之，伤其中气，胆胃俱逆，胸胁满结，脾湿肝遏，小便不利，胆火刑肺，是以渴生。胃逆未甚，不至作呕。相火逆升，故头上汗出。营卫交争，故往来寒热。君相升泄，是以心烦。此为少阳之经而传太阴之脏，表里俱未解也。柴胡桂枝干姜汤，柴胡、黄芩，疏甲木而清相火，桂枝、瓜蒌，达乙木而清燥金，姜、甘，温中而培土，牡蛎除满而消结也。

---

① 汤：原脱，据《伤寒论·辨太阳病脉证并治中》、上下文补。

② 二章：原脱，据前后文例补。

柴胡桂枝干姜汤七十四

柴胡半斤　黄芩三两　甘草二两　干姜三两　桂枝三两　牡蛎二两　瓜蒌根四两

上七味，以水一斗二升，煮取六升，去滓，再煎取三升，温服一升，日三服。初服微烦，复服汗出便愈。

误下身黄证二少阳三十三

得病六七日，脉迟浮弱，恶风寒，手足温。医二三下之，不能食而胁下满痛，面目及身黄，头项强，小便难者，与柴胡汤，后必下重。本渴而饮水呕者，柴胡汤不中与也，食谷者哕。

得病六七日，脉迟浮弱，而恶风寒，是太阳中风脉证。手足温，是少阳证，而亦阳明、太阴中气之未败也。医乃二三下之，伤其中气，胆胃俱逆，故不能食而胁下满痛。浊气冲塞，颈项亦强。脾湿肝遏，遍身发黄而小便难者，与柴胡汤，黄芩寒中，肝脾郁陷，后必下重。本来作渴，而饮水则呕者，此土湿中寒，柴胡不中与也。不能容水，亦当不能纳食，饮水既呕，食谷亦哕也。

少阳坏病结胸痞证五章①

病在少阳，或入阳明之腑，或入太阴之脏。将入阳明，而经证未罢，下早则为结胸，将入太阴，误下则为痞，与太阳之结胸痞证由来正同也。

少阳坏病结胸初证一少阳三十四

太阳与少阳并病，头项强痛，或眩冒，时如结胸，心下痞硬者，当刺大椎第一间肺俞、肝俞，慎不可发汗，发汗则谵语，脉弦。五六日，谵语不止，当刺期门。

太阳传少阳，两经并病，太阳则头项强痛，少阳则或觉眩冒，时如结胸，心下痞硬者，此已是结胸初证。当刺大椎第一间之肺俞、肝俞。刺肺俞以泻太阳之郁，刺肝俞以泻少阳之郁，缘肺与太阳同主卫气而司皮毛，肝

① 五章：原脱，据前后文例补。

与少阳同藏营血而司筋膜也。慎不可发汗以伤少阳津血，发汗则土燥而为谵语，木枯而为脉弦。盖其胸隔痞硬，已是胆胃俱逆，再发其汗，火烈土焦，遂入阳明，而为谵语。胆胃愈逆，则时如结胸者，当不止如是而已。若五六日，谵语不止，则胆胃之津益耗，当刺厥阴之期门，以泄少阳而救阳明也。

结胸初证二少阳三十五

太阳、少阳并病，心下硬，颈项强而眩者，当刺大椎、肺俞、肝俞，慎勿下之。

颈项强，太阳之证，而少阳自头下耳，循颈而入缺盆，亦当有之。心下[①]硬，目眩，则纯是少阳证。大椎，脊骨第一大节，正当项后，肺俞，在第三椎两旁，肝俞，在第九椎两旁，皆是太阳之经穴。《灵枢·背输》篇名作腧，经气之所输泄也，义与输同。汗之脏阴外亡，则为谵语，上章是也；下之表阳内陷，则成结胸，下章是也。

结胸证三少阳三十六

太阳、少阳并病，而反下之，成结胸，心下硬，下利不止，水浆不下，其人心烦。

太少并病，不解经邪，而反下之，因成结胸，心下硬者，下而下利不止，上而水浆不入，清陷浊逆，相火郁升，其人必心烦也。

结胸证四少阳三十七

伤寒十余日，热结在里，复往来寒热者，与大柴胡汤。但结胸，无大热者，此为[②]水结在胸胁也。但头微汗出者，大陷胸汤主之方在太阳百十一。

伤寒十余日，热结在阳明之里，复往来寒热，火郁于少阳之表者，与大柴胡汤，双解表里之邪。若但是结胸，而里无大热者，此为阴阳逼蒸，而生水饮，结在胸胁之间也。但头上微汗出者，缘于膈热熏蒸，宜大陷胸汤，泻

① 下：原脱，据上下文补。

② 为：原作“谓”，据《伤寒论·辨太阳病脉证并治下》改。

其胸胁之结水也。太阳、阳明结胸，必兼少阳之邪，缘胆胃两经郁迫不降，而胸胁硬满，是为结胸之根。下之太早，里阴上逆，表阳内陷，则成结胸，而少阳脉循胁肋，故有胁下硬满之证也。

结胸痞证五少阳三十八

伤寒五六日，呕而发热者，柴胡汤证具，而以他药下之，柴胡证仍在者，复与柴胡汤，此虽已下之，不为逆，必蒸蒸而振，却发热汗出而解。若心下满而硬痛者，此为结胸也，大陷胸汤主之。方在太阳百十一。但满而不痛者，此为痞，柴胡汤不中与也，宜半夏泻心汤。

呕而发热，柴胡证具，不解经邪，而以他药下之，柴胡证仍在，是表阳未陷，邪犹在经，宜复与柴胡汤，以解经邪。此虽已下之，不至为逆，必蒸蒸而振栗，却发热汗出而解。若下后经证已罢，心下满而硬痛者，此表阳内陷，热入而为结胸也，宜大陷胸汤。但满而不痛者，此里阴上逆，而为痞也，柴胡汤不中与也。宜半夏泻心汤，参、甘、姜、枣，温补中脘之虚寒，黄芩、黄连，清泻上焦之郁热，半夏降浊阴而消痞满也。方[①]以半夏名，因原有呕证，下后气愈逆而呕愈增也。

半夏泻心汤七十五

半夏半升，洗　人参三两　大枣十二枚　干姜三两　甘草三两，炙　黄芩三两　黄连一两

上七味，以水一斗，煮取六升，去滓，再煎取三升，温服一升，日三服。

① 也方：原脱，据蜀本补。

伤寒悬解卷十

太阴全篇十七章[①]

太阴脏病

太阴以湿土主令，故太阴脾脏不病则已，病则是湿。土之所以克水者，以其燥也，湿则反被水侮。少阴寒水之气传之于土，是以其脏有寒。湿者，太阴之主气，寒者，少阴之客气也。而太阴之病寒湿者，总因阳明之虚。脾为湿土，胃为燥土，阳明之阳盛，则湿为燥夺而化热，太阴之阴盛，则燥为湿夺而生寒。而阴阳虚实之权，在乎中气。中气旺则脾家实，太阴从化于阳明；中气衰则胃气逆，阳明从化于太阴。阳明下篇诸证，皆阳明入太阴之病也。未入太阴，阴气外侵，犹倏渐夺，故太阴之病象颇多，半寓于阳明之内；已入太阴，阴邪内传，势不久驻，故太阴之病条甚少，全见于少厥之中。盖脾阳亏虚，则水侮而木贼，少、厥之阴邪勃起而内应，于是未去太阴，已传少、厥。自此少、厥告急，而太阴之病，俱附于少、厥之篇矣。大凡少、厥之死病，皆由脾阳之颓败，少、厥之生证，悉因脾阳之来复，太阴一脏，是存亡生死之关。仲景四逆之垂法，大黄、芍药之示戒，不可不详思而熟味也。

提纲一章[②]

太阴湿土，气本上行，《素问》脾气散精，上归于肺，是脏气之上行

---

① 十七章：原脱，据目录、前后文例补。

② 提纲一章：原作“太阴经提纲一太阴一”，据目录改。

也。足之三阴，自足走胸，是经气之上行也。病则湿盛气滞，陷而不升，脾陷则胃逆而不降矣。盖燥为阳而湿为阴，阳本于天而亲上，阴本乎地而亲下，故阳明燥土，病则气逆，太阴湿土，病则气陷，自然之性也。太阴提纲，腹满而吐，食不下者，太阴之累及阳明而气逆也。自利益甚，时腹痛者，太阴之伤于厥阴而气陷也。脾陷而不升，胃逆而不降，病见于上下，而根在乎中宫，以中宫枢轴之不运也。若下之，枢轴败折，陷者益陷而逆者益逆。逆之至，则胸下结硬，而不止于腹满，陷之极，不过于自利之益甚，无以加矣。故但言其逆而不言其陷，非省文也，无庸言也。

太阴经提纲一太阴一①

太阴之为病，腹满而吐，食不下，自利益甚，时腹自痛，若下之，必胸下结硬。

太阴，脾之经也。脾主升清，胃主降浊，清升浊降，腹中冲和，是以不满。脾病则清阳不升，脾病累胃，胃病则浊阴不降，中气凝滞，故腹满也。吐者，胃气之上逆，逆而不纳，故食不下也。利者，脾气之下陷，清阳不升，寒生于下，水谷不消，故自利益甚也。湿寒郁塞，木气不舒，侵克脾土，故时腹自痛也。若下之，土愈败而胃愈逆，甲木壅碍，不得下行，痞郁胃口，故胸下结硬，即病发于阴，而反下之，因作痞也。

程氏曰：太阴湿土，其脏有寒，则病自是寒，岂有传经为热之理！使阳入阴，能化阴为阳，则水入火，亦能变水为火，必无之事也。吐利痛满，纯是阴邪用事。下之阴邪入于阳位，究与结胸之邪高下稍异，彼因阳从上陷而阻留，此缘阴从下逆而不归，寒热大别。

三阴篇皆言脏病，非经病也。经病而不入于脏，伤寒不过六日，中风不过七日，无不汗解之理。三阴经病，总统于太阳一经，四日太阴，未可曰太阴之为病，亦不必痛满吐利。脏寒而用四逆，五日少阴，未可曰少阴之为病，亦不必厥冷吐利。水盛而用真武，六日厥阴，未可曰厥阴之为病，亦不必蛔厥吐利。风动而用乌梅，不拘何经，其在六日之内者，悉宜麻、桂发表，无异法也。至于自经而入脏，然后太阴有痛满吐利之证而用四逆，少阴

① 太阴经提纲一太阴一：原在“太阴湿土，气本下行”前，据前后文例移。

有厥冷吐利之证而用真武，厥阴有蛔厥吐利之证而用乌梅，以其一脏之为病如此，用药不得不如此也，而桂枝、麻黄之法，不可用矣。昔人传经为热、直中为寒之说，固属庸妄之胡谈。程氏乃以脏病为经病，且谓伤寒不传经，亦悖谬不通。义详少阳传经中。

太阴经病桂枝证一太阴二

太阴病，脉浮者，可发汗，宜桂枝汤方在太阳五。此太阴经病。

太阴病，已传脾脏，宜见腹满吐利，腹痛不食诸证。若不见诸证，而脉浮者，是脏病未成，而但见经病也，宜桂枝发汗。

太阴脏病四逆证二太阴三

病发热头痛，脉反沉，不差，身体疼痛，当温其里，宜四逆汤。

发热头痛，是太阳表证，脉应见浮，乃脉反沉，是已入太阴之脏。若脉沉[1]，不差，虽身体疼痛，表证未解，然当先温其里，宜四逆汤，甘草培其土，干姜温其中，附子温其下也。

四逆汤七十六

甘草二两，炙　干姜一[2]两半　附子一枚，生，去皮脐，破八片

上三味，㕮咀，以水三升，煮取一升二合，去滓，分[3]温再服。强人可大附子一枚、干姜三两。

下利清谷证三太阴四

下利清谷，不可攻表，汗出必胀满。

脉沉已当温里，不可发表，若见下利清谷之证，则脏病益显，不可攻表。汗出亡阳，必生胀满。

---

① 沉：原作“迟”，据经文改。

② 一：原脱，据《伤寒论·辨太阳病脉证并治上》补。

③ 分：原脱，据《伤寒论·辨太阳病脉证并治上》补。

四逆桂枝证四太阴五

下利腹胀满，身体疼痛者，先温其里，乃攻其表。温里宜四逆汤，攻表宜桂枝汤方在太阳五。

下利而腹又胀满，是太阴脏病，腹满自利之证俱见矣。而其身体疼痛者，又有太阳经病，是当先温其里，乃攻其表。温里宜四逆汤以驱寒，攻表宜桂枝汤以驱风，里温则发汗不虑其亡阳矣。此与太阳伤寒，医下之续得下利清谷章法同。

四逆证五太阴六

自利不渴者，属太阴，以其脏有寒故也。当温之，宜服四逆辈。

三阳之利，津亡里燥，多见渴证，自利而不渴者，此属太阴，以其脏有寒故也。是当温之，宜四逆辈也。

黄连证六太阴七

伤寒，胸中有热，胃中有邪气，腹中痛，欲呕吐者，黄连汤主之。

伤寒，胸中有热，而胃中有肝胆之邪气，肝邪克脾，腹中疼痛，胆邪克胃，欲作呕吐者，是土气湿寒而木气郁遏也。黄连汤，黄连、半夏，清上热而止呕吐，参、甘、姜、枣温中寒而止疼痛，桂枝疏木而通经也。

黄连汤七十七

黄连三两　半夏半升，洗　人参二两　甘草二两，炙　大枣十二枚　干姜三两　桂枝三两

上七味，以水一斗，煮取六升，去滓，温服一升，日三服，一日夜二服。

桂枝芍药证七太阴八

本太阳病，医反下之，因而腹满时痛者，属太阴也。桂枝加[1]芍药汤主之。

本太阳表证，医不解表，而反下之，脾败肝郁，因而腹满时痛者，此属太阴也。桂枝加芍药汤，桂枝解太阳之表邪，芍药清乙木之风燥也。

---

① 加：原脱，据目录、上下文补。

桂枝加[1]芍药汤七十八

桂枝三两　甘草二两　大枣十二枚　生姜三两　芍药六两

于桂枝汤方更加芍药三两，随前六两，余依桂枝汤法。

桂枝大黄证八太阴九

大实痛者，桂枝加大黄汤主之。

满痛而加大实，非泻不可。桂枝加大黄汤，倍芍药以清木燥，而加大黄以泻土郁。

桂枝加大黄汤七十九

桂枝三两　甘草二两，炙　大枣十二枚　生姜三两　芍药六两　大黄一两

上六味，以水七升，煮取三[2]升，去滓，温服一升，日三服。

芍药大黄证九太阴十

太阴为病，脉弱，其人续自便利，设当行大黄、芍药者，宜减之，以其胃气弱，易动故也。

太阴为病，其脉软弱，其人当续自便利。设腹满时痛，以至大实，当行芍药、大黄者，宜稍减之。以其人太阴既病，胃气必弱，易于伤动故也。

暴烦下利证十太阴十一

伤寒，脉浮而缓，手足自温者，系在太阴。太阴身当发黄，若小便自利者，不能发黄。至七八日，虽暴烦下利，日十余行，必自止，以脾家实，腐秽当去故也。

伤寒，浮缓之脉，而见手足自温，浮为太阳，缓为阳明、太阴。脾胃同主四肢，中焦阳旺，四肢自温，其为阳明、太阴，无以辨也。且以系在太阴，太阴湿土，表病湿郁，身当发黄。若小便自利者，湿气下泄，又不能发黄。何以别之？必验之大便，阳明则大便自硬，太阴则大便自利矣。至续自便利，则系在太阴确矣。然手足温而小便利，则脾家未衰，至七八日，虽暴

① 加：原作“桂枝芍药汤”，据《伤寒论·辨太阴病脉证并治》、目录、上下文补。

② 三：原作“二”，据《伤寒论·辨太阴病脉证并治》改。

烦下利，日十余行，必当自止。以此之自利，乃脾家之实，腐秽当去之故，非益甚之自利也。此与阳明至七八日，大便硬章彼此互文，提下发黄诸章之纲。

茵陈蒿证十一太阴十二

伤寒七八日，身黄，如橘子色，小便不利，腹微满者，茵陈蒿汤主之。

伤寒七八日，表寒郁其里湿，而生内热，湿热瘀蒸，身上发黄如橘子色。小便不利，腹微满者，以土湿木郁，疏泄不行，则小便不利，木郁克土，脾气胀塞，则腹里微急，脾被肝刑，土色外见，则皮肤熏黄，缘木主五色，入土化黄故也。茵陈蒿汤，茵陈利水而除湿，栀子、大黄，泻热而荡瘀也。

茵陈蒿汤八十

茵陈蒿六两　栀子十四枚，劈　大黄二两，去皮

上三味，以水一斗，先煮茵陈，减六升，内二味，煮取三升，去滓，分温三服。小便当利，尿如皂角汁状，色正赤。一宿腹减，黄从小便去也。

麻黄连翘赤小豆证十二太阴十三

伤寒，瘀热在里，身必发黄，麻黄连翘赤小豆汤主之。

伤寒表病，湿瘀而生里热，不得汗尿疏泄，身必发黄。麻黄连翘赤小豆汤，麻黄泄皮毛之郁，杏仁降肺气之逆，生梓白皮清相火而疏木，连翘、赤小豆泻湿热而利水，姜、甘、大枣和中气而补脾精也。以湿旺腹满，胆胃逆升，相火郁遏，湿化为热，外无出路，是以发黄。发汗利水，使湿气渗泄，则黄消矣。

麻黄连翘赤小豆汤八十一

麻黄二两　杏仁四十枚，去皮尖　生姜二两　生梓白皮一升　连翘二两　甘草二两，炙　大枣十二枚　赤小豆一升

以上八味，以潦水一斗，先煮麻黄再沸，去上沫，内诸药，煮取三升，去滓[1]，分温三服，半日服尽。

---

①去滓：原脱，据《伤寒论·辨太阳病脉证并治下》、前后文例补。

栀子柏皮证十三太阴十四

伤寒，身黄发热者，栀子柏皮汤主之。

瘀热在里，则身热而腹满；瘀热在表，则身黄而发热。栀子柏皮汤，甘草培土而补中气，栀子、柏皮泻湿而清表热也。

栀子柏皮汤八十二

栀子十五枚，劈　甘草一两，炙　黄柏皮一两

上三味，以水四升，煮取一升半，去滓，分温再服。

寒湿发黄证十四太阴十五

伤寒，发汗已，身目为黄，所以然者，以寒湿在里不解故也，以为不可下也，当于寒湿中求之。

黄缘湿热里瘀，若发汗以后，身目为黄，则是湿寒而非湿热，以汗后热泄而寒生，阳消而湿长也。寒湿不可下，当于寒湿中求之，用温寒去湿之法也。

中风欲愈十五太阴十六

太阴中风，四肢烦疼，阳微阴涩而长者，为欲愈。

太阳中风，而传太阴，是谓太阴中风。脾主四肢，脾病不能行气于四肢，气血壅塞，故四肢烦疼。寸微则阳不上格，尺涩则阴不下盛，脾阳续复，脉渐舒长，是为欲愈也。

太阴解期一章①

太阴解期太阴十七②

太阴病欲解时，从亥至丑上。

亥子丑，太阴得令之时，故解于此。

---

① 一章：原脱，据前后文例补。

② 太阴解期太阴十七：原脱，据前后文例补。

伤寒悬解卷十一

少阴经全篇四十六章

少阴脏病

少阴以癸水而化气于君火，无病之时，丁火下降而交水，癸水上升而交火，水火互根，阴阳交济，二气合为一气，故火不上热而水不下寒。及其一病，丁火上炎而为热，癸水下润而为寒，遂成冰炭矣。少阴病，但见其下寒而不显其上热者，以水能胜火而火不胜水，病则水胜而火负，一定之理也。水之所以不胜火者，全赖乎土。水虽有胜火之权，而中州之土，堤其阴邪，则寒水不至泛滥，而君火不至澌亡。盖土旺则水邪不作，少阴不病也。中气一败，堤防崩溃，寒水无制，侵凌君火，上之则飞灰不燃，下之则坚冰不解。虽有四逆、真武之法，第恐阳神已去，阴魄徒存，挽之末路，桑榆难追。故少阴之死证，总因土气之败也。其恶寒踡卧者，少阴之本病。其厥逆吐利者，水土之合病。以水邪侮土，脾胃虚寒，不能温养四肢，则手足逆冷，胃寒而气逆则吐，脾寒而气陷则利。脾胃之寒，肾气之所移也。仲景于少阴之病，而曰少阴负趺阳者，为顺也。少阴之窍妙，具此一语，无余蕴矣。

提纲一章①

少阴虽从君火化气，病则还其本原，寒水司权，有阴无阳。寒主蛰藏，藏气当令，而无微阳以鼓之，是以脉微细而善寐。阳明之病，脉实大而不得卧者，少阴之负趺阳也；少阴之病，脉微细而但欲寐者，趺阳之负少阴也。

---

① 提纲一章：原作“少阴提纲少阴一”，据目录及前后文例补。

盖土旺则不眠，水旺则善寐，自然之性如此。少阴提纲揭此一语，而少阴之性情体状传真如画，则夫扶跌阳而泻少阴，自为第一要义。于此而稍事滋润，将使之千古不寤矣。少阴醒梦之关，不可不急讲也。

少阴经提纲一少阴一[1]

少阴之为病，脉微细，但欲寐也。

少阴，肾之经也。阴盛于水，独阴无阳，故脉微细。阳动而阴静，静则善眠，故曰欲寐。《脉法》：浮为在表，沉为在里，数为在腑，迟为在脏，少阴之脉微细，必兼沉也。

少阴脏病连经麻附细辛证一少阴二

少阴病，始得之，反发热，脉沉者，麻黄附子细辛汤主之。

少阴水脏，其脉自沉，乃始得病时，反发热而脉沉者，是已传肾脏，而犹带表寒。内有少阴，则宜温里，外有太阳，则宜发表，麻黄附子细辛汤，麻黄散太阳之外寒，附子温少阴之内寒，细辛降阴邪之冲逆也。温里以发表，少阴之汗法如此。此与太阴病，发热头痛，脉反沉章同。

麻黄附子细辛汤八十三

麻黄二两　附子一枚，炮，去皮脐，破八片　细辛二两

上三味，以水一斗，先煮麻黄，减二升，去上沫，内诸药，煮取三升，去滓，温服一升，日三服。

麻附甘草证二少阴三

少阴病，得之二三日，麻黄附子甘草汤微发汗，以二三日无里证，故微发汗也。

少阴病，得之二三日，麻黄附子甘草汤微发其汗，麻黄发太阳之表，附子、甘草，温癸水而培己土。少阴禁汗，此微发汗者，以二三日内，尚无少阴之里证，故微发汗也。此推原上章之义。无里证，何以知为少阴？是必脉已见沉。沉为在里，何以宜汗？是必发热也。

---

① 少阴提纲一少阴一：原在“少阴虽从君火化气”前，据前后文例移。

麻黄附子甘草汤八十四

麻黄二两　附子一枚，炮，去皮脐，破八片　甘草二两，炙

上三味，以水七升，先煮麻黄一两沸，去上沫，内诸药，煮取三升，去滓，温服一升，日三服。

少阴脏病忌汗证三少阴四

少阴病，脉细沉数，病为在里，不可发汗。

少阴病，发热脉沉，犹可微汗，若身无发热，而沉兼细数，此为病已在里，不可发汗。盖火旺土燥，寒水不能独盛，水盛而寒作者，由火土俱败也。再汗之以泻阴中丝微阳根，则纯阴而无阳，大事坏矣，故不可汗。

少阴脏病连经者二章，麻黄附子二方是也。自此章之下，悉是脏病，并无一字言经病者。脏寒水动，乃可曰少阴病，若五日经传少阴，未入肾脏，少阴诸里证丝发未形，而其时三阳太阴经证俱在，何得曰少阴病乎？曰少阴病者，少阴盛极，独自为病也。阳明三阴俱同。

四逆证四少阴五

少阴病，脉沉者，急温之，宜四逆汤方在太阴三。

阳消阴长则人衰，阳虚阴旺则人病，阳绝阴孤则人死。阳盛于火，阴盛于水，火性浮而水性沉，少阴水脏，病见沉脉，则经阳卸事，脏阴司权，死机攸伏。法当急温，宜用四逆，迟则水动寒作，死证蜂生，温之无及矣。肾水有泻而无补，凡人之死，死于水寒之盛也，仲景《伤寒》，少阴但有泻水补火之法，而无泻火补水之方。其余六经，以及《金匮》杂证，泻火则有之，补水则未有。后世庸愚妄缪，乃有泻火补水之法。俗子腐生，群而效之，著作纷纭，以为天下万世祸。今日遂成海内恶风，江河日下，不可挽也。

附子证五少阴六

少阴病，身体疼，手足寒，骨节痛，脉沉者，附子汤主之。

少阴水旺，阴凝气滞，故骨节疼痛。土败水侮，四肢失温，故手足寒冷。水寒木陷，生气欲绝，故脉沉细。附子汤，附子温癸水之寒，芍药清乙

木之风，参、术、茯苓培土而泻水也。

附子汤八十五

附子一枚，去皮脐　茯苓三两　人参二两　白术四两　芍药三两

上五味，以水八升，煮取三升，去滓，温服一升，日三服。

附子证六少阴七

少阴病，得之一二日，口中和，其背恶寒者，当灸之，附子汤主之。

一二日中，背恶寒者，督脉之阳衰，太阳寒水之旺。当灸之以温外寒，附子汤以温内寒也。后章口燥咽干者，急下之，此曰口中和，则纯是湿寒，而非燥热，互观自明。

咳利谵语证七少阴八

少阴病，咳而下利，谵语者，被火气劫故也。小便必难，以强责少阴汗也。

少阴寒水之脏，下利则有之，不应谵语，咳而下利，谵语者，此被火气逼劫发汗，耗其心液，阳随汗泄，神明惑乱故也。其小便必难，以少阴阳弱，不宜发汗，火逼劫而强责之，泻其血中温气，湿旺木郁，不能疏泄也。

发汗动血证八少阴九

少阴病，但厥无汗，而强发之，必动其血，未知从何道出，或从口鼻，或从目出，是名下厥上竭，为难治。

汗生于血而酿于气，譬之釜水腾沸，气蒸为露也。少阴病，气虚血寒，但有厥逆而无汗，而强发之，必动其血。血之所以不上溢者，气敛之也。气根于水，强发其汗，泻其阳根，卫虚不敛，营血失统，上走七窍，未知从何道而出。或从口鼻，或从目出，是名下厥上竭，最为难治。以阴盛于下，阳盛于上，下之阴盛，故见厥逆，上之阳盛，故见血脱，血中温气，绝根外亡，则阳竭矣。

发汗亡阳证九少阴十

少阴病，脉微，不可发汗，亡阳故也。阳已虚，尺脉弱涩者，复不可下之。

阳虚故脉微，脉微发汗，则阳根亦亡，是以不可发汗。阳气已虚，而尺脉弱涩者，则血中之温气非旺，复不可下之也。

咽痛吐利证十少阴十一

病人脉阴阳俱紧，反汗出者，亡阳也。此属少阴，法当咽痛而复吐利。

阴阳俱紧阴阳即尺寸也，伤寒之脉，不应有汗，反汗出者，阳亡于外也。则此之脉紧，乃里阴之内盛，非表寒之外束矣。此属少阴，法当咽痛而复吐利，水旺火盛则咽痛，水旺土湿则吐利也。此提少阴咽痛吐利之纲，下分应之。

甘草桔梗证十一少阴十二

少阴病，二三日，咽痛者，可与甘草汤，不差，与桔梗汤。

二三日，初觉咽痛者，可与甘草汤。以少阴水旺，君相皆腾，二火逆冲，是以咽痛，甘草泄热而缓急迫也。不差者，与桔梗汤，甘草泻热而缓急迫，桔梗降逆而开结滞也。

甘草汤八十六

甘草二两

以水三升，煮取一升半，去滓，温服七合，日二[①]服。

桔梗汤八十七

桔梗一两　甘草二两

以水三升，煮取一升，去滓，分温再服。

半夏散证十二少阴十三

少阴病，咽中痛，半夏散及汤主之。

浊阴上逆，冲击咽喉，因而作痛。半夏、桂枝，降其冲气，甘草缓其急迫也。

半夏散八十八

半夏洗　桂枝去皮　甘草炙　以上等分

---

①二：原作“三”，据《伤寒论·辨少阴病脉证并治》改。

上三[1]味，各别捣筛已，合治之，白饮和服方寸匕，日三服。若不能服散者，以水一升，煎七沸，内散两方寸匕，更煎三沸，下火，令小冷，少少咽之。

苦酒汤证十三少阴十四

少阴病，咽中伤，生疮，不能语言，声不出者，苦酒汤主之。

寒水下旺，火盛咽伤，故生疮，不能语言。金被火刑，故声不出。苦酒汤，苦酒败结而消肿，半夏降逆而驱浊，鸡子白清肺而发声也。

苦酒汤八十九

半夏十四枚，破　鸡子一枚，去黄，内苦酒，著鸡子壳中

上二味，内半夏著苦酒中，以鸡子壳置刀镮中，安火上，令三沸，去滓，少少含咽之。不差，更作三剂服之。苦酒即醋也。

猪肤汤证十四少阴十五

少阴病，下利咽痛，胸满心烦者，猪肤汤主之。

寒水侮土，肝脾郁陷，而为下利。胆胃俱逆，相火炎升，故咽喉痛肿，胸满心烦。猪肤、白蜜，清金而止痛，润燥而除烦，白粉收泄利而涩滑溏也。

猪肤汤九十

猪肤一斤

上一味，以水一斗，煮取五升，去滓，加白蜜一升、白粉五合，熬香，和令相得，温分六服。猪肤即猪皮，能清热润燥。白粉那铅粉，能止泄断利。

四逆证十五少阴十六

少阴病，饮食入口即吐，心中温温欲吐，复不能吐，始得之，手足寒，脉弦迟者，此胸中实，不可下也，当吐之。若膈上有寒饮，干呕者，不可吐也，急温之，宜四逆汤方在[2]太阴三。

入口即吐者，新入之饮食，心中温温欲吐，复不能吐者，旧日之痰涎

① 三：原作“二”，据蜀本改。
② 在：原作“见”，据蜀本改。

此先有痰涎在胸，故食入即吐，而宿痰胶滞，故不能吐。温温者，痰阻清道，君火郁遏，浊气翻腾之象也。手足寒者，阳郁不能四达也。阳衰湿旺，是以脉迟。土湿木郁，是以脉弦。此胸中邪实，不可下也。腐败壅塞，法当吐之。若膈上有寒饮，干呕，则土败胃逆，不可吐也，当急温之，宜四逆汤。

下利烦渴证十六少阴十七

少阴病，欲吐不吐，心烦，但欲寐，五六日，自利而渴者，属少阴也。虚故引水自救。若小便色白者，少阴病形悉具。小便白者，以下焦虚有寒，不能制水，故令色白也。

心火上腾则生烦，肾水下旺故欲寐，五六日，自利而渴者，此属少阴也。利亡津液，于是作渴。津愈亡而阳愈泻。口虽作渴，而实属阳虚，阳虚津亡，故引水自救。若小便色白，则少阴病形悉具矣。小便之白者，以下焦阳虚而有寒，不能制水，故令色白也。制水者土，土郁则克水，湿热郁蒸而小便黄者，土色之下传也。土败阳亡，不能制水，故小便色白。

吴茱萸证十七少阴十八

少阴病，吐利，手足厥冷，烦躁欲死者，吴茱萸汤主之方在阳明六十。

吐利厥冷，烦躁欲死，则中气颓败，微阳离根矣。吴茱萸汤，人参、大枣培土而补中，吴茱萸、生姜温胃而回阳也。

真武汤证十八少阴十九

少阴病，二三日不已，至四五日，腹疼，小便不利，四肢沉重疼痛，自下利者，此为有水气。其人或咳，或小便利，或不利，或呕者，真武汤主之。

二三日不已，以至四五日，寒水泛滥，土湿木郁，风木贼土，是以腹痛。土湿而木不能泄，故小便不利。湿流关节，淫注四肢，故沉重疼痛。寒水侮土，故自下利。凡此诸证，为土病不能制水，有水气停瘀故也。其人或肺气冲逆而为咳，或木能疏泄而小便利，或土湿木郁而小便不利，或胃气上逆而作呕者，皆缘水气之阻格。真武汤，苓、术，泻水而燥土，生姜止呕而降浊，附子温癸水之寒，芍药清乙木之风也。

真武汤九十一

茯苓三两　白术二两　生姜三两　附子一枚，炮，去皮，破八片　芍药三两

上五味，以水八升，煮取三升，去滓，温服七合，日三服。若咳者，加五味半升①，细辛、干姜各一两。五味、干姜、细辛，敛肺降逆，所以止咳。若小便利者，去茯苓。茯苓利水之剂，故去茯苓。若下利者，去芍药，加干姜二两。利缘脾阳之败，去芍药之泻脾，加干姜以温中。若呕者，去附子，加生姜足前成半斤。生姜降胃逆而止呕吐也。

呕利汗出证十九少阴二十

少阴病，下利，脉微涩，呕而汗出，必数更衣，反少者，当温其上，灸之。

脾陷则为利，利亡血中温气，是以脉涩。胃逆则为呕。阳气升泄，是以汗出。阳气愈升则下愈寒而利愈多，必数更衣。乃利反少者，是脾阳续复而胃阳欲脱也。当温其上，灸之以回胃阳也。

猪苓证二十少阴二十一

少阴病，下利六七日，咳而呕渴，心烦，不得眠者，猪苓汤主之方在阳明六十五②。

脾陷而为利，胃逆而为呕，肺逆而为咳，火升而为烦渴，阳泄而废卧眠，是皆水泛而土湿故也。宜猪苓汤，二苓、滑、泽，渗己土而泻湿，阿胶滋乙木而润燥也。

四逆散证二十一少阴二十二

少阴病，四逆，其人或咳，或悸，或小便不利，或腹中痛，或泄利下重者，四逆散主之。

寒水侮土，四肢厥逆。其人或肺逆而为咳，或木郁而为悸，或土湿木遏而小便不利，或寒气凝滞而腹中痛，或清气沉陷而泄利下重者，是皆土郁而木贼也。宜四逆散，甘草、枳实培土而泻滞，柴胡、芍药疏木而清风也。

---

① 升：原作“斤”，据蜀本、《伤寒论·辨少阴病脉证并治》改。

② 阳明六十五：原作“阳明六十”，据“卷七·阳明下篇·阳明虚证”改。

四逆散九十二

甘草炙　枳实破，水渍，炙　柴胡　芍药

上四味，各十分，捣筛，白饮和服方寸匕，日三服。咳者，加五味子、干姜各五分，并主下利。五味、干姜敛肺而止咳，升陷而止利，缘干姜温中，则陷者自升，逆者自降也。悸者，加桂枝五分。土湿木郁，则为悸动，桂枝疏木而达郁也。小便不利者，加茯苓五分。茯苓利水。腹中痛者，加附子一枚，炮令坼。水寒木郁，贼伤脾土，则腹中痛，附子暖水而温寒，荣木而舒肝。泄利下重者，先以水五升，入薤白三升，煮取三升，去滓，以散方寸匕内汤中，煮取一升半，分温再服，薤白散滞而升陷也。

通脉四逆证二十二少阴二十三

少阴病，下利清谷，里寒外热，手足厥逆，脉微欲绝。身反不恶寒，其人面色赤，或腹痛，或干呕，或咽痛，或利止脉不出者，通脉四逆汤主之。其脉即出者愈。

下利清谷，里寒外热，手足厥逆，脉微欲绝，阴旺阳虚。设见恶寒，则阳败而无生望。若身反不恶寒，其人面见赤色，或风木贼土而腹痛，或浊气上逆而干呕，或滞气冲击而咽痛，或下利虽止而脉微欲绝不出者，是阳弱而气郁也。通脉四逆汤，姜、甘，温中而培土，附子暖下而回阳。服之其脉即出者，是阳回而气达，其病当愈，以其阳微欲绝，而实原未尝绝也。

通脉四逆汤九十三　此即四逆汤，而分两不同

甘草三两，炙　干姜三两，强人可四两　附子大者一牧，生用[1]，去皮，破八片

上三味，以水三升，煮取一升二合，去滓，分温再服。面色赤者，加葱九茎。阳郁不达则面赤，加葱以达阳气也。腹中痛者，去葱，加芍药二两。芍药泻风木而止腹痛。呕者，加生姜二两。生姜降浊止呕。咽痛者，去芍药，加桔梗一两。桔梗开结滞而利咽喉。利止脉不出者[2]，去桔梗，加人参二两。人参补阳气以充经脉。

---

① 用：原脱，据《伤寒论·辨少阴病脉证并治》改。

② 者：原脱，据文义补。

白通汤证二十三少阴二十四

少阴病，下利，白通汤主之。

少阴病，下利，气虚阳陷，则脉绝不出。白通汤，姜、附回阳，葱白达郁，阳回气达，则利止而脉出矣。

白通汤九十四

葱白四茎　干姜一两　附子一枚，生用，去皮，破八片

上三味[①]，以水三升，煎一升，去滓，分温再服。

白通猪胆汁证二十四少阴二十五

少阴病，下利脉微者，与白通汤。利不止，厥逆无脉，干呕烦者，白通加猪胆汁汤主之。服汤脉暴出者死，微续者生。

白通汤原为下利脉微，故以葱白通其脉也。乃下利脉微者，与白通汤而下利不止，厥逆无脉，加以干呕而心烦者，此以阴盛阳格，姜、附不得下达，愈增上热，故下利脉微依然，而呕烦并作。宜白通加猪胆汁汤，人尿、猪胆清君相而除烦呕，姜、附下行而温水土，葱白上达而通经脉。脉应出矣，而出不宜骤。服汤而脉暴出者，阳根已绝而外脱则死；脉微续者，阳根未断而徐回则生也。

白通加猪胆汁汤九十五

葱白四茎　干姜一两　附子一枚，去皮，破八片，生用　人尿五合　猪胆汁一合

以上三味，以水三升，煮取一升，去滓，内胆汁、人尿，和令相得，分温再服。若无胆，亦可用。

桃花汤证二十五少阴二十六

少阴病，二三日至四五日，腹痛，小便不利，下利不止，便脓血者，桃花汤主之。

二三日以至四五日，水寒土湿，愈久愈盛，脾陷肝郁，二气逼迫，是以腹痛。木郁不能行水，故小便不利。木愈郁而愈泄，水道不通，则谷道不敛，故下利不止。木郁血陷，寒湿腐败，风木摧剥，故便脓血。桃花汤，粳

① 上三味：原脱，据《伤寒论·辨少阴病脉证并治》、前后文例补。

米补土而泻湿，干姜温中而驱寒，石脂敛肠而固脱也。

桃花汤九十六

粳米一升[①]　干姜三两　赤石脂一斤，一半煮用，一半筛末

上三[②]味，以水七升，煮米令熟，去滓，温服七合，内石脂末方寸匕，日三服。若一服愈，余勿服。

桃花汤证二十六少阴二十七

少阴病，下利便脓血者，桃花汤主之。

少阴水脏，下利而便脓血，总是湿寒，万无湿热之理，桃花汤实为主方，不可易也。

下利脓血证二十七少阴二十八

少阴病，下利便脓血者，可刺。

《灵枢·脉度》：盛者泻之，虚者饮药以补之。桃花汤之治便脓血之虚者也，若稍盛而生热者，可刺经穴以泻之。

身热便血证二十八少阴二十九

少阴病，八九日，一身手足尽热者，以热在膀胱，必便血也。

少阴与太阳为表里，八九日，一身手足尽热者，以热在膀胱。膀胱，太阳之经，为诸阳主气，总统皮毛，故腑热则一身俱热，是必病便血。《素问·五脏别论》：五脏者，藏精气而不泄；六腑者，传化物而不藏。肾，脏也。膀胱，腑也。肾温则阳气秘藏而血不流溢，肾寒则脏中之阳散于膀胱之腑。腑热，故血海不秘，随膀胱而输泄，必便血也。癸水上升，而化丁火，故少阴水火同经，而独以君火主令。水升而化火，则癸水不寒。丙火下降，而化壬水，故太阳水火同气，而独以寒水司权。火降而化水，则丙火不热。病则癸水不化丁火，故少阴肾善于病寒，丙火不化壬水，故太阳膀胱善于病热，此其中有甲乙之木邪焉。肝以风木而主疏泄，胆以相火而主秘藏。

---

① 升：原作“斤”，据蜀本、《伤寒论·辨少阴病脉证并治》改。

② 三：原作“二”，据蜀本、《伤寒论·辨少阴病脉证并治》改。

肾之温暖而蛰封者，相火之秘藏也。膀胱之清凉而通利者，风木之疏泄也。病而风木不能疏泄，故水道不通，相火不能秘藏，故膀胱有热。足少阳自头走足，病则上逆；手少阳自手走头，病则下陷。膀胱之热者，手少阳三焦之相火离肾脏而泄于膀胱。一身手足之热者，足少阳胆经之相火离肾脏而泻于肢体也。肝木藏血，而其性疏泄。木陷于水，疏泄不行，怒而生风，愈欲疏泄，泄而不畅，其轻则为水淋，其重则为血淋。淋血之家，痛涩而频数者，风木强泄而不畅也。便血之证，热在膀胱，而肾脏则寒。盖肾寒不能生木，而后木郁而生风。风性善泄，愈泄而愈陷，愈陷而愈泄，故血不上行，而病下脱。其胆火之逆于肢体者，风木之疏泄也；其三焦之泄于膀胱者，风木之郁陷也。

少阴亡阳死证六章[①]

少阴亡阳死证一少阴三十

少阴病，脉微沉细，但欲卧，汗出不烦，自欲吐，至五六日，自利，复烦躁不得卧寐者，死。

脉微沉细，但欲卧者，水旺而阴盛也。汗出，自欲吐者，火泄而阳升也。微阳上越，而根本未拔，是以不烦。至五六日，寒水愈旺，下见自利，复烦不得卧寐，则阳根脱泄，必死无救也。

死证二少阴三十一

少阴病，吐利烦躁，四逆者，死。

吐利烦躁，则微阳飞走，本根欲断。倘其四末阳回，犹有生望，再加四肢厥逆，死不可医也。

死证三少阴三十二

少阴病，四逆，恶寒而身蜷，脉不至，不烦而躁者，死。

四逆，恶寒而身蜷，阴盛极矣。脉又不至，则阳气已绝，如是则不烦

① 少阴亡阳死证六章：原脱，据前后文例补。

而躁者，亦死。盖阳升则烦，阳脱则躁，阳中之阳已亡，是以不烦，阴中之阳欲脱，是以躁也。阴气者，静则神藏，躁则消亡《素问》语。盖神发于阳而根藏于阴，精者，神之宅也。水冷精寒，阳根欲脱，神魂失藏，是以反静而为躁也。

死证四少阴三十三

少阴病，恶寒身蜷而利，手足逆冷者，不治。

恶寒身蜷，加以下利，则阳有日断之忧，兼之手足逆冷，则阳无来复之望，不可治也。

死证五少阴三十四

少阴病，下利止而头眩，时时自冒者，死。

下利止而眩冒者，阳根下绝，欲从上脱，是以死也。

死证六少阴三十五

少阴病，六七日，息高者，死。

《难经》：呼出心与肺，吸入肾与肝。六七日后，水旺寒深，而见息高，是有心肺之呼出而无肾肝之吸入，阳根下绝，升而不降，脱离非久，必主死也。

少阴阳回不死证四章①

少阴阳回不死证一少阴三十六

少阴病，吐利，手足不厥冷，反发热者，不死。脉不至者，灸少阴七壮。

吐利并作，脾胃俱败，而手足不逆冷，则中气未绝，反发热者，微阳欲复也，是以不死。若脉不至者，灸少阴经穴七壮，以助阳气，其脉必至，以其阳已回也。七为阳数，故灸七壮。

---

①少阴阳回不死证四章：原脱，据前后文例补。

阳回证二少阴三十七

少阴病，恶寒而蜷，时自烦，欲去衣被者，可治。

自烦而去衣被，阳气之复也，是以可治。

阳回证三少阴三十八

少阴病，下利，若利自止，恶寒而蜷卧，手足温者，可治。

下利自止，则脏寒已差，恶寒蜷卧，则经阳未复，而手足温者，是中气未绝，四末阳回之象，故可治。

阳回证四少阴三十九

少阴病，脉紧，至七八日，自下利，脉暴微，手足反温，脉紧反去者，为欲解也，虽烦下利，必自愈。

寒盛则脉紧，至七八日而自下利，则脏寒日甚矣。而脉忽暴微，手足反温，脉紧反去者，此为阳复而欲解也。虽烦而下利，必当自愈。微者，紧之反，缓之始也白通汤证之脉，是阳绝之微，此是阳欲复之微也。

土盛水负证五章①

土盛水负证一少阴四十

少阴负趺阳者，为顺也。

少阴，肾脉也。趺阳，胃脉也足阳明胃之经，自头走足，行于趺上，动脉曰冲阳，故仲景名为趺阳。土本克水，而水盛反侮土。凡病则水胜而土负，至于伤寒少阴脏证，更无土胜水负之理。土胜则生，水胜则死，少阴之死，皆死于水胜而土负，故少阴肾水，必负于趺阳胃土，乃为顺也。少阴水负而趺阳土胜者，阳明承气证是也。此下列阳明土胜水负四证，以明少阴负趺阳为顺之义。阳贵阴贱，古训昭载，而后世庸愚，乃开补水之门，以祸天下。代有粗工下士，祖述其说。自宋元以来，讫于今日，群儿谬妄，邪说纷纭，方书数

① 土盛水负证五章：原脱，据前后文例补。

百千部，其于先圣至理，绝无略解一字者，此天下后世，亿万苍生，一大害也。每检医方，辄为怒发，口众我寡，但积悲叹耳。

土胜水负黄连阿胶证二少阴四十一①

少阴病，得之二三日以上，心中烦，不得卧，黄连阿胶汤主之。

少阴病，但欲卧也。得之二三日以上，心中烦，不得卧者，燥土克水，而烁心液也。心之液，水之根也。液耗水涸，精不藏神，故心烦，不得卧寐。黄连阿胶汤，黄连、芩、芍清君火而除烦热，阿胶、鸡子黄补脾精而滋燥土也。少阴水脏，在阳明则燥土克水，是为不足；在少阴则寒水侮土，是为有余。有余则但欲寐，本篇之首章是也；不足则不得卧，阳明篇时有微热，喘冒不得卧是也。阳动阴静，异同天渊，少阴癸水之脏，无二三日前方病湿寒，二三日后忽转阳明，遽变燥热之理，此盖阳明腑病之伤及少阴，非少阴之自病也。阳明之燥，未伤肾阴，自是阳明病，伤及肾阴，则阳明益盛而少阴益亏。亏而不已，倏就枯竭，便成死证。故阳明病不必急，而阳明伤及少阴，则莫急于此矣。是以急下三证，既列阳明，并入少阴之篇。此章是承气之初证，勿容急下，以下三章，则如救焚毁，不得不急矣。

黄连阿胶汤九十七

黄连四两　黄芩一两　芍药一两　阿胶三两　鸡子黄二枚

上五味，以水五升，先煮三味，取二升，去滓，内阿胶，烊尽，少冷，内鸡子黄，搅令相得，温服七合，日三服。

土胜水负大承气证三少阴四十二

少阴病，得之二三日，口燥咽干者，急下之，宜大承气汤方在阳明二十一②。

少阴之经，循喉咙而挟舌本，燥土克水，阴液枯焦，故口燥咽干。肾水被烁，故当急下。此与阳明发热汗多章义同。此下三章，皆少阴负趺阳之太过者。少阴固宜负趺阳，而负之太过，则肾水涸竭，亦必至死，故急下阳明，以救少阴。少阴三承气证，即是阳明急下三证，以其伤在少阴，故又列

---

① 少阴四十一：原作“少阴四十二”，据上下文改。

② 阳明二十一：原作“阳明二十”，据“卷六 · 阳明上篇 · 阳明实证”改。

之少阴篇中，实非少阴之本病也。

土胜水负大承气证四少阴四十三

少阴病，自利清水，色纯青，心下必痛，口[1]干燥者，急下之，宜大承气汤方在阳明二十一。

肝主疏泄，故见自利。青为木色。厥阴之经，布胁肋而贯膈，脉循心下，经脉燥急，故痛作焉。厥阴之经，循喉咙而环唇，风动津耗，故口干燥。燥土克水，水涸则木枯，木枯则风动，肾水愈消，更当急下。此与阳明目中不了了章义同。

土胜水负大承气证五少阴四十四

少阴病，六七日，腹胀，不大便者，急下之，宜大承气汤方在阳明二十一。

脾病则陷，陷则脐以下胀，胃病则逆，逆则脐以上胀。太阴之腹胀，则湿盛而便利；阳明之腹胀，则燥盛而便结。腹胀而不大便，是阳明燥盛而烁脾阴也。燥土克水，水涸而脾精枯槁，戊己合邪，以临残阴，水愈不支，更当急下。此与阳明发汗不解，腹满痛章义同。急下之三证，三阴俱伤，非第少阴，而悉属之少阴者，《素问·上古天真论》：肾者主水，受五脏六腑之精而藏之。肾水者，脏阴之根本也。故五脏亡阴之证，皆属之少阴。

少阴中风欲愈一章[2]

少阴中风欲愈一少阴四十五

少阴中风，脉阳微阴浮，为欲愈。

太阳中风，而传少阴，是谓少阴中风。微者紧之反，浮者沉之反，寸微尺浮，是沉紧已去，阴退阳复之象，故为愈兆。

---

① 口：原作“目”，据蜀本、本节黄解改。

② 一章：原作“一”，据前后文例改。

少阴解期一章①

少阴解期一少阴四十六

少阴病，欲解时，从子至寅上。

子丑寅，少阴得令之时，故解于此。

① 一章：原脱，据前后文例补。

伤寒悬解卷十二

厥阴经全篇五十章

厥阴脏病

厥阴以风木主令，胎于癸水而孕丁火，协子气则上热，秉母气则下寒，子胜则热，母胜则厥，热为人关，厥为鬼门。胜负往来之间，中气存亡，于此攸判。热胜则火旺而土生，厥胜则水旺而土死，人鬼之分，由是定矣。然土之所恃者，火也，土虚则君火不能胜水；土之所克者，水也，火衰而寒水遂得侮土。少阴之病，趺阳操其胜势，而多负于寒水；厥阴之病，趺阳处其败地，而水木合邪。凌侮弱土，焉有不负之理乎？是以厥逆吐利之条，较之少阴更甚，是皆趺阳之败也。其利多于吐者，缘五行之相克，各从其类。胆胃皆阳也，阳主下降。以胆木而克胃土，气逆而不降，故少阳、阳明之病，则呕多而利少。肝脾皆阴也，阴主上升，以肝木而克脾土，气陷而不升，故厥阴、太阴之病，则呕少而利多。土主受盛而木主疏泄，胃本不呕，有胆木以克之则上呕，脾本不利。有肝木以泻之则下利，呕利者，虽脾胃之病，而实肝胆之邪也。顾厥阴阴极之脏，阴极则阳生。挟母气之寒以贼土者，厥阴也；孕子气之热以生土者，亦厥阴也。水木侵凌，土崩阳败，忽而一线萤光，温存中气，中气一苏，煦濡长养，渐而阳和四布，上下升沉，手足温生，呕利皆止，出寒谷而登春台，亦厥阴之功也。厥阴之于趺阳，或为罪魁，或为功首，以其阴阳胜[①]负之无常也。《素问·本病论》：治五脏者，半死半生也。其厥阴之谓与？

---

① 胜：原作“升”，据蜀本及上下文义改。

提纲一章[①]

厥阴脏气，自下上行，病则怒气郁升。心受其害，于是冲心疼热之证作。胃被其贼，于是吐蛔不食之病生。升令不遂，风木遏陷，于是脾蒙其虐，而泄利不止。其消渴疼热者，上热也，是阳复发热之根。下利不止者，下寒也，是阴盛发厥之本。只此数证，而厥阴之病皆备矣。厥阴、少阳之经，同布于胁肋。少阳之病在经，故有胸胁之证；厥阴之病在脏，故有吐利之邪。吐为胃病，设吐之则胃气更伤，当吐逆而莫禁，利为脾病，故下之则脾气更败，乃洞泄而不止也。

厥阴经提纲一厥阴一[②]

厥阴之为病，消渴，气上冲心，心中疼热[③]，饥而不欲食，食则吐蛔，下之利不止。

厥阴，肝之经也。厥阴之经，以风木而孕君火。肝藏血，心藏液，病则风动火郁，血液伤耗，而合邪刑金，肺津[④]枯燥，于是消渴生焉。肝心子母之脏，气本相通，病则木气不舒，郁勃冲击，故气上冲心，心中疼热也。木郁克土，脾陷则胃逆，故饥而不欲食也。《庚桑子》：木郁则为蠹。蛔者，木气所化，木盛土虚，胃中寒冷，不能安蛔，食不下消，胃气愈逆，是以吐蛔。下伤脾气，土陷木遏，郁而生风，疏泄不藏，故下利不止。

厥阴脏病乌梅丸证一厥阴二

伤寒，脉微而厥，至七八日，肤冷，其人躁无暂安时者，此为脏厥，非为蛔厥也。蛔厥者，其人当吐蛔，令病者静，而复时烦，此为脏寒，蛔上入其膈，故烦。须臾复止，得食而呕。又烦者，蛔闻食臭出，其人当自吐蛔。蛔厥者，乌梅丸主之。

伤寒，脉微而见厥逆七八日，皮肤寒冷，其人躁扰，无暂安时者，此为

---

① 提纲一章：原作“厥阴经提纲一厥阴一”，据目录、前后文例改。

② 厥阴经提纲一厥阴一：原在“厥阴脏气”前，据前后文例移。

③ 疼热：原作“热疼”，据上文“消渴疼热”、《伤寒论 · 辨厥阴病脉证并治》乙转。

④ 津：原作“泽”，据上下文义改。

脏厥。脏厥者，藏寒发厥，阳根欲脱，故生躁乱，非为蛔厥也。蛔厥者，内有蛔虫而厥，其人必当吐蛔。蛔虫在内，令病者有时静，而复有时烦也。所以然者，此因藏寒不能安蛔，蛔虫避寒就温，上入其膈，故烦。蛔虫得温而安，须臾复止。及其得食，胃寒不能消纳，气逆作呕，冲动蛔虫，蛔虫扰乱不安，是以又烦。蛔闻食气而上，随胃气之呕逆而出，故其人当自吐蛔。吐蛔而发厥，是为蛔厥。乌梅丸，乌梅、姜、辛杀蛔止呕而降气冲，人参、桂、归补中疏木而润风燥，椒、附暖水而温下寒，连、柏泻火而清上热也。

乌梅丸九十八又主久利方

乌梅三[①]百枚　细辛六两　干姜十两　人参六两　桂枝六两　当归四两　蜀椒四两，去目　附子六两，炮　黄连一斤　黄柏六两

上十味，异捣筛，合治之，以苦酒渍乌梅一宿，去核，蒸之五升米上，饭熟，捣成泥，合药令均，内臼中，与蜜杵二千下，丸如梧[②]桐子大。先食饮服十丸，日三服，稍加至二十丸。禁生冷、滑物、臭食等。

手足厥冷证二厥阴三

凡厥者，阴阳不相顺接便为厥。厥者，手足逆冷是也。诸四逆厥者，不可下之，虚家亦然。

平人阳降而交阴，阴升而交阳，两相顺接，乃不厥冷。阳上而不下，阴下而不上，不相顺接，则生逆冷。不顺而逆，故曰厥逆。足三阳以下行为顺，足三阴以上行为顺，顺行则接，逆行则阴阳离析，两不相接，其所以逆行而不接者，中气之不运也。足之三阳，随阳明而下降；足之三阴，随太阴而上升。中气转运，胃降脾升，则阴阳顺接，中气不运，胃逆脾陷，此阴阳不接之原也。中气之所以不转运者，阴盛而阳虚也。四肢秉气于脾胃，脾胃阳旺，行气于四肢，则四肢暖而手足温，所谓阳盛而四肢实也《素问》语。缘土旺于四季，故阳受气于四末《素问》语。四末温暖，是之谓顺。水盛火负，阳虚土败，脾胃寒湿，不能温养四肢，是以厥冷。四肢，阳盛之地，而阴反居之，变温而为冷，是反顺而为逆也，因名厥逆。厥逆之家，木郁火动则发热，木火未盛而寒水方旺则为厥。诸四逆厥者，是其阴气方盛，阳气未复

① 三：原作“二”，据蜀本、《伤寒论·辨厥阴病脉证并治》改。
② 梧：原脱，据蜀本、《伤寒论·辨厥阴病脉证并治》补。

之时，故不可下。凡虚损之家，阳衰阴旺，证亦同此，不可下也。

厥热胜复证三厥阴四

伤寒一二日，以至四五日而厥者，必发热。前热者后必厥，厥深者热亦深，厥微者热亦微。厥应下之，而反发汗者，必口伤烂赤。

伤寒一二日，以至四五日而见厥者，此后必发热。既已发热，则此后必又厥。前之厥深者，后之热亦深，前之厥微者，后之热赤微，盖前之阴盛而为厥，后必阳复而发热，阴阳之胜复不偏，则厥热之浅深相等也。阳胜而热则病退，阴胜而厥则病进，是热本吉兆，然不可太过。厥将终而热将作，应当下之，以救营血而息肝风。而反发汗者，亡其血液，风动火炎，必口伤烂赤。

上章诸四逆厥者，不可下之，此曰厥应下之者，以其将发热也。缘今之厥深者，后之热亦必深，俟其热盛亡阴，所丧多矣。于其热未发时，应当下之，使阳与阴平，则热可不作。热去则厥亦不来，是至善之法也。不然，热来则伤肾肝之阴，厥来又伤心肺之阳，厥热之胜复[①]不已，则正气之损伤为重，养虎贻患，非计之得者也。

厥热胜复[②]证四厥阴五

伤寒厥五日，热亦五日，设六日当复厥，不厥者自愈。厥终不过五日，以热五日，故知自愈。

阴胜而厥者五日，阳复而热者亦五日，设至六日，则阴当又胜而复厥。阴胜则病进，复厥者病必不愈，若不厥者，则阴不偏胜，必自愈也。盖天地之数，五日一候[③]，则气化为之一变，是以阴胜而厥，终不过乎五日。阴胜而阳不能复，则病不愈，以阳复而热者，亦是五日，阴不偏胜，而阳不偏负，故知自愈。

---

① 复：原作“负”，据上下文义改。

② 复：原作“负”，据上下文改。

③ 一候：原作“以后”，据下文“气化为之一变”改。

厥多热少证五厥阴六

伤寒厥四日，热反三日，复厥五日，其病为进，寒多热少，阳气退，故为进也。

阴胜而厥者四日，阳复而热者反止三日，复阴胜而厥者又是五日，则其病为进，不能自愈。以寒多而热少，阳气退败，故为病进也。

厥少热多证六厥阴七

伤寒发热四日，厥反三日，复热四日，厥少热多，其病当愈。四日至七日，热不除者，必便脓血。

阳胜而发热四日，阴复而厥者反止三日，复阳胜而发热者又是四日，厥少而热多，其病当愈。然热不宜太胜，四日至七日，而热不除者，积热伤阴，必便脓血也。

热胜便血证七厥阴八

伤寒，热少，厥微，指头寒，默默不欲食，烦躁数日，小便利，色白者，此热除也。欲得食，其病为愈。若厥而呕，胸胁烦满者，其后必便血。

热少者，阳将退也。厥微指寒者，阴欲复也。默默不欲食而烦躁者，阳未全退，阴未全复也。迨至数日，小便利而色白者，是阳退阴复而热除也。热除则默默不欲食者必欲得食，其病为愈也。若厥逆而呕吐，胸胁烦满者，则热未尝除，其后必便血。盖阳外而阴内，平人阴阳相交，故外而偏热而内不偏寒。病而阴胜，则格阳于外，内寒而外热，病而阳胜，则关阴于外，内热而外寒。此之厥微指寒者，阴气内复，故渐自外退也。而阴未全复，阳气犹旺，故不食而烦躁。迨至便利色白，则热除烦退，而病愈矣。若厥而不微，是阴未内复，而兼之呕吐。胸膈烦满者，是胆木刑胃，胃气冲逆，必不能食，较之默默不食而烦躁者，其病颇剧。甲木逆行，则相火升炎，内热不除，肝胆同司营血，营血欲静，而风火不息，金水失其收藏，木火行其疏泄，其后必便血也。

彻热除中证八厥阴九

伤寒脉迟，六七日，而反与黄芩汤彻其热。脉迟为寒，今与黄芩汤复除其热，腹中应冷，当不能食。今反能食，此名除中，必死。

伤寒脉迟，是阳①虚之证，六七日间，阴气愈旺，乃见其外热，而反与黄芩汤，以彻其热。脉迟为内寒，今与黄芩汤复除其热，腹中应冷，当不能食。今反能食，此名除中，以寒凉败其中气，中气除根，而居膈上。虽暂时能食，顷则上脱，必主死也。

热胜痈脓证九厥阴十

伤寒，始发热六日，厥反九日而利，凡厥利者，当不能食，今反能食者，恐为除中。食以索饼，不发热者，知胃气尚在，必愈。恐暴热来出而复去也。后三日脉之，其热续在者，期之旦日夜半愈，所以然者，本发热六日，厥反九日，复发热三日，并前六日，亦为九日，与厥相应，故期之旦日夜半愈。后三日脉之，而脉数，其热不罢者，此为热气有余，必发痈脓也。

始发热六日，厥反②九日，而兼下利。凡厥而下利者，土亏阳败，当不能食，今反能食者，恐为除中。及食以索饼，而不发暴热者，知胃气尚在，非除中也，其病必愈。盖阴盛而病厥利，而一见能食，必是阳复而发热。阳复之热，续在而不去，除中之热，暴来而暴去。恐厥后暴热之来，自内出外，不久复去，便成除中，迨至后三日脉之，其热续在而不去者，期之旦日夜半必愈。所以然者，始本热六日，厥反九日，今复发热三日，并前发热之六日，亦为九日，与厥之日期相应。厥热相平，彼此不偏，故期之旦日夜半愈也。然热不可太过，三日之后，其热渐除，乃可全愈。若后三日脉之，而脉犹见数，其热不罢者，此为热气有余，必郁蒸血肉，而发痈脓也。

厥胜下利证十厥阴十一

伤寒，先厥，后发热，而下利者，必自止，见厥复利。

厥而下利，是阴盛也。若先厥利，而后见发热，则阳进阴退，利必自

① 阳：原作“阴”，据蜀本改。

② 反：原作“凡”，据蜀本及文义改。

止。若再见厥逆，则阴进阳退，当复利也。

热胜喉痹证十一厥阴十二

伤寒，先厥，后发热，下利必自止，而反汗出，咽中痛者，其喉为痹。

先厥后热，利必自止。然热不可过，发热利止，而反汗出，咽痛者，是热气上蒸皮毛，而冲咽喉，其喉当痹塞也。

热胜便脓证十二厥阴十三

发热无汗，而利必自止，若不止，必便脓血。便脓血者，其喉不痹。

发热无汗，是阳不外蒸，里气温暖，利必自止。若其不止，则内蒸营阴，必便脓血。便脓血者，热邪下行，其喉不痹也。

脉促发厥证十三厥阴十四

伤寒，脉促，手足厥逆者，可灸之。

阳为阴格，不得下达，故脉见促象。阴盛中寒，四肢失温，故手足厥逆。宜灸之，以助阳胜阴也。

当归四逆证十四厥阴十五

手足厥寒，脉细欲绝者，当归四逆汤主之。若其人内有久寒者，当归四逆加吴茱萸生姜汤主之。

肝司营血，流经络而注肢节，厥阴之温气亏败，营血寒涩，不能暖肢节而充经络，故手足厥寒，脉细欲绝。当归四逆汤，甘草、大枣补脾精以荣肝，当归、芍药养营血而复脉，桂、辛、通草温行经络之寒涩也。若其人内有陈久积寒者，则厥逆脉细之原不在经络而在脏腑。当归四逆加吴茱萸生姜汤，吴茱萸、生姜温寒凝而行阴滞也。

当归四逆汤九十九

当归三两　芍药三两　桂枝三两　细辛二两　通草二两　甘草二两，炙　大枣二十五枚

上七味，以水八升，煮取三升，去滓，温服一升，日三服。

当归四逆加吴茱萸生姜汤一百

当归三两　芍药三两　桂枝三两　细辛二两　通草二两　甘草二两，炙　大枣二十五枚　吴茱萸一升　生姜半斤

上九味，以水六升，清酒六升，煎五升，分温五服。

瓜蒂散证十五厥阴十六

病人手足厥冷，脉乍紧者，邪结在胸中，心下满而烦，饥不能食者，病在胸中，当须吐之，宜瓜蒂散方在太阳百三十二。

病人手足厥冷，而脉乍紧者，或觉邪结在胸中，心下满而烦，饥不能食者，此其病在胸中，当须吐之，宜瓜蒂散。盖胃气下行，浊阴敛降，则心胸清旷，而不满结，此缘胃气上逆，浊阴不降，故心下胀满，饥不能食。胃口痞塞，肺气郁遏，淫生痰涎，阻隔窍隧，阳气不能四达，故手足厥冷。脉候乍紧，《脉法》所谓支饮急弦也。吐之宿物尽去，清气流通，则诸证悉瘳矣。

少腹满痛证十六厥阴十七

病人手足厥冷，言我不结胸，少腹满，按之痛者，此冷结在膀胱关元也。

病人手足厥冷如前，而言我不结胸，其心下不满，而小腹则满，按之觉痛者，此冷气结在膀胱关元之间也关元，任脉穴，在脐下三寸，小肠之募，足三阴之会也。此推广上章之义上章病在胸中，此章病在少腹。

脉虚厥逆证十七厥阴十八

伤寒五六日，不结胸，腹濡，脉虚，复厥者，不可下，此为亡血，下之死。

五六日，正传厥阴之时，不结胸，而腹亦濡而不满，此内无冷结也。但脉虚而厥逆者，不可下也。此为亡血，下之则死。盖血中温气，所以充经络而温肢节，营血虚寒，故肢冷脉虚也。

水渍作利证十八厥阴十九

伤寒，厥而心下悸者，宜先治水，当与茯苓甘草汤方在太阳四十二。却治其厥，不尔水渍入胃，必作利也。

厥逆而心下悸动者，此内有水气。盖水饮停留，阻经脉往来之路，木郁风作，故心下动悸。宜与茯苓甘草汤，先治其水。停水既去，却治其厥，不然水饮渍入胃脘，必作利也。

腹痛欲利证十九厥阴二十

伤寒四五日，腹中痛，若转气下趋少腹，此欲自利也。

四五日，将传厥阴，土湿木遏，肝气不达，侵克脾土，故腹中作痛。若雷鸣气转，下趋少腹者，此湿寒下旺，肝脾俱陷，风木贼土，疏泄失藏，故欲自利也。

当归四逆证二十厥阴二十一

下利脉大者，虚也，以其强下之故也。设脉浮革，因而肠鸣者，属当归四逆汤方在厥阴十五。

下利而脉大者，此中气脱泄，离根而外浮，阳虚之诊也。但使自利，未必如此，是其强以苦寒下之，愈亡其里阳故也。设脉见浮革，因而肠鸣者，此利亡血中温气，枯木贼土，属当归四逆之证。《脉法》：脉弦而大，弦则为减，大则为芤，减则为寒，芤则为虚，寒虚相抟，此名为革。革者，温气亡脱，营血虚寒，内虚外实，如鼓上皮革之象，浮大中虚之脉也。血冷木陷，郁勃不宁，阴邪宕激，是以肠鸣。当归四逆，养血达郁，使木气荣利，不至遏陷，则阳回而利止矣。

四逆证二十一厥阴二十二

大汗，若大下，利而厥冷者，四逆汤主之方在太阴三。

大汗大下，败其中气，下利而厥冷者，阳亡火败，宜四逆双补火土，以回阳气。

四逆证二十二厥阴二十三

大汗出，热不去，内拘急，四肢疼，又下利厥逆而恶寒者，四逆汤主之。

伤寒，表寒闭其内热，大汗既出，热应解矣。若大汗出而热不去，此阳亡而不归也。里阴盛则内拘急，表阳虚则四肢疼。又下利厥逆而恶寒者，火土双败，宜主四逆。

通脉四逆证二十三厥阴二十四

下利清谷，里寒外热，汗出而厥者，通脉四逆汤主之方在少阴二十三。

下利清谷，里寒外热，手足厥逆，脉微欲绝，身反不恶寒，其人面赤色，是少阴通脉四逆证，缘其阳弱而气郁也。少阴阴盛阳微，故面见赤色，阳郁皮腠，而不得出汗。厥阴阴极阳生，内胎火气，故热盛而汗出，虽见汗出，而阳气犹郁。以其脏气寒凝，故其经络郁遏不畅，亦宜通脉四逆也。

干姜连芩人参证二十四厥阴二十五

伤寒，本自寒下，医复吐下之，寒格，更逆吐下，若食入口即吐，干姜黄连黄芩人参汤主之。

本自内寒下利，医复吐下之，中气愈败，寒邪阻隔，胃气更逆，脾气更陷，吐下不止。若食方入口即吐者，是中脘虚寒，而上焦有热。宜干姜黄连黄芩人参汤，干姜、人参温补中脘之虚寒，黄连、黄芩清泻上焦之虚热也。

干姜黄连黄芩人参汤百一

干姜三两，去皮　人参三两　黄连三两，去须　黄芩三两

上四味，以水六升，煎二升，去滓，分温再服。

吴茱萸证二十五厥阴二十六

干呕，吐涎沫，头痛者，吴茱萸汤主之方在阳明六十。

胃气上逆，浊阴涌泛，则生干呕。胃逆肺阻，清气堙郁，则化痰涎。胃逆而胆火升炎，津液涌沸，则沫生焉，譬犹汤沸而沫起也。胃逆而浊阴升塞，头上气滞，故痛生焉。是少阳、阳明之病，而见之厥阴者，肝胆同气也。缘肝脾寒陷，故胆胃冲逆如此。宜吴茱萸汤，参、甘补中而培土，茱、姜温寒而降逆也。

痈脓作呕证二十六厥阴二十七

呕家，有痈脓者，不可治呕，脓尽自愈。

呕家，有痈脓者，则呕乃痈脓之所致，不可治呕，脓尽自愈也。

麻黄升麻证二十七厥阴二十八

伤寒六七日，大下后，寸脉沉而迟，手足厥逆，下部脉不至，咽喉不利，吐脓血，泄利不止者，为难治，麻黄升麻汤主之。

下伤中气，脾肝下陷，故寸脉沉迟，尺脉不至，手足厥逆，泄利不止。胃胆上逆，浊气冲塞，故咽喉不利。相火刑金，故呕吐脓血。是下寒上热，升降倒行，中气颓败，最为难治。麻黄升麻汤，姜、甘、苓、术温中而燥土，知母，石膏、天冬、萎蕤清金而降逆，当归、芍药、桂枝、黄芩滋木[①]而升陷，升麻理其咽喉，麻黄发其皮毛也。

麻黄升麻汤百二

麻黄二两五钱，去节　升麻一两一分　当归一两一分　知母　黄芩　葳蕤各十八铢　石膏碎，绵裹　干姜　白术　芍药　天冬　桂枝　茯苓　甘草各六铢

上十四味，水一斗，先煮麻黄一两沸，去上沫，内诸药，煮取三升，去滓，分温三服，相去如炊三斗米顷令尽，汗出愈。

四逆证二十八厥阴二十九

呕而脉弱，小便复利，身有微热，见厥者，难治，四逆汤主之方在太阴三。

呕而脉弱，小便复利，身有微热，胃气之虚，小便复利，肾气之虚少阴病，小便利，色白者，少阴病形悉具，以其肾阳之虚也。肾司二便，寒则膀胱失约，故小便自利。《素问·脉要精微论》：水泉不止者，是膀胱不藏也。里阳虚败，加以身有微热而厥逆者，则孤阴内盛而微阳外格，故为难治。宜四逆，以回里阳也。

热厥下利证二十九厥阴三十

发热而厥七日，下利者，为难治。

发热而见厥逆，阴盛而阳不归也。至于七日之久，是微阳来复之时，而又见下利，则里阳败泄，难望其复，故为难治。

---

① 木：原作“风”，据上文“清金而降逆”改。

厥阴阳绝死证七章[①]

厥阴阳绝死证一厥阴三十一

伤寒发热，下利至甚，厥不止者，死。

发热而下利至甚，里寒外热，阳气不归也。而厥逆不止，则土败阳绝，而无来复之望，必主死也。

死证二厥阴三十二

伤寒六七日，不利，便发热而利，其人汗出不止者，死，有阴无阳故也。

六七日，正传厥阴之时，从前不利，六七日间便发热而利，脏中之温气内泄，其人汗出不止者，经中之温气外亡，如是必死。以其表里之阳皆脱，有阴无阳故也。

死证三厥阴三十三

伤寒发热，下利厥逆，躁不得卧者，死。

发热下利，而见厥逆，阴盛而阳气不归，加以躁不得卧，则微阳绝根而外脱，死不可医也。

死证四厥阴三十四

伤寒六七日，脉微，手足厥冷，烦躁，灸厥阴，厥不还者，死。

六七日，病传厥阴之时，脉微欲绝，手足厥冷，是当归四逆之证。而加以烦躁，则微阳欲脱。灸厥阴经穴，以复其阳。而厥冷不回，则阳已绝根，必死不救也。

死证五厥阴三十五

下利，手足厥冷，无脉者，灸之不温若脉不还，反微喘者，死。

下利，厥冷无脉，灸之厥不温与脉不还，是纯阴无阳，而反微喘者，则

---

① 厥阴阳绝死证七章：原脱，据前后文例补。

气不归根，必死无疑也。

死证六厥阴三十六

下利后脉绝，手足厥冷，晬时脉还，手足温者生，脉不还者死。

利后脉绝，手足厥冷，阳欲断矣。晬时脉还，手足温者，经阳来复[①]，中气渐回，如此则生。脉不还者，阳绝不复，死无望也。

死证七厥阴三十七

伤寒，下利日十余行，脉反实者，死。

下利日十余行，气泄阳虚，而脉反实者，是胃气已绝，而厥阴之真脏独见也，必死。《素问·平人气象论》：人无胃气曰逆，逆者死。平肝脉来，软弱昭昭，如揭长竿末梢，曰肝平。春以胃气为本。病肝脉来，盈实而滑，如循长竿，曰肝病。死肝脉来，急益劲，如新张弓弦，曰肝死。《玉机真脏论》：诸真脏脉见者，皆死不治也。五脏者，皆禀气于胃。胃者，五脏之本也。脏气者，不能自致于手太阴，必因于胃气乃至于手太阴也。病甚者，胃气不能与之俱至于手太阴，故真脏之气独见。独见者，病胜脏也，故曰死。

厥阴阳回不死证十二章[②]

厥阴阳回不死证一厥阴三十八

下利，脉沉弦者，下重也。脉大者，为未止。脉微弱数者，为欲自止，虽发热，不死。

下利而脉沉弦者，肝木郁陷，而后重也。设其脉大者，是利亡肝脾之阳，枯木贼土，利为未止是即当归四逆证之浮革。若脉微[③]弱数者，是脾阳欲复，肝邪将退，为欲自止，虽外见发热，然续将自还，不至死也。

---

① 复：原作“后”，据蜀本改。

② 厥阴阳回不死证十二章：原脱，据前后文例补。

③ 微：原脱，据文义补。

阳回证二厥阴三十九

下利，脉沉而迟，其人面少赤，身有微热，下利清谷者，必郁冒汗出而解，病人必微厥，所以然者，其面戴阳，下虚故也。

下利而脉沉迟，阴盛之诊，《脉法》：沉为在里，迟为在脏是也。乃其人面少赤，身有微热者，是脾阳欲复，为阴邪郁遏于皮腠，不能透发，故外见热赤也。然阳郁欲发，必不终陷，顷将冲透重阴，汗出而解。但微阳孤弱，未能遽突重围，难免怫郁昏冒，而后外达皮毛耳。方其郁冒将解之时，病人必当微厥。所以然者，其面之少赤，是谓戴阳。戴阳者，阳根微弱而下虚故也。是即少阴通脉四逆汤证，而此则阳复而能解者也。

阳回证三厥阴四十

下利，脉数而有微热，汗出，令自愈。设复紧，为未解。

下利，脉数而有微热，阳欲复也。一见汗出，则阳气外达，利将止矣，可令自愈，不须治也。设脉复紧，则阴邪外闭，阳陷而不升，为未解也。

阳回圊脓证四厥阴四十一

下利，脉数而渴者，令自愈。设不差，必圊脓血，以有热故也。

下利，脉数而渴者，阳已复矣，可令自愈。设利不差，必圊脓血，以其阳复之过而有余热，以伤[①]阴也。

阳回圊脓证五厥阴四十二

下利，寸脉反浮数，尺中自涩者，必圊脓血。

下利而寸脉反见浮数，是阳复而上盛也。尺中自涩者，是阴退而下虚也。阳盛必俯侵阴位，郁蒸营分，而圊脓血也。

阳回自愈证六厥阴四十三

下利，有微热而渴，脉弱者，令自愈。

---

① 伤：原作“阳”，据蜀本改。

有微热而渴，是阳复矣，脉弱则无余热，故令自愈。盖脉数则阳复，数而大则热有余，而便脓血，数而弱则热不胜，而令自愈。前章脉微弱数者，为欲自止，正此义也。

阳回有热证七厥阴四十四

下利，欲饮水者，以有热故也，白头翁汤主之。

欲饮水者，阳复而有内热也。白头翁汤，白头翁清少阳之相火，黄连清少阴之君火，黄柏、秦皮泻厥阴之湿热也。

白头翁汤百三

白头翁二两　黄连[1]三两　黄柏三两　秦皮三两

上四味，以水七升，煮取二升，去滓，温服一升。不愈，再服一升。

阳回饮水证八厥阴四十五

厥阴病，欲饮水者，少少与之，愈。

阳复而欲饮水，有内热也。少少与之，滋其渴燥，必当自愈。阳气初复，未可过与，以伤胃气也。此白头翁汤之轻者。

阳回热利证九厥阴四十六

热利下重者，白头翁汤主之。

阳回热过，肝气郁陷，泄利未止，而益以后重，宜白头翁汤，清其郁热也。

阳回谵语证十厥阴四十七

下利，谵语者，有燥屎也，宜小承气汤方在阳明二十二。

下利，谵语者，阳复热过，传于土位，胃热而有燥屎也。宜小承气下其燥屎，以泻胃热。上章是湿热下利，其伤在脾，脾伤则气陷，故病下重。此章是燥热下利，其伤在胃，胃伤则气逆，故病谵语。厥阴阴极阳复，热过伤津，亦有小承气证，厥阴自病，则无是也。

---

① 黄连：原作“黄芩”，据蜀本、上下文改。

阳回生烦证十一厥阴四十八

下利后更烦，按之心下濡者，为虚烦也，宜栀子豉汤方在太阳八十九。

利后阳泄，不应生烦，乃更烦者，是阳复而有内热也。承气证之烦，其心下必当硬满，是为实烦。若按之心下濡者，是为虚烦。缘阳复热升，熏蒸肺津，而化涎沫，心气郁阻，是以生烦。宜栀子豉汤，以清烦热也。

厥阴欲愈十二厥阴四十九

厥阴中风，脉微浮，为欲愈，不浮，为未愈。

太阳中风，而传厥阴，是谓厥阴中风。脉浮则阳复而陷升，故为欲愈也。

厥阴解期一章①

厥阴解期厥阴五十②

厥阴病，欲解时，从丑至卯上。

丑寅卯，厥阴得令之时，故解于此。

---

① 一章：原脱，据前后文例补。

② 厥阴解期厥阴五十：原脱，据前后文例补。

伤寒悬解卷十三

伤寒类证三十六章

温病一章

温病者，春时之感于风露者也。《素问·金匮真言论》：夫精者，身之本也，故藏于精者，春不病温。《生气通天论》：凡阴阳之要，阳密乃固，阳强不能秘，阴气乃绝，因于露风，乃生寒热，是以冬伤于寒，春必病温。阳强不密，即冬不藏精之义。四时之气，春生夏长，秋收冬藏。木火司乎生长，金水司乎收藏。冬时寒水当令，阳气潜伏，宜顺天时，以藏水精。精藏则相火不泄，肾阳乃秘。若冬不藏精，坎阳泻露，相火升炎，孔窍常开，是以易伤于寒。寒束皮毛，相火莫泄，虽当冰雪之天，实行曦赫之令。及其令气一迁，寒去温来，袭以春风，开其皮毛，营愈欲泄，气愈欲闭。卫气敛闭，遏其营血，郁热燔蒸，温病作矣，故曰冬伤于寒，春必病温。冬伤于寒者，因肾精不藏，相火发泄，外寒闭其内热也。春必病温者，因卫气得风，遏其营血也。非叔和《序例》所谓冬时严寒，中而即病者，名曰伤寒；不即病者，寒毒藏于肌肤，至春变而为温病之谓。此与若痉、若湿、若暍、若霍乱等，较之风寒之病，虽不同气，而实则同类。《热病论》：热病者，伤寒之类也。故将伤寒同类之证，列于六经之后风寒、温痉、湿暍、霍乱等，皆是外感之病，故为同类也。

温病一[①]

太阳病，发热而渴，不恶寒者，为温病。若发汗已，身灼热者，名曰风温。风温为病，脉阴阳俱浮，自汗出，身重，多眠睡，鼻息必鼾，语言难出。若被下者，小便不利，直视失溲。若被火者，微发黄色，剧则如惊痫，时瘛疭，若火熏之，一逆尚引日，再逆促命期。

春温之病，受之少阳、厥阴两经，其初感则在少阳之经，其经尽则在厥阴之脏。以其寒水不蛰，阳根失秘，当冬藏之时而行春泄之令，风木发扬，不俟春交，相火升炎，无须夏至，其木火之气久泄于蛰闭之秋，故胆肝之经必病于生长之日，少阳厥阴，实为春温受病之所也。

太阳寒水之经，主司皮毛，风寒外束，皮毛不开，经气郁遏，必见恶寒。温家风露外袭，木火内应，感于太阳之部，应在少厥之经。木火当令，寒水无权，故但见发热，不觉恶寒。风烈火炎，津枯肺燥，是以发渴。是其津血耗伤，最忌汗下火劫。若发汗方已，阴亡火烈，木枯风飏，身热如灼，名曰风温。风性发泄，故脉浮汗出。木邪克土，土败则身重，土气困乏则多眠。胃逆肺阻，气道不通，则鼻息必鼾。厥阴之脉，上咽环唇，经络枯燥，开阖蹇涩，故语言难出。被下则亡脾胃膀胱之津，土燥水涸，故小便不利。太阳之脉，起于内眦；少阳之脉，起于外眦。目系焦缩，是以直视。风木疏泄，膀胱不藏，是以失溲。被火则益其肝胆之热，微则枯木贼土，而发黄色；剧则神魂惊惕，筋脉瘛疭，黄变而黑，色若烟熏。

五行之理，病则传其所胜，发黄瘛疭惊痫，皆少阳之病气传于阳明者也。《素问・诊要经终论》：阳明终者，善惊色黄。以土色为黄，而木主五色，木邪逼土，土郁则黄色外见也。肝胆藏魂，故发惊骇。《素问・阳明脉解》：足阳明之脉，病恶人与火，闻木音则惕然而惊。缘甲木生于癸水，甲木之降，随乎戊土，甲木下降，而戊土培之，根深不拔，是以胆壮。阳明热甚而恶火《脉解》语，被火则胃热愈增，气逆不降，甲木升泄，胆气无根，虚飘浮荡，上侵戊土。木者，阳明之所畏也。一闻木音，则土气振惊，畏其所不胜也。惊者，胆胃之合病，阳根失培，土木皆怯也。肝胆主筋，筋养于阳明，而滋于膀胱。阳明者，五脏六腑之海，主润宗筋，阳明之津衰，则宗筋

---

① 一：原作“一章”，据前后文例改。

不养，是以缓急失中，发为瘈疭瘈，急也，疭，缓也。《痿论》：阳明虚则宗筋纵。《诊要经终论》：太阳之脉，其终也，反折瘈疭。正此义也。血者，色之华也，火逼血燥，无以华色，色之黄者，加以枯槁黎黑，故形如火熏也。是皆缘于诊治之逆。一逆尚可引日而待时，再逆则追促其性命之期矣。

温病与温疫不同：温疫之热在经，因外感而内郁，原无里热也；温病之热在脏，因外感而内应，原有里热也。温疫原于外感，或但传经络，而病外热，或入脏腑，而病内热，视人里气之阴阳虚盛，各有不同。温病原于内伤，而发于外感，热从内应，自里达表，无但传经络不传脏腑之理，即《内经》之热病也。三日之内，病在三阳，三阳未伤，可用汗法；三日之外，病在三阴，阴枯热极，必用泻法。《内经》汗泻，俱是针刺，改而用药，汗宜辛凉之剂，泻以清润之方，滋其燥热，以救焚毁可也。

痉病五章

痉亦太阳之病，外感于风寒者也。或缘于伤寒之多汗，或缘于产后之亡血。筋脉枯焦，固属阴虚，而汗血被夺，实为阳弱。切当照顾中气，不可恣用阴凉，缘为汗血失亡，虚者十九也。

痉病一

太阳病，发热汗出，不恶寒者，名曰柔痉。

太阳病，发热汗出，不恶寒者，风伤卫也。风性柔，名曰柔痉。

痉病二

太阳病，发热无汗，反恶寒者，名曰刚痉。

太阳病，发热无汗，反恶寒者，寒伤营也。寒性刚，名曰刚痉。

痉病三

太阳病，发汗太多，因致痉。

汗多耗其津血，筋脉失养，因感风寒，即成痉，痉病之原如此。

痉病四

病身热足寒，颈项强急，恶寒，时头热，面赤，目赤①，独头摇，卒口噤，背反张者，痉病也。

身热足寒，颈项强急，恶寒，头热，面赤，目赤，头摇，口噤，脊背反张者，是为痉病。缘筋统于肝，肝血虚燥，风动筋缩，故头摇口噤。太阳行身之背，膀胱津液之腑，津亡筋燥，故脊背反折。

痉病五

太阳病，发热，脉沉而细者，名曰痉。

营虚则发热，卫虚则脉沉细。痉病义详《金匮》。

湿病九章

湿有内外之殊，外感则入经络而流关节，内伤则由脏腑而归脾肾。湿为土气，土居水火之中，水阴而火阳，阴阳交感，水火相蒸，则生湿气。火盛则湿化而为热，水盛则湿化而为寒。湿热者，治以燥凉；湿寒者，治以燥温；在脏腑者，利其水道；在经络者，开其汗孔；湿病之能事毕矣。

湿病一

太阳病，关节疼痛而烦，脉沉而细者，此名湿痹。湿痹之候，其人小便不利，大便反快，但当利其小便。

湿流关节，气道壅阻，故疼痛而烦。经络凝涩，故脉沉而细。湿为阴邪，其性沉滞痹著，故曰湿痹。膀胱者，津液之腑，气化则出，湿则气不化水，故小便不利。前窍不通，则湿气后行，故大便反快。但当利其小便，以泻湿气，则疼痛止矣。

① 目赤：原作“目脉赤”，据上下文、《金匮要略・痉湿暍病脉证治第二》改。

湿病二

湿家之为病，一身尽疼，发热，身色如熏黄也。

湿盛则气滞，故疼作。阳郁故发热。土郁故色黄。黄而兼黑，色如烟熏，如曰熏黄。

湿病三

湿家，其人但头汗出，背强，欲得被覆向火。若下之早，则哕，胸满，小便不利，舌上如胎[①]者，以丹田有热，胸中有寒，渴欲得[②]水，而不能饮，则口燥烦也。

湿盛阳郁，发而为热，则热蒸皮毛，泄而为汗。若其人但头上汗出，阳壅遏于上，未至盛实于中也。湿在太阳之经，脉络壅阻，是以背强。阳气郁遏，不得透发，故皮肤恶寒，欲得被覆向火。俟其湿热内盛，而后可下。若下之太早，则胃败气逆，哕而胸满，小便不利，舌上如胎。以太阴土湿，木气不达，肝脾郁陷，而生下热，热在丹田，而胸中无热，惟有湿寒，虽渴欲得水，而却不能饮，止是口中烦燥而已。以其阳郁于上，故头汗口渴。舌窍于心，阳虚火败，肺津不布，凝塞心宫，故舌上如胎，如胎则非热盛生胎矣。盖湿证不论寒热，总因阳虚，阳郁不达，是以生热，阳气极虚，则不能化热，止是湿寒耳。

湿病四

湿家下之，额上汗出，微喘，小便利者，死，若下利不止者，亦死。

湿家之证，不可下也。下之额上汗出，微喘，则气脱于上矣；小便利，下利不止，则气脱于下矣，上下俱脱，是死证也。

湿病五

湿家病，身上疼痛，发热，面黄而喘，头痛鼻塞而烦，其脉大，自能饮食，

① 胎：原作“脂”，据《金匮要略·痉湿暍病脉证治第二》改。

② 得：原作“饮”，据蜀本、上下文改。

腹中和无病，病在头中寒湿，故鼻塞，内药鼻中则愈。

寒湿在头，不关中焦，故自能饮食。湿盛气滞，肺金不清，故头疼鼻塞。内药鼻中，清肺金而去寒湿，则愈矣。

湿病六

问曰：风湿相抟，一身尽疼痛，法当汗出而解，值天阴雨不止，医云此可发汗，汗之病不愈者何也？答曰：发其汗，汗大出者，但风气去，湿气在，是故不愈也。若治风湿者，发其汗，但微微似欲汗出者，风湿俱去也。

湿为阳虚，发汗太大，风去而阳亡，阴旺湿增，又值阴雨湿盛之时，是以湿气仍在。此当微汗以泻之，则风湿俱去矣。

湿病七

病者一身尽疼，发热，日晡所剧者，名曰风湿。此病伤于汗出当风，或久伤取冷所致也。

午后湿土当令，故日晡时剧。汗出当风，开其皮毛，汗液郁遏，流溢经隧，阻碍气道，故身痛而发热也。

湿病八

伤寒八九日，风湿相抟，身体烦痛，不能自转侧，不呕不渴，脉浮虚而涩者，桂枝附子汤主之。若其人大便硬，小便自利者，去桂枝加白术汤主之。

湿为风郁，两相抟结，营卫寒滞，故身体烦痛，不能转侧。《脉法》：风则浮虚，脉浮虚而涩者，血分之虚寒也。桂枝附子汤，桂枝和中而解表，附子暖血而去寒也。若其人大便硬，小便自利者，则木达而疏泄之令行，湿不在下而在中，去桂枝之疏木，加白术以燥己土也。

桂枝附子汤百四 即桂枝去芍药加附子汤，而分两不同。

桂枝四两　甘草二两，炙　大枣十二枚　生姜三两　附子三枚，炮，去皮，破八片

上五味，以水六升，煮取二升，去滓，分温三服。

去桂枝加白术汤百五

甘草二两　大枣十二枚　生姜三两　附子三枚，炮，去皮，破八片　白术四两

于桂枝附子汤内去桂枝，加白术四两，余依前法。

湿病九

风湿相抟，骨节烦疼掣痛，不得屈伸，近之则痛剧，汗出短气，小便不利，恶风不欲去衣，或身微肿者，甘草附子汤主之。

湿流关节，烦疼掣痛，不得屈伸，近之则痛剧。气道郁阻，皮毛蒸泄，则汗出气短。阳郁不达，而生表寒，则恶风不欲去衣。湿气痹塞，经络不通，则身微肿。甘草附子汤，温脾胃而通经络，则风湿泄矣。

甘草附子汤百六

甘草二两，炙　附子二枚，炮，去皮　白术二两　桂枝四两

以水六升，煮取二升，去滓，温服一升，日三服。初服得微汗则解，能食。汗出[①]复烦者，服五合。恐一升多者，服六七合为妙。湿病义详《金匮》。

暍病三章

暍者，夏月而伤风寒，郁其表热。表热盛则内气虚，故不可汗下。以寒则伤形，故外闭而为实，热则伤气，故外泻而为虚。当内度本气之虚实，不宜外泥时令之热寒。汗下温针之法，所以伐正而扶邪，不可轻犯也。

暍病一

太阳中暍者，发热恶寒，身重而疼痛，其脉弦细芤迟，小便已，洒洒然毛耸，手足逆冷，小有劳，身即热，口开，前板齿燥。若发汗，则恶寒甚；加温针，则发热甚；数下之，则淋甚。

风寒外闭，阳郁不达，则发热恶寒。阴旺土湿，因表寒而壅遏，故身重疼痛。营卫虚涩，故脉弦细芤迟。小便已去，水降而气升，故惕然振悚，肺主皮毛，故耸然而毛起也。阳衰土弱，四肢失温，故手足逆冷。阳不归根，因动而扰，故小劳而身热。阳明之经，行于口齿，阳明之气不降，故火盛而齿燥。左不在肝，右不在肺，故燥见于前板齿。发汗亡经中之阳，故恶寒甚。温针亡经中之阴，故发热甚。下之阳衰土湿，木郁不泄，故淋甚也。

---

① 出：原作“止”，据《金匮要略·痉湿暍病脉证治第二》改。

暍病二

太阳中热者，暍是也。其人汗出恶寒，身热而渴也。

太阳夏月感冒，而中暑热，其名曰暍。热盛于经，外蒸皮毛，是以汗出。风寒外束，阳郁不达，是以恶寒。肺金被烁，津液耗伤，故身热而渴。《金匮》主人参白虎，清金益气，生津止渴，暍病之定法也。

暍病三

太阳中暍，身热疼重，而脉微弱，此以夏月伤冷水，水行皮中所致也。

冷水洗浴，汗孔未阖，水渍经络，而皮毛闭塞，经热不泄，故身热而疼。水阻气滞，故肢体重浊。热伤肺气，故脉微弱。肺气遏闭，必生痰饮。《金匮》以瓜蒂吐之，是定法也。义详《金匮》。

霍乱十一章

霍乱者，夏秋之月，食寒饮冷，而外感风寒者也。时令则热，而病因则寒，故仲景立法，则主理中。此与太阳、阳明合病之呕利，证同而气异。其外有风寒，内有水邪，中气紊乱，胃逆脾陷，则一也。而彼则热郁而莫泄，此则寒郁而莫容，气不同也。其与三阴之吐利，气同而因异。其俱属里寒，则一也。而彼缘脏气之自动，此缘饮食之郁发，因不同也。究之饮食之寒冷，得伤其脏气，总以其里阳之虚，是又其不同而同者也。

霍乱一

问曰：病有霍乱者何？答曰：呕吐而利，是名霍乱。

食寒饮冷，水谷不消，外感风寒，则病霍乱。脾胃以消化为能，水谷消化，旧者下传而新者继入，中气运转，故吐利不作，水谷不消。在上脘者则胃逆而为吐，在下脘者则脾陷而为利。或吐或利，不并作也。若风寒外束，经迫腑郁，则未消之饮食，不能容受，于是吐利俱作。盖胃本下降，今上逆而为吐，脾本上升，今下陷而为利，是中气忽然而紊乱也，故名曰霍乱。

霍乱二

问曰：病发热头痛，身疼恶寒，吐利者，此属何病？答曰：此名霍乱，自吐下，利止复更发热也。

表寒外束，故发热恶寒，头痛身疼。利止发热者，表里寒盛，经阳郁遏也。

霍乱三

伤寒，其脉微涩者，本是霍乱，今是伤寒，却四五日至阴经上，转入阴，必利。本呕下利者，不可治也。欲似大便，而反失气，仍不利者，此属阳明也，便必硬，十三日愈。所以然者，经尽故也。

脉微涩者，中气凝滞而不转也。此本是霍乱，今者乃是伤寒，却四五日之久，方至阴经。伤寒转入三阴之经，必利。若本先呕而后下利者，是转入阴经之吐利，不可以霍乱之法妄治也。若欲似大便，而反失气，仍不下利者，此不入三阴而传入阳明也，大便必硬，十三日愈。所以然者，十二日则六经俱尽故也。

此借伤寒，以辨霍乱。

霍乱四

下利后，当便硬，硬则能食者愈。今反不能食，到后经中，颇能食，复过一经，能食，过之一日当愈。不愈者，不属阳明也。

阳明初证，亦有下利呕吐之条，甚似霍乱。但阳明下利后，大便当硬，便硬能食者，六日经尽自愈。若今更不能食，六日经毕不愈，到后一经中，颇能食，是初经不能食，复过[①]一经能食也。如此则十二日后经亦尽，十三日，过后经之一日，必当愈。若不愈者，此不属阳明也。此亦借伤寒以辨霍乱。

霍乱五

霍乱，头疼，发热，身疼痛，热多欲饮水者，五苓散主之方在太阳四十一。

---

① 复过：原作“过复”，据蜀本、本节经文乙转。

寒多不用水者，理中丸主之。

热多欲饮水者，湿盛而阳隔也。五苓利水泄湿，阳气下达，上热自清矣。寒多不用水者，阳虚而中寒也。理中温补中气，阳气内复，中寒自去也。

理中丸百七

人参　白术　甘草　干姜各三两

上四味，捣筛为末，蜜和，丸如鸡子黄大，以沸汤数合和一丸，研碎温服，日三四夜二服。腹中未热，益至三四丸。然不及汤法，以四物依两数切，用水六升，煎取三升，去滓，温服一升，日三服。若脐上筑者，肾气动也。去白术，加桂四两水盛土湿，木郁风动，则脐上振悸，筑筑不宁，桂枝疏木而达郁。吐者，去白术，加生姜三两生姜降逆止吐。下利者，仍用术白术燥土止利。悸者，加茯苓二两水盛土湿，木郁风动，则心下振悸，茯苓利水而泻湿。渴欲得水者，加术足前成四两土湿火升则渴，白术燥土生津。腹中痛者，加人参足前成四两土虚木贼则腹痛，人参补脾养阳而止痛。寒，加干姜足前成四两干姜温暖脾胃。腹满者，去术，加附子一枚附子去阴寒而破胀满。服汤后，如食顷，饮热粥一升许，微自温，勿发揭衣被热粥以助药力，温覆微取汗，以散外寒。

霍乱六

吐利汗出，发热恶寒，四肢拘急，手足厥冷者，四逆汤主之方在太阴三。

火土双败，表里之阳俱虚，故用四逆。

霍乱七

既吐且利，小便复利，而大汗出，下利清谷，内寒外热，脉微欲绝者，四逆汤主之。

膀胱不藏，则小便利；卫气不敛，则大汗出。经络脏腑之阳俱虚，故用四逆。

霍乱八

吐已下断，汗出而厥，四肢拘急不解，脉微欲绝者，通脉四逆加猪胆汁汤主之。

吐利俱止，气泄里寒，经阳虚败，则汗出而厥，四肢拘急，而脉微欲绝。通脉四逆温补火土，以通经脉，猪胆汁清上热而止汗出也汗出因阳升而上热故也。

通脉四逆加猪胆汁汤百八

甘草三两，炙　干姜三两　附子大者一枚　猪胆汁半合[1]

于通脉四逆方内加猪胆汁半合，余依[2]前法服如无猪胆，以羊胆代之。

霍乱九

恶寒脉微而复和，利止，亡血也，四逆加人参汤主之。

阳虚则恶寒脉微，而脉复和而无邪，利必止矣。而利泄血中温气，则气既脱而血亦亡也。气血俱虚，阴阳未尝偏胜，故脉虽微而复和。四逆加人参汤，双补火土，并益血中之温气也。

四逆加人参汤百九

甘草二两　干姜一两五钱　附子一枚，生用，去皮，破八片　人参一两

于四逆汤内加人参一两，余依前法。

霍乱十

吐利止，而身痛不休者，当消息和解其外，宜桂枝汤小和之方在太阳五。

吐利既去，而痛不休，以表寒未解，经气壅滞之故。桂枝汤，通经解表，小和其外，身痛即休也。

霍乱十一

吐利发汗，脉平，小烦者，以新虚不胜谷气故也。

吐利发汗之后，阳气极虚，而脉却平和，是正复邪退，必自愈也。而犹有烦者，以阳气新虚，不胜谷气，谷气不消，则阳郁而烦生故也。

---

① 猪胆汁半合：原脱，据《伤寒论·辨霍乱脉证并治十三》补。

② 依：原脱，据上下文义补。

差后劳复六章

差后劳复者，病愈而复发者也。或余热犹存，停水未去，或宿物淤浊，新谷壅阻。偶因调理不节，伤其中气，旧根立发，新病如初。病因不同，立法亦异。清金泻水，发表攻中，内扫宿物，外损新谷，浊淤消散，障碍清空，还其冲虚澹静之常，复其回运升沉之旧。劳复之病，爰无遗法。盖宿草之再发者，以有根也。削迹无遗根，则蔓自除矣。

差后劳复一

大病差后，喜唾，久不了了者，胃上有寒，当以丸药温之，宜理中丸方在霍乱五。

病后阳虚，胃寒气逆，津唾上涌，久不了了。此当以丸药温之，不便急下，宜理中丸也。

差后劳复二

伤寒解后，虚羸少气，气逆欲吐者，竹叶石膏汤主之。

病后中气虚，胃逆，故虚羸少气，气逆欲吐。胃逆则火金不降，肺热郁生。竹叶石膏汤，竹叶、石膏清金而润燥，参、甘、粳米、半夏补中而降逆也。

竹叶石膏汤百十

竹叶二把　石膏一斤　麦冬一升　人参三两　甘草二两，炙　粳米半升　半夏半升，洗

上七味，以水一斗，煮取六升，去滓，内粳米，煮米熟汤成，去米，温服一升，日三服。

差后劳复三

大病差后，从腰以下有水气者，牡蛎泽泻散主之。

病后上虚，不能制水，从腰以下有水气者，肾阴之盛也。牡蛎泽泻散，牡蛎、瓜蒌，清金而泻湿，蜀漆、海藻，排饮而消痰，泽泻、葶苈、商陆，决郁而泻水也。

牡蛎泽泻散百十一

牡蛎熬　泽泻　葶苈熬　商陆根熬　海藻洗去咸　蜀漆去腥　瓜蒌根各等分

异捣，下筛为散，更入臼中治之，白饮和服方寸匕，日三服[①]。小便利，止后服。

差后劳复四

伤寒差已后，更发热，小柴胡汤主之方在少阳二。脉浮者，以汗解之。脉沉实者，以下解之。

病后中气未复，最易感伤。设更见发热者，宜柴胡汤，温里而清表。其脉浮者，病在表，应以汗解之。脉沉实者，病在里，应以下解之也。

差后劳复五

大病差后，劳复者，枳实栀子豉[②]汤主之。若有宿食者，加大黄如博棋子五六枚。

病后邪退正复，清气流通，浊阴消散矣。若因劳而复，则浊阴凝聚，清气堙郁，里热重生，壅闷又作，缘其中气新虚，易于感伤故也。宜枳实栀子豉汤，枳实泻其壅满，栀子清其郁热，香豉散其滞气也。若有宿食不消，阻碍中脘者，加大黄下其郁陈，以还[③]其气化之新也。

枳实栀子豉汤百十二

枳实三枚，炙　栀子十四枚，劈　香豉一升，绵裹

上三味，以清浆水七升，空煮取四升，内枳实、栀子，煮取[④]三升，下豉，更煮五六沸，去滓[⑤]，分温再服，覆令微似汗。

差后劳复六

病人脉已解，而日暮微烦，以病新差，人强与谷，脾胃气尚弱，不能消

---

① 服：原脱，据《伤寒论·辨阴阳易差后劳复病脉证并治》、前后文例补。

② 豉：原脱，据上下文及目录补。

③ 还：原作“缓”，据上下文义改。

④ 取：原脱，据《伤寒论·辨阴阳易差后劳复病脉证并治》补。

⑤ 去滓：原脱，据《伤寒论·辨阴阳易差后劳复病脉证并治》补。

谷[①]，故令微烦，损谷则愈。

日暮阳收，宿食阻碍，阳气不降，是以生烦。食减易消，则愈也。

阴阳易一章

阴阳易者，男女交易之病也。以其原无阴阳寒热之偏，而病传于他人，非关于本气，则温凉补泻之法，俱无所用。惟以同气相召，引之前出，盖病原于人我之贸迁，是以其所无易其所有也。法亦用男女之交换，仍以其所有易其所无也。彼以易来，此以易往，不烦[②]别方，而阴阳互位，物我各还，妙难言喻也。

阴阳易一[③]

伤寒，阴阳易之为病，其人身体重，少气，少腹里急，或引阴中筋挛，热上冲胸，头重不欲举，眼中生花，膝胫拘急者，烧裩散主之。

伤寒新差，男女交感，阴邪传染，是谓阴阳易。伤寒之病，无论阴阳，肾水升泄，阴精必寒。以此阴寒之气，传之于人，阴盛气滞，则身体重浊。水寒木郁，则腹满里急，阴中筋挛，膝胫拘急。下寒则阳气升格，热上冲胸，虚乏少气，眼中生花，头重难举。其病肝肾下寒，肺心上热，烧裈散同气感召，阴寒下泻，则复其和平之旧矣。

烧裩散百十三

裩裆

上取妇人中裈近阴处，剪烧灰，以水和服方寸匕，日三服。小便即利，阴头微肿，则愈。妇人病，取男子裩裆，烧灰。

---

① 不能消谷：原脱，据《伤寒论·辨阴阳易差后劳复病脉证并治》补。

② 烦：原作“头”，据蜀本改。

③ 一：原脱，据前后文例补。

伤寒悬解卷十四

汗下宜忌五十一章[①]

汗　下

汗下者，伤寒之法，而用之太过，则虚以实治，而或以亡身，用之不及，则实以虚治，而或以殒命。譬犹水也，载舟覆舟，水不任过，而破浪冲风，人之罪也。譬犹兵也，止乱生乱，兵不任咎，而纵敌长寇，人之责也。是以相阴阳之盛衰，审汗下之忌宜。忌汗下者，勿孟浪致误，引贼而入室；宜汗下者，勿迟回失断，养虎以贻患。故六经之外，又有汗下宜忌之篇，未可不求甚解矣。

不可汗十八章[②]

不可汗一

脉濡而弱，弱反在关，濡反在巅，微反在上，涩反在下。微则阳气不足，涩则无血。阳气反微，中风汗出，而反躁烦。涩则无血，厥而且寒。阳微发汗，躁不得眠。

濡弱者，阳虚之诊。阳在上而阴在下，平人寸关常盛而尺中常虚，今弱反在关，濡反在寸。阳分之血多虚，阴分之气多虚，平人寸口常涩而尺中常微，今微反在寸，涩反在尺。微者，阳气之不足也。涩者，血少而不流也。上焦之阳气反微，于是表气不固，中风汗出，阳不内根而外泄，则反生

① 五十一章：原作“五十二章”，据下文改。

② 十八章：原作“十九章”，据下文改。

烦躁，似乎阳盛也。下焦涩而无血，以其温气之虚，是以厥逆，而且寒冷。上之阳气不足，下之无血，总是阳微。阳微发汗，而再泻其阳，则躁不得眠矣。

不可汗二

脉濡而弱，弱反在关，濡反在巅，弦反在上，微反在下。弦为阳运，微为阴寒。上实下虚，意欲得温。微弦为虚，不可发汗，发汗则寒栗，不能自还。

肝胆之脉弦，弦者，阳生之象。木生于水而长于土，弦应在关上，今者弦反在上。寸部既弦，则尺不应微，今者微反在下。弦为阳气升运而不降，微为阴分阳虚而生寒，是上实而下虚也。下焦虚寒，则意欲得温。总之，寸口之弦，尺中之微，悉因中焦之阳虚。虚者不可发汗，汗亡其阳，则寒冷战栗，不能自还也。

不可汗三

脉濡而紧，濡则卫气微，紧则营中寒。阳微卫中风，发热而恶寒。营紧胃中冷，微呕心内烦。医谓有大热，解肌而发汗。亡阳虚烦躁，心下苦痞坚。表里俱虚竭，卒起而头眩。客热在皮肤，怅怏不得眠。不知胃气冷，紧寒在关元，技巧无所施，汲水灌其身。客热因时罢，栗栗而战寒。重被而覆之，汗出而冒巅。体惕而又振，小便为微难。寒气因水发，清谷不容间。呕变反肠出，颠倒不得安。手足为微逆，身冷而内烦。迟欲从后救，安可复追还！

脉濡而紧，阳虚阴盛之诊。濡则卫气微弱，紧则营中虚寒。卫阳微则卫中于风，发热而恶寒。营紧则胃中虚冷，微作呕吐，而心内生烦。医见脉之紧，谓为伤寒浮紧之脉，内有大热不泄，因解其肌而发其汗。汗多亡阳，阳虚而生烦躁，心下浊阴填塞，而苦痞坚。其卫微而胃冷，表里之阳原虚，汗则表里俱虚，而且罄竭，于是卒起而头上眩晕。阳虚外脱，则客热在于皮肤，烦躁怅怏，不得眠卧。外热虽甚，不知其胃气之冷，紧寒在于关元关元，任脉穴，在脐下。医见其外热愈增，技巧无施，乃汲水灌之，退其客热。客热因时罢退，栗栗振寒。医见其振寒，意其战汗，又重被而覆之，以逼其汗。汗出而冒颠昏晕，其身体动惕而又振摇，木郁而风动矣。阳亡气滞，小便为难。肾中之寒气，因冷水发作，下利清谷立见。前之微呕而上逆，今且变为肠滑而下陷。中气颓败，由是颠倒反覆，不得安宁，手足微生厥逆，身则外冷而内烦。是其命在顷刻，速治亦且无医，况迟迟欲从后救，安可复追还也！

不可汗四

诸脉得数动微弱者，不可发汗。发汗则大便难，腹中干，胃燥而烦。其形相象，根本异源。

数动者，阳气之盛，微弱者，阴血之虚。汗则阴血愈亡，故便难腹干，胃燥而烦。阴盛者汗则亡阳，而阳盛者汗则亡阴，其烦躁之形状虽甚相象，而其亡阳亡阴之根本则源委不同也。

不可汗五

厥逆[①]脉紧，不可发汗。发汗则声乱，咽嘶，舌萎，声不得前。

厥逆而脉紧，阴盛里寒，故不可汗。汗则声乱，咽嘶，舌萎，而不能发声。嘶者，音欲绝而不亮，《素问》：弦绝者，其音嘶败，以肺主声，汗泻肺气，故声败也。

不可汗六

动气在左，不可发汗。发汗则头眩，汗不止，筋惕肉瞤。

动气[②]在左，肝气之郁。汗泄肝气，则阳气飞升而头上眩晕，风木疏泄而汗出不止，风木摇撼而筋惕肉瞤。

不可汗七

动气在右，不可发汗。发汗即衄而渴，心苦烦，饮即吐水。

动气在右，肺气之郁。汗泄肺气，则收敛失政，衄血作渴，心中苦烦。阳虚里寒，故饮即吐水。

---

① 逆：原脱，据上下文补。

② 动气：原作“气动”，据蜀本乙转。

不可汗八

动气在上，不可发汗。发汗则气上冲，正在心端。

动气在上，风木郁冲而心下动悸也。汗亡肝家温气，则肝气上冲，正在心端也。

不可汗九

动气在下，不可发汗。发汗则无汗，心中大烦，骨节苦疼，目晕恶寒，食则反吐，谷不得前。

动气在下，风木振摇而脐下动悸也。此缘水寒木郁，汗之阴旺无汗，而微阳升泄，心中大烦。阴旺湿作，骨节苦痛。阳飞火败，目晕恶①寒。土败胃逆，食则反吐，谷不得入也。

不可汗十

咽中闭塞，不可发汗。发汗则吐血，气欲绝，手足逆冷，欲得蜷卧，不得自温。

咽中闭塞，浊气上填也。汗之中气颓败，不能统血，温气欲绝②，故厥逆蜷卧也。

不可汗十一

衄家，不可发汗。汗出必额上陷，脉紧急，目直视，不能眴，不得眠。

衄家阳气升泄，汗之亡阳，必额上塌陷，经脉紧急，目睛直视，不能眴转，不得眠睡，由其阳根泄露而不秘藏也。

不可汗十二

亡血家，不可发汗，发汗则寒栗而振。

亡血家，中脘阳虚，温气脱泄，汗之阳气愈亡，故寒栗而振。

---

① 恶：原作“冉”，据蜀本、上下文改。

② 绝：原作“泄”，据上下文改。

不可汗十三

淋家，不可发汗，发汗必[1]便血[2]。

淋家土湿木郁，生气不达，汗之再亡血中温气，风木愈陷，疏泄不藏，必便血也。

不可汗十四

疮家，虽身疼痛，不可发汗，汗出则痉。

疮家脓血损伤，再以汗伤其血，则筋脉挛缩而病痉。

不可汗十五

咽喉干燥，不可发汗。

津液亏也。

不可汗十六

咳而小便利，若失小便者，不可发汗，汗则四肢厥冷。

阳升气逆，不能摄水，汗之中气愈败，故四肢厥冷。

不可汗十七

咳者则剧，数吐涎沫，咽中必干，小便不利，心中饥烦，晬时而发，其形似疟，有寒无热，虚而寒栗，咳而发汗，蜷而苦满，腹中复坚。

凡病见咳，则证更剧。咳家多缘水旺土湿，肺气冲逆之故。气不清降，则津液凝结，化生涎沫。咽喉失滋，是以必干。气逆不能化水，故小便不利。此其清阳下陷，心中饥馁，君火不降，又觉烦生，晬时气虚寒战，发作如疟，但无热耳。咳而发汗，阳亡湿动，必蜷卧恶寒，而苦腹满，腹中复觉坚硬也。

---

① 必：原作“则”，据《伤寒论·辨太阳病脉证并治中》，上下文改。

② 血：原作“矣”，据蜀本、上下文、《伤寒论·辨太阳病脉证并治中》改。

不可汗十八

诸逆发汗，病微者难差，剧者言乱目弦者死，命将难全。

诸厥逆之证，阳气最虚，汗之阳脱阴败，则言乱目眩而死。

不可下十六章

不可下一

脉濡而弱，弱反在关，濡反在巅，微反在上，涩反在下。微则阳气不足，涩则无血。阳气反微，中风汗出，而反躁烦。涩则无血，厥而且寒。阳微不可下，下之则心下痞硬。

上之阳气不足，下之无血，总是阳微。下之阳败胃逆，浊气填塞，则心下痞硬。

不可下二

脉濡而弱，弱反在关，濡反在巅，弦反在上，微反在下。弦为阳运，微为阴寒。上实下虚，意欲得温。微弦为虚，虚者不可下也。

寸口之弦，尺中之微，总因中焦阳虚，不可发汗，亦不可下也。

不可下三

脉濡而弱，弱反在关，濡反在巅，浮反在上，数反在下。浮为阳虚，数为无血，浮为虚，数为热。浮为虚，自汗出而恶寒。数为痛，振寒而栗。微弱在关，胸下为急，喘汗而不得呼吸。呼吸之中，痛在于胁。振寒相抟，形如疟状。医反下之，故令脉数发热，狂走见鬼，心下为痞，小便淋漓，小腹甚硬，小便则尿血也。

阴虚于寸，阳虚于尺，是其常也。乃浮反在上，数反在下。浮者，阳虚而不根于阴也。数者，血虚而不能荣木也。血虚木燥，少阳胆经不降，相火升炎，必当发热，故浮为虚而数为热。阳虚而表气不固，故自汗出而恶寒。少阳不降而脉数，则经气壅遏而为痛。少阳之病，往来寒热，脉数痛生，则经气郁闭，必振寒而战栗。肝胆脾胃，候在关上，微弱在关，则土虚胃逆，碍胆经降路。胆脉自胸[1]下膈，由胃口而循胁肋，胆经不降，故胸下满急。胆胃升塞，气道壅阻，故喘促汗出，不得呼吸。呼吸则气鼓胁肋，而痛作焉，故痛在于胁释数为痛句。其振寒战栗，时往时来，形如疟状，全以中气不足，胃逆胆郁之故。医不知而反下之，中气愈败，胆胃更逆，故令脉数，发热较前更剧，加以狂走见鬼，心下为痞。阳亡湿动，脾肝郁陷，则小便淋漓，小腹胀满。风木陷泄，久必尿血也。

不可下四

脉浮而大，浮为气实，大为血虚。血虚为无阴，孤阳独下阴部者，小便当赤而难，胞中当虚。今反小便利而大汗出，法应卫家当微。今反更实，津液四射，营竭血尽，干烦而不得眠，血薄肉消，而成暴液。医复以毒药攻其胃，此为重虚，客阳去有期，必下如污泥而死。

脉浮而大，浮为卫气之实，大为营血之虚。血虚是为无阴，阴虚不能配阳，则阳为孤阳，阳盛必俯侵阴位。孤阳独下阴部者，膀胱热癃，小便当赤而难，胞中当空虚而无尿。今反小便利，乃知阳盛于外，而未下于阴部，下焦阴虚，而温气脱泄，实阴中之阳虚也。外之阳实，蒸发皮毛，津液四射，大汗不止。营血化汗，尽泄于外，表里干燥，烦不得眠。血逼肉消，而化汗液，暴泄不收，则胃气虚败，亡脱非久。医不知此，而复以毒药攻其胃，是谓重虚其虚。外之客阳，亦不久驻，而脱去有期。表里阳竭，则脏腑溃烂，必下如污泥而死也。

不可下五

微则为咳，咳则吐涎。下之则咳止而利因不休，利不休则胸中如虫啮，粥入则出，小便不利，两胁拘急，喘息为难，颈背相引，臂则不仁。极寒反汗出，身冷若冰，眼睛不慧，语言不休，而谷食多入，此谓除中，口虽欲言，舌不得前。

阳微则为咳前章；微反在上，咳则吐涎沫，此以胃寒而气逆也。下之气降而脾陷，故咳止而利因不休。利不休则清气愈陷而浊气愈逆，胸中痒如虫啮。胃败而不纳，故粥入则吐。胆经不降，故两胁拘急。胸膈壅塞，故喘

① 胸：原作“胁”，据下文改。

息为难。太阳寒水之经，行身之背，水寒筋缩，故颈背相引而掣。手之三阴俱虚，故臂则不仁。极寒而卫阳败泄，反汗出，其身冷如冰。而眼睛不慧，语言不休，则神明败矣。阳败如此，应不能食，而乃谷食多入，此为中气除根，而居膈上，反能食，必死之证也。心窍于舌，阳败神亡，则舌不能用，前之语言不休者，今且口虽欲言，而舌不得举矣。

不可下六

脉数者，久数不止，止则邪结，正气未复，邪气却结于脏，故邪气浮之，与皮毛相得。脉数者，不可下，下之必烦利不止。

凡外见数脉，必有里阴格阳，阳不下根，故动数失度。久数而不见停止，里阴未结也，一见停止，则阴邪结矣。正气内复，虽结必消，正气不能内复，则邪气却结于脏。盘据根深，外逼阳气，浮于皮毛之部，是以脉数。脉数者，不可下，下之阴邪愈旺，必上烦下利不止。盖盛于外者，必虚于内，见其外盛而知其内虚，是为良工。

不可下七

动气在左，不可下，下之则腹内拘急，食不下，动气更剧，虽有身热，卧则欲蜷。

动气在左，肝气之郁。下之生气愈败，是以拘急。

不可下八

动气在右，不可下，下之则津液内竭，咽燥鼻干，头眩心悸也。

动气在右，肺气之郁。下之津亡气泄，阳神飞越，故咽燥鼻干，头眩心悸也。

不可下九

动气在上，不可下，下之则掌握烦热，身上浮冷，热汗自泄，欲得水自灌。

动气在上，风木郁冲于心下也。下之温气外泄，风木不敛，故烦热汗出，欲得水灌。

不可下十

动气在下，不可下，下之则腹胀满，卒起头眩，食则下清谷，心下痞也。

动气在下，风木振撼于脐下也。下之温气亡泄，木郁克土则腹胀，阳气无根则头眩。风木不敛，则下清谷，浊气上填，则心下痞也。

不可下十一

咽中闭塞者，不可下，下之则上轻下重。水浆不下，卧则欲蜷，身急痛，下利日数十行。

咽中闭塞者，浊阴冲逆。下之阳亡湿动，则下重。阴盛胃逆，则水浆不下。

不可下十二

诸外实者，不可下，下之则发微热，亡脉厥者，当脐握热。

外实则内虚，下之阳亡气泄，则发微热。无脉而厥逆者，中气外脱，故当脐热。

不可下十三

诸虚者，不可下，下之则大渴。求水者，易愈；恶水者，剧。

求水者，阳气未败，故易愈。

不可下十四

夫病阳多者热，下之则硬。

阴盛者，下则亡阳；阳盛者，下则亡阴。所谓坚者不受，瑕者受之也。阳病热多，下之阴亡，是以便硬。

不可下十五

无阳阴强，大便硬者，下之则必清谷腹满。

阴盛而便硬者，下之土败木郁，故清谷腹满。

不可下十六

发汗多，亡阳谵语者，不可下，与桂枝柴胡汤方在少阳七。和其营卫，以通津液，后自愈。

营卫和而津液通，神气渐复，谵语自止。

不可汗下四章

不可汗下一[1]

伤寒发热，口中勃勃气出，头痛，目黄，衄不可制。贪水者必呕，恶水者厥。若下之，咽中生疮。假令手足温者，必下重便脓血。头痛目黄者，若下之，则两目闭。贪水者，脉必厥。其声嘤，咽喉塞，若发汗，则战栗，阴阳俱虚。恶水者，若下之，则里冷不嗜食，大便完谷出。若发汗，则口中伤，舌上白苔，躁烦，脉实数，不大便。六七日后，必便血。若发汗，则小便自利也。

伤寒发热，口中勃勃热气外出，头痛，目黄，衄不可制，是湿热之上壅也。渴而贪水者，胃逆而火升，必呕。恶水者，阳虚而火败，必厥。若下之，则下寒格其上热，相火升炎，咽中生疮。脾主四肢，假令手足温者，肝脾阳陷，郁热伤阴，必下重而便脓血。头痛目黄者，阳虚湿盛，若下之，则虚阳陷而目闭。渴而贪水者，下则亡其下焦之阳，脉必厥，厥者，初来大，渐渐小，更来渐大，乃气结而不流畅之故也。其声嘤，嘤者，声细欲绝，乃气败而不发扬之故也。咽喉塞，塞者，孔窍梗阻，乃气蔽而不开通之故也。盖渴而贪水者，胃逆火升，下之而寒湿下旺，浊气上填，气道壅塞，故脉证如此。若发汗，则亡其上焦之阳，战栗振摇，气脱津伤，阴阳俱虚。恶水者，若下之，则胃阳颓败，里冷不嗜食，脾阳颓败，大便完谷出。若发汗，则阳泄火升，口中必伤。肺津郁浊，塞于心部，心窍于舌，故舌上白苔。君火升逆，故生烦躁。经阳外脱，故脉数实。津液亡泄，故不大便。肝脾陷败，六七日后，木郁风动，疏泄不藏，必便血也。若发汗，里阳愈败，则膀胱不藏，小便自利，而不禁也。

---

① 一：原脱，据蜀本及前后文例补。

不可汗下二

伤寒，脉阴阳俱紧，恶寒发热，则脉欲厥。厥者，脉初来大，渐渐小，更来渐渐大，是其候也。如此者，恶寒甚者，翕翕汗出，喉中痛。热多者，目赤脉多，睛不慧。医复发之，咽中则伤。若复下之，则两目闭。寒多者，便清谷。热多者，便脓血。若熏之，则身发黄。若熨之，则咽燥。若小便利者，可救之。小便难者，为危殆。

伤寒，尺寸脉俱紧，恶寒发热，则脉欲作厥。厥者，脉初来大，渐渐小，更来渐渐大，是其候也。盖脉道紧迫，经气不能畅行，故忽大而忽小也。其恶寒甚者，外寒闭其内热，热蒸窍泄，翕翕汗出，喉中疼生。发热多者，热气外达，目多赤脉，眼睛不慧。若医复发其汗，则肺津愈枯，咽中更伤矣。若复下之，则阳气陷，两目闭。下后阳败而内寒多者，则便清谷，阳陷而内热多者，则便脓血。若用火熏之，则湿气郁蒸，而身发黄色。若用火熨之，则肺津消烁，而咽中干燥。若小便利者，气化未绝，尚可救之。小便难者，气化不行，此为危殆矣。上章小便之利，乃水泉之不止，此章小便之利，乃气化之犹行，证同而病异也。

不可汗下三

伤寒头痛，翕翕发热，形像中风，常微汗出。自呕者，下之益烦，心中懊侬如饥，发汗则致痉，身强难以屈伸。熏之则发黄，不得小便。久则发咳吐。

伤寒头痛，翕翕发热，形像中风，常微汗出，是湿盛而阳郁者也。若自呕者，胃气上逆，下之中气败而胃愈逆，益增其烦，心中懊侬不快，而清阳陷败，空馁如饥。发汗耗其津血，筋脉失养，则成痉病，身体强，难以屈伸。火熏则湿气郁蒸，身发黄色，不得小便。久则肺胃升逆，而发咳吐也。

不可汗下四

伤寒，发热头痛，微汗出。发汗则不识人，熏之则喘，不得小便，心腹满。下之则短气，小便难，头痛背强。加温针则衄。

发热头痛，微汗出，证与前同。发汗败其阳神，故不识人。熏之伤其肺气，故喘。气不化水，故不得小便。湿气不泄，故心腹胀满。下之阳亡湿盛，浊气升塞，则短气而小便难，头疼而脊背强。温针烁其营血，则血升而鼻衄。总之，阳虚之家，汗下温针，俱非宜也。

可汗一章

可汗

脉浮大，应发汗。医反下之，此为大逆。

浮为在表，故宜汗不宜下。

可吐三章

可吐一

病人手足厥冷，脉乍结，以客气在胸中，心下满而烦。欲食不能食者，病在胸中，当吐之。

手足厥冷，脉乍结代，此以下焦浊气客居胸中，心下胀满而烦生。欲食不能食者，病在胸中，阻碍气道故也。此当吐之。

可吐二

病胸上诸实，胸中郁郁而痛，不能食，欲使人按之，而反有涎唾，下利日十余行，其脉反迟，寸口脉微涩，此可吐之，吐之利即止。

胸上诸实者，内有败浊之物，非无形之空气也。败浊阻碍，肺气壅塞，故胸中郁郁而痛，不能下食。浊气冲突，欲使人按之。按之壅遏肺气，津液上涌，故反有涎唾。浊阴上逆，则清阳下陷，故下利日十余行。阴盛于下，故脉反迟。浊物阻塞，清气阻滞，故脉涩见于寸口。此可吐之，吐之则败浊去而清阳升，利即止也。

可吐三

宿食在上脘，当吐之。

食消则在下脘，不能吐也。未消而在上脘，法当吐之。

可下九章

可下一

下利，三部脉皆平，按之心下硬者，急下之，宜大承气汤方在阳明二十一。

寸大于关，关大于尺，人之常也，是以三部脉不平。三部皆平，是乙木郁于尺中，不能上达，故尺与关平，甲木郁于关上，不能下达，故关与寸平。乙木陷则少腹胀满，甲木逆则心下痞硬，关尺弦浮，肝胆俱病。若按之少腹满者，是乙木之陷，土湿木郁，不可下也。若按之心下硬者，是甲木之逆，土燥火炎，当急下之。盖脾经壅迫，胃腑郁遏，水谷莫容，故见下利。宜大承气汤，泻其腑中之郁遏也。

可下二

脉双弦而迟者，必心下硬。脉大而紧者，阳中有阴也。可以下之，宜大承气汤方在阳明二十一。

心下硬者，虽关与寸平上章。然胆木不降，必见弦象。脉双弦而迟者，是胆经郁塞，降令不遂，必心下痞硬。若脉大而紧者，是阳明胃中有未消之谷，外为胆经郁遏，里不能容而表不能达，故浮大而紧涩也。此可下之，宜大承气汤，泻其宿食也。

可下三

问曰：人病有宿食者，何以别之？答曰：寸口脉浮而大，按之反涩，尺中亦微而涩，故知有宿食。当下之，宜大承气汤方在阳明二十一。

宿食在胃，郁格表阳，故寸口浮大，阻碍里气，故按之梗涩。尺中亦微而涩者，尺中主里也，涩即紧之变文。此申明上章之义。

可下四

下利不欲食者，以有宿食故也。当下之，宜大承气汤方在阳明二十一。

上论宿食之脉，此论宿食之证，宜合观之。

可下五

下利脉反滑，当有所去，下之乃愈，宜大承气汤方在阳明二十一。

内有宿物，沉取而脉反涩，必浮取而脉反滑。缘宿物郁碍，阳气外浮，不交于阴，而无阴气之翕聚，故令脉滑。滑即上章浮大之义。

可下六

下利脉迟而滑者，内实也。利未欲止，当下之，宜大承气汤方在阳明二十一。

迟即涩之变文，宿食不能阻其表气，而郁其里气，故外滑而内迟。里气郁阻，肝脾不升，故利未欲止。

可下七

伤寒后，脉沉沉者，内实也。下解之，宜大柴胡汤方在少阳十三。

脉沉沉者，少阳之经郁逼阳明之腑也。故宜大柴胡汤，外散甲木之邪，内泄戊土之郁[①]。表里双解，故曰下解。缘少阳经气不舒，逼侵胃腑，胃热而郁[②]不得[③]外达，故脉气沉沉而郁荡也。

可下八

病人腹中满痛者，此为实也。当下之，宜大承气汤方在阳明二十一。

腑邪壅遏，不得下泄，故腹中满痛。

可下九

下利差后，至其年月日复发者，以病不尽故也。当下之，宜大承气汤方在阳明二十一。

下利差后，至其年月日而又发，以病根不尽故也。当下之，以绝其根。

---

①郁：原作“大”，据蜀本改。
②郁：原作“大”，据蜀本改。
③得：原作“待”，据蜀本改。

伤寒悬解卷末

附王叔和《伤寒例》

叔和《伤寒序例》，悖谬之至，而传流千古，遂成伤寒祖派。程氏应旄郊倩，解经义以辟之，甚有识悟。惜其议论多疵，削而正之，存其梗概，以破医书承袭之讹。

《阴阳大论》云：春气温和，夏气暑热，秋气清凉，冬气冷冽，此则四时正气之序也。冬时严寒，万类深藏，君子固密，则不伤于寒，触冒之者，乃名伤寒耳。其伤于四时之气，皆能为病。以伤寒为毒者，以其最成杀厉之气也。中而即病者，名曰伤寒。不即病者，寒毒藏于肌肤，至春变为温病，至夏变为暑病。暑病者，热极重于温也。是以辛苦之人，春夏多温热者，皆繇冬时触寒所致，非时行之气也。凡时行者，春时应暖而反大寒，夏时应热而反大凉，秋时应凉而反大热，冬时应寒而反大温，此非其时而有其气，是以一岁之中，长幼之病，多相似者，此则时行之气也。夫欲候知四时正气为病，及时行疫气之法，皆当按斗历占之。九月霜降节[1]后，宜渐寒，向冬大寒，至正月雨水节后，宜解也。所以谓之雨水者，以冰雪解而为雨水故也。至惊蛰二月节后，气渐和暖，向夏大热，至秋便凉。从霜降以后，至春分以前，凡有触冒霜露，体中寒，即病者，谓之伤寒也。其冬有非节之暖者，名曰冬温。冬温之毒，与伤寒大异。冬温复有先后，更相重沓，亦有轻重，为治不同，证如后章。从立春节后，其中无暴大寒，又不冰雪，而有人壮热为病者，此属春时阳气发于冬时伏寒，变为温病。从春分以后，至秋分节前，天有暴寒者，皆为时行寒疫也。三月四月，或有暴寒，其时阳气尚弱，为寒所折，病热犹轻。五月六月，阳气已

---

① 节：原脱，据后文文例补。

盛，为寒所折，病热则重。七月八月，阳气已衰，为寒所折，病热亦微。其病与温及暑病相似，但治有殊耳。十五日得一气，于四时之中，一时有六气，四六名为二十四气也。然气候亦有应至而不至，或有未应至而至者，或有至而太过者，皆成病气也。但天地动静，阴阳鼓击者，各正一气耳。是以彼春之暖，为夏之暑；彼秋之忿，为冬之怒。是以冬至之后，一阳爻升，一阴爻降也；夏至之后，一阳气下，一阴气上也。斯则冬夏二至，阴阳合也，春秋二分，阴阳离也，阴阳交易，人便[1]病焉。此君子春夏养阳，秋冬养阴，顺天地之刚柔也。小人触冒，必婴暴疹，须知毒烈之气，留在何经，而发何病，详而取之。是以春伤于风，夏必飧泄，夏伤于暑，秋必病疟，秋伤于湿，冬必咳嗽，冬伤于寒，春必病温，此必然之道，可不审明之。

《素问·生气通天论》：凡阴阳之要，阳密乃固，两者不和，若春无秋，若冬无夏，因而和之，是谓圣度。故阳强不能密，阴气乃绝；阴平阳秘，精神乃治；阴阳离决，精气乃绝；因于露风，乃生寒热。是以春伤于风，邪气留连，乃为洞泄。夏伤于暑，秋病痎疟。秋伤于湿，上逆而咳，发为痿厥。冬伤于寒，春必病温。四时之气，更伤五脏。《金匮真言论》：夫精者，身之本也。故藏于精者，春不病温。冬时寒水蛰藏，阳气下潜，人于此际，宜顺天时，以藏水精。精藏则相火不泄，坎阳乃秘。若冬不藏精，坎阳泄露，相火蒸炎，孔窍常开，是以易伤于寒。寒束皮毛，相火莫泄，虽当冬时，实行夏令。及其冬去春来，袭以温风，开其皮毛，风愈欲泄，气愈欲闭。卫气一闭，遏其营血，郁热燔蒸，温病作矣。故曰冬伤于寒，春必病温。冬伤于寒者，因于冬不藏精；春必病温者，因于冬伤于寒。盖肾精不藏，相火泄露，外寒闭其内热，是以春时得风，必成温病也。叔和但据白文有冬伤于寒，春必病温之语，仲景《伤寒》中，殊未拈出，便从无中生有，演出中而即病者，名曰伤寒。不即病者，寒毒藏于肌肤，至春变为温病，至夏变为暑病，春夏温热，皆由冬时触寒所致，甚属荒陋之说矣程氏此节未妥，酌改之。

伤寒之病，逐日浅深，以施方治。今世人伤寒，或始不早治，或治不对病，或日数久淹，困乃告医。医人又不依次第而治之，则不中病，皆宜临时消息制方，无不效也。今搜采仲景旧论，录其证候，诊脉声色，对病真方，有神验者，拟防世急也。又土地温凉高下不同，物性刚柔餐居亦异，是故黄帝兴四方之问，

---

① 便：原作“变”，据文义改。

岐伯举四治之能，以训后贤，开其未悟者。临病之工，宜须两审也。凡伤于寒，则为病热。热虽甚不死，若两感于寒而病热者，必死。

程氏曰：《素问·热论》黄帝曰：今夫热病者，皆伤寒之类也。或愈或死，其死皆以六七日之间，其愈皆以十日以上者何也？不知其解，愿闻其故。热病为伤寒之类，其与伤寒，自是两病可知。盖伤寒有统属之伤寒，有分隶之伤寒病。凡病从皮毛得而属于太阳经者，皆得谓之伤寒。于太阳经中，有发热恶寒，头身痛，骨节疼，无汗而喘，脉阴阳俱紧者，方得名为伤寒病。其外风暑湿热等病，不必如伤寒，此一病之脉证，而为伤寒之类则一，故谓热病为伤寒之类则可，谓伤寒为热病则不可。《热论》：人之伤于寒也，则为病热，热虽甚不死。人之伤于寒也，则为病热。其易温云热者，以夏至前为温，夏至后为暑，温不足该之，而有热无寒则均。伤寒必恶寒，表虽热而里无热，温病一起，表里俱热，挨经而日增剧，势之难遏，似不同于伤寒。然势虽从经过，未连及脏，故热虽甚而不死。叔和加一凡字，将寒伤营之病混作热病，而以热虽甚之热混伤寒发热之热，由此淆黑白而为一矣。《热论》：两感于寒而病者，必不免于死。两感者，冬不藏精，相火发泄，故冬去春来，风露外袭，郁其内热，感应更速，于是表里双传。此其阳亢阴枯，更甚于前，是以不免于死。程氏此节未妥，改之。

尺寸俱浮者，太阳受病也，当一二日发，以其脉上连风府，故头项痛，腰脊强。尺寸俱长者，阳明受病也，当二三日发，以其脉挟鼻，络于目，故身热目痛鼻干，不得卧。尺寸俱弦者，少阳受病也，当三四日发，以其脉循胁，络于耳，故胸胁痛而耳聋。此三经皆受病，未入于腑，可汗而已。尺寸俱沉细者，太阴受病也，当四五日发，以其脉布胃中，络于嗌，故腹满而嗌干。尺寸俱沉者，少阴受病也，当五六日发，以其脉贯肾，络于肺，系舌本，故口燥舌干而渴。尺寸俱微缓者，厥阴受病也，当六七日发，其脉循阴器，络于肝，故烦满而囊缩。此三经皆受病，已入于腑，可下而已。若两感于寒者，一日太阳受之，即与少阴俱病，则头痛口干，烦满而渴；二日阳明受之，即与太阴俱病，则腹满身热，不欲食，谵语；三日少阳受之，即与厥阴俱病，则耳聋囊缩而厥，水浆不入，不知人者，六日死。若三阴三阳五脏六腑皆受病，则营卫不行，腑脏不通，则死矣。其不两感于寒，更不传经，不加异气者，至七日太阳病衰，头痛少愈也；八日阳明病衰，身热少歇也；九日少阳病衰，耳聋微闻也；十日太阴[①]病衰，腹减如故，则思饮食；十一日少阴病衰，渴止，舌干已而嚏；十二日厥阴病衰，囊纵，少腹微下，大气皆去，病人精神爽慧也。

程氏曰：《热论》帝曰：愿闻其状。岐伯曰：伤寒一日，巨阳受之，巨阳者，诸阳之属也，故为诸阳主气也。其脉连于风府，故头项痛，腰脊强。二日阳明受之，阳明主肉，其脉挟鼻络于目，故身热目痛鼻干，不得卧也。三日少阳受之，少阳主胆，其脉循胁络于耳，故胸胁痛而耳聋。四日太阴受之，太阴脉布胃中，络于嗌，故腹满而嗌干。五日少阴受之，少阴脉贯肾，络于肺，系舌本[②]，故口燥舌干而渴。六日厥阴受之，厥阴脉循阴器而络于肝，故烦满而囊缩。热病之状，类于伤寒者，以六经之所主，及其脉之所挟、所络、所循、所布、所贯、所系皆同。究竟伤寒是寒，热病是热，类中自有不类处，人当于此别其源头也。一日巨阳受之，头项痛，腰脊强，类也。其不类者，伤寒必恶寒，此不恶寒，表里皆热故也。二日阳明受之，身热目痛鼻干，不得卧，类也。其不类者，伤寒有胃家之虚，热病皆胃家之实，有热无寒故也。三日少阳受之，胸胁痛而耳聋，类也。其不类者，伤寒则往来寒热，此不往来寒热，有半表热无半里寒故也。伤寒三阳经属热，三阴经属寒，热病则三阳三阴，只有热而无寒。盖此热自冬不藏精，而伤于寒时，已从藏气酿成。至春阳发动，从前所酿之藏气，尽成病气，分布出来，虽经络有阴阳之不同，而所受者，只此阳热之一气为布现。四日太阴受之，则腹满嗌干，全不类伤寒腹满吐利食不下之太阴也。五日少阴受之，则口燥舌干而渴，绝不类伤寒脉微细，但欲寐之少阴也。六日厥阴受之，则烦满而囊缩，绝不类伤寒食不下，食即吐蛔之厥阴也。视伤寒不啻霄壤，岂容混哉！叔和将伤寒混入热病，遂于三阳经加尺寸俱浮、尺寸俱长、尺寸俱弦之脉，于三阴经加尺寸俱沉细、尺寸俱沉、尺寸俱沉缓之脉。彼见经无脉法，遂恣其杜撰。不知热病之脉，经文已于后篇《评热论》补出脉躁疾三字矣，即仲景论中脉数急为传之数急字也。数急字紧对论中脉若静者为不传之静字。看浮、长、弦、沉[③]、细、缓，皆不传之静脉，与传经之热病何涉？热病经虽传，而所传者无非热，首尾止是一病，故数急外无他改易。虽六经各

① 阴：原作“阳”，据蜀本改。

② 系舌本：原脱，据《素问·热论》及下文“舌干”“所系”补。

③ 弦沉：原作“沉弦”，诸方均同，据上文及本节经文乙转。

有见证，其为阳旺阴衰，津液内竭之诊则一。若伤寒，则病随经变，脉从病传，其虚实寒热等，一经有一经之病，则一经有一经之脉。故治法有解表发汗、吐、下、和解、温经之不同，一皆相其脉法处治。叔和以此等脉法混加热病，热病为阳，浮弦长岂是两阳合明，火邪熏灼之脉？至于加三阴经以沉微缓，则是阳病见阴脉者死矣。经文又何以云热虽甚不死，此等所关匪小。至于本文受之云者，缘未病之先，经络已是阳热布满，挨到便现六经，皆已然而然之事。叔和将"之"字换一"病"字，则未受之前无病气，与伤寒之续得转属证何异？叔和爰经，与仲景论中寒热分途，经同病异处，总不管理，但于经文有不合处，辄改而添捏之。后人无从正其舛讹，反以此篇为例，或歌或赋，罔不以之几何。不以《内经》为锋镝，是又叔和之罪人也。经之不两感于寒者，七日巨阳病衰，头痛少愈；八日阳明病衰，身热少愈；九日少阳病衰，耳聋微闻；十日太阴病衰，腹减如故，则思饮食；十一日少阴病衰，渴止不满，舌干已而嚏；十二日厥阴病衰，囊纵，少腹微下，大气皆去，病日已矣。热病传遍六经，方得从头罢去。以从前各经，皆为阳热所布伏，故毒热必从头次第发得出来，真阴方从头次第复得转去，万无中止之理，亦万无越次之理也。《内经》帝曰：治之奈何？岐伯曰：治之各通其脏脉，病日衰已矣。其未满三日者，可汗而已。其已满三日者，可泻而已。汗泻二字，俱是刺法，故云各通其脏脉，刺法有浅有深，故云可汗可泻，法详《刺热篇》《灵枢·热病》：泻之则热去，补之则汗出，汗与泻，有补泻之分也。《灵枢·热病》：热病三日，而气口静，人迎躁，取之五十九刺，以泻其热而出其汗，实其阴以补其不足。其可刺者，急取之，不汗出则泻，故本文于汗泻[①]下著而已二字。见刺法外无他治，隐伏仲景汗下温针之禁。仲景不言刺法，已于刺法外另会经意矣。《刺热篇》云：治诸热，饮之以寒水，乃刺之，必寒衣之，居止寒处，身寒而止也。从此推之，仲景法中，岂无一二方法，可以代此四寒字者乎？叔和以腑字换去脏脉字，而以下字换去泻字，笔尖一动，冤魂载道。千载后，谁复于汗下二字外一从《内经》，检及《洗冤录》也。《内经》帝曰：其病两感于寒者，其脉应与其病形何如？岐伯曰：两感于寒者，病一日巨阳与少阴俱病，则头痛口干而烦满；二日阳明与太阴俱病，则腹满身热，不欲食，谵语；三日少阳与厥阴俱病，则耳聋囊缩而厥，水浆不

---

① 汗泻：原作"泻汗"，据上下文义乙转。

入，不知人，六日死。三阴三阳五脏六腑皆受病，营卫不行，五脏不通，则死矣。帝曰：五脏已伤，六腑不通，营卫不行，如是之，后三日乃死何也？岐伯曰：阳明者，十二经脉之长也，其血气盛，故不知人，三日其气乃尽，故死矣。两感于寒者，寒水被伤，夺之再夺，竭脂伐髓，由腑及脏，故次年病温，辄见双传，即《评热病论》所谓阴阳交之病也。一腑一脏，阴阳相交，而以火作合。人身一水不胜两火，况水亦是火，以之布满于腑脏营卫间，如燔如炙，宁不速死！然阳明有气，尚能迟之三日，可见不成死证之温病，便当留此胃汁，不容汗下温针之重夺矣。《评热病论》：凡病伤寒而成温者，先夏至日者为病温，后夏至日者为病暑，暑当与汗皆出，勿止[①]。《内经》俱是说热病，恐人失去冬伤于寒，春必病温之来历，故以凡病伤寒而成温者总之，见其言热，都是温也。温病已成，在春不发，至夏亦发，温与暑，实是一病。论春夏温暑之病根，何当不种于冬时，但所种原是热，不是寒，何云寒毒藏于肌肤，至春变为温病，至夏变为暑病耶？一篇《热病》经文，被叔和引来混入仲景之《伤寒》，处处矛盾矣。伤寒有三解：一曰伤寒，一曰伤寒病，一曰伤于寒。伤寒，即《难经》所云伤寒有五，正经自病，五邪所伤之谓，仲景以伤寒名书者主此。伤寒病，即《难经》五中分出之一病，《素问》所云重感于寒，内外皆然之病。仲景论中太阳病，或已发热，或未发热，必恶寒，体痛呕逆，脉阴阳俱紧，名曰伤寒者主此。若伤于寒，则非病也，乃温病所受之源头，《素问》所云冬不藏精，阳强不秘，精气乃绝之谓。其发为病，则仲景论中太阳病，发热而渴，不恶寒，为温病者是也。温病对伤寒病言，为两歧。温病对伤寒言，为统属。伤寒所统属者，多热病，其一耳。温病对伤于寒言，为胎系，冬伤于寒，是从母腹中受妊，寒水被伤，而阳热遂胎于此，至春必病温，则其出胎成人时也。三伤寒各还其来历，则热字各有所贴矣。

若过十三日以上不间，尺寸陷者死。若更感异气，变为他病者，当依旧坏病证而治之。若脉阴阳俱盛，重感于寒者，变为温疟。阳脉浮滑，阴脉濡弱者，更遇于风，变为风温。阳脉洪数，阴脉实大者，更遇温热，变为温毒。温毒为病，最重也[②]。阳脉濡弱，阴脉弦急者，更遇温气，变为温疫。以此冬伤于寒，

---

① 凡病伤寒……勿止：原载王冰次注本《素问・热论》，黄氏移于《素问悬解・评热病论》。

② 也：原脱，据蜀本、《伤寒论・伤寒例》改。

发为温病，脉之变证，方治如说。

程氏曰：五十八难：伤寒有几[①]，其脉有变否变者，不同也？然：伤寒有五，有中风，有伤寒，有湿温即湿热病，有热病暑热病也，有温病，其所苦，各不同形。中风之脉，阳浮而滑，阴濡而弱；湿温之脉，阳濡而弱，阴小而急；伤寒之脉，阴阳俱盛而紧涩；热病之脉，阴阳俱浮，浮之而滑，沉之散涩；温病之脉，行在诸经，不知何经之动也。《难经》之文如此，盖以名为伤寒，而其类则不同，恐人混而为一，故特从脉上辨出风、寒、暑、湿、温、热来。何意扁鹊方欲从伤寒之类四字上分出来，叔和竟将伤寒之类四字上合将去？更奇者，脉上不生出病，劈空变出病来，荒唐极矣！

凡人有疾，不时即治，隐忍冀差，以成痼疾，小儿女子，益以滋甚。时气不知，便当早言，寻其邪由，及在腠理，以时治之，罕有不愈者。患人忍之，数日乃说，邪气入脏，则难为制。此为家有，患备虑之要。凡作汤药，不可避晨夜、觉病须臾，即宜便治，不等早晚，则易愈矣。若或差迟，病即传变，虽欲除治，必难为力。服药不如方法，纵意违师，不须治之。凡伤寒之病，多从风寒得之，始表中风寒，入里则不消矣，未有温覆而当，不消散者。不在证治，拟欲攻之，犹当先解表，乃可下之。若表已解而内不消，非大满，犹生寒热，则病不除。若表已解而内不消，大满大实坚，有燥屎，自可徐下之，虽四五日，不能为祸也。若不宜下，而便攻之，内虚热入，协热遂利，烦躁诸变，不可胜数，轻者因笃，重者必死矣。夫阳盛阴虚，汗之则死，下之则愈；阳虚阴盛，汗之则愈，下之则死。夫如[②]是，则神丹安可以误发，甘遂何可以妄攻。虚盛之治，相背千里，吉凶之极，应若影响，岂容易哉！况桂枝下咽，阳盛则毙，承气入胃，阴盛以亡，生死之要，应乎须臾，视身之尽，不暇计日。此阴阳虚实之交错，其候至微，发汗吐下之相反，其祸至速。而医术浅狭，懵然不知病源，为治乃误，使病者殒没，自谓其分至，令冤魂塞于冥路，死尸盈于旷野。仁者鉴此，岂不痛欤！凡两感病俱作，治有先后，发表攻里，本自不同。而执迷妄意者，乃云神丹、甘遂，合而饮之，且解其表，又除其里，言巧似是，其理实违。夫智者之举措也，常审以慎；愚者之动作也，必果而速。安危

---

① 几：原作“五”，据《难经·五十八难》改。

② 如：原作“一”，据蜀本、《伤寒论·伤寒例》改。

之辨[①]，岂可诡哉！世上之士，但务彼翕习之荣，而莫见此倾危之败，唯明者居然能护其本，近取诸身，夫何远之有焉。凡发汗，温服汤药，其方虽言日三服，若病剧不解，当促其间，可半日中尽三服。若与病相阻，即便有知觉。病重者，一日一夜，当晬时观之。如服一剂，病证犹在，故当复作本汤服之。至有不肯汗出，三剂乃解。若汗不出者，死病也。凡得时气病，至五六日，而渴欲饮水，饮不多，不当与也。何者？以腹中热尚少，不能消之，便更与人作病也。至六七日，大渴欲饮水者，犹当依证与之。与之当令不足，勿极意也，言能饮一斗，与五升。若饮而腹满，小便不利，若喘若哕，不可与之。忽然大汗出，是为自愈也。凡得病，反能饮水，此为欲愈之病。其不晓病者，但闻病欲[②]饮水自愈，小渴亦强与饮之，因成其祸，不可胜数也。凡得病厥，脉动数，服汤药更迟，脉浮大减小，初躁后静，此皆欲愈证也。凡治温病，可刺五十九穴。又身之穴，凡三百六十有五，其三十九穴，灸之有害，七十九穴，刺之为灾，并中髓也。凡脉四损，三日死，平人四息，病人脉一至，名曰四损。脉五损，一日死，平人五息，病人脉一至，名曰五损。脉六损，一时死，平人六息，病人脉一至，名曰六损。

程氏曰：上条刺法从温，此条脉法又不从温，不从温而单言损至，言损至而遗去至脉，俱不可解。《难经》只言三呼一至曰死，四呼一至曰命绝，此直讲到五呼六呼上，怪妄之至。

脉盛身寒，得之伤寒。脉虚身热，得之伤暑。

程氏曰：据上下文读去，此二句经文，何由嵌入？只为句中有伤寒二字，因将二气字换作二脉字，强捱在此，但经文不如是解耳。按：《通评虚实论》黄帝问曰：愿闻虚实之要。岐伯对曰：气实形实，气虚形虚，此其常也，反此者病。帝曰：如何而反？岐伯曰：气盛身寒，此谓反也。气虚身热，此谓反也。气盛身寒，得之伤寒；气虚身热，得之伤暑。夫实者，气入也；虚者，气出也。经文是言人身形气之失常，必有所得之由，而特以伤寒、伤暑为气盛身寒、气虚身热者，一推原之也。阳盛之人，宜其身热，何以反常而身寒，此必得之于伤寒。由寒伤形而不伤气，从前伤寒病其形，故遂成一气盛身寒之体。阳虚之人，宜其身寒，何其反常而身热，此必得之伤

---

① 辨：原作“变”，据《伤寒论·伤寒例》改。

② 欲：原脱，据《伤寒论·伤寒例》补。

暑。由暑伤气而不伤形，从前伤暑病其气，遂成一气虚身热之躯。夫实者，气入也，寒主密固，气所以实；虚者，气出也，暑主疏泄，气所以虚。由是推之，寒热在气，而不在形。气实者，身虽寒，而不失其为热也；气虚者，身虽热，而不失其为寒也。经旨如此，何得换一脉字，以身寒身热贴在伤寒伤暑之证候上言？不曰得之伤寒、得之伤暑，而曰谓之伤寒、谓之伤暑矣。果尔伤寒，恶寒即有之，身不但不寒，而且发热，伤暑虽发热，亦未始不洒洒恶寒。颠倒错乱，何至于此！

脉阴阳俱盛，大汗出，不解者死。脉阴阳俱虚，热不止者死。脉至乍疏乍数者死。脉至如转索者其日死。谵言妄语，身微热，脉浮大，手足温者生，逆冷，脉沉细者，不过一日死矣。此以前是伤寒热病证候也。

叔和混伤寒于热病，遂启后来传经为热之讹。著《伤寒》者数十百家，无不背仲景而遵叔和。伪例一出，流祸至今，存心仁爱者，曷能默而已乎！

程氏驳之，颇开伤寒生面。删而改之，去其差谬，使后之览者，由伪例而得真统，其为助非小也。但伤寒非不传经，《伤寒论》亦是六日六经，经尽则病解。因病家里气各有虚实寒热之差，故阳盛而入三阳之腑，阴盛而入三阴之脏，则迟速久近，不应经传经尽之期耳。程氏以传腑传脏为传经，差之远矣。热病之刻日挨经者，其常也。间有里气之偏者，则亦不悉应此期。凡治温病，亦当变通而化裁之，审其内热之有无也。

齐鲁医派文库

总主编○王振国

齐鲁医籍丛刊

伤寒卷

下

宋咏梅 主编

国家出版基金项目
NATIONAL PUBLICATION FOUNDATION

山东科学技术出版社
·济南·

金匮悬解

清·黄元御 撰

目录

金匮要略方论原序[①]

张仲景为《伤寒杂病论》合十六卷，今世但传《伤寒论》十卷，杂病未见其书，或于诸家方中，载其一二矣。

翰林学士王洙在馆阁日，于蠹简中得仲景《金匮玉函要略方》三卷。上则辨伤寒，中则论杂病，下则载其方，并疗妇人。乃录而传之士流，才数家耳。尝以对方对证者施之于人，其效若神。然而或有证而无方，或有方而无证，救疾治病，其有未备。

国家诏儒臣校正医书，臣奇先校定《伤寒论》，次校定《金匮玉函经》，今又校成此书。仍以逐方次于证候之下，使仓卒之际，便于检用也。又采散在诸家之方，附于逐篇之末，以广其法。以其伤寒文多节略，故断自杂病以下，终于饮食禁忌，凡二十五篇，除重复，合二百六十二方，勒成上、中、下三卷，依旧名曰《金匮方论》。

臣奇尝读《魏志·华佗传》云：出书一卷，曰此书可以活人。每观华佗凡所疗病，多尚奇怪，不合圣人之经。臣奇谓：活人者，必仲景之书也。

大哉，炎农圣法，属我盛旦。恭惟主上丕承[②]大统，抚育元元[③]，颁行方书，拯济疾苦，使和气盈溢，而万物莫不尽和矣！

太子右赞善大夫臣高保衡
尚书都官员外郎臣孙奇
尚书司封郎中充直秘阁校理臣林亿
等谨上

---

① 金匮要略方论原序：原脱，据蜀本补。

② 丕承：旧谓帝王承天受命。后指很好地继承。

③ 元元：平民，百姓。

金匮悬解自序

仲景先师著《金匮玉函要略》一书，垂诸杂病之法，以约言而析玄理。玉楸子神宇天光，自负解者，乃参伍悦研，三载于兹。真宰[①]恍惚，未得其眹[②]。百家诸子之论，率皆过目而冰销，入耳而瓦解。兹独惊怖其言，譬犹河汉无极。其义何居？《南华》之奇，《太玄》之奥，可谓俶诡[③]幻怪之至矣。然何至如此之闭结不解也。仲景先师，忧念元元，意济后来，知其[④]解者，旦暮俟之。千百年来，竟索解人不得，此真欲广文通恨事已。

戊辰孟秋，既成《伤寒悬解》，乃复凝思渺虑，入此坚白[⑤]。心游万仞，精骛八极。八月末望，又告成功。灵思妙悟，离披纷来，幽理元言，络绎奔会。向解《伤寒》，心枯神瘁，几于白凤朝飞，彩云夜去，讵以强弩之末，遂比虎发石开，是亦千古之奇也。

盖扬庄之文，义浅而辞深，《金匮》之书，言显而理晦，非精于《灵》《素》之理者，不能解《金匮》之言。味其理而求其言，是以幽冥而莫睹其原。注《金匮》者，蕙质而蓬心[⑥]，金口而木舌[⑦]，是皆今日适越而昔来者也。仆也身登会稽，亲探禹穴，目睹越国江山，知昔日之来者，歧路迷罔，自谓适越而非也。

---

① 真宰：宇宙的主宰，自然之性。

② 眹（zhèn，朕）：眹，通“朕”。预兆，迹象。《庄子·齐物论》：“若有真宰，而特不得其眹。”

③ 俶诡：奇异滑稽。

④ 羽没石开：以虎石之典，比喻精诚所至。

⑤ 坚白：形容下定决心不动摇。

⑥ 蕙质而蓬心：比喻知识浅薄，不能通达事理。

⑦ 金口而木舌：即金口木舌。以木为舌的铜铃，即木铎，古代施行政教传布命令时所用。此处指对经典的注释空洞无物。

嗟呼！扁桑流誉于针石，和缓蜚声于方药，彼岂乐此而为之！丈夫有志，郁沦奥渫，胸臆约结，何以为欢，求惟医经药录，先圣之元，非第消永日而遣牢思，抑亦康济斯民之术也。由是刳心刻意，而书传焉。至若辞赋诗歌之丽，雕虫篆刻之工，詹詹小言，间间小智①，壮夫何心而为此也。

戊辰八月东莱都昌②黄元御撰

---

① 小言詹詹，小智间间：出自《庄子·齐物论》："大知闲闲，小知间间；大言炎炎，小言詹詹。"只有点小聪明的人则乐于细察、斤斤计较，无关紧要的言论，说起来滔滔不绝。

② 东莱都昌：昌邑之古称。

金匮悬解卷一

脏腑经络十六章[①]

脏腑经络，隐不可见，然有其外著者焉。若声臭色脉，若寒热痛痒，若喜怒爱憎，若便溺饮食，是皆可即显以知微者也，但粗工不解耳。先师张仲景，究天人之际，通神明之德，于脏腑经络之内，示望闻问切之法，是亦长桑见物之神丹，太真烛怪之灵犀也。古圣贤四诊元机，悉在于此，此论不可不熟也。《吕览》语。

脏腑经络一

问曰：上工治未病，何也？师曰：夫治未病者，见肝之病，知肝传脾，当先实脾[②]。四季脾王[③]，不受邪，即勿补之。中工不晓相传，见肝之病，不解实脾，惟治肝也。余脏准此。

五行生克，肝木克土，脾土克水，肾水克火，心火克金，肺金克木。克其所胜，故以病传之。见肝之病，知脾土被贼，先实其脾，是谓未病而早医。土旺四季，其时脾不受邪，即勿补之。中工未晓相传之义，见肝之病，不解实脾，惟治肝也，是以肝病未已，脾病复起。余脏准此类推。此引《难经》文。

---

① 十六章：原脱，据目录补。

② 实脾：即调补脾脏之意。

③ 四季脾王："王"通"旺"。意指四季之末，即农历三、六、九、十二月之末十八天为脾土当令之时。

脏腑经络二

问曰：病有急当救里救表者，何也？师曰：病，医下之，续得下利，清谷不止，身体疼痛者，急当救里。后身体疼痛，清便自调[①]者，急当救表也。

此段见《伤寒·太阳篇》，而语稍不同。

伤寒表病，医误下，泄其脾阳，续得下利清谷不止，而身体疼痛，表证犹在者，表里俱病，然急当救里。救里之后，身体疼痛，表证未解，清便自调，里证已愈，然后急当救表也。

脏腑经络三

夫病痼疾，加以卒病，当先治其卒病，后乃治其痼疾也。

病有新旧，治有先后，此定法也。

脏腑经络四

问曰：经云厥阳独行，何谓也？师曰：此为有阳无阴，故称厥阳。

阳性上行，有阴以吸之，则升极而降，阴性下行，有阳以煦之，则降极而升。有阳无阴，则阳有升而无降，独行于上，故称厥阳。

脏腑经络五

问曰：阳病十八，何谓也？师曰：头痛，项、腰、脊、臂、脚掣痛。阴病十八，何谓也？师曰：咳嗽上气、喘、哕、咽痛、肠鸣胀满、心痛拘急。五脏病各有十八，合为九十病。人又有六微，微有十八病，合为一百八病。五劳、七伤、六极、妇人三十六病，不在其中。

清邪居上，浊邪居下，大邪中表，小邪中里、槃饪[②]之邪，从口入者，宿食也。五邪中人，各有法度。风中于前，寒中于暮，湿伤于下，雾伤于上。风令脉浮，寒令脉急。雾伤皮腠，湿流关节，食伤脾胃。极寒伤经，极热伤络。

---

① 清便自调：“清”同“圊”，此为动词用，请便自调，大便已恢复正常。

② 槃饪：饮食。

经络在外为阳，头、项、腰、脊、臂、脚六者掣痛，是阳经之六病。阳有三阳，太阳、阳明、少阳三经，一经六病，三六十八，此阳病之十八也。五脏在内为阴，咳嗽上气、喘促、哕逆、咽痛、肠鸣胀满、心痛拘急，是为阴脏之六病。阴有三阴，太阴、少阴、厥阴三经，一经六病，三六十八，此阴病之十八也。五脏之病，非第各有十八，一脏之病，虚则六气乘我，实则我乘六气，合之本气自病，亦有六条，是谓三六十八。五脏病各有十八，合为九十病也。人又有六微，《难经》：心脉甚急者，肝邪干心也；心脉微急者，胆邪干小肠也。凡脏邪则甚，腑邪则微，故六腑之病，谓之六微。一腑之病，虚则六气乘我，实则我乘六气，合之本气自病，亦有六条，是为三六十八。六腑病各有十八，合为一百八病也。此三阳三阴、五脏六腑之中于五邪，虚实相乘之大数也。五劳，五脏之劳病，六极，六腑之极病，七伤，饮食、忧劳、饥饱、房室、经络、营卫、气血之损伤。五劳七伤，解见虚劳。妇人三十六病解见妇人妊娠、产后、虚劳，皆本内伤，不关外邪，故另当别论，不在其中。

五邪维何？清邪居于上，浊邪居于下，大邪中于表，小邪中于里，槃饪之邪，从口入者，宿食也，是谓五邪。五邪中人，各有一定之法度。风为大邪，中于身前，多得之日早，寒为小邪，中于身后，多得之日暮，湿为浊邪，伤于下焦，雾为清邪，伤于上部，此五邪中人之部位也。风则令脉浮虚，是谓大邪之中表。寒则令脉紧急，是谓小邪之中里。雾则伤其皮腠，居于上而中于表。湿则流于关节，居于下而中于里。食则伤其脾胃，入于口而中于中。此五邪中人之处所也。邪虽有五，不过寒热二者而已，五邪中人，总之极寒则内伤于经，极热则外伤于络也。

脏腑经络六

问曰：病人有气色见于面部，愿闻其说。师曰：鼻头色青，腹中痛，苦冷者死。鼻头色微黑者，有水气。色黄者，胸上有寒。色白者，亡血也。设微赤非时者，死。其目正圆者，痉，不治。又色青为痛，色黑为劳，色赤为风，色黄者便难，色鲜明者有留饮。

《灵枢·五阅五使》：脉出于气口，色见于明堂。《灵枢·五色》：明堂者，鼻也。

青为木色，鼻头色青，是木邪克土，当腹中痛。若腹里苦冷者，则水寒木枯，土败火熄，于法当死。黑为水色，鼻头色微黑者，必有水气。黄为土色，鼻虽土位，而实窍于肺。肺位在胸，色黄者，土冷胃逆，传于肺部，法应胸上有寒也。白为金色，木藏血而主色。色白者，血亡木枯而金气乘之，故白而不华，《伤寒·脉法》所谓面白脱色也。设色见微赤，而非其应见之时者，则死。盖亡血之家，缘于土败胃逆，肺金失敛，又见赤色，则火不归水，逆刑肺金，而吐衄之病，无有止期。是其中气溃崩，阳根下断，必主死也。足太阳之脉，起于目内眦，上巅下项，而行身后。

《素问·诊要经终论》：太阳之脉，其终也，戴眼，反折，瘈疭。瘈，急。疭，缓。痉者，颈项强急，脊背反折，缘太阳之脉屈而不伸也。筋脉急缩，上引目系，开而不阖，故其目正圆，直视不瞬。此太阳之脉终，故不治也。又青为木色，木枯当冲击而为痛。黑为水色，水寒则虚损而为劳。黄为土色，土湿则郁结而便难。鲜明为留饮之色，留饮在中，故鲜明而不黯淡也。此望而知之之法也。

脏腑经络七

师曰：病人语声寂寂然，喜惊呼者，骨节间病。语声喑喑然不彻者，心膈间病。语声啾啾然细而长者，头中病。

《素问·金匮真言论》：东方青色，入通于肝，其病发惊骇。《阴阳应象论》：在体为筋，在脏为肝，在声为呼。《五脏生成论》：诸筋者，皆属于节。语声寂寂然，喜忽然惊呼者，肝之声也，肝主筋，而筋会于节，故为骨节间病。肺主声，位在心膈之上，语声喑喑然不彻者，此心膈间病，肺气不清，故声音不亮也。头痛者，响震则头鸣而痛剧，故语声啾啾细长，此头中之病，不敢高声语也。此闻而知之之法也。

脏腑经络八

师曰：息摇肩者，心中坚。息引胸中上气者，咳。息张口短气者，肺痿唾沫。

喘息摇肩者，心中坚满，气无降路，故逆冲而肩摇也。息引胸中上气者，气逆，必生咳嗽也。息张口短气者，肺痿而胸满，清气堙塞，常生唾沫也。此亦闻而知之之法也。

脏腑经络九

师曰：吸而微数，此病在中焦，实也，当下之则愈，虚者不治。在上焦者其吸促，在下焦者其吸远，此皆难治。呼吸动摇振振者，不治。

吸气微数，此中焦盛实，肺气不降，下之腑清而气降，则愈矣。若中虚而吸数，此气败而根绝，法为不治。气逆于上焦者，其吸促，气陷于下焦者，其吸远，此皆中气之败也，升降失职，最难治也。呼吸动摇振振者，其正气拔根，脱亡不久，此不治也。此亦闻而知之之法也。

脏腑经络十

师曰：五脏病各有所得者愈。五脏病各有所恶，各随其所不喜者为病，病者素不应食，而反暴思之，必发热也。

五脏病各有所得者愈，如肝虚得春而愈，心虚得夏而愈，燥盛得湿而愈，湿盛得燥而愈也。五脏之病，各有所恶，恶则不喜，本其所恶而反得之，则随其所不喜而为病。如病者素不应食，是食为所恶，而反暴思之，是必脏腑之发热也。此问而知之之法也。

脏腑经络十一

夫诸病在脏，欲攻之，当随其所得而攻之，如渴者，与猪苓汤。方在消渴。余皆仿此。

诸病在脏，欲攻下之，当随其所应得而攻之。如渴者，是内有湿邪，格其君相之火，上烁肺津，应得猪苓汤，则按法与之也。余皆仿此。此亦问而知之之法也。

脏腑经络十二

师曰：寸口脉动者，因其旺时而动。假令肝旺色青，四时各随其色，肝色青而反色白，非其时色脉，皆当病。

寸口脉动者，因其旺时而动，如木旺于春，则肝脉动，火旺于夏，则心脉动，金旺于秋，则肺脉动，水旺于冬，则肾脉动，土旺于四季，则脾脉动也。动者，一气独旺，鼓动而有力也。脉既应时，色亦应脉，四时各随其色。假令肝旺，则色应青，而反色白，是木衰而金贼也。凡色不应脉，皆当病也。此望而知之、切而知之之法也。

脏腑经络十三

问曰：有未至而至，有至而不至，有至而不去，有至而太过，何谓也？师曰：冬至之后，甲子夜半，少阳起。少阳之时，阳始生，天气温和。以未得甲子，天因温和，此为未至而至也。以得甲子，而天未温和，此为至而不至也。以得甲子，而天大寒不解，此为至而不去也。以得甲子，而天温如盛夏五六月时，此为至而太过也。

《难经》：冬至后，得甲子，少阳旺，复得甲子，阳明旺，复得甲子，太阳旺，复得甲子，太阴旺，复得甲子，少阴旺，复得甲子，厥阴旺。旺各六十日，六六三百六十日，以成一岁，此天人之所同也。

五行之序，成功者退，将来者进。冬至之后，甲子之日，夜半之时，少阳初起。少阳之时，一阳始生，天气渐向温和，节候之正也。以未得甲子，而天因温和，来气太早，此为未应至而已至也。已得甲子，而天未温和，来气太迟，此为应至而不至也。以既得甲子，而天大寒不解，此为已至而不去也。以方得甲子，天温如盛夏五六月时，此为应至而太过也。此天气之不正。

天人同气，人之六气，随天之六气而递迁[①]。《难经》：少阳之至，乍大乍小，乍短乍长，阳明之至，浮大而短，太阳之至，洪大而长，太阴之至，紧大而长，少阴之至，紧细而微，厥阴之至，沉短而敦。人气不正，则脉不应时，而太过不及之诊见矣。此切而知之之法也。

---

① 递迁：更替变化，顺次而至。

脏腑经络十四

师曰：病人脉浮者在前，其病在表，浮者在后，其病在里，腰痛背强不能行，必短气而极也。

寸在前主表，尺在后主里，病人脉浮者在前，其病在表，浮者在后，其病在里。表病则腰痛背强不能行，太阳行身之背，挟脊抵腰而走足也。里病则短气而极，手太阴肺主中气而行呼吸也。前后俱浮，则表里兼病，肺之脏与太阳之经气逆而不降也。此亦切而知之之法。

脏腑经络十五

问曰：寸口脉沉大而滑，沉则为实，滑则为气，实气相抟，厥气入脏即死，入腑即愈，此为卒厥，何谓也？师曰：唇口青，身冷，为入脏即死，如身和，汗自出，为入腑即愈。

寸口脉沉大而滑，沉则为肾水之实，滑则为肝木之气，此缘水寒木陷，郁而欲升，故见沉滑。实气相抟，必伤中血气，血气伤深而入脏即死，伤浅而入腑即愈，此为卒然厥仆。何以辨其入脏入腑，或死或愈也？盖脾窍于口而主肌肉，唇舌者，肌肉之本也。唇口青，是土败而木贼，身冷，是火败而水旺，此为脏阴之盛，入脏即死也。如身和，汗出而不冷，此为腑阳之盛，入腑即愈也。此亦切而知之之法。

脏腑经络十六

问曰：脉脱，入脏则死，入腑即愈，何谓也？师曰：非为一病，百病皆然。譬如浸淫疮[1]，从口流向四肢者可治，从四肢流来入口者不可治。病在外者可治，入里者即死。

脉脱者，脉虚脱而不实也。入脏者阴胜，则死，入腑者阳复，则愈。此病在外者伤浅，可治。入里者伤深，则死。浸淫疮，解见疮痈。此亦切而知之之法。所谓四诊也。

夫人禀五常，因风气而生长。风气虽能生万物，亦能害万物，如水能浮舟，

---

① 浸淫疮：皮肤病，疮面流黄水，可由一处染及他处。故名。

亦能覆舟。若五脏元真通畅，人即安和，客气邪风，中人多死。千般灾难，不越三条：一者，经络受邪，入脏腑，为内所因也。二者，四肢九窍，血脉相传，壅塞不通，为外皮肤所中也。三者，房室、金刃、虫兽所伤。以此详之，病由都尽。若人能慎养，不令邪风干忤经络。适中经络，未流传腑脏，即医治之。四肢才觉重滞，即导引、吐纳、针灸、膏摩，勿令九窍闭塞。更能无犯王法、禽兽灾伤，房室勿令竭乏，饮食节其冷热苦辛酸甘，不遗形体有衰，病则无由入其腠理。腠者，是三焦通会元真之处，为血气所注；理者，是皮肤脏腑之纹理也。黄氏无此条，依《要略》本补之，以待考焉。

金匮悬解卷二外感

五脏风寒积聚二十一章①

五脏风寒积聚，虚邪之外感，本气之内伤者也。风雨之邪伤于上，清湿之邪伤于下，饮食喜怒之邪伤于中。表邪外袭，里邪内应，两虚相逢，留而不去，此积聚所由来也。积者，血多而气少，《难经》所谓血滞而不濡者也。聚者，气多而血少，《难经》所谓气留而不行者也。心病于上，肾病于下，肺病于右，肝病于左，脾病于中，五脏之积聚，各有其部，此三焦所由分也。既成积聚，不得不用消磨，仲景未尝立法，然大黄䗪虫、桂枝茯苓、抵当汤丸、鳖甲煎丸、下瘀血汤之类，具载诸篇，审宜而选用之可也。

五脏风寒十九章②

五脏风寒一

肺中风者，口燥而喘，身运而重，冒而肿胀。

肺主气，气化津，肺中风者，风邪在表，肺气壅阻，是以发喘。气滞津凝，是以口燥。风郁勃而外泄，故身体旋运。气收敛而内闭，故身体迟重。阳遏不能外达，故昏冒无觉。气滞不能四通，故肿胀不消。

五脏风寒二

肺中寒，吐浊涕。

① 二十一章：原脱，据目录补。

② 五脏风寒十九章：原脱，据目录补。

肺主皮毛，寒侵皮毛，里气郁塞，肺无降路，逆冲上窍，清气淫溢。则化痰涕。涕少则出于鼻，多则出于口也。

五脏风寒三

肺死脏，浮之虚，按之弱如葱叶，下无根者，死。

肺死脏者，肺之真脏脉也。肺脉浮而涩，盖金降于水，则脉沉，涩者，将沉而未沉，气之方收而未藏者也。若浮取之而虚飘，重按之弱如葱叶之空，下无根者，是肺金之衰败而不降也。此谓真脏脉，真脏见则死。《素问·平人气象论》：死肺脉来，如物之浮，如风吹毛，曰肺死。《玉机真脏论》：真肺脉至，大而虚，如以毛羽中人肤，即此义也。

五脏风寒四

肝中风者，头目瞤，两胁痛，行常伛[①]，令人嗜甘。

肝为厥阴风木，肝中风者，木郁风动，筋脉振摇，故头目瞤。肝脉行于两胁肋，经气壅塞，故两胁痛。筋脉急燥，故行常伛俯。木燥而克土，土虚则嗜甘，土味甘也。

五脏风寒五

肝中寒者，两臂不举，舌本燥，喜太息，胸中痛，不得转侧，食则吐而汗出也。

足之三阴，自足走胸。手之三阴，自胸走手。肝中风者，足之厥阴下陷，手之厥阴上逆。手厥阴之脉，入肘下臂[②]，两臂无气，故痿而不举。《灵枢·经脉》：肝者，筋之合也。筋者，聚于阴器，而脉络于舌本。木陷风生，故舌本燥。《灵枢·经脉》：胆足少阳之经，是动则病口苦，善太息，肝胆同气，阳盛则怒，阴盛则悲也。肝脉上贯胸膈，风木郁冲，故胸中痛。厥阴行身之侧，经气郁缩，转侧痛生，故不得转侧。脾土被刑，饮食不化，故食则吐逆。食下之时，土困肝郁，风木疏泄，是以汗出也。

---

① 行常伛（yǔ，与）：伛，驼背。行常伛，行走时常驼背。

② 手厥阴之脉，入肘下臂：原脱，据蜀本补。

五脏风寒六

肝死脏，浮之弱，按之如索不来，或曲如蛇行者，死。

肝死脏者，肝之真脏脉也。肝脉弦而滑，盖甲木降于水而乙木升于火，升于火，则脉浮。滑者，将浮而未浮，气之方生而未长者也。若浮取之而弱，重按之如索不来，或曲如蛇行者，是肝木之颓败而不升也。如索不来者，如绳索空悬，轻飘游移，按之应手而去，不能复来鼓指也。如蛇行者，木畅则直，郁则曲，一曲一直，郁而不畅，故状如蛇行。《平人气象论》：死肝脉来，急益劲，如新张弓弦，曰肝死。《玉机真脏论》：真肝脉至，中外急，如循刀刃责责然，如按瑟琴弦。彼乃肝脉之太过，此则肝脉之不及者也。

五脏风寒七

肝着，其人常欲蹈其胸上，先未苦时，但欲饮热，旋覆花汤主之。方在妇人杂病。

肝着者，肝气痹着而不舒也。肝愈郁而风愈动，风木荡摇，神魂悬虚，故欲人蹈其胸上。先未苦时，水寒木燥，故但欲饮热。旋覆花汤，旋覆新绛行血而清风，葱白通经而泄滞也。

五脏风寒八

心中风者，翕翕发热，不能起，心中饥，食即呕吐。

心中风者，火郁上炎，故翕翕发热。热则伤气，故虚乏不能起身。心液消烁，空洞虚馁[①]，故心中常饥。心火既升，胃气必逆，缘火不归水，水寒则土湿故也。胃气上逆，故食即呕吐。

五脏风寒九

心中寒者，其人苦病心如啖蒜状，剧者心痛彻背，背痛彻心，譬如虫注。其脉浮者，自吐乃愈。

金之味辛，心中寒者，火衰不能制金，金反侮火，故心中时作辛味。剧

① 馁：原指饥饿，引申为不足。

者寒水刑火，故心痛彻背，背痛彻心，譬如虫注之痛楚也。其脉浮者，寒瘀胸膈，必自吐乃愈也。

五脏风寒十

心伤者，其人劳倦，即头面赤而下重，心中痛而自烦，发热，当脐跳，其脉弦，此为心脏伤所致也。

心为水伤，心者火也。心伤者，一遇劳倦即火上炎而头面赤，水下凝而腿足重，寒气逆冲而心痛，热气升郁而自烦，火上郁而发热，木下郁而脐跳，其脉弦而不能洪，此为心脏伤于寒水所致也。弦为肝脉，肝脉者，心之母，心脉浮洪，木不生火，故心脉当洪而反弦也。

五脏风寒十一

邪入使魂魄不安者，血气少也。血气少者属于心，心气虚者，其人则畏，合目欲眠，梦远行而精神离散，魂魄妄行。阴气衰者为癫，阳气衰者为狂。

《灵枢·本神》：心藏脉，脉舍神；肾藏精，精舍志；肝藏血，血舍魂；肺藏气，气舍魄。邪入使魂魄不安者，肝肺之血气少也。血气少者属于心，以血者自阴而之阳，水升而化火则生血，气者自阳而之阴，火降而化水则生气，气血皆缘于火，故气血少者，由于心火之虚也。心气虚则肾水胜火，肾之志为恐，缘火盛则神气升达而为喜，水盛则神气沦陷而为恐，故水胜火者，其人则恐。水寒火败，则火升而水沉，金逆而木陷，火升水沉，则神飞而精走，金逆木陷，则魄荡而魂驰，故合目欲眠，梦远行而精神离散。魂魄妄行，以水火之不济，金木之不交也。精魄阴也，阴气衰者，则志迷而为癫。神魂阳也，阳气衰者，则神乱而为狂。

《难经》：重阴则癫，重阳则狂。言与此殊，而实则同也。盖浊降则为阴，阴愈盛则愈温；清升则为阳，阳愈盛则愈凉，故阳降而为浊阴，阴升而为清阳。阳清则化神，阴浊则化精，而神根于精，坎之阳也，水阴而抱阳，故精温而不癫，精根于神，离之阴也，火阳而含阴，故神清而不狂。狂者，君火不降，虽上热如炉，实阳虚而非阳盛也。癫者，癸水不升，虽下寒如冰，实阴虚而非阴盛也。

五脏风寒十二

心死脏，浮之实如麻豆，按之益躁疾者，死。

心死脏者，心之真脏脉也。君火下降，则心位清虚而不实。《难经》所谓浮而大而散者，心也。若浮取之实如麻豆，重按之益觉躁疾者，是心火之升炎而不降也。《平人气象论》：死心脉来，前曲后居，如操带钩，曰心死。《玉机真脏论》：真心脉至，坚而搏，如循薏苡子累累然，即此义也。

五脏风寒十三

肾着之病，其人身体重，腰中冷，如坐水中，形如水状，反不渴，小便自利，饮食如故，病属下焦，身劳汗出，衣里冷湿，久久得之，腰以下冷痛，腹重如带五千钱，姜甘苓术汤主之。

肾着者，肾气痹着而凝涩也。水盛阴旺，故身体迟重，腰中寒冷，如坐水中。水渍经络，故形如水病之状，似乎浮肿。水旺土湿，故反不渴。水不在于脏腑，故小便自利，饮食如故。其病在肾，属于下焦，原因身劳汗出，衣里沾濡冷湿，冷湿之气，久之入腠理而浸经络，同气相感，故令肾气痹着，而成此病。肾位在腰，自腰以下，阴冷痛楚。土位在腹，水旺侮土，故腹重如带五千钱也。姜甘苓术汤，姜、苓温中而泻水，甘、术培土而去湿也。

姜甘苓术汤一

干姜四两　甘草二两　茯苓四两　白术二两

上四味，以水五升，煮取三升，分温三服，腰中即温。

五脏风寒十四

肾死脏，浮之坚，按之乱如转丸，益[1]下入尺者，死。

肾死脏者，肾之真脏脉也。癸水升于丁火，则水位泮涣而不结，若浮取之而坚，重按之乱如转丸，益下入尺者，是肾水之下沉而不升也。《平人气象论》：死肾脉来，发如夺索，辟辟如弹石，曰肾死。《玉机真脏论》：真肾脉至，搏而绝，如指弹石辟辟然，即此义也。肾无中风寒者，心肾同经，心病即

---

① 益：此处作“渐进”解。

肾病也。而肾着之病，即中寒所伤也。

五脏风寒十五

脾中风者，翕翕发热，形如醉人，腹中烦重，皮肉瞤瞤而短气。

脾为湿土，脾中风者，湿郁为热，故形如醉人。脾位在腹，故腹中烦重，热盛则烦，湿盛则重也。土湿则木郁而风生，故皮肉瞤动。脾土郁滞，肺金莫降，是以短气。

五脏风寒十六

脾死脏，浮之大坚，按之如覆杯，洁洁状如摇者，死。

脾死脏者，脾之真脏脉也。己土升于离位，则清气在上，戊土降于坎中，则浊气在下。清升浊降，中气冲和，是以脉见关上，其象为缓。若浮之大坚，是戊土之壅而不降也。按之如覆杯之硬，洁洁状如摇动者，是己土之滞而不升也。《脉法》：浮为在表，沉为在里，腑者里中之表，脏者里中之里，故宜重按。《伤寒·脉法》所谓：数脉见于关上，上下无头尾，如豆大，厥厥动摇者是也。《平人气象论》：死脾脉来，锐坚如鸟之喙，如鸟之距，曰脾死。《玉机真脏论》：诸真脏脉见者，皆死不治也。五脏者，皆禀气于胃。胃者，五脏之本也。脏气者，不能自至于手太阴，必因于胃气，乃至于手太阴也，故五脏各以其时，自胃而至于手太阴。邪气胜者，精气衰也，病甚者，胃气不能与之俱至于手太阴，故真脏之气独见。独见者，病胜脏也，故曰死。

五脏风寒十七

问曰：三焦竭部，上焦竭善噫，何谓也？师曰：上焦受中焦气未和，不能消谷，故为噫耳。下焦竭，即遗溺失便，其气不和，不能自禁制。不须治，久则愈。噫，乙介切，音呃，《说文》饱食息也。《广韵》噫气。《礼·内则》不敢哕噫嚏咳。

三焦各有其部，三焦竭部者，三焦竭其本部之气也。上焦清气竭，则浊气上逆而为噫。缘上焦受气于中焦，中焦燥湿之气未和，不能消谷，土气郁滞，浊阴不降，故上焦痞闷，而为噫耳。下焦肾气亏竭，无以约束便溺，即遗溺而失便。以其阳根升泄，阴孤于下，其气不和，不能自禁制夫二便也。不须治之，久而阳降气和则愈矣。此寒气之伤于三焦而内寒者。

五脏风寒十八

师曰：热在上焦者，因咳为肺痿。热在中焦者，则为消谷而便坚。热在下焦者，则尿血，亦令淋闭不通。大肠有寒者，当鹜溏，有热者，便肠垢。小肠有寒者，其人下重便血，有热者，必痔。

热在上焦者，因咳嗽而为肺痿。热在中焦者，则为消谷而便坚。热在下焦者，则为木陷而尿血，亦令淋闭而不通。缘土湿木陷，郁生下热，风木疏泄而水不能藏，则为尿血，寒水闭藏而木不能泄，则为淋闭也。此风气之伤于三焦而内热者。若夫大肠有寒者，多如鸭鹜之溏泄，有热者，脂膏腐烂而便肠垢。小肠有寒者，肝脾湿陷，下重而便血，有热者，肛门肿结而为痔。此于下焦之中，分别寒热。

五脏风寒十九

趺阳脉浮而涩，浮则胃气强，涩则小便数，浮涩相抟，大便则坚，其脾为约，麻仁丸主之。

趺阳，胃脉，足趺上之冲阳也。阳盛则脉浮，浮则胃气强壮也。血虚则脉涩，涩则风木疏泄，而小便数也。浮涩相合，土燥木枯，大便则坚，其脾气为之约结不舒，而粪如羊矢。麻仁丸，麻仁、杏仁润燥而滑肠，芍药、大黄清风而泄热，厚朴、枳实行滞而开结也。此热在中焦，则为坚者。

麻仁丸二

麻子仁二升　芍药半斤　杏仁一升，熬，别作脂　大黄一斤，去皮　厚朴一尺，去皮　枳实一斤，炙

上六味，末之，炼蜜和丸，桐子大，饮服十丸，日三服。渐加，以知为度。

积聚二章①

积聚二十

问曰：病，有积、有聚、有槃气，何谓也？师曰：积者，脏病也，终不移。聚者，腑病也，发作有时，展转痛移，为可治。槃气者，胁下痛，按之则愈，复发为槃气。

病，有积、有聚、有槃气。积者，五脏之病也，脏为阴，其性静，故终不迁移。《难经》：脏病者，止而不移，其病不离其处。聚者，六腑之病也，腑为阳，其性动，故发作有时，展转痛移，此为可治。《难经》：腑病者，仿佛贲响，上下流行，居处无常。槃气者，谷气也，水谷不消，中气郁满，木气抑遏，故胁下作痛。按之郁开则愈，举手复发，是为槃气。此风寒之伤于脏腑，而成积聚者也。

积聚二十一

诸积大法，脉来细而附骨者，乃积也。寸口，积在胸中。微出寸口，积在喉中。关上，积在脐旁。上关上，积在心下。微下关，积在少腹，尺中，积在气冲。脉出左，积在左，脉出右，积在右，脉两出，积在中央，各以其部处之。

诊诸积之法，脉来细而附骨者，乃积也。见于寸口，则上而积在胸。微出寸口，则更上而积在喉中。见于关上，则中而积在脐旁。上于关上，则上而积在心下。微下于关，则下而积在少腹。见于尺中，则下而积在气冲。脉出于左，积在左，脉出于右，积在于右，脉左右两出，积在中央，各以其上下左右之部处之。

《五十六难》：肝之积，曰肥气，在左胁下，如覆杯，有头足。心之积，曰伏梁，起脐上，大如臂，上至心下。脾之积，曰痞气，在胃脘，覆大如盘。肺之积，曰息贲，在右胁下，覆大如杯。肾之积，曰奔豚，发于少腹，上至心下，若豚状，或上或下无时。此五积之部也。此就积聚分三焦之部。

积聚者，风寒之所成也。《灵枢·百病始生》：夫百病之始生也，皆起于风雨寒暑，清湿喜怒。喜怒不节则伤脏，风雨则伤上，清湿则伤下，是谓

---

① 积聚二章：原脱，据目录补。

三部。虚邪之中人也，始于皮肤，皮肤缓则腠理开，开则邪从毛发入，入则抵深，深则毛发立，毛发立则淅然，故皮肤痛。留而不去，则传舍于络脉，在络之时，痛于肌肉，其痛之时息，大经乃代。留而不去，传舍于经，在经之时，洒淅善惊。留而不去，传舍于腧，在腧之时，六经不通，四肢则肢节痛，腰脊乃强。留而不去，传舍于伏冲之脉。在伏冲之时，体重身痛。留而不去，传舍于肠胃，在肠胃之时，贲响腹胀，多寒则肠鸣飧泄食不化，多热则溏出麋。留而不去，传舍于肠胃之外，募原之间，留着于脉，稽留而不去，息而成积。或着孙脉，或着络脉，或着经脉，或着腧脉，或着于伏冲之脉，或着于膂筋，或着于肠胃之募原，上连于缓筋，邪气淫泆，不可胜论。

其着孙络之脉而成积者，其积往来上下臂手，孙络之所居也。浮而缓，不能句积而止之，故往来移行肠胃之间，水凑渗注灌，濯濯有声。有寒则䐜胀满雷引，故时切痛。其着于阳明之经，则挟脐而居，饱食则益大，饥益小。其着于缓筋也，似阳明之积，饱食则痛，饥则安。其着于肠胃之募原也，痛而外连于缓筋，饱食则安，饥则痛。其着于伏冲之脉者，揣之应手而动，发手则热气下于两股，如汤沃之状。其着于膂筋，在肠后者，饥则积见，饱则积不见，按之不得。其着于腧之脉者，闭塞不通，津液不下，孔窍干塞。此邪气之从外入内，从上下也。

积之始生，得寒乃生，厥乃成积也。厥气生足悗，悗生胫寒，胫寒则血脉凝涩，血脉凝涩则寒气上入于肠胃，入于肠胃则䐜胀，䐜胀则肠胃外汁沫迫聚不得散，日以成积。卒然多食饮则肠满，起居不节，用力过度，则络脉伤。阳络伤则血外溢，血外溢则衄血。阴络伤则血内溢，血内溢则后血。肠胃之络伤，则血溢于肠外，肠外有寒，汁沫与血相抟，则并合凝聚不得散，而积成矣。卒然外中于寒，若内伤于忧怒，则气上逆，气上逆则六腧不通，温气不行，凝血蕴里而不散，津液涩渗，着而不去，而积皆成矣。忧思伤心，重寒伤肺，忿怒伤肝，醉以入房，汗出当风伤脾，用力过度，若入房汗出浴，则伤肾，此内外三部之所以生病者也。风寒积聚之义如此。

金匮悬解卷三外感杂病

中风历节九章[①]

中风历节之病，皆内伤湿寒，而外感风邪者也。湿寒流关节而伤筋骨，则病历节，湿寒侵脏腑而淫经络，则病中风。风为阳邪，其伤在上，湿为阴邪，其伤在下，中风未尝不病足，然究竟足轻而手重，历节则全在足而不在手。盖中风之家，阳虚湿旺，上下表里，无处不伤，故手足皆病。历节之家，中上二焦，犹可支持，寒湿独甚于下，故足病而手无恙也。

中风之病，仲景未尝立法，然桂苓术甘、茯苓四逆、八味肾气之方，皆中风必须之法。即有上焦烦躁之证，而中下湿寒，则无不悉同。上部稍清，即宜大用温燥，不可久服阴药也。

中风三章[②]

中风一

夫风之为病，当半身不遂，或但臂不遂者，此为痹，脉微而数，中风使然。

风之为病，或中于左，或中于右，手足偏枯，是谓半身不遂。

其初先觉麻木，麻木者，气滞而不行也。肺主气，而血中之温气，实为肺气之根。右麻者，肺气之不行。左麻者，肝气之不行。麻之极，则为木。气郁于经络之中，阻滞不运，冲于汗孔，簌簌靡宁，状如乱针微刺之象，是谓之麻。久而气闭不通，肌肉顽废，痛痒无觉，是谓之木。

① 九章：原脱，据目录补。

② 中风三章：原脱，据目录补。

《灵枢·决气》：上焦开发，宣五谷味，熏肤，充身，泽毛，若雾露之溉，是谓气。物之润泽，莫过于气，筋脉之柔而不枯者，气以煦之，血以濡之也。血随气动，气梗则血瘀，气血双阻，筋脉失养，一被外风乘袭，而内风感应，则病偏枯。内风者，厥阴风木之气也，气郁而血凝，血凝而木郁，风伤卫气，遏逼营血，木气愈郁，木郁生风，津液耗伤，筋膜焦缩，故病偏枯。其在经络，未尝非燥，而在脏腑，则全是湿。缘湿土壅满，肺金不得降敛，故气阻而生麻。肝木不得升达，故血郁而生风。而土湿之由，全因肾水之寒，水寒土湿，此金木堙郁之原也。

若或但一臂不遂者，此为痹，非风也。痹者，风寒湿三者，合而痹其血脉也。若脉微而数，则中风使然矣。风因虚中，是以脉微。风动而不息，是以脉数。风随八节，而居八方，冬至在北，夏至在南，春分在东，秋分在西，立春东北，立夏东南，立秋西南，立冬西北。

《灵枢·九宫八风》：风从其所居之乡来，为实风，主生，长养[①]万物。从其冲后来，为虚风，伤人者也，主杀，主害，故圣人避风如避矢石焉。其有三虚，而偏中邪风，则为击仆偏枯矣。《岁露论》：乘年之衰，逢月之空，失时之和，因为贼风所伤，是谓三虚。

中风二

寸口脉浮而紧，紧则为寒，浮则为虚，寒虚相抟，邪在皮肤。浮者血虚，络脉空虚，贼邪不泻，或左或右，邪气反缓，正气即急，正气引邪，㖞僻不遂。邪在于络，肌肤不仁，邪在于经，即重不胜，邪入于腑，即不识人，邪入于脏，舌即难言，口吐涎。

寸口脉浮而紧，紧则为寒，浮则为虚，寒虚相抟，则邪在皮肤，而病中风。盖紧者营血之寒，浮者营血之虚。肝木藏血而胎君火，火者，血中温气之所化也。温气不足，故营血虚寒，而脉见浮紧。血虚寒盛，则木郁而风动，是以脉浮。

络脉空虚，一被外风感袭，则内风郁发，而为贼邪。不得外泄，或入于左，或入于右，随其正气之偏虚而中之，无一定也。邪气之所在，气留而

---

① 养：原脱，据《灵枢·九宫八风第七十七》补。

血归之，气血去而正归邪，则邪气反缓，而正气即急。正气紧急，而引其邪气，则邪处之筋长，正处之筋短，鼻口㖞僻而不遂，《素问·缪刺论》：邪中于经，左盛则右病，右盛则左病是也。

邪气浅在于络，即肌肤痹着而不仁。邪气次在于经，即身体迟重而不胜。邪气内入于腑，则胃土上逆，浊气熏蒸，化生痰涎，堵塞心窍，即昏愦不能识人。邪气内入于脏，则脾土下陷，筋脉紧急，牵引舌本，即蹇涩不能言语。太阴脾脉，上连舌本。脾败不能摄涎，即口角涎流。腑邪必归于胃，脏邪必归于脾，以胃败而后邪侵于腑，脾败而后邪侵于脏也。中风之病，由于土湿，土湿则木郁而风动。以风木而贼湿土，胃逆则神迷，脾陷则言拙，是皆中气之败也。

中风三

寸口脉迟而缓，迟则为寒，缓则为虚，营缓则为亡血，卫缓则为中风。邪气中经，则身痒而瘾疹。心气不足，邪气入中，则胸满而短气。

寸口脉迟而缓，迟则为中气之寒，缓则为营卫之虚，营缓则为里虚而亡血，卫缓则为表虚而中风。邪气中于经络，风以泄之，而卫气愈敛，闭遏营血，不得外达，则身痒而生瘾疹。痒者，气欲行而血不行也。血郁为热，发于汗孔之外，则成红斑。卫气外敛，不能透发，红点隐见于皮肤之内，是为瘾疹。营气幽郁，不得畅泄，是以身痒。若心气不足，邪气乘虚而入中，壅遏中气，则胸膈胀满而短气不舒也。

历节六章[①]

历节一

寸口脉沉而弱，沉则主骨，弱则主筋，沉即为肾，弱即为肝。汗出入水中，如水伤心，历节痛，黄汗出，故曰历节。

寸口脉沉而弱，沉则主骨，肾主骨，故沉即为肾，肝主筋而脉弱，故弱即主筋。沉即为肾，骨属于肾也。弱则为肝，筋属于肝也。此缘汗出而

---

① 历节六章：原脱，据目录补。

入水中，如使水伤心气，则水邪随脉而注筋骨，以心主脉也。筋骨既伤，则历节作痛，以诸筋皆属于骨节，而湿邪传流于关节也。湿蒸皮毛，黄汗乃出，缘脾主肌肉，其色为黄，湿渍肌肉，木气不达，木主五色，入土化黄也。

历节二

趺阳脉浮而滑，滑则谷气实，浮则自汗出。少阴脉浮而弱，弱则血不足，浮则为风，风血相抟，即疼痛如掣。

趺阳脉浮而滑，滑则为阳盛而谷气实，浮则为气蒸而身汗出。少阴脉浮而弱，弱则为营血之不足，浮则为风邪之外中。风邪与血虚相合，即筋骨疼痛如掣。趺阳，胃脉，少阴，肾脉，肾水温升，则生肝木而化营血，水寒不能生木，是以血虚。血中温气，实胎君火，血虚则温气不足，最易感召阴邪。水冷血寒，郁格阳明，胃气不得下行，故谷气益泄，自汗常出。水湿之邪，入于汗孔，流注关节之中，内与肝肾之寒，合伤筋骨，复得风邪外闭，寒湿郁发，即筋骨掣痛，而病历节。水暖血温，不得作此痛也。

历节三

盛人脉涩小，短气，自汗出，历节痛，不可屈伸，此皆饮酒汗出当风所致也。

肥盛之人，营卫本盛旺，忽而脉候涩小，短气自汗，历节疼痛，不可屈伸，此皆饮酒汗出当风，感袭皮毛所致。风性疏泄，故自汗出，风泄而卫闭，故脉涩小。经脉闭塞，肺气不得下达，故气道短促。《素问》：饮酒中风，则为漏风。以酒行经络，血蒸汗出，益以风邪疏泄，自汗常流，是为漏风。汗孔不合，水湿易入，此历节伤痛之根也。

历节四

味酸则伤筋，筋伤则缓，名曰泄，咸则伤骨，骨伤则痿，名曰枯。枯泄相抟，名曰断泄。营气不通，卫不独行，营卫俱微，三焦无所仰，四属断绝，身体羸瘦，独足肿大，黄汗出，胫冷。假令发热，便为历节也。

肝主筋，其味酸，味酸则伤筋，筋伤则缓弱不振，其名曰泄。肾主骨，其味咸，味咸则伤骨，骨伤则痿软不坚，其名曰枯。枯泄相合，筋骨俱病，名曰断泄，言其真气断绝于内而疏泄于外也。筋骨者，营卫之所滋养，营虚血涩，经脉不通，则卫气不能独行。营卫俱微，无以充灌三焦，三焦无所仰赖，以致四肢失秉，断绝不通，身体羸瘦，独足肿大，黄汗出而胫自冷。假令发热，便是历节也。黄汗之病，两胫自冷，以其内热不能外发也。历节之病，两胫发热，以其内寒郁格阳气也。

历节五

诸肢节疼痛，身体尫羸[1]，脚肿如脱[2]，头眩短气，温温[3]欲吐，桂枝芍药知母汤主之。

诸肢节疼痛，身体尫羸，脚肿如脱，头眩短气，温温欲吐者，湿伤关节，则生疼痛，营卫不行，则肌肉瘦削，浊气阻格，阳不下根，则生眩晕，气不降敛，则苦短促，胃气上逆，则欲呕吐。桂枝芍药知母汤，术、甘培土以制阴邪，附子暖水而驱寒湿，知母、生姜清肺而降浊气，芍、桂、麻、防通经而开痹塞也。

桂枝芍药知母汤三

桂枝四两　芍药三两　麻黄二两　防风四两　甘草二两　白术二两　生姜五两　知母四两　附子二两，炮

上九味，以水七升，煮取二升，温服七合，日三服。

历节六

病历节，不可屈伸，疼痛，乌头汤主之。

湿寒伤其筋骨，则疼痛不可屈伸。乌头汤，甘草、芍药培土而滋肝，黄芪、麻黄通经而泻湿，乌头开痹而逐寒也。

---

① 尫羸：瘦弱意。

② 脚肿如脱：两脚肿胀，与身体不相称。

③ 温温：心中郁郁不舒。

乌头汤四

乌头五枚，㕮咀，以蜜二升，煎取一升半，即出乌头　炙甘草三两　芍药三两　黄芪三两　麻黄三两

上五味，㕮咀四味，以水三升，煮取一升，去滓，内蜜煎中更煎之，服七合。不知，尽服之。亦治脚气疼痛，不可屈伸。

附　方

《千金》矾石汤一

治脚气冲心。

矾石二两

上一味，以浆水一斗五升，煎三五沸，浸脚良。

崔氏八味丸二

治脚气上入少腹不仁。方在消渴。

按：中风之病，仲景未尝立法，其证与八味甚合。崔氏以之治历节脚气，若以治中风，则妙甚矣。

金匮悬解卷四外感杂病

痉湿暍二十七章[①]

痉湿暍者，风郁于表而里气内应，燥盛则木枯而为痉，水盛则土溃而为湿，火盛则金烁而为暍。三气非同，然有相通者焉。相通维何？湿而已矣。痉，燥病也，而曰若发其汗，寒湿相得，则恶寒甚，是痉病之有湿也。暍，火病也，而曰夏月伤水，水行皮中所致，是暍病之有湿也。

盖湿旺土郁，中脘莫运，木气不舒，金气不敛，一被感袭，闭其皮毛，木遏风动，血燥筋缩，则为痉病，金被火刑，气耗津伤，则为暍病。三者虽殊，而溯本穷源，未始不类。此三证，助阴滋湿之品，当斟酌而详慎也。

痉十三章[②]

痉病一

太阳病，发热汗出，而不恶寒者，名曰柔痉。

太阳病，发热汗出，而不恶寒者，风伤卫也。风性柔和，故名柔痉。

痉病二

太阳病，发热无汗，反恶寒者，名曰刚痉。

太阳病，发热无汗，反恶寒者，寒伤营也。寒性刚急，故名刚痉。

---

① 二十七章：原脱，据目录补。

② 十三章：原脱，据目录补。

痉病三

太阳病，发汗太多，因致痉。

太阳病，发汗太多，亡其津血，筋脉失养，感于风寒，因成痉病。

痉病四

疮家[①]，虽身疼痛，不可发汗，汗出则痉。

疮家脓血失亡，筋脉不荣，虽感风寒，不可发汗。汗出血枯，筋脉焦缩，则成痉病。

痉病五

夫风病[②]，下之则痉。复发汗，必拘急。

风病木枯血燥，下之津血内亡，则成痉病。复发其汗，津血外亡，必苦拘急。

痉病六

病者身热足寒，颈项强急，恶寒，时头热，面赤，目赤，独头动摇，卒口噤，背反张者，痉病也。若发其汗者，寒湿相得，其表益虚，即恶寒甚。发其汗已，其脉如蛇。

身热足寒，颈项强急，恶寒头热，面赤目赤，头摇口噤，脊背反张者，是痉病也。以太阳寒水之经，起目内眦，上额交巅，下项挟脊，抵腰走足，筋司于肝，血枯木燥，风动筋缩，而膀胱津液之腑，木所自生，更失滋润，故太阳之部，筋脉拘牵，头摇口噤，颈项强急，而脊背反折也。《素问·诊要经终论》：太阳之脉，其终也，戴眼，反折，瘈疭。瘈，急。疭，缓。即痉病之谓也。若发其汗者，阳亡火败，水土之寒湿相得，里气既亏，而表气益虚，即恶寒甚。发其汗已，经脉枯槁，动如蛇行，全失缓和从容之象矣。

---

① 疮家：久患疮疡或金刃创伤不愈的病人。

② 风病：太阳中风证。

痉病七

夫痉脉，按之紧如弦，直上下[①]行。《脉经》曰：痉家其脉伏坚，直上下，黄氏无此条，依要略本补之，以待考焉。

脉紧如弦，直上下行，即上章之其脉如蛇也。

痉病八

暴腹胀大者，为欲解。其脉如故，反伏弦者，痉。

阴盛则腹胀，《素问》：肾气实则胀是也。暴腹胀大者，阴气内复，自脏流经，故为欲解。其脉如故，反沉伏而弦紧者，痉病不差也。

痉病九

太阳病，发热，脉沉而细者，名曰痉，为难治。

发热而脉沉细，阴阳俱败，故为难治。

痉病十

痉病有灸疮，难治。

灸疮，艾火燔灼，焦骨伤筋，津血消烁，未易卒复，故难治也。

痉病十一

太阳病，其证备，身体强，几几然[②]，脉反沉迟，此为痉，瓜蒌桂枝汤主之。

太阳病，颈项强急，发热恶寒，汗出，中风之证具备，身体强硬，几几不柔，脉反沉迟者，此为柔痉。瓜蒌桂枝汤，姜、桂达经气而泻营郁，甘草、枣，补脾精而滋肝血，芍药、瓜蒌，清风木而生津液也。

瓜蒌桂枝汤五

瓜蒌根三两　桂枝三两，去皮　芍药三两　生姜三两，切片　炙草二两　大枣十二枚，劈

---

① 上下：指关脉之上下。

② 几几然：小鸟羽毛未盛，伸颈欲飞不能飞的样子。此指病人身体强直，不能俯仰自如。

上六味，㕮咀，以水七升，微火煮取三升，去滓，适寒温，服一升。

痉病十二

太阳病，无汗而小便反少，气上冲胸，口噤不得语，欲作刚痉，葛根汤主之。

太阳病，无汗，是伤寒之证，而小便反少，寒水不降也。甲木生于壬水，少阳不降，甲木逆行，而贼胃土，故气上冲胸，而口噤不语。以少阳之脉，下胸而贯膈。阳明之脉，挟口而环唇也。此欲作刚痉。葛根汤，姜、甘、大枣和中宫而补土，桂枝、芍药达营郁而泻热，麻黄散太阳之寒，葛根解阳明之郁也。

刚痉，全是太阳表寒束逼阳明之证，故用葛根。

葛根汤六 方见《伤寒》。

葛根四两　麻黄三两，去节　桂枝二两　芍药二两　生姜三两，切　甘草二两，炙　大枣十二枚

上七味，以水一斗，先煮麻黄、葛根，减二升，去上沫，内诸药，煮取三升，去滓，温服一升，覆衣取微似汗，不须啜粥。余如桂枝汤将息[①]及禁忌。

痉病十三

痉为病，胸满口噤，卧不着席，脚挛急，必齘齿，可与大承气汤。

刚痉为病，阳明上逆，故胸满口噤。脊背反张，故卧不着席。筋脉缩急，故脚挛齿齘。筋脉屈伸，牙齿开合作响，是谓齘齿。此其土燥胃逆，病在阳明，可与大承气汤，大黄、芒硝泄其燥热，枳实、厚朴破其壅塞也。

大承气汤七 方见《伤寒》。

大黄四两，酒洗　芒硝三合　厚朴半斤，炙，去皮　枳实五枚，炙

上四味，以水一斗，先煮枳、朴二物，取五升，去滓，内大黄，煮取二升，去滓，内芒硝，更上微火一二沸，分温再服。得下，余弗服。

① 将息：调养、养息。

湿十一章①

湿病一②

太阳病，关节疼痛而烦，脉沉而细者，此名中湿，亦曰湿痹。其候小便不利，大便反快，但当利其小便。

湿流关节，经脉郁阻，故生烦痛。土湿木遏，清阳不达，故脉沉细。此名中湿，亦曰湿痹。木郁不能疏泄水道，肠胃滋濡，故大便反快，而小便不利。但当利其小便，以泄湿气也。

湿病二

湿家③之为病，一身尽痛，发热，身色如熏黄④也。

湿伤筋骨，而阻经脉，故一身尽痛。阳气郁遏，是以发热。木气不达，则见黄色，以肝主五色，入脾为黄也。

湿病三

湿家病身痛发热，面黄而喘，头痛鼻塞而烦，其脉大，自能饮食，腹中和无病，病在头中寒湿，故鼻塞，纳药鼻中则愈。

湿家病身痛发热，面黄而喘，头痛鼻塞而烦，其脉大，而且自能饮食，此其腹中平和无病，病在头中寒湿，阻其肺窍，是以鼻塞头痛，面黄作喘。纳药鼻中，散其寒湿则愈矣。

湿病四

湿家，其人但头汗出，背强，欲得被覆向火。若下之早则哕，或胸满，小便不利，舌上如胎者，以丹田有热，胸中有寒，渴欲得饮，而不能饮，则口燥烦也。

---

① 湿十一章：原脱，据目录补。
② 湿病一：原脱，据目录补。
③ 湿家：患湿病日久的人。
④ 熏黄：黄如烟熏，晦暗不明润。

湿郁发热，皮毛蒸泄，则汗自出。若但头上汗出，是其阳郁于上，而犹未盛于中也。湿在太阳之经，脉络壅阻，是以背强。太阳行身之背。阳郁不得外达，是以恶寒。俟其湿热内盛，而后可下。若下之太早，则土败胃逆，哕而胸满，小便不利，舌上如胎。以太阴土湿，乙木遏陷，而生下热，在于丹田。至其胸中，全是湿寒，虽渴欲得水，而却不能饮，止是口中烦燥而已。以其阳郁于上，故头汗口渴。舌窍于心，阳虚火败，肺津寒凝，胶塞心宫，故舌上如胎，实非热盛生胎也。

盖湿证不论寒热，总因阳虚，阳郁不达，是以生热。阳气极虚，则不能化热，止是湿寒耳。

湿病五

湿家下之，额上汗出，微喘，小便利者，死。若下利不止者，亦死。

湿寒之证，而误下之，若额上汗出而微喘，则气脱于上，小便利，下利不止，则气脱于下，是死证也。

湿病六

风湿相抟，一身尽疼痛，法当汗出而解，值天阴雨不止，医云此可发汗，汗之病不愈者，何也？盖发其汗，汗大出者，但风气去，湿气在，是故不愈也。若治风湿者，发其汗，但微微似欲汗出者，风湿俱去也。

湿为阳虚，汗多亡阳，风虽去而湿愈增，又值阴雨湿盛之时，是以湿气仍在。此当微汗以泄之，则风湿俱去矣。

湿病七

湿家身烦疼，可与麻黄加术汤，发其汗为宜，慎不可以火攻之。

湿郁经络，卫气壅遏，而生烦痛，可与麻黄加术汤，麻黄、杏仁泄营卫而利肺气，甘草、白术补中脘而燥湿土。汗出湿消，烦疼自止。慎不可以火攻之，生其内热也。

麻黄加术汤八

麻黄三两，去节　桂枝二两，去皮　杏仁七十枚，去皮尖　甘草一两，炙　白术四两上五味，以水五升，先煮麻黄，减二升，去上沫，内诸药，煮取二升半，去滓，温服八合，覆取微似汗。

湿病八

病者一身尽痛，发热，日晡[①]所剧者，此名风湿，此病伤于汗出当风，或久伤取冷所致也，可与麻黄杏仁薏苡甘草汤。

汗出当风，闭其皮毛，汗泄郁遏，窍闭汗回，流溢经隧，营卫壅滞，故发热身痛。午后湿土当令，故日晡时所剧。麻黄杏仁薏苡甘草汤，麻黄、杏仁，破壅而发汗，薏苡、甘草燥湿而培土也。

麻黄杏仁薏苡甘草汤九

麻黄五钱，去节　杏仁十粒，去皮尖　薏苡仁五钱　甘草一两，炙

上剉麻豆大，每服四钱匕，水一盏半，煎八分，去滓，温服。有微汗，避风。

湿病九

风湿脉浮身重，汗出恶风者，防己黄芪汤主之。

风客皮毛，是以脉浮。湿渍经络，是以身重。风性疏泄，是以汗出恶风。防己黄芪汤，甘草、白术补中而燥土，黄芪、防己发表而泄湿也。

防己黄芪汤十

防己一两　黄芪一两　甘草五钱，炙　白术七钱五分

上剉麻豆大，每抄五钱匕，生姜四片，大枣三枚，水盏半，煎八分，去滓，温服，良久再服。喘者，加麻黄五分。胃中不和者，加芍药三分。气上冲者，加桂枝二分。下有陈寒者，加细辛三分。服后当如虫行皮肤中，从腰以下如冰。后坐被上，又以一被绕腰以下，温令微汗，差。

按：以上二方，分两、煎法、加减，俱非仲景法。小青龙汤：喘者，去麻黄，加杏仁，此云喘者，加麻黄，大抵后人所补也。

---

① 日晡：申时，即下午3—5时。

湿病十

伤寒八九日，风湿相抟，身体疼烦，不能转侧，不呕不渴，脉浮虚而涩者，桂枝附子汤主之。若大便坚，小便自利者，去桂加白术汤主之。

湿为风郁，两相抟结，营卫壅滞，故身体烦疼，不能转侧。《脉法》：风则浮虚，脉浮虚而涩者，血分之虚寒也。桂枝加附子汤，桂枝和中而解表，附子暖血而驱寒也。若大便坚，小便自利者，则木达而疏泄之令行，湿不在下而在中，去桂枝之疏木，加白术以燥土也。

附子桂枝汤十一 方见《伤寒·太阳》。

桂枝四两　生姜三两　甘草二两，炙　大枣十二枚，劈　附子三枚，炮，去皮

上五味，以水六升，煮取二升，去滓，分温三服。

去桂枝加白术汤十二 方见《伤寒·太阳》。

白术四两　炙甘草二两　附子三枚，炮　大枣十二枚，劈　生姜三两

上五味，以水三升，煮取一升，去滓，分温三服。一服觉身痹，半日许再服。三服都尽，其人如冒状，勿怪，即是术、附并走皮中逐水气，未得除故耳。

湿病十一

风湿相抟，骨节疼烦掣痛，不得屈伸，近之则痛剧，汗出短气，小便不利，恶风不欲去衣，或身微肿者，甘草附子汤主之。

湿流关节，烦疼掣痛，不得屈伸，近之则痛剧。汗出短气，小便不利，湿中土郁，肺金不得降敛，故气短而汗泄。肝木不得升达，故水阻而尿癃。阳遏不达，则恶风寒。气滞不通，则见浮肿。甘草附子汤，甘草、白术补土而燥湿，附子、桂枝暖水而疏木也。

甘草附子汤十三[①] 方见《伤寒·湿病》。

甘草二两，炙　白术二两　附子二枚，炮　桂枝四两，去皮

上四味，以水六升，煮取三升，去滓，温服一升，日三服。初服得微汗则解，能食。汗止复烦者，服五合。恐一升多者，服六七合为妙。

---

① 暍十三：原脱，据目录补。

暍三章[①]

暍病一

太阳中暍，发热恶寒，身重而疼痛，其脉弦细芤迟，小便已，洒洒然[②]毛耸，手足逆冷，小有劳，身即热，口开，前板齿燥。若发其汗，即恶寒甚，加温针，则发热甚，数下之，则淋甚。

暍者，夏月而感风寒。表闭阳遏，则发寒热。湿动表郁，则身重疼痛。营卫虚涩，故弦细芤迟。水降气升，故皮毛振耸。土郁不达，故手足逆冷。阳升火泄，故劳即身热。阳明不降，故口开齿燥。阳明之脉，行于口齿。阳明行身之前，故燥在前齿。发汗亡阳，故恶寒甚。温针亡阴，故发热甚。下之阳败土湿，木郁不泄，是以淋甚。

暍病二

太阳中热者，暍是也，汗出恶寒，身热而渴，白虎加人参汤主之。

暑热而感风寒，其名曰暍。内热熏蒸，是以汗出。表邪束闭，是以恶寒。暑伤肺气，津液枯燥，是以身热而渴。白虎加人参汤，白虎清金而补土，人参益气而生津也。

夏月中暑，必感外寒，郁其内热。但壮火食气，汗泄阳亡，不可汗出。人参白虎，清金泄热，益气生津，实不刊之神方也。

白虎加人参汤十四

石膏一斤，研，绵裹　知母六两　甘草二两　粳米六合　人参三两

上五味，以水一斗，煮米熟汤成，去滓，温服一升，日三服。

暍病三

太阳中暍，身热疼重，而脉微弱，此以夏月伤冷水，水行皮中所致也，一物瓜蒂汤主之。

---

① 暍三章：原脱，据目录补。

② 洒洒然：寒战貌。

夏月汗出，浴于冷水，水入汗孔，而行皮中。皮毛冷闭，郁遏阳火，不得外泄，故生内热也。热则伤气，故脉微弱。瓜蒂汤泄皮中之冷水，水去则窍开而热泄矣。

瓜蒂汤十五

瓜蒂二十枚

上剉，以水一升，煮取五合，去滓，温服。

金匮悬解卷五外感杂病

疟病五章[1]

疟者，阴阳之交争也。暑蒸汗泄，浴于寒水，寒入汗孔，藏于肠胃之外，秋伤于风，则成疟病。卫气离则病休，卫气杂则病作。卫气昼行于阳二十五度，夜行于阴二十五周，寒邪在经，得阳而外出，得阴而内薄，其浅在阳分，则昼与卫遇而日作，其深在阴分，则夜与卫遇而夕作。邪中于头项者，卫气至头项而病。邪中于腰脊者，卫气至腰脊而病。其后客于脊背也，循膂而下，其气日低，故其作日晏。其前行于脐腹也，循腹而上，其气日高，故其作日早。其内薄于五脏，横连于募原也，道远而行迟，不能与卫气日遇，故间日乃作。岐伯析其理，仲景传其法，理明而法良，疟无不愈之病矣。

疟病一

师曰：疟脉自弦，弦数者多热，弦迟者多寒，弦小紧者下之差，弦迟者可温之，弦紧者可发汗针灸之，浮大者可吐之，弦数者风发也，以饮食消息止之。

弦为少阳之脉，寒邪在经，以类相从，内舍三阴，少阳居二阳三阴之间，内与邪遇，相争而病作，故疟脉自弦。少阳甲木，从相火化气，其初与邪遇，卫气郁阻，不得前行，渐积渐盛，内夺阴位，阴气被夺，外乘阳位，裹束卫气，闭藏而生外寒。卫气被束，竭力外发，重围莫透，鼓荡不已，则生战栗。及其相火郁隆，内热大作，寒邪退败，尽从热化，则卫气外发而病解。此痎疟之义也。

---

① 五章：原脱，据目录补。

但相火不无虚实，弦数者，火胜其水，其病多热。弦迟者，水胜其火，其病多寒。弦而小紧者，腑热重而表寒轻，下之则差。弦迟者，内寒，可温其里。弦紧者，外寒，可发汗针灸，以散其表。浮大者，宿物内阻，可吐之。弦数者，木郁而风发也，以饮食消息而止之，如梨浆、瓜汁清润甘滑之品，息其风燥，经所谓风淫于内，治以甘寒是也。

疟病二

师曰：阴气孤绝，阳气独发，则热而少气烦冤，手足热而欲呕，名曰瘅疟。若但热不寒者，邪气内藏于心，外舍分肉之间，令人消烁肌肉。

《素问·疟论》：其但热而不寒者，阴气先绝，阳气独发，则少气烦冤，手足热而欲呕，名曰瘅疟。瘅疟者，肺素有热，气盛于身，厥逆上冲，中气实而不外泄。因有所用力，腠理开，风寒舍于皮肤之内，分肉之间而发。发则阳气盛，阳气盛而不衰，则病矣。其气不及于阴，故但热而不寒。气内藏于心而外舍于分肉之间，令人消烁肌肉，故名曰瘅疟。

瘅疟但热不寒，缘其阳盛阴虚，肺火素旺。汗出窍开，风寒内入，浅居皮中，闭其卫气。卫阳郁发，热伤肺气，手足如烙，烦冤欲呕。以阴气先虚而邪客又浅，是以但热无寒。其热内蓄于心，外舍于分肉之间，令人消烁肌肉。是则瘅疟之义也。

疟病三

温疟者，其脉如平，身无寒，但热，骨节疼烦，时呕，白虎加桂枝汤主之。

《疟论》：先伤于风而后伤于寒，故先热而后寒，亦以时作，名曰温疟。温疟者，得之冬中于风，寒气藏于骨髓之中，至春阳气大发，邪气不能自出。因遇大暑，脑髓烁，肌肉消，腠理发泄，或有所用力，邪气与汗皆出。此病藏于肾，其气先从内出之于外也。如是，阴虚而阳盛，阳盛则热矣。衰则气复反入，入则阳虚，阳虚则寒矣。故先热而后寒，名曰温疟。

温疟先热后寒，缘冬月中风，泄其卫气。风愈泄而气愈闭，遏其营血，郁而为热。后伤于寒，皮毛敛束，而卫不能泄，营热更郁。营血司于肝木而生于肾水，冬时肾水蛰藏而肝木已枯，此热遂藏骨髓之中。至春乙木萌生，阳气大发，骨髓之热，可以出矣，肾主骨髓，甲乙木生于肾水，故骨髓之热，当随木气外出。而外为寒束，不能自出。因遇大暑，脑髓燔烁，肌肉消减之时，腠理发泄，邪可出矣。即不遇大暑，或有所用力烦劳，气逆汗流，邪亦出矣。热邪与汗皆出，表里如焚，于是阳盛而阴虚。物极必反，阳气盛极而衰，复反故位，阴气续复，渐而翕聚，是以寒生。此温疟之义也。

温疟即瘅疟之轻者，其热未极，则阳衰阴复，能作后寒，是谓温疟。热极阴亡，后寒不作，是谓瘅疟。曰身无寒，但热，仲景指温之重者而言，即瘅疟也。骨节者，身之溪谷，肾水之所潮汐，热极水枯，故骨节烦疼。呕者，热盛而胃逆也。白虎加桂枝汤，石膏、知母，清金而泄热，甘草、粳米益气而生津，桂枝行经而达表也。风寒在表，故热藏骨髓，桂枝散风寒，引骨髓之热达于皮毛也。

白虎加桂枝汤十六

石膏一斤　知母六两　甘草一两，炙　粳米二合　桂枝三两，去皮

上五味，以水一斗，煮米熟汤成，去滓，温服一升，日三服。

疟病四

疟多寒者，名曰牝疟，蜀漆散主之。

《疟论》：疟先寒而后热者，夏伤于暑，腠理开发，因遇夏气凄怆之水寒，藏于腠理皮肤之中，秋伤于风，则病成矣。夫寒者，阴气也，风者，阳气也，先伤于寒而后伤于风，故先寒而后热也。病以时作，名曰寒疟。

寒疟先寒后热，缘阳为阴束，故闭藏而为寒，阳气鼓发，故郁蒸而为热。阳气不能遽发，故寒多而热少。阳败而不发，则纯寒而无热。疟多寒者，阴盛而阳虚也，是其寒邪凝瘀，伏于少阳之部。必当去之。蜀漆散，云母除其湿寒，龙骨收其浊瘀，蜀漆排决积滞，以达阳气也。

蜀漆散十七

蜀漆洗，去腥　云母烧二日夜　龙骨等分

上三味，杵为散，未发前以浆水服半钱匕。温疟加蜀漆半分，临发时服一钱匕。

疟病五

病疟以月一日发，当以十五日愈，设不差，当月尽解，如其不差，当云

何？师曰：此结为癥瘕，名曰疟母。急治之，宜鳖甲煎丸。

病疟以此月之初一日发，五日一候，三候一气，十五日气候一变，故当愈。设其不差，再过一气，月尽解矣，如其仍然不差，此其邪气盘郁，结为癥瘕，名曰疟母。当急治之，宜鳖甲煎丸，鳖甲行厥阴而消癥瘕，半夏降阳明而消痞结，柴胡、黄芩清泄少阳之表热，人参、干姜温补太阴之里寒桂枝、芍药、阿胶疏肝而润风燥，大黄、厚朴泄胃而清郁烦，葶苈、石韦、瞿麦、赤硝利水而泄湿，丹皮、桃仁、乌扇、紫葳、蜣螂、鼠妇、蜂窠、䗪虫破瘀而消癥也。

鳖甲煎丸十八

鳖甲十二分，炙　半夏一分　柴胡六分　黄芩三分　人参一分　干姜三分　桂枝三分　阿胶三分，炙　白芍五分　大黄三分　厚朴三分　葶苈一分，熬　石韦三分，去毛　瞿麦二分　赤硝十二分　桃仁二分　乌扇三分，烧　紫葳三分　蜣螂六分，熬　鼠妇三分，熬　蜂窠四分，炙　䗪虫五分，熬　丹皮五分

上二十三味，为末，取煅灶下灰一斗，清酒一斛五升，浸灰，俟酒尽一半，着鳖甲于中，煮令泛烂如胶漆，绞取汁，内诸药，煎为丸，如梧桐子大，空心服七丸，日三服。

附　方

《外台》柴胡去半夏加瓜蒌根汤　方见《伤寒·少阳》小柴胡汤加减。

治疟病发渴者，亦治劳疟。

柴胡八两　黄芩三两　人参三两　生姜三两　大枣十二枚　瓜蒌根四两　甘草三两

上七味，以水一斗二升，煮取六升，去滓，再煎，取三升，温服一升，日三服。

《外台》柴胡桂姜汤四　方见《伤寒·少阳》。

治疟寒多微有热，或但寒不热。服一剂如神。

柴胡八两　黄芩三两　甘草三两，炙　桂枝三两，去皮　干姜二两　牡蛎二两　瓜蒌根四两

上七味，以水一斗，煮取六升，去滓，再煎取三升，温服一升，日三服。初服微烦，复服汗出便愈。

金匮悬解卷六外感杂病

百合狐惑阴阳毒十三章[①]

百合、狐惑、阴毒、阳毒，非同气也，而狐惑之神思迷乱，有似百合，阳毒之脓血腐瘀，颇类狐惑，不同之中，未尝无相同之象，而皆有表邪，则同也。百合之病，有得于吐下发汗者，有不经吐下发汗者，是伤寒之变证也。狐惑之病，状类伤寒，是伤寒之类证也。阳毒、阴毒之病，服药取汗，是伤寒之别证也。其病气之变现，固以本气之郁发，然非有表邪之外束，则本气何因而郁发也？此可以会通其原病矣。

百合九章

百合一

百合病者，百脉一宗，悉致其病也。意欲食，复不能食，常默然，欲卧不能卧，欲行不能行，饮食或有美时，或有不欲闻食臭时，如寒无寒，如热无热，口苦，小便赤，诸药不能治，得药则剧吐利，如有神灵者，身形如和[②]，其脉微数。每溺时头痛者，六十日乃愈。若溺时头不痛，淅淅然者，四十日愈。若溺时快然，但头眩者，二十日愈。其证或未病而预见，或病四五日而出，或病二十日或一月后见者，各随证治之。

百合病者，伤寒之后，邪气传变，百脉一宗，悉致其病。百脉者，六气攸分，五行不一，而百脉一宗，则殊途同归，悉致其病，则百端俱集。意

① 十三章：原脱，据目录补。
② 和：和顺，安和，引申为无病。

未尝不欲食，复不能食，常默然无语。动止不安，故欲卧不能卧，欲行不能行，饮食或有甘美之时，或有恶闻食臭之时。如寒而无寒，如热而无热，口苦便赤，诸药不效，得药则剧，吐利不测。身形如和，其脉微数，如是则经络脏腑，莫名其部，寒热燥湿，莫名其条。

此有法焉，观其小便。溺时头痛者，水降而气升也。气水一原，在上则为气，是谓上焦如雾，在下则为水，是谓下焦如渎，在中气之交，是谓中焦。清气昏蒙，心绪烦乱，浊气稍降，头目犹清，溺时清气降泄而浊气升腾，头上壅塞，是以作痛。此其病重，两月乃愈。若溺时头上不痛，但淅淅振栗者，气虽上升未甚壅遏，其病颇轻，四十日愈。若溺时快然，但觉头眩者，气虽上升而不至填塞，其病更轻，二十日愈。其溺时之证，或未病而预见，或病四五日而方出，或病二十日及一月后而见者，各随其证之轻重而治之也。

百合二

百合病，发汗后者，百合知母汤主之。

百合之病，即其溺时头痛观之，是病在气分也。主气者肺，肺朝百脉，百脉之气，受之于肺，一呼则百脉俱升，一吸则百脉皆降，呼吸出入，百脉关通，是以肺病则百脉皆病。肺气清明，则神思灵爽，甘寝饱食，肺气不清，则郁闷懊憹，眠食损废矣。是宜清肺，肺气清和，百脉自调，而其由来非一，则用法不同。若得于发汗之后者，是汗亡肺津，金被火刑也。百合知母汤，百合清肺而生津，知母凉金而泻火也。

百合知母汤十九

百合七枚　知母三两

上，先以水洗百合，渍一宿，当白沫出，去其水，更以泉水二升，煎取一升，去滓，别以泉水二升煎知母，取一升，合和，煎取一升五合，分温再服。

百合三

百合病，下之后者，滑石代赭汤主之。

百合病，得于下之后者，是以伤中气，湿动胃逆，肺郁而生热也。滑石代赭汤，百合清金而泄热，滑石、代赭渗湿而降逆也。

滑石代赭汤二十

百合七枚　滑石三两，碎，绵裹　代赭石如鸡子大，碎，绵裹

上，先以水洗百合，浸一宿，当白沫出，去其水，更以泉水二升，煎取一升，别以泉水二升煎滑石、代赭取一升，合和，重煎取一升五合，分温服。

百合四

百合病，吐之后者，百合鸡子汤主之。

百合病，得于吐之后者，是吐伤肺胃之津，燥动而火炎也。百合鸡子汤，百合清肺热而生津，鸡子黄补脾精而润燥也。

百合鸡子汤二十一

百合七枚　鸡子黄一枚

上，先以水洗百合，浸一宿，当白沫出，去其水，更以泉水二升，煎取一升，去滓，内鸡子黄，搅匀，煎五分，温服。

百合五

百合病，不经吐、下、发汗，病形如初者，百合地黄汤主之。

百合病，不经吐、下、发汗，病形如初者，瘀热淫蒸，败浊未泄。百合清金而除烦热，地黄泄胃而下瘀浊也。

百合地黄汤二十二

百合七枚　生地黄汁一升

上，先以水洗百合，浸一宿，当白沫出，去其水，更以泉水二升，煎取一升，去滓，内地黄汁，煎取一升五合，分温再服。中病，勿更服。大便当如漆[①]。

百合六

百合病，一月不解，变成渴者，百合洗方主之。

百合病，一月不解，变成渴者，是金被火刑，津枯而肺燥也。百合洗方，润皮毛而清肺燥也。

---

①漆：黑色。

百合洗方二十三

百合一斤

上，以百合一斤，以水一斗，浸之一宿，以洗身。洗后食煮饼，勿以盐豉也。

百合七

百合病，渴不差者，瓜蒌牡蛎散主之。

百合病，渴不差者，是相火刑金而津液枯槁也。瓜蒌牡蛎散，瓜蒌清金而润燥，牡蛎敛肺而止渴也。

瓜蒌牡蛎散二十四

瓜蒌根　牡蛎等分，熬

上为细末，饮服方寸匕，日三服。

百合八

百合病，变发热者，百合滑石散主之。

百合病，变发热者，是湿动胃逆而肺气不降也。百合滑石散，百合清金而泄热，滑石利水而渗湿也。

百合滑石散二十五

百合一两，炙　滑石二两

上为散，服方寸匕，日三服。当微利者，止服热则除。

百合九

百合病，见于阴者，以阳法救之；见于阳者，以阴法救之。见阳攻阴，复发其汗，此为逆；见阴攻阳，乃复下之，此亦为逆。

百合病，见于阴分者，以阳法救之，阳长而阴自消，见于阳分者，以阴法救之，阴进而阳自退。若见于阳者，反攻其阴而发汗，愈亡其阴，此为逆也；若见于阴者，反攻其阳而下之，愈亡其阳，此亦为逆也。

狐惑二章[1]

狐惑一

狐惑之为病，状如伤寒，默默欲眠，目不得闭，卧起不安，蚀于喉为惑，蚀于阴为狐，不欲饮食，恶闻食臭，其面目乍赤、乍黑、乍白。蚀于上部则声嗄[2]，甘草泻心汤主之。蚀于下部则咽干，苦参汤洗之。蚀于肛者，雄黄散熏之。

狐惑者，狐疑惶惑，绵昧不明，状如伤寒。而病实在里，默默欲眠，目不得闭，卧起不安，饮食俱废。其面目乍赤、乍黑、乍白，而无定也。此盖湿气遏郁，精神昏愦之病也。

湿邪淫泆，上下熏蒸，浸渍糜烂，肌肉剥蚀。蚀于喉咙，其名为惑，以心主藏神，阳分受病，清气燔蒸，则神思惶惑而不灵也。蚀于二阴，其名为狐，以肾主藏志，阴分受伤，浊气熏烁，则志意狐惑而不清也。蚀于上部，其病在心，心火刑金，是以声嗄。心火升炎，下寒上热，甘草泻心汤，参、甘、姜、枣，温补中脘之虚寒，芩、连、半夏，清降上焦之郁热也。蚀于下部，其病在肾，肾脉上循喉咙，是以咽干。其前在阴器，则以苦参汤洗之，后在肛门，则以雄黄散熏之。盖土湿木陷，郁而生热，化生虫䘌，前后侵蚀，苦参、雄黄清热而去湿，疗疮而杀虫也。

土湿则脾陷而不消，胃逆而不纳，故不能饮食。君火不降，则见赤色。辛金不降，则见白色。壬水不降，则见黑色。病见上下，而根在中焦，总由太阴湿土之旺。甘草泻心，温中清上，培土降逆，狐惑之的方也。

甘草泻心汤二十六 方见《伤寒·太阳》。

甘草四两，炙 半夏半升 黄芩三两 黄连一两 干姜三两 人参三两 大枣十二枚

上七味，以水一斗，煮取六升，去滓，再煎取三升，温服一升，日三服。《伤寒》无人参。

苦参汤二十七

苦参一斤

上一味，以水一斗，煎取七升，去滓，熏洗。

---

① 狐惑二章：原缺，据目录补。

② 声嗄：声音嘶哑。

雄黄散二十八

雄黄

上一味，为细末，筒瓦二枚合之，烧，向肛熏之。

狐惑二

病者脉数，无热，微烦，默默但欲卧，汗出，初得之三四日，目赤如鸠眼，七八日，目四眦黑。若能食者，脓已成也，赤小豆当归散主之。

病者脉数，而无表热，郁郁微烦，默默欲卧，自汗常出，此狐惑之湿旺而木郁者。初得之三四日，目赤如鸠鸟之眼，七八日，目之四眦皆黑，以肝窍于目，藏血而胎火，木郁生热，内蒸而不外发，故脉数而身和，木贼土困，故烦郁而欲卧，风木疏泄，故见自汗，邪热随经而走上窍，故目如鸠眼，营血腐败而不外华，故目眦灰黑，此必作痈脓。若能食者，脓已成矣，以肉腐脓化，木郁松缓，是以能饮食。小豆当归散，小豆利水而泄湿，当归养血而排脓也。

赤小豆当归散二十九

赤小豆三升，浸令芽出，曝干　当归十两

上二味，杵为散，浆水服方寸匕，日三服。

阳毒一章[①]

阳毒之为病，面赤斑斑如锦纹，咽喉痛，吐脓血，五日可治，七日不可治，升麻鳖甲汤主之。

阳毒之病，少阳甲木之邪也。相火上逆，阳明郁蒸，而生上热。其经自面下项，循喉咙而入缺盆，故面赤喉痛，而吐脓血。脏气相传，五日始周，则犹可治。七日经气已周，而两脏再伤，故不可治。《难经》所谓七传者死也。《五十二难》：假令心病传肺，肺病传肝，肝传脾，脾传肾，肾传心，一脏不再伤，故言七传者死。七日肺肝再伤，故死也。升麻鳖甲汤，升麻、甘草清咽喉而松结滞，鳖甲、当归排脓血而决腐瘀，雄黄、蜀椒泄湿热而下逆气也。

---

① 阳毒一章：原脱，据目录补。

升麻鳖甲汤三十

升麻二两　鳖甲手指大一片，炙　甘草二两　当归二两　雄黄五钱，研　蜀椒一两，炒去汗

上六味，以水四升，煮取一升，顿服之，老小再服[①]，取汗。

阴毒一章[②]

阴毒之为病，面目青，身痛如被杖，咽喉痛，五日可治，七日不可治，升麻鳖甲去雄黄川椒汤主之。

阴毒之病，厥阴乙木之邪也。肝窍于目而色青，故面目青。足太阴之脉，上膈而挟咽，脾肝郁迫，风木冲击，故身与咽喉皆痛。升麻鳖甲去雄黄蜀椒汤，升麻、甘草清咽喉而松迫结，鳖甲、当归破痞瘀而滋风木也。

升麻鳖甲去雄黄川椒汤三十一

升麻二两，炙　鳖甲手指大一片，炙　甘草二两，炙　当归二两

煎服依前法。阴阳毒有表邪外束，故发其汗。

---

① 老小再服：老人、小儿分两次服。

② 阴毒一章：原脱，据目录补。

金匮悬解卷七内伤

血痹虚劳十八章[①]

血痹、虚劳，非一病也，而证有相通。血痹之证，必因于虚劳，所谓骨弱肌肤盛，重因疲劳汗出是也。虚劳之病，必致于血痹，所谓中有干血，肌肤甲错，两目黯黑是也。

盖劳伤在乎气，而病成在乎血，《二十二难》解《灵枢·经脉》之文：是动者，气也，所生病者，血也。气主煦之，血主濡之，气留而不行者，为气先病也，血滞而不濡者，为血后病也，故先为是动，后所生也。缘气无形而难病，病必由于血瘀，血有质而易病，病必由于气凝。气倡而血随之，故气动则血病也。其未结而方瘀，由上亡于吐衄而下脱于便溺，其既瘀而又结，则浅聚于经络而深积于脏腑。其方瘀而亡脱，以阴气堙菀而中寒也，其既结而积聚，则阳气壅塞而变热也。而其先，总缘于土虚。土虚则火热而水寒，金烁而木枯，中枢败而四维不转，故火金伤而神气病于上，水木损而精血病于下。会仲景建中之义，则血痹、虚劳之病，随处逢源矣。

血痹二章[②]

血痹一

问曰：血痹之病，从何得之？师曰：夫尊荣人，骨弱肌肤盛，重因疲劳汗出，卧不时动摇，加被微风，遂得之。但以脉自微涩，在寸口、关上小紧，宜

① 十八章：原脱，据目录补。
② 血痹二章：原脱，据目录补。

针引阳气，令脉和紧去则愈。

血痹者，血闭痹而不行也。此以尊荣之人，骨弱肉丰，气虚血盛，重因疲劳汗出，气蒸血沸之时，安卧不时动摇，血方动而身已静，静则血凝，加被微风吹袭，闭其皮毛，内郁不得外达，因此痹着而不流通。

血痹不行，则脉自微涩。风寒外闭，则寸口、关上小紧，紧者，寒闭之脉。清邪居上，故气行于寸口关上，此宜针引阳气，令阳气通达，则痹开而风散，紧去而脉和，自然愈矣。久痹不已，而成干血，则为大黄䗪虫之证矣。

血痹二

血痹阴阳俱微，寸口、关上微，尺中小紧，外证身体不仁，如风痹状，黄芪桂枝五物汤主之。

血痹寸阳尺阴俱微，其寸口、关上则微，其尺中则微而复兼小紧。《脉法》：紧则为寒，以寒则微阳封闭而不上达，故脉紧。外证身体不仁，如风痹之状，以风袭皮毛，营血凝涩，卫气郁遏，渐生麻痹，营卫阻梗，不能煦濡肌肉，久而枯槁无知，遂以不仁。营卫不行，经络无气，故尺、寸、关上俱微。营瘀木陷，郁于寒水而不能上达，故尺中小紧。黄芪桂枝五物汤，大枣、芍药，滋营血而清风木，姜、桂、黄芪，宣营卫而行瘀涩，倍用生姜，通经络而开闭痹也。

黄芪桂枝五物汤三十二

黄芪三两　桂枝三两　芍药三两　生姜六两　大枣十二枚

上五味，以水六升，煮取二升，温服七合，日三服。一方有人参。

虚劳十六章[1]

虚劳一

脉弦而大，弦而为减，大则为芤，减则为寒，芤则为虚，虚寒相抟，此名为革，妇人则半产漏下，男子则亡血失精。

---

① 虚劳十六章：原脱，据目录补。

此段见《伤寒・脉法》。脉弦而大，弦则为阳衰而脉减，大则为阴衰而脉芤，减则阳气不足而为寒，芤则阴血不充而为虚。虚寒相合，此名为革。妇人则半产漏下，男子则亡血失精，以其阳升而不降，阴降而不升，上热下寒，阴中无阳，精血失统故也。

中气者，交济水火之媒，水火不济，总以中气之虚。后世医法不传，治此乃用清凉滋润，中气崩败，水走火飞，百不一生。今之医士，不可问也。漏下者，非经期而血下，血暴脱者，谓之崩中，如堤崩而水泻也。血续失者，谓之漏下，如屋漏而水滴也。

虚劳二

夫男子平人[1]，脉大为劳，极虚亦为劳。

脉大者，表阳离根而外浮，所谓大则为芤也。极虚者，里阳亏乏而内空，所谓芤则为虚也。或大，或芤，皆以劳伤元气之故也。

虚劳三

男子面色薄者，主渴及亡血，卒喘悸，脉浮者，里虚也。

血者，色之华也，亡血而无以华色，故面色清薄。血弱则发热而作渴，《伤寒》所谓诸弱发热，热者必渴也。热盛火炎，则刑金而作喘。血亡肝虚，风木郁冲，则生悸动。凡脉浮者，皆缘里气之虚，表阳不能内交也。

虚劳四

男子脉虚沉弦，无寒热，短气里急，小便不利，面色白，时目瞑，兼衄，少腹满，此为劳使之然。

脉虚者，空虚而不实，沉者，阳陷而不升，弦者，水寒而木枯也。无寒热者，无表证也。短气者，气不归根也。里急者，木郁不达。小便不利者，土湿木陷，不能行水。面色白者，血不华也。时目瞑者，阳不归根，升浮而眩晕。衄者，肺金之不敛。少腹满者，肝木之不升。此皆劳伤中气，不能升降阴阳，故使之然也。

---

① 平人：此处指外形上看起来无病，实则内脏气血已经亏损的人。

虚劳五

劳之为病，其脉浮大，手足烦，春夏剧，秋冬差，阴寒精自出，酸削不能行。

脉浮大，手足烦者，阳气内虚而外盛也。春夏阳气浮升，内愈寒而外愈热，故剧。秋冬阳气沉降，外热轻而内寒减，故差。缘中气虚败，不能交济水火，火炎而上热，水澌[①]而下寒。肾者，蛰闭封藏之官也，水冷不能蛰藏阳气，则阴寒精自出，水寒不能生发肝木，则酸削不能行也。

虚劳六

男子脉浮弱而涩，为无子，精气清冷。

脉浮者，阳虚而不敛也。弱者，气衰而不振也。涩者，血寒而不流也。此其肝肾阳亏，精气清冷，不能生子也。冬水蛰藏，地下温暖，春时木气发泄，则阳升而物生。人之所以生子者，肾肝之阳旺也，若水寒木枯，生意不旺，不能生子也。

虚劳七

男子平人，脉虚弱细微者，喜盗汗也。

脉虚弱细微者，里阴盛而表阳虚，寝时卫气不交，阴分外泄而不敛，故多盗汗。

虚劳八

人年五六十，其病脉大者，痹挟背行，若肠鸣，马刀挟瘿者，皆为劳得之。

病脉大者，阳不归根而外盛也。痹挟背行者，足太阳之经，行身之背，足太阳不降，则经气痹着，挟背而行也。肠鸣者，水寒木郁，乙木陷于寒水之中，郁勃激宕，故雷鸣而气转也。马刀挟瘿者，瘰疬之疮，足少阳之病也。足少阳之经，循颈侧而入缺盆，随足阳明而下降，水寒土湿，胃逆不降，则胆脉上壅，瘀而生瘰疬。《灵枢·经脉》：胆足少阳之经，是动则病

---

① 澌：解冻后随水流动的冰块。

口苦，心胁痛，缺盆中肿痛，腋下肿，马刀挟瘿。《灵枢·痈疽》：其痈坚而不溃者，为马刀挟瘿。此皆劳伤水土，不能滋培木气故也。

虚劳九

脉沉小迟，名脱气，其人疾行则喘喝，手足逆冷，腹满，甚则溏泄，食不消化也。

脉沉小而迟，是名脱气。脱气者，阴中之阳，陷而不升也。其人疾行，则喘喝而仰息。喘喝者，阳中之阳，逆而不降也，气不归根，故动则发喘。其手足逆冷，以四肢秉气于脾胃，脾胃阳虚，四肢失秉，故寒冷不温。阳气受于四末《素问》语。手足者，阳盛之处，温则为顺，不温而寒，是谓逆也。脾主升清，胃主降浊，阳衰湿旺，升降反作，清气陷而浊气逆，是以腹满。脾阳升动，则水谷消磨，清阳下陷，磨化失职，是生飧泄，故甚则大便溏泄，食不消化也。

虚劳十

夫失精家，少腹弦急，阴头寒，目眩，发落，脉极虚芤迟，为清谷、亡血、失精，脉得诸芤动微紧，男子失精，女子梦交，桂枝龙骨牡蛎汤主之。

失精之家，风木郁陷，则少腹弦急。温气虚败，则阴头寒凉。相火升泄，则目眩发落。缘水寒不能生木，木气遏陷，横塞于少腹，故弦硬而紧急。肝主筋，前阴者，宗筋之聚，肾肝之阳虚，故阴头寒冷。水木下寒而不升，则火金上热而不降，相火升腾，离根而虚飘，故目眩而发落。其脉极虚芤迟，涩，此为清谷、亡血、失精之诊。凡脉得诸芤动微紧者，皆阴中无阳，男子则失精，女子则梦交。

盖乙木生于肾水，温则升而寒则陷，肾主蛰藏，肝主疏泄，水寒木陷，郁而生风，肝行其疏泄，肾失其蛰藏，故精滑而遗失也。此其中，全缘土虚。以水木为阴，随己土而上升，则下焦不寒。火金为阳，随戊土而下降，则上焦不热。上清则无嗽喘吐衄之证，下温则无清谷遗精之疾，是谓平人。脾升胃降之机，是为中气。中气者，升降阴阳之枢，交济水火之媒，姹女婴儿之配合，权在于此，道家谓之黄婆，义至精也。其位居坎离之中，戊己之界，此即生身之祖气，胎化元之元神，阴阳之门，天地之根也。《老子》：玄牝之门，是谓天地根，指此。桂枝龙骨牡蛎汤，桂枝、芍药达木郁而清风燥，姜、甘、大枣和中气而补脾精，龙骨、牡蛎敛神气而涩精血也。

桂枝加龙骨牡蛎汤三十三

桂枝三两　芍药三两，酒炒　甘草二两，炙　大枣十二枚　生姜三两　龙骨三两　牡蛎三两

上七味，以水七升，煮取三升，分温三服。

虚劳十一

虚劳里急，悸，衄，腹中痛，梦失精，四肢酸疼，手足烦热，咽干口燥，小建中汤主之。

里急者，乙木郁陷，迫急而不和也。木性喜达，郁而欲发，生气不遂，冲突击撞，是以腹痛。肝主筋，诸筋皆聚于节，生气失政，筋节不畅，故四肢酸疼。胆气上逆，胸肋壅塞，肝脉上行，升路郁阻，不能上达，则欲动而梦交接。盖以风木疏泄，肺金失敛，故血衄鼻窍。手之三阳，足之三阴，陷而不升，故手足烦热。手之三阳不升，则阳中之阳陷于阴中，足之三阴不升，则阴中之阳陷于阴中，故手足烦热。此以中气虚败，风木下陷而相火上逆也。小建中汤，胶饴、甘、枣补脾精而缓里急，姜、桂、芍药达木郁而清风火也。

小建中汤三十四

桂枝三两，去皮　芍药六两　甘草三两，炙　大枣十二枚　生姜三两　胶饴一升

上六味，以水七升，煮取三升，去滓，内胶饴，更上微火消解，温服一升，日三服。呕家不可用此汤，以甜故也。

虚劳十二

虚劳里急，诸不足，黄芪建中汤主之。

虚劳之病，脾阳陷败，风木枯槁，郁迫不升，是以里急。木中温气，阳气之根也。生气之陷，原于阳根之虚。黄芪建中汤，胶饴、甘、枣补脾精而缓里急，姜、桂、芍药达木郁而清风燥，黄芪补肝脾之气，以培阳根也。

黄芪建中汤三十五

桂枝三两　芍药六两　甘草二两，炙　大枣十二枚　生姜三两　胶饴一升　黄芪一两五钱

于小建中汤内加黄芪一两半，余依建中汤法。气短胸满者，加生姜。腹满者，去枣，加茯苓一两半。及疗肺虚损不足，补气，加半夏三两。

虚劳十三

虚劳腰痛，少腹拘急，小便不利者，八味肾气丸主之。方在消渴。

肾位于腰，在脊骨十四椎之旁，足太阳之经，亦挟脊而抵腰中。腰者，水位也，水寒不能生木，则木陷于水，而腰痛作。木郁风生，不能上达，则横塞少腹，枯槁而拘急。乙木郁陷，缘于土湿，木遏于湿土之中，疏泄之令不畅，故小便不利。八味肾气丸，附子暖癸水而益肾气，地黄滋乙木而补肝血，丹皮行血而开瘀涩，茱萸敛精而止失亡，苓、泽泄水而渗湿，桂枝疏木而达郁也。

虚劳十四

虚劳诸不足，风气百疾，薯蓣丸主之。

虚劳之病，率在厥阴风木一经。肝脾阳虚，生气不达，木郁风动，泄而不藏，于是虚劳不足，百病皆生。肺主收敛，薯蓣敛肺而保精，麦冬清金而宁神，桔梗、杏仁破壅而降逆，以助辛金之收敛。肝主生发，归、胶滋肝而养血，地、芍润木而清风，川芎、桂枝疏郁而升陷，以助乙木之生发。土位在中，是为升降金木之枢，大枣补己土之精，人参补戊土之气，苓、术、甘草培土而泄湿，神曲、干姜消滞而温寒，所以理中而运升降之枢也。木位在左，是为克伤中气之贼，柴胡、白蔹泄相火而疏甲木，黄卷、防风燥湿土而达乙木，所以剪乱而除中州之贼也。

薯蓣丸三十六

薯蓣三十分　麦冬六分　桔梗五分　杏仁六分　当归十分　阿胶七分　芍药六分　干地黄十分　大枣百枚，为膏　人参七分　甘草二十八[1]分　白术六分　茯苓五分　神曲十分　干姜三分　柴胡五分　白蔹二分　桂枝十分　防风六分　豆黄卷十分　川芎六分

上二十一味，末之，炼蜜和丸，如弹子大，空腹酒服一丸，一百丸为剂。

---

① 八：原脱，据《金匮要略》补。

虚劳十五

虚劳虚烦不得眠，酸枣汤主之。

土湿胃逆，相火升泄，是以虚烦，不得眠睡。酸枣汤，甘草、茯苓，培土而泻湿，川芎、知母，疏木而清烦，酸枣敛神魂而安浮动也。

酸枣汤三十七

酸枣仁二升　知母二两　川芎二两　甘草一两　茯苓二两

上五味，以水八升，煮酸枣仁，取六升，内诸药，煮取三升，分温三服。

虚劳十六

五劳虚极，羸瘦腹满，不能饮食，食伤，忧伤，饮伤，房室伤，饥伤，劳伤，经络营卫气伤，内有干血，肌肤甲错①，两目黯黑②，缓中补虚，大黄䗪虫丸主之。

五劳，五脏之劳病也。《素问·宣明五气》：久视伤血，久卧伤气，久坐伤肉，久立伤骨，久行伤筋，是谓五劳所伤。心主血，肺主气，脾主肉，肾主骨，肝主筋，五劳不同，其病各异，而总以脾胃为主，以其为四维之中气也。故五劳之病，至于虚极，必羸瘦腹满，不能饮食，缘其中气之败也。

五劳之外，又有七伤，饱食而伤，忧郁而伤，过饮而伤，房室而伤，饥馁而伤，劳苦而伤，经络营卫气伤。其伤在气，而病则在血，血随气行，气滞则血瘀。血所以润身而华色，血瘀而干，则肌肤甲错而不润，两目黯黑而不华。肝窍于目，《灵枢》：肝病者眦青五阅五使篇，正此义也。血枯木燥，筋脉短缩，故中急而不缓也。大黄䗪虫丸，甘草培土而缓中，杏仁利气而泄满。桃仁、干漆、虻虫、水蛭、蛴螬、䗪虫破瘀而消癥，芍药、地黄清风木而滋营血，黄芩、大黄泄相火而下结块也。

凡五劳七伤，不离肝木，肝木之病，必缘土虚。以中气劳伤，己土湿陷，风木郁遏，生气不达，于是贼脾位而犯中原。脾败不能化水谷而生肌肉，故羸瘦而腹满。肝藏血而窍于目，木陷血瘀，皮肤失荣，故肌肤甲错，两目黯黑。大黄䗪虫丸，养中而滋木，行血而清风，劳伤必需之法也。

---

① 肌肤甲错：皮肤干燥如鳞甲。

② 两目黯黑：视物不清，或白睛色青黯。

大黄䗪虫丸三十八

大黄十分，蒸　黄芩二两　芍药四两　干地黄十两　甘草三两，炙　杏仁一升　桃仁一升　干漆一两　虻虫一升　水蛭百枚　蛴螬一升　䗪虫半升

上十二味，炼蜜为丸，如小豆大，酒饮服五丸，日三服。

附劳方

《千金翼》炙甘草汤五　方见《伤寒・少阳》。

治虚劳诸不足，汗出而闷，脉结心悸，行动如常，不出百日，危急者十一日死。

甘草四两，炙　桂枝三两　人参二两　生姜三两　大枣三十枚　麦冬半升，留心　阿胶二两　生地黄一斤　麻仁半升

上九味，以酒七升，水八升，先煮八味，取三升，去滓，内胶，消尽，温服一升，日三服。

金匮悬解卷八内伤杂病

惊悸吐衄下血瘀血十八章[①]

惊悸、吐衄、下血、瘀血，病虽不一而原则无二。惊悸之家，风木郁动，营血失敛，往往上溢而下泄，不溢不泄，则蓄结而内瘀，内瘀不去，久成痃癖。痃癖渐大，多至殒命而亡身。故瘀血之病，由于吐衄。吐衄之病，根于惊悸。惊悸之病，起于虚劳。虚劳之病，根于中气之败。

盖水寒土湿，不能荣木，肝胆动摇，必生惊悸。惊悸既作，风木疏泄，扰而不静，经络堙郁，凝而不流。以既凝之血，而得疏泄之令，未有不吐衄而便泻者也。吐下不行，势必积聚，而为瘀血。瘀血一成，是为心腹之疾病，事如养虎矣。

惊悸、吐衄之法，全以中气为主，温养保固，不可凉泻。及成瘀血，不得不下，但已下之后，病去而人不殒亡，人存而年不夭折，则善之善矣。

惊悸四章[②]

惊悸一

寸口脉动而弱，动则为惊，弱则为悸。

《伤寒·脉法》：阴阳相抟，名曰动，阳动则汗出，阴动则发热。若数脉见于关上，上下无头尾，如豆大，厥厥动摇者，名曰动也。动者，动荡而不宁，弱者，濡弱而不畅也。

---

① 十八章：原脱，据目录补。

② 惊悸四章：原脱，据目录补。

盖胃土不降，浊阴升塞，胆木不得下根，则浮荡而为动，动即虚飘而惊生，肝木不得上达，则抑郁而为弱，弱即振摇而悸作，而总缘土气之湿，湿则中气堙塞而木郁故也。是以虚劳之家，中气羸困，升降失职，肝胆不荣，无不有惊悸之证。

惊悸之人，营血瘀蓄，风火鼓扇，往往有吐衄之条。仲景列惊悸于虚劳之后，吐衄之先，盖虚劳、惊悸、吐衄之病，实一本而同原者也。

后世不解，以为阴虚，反以清凉滋润之药，毙其性命。庸工代起，述作相承，亿万生灵，胥罹其祸。愚妄之罪，罄竹难书矣。

惊悸二

师曰：病有奔豚，有吐脓，有惊怖，有火邪，此四部病，皆从惊发得之。

奔豚者，肝木之邪，阳亡土败，水寒木郁，风动根摇，奔冲心肺，是谓奔豚言其势如奔豚也。吐脓者，肝木之邪，惊悸之家气动血摇，离经郁蓄，涌溢阳窍，是为吐衄。不经吐衄，瘀碍阳气，阳郁热发，淫蒸腐化，随吐而上，是谓吐脓。惊怖者，水寒土湿，胃逆不降，胆木失根，神魂振惕，是谓惊怖。火邪者，火劫发汗，阳败惊生，迷乱昏狂，卧起不安，是谓火邪。此四部之病，异派同源，悉属肝胆。肝胆主惊，皆由木气受伤，惊发于肝胆，而得之也。

惊悸三

火邪者，桂枝去芍药加蜀漆龙骨牡蛎救逆汤主之。

《伤寒·太阳篇》：伤寒脉浮，医以火逼劫之，亡阳，必惊狂，卧起不安者，桂枝去芍药加蜀漆龙骨牡蛎救逆汤主之。火邪者，以火劫发汗而中火邪也。《伤寒》太阳病，以火熏之，不得汗，其人必躁，到经不解，必清血，名为火邪。汗多亡阳，土败胃逆，君相飞腾，神魂浮荡，是以惊生。浊阴上逆，化生痰涎，迷塞心宫，是以狂作。桂枝去芍药加蜀漆龙骨牡蛎救逆汤，蜀漆吐腐败而疗狂，龙骨、牡蛎敛神魂而止惊，去芍药者，以其酸寒而泄阳气也。

桂枝去芍药加蜀漆龙骨牡蝎救逆汤三十九 方见《伤寒·太阳》。

桂枝三两，去皮　甘草二两，炙　生姜三两　大枣十二枚　蜀漆三两，洗去腥　龙骨四两　牡蛎五两，熬上为末，以水一斗二升，先煮蜀漆，减二升，内诸药，煮取三升，去滓，温服一升。

惊悸四

阳衰土湿，升降失政，胃土上逆，心下郁塞，碍厥阴升路，风木上行，不得顺达，郁勃鼓荡，是以心下悸动。半夏麻黄丸，半夏降胃逆而驱浊阴，麻黄泄堙塞而开经路也。

惊悸之证，土湿胃逆，阳气升泄，神魂失藏，多不能寐。《灵枢·邪客》：卫气独卫其外，行于阳，而不得入于阴，行于阳则阳气盛，不得入于阴，则阴虚，故目不瞑。饮以半夏汤一剂，阴阳已通，其卧立至，正此义也。

内伤外感惊悸之证，皆少阳之阳虚土败胃逆，木失根故也。惟少阳伤寒小建中汤、炙甘草二证，是少阳之阳旺者足少阳化气于相火，汗下伤中，阳亡土败，甲木拔根，相火升炎，故以生地、芍药泄其相火此在内伤，必是火败，以伤寒表邪，郁其相火，是以火旺也。然火自旺而土自虚，非表里阳盛者小建中、炙甘草，皆培土而泄火，除此无阳旺之惊悸矣。

后世庸工，归脾加减，天王补心之方，滋阴泄阳，误尽天下苍生。至今海内宗之，加以俗子表章，其祸愈烈！此关天地杀运，非一人之力所能挽也。

半夏麻黄丸四十

半夏　麻黄等分

上二味，末之，炼蜜和丸，小豆大，饮服三丸，日三服。

吐衄下血瘀血十四章

吐衄下血一

寸口脉弦而大，弦则为减，大则为芤，减则为寒，芤则为虚，寒虚相抟，此名曰革，妇人则半产漏下，男子则亡血。

此段见虚劳中。亡血之病，无不由于虚寒，虚寒之原，无不由于中气之败。其亡于吐衄，非无上热，上热者，火烈金燔而不降，其中下则虚寒也。其亡于便溺，非无下热，下热者，水冷木郁而不升，其中上则虚寒也。

中气者，升降水火之枢轴，枢轴不转，则火浮而水沉，此亡血之原也。中气虚寒，阳明不降而辛金逆，郁为上热而沸涌，太阴不升而乙木陷，郁为下热而注泻。外证以弦大之脉，毫不露虚寒之形，此所以后世方书专事清凉，千手雷同，万不一生也。不知弦则为减，减则为寒，大则为芤，芤则为虚，于弦大之中而得虚寒之义，则金逆于上而寸大者，上热而非下热也，木陷于下而尺弦者，下热而非上热也。

吐衄下血二

病人面无血色，无寒热，脉沉弦者，衄，烦咳者，必吐血，浮弱，手按之绝者，下血。

肝藏血而主色，面无色者，血郁欲脱，而不外华也。无寒热者，病系内伤，无外感表证也。肾脉沉，肝脉弦，脉沉而弦者，水寒不能生木，木郁于水而不升也。肾肝之阴，沉实于下，不能上吸阳气，金逆而不降，故血外溢而上衄。加以烦躁咳嗽，肺胃冲逆，必吐血也。心肺之脉俱浮，浮弱而手按之绝者，金火双败，不能归根，阳气升泄而不降也。心肺之阳，浮虚于上，不能下呼阴气，木陷而不升，故血内溢而下泄。

血之在下，则藏于木，血之在上，则敛于金，而总统于土。《灵枢》：中焦受气取汁，变化而赤，是谓血。其亡于吐衄者，阳明之不降也，脱于便溺者，太阴之不升也。太阴、阳明之不治，中气之败也。

衄血三

师曰：尺脉浮，目睛晕黄，衄未止。晕黄去，目睛慧了，知衄今止。

金性收敛，木性疏泄，衄血之病，木善泄而金不敛也。其原总由于土湿，土湿而阳明不降，则辛金上逆而失其收敛，太阴不升，则乙木下陷而行其疏泄。木生于水，尺脉浮者，木陷于水，郁动而欲升也。肝窍于目，目睛晕黄者，土湿而木郁也。肝主五色，入脾为黄《难经》语。木郁而克土，黄为土色，土败故色随木现。晕者，日外云气，围绕如环。白睛，肺气所结，手太阴从湿土化气，湿气上淫，溢于辛金之位，故白睛黄气，如日外之环晕，遮蔽阳光，黯淡不清。湿气堙郁，肺金失其降敛之性，是以病衄。晕黄既去，云雾消而天光现，故目睛慧了。此其湿邪已退，木达风清，金敛政肃，是以衄止也。

衄血四

又曰：从春至夏衄者，太阳。从秋至冬衄者，阳明。

衄者，阳经之病，《灵枢·百病始生》：卒然多食饮，则肠满，起居不节，用力过度，则络脉伤，阳络伤则血外溢，血外溢则衄血，阴络伤则血内溢，血内溢则后血。阳络者，阳经之络，即太阳、阳明之络也。少阳半表半里，阴阳平，故无衄证伤寒衄证，独在阳明、太阳二经。《素问·阴阳离合论》：太阳为开，阳明为阖，开主表中之表，故春夏之衄，属之太阳。阖主表中之里，故秋冬之衄，属之阳明。

衄血五

衄家，不可发汗，汗出必额上陷，脉紧急，直视不能眴[1]，不得眠。

此段在《伤寒·不可汗》中汗下忌宜篇。衄家营血上流，阳气升泄，汗之阳亡，必额上塌陷，经脉紧急，目睛直视，不能眴转，不得眠。血所以灌经脉而滋筋膜，《素问·五脏生成论》：诸脉者，皆属于目，肝受血而能视，血随汗亡，筋脉枯燥，故脉紧直视，不能运转。阳气潜藏则善寐，阳根泄露而不藏，故不得眠。精血，阴也，而内含阳气，失精亡血之病，人知精血之失亡，而不知其所以泄者，阴中之阳气也。是以失精亡血之家，脾肾寒湿，饮食不化者，阴中之阳气败也。气所以熏肤而充身，额上塌陷者，阳分之气脱也。

吐衄六

亡血家，不可发其表，汗出即寒栗而振。

此段见《伤寒·不可汗》中。汗酿于血而酝于气，亡血家血亡气泄，汗之再泄其气，阳亡火败，故寒栗而振摇，《经》所谓夺血者勿汗也。

气，阳也，而其凉肃而降敛者，精血滋生之本也，血，阴也，而其温暖

---

① 眴：眼球转动。

而升发者，神气化育之原也，故气降则水生，血升则火化。水盛则寒，而寒胎于肺气之凉，火旺则热，而热胎于肝血之温，亡血之家，名为亡阴而实则亡阳，以亡其血中之温气也。再发其表，血愈泄而阳愈亡，是以寒栗而振也。

吐血七

夫吐血，咳逆上气，其脉数而有热，不得卧者，死。

吐血，咳逆上气，肺金之逆也。其脉数而身热，躁烦不得卧，则土败亡阳，拔根而外泄，无复归宿之望，是以死也。

吐血之死，死于中气困败，阳泄而根断也。后世庸工，以为阴虚火旺，而用清润，其书连屋而充栋，其人比肩而接踵，遂使千古失血之家，尽死其手，此是几许《隋书》语，苦不可说也。

吐血八

夫酒客咳者，必致吐血，此因极饮过度所致也。

酒之为性，善生上热而动下湿，酒客咳者，湿盛胃逆，而肺气不降也。咳而不已，收令失政，必致吐血。此因极饮过度，湿滋土败，肺胃冲逆所致也。

人知酒为湿热之媒，不知酒后烦渴，饮冷食凉，久而脾阳伤败，必病湿寒。庸工以为积热伤阴，最误天下也。

瘀血九

病人胸满，唇痿，舌青，口燥，但欲漱水，不欲咽，无寒热，脉微大来迟，腹不满，其人言我满，为有瘀血。

胸满者，胃逆而浊阴不降也。脾窍于口，其华在唇《素问》语。唇痿者，脾陷而下唇不举也。心窍于舌，青为肝色，舌青者，木枯而火败也。口燥者，肺津不升也。但欲漱水，不欲咽者，口燥而胃湿也。无寒热者，非表证也。脉微大而来迟者，里阳不足而表阳亦复不盛也。腹不满，其人言我满者，阴凝而气滞也。此为内有瘀血。

盖血以阴质而含阳气，温则流行，寒则凝结。血之瘀而不行者，脏阴盛而腑阳衰也，阳衰阴盛，湿旺土郁，故胃逆而胸满，脾陷而唇痿。肝主五色而司营血，血行于脉而脉主于心，血瘀而木郁于脉，故色见而青发于舌。厥阴以风木之气，血瘀则木遏而风动，风动而耗肺津，是以口燥而漱水。阴旺土湿，是以漱水而不咽。脏腑堙郁，中气莫运，按之虚空，而自觉壅塞，是不满而言满也。

瘀血十

病者如有热状，烦满，口干燥而渴，其脉反无热，此为阴伏，是瘀血也，当下之。

如有热状者，无热而似热也。烦满者，丁火不降则心烦，辛金不降则胸满也。口干燥渴，即上章之口燥而欲漱水也。其脉反无热者，内原无火，故脉不洪数也。此为阴气伏留，营血瘀涩，阻遏阳气，逆而不降，故见以上诸证。是瘀血也，法当下之下瘀血汤，见妇人产后。

血之吐、衄、溲、便，必因先瘀而不行。血已郁矣，而不亡于吐衄，则血瘀于上，不亡于溲便，则血瘀于下。瘀而不去，较之外亡者更重，不得不下也。

凡惊悸、吐衄、瘀血，往往相兼而见。虚劳之家，必有惊悸、吐衄之条。惊悸皆同，而吐衄或不尽然，不知吐衄不见，则瘀血内凝矣。始若抱卵，终如怀子，环脐结硬，岁月增添，此病一成，未有长生者也。男子犹少，妇人最多。初瘀失下，后治颇难也。

吐衄十一

心气不足，吐血，衄血，泻心汤主之。

肺金不降，相火失敛，郁生上热，而病吐衄。热伤心气，故心气不足。泻心汤，泻心火以救心气，火泻而气复，则泻亦成补。亡血皆虚寒病，此用三黄者，经所谓急则治其标也。

泻心汤四十一 《伤寒》泻心汤无黄芩。

大黄一两　黄芩一两　黄连一两

上三味，以水三升，煮取一升，顿服之。亦主治霍乱。

吐血十二

吐血不止者，柏叶汤主之。

吐血不止者，中寒胃逆，而肺金失敛也。柏叶汤，干姜温中而降逆，柏、艾、马通敛肺而止血也。

柏叶汤四十二

柏叶三两　干姜三两　艾三把

上三味，以水五升，取马通汁一升，合煮取一升，分温再服。

下血十三

下血，先血后便，此近血也，赤小豆当归散主之（方在狐惑）。

下血，先血而后便者，此近血，在大便之下者也。脾土湿陷，肝气抑遏，木郁风动，疏泄失藏，则便近血。赤小豆当归散，小豆利水而燥湿土，当归养血而润风木也。

下血十四

下血，先便后血，此远血也，黄土汤主之。

下血，先便而后血者，此远血，在大便之上者也。便血之证，总缘土湿木遏，风动而疏泄也。其木气沉陷而风泄于魄门，则便近血，其木气郁升而风泄于肠胃，则便远血。黄土汤，黄土、术、甘补中燥湿而止血，胶、地、黄芩滋木清风而泻热，附子暖水土以荣肝木也。

下血之家，风木郁遏，未尝不生燥热，仲景所以用胶、地、黄芩；而风木郁遏，而生燥热，全由水土之湿寒，仲景所以用术、甘、附子。盖水土温暖，乙木荣畅，万无风动血亡之理。风淫不作，何至以和煦之气，改而为燥热者哉！燥热者，水寒土湿，生气不遂，乙木郁怒而风动也。

后世医书，以为肠风，专用凉血驱风之药。其命名立法，荒陋不通，至于脾肾湿寒之故，则丝毫不知，而一味凉泻。何其不安于下愚，而敢于妄作耶！

黄土汤四十三

灶中黄土半斤　甘草三两　白术三两　附子三两，炮　阿胶三两　地黄三两　黄芩三两

上七味，以水八升，煮取三升，分温三服。亦主吐衄。

金匮悬解卷九内伤杂病

奔豚四章[①]

奔豚之证，水寒土湿，而风木郁发者也。木生于水而长于土，水寒则不生，土湿则不长，生长不遂，则木郁而风动。动而不已，则土崩堤坏而木邪奔腾，直冲于胸膈，心腹剧痛，鼻口火发，危困欲死，不可名状。病势之恶，未有若此之甚者也。而气机将作，则悸动先生。悸动者，风木之振摇也。盖惊悸、奔豚，俱缘亡阳，惊悸即奔豚之前矛，奔豚即惊悸之后劲，同声一气之邪，非有二也。其中吐衄之条，往往相兼而见，不吐衄而瘀腐，即为吐脓之证耳。

大凡虚劳内伤之家，必有惊悸、奔豚之病。奔豚或有时作止，而惊悸则无刻不然，其时常惊悸而奔豚不作者，己土未败，而风木不能遽发也。然悸动未息，则奔豚虽不发作，而发作之根，未尝不在。当其小腹硬块，岁月增长，即不必发作，而祸根已伏，不可不察也。

奔豚一

师曰：奔豚病，从少腹起，上冲咽喉，发作欲死，复还止，皆从惊恐得之。

《难经》：肾之积，名曰奔豚，发于少腹，上至心下，若豚状，或上或下无时。《伤寒·霍乱》理中丸加减：若脐上筑者，肾气动也《伤寒》：脐下悸者，必发奔豚。其实根原于肾而病发于肝，非纯为肾家之邪也。

病从少腹而起，上于胸膈而冲于咽喉，喘呼闭塞，七窍火生。木气奔腾，势如惊豚，若胁，若腹，若心，若头，诸处皆病，发作欲死，凶恶非

---

① 四章：原脱，据目录补。

常。及其气衰而还，诸证乃止。其原皆从惊恐得之。

盖五脏之志，肾主恐而肝主惊，惊则气乱，恐则气下。惊恐之时，肝肾之气，乱其生发之常，而为沦落之势。生气殒堕，陷于重渊，日月积累，渐成硬块。《难经》以为肾积，究竟是木陷于水，而成积聚也。其结于少腹，坚硬不移者，奔豚之本，其冲于咽喉，奔突不安者，奔豚之标。其标不无燥热，而其本则全是湿寒。以少阳甲木下行，而温癸水，水暖木荣，则胆壮而不生惊恐，甲木拔根，相火升泄，胆肝皆寒，则惊恐作焉。人之仓卒惊恐，而振栗战摇者，水澌而胆寒也。

奔豚二

奔豚，气上冲胸，腹痛，往来寒热，奔豚汤主之。

奔豚之发，木发而土败也。木邪奔发，气上冲胸，脾土被贼，是以腹痛。肝胆同气，肝气上冲，胆木不得下行，经气郁迫，故往来寒热。以少阳之经，居半表半里之间，表阳里阴，迭为胜负，则见寒热之往来。厥阴，风木之气，风动血耗，木郁热发。奔豚汤，甘草补土而缓中，生姜、半夏，降胸膈之冲逆，黄芩、生葛，清胆胃之郁热，芎、归、芍药，疏木而润风燥，李根白皮清肝而下奔气也。

奔豚汤四十四

甘草二两，炙　半夏四两　生姜四两　芍药二两　当归二两　川芎二两　黄芩二两　生葛五两　甘李根白皮一斤

上九味，以水二斗，煮取五升，温服一升，日三夜一服。

奔豚三

发汗后，烧针令其汗，针处被寒，核起而赤者，必发奔豚，气从少腹上冲心，灸其核上各一壮，与桂枝加桂汤主之。

此段见《伤寒·太阳》。伤寒，烧针发汗，汗后阳虚脾陷，木气不舒，一被外寒，闭其针孔，风木郁动，必发奔豚，若气从少腹上冲心胸，便是奔豚发矣。宜灸其核上各一壮，以散外邪之寒，即以桂枝加桂汤，疏风木而降奔豚也。

桂枝加桂汤四十五 方见《伤寒·太阳》。

桂枝五两 芍药三两 甘草二两，炙 大枣十二枚 生姜三两

上五味，以水七升，微火煮取三升，去滓，温服一升。

奔豚四

发汗后，脐下悸者，欲作奔豚，茯苓桂枝甘草大枣汤主之。

汗亡血中温气，木郁风动，摇荡不宁，则生振悸，轻则枝叶振惕而悸在心下，重则根本撼摇而悸在脐间。若脐下悸生，则奔豚欲作矣。苓桂甘枣汤，茯苓、桂枝泄癸水而疏乙木，甘草、大枣补脾精而滋肝血也。

茯苓桂枝甘草大枣汤四十六 方见《伤寒·太阳》。

茯苓半斤 桂枝四两 甘草二两 大枣十五枚

上四味，以甘澜水一斗，先煮茯苓，减二升，内诸药，煮取三升，去滓，温服一升，日三服。作甘澜水法：取水二斗，置大盆内，以勺扬之，水上有珠子五六千颗相逐，遂取用之。

金匮悬解卷十内伤杂病

水气三十二章[①]

水气之病，阳衰土湿，气郁而水泛者也。或内郁于脏腑，或外溢于经络，内则有气血之分，外则有风湿之辨。风湿之清浊不同，气血之上下异位，上下之界，以腰为准。腰上为阳，是谓气分，腰下为阴，是谓血分。气分之病，发其汗孔，血分之病，利其水道，而上下疏通，总以保中为主，血气轮转，血温而升则汗出，气清而降则便通。

盖水病不离气，气病不离水，气水一物，以上下而异名耳。中焦气水之交，所以降气化水，升水化气之原也，未有中气不败而气水独病于上下者。治水气之病，而败中气，则人亡矣。

后世庸工，加减八味之法，轻者偶服可愈，重病而久服之，以湿土而得地黄，未有不死者。俗子见其偶效，以为良方，误人甚多。八味之方，制于仲景，使其可以治水，仲景何以不用，而待下士加减乎！

水气一

师曰：病有风水，有皮水，有正水，有石水，有黄汗。

风水者，水之闭于风邪。皮水者，水之溢于皮肤。正水者，水之正病于肺肾。石水者，水之凝结于肾脏。黄汗者，水之内入于汗孔者也。

---

① 三十二章：原脱，据目录补。

水气二

风水其脉自浮，外证骨节疼痛，恶风。皮水其脉亦浮，外证胕肿[1]，按之没指，不恶风，其腹如鼓，不渴，当发其汗。正水其脉沉迟，外证自喘。石水其脉自沉，外证腹满不喘。黄汗其脉沉迟，身发热，胸满，四肢头面肿，久不愈，必致痈脓。

风水者，风郁其水也。《素问·水热穴论》：勇而劳甚则肾汗出，肾汗出逢于风，内不得入于脏腑，外不得越于皮肤，客于玄府，行于皮里，传为胕肿，本之于肾，名曰风水。所谓玄府者，汗孔也。风袭皮毛，故其脉自浮。湿流关节，故骨节疼痛。病因风得，是以恶风。

皮水者，水之溢于皮肤，外与风水同处，其脉亦浮。水气泛溢，营卫郁阻，故皮肉胕肿，按之没指。不因风得，故不恶风，水胀于腹，是以如鼓。水旺土湿，是以不渴。风水、皮水，皆外在皮里，法当发汗。

正水者，水之正病于肺肾。少阴水旺，故其脉沉迟。水上连肺，气道壅遏，故外证自喘。《水热穴论》：肺者，太阴也，少阴者，冬脉也，其本在肾，其末在肺，皆积水也，故水病下为胕肿大腹，上为喘呼不得卧者，标本俱病。此水之自下而泛滥于上者。

石水者，水之凝结于肾，如石之坚。肾气实胀，故外证腹满。上不至肺，是以不喘。

黄汗者，汗出而浴，水入汗孔，浸于经络。水旺阴盛，故其脉沉迟。水遏阳气，不得外达，故身发热。土湿胃逆，肺气不降，是以胸满，浊气上壅，故头面肿。土败不能行气于四肢，故四肢肿。久而不愈，湿郁为热，肌肉腐烂，必致痈脓也。

水气三

寸口脉沉滑者，中有水气，面目肿大，有热，名曰风水。视人之目窠上微肿，如蚕新卧起状，其颈脉动，时时咳，按其手足上陷而不起者，风水。

寸口脉沉者，肾阴之盛，滑者，风客皮毛，水气内郁而动荡也，是谓中有水气。面目肿大，身上有热，名曰风水。视人之目窠上微微壅肿，如蚕之

---

① 胕肿："胕"同"肤"。胕肿，指肌肤浮肿。

新卧起状，其颈脉振动，时时咳嗽，按其手足上陷而不起者，是风水也视人之目窠上至末，《灵枢・论疾诊尺篇》文。《水胀篇》《素问・平人气象论》皆有此段，而语稍不同。《素问・评热病论》：诸有水气者，微肿先见于目下也。水者阴也，目下亦阴也，腹者至阴之所居，故水在腹者，必使目下肿也。其气上逆，故口苦舌干，卧不得正偃，正偃则咳出清水也此论风水，岐伯曰：病名为风水。颈脉者，足阳明之人迎，动于结喉之旁。颈脉动，时时咳者，胃气之上逆。按其手足，陷而不起者，肿之坚厚也。

水气四

太阳病，脉浮而紧，法当骨节疼痛，反不疼，身体反重而酸，其人不渴，汗出即愈，此为风水。恶寒者，此为极虚发汗得之。渴而不恶寒者，此为皮水。身肿而冷，状如周痹，胸中窒，不能食，反聚痛，暮躁不得眠，此为黄汗。痛在骨节，咳而喘，不渴者，此为肺胀，其状如肿，发汗则愈。然诸病此者，渴而下利，小便数者，皆不可发汗。

太阳病，脉浮而紧，是伤寒之脉，法当骨节疼痛，今反不痛，身体反重着而酸，其人不渴，是非伤寒，乃水气在内，发汗则愈，此为风水也。其恶寒者，此为阳气极虚，而又发汗亡阳而得之。其渴而不恶寒者，卫阳未泄，此为皮水。若身体胕肿寒冷，状如周痹，随经脉上下而痛，胸中窒塞，不能下食，气反聚痛于膈上，暮躁不得眠睡，此为黄汗。若痛在骨节，咳而发喘，口不渴者，此为肺胀。以湿土壅阻，肺气郁碍，故咳喘俱作。其状亦如胕肿，乃内胀而非外肿也。以上诸证，皆发汗以泄其水气则愈。然诸病此者，设若渴而下利，小便数者，津液内耗，不可发汗也。

水气五

脉浮而洪，浮则为风，洪则为气，风气相抟，风强则为瘾疹，身体为痒，痒者为泄风，久为痂癞，气强则为水，难以俯仰。风气相系，身体洪肿，汗出乃愈。恶风则虚，此为风水。不恶风者，小便通利，上焦有寒，其口多涎，此为黄汗。

脉浮而洪，浮则为风邪之外袭，洪则为卫气之内郁。风性疏泄，气性敛闭，外风与内气相抟，风泄于外，气闭于内，营郁热作，透出汗孔，而见红斑，是谓痧疹。气之为性，愈泄则愈敛，若风强而外泄，气强而内闭，则红斑不出。其风强而气不能全闭，红斑半出，出而不透，隐见于皮肤之内，是为瘾疹。气不透出，则郁而为痒，痒者名为泄风。泄风者，风之半泄而未透也。《素问·风论》：外在腠理，则为泄风是也。泄风不愈，营血之郁热莫宣，久而肌肉腐溃，则为痂癞。义详风论。

《素问》名为癞风，亦曰脉风。《脉要精微论》谓脉风成为癞是也此段，见《伤寒·脉法》。盖肺窍于鼻，司卫气而主皮毛，卫气郁，故皮肿毛落而鼻坏，法当泄卫气之闭遏，清营血之郁热，则疮癞平矣。若气强而风不能半泄，则气闭而为水。以气为水母，气行则水行，气郁则水郁。气水鼓胀，故难以俯仰。风气抟结，两相维系，营卫郁阻，水气不行，故身体洪肿。汗出而水气外泄，肿乃愈也。恶风者，是其表气之虚，得风则卫气愈闭而病加，是以恶之，此谓风水，不恶风者，小便通利，上焦有寒，肺气不降，其口多涎，此谓黄汗。黄汗者，土湿木郁，而生下热，上原无热，惟有寒也。

水气六

趺阳脉当伏，今反紧，本自有寒，疝瘕，腹中痛，医反下之，即胸满短气。趺阳脉当伏，今反数，本自有热，消谷，小便数，今反不利，此欲作水。

趺阳脉当伏，今反紧，紧则为寒，本自当有寒，疝瘕，腹中疼痛，医不用温，而反下之，土败胃逆，即胸满而短气也。趺阳脉当伏，今反数，数则为热，本自当有内热，消谷，小便数，今反小便不利，此欲作水也。盖素有伏气者，趺阳脉亦当有伏留之象，而伏气有寒热之不同。寒伏则脉紧，此当有寒，疝瘕，腹中痛，医反下之，即胸满而短气。热伏则脉数，此当有积热，消水谷而便数。今反不利，此水谷不消，内原无热，欲作水也。

水气七

寸口脉浮而迟，浮脉则热，迟脉则潜，热潜相抟，名曰沉。趺阳脉浮而数，浮脉即热，数脉即止，热止相抟，名曰伏。沉伏相抟，名曰水。沉则络脉虚，伏则小便难，虚难相抟，水走皮肤，即为水矣。

寸口脉浮而迟，浮脉即为阳盛而上热，迟脉即为阴盛而下潜，上热与下潜相抟，是阴气不升，其名曰沉。趺阳脉浮而数，浮脉即为阴虚而上热，数脉即为阳盛而上止，上热与上止相抟，是阳气不降，其名曰伏。阴之下沉与阳之上伏相抟，则阴中无阳而水不化气，其名曰水。阴升于上，是谓清阳，水升而化阳气，故络脉充满，阴沉而不升，则络脉虚。阳降于下，是谓浊阴，气降而化阴水，故小便通利，阳伏而不降，则小便难。络脉之虚与小便之难相抟，则水不渗于膀胱而逆走于皮肤，即为水矣。抟者。合也。

水病原于下寒，今阳气伏止于上而不下交，阴气沉潜于下而不上交，则水寒不能化气而水道瘀塞，络脉空虚。积水无下泄之路，盛满莫容，则避实而走虚，游溢于经络而浸淫于皮肤，必然之势也。

水气八

寸口脉弦而紧，弦则卫气不行，即恶寒，水不沾流，走于肠间。

弦为肝脉，紧为肾脉，寸口脉弦而紧。肾肝阴盛，营阴束其卫阳，卫气不行，即见恶寒。阳气败没，阴水泛滥，停瘀而不沾流，故走于肠间，沥沥有声也。

水气九

少阴脉紧而沉，紧则为痛，沉则为水，小便即难。

少阴脉紧而沉，阴旺而水寒也。紧则寒气凝涩而为痛，沉则阴气结澌而为水，水寒木郁，膀胱不泄，小便即难也。

水气十

脉得诸沉，当责有水，身体肿重。水病脉出者，死。

脉得诸沉，阴旺水寒，不能化气，当责有水。水溢皮肤，身体肿重，是其证也。水病脉沉，若脉出者，阳根下断，升浮无归，法当死也。

水气十一

夫水病人，目下有卧蚕，面目鲜泽，脉伏，其人消渴，病水。腹大，小便不利，其脉沉绝者，有水，可下之。

目下，阳中之阴位，水气上溢，阴位先凝，故目下臃肿如卧蚕也。水气浸润，故面目鲜泽，所谓色鲜明者，有留饮也首卷《脏腑经络》语。脉伏者，伏留而不动也。消渴者，水泛而火逆，木郁而风动也。如此，法当病水，若腹大而小便不利，其脉沉绝者，此为有水，可下之也。

水气十二

问曰：病下利后，渴而饮水，小便不利，腹满因肿者，何也？答曰：此法当病水。若小便自利及汗出者，当自愈。

病下利后，阳亡生湿，木郁风动，渴而饮水，小便不利，腹满因致胕肿者，此法当病水。若内而小便自利，及外而汗出者，自当平愈，是以水病有发汗利水之法也。

水气十三

心水者，其身重而少气，不得卧，烦而躁，其人阴肿。

心水者，水灭火也。阴盛阳虚，故身重而少气。阳不根阴，故烦躁不得卧寐。火种下绝，肝肾寒凝，故阴器肿大也。

水气十四

肝水者，其腹大，不能自转侧，胁下腹痛，时时津液微生，小便续通。

肝水者，水乘木也。木郁贼土，是以腹大。肝脉自少腹而循胁肋，行身之侧，脾胀肝郁，经脉迫急，故不能转侧而胁腹时痛也。风木疏泄，故时时津液微生于上，小便续通于下也。

水气十五

肺水者，其身肿，小便难，时时鸭溏。

肺水者，水乘金也。肺主气，卫气不行，故其身肿。气生水，肺气不化，故小便难。肺为太阴，化气于湿土，下与大肠相表里，大肠燥金，亦从湿化，收敛失政，故时时鸭溏。

水气十六

脾水者，其腹大，四肢苦重，津液不生，但苦少气，小便难。

脾水者，水侮土也。脾为太阴湿土，水盛土湿，乙木不达，郁怒而贼脾土，脾气胀满，是以腹大。脾主四肢，湿流关节，故四肢苦重。木郁风动，肺津伤耗，故津液不生。脾土被贼，困乏衰倦，故苦少气。土湿木郁，不能泄水，故小便难。

水气十七

肾水者，其腹大，脐肿，腰痛，不得溺，阴下湿，如牛鼻上汗，其足逆冷，面反瘦。

肾水者，水自伤也。水盛而侮土，土湿木郁，是以腹大，脐居上下之交，中气所在，寒水侮土，中气崩溃，是以脐肿。脐肿腹大，总缘土败，所谓肾气实则胀也。腰者，肾之府，水旺木郁，陷于肾部，盘塞不舒，是以腰痛。乙木不能疏泄，故不得溺。肾开窍于二阴，前阴者，宗筋之聚，肝之所司也。水寒土湿，肝木郁陷，湿气外蒸，故阴下湿，如牛鼻上汗。肾脉自足走胸，寒水下旺，经脉不升，故其足逆冷。阳明行身之前，循面下项，阳明从燥金化气，是为燥土，水侮土败，太阴湿土之部，无不浮肿，而燥被湿夺，亦当肿及阳明之分。但阳明为三阳之长，首面又六阳之会，以燥土而居阳盛之地，是以面部不肿。阳明太阴，同主肌肉，水胜土负，肌肉消减，故面部不肿，反见其瘦也。

《素问·阴阳别论》：三阴结，谓之水。三阴者，太阴也，手太阴肺不能行水，足太阴脾不能制水，阴气凝结，是以水泛。究竟化水者脾肺，司水者肾也，然则太阴者，水病之标，少阴者，水病之本。手之少阴，是谓丁火，足之少阴，是谓癸水，丁火不根于癸水之中，此少阴水病所由作也。水盛则灭火而侮土，水澌土败，堤防崩毁，水病既成，不可医矣。

治法：补火燥土，以制癸水。而横流倒注，实因水窍不开，则条达厥阴，以通疏泄之路，不易之诀也厥阴风木，性主疏泄，汗溺皆司。汗孔、尿孔、水之去路也。

水气十八

问曰：病者苦水，面目身体四肢皆肿，小便不利，脉之，不言水，反言胸中痛，气上冲咽，状如炙肉，当微咳喘，审如师言，其脉何类？师曰：寸口脉沉而紧，沉为水，紧为寒，沉紧相抟，结在关元。始时尚微，年盛不觉。阳衰之后，营卫相干，阳损阴盛，结寒微动，肾气上冲，咽喉塞噎，胁下急痛。医以为留饮，而大下之，气紧不去，其病不除。复重吐之，胃家虚烦，咽燥欲饮水，小便不利，水谷不化，面目手足浮肿。又与葶苈丸下水，当时如小差，食饮过度，肿复如前，胸胁苦痛，象若奔豚。其水扬溢，则咳喘逆。当先攻击冲气，令止，乃治咳，咳止，其喘自差。先治新病，病当在后。

病者苦水，面目身体四肢皆肿，小便不利，是水也。乃脉之，不言水，反言胸中气痛，气上冲咽喉，状如炙肉，当微作咳喘，缘其寸口脉沉而紧。沉为水盛，紧为寒凝，沉紧相抟，水寒结在任脉之关元。始时病气尚微，年方盛壮，不知觉也。及乎年迈阳衰之后，营卫俱虚，两相干碍，是时阳损阴盛，关元之结寒，微微动作，肾中阴气，随而上冲，是以咽喉塞噎，状如炙肉。水寒木郁，故胁下急痛。医不知是结寒，以为留饮，而大下之，寒气维系而不去，其病不能除也。复重吐之，以伤胃气，胃逆而生虚烦，咽燥而欲饮水。其小便不利，前无渗泄之路，而水谷陈宿，不能腐化，水溢经络，是以面目手足浮肿。医又与葶苈丸下水，积水初下，当时如小差，遇食饮过度，伤其脾胃，水气泛滥，肿复如前。风木郁冲，胸胁苦痛，象若奔豚升突。其水邪上腾，扬溢胸膈，壅其肺气，故咳嗽喘逆俱作。治法当先攻击冲气，令止，乃后治咳，咳止，其喘自差。先治其冲气之新病，咳喘之病，当在后也肾肝冲气，因于下有结寒，当以温暖肾肝之药，下其冲气。

水气十九

师曰：寸口脉沉而迟，沉则为水。迟则为寒，寒水相抟，趺阳脉伏，水谷不化。脾气衰则鹜溏，胃气衰则身肿。少阳脉卑，少阴脉细，男子则小便不利，妇人则经水不通。经为血，血不利则为水，名曰血分。

寸口脉沉而迟，沉则阴盛而为水，迟则阳虚而为寒，寒水相抟，阴盛阳奔，故趺阳脉伏，水谷不化。太阴主内，脾气衰则湿旺而鹜溏，阳明主外，胃气衰则阳败而身肿。于是少阳之脉卑，相火虚而形于左关，少阴之脉细，寒水旺而现于尺中。寒气下凝，男子得此，则小便不利，妇人得此，则经水不通。经水为血，血原于肾而藏于肝，水暖木荣，则血流而水利，水寒木郁，则血瘀而水凝。缘血中温气，实胎君火，火败血瘀，水病必作，故经脉不利则为水。寸口主血，此以血分之寒而病水，根起于下焦者也。

水气二十

师曰：寸口脉迟而涩，迟则为寒，涩为血不足。趺阳脉微而迟，微则为气，迟则为寒。寒气不足，则手足逆冷，手足逆冷，则营卫不利，营卫不利，则腹满胁鸣相逐，气转膀胱。营卫俱劳，阳气不通即身冷，阴气不通即骨痛。阳前通则恶寒，阴前通则痹不仁。阴阳相得，其气乃行，大气一转，其气乃散，实则失气，虚则遗溺，名曰气分。

寸口脉迟而涩，迟则为阴盛而寒，涩则为血之不足。趺阳脉微而迟，微则为气之不足，迟则为阳虚而寒。寒旺而气血不足，则手足厥逆而寒冷。手足逆冷，则营卫凝涩而不利。营卫不利，经络壅塞，则脏腑郁遏而腹满。肝司营血而行于左胁，肺司卫气而行于右胁，中气胀满，碍左升右降之路，则两胁滞气，雷鸣相逐，下转于膀胱。营卫之气，不得顺行，逼而下转，俱致劳伤而郁结不行，堵塞膀胱注泄之路，此水病之所以作也。卫郁而阳气不通，即内陷而身冷，营郁而阴气不通，即外束而骨痛。阳欲前通而未能遽通，则寒栗而不舒，阴欲前通而未能遽通，则麻痹而不仁，必阴阳和调而相得，其气乃行阴不乘阳，则卫气外行，阳不乘阴，则营气内行，是谓相得。行则大气一转，膀胱之滞气乃散。散则滞气泄于二阴之窍，实则失气于后阴，虚则遗溺于前阴，滞气泄则水道通矣。趺阳主气，此因气分之寒而病水，根原于上焦者也。

二章总承以上诸水证，虽有表里之辨，脏腑之别，名目不一，证状不同，其究不过血分气分二者而已。气分之病，心肺之阳虚，血分之病，肾肝之阴盛也。经水者，因于肾寒，水阴而火阳，往往下寒而上热。若气分病水，则火灭而阳亡，上下俱寒也。

水气二十一

师曰：诸有水者，腰以下肿，当利小便，腰以上肿，当发汗乃愈。

诸有水者，腰以下肿，是气鼓也，气鼓因于土湿而气陷。腰以上肿，是水胀也，水胀因于土虚而水逆。盖气中之水降，则水不上逆，水中之气升，则气不下陷。水位于下，气所化也，气清则化水，循经而降，至腰以下而水成矣，气位于上，水所生也，水温则化气，循脏而升，至腰以上而气成矣。气之在上，清者归于心肺而化神气，浊者外发而为汗，水之在下，精者入于肾肝而化精血，粗者外渗而为溺。其所以上下升降，化生气水者，中气之旺也。中焦气水之交，气水未分，非水非气，其象如沤。中气衰败，升降失职，气陷于下，膀胱闭癃，水窍不开，则腰以下肿，故当利水。水逆于上，玄府致密，汗孔不泄，则腰以上肿，故当发汗。腰以下肿，所谓血分也，腰以上肿，所谓气分也。水病非一，随处异名，约而言之，气分、血分尽之矣。

水气二十二

风水，脉浮身重，汗出恶风者，防己黄芪汤主之方在湿病。腹痛者，加芍药。

此段见《湿病》。风水，脉浮身重，汗出恶风者，汗出当风，窍闭汗回，浸淫经络，是谓风水。风性发扬，是以脉浮，水性沉着，是以身重，风性疏泄，是以汗出，病因风得，是以恶风。防己黄芪汤，术、甘燥土而补中，黄芪益卫而发表，防己利水而泄湿也。土湿木郁，肝气贼脾，则病腹痛，芍药泄木而清风也。

水气二十三

风水恶风，一身悉肿，脉浮不渴，续自汗出，无大热，越婢汤主之。

风水恶风，一身悉肿者，水胀于经络也。续自汗出，无大热者，表郁热作，热蒸于内，风泄于外，是以汗出。而泄之不透，故外无大热。越婢汤，麻黄、石膏，发表而清热，姜、甘、大枣，补土而和中也。

越婢汤四十七

麻黄六两　石膏半斤　甘草二两　大枣十五枚　生姜三两

上五味，以水七升，先煮麻黄，去上沫，内诸药，煮取三升，分温三服。恶风，加附子一枚。风水，加白术四两。

水气二十四 以下三条黄氏所缺，依《要略》本补之

皮水为病，四肢肿，水气在皮肤中，四肢聂聂动者，防己茯苓汤主之。

阳受气于四肢，皮水为病，阳衰湿旺，故四肢肿。水气在皮肤中，木郁风动，故四肢聂聂动摇。防己茯苓汤，黄芪、桂枝发营卫而达木，苓甘、防己培中土而泄水气也。①

防己茯苓汤四十八

防己三两　茯苓六两　黄芪三两　桂枝三两　甘草二两

上五味，以水六升，煮取二升，分温服。

水气二十五

里水者，一身面目黄肿，其脉沉，小便不利，故令病水。假如小便自利，此亡津液，故令渴也，越婢加术汤主之。

里水者，土湿木郁，浸淫经络，故一身面目黄肿，缘木主五色，入土化黄故也。木气过陷，故其脉沉，疏泄不行，故小便不利。膀胱闭癃，湿无泄路，故令病水。假令小便自利，是风动而行。疏泄，津液耗伤，故令发渴。越婢加术汤，甘草、姜枣和中而补土，石膏清金而泄热，白术燥土而生津液，麻黄发汗以泄水湿也。盖湿淫之病，善伤津液，以其木郁风动，疏泄失藏故也。白术气味淳厚，能燥土，亦能生津，湿证发渴之灵丹也。②

越婢加术汤四十九

麻黄六两　石膏半斤　生姜三两　甘草二两　大枣十五枚　白术四两

上六味，以水六升，先煮麻黄，去上沫，内诸药，煮取三升，分温三服。

水气二十六

厥而皮水者，蒲灰散主之。方见消渴中。

---

① 阳受气于四肢……培中土而泄水气也：此段原缺，据蜀本、集成本补。

② 里水者……湿证发渴之灵丹也：此段原缺，据蜀本及集成本补。

水在皮肤，阻遏阳气，不得四达，故四肢厥冷。蒲灰散，蒲灰、滑石，利水而泻湿也。

水气二十七

里水，越婢加术汤主之，甘草麻黄汤亦主之。

里水，越婢加术汤，主小便自利而渴者。甘草麻黄汤，主小便不利而无汗而渴者，皆用麻黄，使里水化汗而外泄也。

甘草麻黄汤五十

甘草二两　麻黄四两

上二味，以水五升，先煮麻黄，去上沫，内甘草，煮取三升，温服一升，重覆汗出。不汗，再服。慎风寒。

水气二十八

水之为病，其脉沉小，属少阴。浮者为风，无水虚胀者，为气水，发其汗即已。脉沉者，宜麻黄附子汤，浮者，宜杏子汤。

水之为病，其脉沉小，属之少阴，肾脉沉小也。浮者为风，风性发扬也。无水虚肿者，名为气水，其实是气，而非水也。凡此诸证，发其汗即已。但脉有浮沉，则药有温清之不同耳。脉沉者，宜麻黄附子汤，温中下而发表。浮者，宜杏子汤，清中上而发表也。

麻黄附子汤五十一　方见《伤寒·少阴》，即麻黄附子甘草汤，而分两不同。

麻黄三两　甘草二两　附子一枚，炮

上三味，以水七升，先煮麻黄，去上沫，内诸药，煮取三升半，温服八合，日三服。

杏子汤五十二　方见《伤寒·太阳》。原方缺载，取《伤寒》麻杏石甘汤补。

杏子五十枚　麻黄四两　石膏半斤，碎，绵裹　甘草二两，炙

上四味，以水七升，煮麻黄，减二升，去上沫，内诸药，煮取二升，去滓，温服一升。

水气二十九

问曰：黄汗之为病，身体肿，发热汗出而渴，状如风水，汗沾衣，色正黄

如柏汁，脉自沉，何从得之？师曰：以汗出入水中浴，水从汗孔入得之，宜黄芪芍药桂酒汤主之。

黄汗为病，身体浮肿，发热汗出而渴，状如风水，汗沾衣上，色正黄如柏汁。此以汗出入水，水从汗孔入里，浸淫经络，阻其营卫，卫郁而为肿，营郁而为热。经热郁蒸，泄而为汗，肌肉滋湿，汗色正黄。缘脾为湿土而主肌肉，土湿木郁，则发黄色，木主五色，入土化黄故也。木郁风动，是以发渴。木气遏陷，是以脉沉。黄芪芍药桂酒汤，黄芪、桂枝，行营卫之郁遏，芍药、苦酒泻经络之瘀热也。

黄芪芍药桂酒汤五十三

黄芪五两　芍药三两　桂枝三两

上三味，以苦酒一升，水七升，相合，煮取三升，温服一升。当心烦，服至六七日乃解。若心烦不止者，以苦酒阻故也。苦酒，即醋也。

水气三十

黄汗之病，两胫自冷，假令发热，此属历节。食已汗出，又身常暮盗汗出者，此营血也。若汗出已，反发热者，久之其身必甲错。发热不止者，必生恶疮。若身重，汗出已辄轻者，久之必身瞤，瞤即胸中痛。又从腰以上必汗出，下无汗，腰髋弛痛，如有物在皮中状，剧者不能食，身疼重，烦躁，小便不利，此为黄汗，桂枝加黄芪汤主之。

黄汗之病，经热内郁，而不外达，故两胫自冷。假令发热，是寒湿格其阳气，外热内寒，此属历节。黄汗外冷内热，食后水谷未消，中气胀满，经热愈郁，皮毛蒸泄，是以汗出。又暮常盗汗出者，此卫气不敛，营血之外泄也。若汗出之后，反更发热者，经热不为汗减，久而营血瘀蒸，不能外华，皮腠肌肤枯涩，必生甲错。发热不止，血肉腐溃，必生恶疮。若身体沉重，汗后辄轻者，湿随汗泄，暂时轻松，久而汗夺血虚，木枯风作，必生瞤动。瞤即风木郁冲，胸中疼痛。风木升泄，故汗出腰半以上。风木郁勃，经络鼓荡，故腰髋弛痛，如有物在皮中。湿遏经络，故身体疼重，烦躁。湿旺木郁，故小便不利。此为黄汗，宜桂枝加黄芪汤，姜、甘、大枣培土而和中，芍药、桂枝通经而泄热，黄芪助卫气以达皮毛。辅以热粥，而发微汗，以泄经络之郁热也。

桂枝加黄芪汤五十四

桂枝三两　芍药三两　甘草二两　大枣十二枚　生姜三两　黄芪二两

上六味，以水八升，煮取三升，温服一升，须臾食热稀粥一升余，以助药力，覆取微汗。若不汗，更服。

水气三十一

气分，心下坚，大如盘，边如旋杯，桂甘姜枣麻附细辛汤主之。

气分，清阳之位，而浊气痞塞，心下坚，大如盘，边如旋杯，此下焦阴邪逆填阳位，必缘土败而水侮也。桂甘姜枣麻附细辛汤，甘草培其土虚，附子温其水寒，麻黄泄其滞气，姜、桂、细辛降其浊阴也。

桂甘姜枣麻附细辛汤五十五

桂枝三两　生姜三两　甘草二两　大枣十二枚　麻黄二两　附子一枚，炮　细辛二两

上七味，以水七升，先煮麻黄，去上沫，内诸药，煮取二升，分温三服。当汗出，如虫行皮中，即愈。

水气三十二

心下坚，大如盘，边如旋杯，水饮所作，枳术汤主之。

心下坚，大如盘，边如旋杯，此缘水饮所作。以水旺土湿，胃气上逆，壅阻胆经下行之路，因而痞结心下，坚硬不消。枳术汤，枳实泄水而消痞，白术燥土而补中也。

枳术汤五十六

枳实七枚　白术二两

上二味，以水五升，煮取三升，分温三服。腹中软。即当散也。

金匮悬解卷十一内伤杂病

消渴小便不利淋十三章[①]

消渴、癃淋者，皆厥阴之病也。厥阴风木之气，性主疏泄，泄而不藏，津液失亡，则为消渴。泄而不通，川渎瘀塞，则为癃淋。其标是燥，其本则湿。消渴者，肺胃之燥也；癃淋者，肝脾之湿也。燥胜其湿，则有消而无淋；湿胜其燥，则有淋而无消。燥湿相敌，上下不交，则消见于上，淋见于下，上下之机缄，总在乎厥阴。有合病者，有分病者，其分合之概，则有消渴也，有消渴而小便不利也，有消渴而小便反多也，有小便不利也，有淋也，有淋而消渴也。病根非一，而厥阴为病则一，缘厥阴乙木，位居水火之中，火盛于上，则风木疏泄而病消渴，水盛于下，则风木郁遏而病癃淋，无异故也。

消渴一

厥阴之为病，消渴，气上冲心，心中疼热，饥而不欲食，食则吐蛔，下之利不止。

此段见《伤寒·厥阴》。厥阴之经，以风木而胎君火，肝藏血而心藏液，病而风动火炎，血液耗伤，津亡肺燥，则生消渴。风木不舒，奔腾击撞，故气上冲心，心中疼热。木郁克土，饮食不消，故胃口虽饥而腹不欲食。木郁蠹化，是生蛔虫。食下不消，必复呕出，蛔随呕上，故食则吐蛔。下之脾败肝郁，风木疏泄，故下利不止。

厥阴不病则已，病则必见诸证，外感内伤，无有不然。后世粗工不解，

① 十三章：原脱，据目录补。

以为伤寒之病，《金匮》此条，系后人误从《伤寒》采入。是于伤寒、杂病，一丝不晓，何敢妄言无忌，一至于此！

消渴二

寸口脉浮而迟，浮即为虚，迟即为劳，虚即卫气不足，劳则营气竭。趺阳脉浮而数，浮即为气[1]，数即消谷而大便坚，气盛则溲数，溲数即坚，坚数相抟，即为消渴。

寸口脉浮而迟，浮即为表气之虚弱，迟即为里气之劳伤，表阳虚弱，即卫气不足，里阴劳伤，则营血枯竭。趺阳脉浮而数，浮则为阳气之盛，数即为消谷而大便坚，阳气盛则溲溺数，溲溺数则大便坚。大便之坚与小便之数相合，津液渗泄，即为消渴。

盖消渴之病，在胃不在脾，《素问·阴阳别论》：二阳结，谓之消。二阳者，阳明也。手阳明以燥金主令，金燥则消水而便坚，足阳明从燥金化气，土燥则消谷而溲数。消渴者，手足阳明之合气，而燥结于肠胃者也。

太阴行气于三阴，脉候于寸口，阳明行气于三阳，脉候于趺阳。太阴主升，阴中之阳，升于脉络，则经气旺，阳明主降，阳中之阳，降于肠胃，则腑气旺。太阴虚而经中之气衰，是以寸口浮迟，卫气不足而营气消竭。此以虚劳伤其营卫，营卫耗弱，乃发热作渴之原，《伤寒》所谓诸弱发热，弱者必渴是也。阳明盛而腑中之气旺，是以趺阳浮数，戊土溲数而庚金大便坚。此以燥热烁其津液，津液枯涸，乃消谷引饮之根。故消渴之病，太阴衰而阳明盛，经气虚而腑气实，所谓壮火之食气者也。

消渴三

趺阳脉数，胃中有热，即消谷引饮，大便必坚，小便即数。

趺阳脉数，则胃中有热，胃热即善饥善渴，消谷而引饮。谷消水化，中气有余，则谷传于后而大便必坚，水渗于前而小便即数。便坚溲数，土金俱燥，是以消渴也。

---

① 浮即为气：此处脉浮非邪气在表，而是胃气亢盛。

淋四

淋之为病，小便如粟状，少腹弦急，痛引脐中。

淋之为病，溺孔艰涩，如粟粒阻梗而不利也。乙木郁陷，故少腹弦急。肝气贼脾，故痛引脐中。土升则木达，水寒土湿，脾气下陷，乙木抑遏，不能上达，郁怒而贼己土，是以少腹弦急而痛引脐中也。

膀胱者，州都之官，津液藏焉，气化则能出。盖化水者，肺金也，泄水者，肝木也，土湿则金逆于上，不能化水，木陷于下，不能泄水，小便所以不利也。木以疏泄为性，土湿木郁，疏泄不行，而强欲泄之，愈泄则愈梗，愈梗则愈泄，是以频数而痛涩。温气遏陷，郁而为热，是以黄赤而闭癃。此与痢家之坠痛一理，痢病于后而淋病于前也。其燥热在肝而湿寒在脾，后世庸工，专以寒泻而治淋痢，杀人多矣。

淋五

淋家，不可发汗，发汗则必便血。

淋家土湿木郁，怒生风燥，汗之再亡血中温气，风木愈郁，疏泄失藏，必便血也。此段见《伤寒·不可汗》中。

消渴六

渴欲饮水，口干舌燥者，白虎加人参汤主之。方见暍病。

此段见《伤寒·阳明》。渴欲饮水，口干舌燥者，金被火刑，热伤肺气，不能化生津液，泽脏腑而润口舌也。白虎加人参汤，知母、石膏，泄热而清金。参、甘、粳米，益气而培土，土旺金生，气充津化，解渴除烦之圣法也。

消渴七

渴欲饮水不止者，文蛤散主之。

渴欲饮水不止者，水盛土败，火升而刑金也。文蛤散利水而泄湿，止渴而清烦也。

《伤寒》：意欲饮水，反不渴者，服文蛤散，若不差者，与五苓散。文蛤散证，即五苓散证之轻者。上燥下湿，故意欲饮水而反不渴，其渴欲饮水不止，实非真渴也。

文蛤散五十七 方见《伤寒·太阳》。

文蛤

上一味，杵为散，以沸汤五合，和服方寸匕。

消渴八

渴欲饮水，水入则吐者，名曰水逆，五苓散主之。方在《痰饮》。

此段见《伤寒·太阳》。渴欲饮水，水入则吐者，以有停水在内，两水莫容，是以吐出。五苓散，二苓、泽泄利水而泄湿，白术、桂枝燥土而疏木也。方在《痰饮》。

消渴小便不利九

脉浮，小便不利，微热消渴者，宜利小便发汗，五苓散主之。方在《痰饮》。

此段见《伤寒·太阳》，脉浮，小便不利，微热消渴者，湿盛于下，火升而不降也。宜利小便以泄下焦之湿，发汗以泄上焦之湿。五苓散上下渗泄，使湿淫尽化汗溺而去，湿盛发渴之神方也人参白虎证，是燥盛作渴。文蛤、五苓、猪苓证，是湿盛作渴。

消渴小便不利十

脉浮发热，渴欲饮水，小便不利，猪苓汤主之。

此段见《伤寒·阳明》。湿盛于下，阳气郁格，故脉浮发热。湿旺木郁，风燥亡津，故渴欲饮水。木郁不能泄水，故小便不利。猪苓汤，二苓、滑、泽利水而泄湿，阿胶滋木而清风也。

猪苓汤五十八 方见《伤寒·阳明》。

猪苓一两　茯苓一两　泽泻一两　滑石一两　阿胶一两

上五味，以水四升，先煮四味，取二升，去滓，内阿胶，烊消尽，温服七合，日三服。

消渴十一

男子消渴，小便反多，以饮一斗，小便一斗，肾气丸主之。

凡消渴之病，率小便不利，缘土湿木遏，郁生风燥，上而津液损耗，则为消渴。下而疏泄不行，则小便不利。男子消渴而小便反多者，乙木善泄而癸水失藏也。

小便之通塞，司于膀胱，而膀胱之开阖，职在三焦。《灵枢·本论》：三焦者，入络膀胱，约下焦，实则闭癃，虚则溃溺。以水性下润而火性上炎，水欲降而火升之，则溲溺不至遗失，故三焦之火，能约小便。水性善藏，火性善泄。《素问·灵兰秘典》：膀胱者，州都之官，津液藏焉，气化则能出矣。三焦者，决渎之官，水道出焉火盛土燥，则肺气降洒而化水，火旺水暖，则肝气升达而水泄。水土温燥，金生木泄，皆三焦之力也。膀胱主藏，三焦主出，乃火实而水虚，反闭癃而不出，火虚而水实，反遗溺而不藏，此何以故？盖蛰藏者，肾之能也，传输者，膀胱之事也，火藏于肾，则水道清利而不塞癸水温暖，则乙木荣畅，善于泄水。火泄于膀胱，则水府热塞而不通。所谓实则闭癃者，三焦之火不藏于肾而泄于膀胱也。夫三焦之火[①]，本藏于肾，今何缘而泄于膀胱？则厥阴之咎也。以肾主蛰藏，肝主疏泄，水中之火旺，藏于少阴，是谓肾气。肾气温暖，木荣风静，则癸水善藏而木不能泄。肾气澌寒，木郁风作，则乙木善泄而水不能藏。风木疏泄，必由水寒，而寒有微甚之差，则泄有通塞之殊。其肾水微寒而相火未至极衰，则木陷于水而生下热，泄而不通，乃病淋涩。所谓实则闭癃者，木愈泄而水愈藏也。其肾水极寒而相火不存微焰，则木郁于水而无下热，泄而不藏，乃病注倾。所谓虚则遗溺者，水莫藏而木善泄也。

消渴者，厥阴风木之病。厥阴母水而子火，病则风木疏泄，火不归根，下寒而上热。上热则善渴，故饮水一斗。下寒则善溲，故小便一斗，《诊要经终论》：厥阴终者，中热而善溺是也。而木郁风动之由，全因土湿，土湿之由，全以水寒，水寒者，肾气之败也。肾气丸，附子、桂枝温肾气而达木；山萸、薯蓣敛肝气而摄水，茯苓、泽泻渗己土而泄湿，地黄、丹皮滋乙木而清风也。

---

① 之火：原脱，据文义补。

肾气丸五十九

附子一两　桂枝一两　薯蓣四两　山茱萸四两　茯苓三两　泽泻三两　丹皮三两　干地黄八两

上八味，末之，炼蜜和丸，梧子大，酒下十五丸，日再服。

消渴小便不利十二

小便不利者，有水气，其人若渴，瓜蒌瞿麦丸主之。

小便不利者，内有水气，在下郁其乙木。其人若渴，是寒湿格其君相之火，上烁肺津也。瓜蒌瞿麦丸，瞿、苓、附子，泄水而温肾寒，薯蓣、瓜蒌，敛金而清肺燥也。

此与肾气丸证，皆上有燥热，下有湿寒，彼则小便反多，此则小便不利。缘彼无水气，则上燥偏多，此有水气，则下湿偏盛。燥多则风木上达而善泄，湿多则风木下郁而不能泄也。

瓜蒌瞿麦丸六十

瓜蒌根二两　薯蓣三两　瞿麦一两　茯苓三两　附子一枚，炮

上五味，末之，炼蜜和丸，梧子大，饮服二丸，日三服。不知，增至七八丸，以小便利，腹中温为知。

小便不利十三

小便不利，蒲灰散主之；滑石白鱼散、茯苓戎盐汤亦主之。

小便不利，以土湿木遏，郁而生热。热传己土，而入膀胱，是以小便黄赤。黄者，湿土之下传。赤者，君火之下郁也。君火胎于乙木，故木郁则生下热。木气遏陷，泄而不通，故水道淋涩。蒲灰散，蒲灰咸寒而通淋涩，滑石淡渗而泄湿热也。滑石白鱼散，滑石渗湿而泄热，白鱼、发灰，利水而开癃也。茯苓戎盐汤，苓、术，燥土而泄湿，戎盐利水而清热也。

蒲灰散六十一

蒲灰半斤　滑石一斤

上二味，杵为散，饮服方寸匕，日三服。

滑石白鱼散六十二

滑石一斤　白鱼一斤　乱发一斤，烧[①]

上三味，杵为散，饮服方寸匕，日三服。

茯苓戎盐汤六十三

茯苓半斤　白术二两　戎盐弹丸大一枚

上三味，先将茯苓、白术煎成，入戎盐再煎，分温三服。戎盐，即青盐也。

---

①烧：原脱，据《金匮要略·消渴小便不利淋病脉证并治第十三》补。

金匮悬解卷十二内伤杂病

黄疸二十三章[1]

黄疸者，水旺土湿，外感风邪，湿郁为热，传于膀胱者也。水土合邪，法当利水而燥土，但高低不同，表里攸判。其表在经络，发其汗孔，里在膀胱，利其小便，高在上脘，吐其败浊，低在下脘，下其陈郁。四路清泄，黄疸无余矣。第黄生于土湿，湿原于阳虚，其小便清白，腹满欲利者，是湿寒之黄也。湿热者，黄疸之标证。湿寒者，黄疸之本色也。

湿寒之黄，仲景未尝立法，然痉湿暍中桂附、术、甘诸方，具在推而扩之，附子、真武、茯苓四逆，亦何非湿寒之法也。读者变通而化裁之，法不可胜用矣。慎勿株守栀子大黄一法，以概寒热无定之黄疸也。

黄疸一

寸口脉浮而缓，浮则为风，缓则为痹，痹非中风，四肢苦烦，脾色必黄，瘀热以行。

寸口以候三阴，寸口脉浮而缓，浮则为表中于风，缓则为肌肤之痹，是为风痹，非中风也。风痹于表，则四肢苦烦，脾色必黄，瘀热以行。盖脾为湿土，其色为黄，脾气内遏，不得四达，故湿瘀为热，黄色外发。四肢秉气于脾，脾病不得行气于四肢，故四肢烦生。

《素问·平人气象论》：溺黄赤，安卧者，黄疸。目黄者，曰黄疸。《灵枢·论疾诊尺》：身痛而色微黄，齿垢黄，爪甲上黄，黄疸也。黄疸者，土湿而木郁，木主五色，入土则化黄。溺者，肝木之疏泄。目者，肝木之开

① 二十三章：原脱，据目录补。

窍。爪甲者，筋之余，肝木之主司。安卧者，脾之倦，肝木之伤克，风木不郁，不成黄疸也。

黄疸二

趺阳脉紧而数，数则为热，热则消谷，紧则为寒，食即为满。尺脉浮为伤肾，趺阳脉紧为伤脾。风寒相抟，食谷即眩，谷气不消，胃中苦浊，浊气下流，小便不通，阴被其寒，热流膀胱，身体尽黄，名曰谷疸。

趺阳脉以候三阳，趺阳脉紧而数，数则为热，内热则消谷，紧则为寒，内寒则不能消谷，食即为满。尺脉之浮，为风伤于肾。上章：寸口脉浮而缓，浮则为风。寸口、关上、尺中三部俱浮，其尺中之浮，乃风伤于肾。趺阳脉紧，为寒伤于脾紧为肾脉，风邪外束，郁其肾家之寒。寒水侮土，则脾气受伤。脾气伤于寒，故趺阳脉紧也。外风与内寒相抟，脾伤不能磨化，故食谷则头晕而目眩水谷不化，中气胀满，甲木不降，是以目眩。谷气陈宿不消，胃中败浊，化生瘀热趺阳脉紧而数，数则为热，热在胃也。紧则为寒，寒在脾也。浊气下流，出于溲溺，则瘀热泄矣。而水道阻梗，小便不通，又无外泄之路，其太阴、少阴，俱被寒伤，瘀热不能内入于脏，因而外入于腑，流于膀胱。膀胱之瘀热，蒸于周身，身体尽黄，名曰谷疸胃热入于膀胱，水土合邪，湿热瘀蒸，则病黄疸。谷疸者，胃热脾寒，谷气不消之所致也。

黄疸三

阳明病，脉迟者，食难用饱，饱则发烦头眩，小便必难，此欲作谷疸。虽下之，腹满如故，所以然者，脉迟故也。

此段见《伤寒·阳明》。阳明燥土，太阴湿土，阳旺土燥则脉数，阴旺土湿则脉迟，阳明病脉迟者，太阴盛而阳明虚也。阳衰湿旺，饮食不甘，故难以致饱。饱则脾不能化，中焦郁满，故心烦而头眩。土湿则木郁，不能疏泄，小便必难。湿无泄路，而谷气陈宿，此欲作谷疸。虽下之，而腹满如故，所以然者，以其脉迟而阴盛故也。

黄疸四

心中懊憹而热，不能食，时欲吐，名曰酒疸。

心中懊侬烦热，不能下食，时欲呕吐，名曰酒疸。酒之为性，最动下湿，而生上热。醉醒之后，往往烦渴饮冷，伤其脾阳。久而脾阳颓败，下湿愈滋，上热弥盛，遂生懊侬烦热，呕吐不食之证，将来必病酒疸。医知其上焦之湿热，而昧其下焦之湿寒，凉泄不已，热未去而寒愈增，土崩阳绝，则人亡矣。

酒家之病，成于饮食之生冷；酒家之命，殒于药饵之寒凉。此千古之冤枉，而人无知者，良可哀也！

黄疸五

夫病酒黄疸，必小便不利。其候心中热，足下热，是其证也。

酒疸阳败土湿，金郁于上，不能化津，木遏于下，不能泄水，必小便不利。胃逆而君火不降，则心中热。脾陷而风木不升，则足下热木中孕火，其气本温。木陷于水，温郁为热。肝脉起于足大指，肾脉起于足心，故足下热也。缘其中气颓败，不能升降阴阳故也。

黄疸六

酒疸，心中热，欲吐者，吐之愈。

酒疸，心中烦热，欲作呕吐者，吐之则愈。缘其湿热郁蒸，化生败浊，浊气熏心，故欲作吐。吐其腐败，则恶心呕哕止矣。

黄疸七

酒黄疸者，或无热，靖言了了，腹满欲吐，鼻燥。其脉浮者，先吐之；沉弦者，先下之。

酒疸，或心中无热，靖言了了，烦乱不生，而腹满欲吐，此缘土湿而胃逆也。肺金莫降，津液不生，是以鼻燥，肺窍于鼻也。其脉浮者，浊瘀在心肺之部，当先吐之。脉沉弦者，浊瘀在肝肾之部，当先下之。以腐败郁阻，心肺不降，是以脉浮心肺之脉浮。肾肝不升，故脉沉弦肾脉沉，肝脉弦。吐下之后，腐物涌泄，则心肺下降而肾肝上升矣。

黄疸八

酒疸下之，久久为黑疸，目青面黑，心中如啖蒜齑状，大便正黑，皮肤爪之不仁，其脉浮弱，虽黑微黄，故知之。

酒疸下之，败其脾阳，久而寒水侮土，变为黑疸。木主五色，入土为黄，入水为黑，自入为青。肝木藏血，而华皮肤，水土温燥，乙木荣达，则五气调和，色不偏见。其一色偏呈者，一脏堙郁，而木气不达也。下后土败阳亏，水邪上凌，木郁湿土之中，则见黄色，木郁寒水之内，则见黑色，木气自郁，则见青色。肝窍于目，目青者，肝气抑郁，自现其色于本经之窍也。阳明行身之前，自面下项，面黑者，寒水风木之邪，上乘戊土之位也。谷入于胃而消于脾，从土化气，故大便色黄。正黑者，水侮木贼而土败也。土生于火，木贼而土负，水胜则火熄，心中火位，而如啖蒜齑，寒水灭火，金气无制，故辛味见于心家，金味辛也。木郁血凝，不能滋荣皮肤，故皮肤枯槁，爪之不仁。阳虚而不根于下，故脉浮弱。其色虽黑，而黑中微见黄色，故知是黄疸所变化也。

黄疸九

额上黑，微汗出，手足中热，薄暮即发，膀胱急，小便自利，名曰女劳疸。腹如水状，不治。

足太阳之经，起于睛明在目内眦，上额交巅，而后行于背。太阳寒水之气逆而不降，则额见黑色。湿气蒸泄，则微汗出。足少阴之经，起小指而走足心，脉出于涌泉在足心中。手足热者，少阳相火之逆也。少阳与厥阴为表里，故热在手心。足中热者，厥阴风木之陷也。乙木生于癸水，木陷于水，湿气下郁，故热在足心。日暮阳衰，寒湿下动，木火郁陷，是以病发。木陷于水，遏抑鼓荡，不得上达，故膀胱迫急。风木疏泄，火败水寒，蛰藏失政，故小便自利。此名曰女劳疸。女劳之家，纵欲伤精，泄其肾肝温气，水寒木枯，脾败湿作，则病黑疸。久而腹如水状，鼓胀不消，则水木为贼而中气崩溃，不可治也。

黄疸十

师曰：病黄疸，发热烦喘，胸满口燥者，以病发时，火劫其汗，两热所得。然黄家所得，从湿得之。一身尽发热而黄，肚热，热在里，当下之。

病黄疸，发热烦喘，胸满口燥，何遽至此？此以疸病发时，原有内热，复以火劫其汗，两热相合，表里燔蒸，肺金受伤，故致于此。然黄家所以得病，从湿得之，非从热得，湿郁则为热耳。若一身尽发热而黄，肚皮又热，此湿热在里，当下之也。

《灵枢·师传》：胃中热，则消谷，脐以上皮热，肠中热，则出黄如糜，脐以下皮热，即此肚热，热在里之义也。

黄疸十一

脉沉，渴欲饮水，小便不利者，皆发黄。

脉沉者，水盛而木陷也。木郁不能疏泄，则小便不利。风燥亡津，则渴欲饮水。湿热在中，而下无泄路，凡有此证，无不发黄。

黄疸十二

腹满，舌痿黄，躁不得睡，属黄家。

土郁不运，则病腹满。《素问·痿论》：治痿独取阳明。舌痿黄者，土湿胀满，阳明上逆，君火不得下降，郁于戊土之中，火土合邪，湿热熏蒸，故舌痿而发黄，黄为土色而舌为心窍也。火不根水，故躁不得睡。此属黄家也。

黄疸十三

黄疸之病，当以十八日为期，治之十日以上差，反剧者，为难治。

《素问·太阴阳明论》：脾者，土也。治中央，当以四时长四脏，各十八日寄治，不得独主于时也。黄疸，太阴湿土之病，故以十八日为期。土气未败，治之十日以上当瘥。反剧者，土败不应常期，故为难治。

黄疸十四

疸而渴者，其疸难治，疸而不渴者，其疸可治。发于阴部，其人必呕，阳部，其人振寒而发热也。

疸而渴者，湿蒸为热，湿为阳虚，热为火盛，泄火则损其阳，补阳则益其火，故为难治。疸而不渴者，湿多热少，故为可治。发于阴部，其病在里，湿盛土郁，胃气上逆，必作呕吐。发于阳部，其病在表，湿旺经郁，风寒外袭，必发热而恶寒也。

黄疸十五

谷疸之病，寒热不食，食即头眩，心胸不安，久久发黄为谷疸，茵陈蒿汤主之。

谷疸之病，湿盛而感风寒，郁其营卫，则病寒热。湿土郁满，不甘饮食。食下不消，浊气上逆，即头目眩晕而心胸不安。久而谷气瘀浊，化而为热，热流膀胱，发为谷疸。茵陈蒿汤，茵陈利水而除湿，栀、黄泻热而清烦也。

茵陈蒿汤六十四 方见《伤寒・太阴》。

茵陈蒿六两　栀子十四枚　大黄二两

上三味，以水一斗，先煮茵陈，减六升，内二味，煮取三升，去滓，分温三服。小便当利，尿如皂角汁状，色正赤。一宿腹减，黄从小便去也。

黄疸十六

酒疸，心中懊侬，或热痛，栀子大黄汤主之。

酒疸，心中懊侬，或生热痛，全是湿热熏冲，宫城郁塞。栀子大黄汤，栀子、香豉，清热而除烦，枳实、大黄，泻满而荡瘀也。

栀子大黄汤六十五

栀子十四枚　香豉一升　枳实五枚　大黄三两

上四味，以水六升，煮取四升，分温三服。

黄疸十七

黄家，日晡所发热，而反恶寒，此为女劳得之。膀胱急，少腹满，身尽黄，额上黑，足下热，因作黑疸。其腹胀如水状，大便必黑，时溏，此女劳之病，非水也。腹满者，难治，硝矾散主之。

黄家，日晡所发热，而反恶寒，此为女劳得之。缘女劳泄其肾阳，水寒土湿，乙木遏陷，不能疏泄水道。一感风邪，卫气内闭，汗尿不行，湿无泄路，瘀蒸肌肤，而发黄色。日晡土旺之时，湿盛热发而木郁阳陷，故足下常热而身反恶寒。木郁水土之内，不能上达，膀胱迫急，少腹满胀，一身尽发黄色，而寒水上逆，额上独黑。久而土负水胜，黄化而黑，因作黑疸。谷滓不从土化，而从水化，大便亦黑，时时溏泄，其腹胀，如水之状。此系女劳之病，并非水也。腹满者，水木旺而中气败，证为难治。硝矾散，硝石清热瘀而泄木，矾石收湿淫而泄水也。

硝矾散六十六

硝石　矾石等分，烧

上二味，为散，大麦粥汁和服方寸匕，日三服。病随大小便去，小便正黄，大便正黑，是其候也。

黄疸十八

黄疸病，茵陈五苓散主之。

黄疸病，水郁土湿，茵陈泻湿而清热，五苓利水而燥土也。

茵陈五苓散六十七

茵陈蒿末五分　五苓散五分

上二味和，先食饮服方寸匕，日三服。

黄疸十九

诸黄，猪膏发煎主之。

诸黄，湿热瘀蒸，膀胱癃闭。猪膏利水而清热，发灰泻湿而开癃也。

猪膏发煎六十八

猪膏半斤　乱发如鸡子大，三枚

上二味，和膏中煎之，发消药成，分再服。病从小便去。

黄疸二十

诸病黄家，但利其小便。假令脉浮，当以汗解之，宜桂枝加黄芪汤主之。方在《水气》。

诸病黄家，皆由湿得。膀胱闭癃，湿无泄路，但当利其小便，以泻湿热，茵陈五苓、猪膏发煎之法是也。假令脉浮，则湿在经络而不在脏腑，此当以汗解之，宜桂枝加黄芪汤，泄其营卫，以散湿邪也。

黄疸二十一

黄疸腹满，小便不利而赤，自汗出，此为表和里实，当下之，宜大黄硝石汤。

黄疸腹满，小便不利而赤，自汗出，此为表和里实，缘汗孔外泄，水道里瘀，湿不在经络而在脏腑，法当下之。大黄硝石汤，大黄、硝石泻阳明之湿热，栀子、黄柏清君相之郁火也。

大黄硝石汤六十九

大黄四两　硝石四两　栀子十五枚　黄柏四两

上四味，以水六升，煮取二升，去滓，内硝石，更煮取一升，顿服。

黄疸二十二

黄疸病，小便色不变，欲自利，腹满而喘，不可除热，热除必哕。哕者，小半夏汤主之。方在《痰饮》。

黄疸病，小便清白，不变黄赤之色，兼欲自利，是脾肾寒湿而清气下陷也。腹满而喘，是肺胃寒湿而浊气上逆也。此虽有外热，不可除也。热除土败，寒湿愈增，胃气更逆，必发哕噫。哕者，宜小半夏汤，半夏、生姜降冲逆而止呕哕，温寒湿而行郁满也。

黄疸二十三

诸黄，腹痛而呕者，宜小柴胡汤。方在《呕吐》。

诸黄，腹痛而呕者，甲木之贼戊土，而胃气上逆也，宜小柴胡汤。柴胡、黄芩疏甲木而泻相火，参、甘、大枣培戊土而补中气，生姜、半夏降逆气而止呕吐也。

男子黄，小便自利，当与虚劳小建中汤。方在《虚劳》。

金匮悬解卷十三内伤杂病

呕吐哕下利四十九章①

呕哕者，阳明胃病也；下利者，太阴脾病也。胃以下行为顺，胃气上逆，则为呕哕；脾以上行为顺，脾气下陷，则病下利。总以中气之不治也。

中气者，脾胃之枢机坏则升降失职，而吐利乃作。此中多挟木邪，以木郁则克土，甲木逆于上，则胃气逆而为吐，乙木贼于下，则脾陷而为利。补土疏木，乃吐利之定法，土旺而木达，胆胃降则呕止，肝脾升则利断矣。

呕吐哕二十四章②

呕吐一

问曰：病人脉数，数为热，当消谷引饮，而反吐者，何也？师曰：以发其汗，令阳气微，膈气虚，脉乃数。数为客热，不能消谷，胃中虚冷故也。

此段见《伤寒·太阳篇》。汗多阳亡，浊气阴上逆，是以呕吐。阳不归根，客居膈上，息道短促，是以脉数。膈上虽热，胃中则是虚冷，虚冷则水谷不消，而病呕吐也。

呕吐二

趺阳脉浮而涩，浮则为虚，虚则伤脾，脾伤则不磨，朝食暮吐，暮食朝吐，宿谷不化，名曰胃反。脉紧而涩，其病难治。

---

① 四十九章：原脱，据目录补。

② 呕吐哕二十四章：原脱，据前后文例补。

趺阳者，阳明胃气之所变现也，动脉在足趺上之冲阳，故曰趺阳。阳明胃气，以下行为顺，脉不应见浮紧，浮则胃气之虚而不降也。胃虚而上逆，则脾虚而下陷，陷则脾伤，脾伤不能磨化水谷，故朝食而暮吐，暮食而朝吐。宿谷不化，名曰胃反，胃反者，饮食倒上，是反顺而为逆也。紧涩者，血寒而阳陷也，脾败不磨而脉见紧涩，水冰地坼，微阳沦陷而不升，故其病难治。

呕吐三

脉弦者，虚也，胃气无余，朝食暮吐，变为胃反。寒在于上，医反下之，令脉反弦，故名曰虚。

胆肝脉弦，弦者，木郁克土，胃阳之虚也。胃气无余，不能消谷，朝食暮吐，变为胃反。宗气衰微，寒在于上，医反下之，令土败木贼，脉反见弦，故名曰虚也。

呕吐四

寸口脉微而数，微则无气，无气则营虚，营虚则血不足，血不足则胸中冷。

寸口者，手太阴肺气之所变现也。肺主气，寸口脉微而数者，肺中宗气之虚也。水谷之化营气，行于经络，其大气之抟而不行者，积于胸中，命曰宗气。宗气者，所以贯心肺而行呼吸，营气之源也。无宗气则营气虚，营虚则血不足也。宗气之根，实本于营血，血藏于肝，而血中之温气，则化君火，气乃君火之敛降者也。营虚血少，不能化火，阳衰于上，故胸中冷。血阴也，而孕君火，其性温暖而和煦，后世但言凉血，而不知暖血，误人多矣。

呕吐五

先呕却渴者，此为欲解。先渴却呕者，为水停心下，此属饮家。呕家本渴，今反不渴者，以心下有支饮故也，此属支饮。

先呕而后渴者，积饮既去，而津亡作渴，故为欲解。先渴而后呕者，为水停心下，阻格君火，是以作渴。渴而饮水，为停水所阻，乃复呕出，此属素有积饮之家也。呕家津液失亡，本当发渴，今呕后反不渴者，以心下有支饮停留，所呕者，但是新下之水谷也，此属支饮。此段见《痰饮咳嗽》中。

呕吐六

病人欲吐者，不可下之。

病人欲吐者，陈宿在上，故不可下。

呕吐七

呕家有痈脓，不可治呕，脓尽自愈。

此段见《伤寒・厥阴》。呕家而有痈脓，当令其脓从呕出，不可降逆止呕，使脓无出路。俟其脓尽痈平，则呕吐自愈矣。

哕八

哕而腹满，视其前后，知何部不利，利之则愈。

此段见《伤寒・阳明》。浊气上逆，则生呕哕。哕而腹满者，太阴之清气不升，阳明之浊气不降也。前后二阴，必有不利之部。前部不利，利其水道，后部不利，利其谷道，前后窍通，浊气下降，则满消而哕止矣。

呕吐九

胃反呕吐者，大半夏汤主之。

胃反呕吐者，前窍短涩，后门干燥，多有粪若羊矢之证。盖手足太阳，两经同气，水谷入胃，脾阳消磨，散其精华，上归于肺，雾气化津，传于膀胱，太阳水道清通，谷道滋润，是以小便不涩，大便不干。胃反气逆，肺金莫降，津液凝瘀，化生痰涎，二阴失滋，枯涩燥结，故粪若羊矢。下窍堵塞，浊气莫泄，逆而上冲，故呕吐不止。缘其阳衰土湿，中气颓败，不能腐熟水谷，化气生津，以滋肠胃下窍，是以饮食不得顺下而逆行也。大半夏汤，人参补中气之虚，白蜜润小肠之燥，半夏降胃气之逆。中气旺而水谷消，下窍开而渣滓降，浊气不升，呕吐自止也。

《阴阳别论》：三阳结，谓之膈。手足太阳，是为三阳，足太阳膀胱结则小便涩，手太阳小肠结则大便干，下窍涩结，浊气上逆，故食膈而不下，总由于阳明之阳虚。噎膈、反胃颇同，反胃之病，在胃之下脘，噎膈之病，兼在胃之上脘。上脘气闭，则食不能入；下脘气闭，则入而复出。阳明之性，阳盛则开，阴盛则闭故也。

大半夏汤七十

半夏二升，洗　白蜜一升　人参三两

上三味，以水一斗二升，和蜜扬之二百四十遍，煮取二升半，温服一升，余分再服。

呕吐十

胃反，吐而渴欲饮水者，茯苓泽泻汤主之。

胃反，呕吐而渴欲饮水者，湿盛胃逆而火不根水也。以戊土上逆，降路瘀塞，君相二火，不得下蛰，逆刑辛金，是以渴生。茯苓泽泻汤，茯苓、泽泻、桂枝疏木而泄水，姜、甘、白术降逆而燥土也。

茯苓泽泻汤七十一

茯苓八两　泽泻四两　桂枝二两　生姜四两　甘草二两　白术三两

上六味，以水一斗，煮取三升，内泽泻，再煮取二升半，温服八合，日再服。

呕吐十一

吐后渴欲得水，而贪饮者，文蛤汤主之。

吐后渴欲得水，贪饮者，吐伤胃气，湿动肺逆，郁生上热，表里无降泄之路。文蛤汤，甘草、大枣补土而益脾精，石膏、文蛤清金而泄湿热，杏、姜利气而降逆，麻黄发表而达郁也。

文蛤汤七十二

文蛤五两　麻黄三两　生姜三两　石膏五两　甘草三两　大枣十二枚　杏仁五十枚

上七味，以水六升，煮取二升，温服一升，汗出即愈。

呕吐十二

呕吐而病在膈上，后思水者，解，急与之，思水者，猪苓散主之。

病在膈上，呕吐之后，而思水饮，是病去而津亡也。其病当解，宜急与之水，以益津液。思水者，痰饮虽去而土湿犹在，渴欲饮水，恐其复致停瘀，猪苓散，二苓、白术泄湿而燥土，最为相宜也。

猪苓散七十三

猪苓　茯苓　白术等分

上三味，杵为散，饮服方寸匕，日三服。

呕吐十三

食已即吐者，大黄甘草汤主之。

食已即吐者，胃之上口，必有湿热瘀塞。大黄甘草汤，大黄泄其郁热，甘草培其中气也。

大黄甘草汤七十四

大黄四两　甘草一两

上二味，以水三升，煮取一升，分温再服。

呕吐十四

呕而脉弱，小便复利，身有微热，见厥者，难治，四逆汤主之。

此段见《伤寒·厥阴》。呕而脉弱，胃气之虚，小便复利，肾气之虚肾司二便，寒则膀胱失约，故小便自利。里阳虚败，加以身有微热，而见厥逆者，阴盛于内而微阳外格，故为难治，宜四逆汤，以回里阳也。

四逆汤七十五　方见《伤寒·太阴》。

甘草三两，炙　干姜一两半　附子一枚，生用

上三味，以水三升，煮取一升二合，去滓，分温再服。强人可大附子一枚，干姜三两。

呕吐十五

诸呕吐，谷不得下者，小半夏汤主之。方在《痰饮》。

呕吐而谷不得下者，胃气上逆，浊阴不降也。小半夏汤，半夏、生姜，降逆气而驱浊阴也。

呕吐十六

呕而发热者，小柴胡汤主之。

此段见《伤寒·少阳》。呕者，胆木之迫胃土。甲木从相火化气，相火郁升，是以发热。小柴胡汤，参、甘、大枣补戊土而益中气，柴胡、黄芩疏甲木而清相火，生姜、半夏降浊而止呕也。

小柴胡汤七十六 方见《伤寒·少阳》。

柴胡八两　黄芩三两　半夏半斤　生姜三两　人参三两　甘草三两　大枣十二枚

上七味，以水一斗二升，煮取六升，去滓，再煎取三升，温服一升，日三服。

呕吐十七

呕而肠鸣，心下痞者，半夏泻心汤主之。

寒邪冲激，则肠中雷鸣。胆胃升郁，则心下痞硬。心痞则火无降路，必生上热。半夏泻心汤，黄芩、黄连清上而泄火，姜、甘、参、枣温中而补土，半夏降逆而止呕也。

半夏泻心汤七十七 方见《伤寒·少阳》。

半夏八两，洗　黄芩三两　黄连一两　干姜三两　人参三两　甘草三两，炙　大枣十二枚

上七味，以水一斗，煮取六升，去滓，再煮，取三升，温服一升，日三服。

呕吐十八

呕而胸满者，吴茱萸汤主之。

呕而胸满者，中气虚寒，胆胃逆升，浊阴填塞于膈上也。吴茱萸汤，人参、大枣补中而培土，茱萸、生姜温胃而降逆也。

吴茱萸汤七十八 方见《伤寒·阳明》。

吴茱萸一升　人参三两　大枣十二枚　生姜六两。

上四味，以水五升，煮取三升，温服七合，日三服。

呕吐十九

干呕，吐涎沫，头痛者，吴茱萸汤主之。

此段见《伤寒·厥阴》。胃气上逆，浊阴翻腾，则生干呕。肺气郁阻，津液凝滞，则生涎沫。浊气升填，头上壅塞，则苦头痛。肺胃上逆，根缘中下之虚寒，宜吴茱萸汤，温补中脘而降逆气也。

呕吐二十

干呕，吐逆，吐涎沫，半夏干姜散主之。

干呕，吐逆，吐涎沫，胃寒而气逆也。半夏干姜散，半夏降其逆气，干姜温其中寒也。

半夏干姜散七十九

半夏　干姜等分

上二味，杵为散，取方寸匕，浆水一升半，煎取七合，顿服。

呕吐二十一

干呕而下利者，黄芩加半夏生姜汤主之。

干呕而利者，甲木之贼戊土，胃气郁遏，不能容纳水谷，故下为泄利而上为干呕。黄芩加半夏生姜汤，甘草、大枣补中气而益脾精，黄芩、芍药清甲木而泄相火，半夏、生姜降胃气而止呕吐也。

黄芩加半夏生姜汤八十方 见《伤寒·少阳》。

黄芩三两　芍药二两　甘草二两　大枣十二枚　半夏半升　生姜三两

上六味，以水一斗，煮取三升，去滓，温服一升，日再夜一服。

呕吐二十二

病人胸中似喘不喘，似呕不呕，似哕不哕，彻心中愦愦然无奈者，生姜半夏汤主之有物无声曰吐，有声无物曰哕，有物有声曰呕。

胸中似喘、似呕、似哕，又复不喘、不呕、不哕，彻心中愦愦然烦乱而无奈者，胃气上逆，浊气翻腾，温温泛泛，心绪作恶之象也。生姜半夏汤，降逆气而驱浊阴也。

生姜半夏汤八十一 此即小半夏汤，而分两不同。

生姜汁一升　半夏半斤

上二味，以水三升煮半夏，取二升，内生姜汁，煮取一升半，少冷，分四服，日三夜一。呕止，停后服。

呕哕二十三

干呕哕，若手足厥者，橘皮汤主之。

干呕哕者，胃气上逆，浊阴涌泛也。肺气阻滞，郁生痰涎，遏抑清阳，不得四布，故手足厥逆。橘皮汤，橘皮、生姜降冲逆而行瘀浊也。

橘皮汤八十二

橘皮四两　生姜八两

上二味，以水七升，煮取三升，温服一升，下咽即愈。

哕逆二十四

哕逆者，橘皮竹茹汤主之。

哕逆者，中虚而胃逆也。橘皮竹茹汤，参、甘、大枣补中而培土，橘、姜、竹茹降逆而止呕也。

橘皮竹茹汤八十三

橘皮二斤　竹茹二斤　生姜半斤　人参一两　甘草五两　大枣三十枚

上六味，以水一斗，煮取三升，温服一升，日三服。

下利二十五章①

下利一

下利清谷，不可攻其表，汗出必胀满。

此段见《伤寒·太阴》。下利清谷，脾阳陷败，虽有太阳表证，不可攻之。攻之汗出阳亡，清阳愈陷，浊阴愈逆，必生胀满。

下利二

下利气者，当利其小便。

下利而失气者，湿盛而气滞也。当利其小便，以渗湿邪。

---

① 下利二十五章：原脱，据前后文例补。

下利三

夫六腑气绝于外者，手足寒，上气脚缩。五脏气绝于内者，利不禁。下甚者，手足不仁。

六腑为阳，其位在外，六腑气绝于外者，手足寒冷，喘促而上气，蜷卧而脚缩也。五脏为阴，其位在内，五脏气绝于内者，下利不禁。下甚者，神气败泄而手足不仁。六腑以胃为主，五脏以脾为主，脾胃同主四肢，故病皆见于手足也。

下利四

下利后脉绝，手足厥冷，晬时脉还，手足温者生，脉不还者死。晬，子对切。《说文》：周年也。一曰晬时者周时也。

此段见《伤寒·厥阴》。利后脉绝，手足厥冷，阳气败泄，危亡在目。若晬时脉还，手足温者，阳气来复，可以回生；脉不还者，阳气不复，死。无望矣。

下利五

下利，手足厥冷，无脉者，灸之不温，若脉不还，反微喘者，死。

此段见《伤寒·厥阴》。下利，厥冷，无脉，灸之不温与脉不还，是纯阴无阳。而反微喘者，则气不归根，必死无疑也。

下利六

少阴负趺阳者，为顺也。

少阴，肾脉。趺阳，胃脉，胃土本克肾水，而水盛反得侮土，以土生于火而火克于水，火胜则土能克水而少阴负，火败则水反侮土而趺阳负。凡病皆水胜而土负，土胜而水负者，甚少也。水胜则死，土胜则生，故少阴以负趺阳曰为顺。

仲景医脉，唐后无传，庸工下士，开滋阴补水之门，误世殃民，祸流千载。今海内医书，连床累架，皆徐世勣作无赖贼时，逢人辄杀者也。俗子诵之，以害生灵，医如猛虎，人如孤豚，诚足悲伤不可说也。

下利七

下利，脉沉弦者，下重。脉大者，为未止。脉微弱数者，为欲自止，虽发热，不死。

此段见《伤寒·厥阴》。下利，脉沉而弦者，水寒木陷，必主下重。设脉大者，是利亡肝脾之阳，木贼土败，利为未止。若脉微弱数者，是脾阳欲复，肝邪将退，为欲自止，虽外见发热，然续将内敛，不至死也。

下利八

下利，脉沉而迟，其人面少赤，身有微热。下利清谷者，必郁冒汗出而解，病人必微厥，所以然者，其面戴阳，下虚故也。

此段见《伤寒·厥阴》。下利而脉沉迟，脏阴盛而腑阳虚也，乃其人面色少赤，身有微热者，是微阳欲复，为阴邪所遏，郁于皮腠而不能透发也。然阳郁欲发，必不终陷，顷当冲透群阴，汗出而解。但微阳孤弱，未能遽出重围，难免郁冒昏迷，而后外达皮毛耳。方其郁冒之时，病人必当微厥，所以然者，其面之少赤，是谓戴阳，戴阳者，阳根微弱而下虚故也。

下利九

下利，有微热而渴。脉弱者，令自愈。

此段见《伤寒·厥阴》。下利，有微热而渴，是阳复矣。脉弱则木邪欲退，故令自愈。下利脉反弦，发热身汗者，愈。

下利十

下利，脉反弦，发热身汗者，愈。

下利脉沉而弦者，水寒而木陷也。今弦而不沉，是乙木有升达之意，再见发热身汗，则下陷之阳，已升于上，故愈。

下利十一

下利，脉数，有微热，汗出，令自愈。设脉紧，为未解。

此段见《伤寒·厥阴》。下利，脉数而有微热，阳欲复也，汗出则阳气外达，故令自愈。设脉复紧，则阴邪闭束，阳陷而不升，为未解也。

下利十二

下利，脉数而渴者，令自愈。设不差，必圊脓血，以有热故也。

此段见《伤寒·厥阴》。下利，脉数而渴者，阳已复矣，故令自愈。设利不差，必圊脓血，以其阳复之过，而有余热以伤阴也。

下利十三

下利，寸脉反浮数，尺中自涩者，必圊脓血。

此段见《伤寒·厥阴》。下利而寸脉反见浮数，是阳复而上盛，尺中自涩者，是阴退而下虚也。阳盛必俯侵阴位，郁蒸营分而圊脓血也。

下利十四

下利，腹胀满，身体疼痛者，先温其里，乃攻其表，温里宜四逆汤，攻表宜桂枝汤。

此段见《伤寒·太阴》。下利而腹胀满，是太阴腹满自利之证也。其身疼痛，则是太阳表证，是当先温其里，乃攻其表。温里宜四逆汤，以驱其寒，攻表宜桂枝汤，以驱其风。里温而攻表，则汗出，不虑其阳亡矣。

桂枝汤八十四 方见《伤寒·太阳》。

桂枝三两，去皮　芍药三两　甘草二两，炙　大枣十二枚　生姜三两

上五味，㕮咀，以水七升，微火煮取三升，去滓，适寒温，服一升。

须臾吸稀粥一升，以助药力，温覆令一时许，遍身漐漐微似有汗者益佳，不可令如水淋漓。若一服汗出病差，停后服。余法详《伤寒·太阳》篇。

下利十五

下利清谷，里寒外热，汗出而厥者，通脉四逆汤主之。

下利清谷，里寒外热，手足厥逆，脉微欲绝，是少阴通脉四逆证。而厥阴风木疏泄，故有汗出之证，亦宜通脉四逆，温脏寒而通经脉也。

此段见《伤寒·厥阴》。详阅《伤寒》少阴、厥阴二篇，此段之义乃明。

通脉四逆汤八十五 此即四逆汤，而分两不同。

甘草二两，炙　干姜三两，强人可四两　附子大者一枚，生用

上三味，以水三升，煮取一升二合，去滓，分温再服。

下利十六

气利，诃黎勒散主之。

气利，如前法所谓下利气也。以肝脾湿陷，土气郁塞，木遏风动，疏泄不藏，而为下利。利而隧道梗涩，气块喧鸣而不调畅，是谓气利。诃黎勒散，行滞气而收滑陷也。

诃黎勒散八十六

诃黎勒十枚

上一味，为散，粥饭和，顿服。

下利十七

下利，肺痛，紫参汤主之。

肺与大肠为表里，肠陷而利作，则肺逆而痛生。而肺肠之失位，缘中气之不治，脾土不升，而后阳陷，胃土不降，而后肺逆。紫参汤，甘草补中而缓急，紫参清金而破瘀，瘀开而气调，各复肺肠升降之旧，则痛定而利止矣。

紫参汤八十七

紫参半斤　甘草三两

上二味，以水五升，先煮紫参。取二升，内甘草，煮取一升半，分温三服。

下利十八

下利后更烦，按之心下濡者，为虚烦也，栀子豉汤主之。

此段见《伤寒·厥阴》。利后阳泄，不应生烦，乃更烦者，是阳复而有内热也。承气证之烦，心下硬满，是谓实烦，若按之心下濡者，是谓虚烦。缘阳复热升，熏蒸肺津，而化涎沫，心气郁阻，是以生烦。宜栀子豉汤，吐其瘀浊，以清烦热也。

栀子豉汤八十八 方见《伤寒·太阳》。

栀子十四枚，劈　香豉四合，绵裹

上二味，以水四升，先煮栀子，取二升半，内豉，煮取一升半，去滓，分二服。进一服得吐，则止。

下利十九

下利，谵语者，有燥屎也，小承气汤主之。

此段见《伤寒·厥阴》。下利，谵语者，是胆火传于胃土，胃热而有燥屎也。宜小承气汤，下其燥屎，以泻胃热。此下大承气证四章，皆少阴之负阳明，下利之顺证也。

小承气汤八十九 方见《伤寒·阳明》。

大黄四两　枳实三枚，炙　厚朴二两，炙

上三味，以水四升，煮取一升二合，去滓，分温三服。得利则止。

下利二十

下利，三部脉皆平，按之心下坚者，急下之，宜大承气汤。方见《痉病》。

此段见《伤寒·可下》中在《汗下宜忌篇》内。寸大于关，关大于尺，人之常也，具以三部脉不平。三部皆平，是乙木郁于尺中，不能上达，故尺与关平。甲木郁于关上，不能下达，故关与寸平。乙木陷则脐下胀，甲木逆则心下坚，若按之心下坚者，是甲木之逆也。戊土被迫，腑不能容，故见下利。宜大承气急下之，以清胃腑之郁热也。

下利二十一

下利，脉迟而滑者，实也。利未欲止，急下之，宜大承气汤。

此段见《伤寒·可下》中。宿食在中，不能阻其表气，而郁其里气，故外滑而内迟。里气郁阻，肝脾不升，故利未欲止。

下利二十二

下利，脉反滑者，当有所去，下之乃愈，宜大承气汤。

此段见《伤寒·可下》中。宿食在中，郁格阳气，不得内济，无复阴气之翕聚，是以脉滑。

下利二十三

下利已差，至其年月日时复发者，以病不尽故也。当下之，宜大承气汤。

此段见《伤寒·可下》中。下利差后，至其从前病起之期而又发，以病根不尽故也。当下之，以绝其根。

下利二十四

热利下重者，白头翁汤主之。

此段见《伤寒·厥阴》。肝气遏陷，郁生下热，魄门重坠者，宜白头翁汤。白头翁清少阳之相火，黄连清少阴之君火，黄柏、秦皮，泻厥阴之湿热也。

白头翁汤九十 方见《伤寒·厥阴》。

白头翁三两　黄连三两　黄柏二两　秦皮三两

上四味，以水七升，煮取三升，去滓，温服一升。不愈，更服。

下利二十五

下利便脓血者，桃花汤主之。

此段见《伤寒·少阴》。久利不止，木郁血陷，寒湿腐败，风木摧剥，故便脓血。桃花汤，粳米补土而泻湿，干姜温中而驱寒，石脂敛肠而固脱也。

桃花汤九十一 方见《伤寒·少阴》。

干姜一两　粳米一升　赤石脂一斤，一半生用，一半筛末

上三味，以水七升，煮米熟，去滓，温服七合，内石脂末方寸匕，日三服。若一服愈，余勿服。

附　方

《外台》黄芩汤四

治干呕下利。

黄芩三两　桂枝一两　人参三两　大枣十二枚　干姜三两　半夏半升

上六味，以水七升，煮取三升，分温三服。

金匮悬解卷十四内伤杂病

痰饮咳嗽三十七章[1]

痰饮咳嗽者，肺肾之病也，而根原于土虚。盖化水者，气也，其职在肺；化气者，水也，其职在肾。阳衰土湿，则肺失清降而气不化水，肾失温升而水不化气，于是痰饮作矣。痰饮浊满，肺气不布，隔碍壅阻，于是咳嗽生焉。治咳嗽者，去其痰饮。治痰饮者，培其土气。培土气者，疏木而泄水，缘水侮木贼，中气湿寒，此痰饮咳嗽所由来也。然则苓桂术甘，实为痰饮主方。自此随证而化裁之，温凉补泄，意悉法周，虽百虑而不一致，实同归而非殊途也。后世庸工，凡临咳嗽，必用清润，至于滋湿伐阳，茫然不知，久而土崩人亡，未有幸脱者。百试不验，而千古皆同，此辈心不可鉴也。

痰饮一

问曰：夫饮有四，何谓也？师曰：有痰饮，有悬饮，有溢饮，有支饮。

痰饮之处所不同，名目亦殊。义详下章。

痰饮二

问曰：四饮何以为异？师曰：其人素盛今瘦，水走肠间，沥沥有声，谓之痰饮。饮后水流在胁下，咳唾引痛，谓之悬饮。饮水流行，归于四肢，当汗出而不汗出，身体疼重，谓之溢饮。咳逆，倚息，气短，不得卧，其形如肿，谓之支饮。

---

① 三十七章：原脱，据目录补。

其人素日肌肉丰盛，今忽瘦削，此由脾虚不能化谷，食宿水停，肌肉不生也。水走肠间，沥沥有声，如此谓之痰饮，饮之行走于心下小肠之间者也。饮后水流胁下，咳唾鼓动，牵引作痛，如此谓之悬饮，饮之空悬于肝胆之经者也。饮水流行，归于四肢，当化汗外泄，而不得汗出，水浸肢节，身体疼重，如此谓之溢饮，饮之流溢于四末者也。咳嗽气逆，倚物布息，气道短促，不得眠卧，营卫郁迫，其形如肿，如此谓之支饮，饮之支结于胆经而伤及肺脏者也支饮或左或右，偏而不正，如树木之枝，在木干之旁。在左则右倚物息，在右则左倚物息。以足少阳之经，下胸贯膈而循胁，位在胸侧，水饮阻隔，胆经不降，逆冲肺部，肺无布息之地，故咳喘而不卧也。

痰饮三

水在心，心下坚筑，短气，恶水不欲饮。水在肺，吐涎沫，欲饮水。水在脾，少气身重。水在肝，胁下支满，嚏而痛。水在肾，心下悸。

水在心，火败水凌，浊阴填塞，心下坚痞动筑，气息短促，恶水不欲饮。水在肺，气滞津凝，吐涎沫而欲饮水。水在脾，阳衰湿旺，少气而身重。水在肝，经气迫急，胁下支结满硬，嚏而振动，鼓冲作痛。水在肾，木郁风摇，心下动悸。盖饮食入胃，脾阳蒸动，化为精气，上归于肺。肺金清和，将此精气散布于五脏六腑、十二经络之中，而经络脏腑，皆得受气。气降则化水，水升又化气。水之在上，气方化而未盛，故气多而水少，其象如雾。气之在下，水方化而未盛，故水多而气少，其形如渎。在上之气，有清有浊，清者化而为神气，内归于心肺，浊者外泄而为汗。在下之水，有精有粗。精者化而为精血，内归于肾肝，粗者外渗而为溺。至于脾胃湿盛而阳虚，则气水不化而凝为痰饮。痰者，气不化水，熏蒸于上而凝结者也，故其质厚。饮者，水不化气，淫泆于下而停瘀者也，故其质薄。

痰饮之作，虽由于肺肾之阳虚，而实缘于脾胃之湿盛，后世庸工，乃有湿痰、燥痰之说，不通矣！

痰饮四

夫心下有留饮，其人背寒冷如掌大。

心下火位，而留饮居之，是寒水之凌君火也。太阳寒水之经，行身之背，其人背后寒冷，正对心位，其大如掌也。

留饮即痰饮之停留者，上自心下，下至小肠，停留不散，是谓诸饮之宗，如水木之源本也。自此而流于胁下，则为悬饮；归于四肢，则为溢饮；结于胸旁，则为支饮，是谓诸饮之支，如水木之支派也。

痰饮五

留饮者，胁下痛引缺盆，咳嗽则转甚。

足少阳之经，自缺盆而入胁里，足厥阴之经，自少腹而布胁肋，胁下痛引缺盆者，饮阻少阳之经，经气不舒，故痛引缺盆。咳嗽则经脉振动，是以痛甚。此痰饮之流于胁下，而在肝胆之经者，所谓悬饮也。

痰饮六

胸中有留饮，其人短气而渴，四肢历节痛。

饮阻窍隧，肺无降路，津液凝滞，故短气而渴。湿流关节，故四肢历节而烦痛。此饮之自胸膈而流四肢，所谓溢饮也。

痰饮七

脉沉者，有留饮。

火浮水沉，自然之性也。

痰饮八

膈上病痰，满喘咳吐，发则寒热，背痛腰疼，目泣自出，其人振振身瞤悸，必有伏饮。

膈上痰饮阻碍，肺气壅满，喘促咳嗽，是土湿而胃逆也。一旦痰气上涌，呕吐发作，胃气逆升，则太阳不降。太阳寒水之经气郁遏，营卫易位，则发热而恶寒营阴束其卫中之阳，是以发热恶寒。太阳行身之背，逆而不降，经气壅迫，故脊背痛。胃逆则脾陷，肝木抑遏，陷于水位，是以腰疼肾位于腰，是谓水位。肝窍于目，肾主五液，入肝为泪，木郁风动，肝液升泄，故目泣自出。风木摇荡，故振振而瞤剧。

如此必有伏饮，缘饮伏湿旺，土木双郁，是以见证如此。

痰饮九

夫病人饮水多，必暴喘满。凡食少饮多，水停心下，甚者则悸，微者短气。脉双弦者，寒也，皆大下后里虚。脉偏弦者，饮也。

病人阳虚湿旺，火升作渴，饮水一多，不能消化，水阻肺气，必生喘满。凡土虚食少而饮水多者，水停心下，郁其木气，甚者木郁风动，则生瞤悸。微者肺金阻格，必苦短气。水旺木郁，则脉必弦。弦为木气，应见于左关，若两关双弦者，是水寒土湿，木气不达，乙木郁于左关而不升，甲木郁于右关而不降，此皆大下后之虚脉。若一手偏弦者，此必饮邪之偏在一方，郁其木气也。盖饮泛土湿，木气必郁，生气不畅，故见弦象。左偏弦者，饮在脾土，右偏弦者，饮在胃土也双弦者，即偏弦之重者。微则偏弦，甚则双弦，实同原也。

痰饮十

脉弦数，有寒饮，冬夏难治。

弦数者，少阳甲木不降，相火逆升，必有寒饮郁格。冬时水旺下寒，阳气不升，夏而水衰，然相火升泄，下寒愈剧，皆难治也。

痰饮十一

肺饮不弦，但苦喘短气。

肺病痰饮，金能胜木，故脉不弦。但苦痰饮阻碍，喘促短气耳。

痰饮十二

支饮亦喘而不能卧，加短气，其脉平也。

支饮亦饮之偏，结于肺部者，故喘不能卧，加以短气，其脉亦平而不弦也。

痰饮十三

脉浮而细滑，伤饮。

水饮在中，郁格阳气，升浮不归，故如循贯珠，累累联属，流利不停，其诊曰滑，而其中实扞格之象。水旺阴盛，是以脉细。

痰饮十四

病痰饮者，当以温药和之。

痰饮，水寒土湿，火凉金寒，精气堙郁所作。当以温药和之，寒消湿化，自然涣解。盖土不得火，湿气滋生，此痰饮化生之原也。土湿则上不能生金，痰凝于心胸，下不能制水，饮聚于肠胃。肺冷故气不化水，熏蒸而为痰，肾寒故水不化气，停瘀而为饮，是以当温也。

痰饮十五

心下有痰饮，胸胁支满，目眩，苓桂术甘汤主之。

心下有痰饮，停瘀胃口，土湿木郁，胆经莫降，故胸胁偏支胀满，目珠晕眩。以君相同气，甲木失根，君火飞腾，神魂浮荡，无所归宿，是以发眩。目者神魂之开窍，故眩见于目。苓桂术甘汤，术、甘补中而燥土，苓、桂泄水而疏木也。

苓桂术甘汤九十二 方见《伤寒·太阳》。

茯苓四两　桂枝三两　白术三两　甘草二两，炙

上四味，以水六升，煮取三升，分温三服，小便则利。

痰饮十六

夫短气有微饮，当从小便去之，苓桂术甘汤主之，肾气丸亦主之。方见《消渴》。

微饮阻隔，肺金不降，是以短气。此缘土湿木郁，不能泄水，当从小便去其水饮。饮去而土燥，则肺敛而气降矣。苓桂术甘汤，术、甘补中而燥土，苓、桂泄水而疏木，可以主之。肾气丸，丹、地、苓、泽，清风而泄湿，附、桂、茱、蓣暖水而荣木，亦可以主之也。

痰饮十七

病者脉伏，其人欲自利，利反快，虽利，心下续坚满，此为留饮欲去故也，甘遂半夏汤主之。

留饮在下，故脉伏而欲自利。若利反捷快，是留饮下行，肠胃滋濡也。虽水随利下，心下犹续续坚满，以水下未尽，浊阴不得遽消，然已非从前痞结之象，此为留饮欲去，故稍觉松软也。甘遂半夏汤，甘遂、半夏泻泄水而涤饮；甘草、芍药，培土而泻泄木，蜂蜜滑肠而行水也。

甘遂半夏汤九十三

甘遂大者二枚　半夏十二枚，以水一升，煮取半升，去滓　芍药五枚　甘草如指大一枚，炙

上四味，以水二升，煮取半升，去滓，以蜜半升，合药汁煎取八合，顿服之。

痰饮十八

腹满，口舌干燥，此肠间有水气，己椒苈黄丸主之。

肠间有水，阻遏中气，升降不行，是以腹满。君相升逆，故口舌干燥。己椒苈黄丸，防己、椒目，泄湿而行水，亭苈、大黄，濬流而决壅也。

己椒苈黄丸九十四

防己　椒目　亭苈熬　大黄各一两

上四味，末之，蜜丸，如梧子大，先食饮服一丸，日三服。稍增，口中有津液。渴者，加芒硝半两。

痰饮十九

脉沉而弦者，悬饮内痛，病悬饮者，十枣汤主之。

水寒木郁，则脉沉而弦，法当悬饮在胁，咳唾引痛。病悬饮者，木旺土虚，不能行水，宜扶土而泻泄水。十枣汤，芫、遂、大戟，决渠而泻泄水饮，大枣补土而保脾精也。

十枣汤九十五　方见《伤寒》。

芫花熬　甘遂　大戟各等分

上三味，捣筛，以水一升五合，先煮肥大枣十枚，取八合，去滓，内药末。强人服一钱匕，羸人服半钱匕，平旦温服之。不下者，明日更加半钱匕。得快

利后，糜粥自养。

痰饮二十

病溢饮者，当发其汗，大青龙汤主之，小青龙汤亦主之。

水归四肢，当汗不汗，而成溢饮。病溢饮者，当发其汗。其阳气郁阻而肺热者，宜大青龙汤，石膏、麻、桂清金而泻营卫，杏仁、生姜利肺而泄逆气，甘草、大枣培土而补脾精也。其阴气冲逆而肺寒者，宜小青龙汤，麻、桂、芍药发表而泻营卫，甘草、半夏补中而降胃气，姜、辛、五味温肺而下冲逆也。

大青龙汤九十六

麻黄六两，去节　桂枝二两，去皮　石膏如鸡子大，碎一枚　杏仁四十枚去皮尖　生姜三两　甘草二两，炙　大枣十二枚

上七味，以水九升，先煮麻黄，减二升，去上沫，内诸药，煮取三升，去滓，温服一升，取微汗。汗多者，温粉粉之。

小青龙汤九十七

麻黄三两　桂枝三两　芍药三两　甘草三两，炙　半夏半升　细辛三两　干姜三两　五味子半斤

上八味，以水一斗，先煮麻黄，减二升，去上沫，内诸药，煮取三升，去滓，温服一升。

痰饮二十一

膈间支饮，其人喘满，心下痞坚，面色黧黑，其脉沉紧，得之数十日，医吐下之不愈，木防己汤主之。虚者即愈，实者三日复发，复与之不愈者，宜木防己汤去石膏加茯苓芒硝汤主之。

土湿胃逆，不能行水，故饮停胸膈，阻格肺气，喘促壅满。胆胃填塞，甲木莫降，故盘结胃口，心下痞坚。水旺木郁，不能外华，故面色黧黑，其脉沉紧。木防己汤，人参、桂枝补中而疏木，防己、石膏泻泄水而清金也。邪虚者，病在膈间，得之即愈。邪实者，土湿木郁，而生下热，暂时虽愈，三日复发。复与此汤不愈者，宜木防己汤去石膏之清上，加茯苓以泄下湿、芒硝以清下热也。

面色黧黑者,《灵枢·经脉》：足少阳厥阴之经，病则面尘脱色。盖木主五色，入心为赤，入肾为黑，以肝木藏血而华色，木荣则阳火发露而光华，木枯则阴水郁堙而晦黑。木者，水母而子火，火明而水黯故也。得之数十日，医吐下之而不愈者，支饮粘瘀，湿热缠绵，非用防己、石膏，不能泄也。实者三日复发，以湿热在下，病根伏留而不除也。

木防己汤九十八

木防己三两　石膏鸡子大十二枚　人参四两　桂枝二两

上四味，以水六升，煮取二升，分温再服。

木防己去石膏加茯苓芒硝汤九十九

木防己三两　人参四两　桂枝二两　茯苓四两　芒硝三合

上五味，以水六升，煮取二升，去滓，内芒硝，再微煎，分温再服，微利则愈。

痰饮二十二

假令瘦人脐下有悸，吐涎沫而颠眩，此水也，五苓散主之。

瘦人气弱，不能消水，水停木郁，风动根摇，故脐下振悸。肺气不降，津液淫蒸，故涌吐涎沫。君相失根，神魂旋转，故颠冒眩晕。此缘水泛而土湿，五苓散，二苓、泽泻利水而泄湿，白术、桂枝燥土而疏木也。

五苓散一百　方见《伤寒·太阳》。

茯苓三分　猪苓三分，去皮　泽泻一两一分　白术三分　桂枝二分

上五味，为末，白饮服方寸匕，日三服，多服暖水，汗出愈。

痰饮二十三

卒呕吐，心下痞，膈间有水，眩悸者，小半夏加茯苓汤主之。

卒然呕吐，心下痞闷，膈间有水，头眩心悸者，小半夏加茯苓汤，生姜、半夏降逆而止呕，茯苓泄水而消满也。

小半夏加茯苓汤百一

半夏一升　生姜半斤　茯苓四两

上三味，以水七升，煮取一升五合，分温再服。

痰饮二十四

心下有支饮，其人苦冒眩，泽泻汤主之。

饮停心下，阳不归根，升浮旋转，则生冒眩，此由土败水侮，故支饮上停。泽泻汤，白术补中而燥土，泽泻利水而排饮也。

泽泻汤百二

泽泻五两　白术二两

上二味，以水二升，煮取一升，分温再服。

痰饮二十五

呕家本渴，渴者为欲解。今反不渴，心下有支饮故也，小半夏汤主之。

呕家津液燥动，本当发渴，渴者，为饮去而欲解也。今呕吐之后，反不作渴，此心下有支饮，隔阻君相之火，逆刑肺金，是以作渴。渴而饮水，不能消受，是以作呕。新水虽吐，而支饮未去，是以呕后不渴。小半夏汤，半夏、生姜降冲逆而排水饮也。

小半夏汤百三

半夏一升　生姜半斤

上二味，以水七升，煮取一升半，分温再服。

痰饮二十六

先渴后呕，为水停心下，此属饮家，小半夏加茯苓汤主之。

水停心下，火升作渴。饮而新水又停，是以作呕。

痰饮二十七

支饮胸满者，厚朴大黄汤主之。

支饮居胆肺之部，清气郁阻，胸膈壅满，此胃土堙塞，绝其降路也。厚朴大黄汤，枳、朴降逆而消满，大黄泄胃而通瘀也。

厚朴大黄汤百四

厚朴一尺　枳实四枚　大黄六两

上三味，以水五升，煮取二升，分温再服。

痰饮二十八

支饮不得息，葶苈大枣泄肺汤主之。

支饮壅阻，肺气不得喘息，葶苈大枣泄肺汤，葶苈泄饮而利肺气，大枣保土而补脾精也。

汤方见肺痈。

痰饮咳嗽二十九

咳家，其脉弦，为有水，十枣汤主之。

咳家脉弦，此为有水，缘土湿木郁，是以脉弦，疏泄不行，是以有水。宜十枣汤，补土而泄水也。

痰饮咳嗽三十

夫有支饮家，咳烦胸中痛者，不卒死，至一百日，或一岁，宜十枣汤。

咳烦胸痛者，支饮阻膈，胆肺不降也，其病虽久，而支饮未去，犹宜十枣汤也。

痰饮咳嗽三十一

久咳数岁，其脉弱者，可治，实大数者，死，其脉虚者，必苦冒，其人本有支饮在胸中故也，治属饮家。

久嗽数岁，是肺胃之常逆也。其脉弱者，土金未败，犹为可治。实大数者，肺胃上逆，阳气绝根，土败于甲木，金败于相火，是以死也。其脉虚者，必苦昏冒，以其人本有支饮在胸中，格其阳气故也，治法属之饮家。

痰饮咳嗽三十二

咳逆倚息不得卧，小青龙汤主之。

咳嗽气逆，倚物布息，不得眠卧，此支饮在胸膈，气阻而不降也。小青龙汤，麻黄、桂、芍发汗而泄水，五味、姜、辛下气而止咳，甘草、半夏补中而降逆也。

痰饮咳嗽三十三

青龙汤汗已，多唾，口燥，寸脉沉，尺脉微，手足厥逆，气从少腹上冲胸咽，手足痹，其面翕然如醉状，因复下流阴股，小便难，时复冒者，与茯苓桂枝五味甘草汤，治其气冲。

青龙汤服下之后，若多唾，口燥，寸脉沉而尺脉微，手足厥逆，气从少腹上冲胸咽，是汗后亡阳而风木郁冲也。伤寒汗后阳亡，土湿水寒，木郁风动，则发奔豚，此亦奔豚之大意也。多唾口燥者，风木耗津而肺气上熏也。寸沉而尺微，上下之阳俱虚也。手足厥逆，土败而四肢失温也。气从少腹上冲胸咽，风木之上奔也。其面翕然如醉状，因复下流阴股，阳明循面下行，风木郁冲，阳明逆行，故面热，升已而降，则流阴股。手足痹者，汗泄血中温气，经络闭塞而不行也。小便难者，土湿木郁，不能疏泄也。时复冒者，饮阻阳气，升浮无根也。此宜与茯苓桂枝五味甘草汤，治其气冲，茯苓、桂枝泄水而下乙木之冲，甘草，五味培土而降辛金之逆也。

茯苓桂枝五味甘草汤百五

茯苓四两　桂枝四两，去皮　五味子半斤　甘草三两，炙

上四味，以水八升，煮取三升，去滓，分温三服。

痰饮咳嗽三十四

冲气即低，而反更咳，胸满者，用桂苓五味甘草汤去桂加干姜细辛，以治其咳满。

服桂苓五味甘草后，冲气即低，而反更咳嗽而胸满者，乙木虽降，而辛金更逆也。用桂苓五味甘草，去桂，加干姜、细辛，利肺而降逆，以治其咳满也。

苓甘五味姜辛汤百六

茯苓四两　干姜三两　五味半斤　甘草三两　细辛三两

上五味，以水八升，煮取三升，去滓，温服半升，日三服。

痰饮咳嗽三十五

咳满即止，而更复渴，冲气复发者，以细辛、干姜为热药也，服之当遂渴，而渴反止者，为支饮也。支饮者，法当冒，冒者必呕，呕者复内半夏，以去其水。

服苓甘五味姜细后，咳满即止。设其更觉复渴，冲气复发者，以细辛、干姜，本为热药，服之热伤肺津，应当遂时作渴，津亡燥动，风木乃发。乃渴反止者，此为支饮内停也。支饮格其阳气，法当昏冒。冒者胃气升逆，必作呕吐。呕者复内半夏，以去其水饮而止呕吐也。

茯苓甘草五味加干姜细辛半夏汤百七

茯苓四两　甘草二两　五味半斤　干姜二两　细辛二两　半夏半斤

上六味，以水八升，煮取三升，去滓，温服半升，日三服。

痰饮咳嗽三十六

水去呕止，其人形肿者，加杏仁主之。其证应内麻黄，以其人遂痹，故不内之。若逆而内之者，必厥。所以然者，以其人血虚，麻黄发其阳故也。

服苓甘五味姜辛半夏后，水去呕止，其人形肿者，此卫气之郁，宜加杏仁，利肺壅而泄卫郁。肿家应内麻黄，以泄卫郁，以其人服小青龙后，阳随汗泄，手足麻痹，故不内之。若逆而内之者，必手足厥冷。所以然者，以汗泄血中温气，其人阴中之阳已虚，麻黄复泄其血中之阳气故也。

苓甘五味加姜辛半夏杏仁汤百八

茯苓四两　甘草三两　五味子半斤　干姜三两　细辛三两　半夏半升　杏仁半升，去皮尖

上七味，以水一斗，煮取三升，去滓，温服半升，日三服。

痰饮咳嗽三十七

若面热如醉，此为胃热上冲熏其面，加大黄以利之。

服小青龙后，其面翕然如醉，此胃热上冲，熏蒸其面。若服苓甘五味姜辛半杏之后，此证犹存，宜加大黄以利之，则胃热清矣。

苓甘五味加姜辛半杏大黄汤百九

茯苓四两　甘草三两　五味子半斤　干姜三两　细辛三两　半夏半斤　杏仁半斤，去皮尖　大黄三两

上八味，以水一斗，煮取三升，去滓，温服一升，日三服。

附　方

《外台》茯苓散七[①]

治心胸中有停痰宿水，自吐出水后，心胸间虚，气满，不能食。消痰气，令能食。

茯苓三两　人参三两　白术三两　枳实二两　橘皮二两半　生姜二两

上六味，以水六升，煮取一升八合，分温三服，如人行八九里进之。

① 七：原脱，据目录补。

金匮悬解卷十五内伤杂病

肺痿肺痈咳嗽上气十三章[①]

肺痿、肺痈者，咳嗽上气之标，咳嗽上气者，肺痿、肺痈之本。肺痿之病，内亡津液而伤火燥，肺痈之病，外感风邪而伤湿热。溯其源委，即咳嗽上气之积渐而成者也，而咳嗽上气之由来，则因于胃气之逆也。仲景诸方，温凉补泄，立法非一，而总以中气为主。盖未有土死而金生者，即未有土生而金死者。见子而顾母，仲景诸方，未尝有泄金而败土也。

盖咳嗽痰喘，悉缘中气之败，后世庸工，但知清金泄火，不知照顾中气。其下复加以滋阴补水之药，中气沦亡，未有不死者。虚劳咳嗽，未必即死，而最难逃者，庸工之毒手，旷览夭枉，惕目惊心，天乎？人乎？不可解也。

肺痿肺痈五章[②]

肺痿一

问曰：热在上焦者，因咳为肺痿，肺痿之病，从何得之？师曰：或从汗出，或从呕吐，或从消渴小便利数，或从便难，又被快药下利，重亡津液，故得之。曰：寸口脉数，其人咳，口中反有浊唾涎沫者何？师曰：为肺痿之病。若口中辟辟燥，咳即胸中隐隐痛，脉为滑数，此谓肺痈，咳唾脓血。脉数虚者为肺痿，数实者为肺痈。

---

① 十三章：原脱，据目录补。

② 肺痿肺痈五章：原脱，据目录补。

热在上焦者，因咳嗽而为肺痿。肺痿之病，由于津亡而金燥也。溯其由来，或从汗出而津亡于表，或从呕吐而津亡于里，或从消渴便数而津亡于前，或从胃燥便难，津液原亏，又被快药下利，重亡津液而津亡于后，故得之也。寸脉虚数，咳而口中反有浊唾涎沫者，此为肺痿。若口中辟辟然干燥，咳即胸中隐隐作痛，脉又滑数，此为肺痈。脉数而虚者，为肺痿；脉数而实者，为肺痈。肺痿因于燥热，故脉数而无脓；肺痈因于湿热，故脉实而有脓也。

盖痿者，痿软而不振也。人之所以精神爽健者，肺气清也，肺热而金烁，则气耗而体倦，是以痿靡而废弛也。《素问·痿论》：肺主身之皮毛，肺热叶焦，则皮毛虚弱急薄，着则生痿躄也。肺者，脏之长也，心之盖也，有所失亡，所求不得，则发肺鸣，鸣则肺热叶焦，故曰：五脏因肺热叶焦，发为肺痿，此之谓也。五脏各有痿，而五脏之痿，则以肺为根。缘肺主气而气生化津，所以浸灌五脏。五脏之气，皆受于肺，气耗而津枯，五脏失滋，是以痿也。五脏之痿，因于肺热，而肺热之由，则又原于阳明之燥，故治痿独取阳明。阳明虽化气于燥金，而燥金实受气于阳明，以金生于土故也。

肺痈二

问曰：病咳逆，脉之何以知此为肺痈？当有脓血，吐之则死。其脉何类？师曰：寸口脉微而数，微则为风，数则为热，微则汗出，数则恶寒。风中于卫，呼气不入，热过于营，吸而不出。风伤皮毛，热伤血脉。风舍于肺，其人则咳，口干喘满，咽燥不渴，多唾浊沫。时时振寒。热之所过，血为之凝滞，蓄结痈脓，吐如米粥。始萌可救，脓成则死。

寸口脉微而数，微则为风泄于表，数则为热郁于里。微为风泄，则窍开而汗出，数为热郁，则阴束而恶寒。风则伤卫，风愈泄而卫愈闭，呼气不能入，热则伤营，卫愈闭而营莫泄，吸气不能出也出气为呼，风泄于外，譬犹呼气，泄而不开，是呼气不入。入气为吸，气闭于内，譬犹吸气，闭而不泄，是吸气不出。风邪外伤其皮毛，热邪内伤其血脉。风伤皮毛，故风舍于肺，皮毛闭塞，肺气壅阻，则生咳嗽，口干喘满，咽燥不渴，多唾浊沫，时时振寒。热伤血脉，故热过于营，血脉凝滞，瘀蒸腐败，化为痈脓，痈脓畜结，吐如米粥。始萌可救，脓成则死。盖肺痈之病，因胸膈湿盛，外感风邪，肺气壅遏，郁而为热。表则寒热交作，里则瘀浊淫蒸，营血腐烂，化而为脓，久而肺脏溃败，是以死也。

肺痿三

肺痿吐涎沫而不咳者，其人不渴，必遗尿，小便数。所以然者，以上虚不能制下故也。此为肺中冷，必眩，多涎唾，甘草干姜汤以温之。若服汤已渴者，属消渴。

肺痿之病，金被火刑，必咳而渴，若但吐涎沫而不咳者，则其人不渴，必当遗尿而小便数。所以然者，以上虚不能制下，气不摄水故也。此为肺中寒冷，必头眩晕，多吐唾涎。以其肺胃寒滞，阳不归根，是以发眩。气不四达，是以多涎。甘草干姜汤，甘草补中而培土，干姜温肺而降逆也。此肺痿之寒者。

甘草干姜汤百十

甘草四两，炙　干姜二两，炮

上二味，以水三升，煮取一升五合，去滓，分温再服原方缺载，取《伤寒》补之。

肺痈四

咳而胸满，振寒，脉数，咽干不渴，时出浊唾腥臭，久久吐脓如米粥者，为肺痈，桔梗汤主之。

咳而胸满，振寒者，肺气郁阻，阳为阴闭也。脉数者，肺气不降，金被火刑也。咽干不渴者，咽燥而肺湿也。时出浊唾腥臭者，肺金味辛而气腥，涎痰瘀浊，郁蒸而腐败。久而痈脓上吐，形如米粥，此为肺痈。桔梗汤，桔梗行瘀而破脓，甘草泄热而保中也。

桔梗汤百十一

桔梗一两　甘草二两

上二味，以水三升，煮取一升，分温再服，则吐脓血也。

肺痈五

肺痈，喘不得卧，葶苈大枣泄肺汤主之。

肺痈，喘不得卧，肺郁而气逆也。此缘土虚湿旺，浊气痞塞，腐败瘀蒸，肺无降路。葶苈大枣泄肺汤，大枣补脾精而保中气，葶苈破肺壅而排脓秽也。

葶苈大枣泄肺汤百十二

葶苈熬令黄色，捣，丸如弹子大　大枣十二枚

上先以水三升，煮取二升，去枣，内葶苈，煮取一升，顿服。

咳嗽上气八章

咳嗽上气一

上气喘而躁者，为肺胀，欲作风水，发汗则愈。

咳嗽上气，喘而躁者，此为肺胀而气阻也。气为水母，此欲作风水。以风中皮毛，遏闭肺气，不能调水道而输膀胱也。《素问·五脏生成篇》：咳嗽上气，厥在胸中，逆在手阳明太阴。手阳明升则化气，手太阴降则化水，咳嗽上气，辛金不降，无以行水，欲作风水之兆也。发汗以泄其皮毛而消肺胀，则愈矣。

咳嗽上气二

上气，面浮肿，肩息，其脉浮大，不治，又加利尤甚。

咳嗽气壅，是以头面浮肿。喘息肩摇，是谓肩息。其脉浮大者，阳根下绝，此为不治。又加下利，中气败泄，尤为甚也。

咳嗽上气三

咳而上气，此为肺胀，其人喘，目如脱状，脉浮大者，越婢加半夏汤主之。

咳而上气，此为肺气胀满，其人喘阻，肺气上冲，目如脱状。脉浮大者，是表邪外束而里气上逆也。越婢加半夏汤，姜、甘、大枣，培土而和中，石膏、麻黄，清金而发表，半夏降逆而下冲也。

越婢加半夏汤百十三

麻黄六两　石膏半斤　甘草二两　大枣十二枚　生姜五两　半夏半升

上六味，以水六升，先煮麻黄，去上沫，内诸药，煮取三升，分温三服。

咳嗽上气四

肺胀，咳而上气，烦躁而喘，脉浮者，心下有水，小青龙加石膏汤主之。

肺胀，咳而上气，烦躁而喘，脉浮者，此心下有水，阻隔金火降路，气阻而发喘咳，肺热而生烦躁也。小青龙加石膏汤，甘草、麻、桂，补中气而泄营卫，芍药、半夏，清胆火而降胃逆，姜、辛、五味，下冲气而止咳喘，石膏凉肺蒸而除烦躁也。积水化汗而外泄，诸证自愈矣。

小青龙加石膏汤百十四

麻黄二两　桂枝三两　甘草三两　芍药三两　半夏半升　细辛三两　干姜三两　五味子半斤　石膏二两

上九味，以水一斗，先煮麻黄，去上沫，内诸药，煮取三升。强人服一升，羸者减之，日三服，小儿服四合。

咳嗽上气五

咳而脉浮者，厚朴麻黄汤主之。脉沉者，泽漆汤主之。

咳而脉浮者，其病在上，是表邪外束，里邪上逆，肺金郁格而不降也。厚朴麻黄汤，麻黄发表而散寒，石膏、小麦，清金而润燥，朴、杏、姜、辛、半夏、五味，破壅而降逆。咳而脉沉者，其病在下，是水邪上泛，相火壅阻，肺金伤克而不归也。泽漆汤，人参、甘草，补中而培土，生姜、半夏，降逆而驱浊，紫参、白前，清金而破壅，桂枝、黄芩，疏木而泄火，泽漆决瘀而泄水也《脉法》云：浮为在表，表有寒邪，故用麻黄。

厚朴麻黄汤百十五

厚朴五两　杏仁半升　半夏半升　干姜二两　细辛二两　五味子半升　石膏鸡子大一块　小麦一升　麻黄四两

上九味，以水一斗二升，先煮小麦熟，去滓，内诸药，煮取二升，温服一升，日三服。

泽漆汤百十六

泽漆三升，以东流水五斗，煮取一斗五升　人参三两　甘草三两　生姜五两　半夏半升　白前五两　紫参五两　桂枝三两　黄芩三两

上九味，㕮咀，内泽漆汁中，煮取五升，温服五合，至夜尽。

咳嗽上气六

咳而上气，喉中水鸡声，射干麻黄汤主之。

风寒外闭，肺气郁阻，逆冲咽喉，泄之不及，以致呼吸堵塞，声如水鸡。此缘阳衰土湿，中气不运，一感外邪，里气愈郁。胃土上逆，肺无降路，而皮毛既合，不得外泄，是以逆行上窍，冲塞如此。射干麻黄汤，射干、紫、冬、味、细、姜、夏，下冲逆而破壅塞，大枣补土而养脾精，麻黄发汗而泄表寒也。此即伤寒齁喘之症。

射干麻黄汤百十七

射干十三枚　紫菀三两　款冬三两　五味子半斤　细辛三两　生姜四两　半夏半升，洗　大枣七枚　麻黄四两

上九味，以水一斗二升，先煮麻黄，二沸，去上沫，内诸药，煮取三升，分温三服。

咳嗽上气七

火逆上气，咽喉不利，止逆下气者，麦门冬汤主之。

土虚胃逆，相火莫降，刑克辛金，肺气逆冲，上窍壅塞，故火逆上气，咽喉不利。麦门冬汤，甘、枣、参、粳，补中而化气，麦冬、半夏，清金而降逆也。

麦门冬汤百十八

麦门冬七升　半夏一升　人参二两　甘草二两　粳米三合　大枣十二枚

上六味，以水一斗二升，煮取六升，温服一升，日三夜一服。

咳嗽上气八

咳逆上气，时时唾浊，但能坐而不得眠，皂荚丸主之。

咳逆上气，时时唾浊，但能坐而不得眠者，此肺气之壅闭也。皂荚丸，利气而破壅，故能主之。

皂荚丸百十九

皂荚八两，刮去皮，用酥炙

上一味，末之，炼蜜丸，梧子大，以枣膏和汤，服三丸，日三夜一服。

附 方

《千金》生姜甘草汤八

治肺痿咳唾涎沫不止，咽燥而渴者。

生姜五两 甘草四两 人参三两 大枣十五枚

上四味，以水七升，煮取三升，分温三服。

《千金》炙甘草汤九

治肺痿涎唾多，心中温温液液者。方见《虚劳》。

《外台》桔梗白散八 方见《伤寒·太阳》。

治咳而胸满，振寒脉数，咽干不渴，时出浊唾腥臭，久久吐脓如米粥者，为肺痈。

桔梗三分 贝母三分 巴豆一分，去皮，熬，研如脂

上三味，为散，强人服半钱匕，羸者减之。病在膈上者，吐脓血，膈下者，泄出。若下多不止，饮冷水一杯则定。

肺痈，胸满胀，一身面目浮肿，鼻塞清涕出，不闻香臭酸辛，咳逆上气，喘鸣迫塞，葶苈大枣泄肺汤主之。此条系黄氏所缺，依《要略》本补之。

金匮悬解卷十六内伤杂病

胸痹心痛短气九章[①]

胸痹、心痛之病，浊阴逆犯清阳，责在肝肾之阴盛，心肺之阳虚，而其原，总由于中气之败。胃逆则浊阴不降，脾陷则清阳不升，是寒水凌火，风木贼土之根本也。阳宜降也，阳中之浊气宜降而清气不宜降，阴宜升也，阴中之清气宜升而浊气不宜升。浊阴升而清阳降，则阳陷于下而阴填于上，清虚冲和之位，变而为痞满结硬之所。阴贼横逆，宫城填塞，君主失守，阳神奔败，此胸痹、心痛所由来也。

失升降之职，易阴阳之部，非缘中气亏败，何至于此！仲景于破结开痹之中，而示人参一汤，所谓握要而警策者矣。

胸痹心痛一

师曰：夫脉当取太过不及，阳微阴弦，即胸痹而痛，所以然者，责其极虚也，今阳虚知在上焦，所以胸痹、心痛者，以其阴弦故也。

诊脉当取其太过不及，以定虚实。寸为阳，尺为阴，寸旺于尺，人之常也，寸微是阳虚于上，尺弦是阴盛于下。弦为肝脉，应见于左关，尺弦者，水寒不能生木，木郁于水而不升也。木不升则脾必陷，肝脾所以升清阳，肝脾郁陷，清阳不升，是寸之所以微也。阳不敌阴，则阴邪上犯，浊气填塞，是以胸痹。宫城逼窄，是以心痛。所以然者，责其上焦清阳之极虚也。阳在上，今寸微阳虚，因知病在上焦，其上焦所以胸痹而心痛者，以其尺脉之弦

① 九章：原脱，据目录补。

也。阴气盛而侵微阳，浊邪上而凌清位，故窒塞而不开，郁冲而不宁也。此脉之不及而病虚者。

胸痹短气二

平人无寒热，短气不足以息者，实也。

若夫平人外无寒热之表证，忽而短气不足以息者，此必隧道壅塞而不通，或有宿物阻格而不达，是实证也。实则宜泄，当以行瘀开闭之方，除旧布新之法，排决郁陈，则气降而息顺矣。脉之太过而病实者。

胸痹心痛短气三

胸痹之病，喘息咳唾，胸背痛，短气，寸口脉沉而迟，关上小紧数，瓜蒌薤白白酒汤主之。

胸痹之病，凡喘息咳唾，即胸背疼痛，短气喘促，寸口之脉沉而迟，关上之脉小而紧数，是中气不通，浊阴上逆，气道痞塞而不通也。瓜蒌薤白白酒汤，瓜蒌涤瘀而清烦，薤白、白酒，开壅而决塞也。

瓜蒌薤白白酒汤百二十

瓜蒌实一枚，捣　薤白半斤　白酒七斤

上三味，同煮，取二升，分温再服。

胸痹心痛四

胸痹不得卧，心痛彻背者，瓜蒌薤白半夏汤主之。

胸痹不得卧，心痛彻背者，是阴邪上填，冲逼心宫，而胸膈痹塞，气无前降之路，膈上莫容，是以后冲于脊背也。瓜蒌薤白半夏汤，瓜蒌涤瘀而清烦，薤白、白酒、半夏，破壅而降逆也。

瓜蒌薤白白酒半夏汤百二十一

瓜蒌实一枚，捣　薤白三两　白酒一斗　半夏半升

上四味，同煮，取四升，温服一升，日三服。

胸痹心痛五

胸痹，心中痞，留气结在胸，胸满，胁下逆抢心，枳实薤白桂枝汤主之，

人参汤亦主之。

胸痹，心中痞塞，浊气留结在胸，胸膈壅闷，胁下气逆，上抢于心，是皆胆胃逆升，浊阴不降之故也。枳实薤白桂枝汤，枳、朴、薤白，破壅塞而消痹结，瓜蒌、桂枝，涤浊瘀而下冲气也。人参汤，参、术，燥土而益气，姜、甘，温中而缓急，亦主之也。

枳实薤白桂枝汤百二十二

枳实四枚　厚朴四两　瓜蒌一枚，捣　薤白半斤　桂枝一两

上五味，以水五升，先煮枳实、厚朴，取二升，去滓，内诸药，煮数沸，分温三服。

人参汤百二十三

人参三两　白术三两　甘草三两　干姜三两

上四味，以水八升，煮取三升，温服一升，日三服。

胸痹短气六

胸痹，胸中气塞，短气，茯苓杏仁甘草汤主之，橘枳生姜汤亦主之。

胸痹，胸中气塞，短气，是土湿胃逆，浊气痞塞，肺无降路，是以短气。肺气堙塞，则津液凝瘀，而化痰涎。茯苓杏仁甘草汤，杏仁利气而破壅，苓、甘，补土而泄湿也。橘枳生姜汤，橘皮破凝而开郁，枳、姜，泄满而降浊也。

茯苓杏仁甘草汤百二十四

茯苓三两　杏仁五十枚　甘草一两

上三味，以水一斗，煮取五升，温服一升。不差，更服。

橘枳生姜汤百二十五

橘皮一斤　枳实三两　生姜半斤

上三味，以水五升，煮取二升，分温再服。

胸痹七

胸痹缓急者，薏苡附子散主之。

胸痹缓急者，水土湿寒，浊阴上逆，肺气郁阻，胸膈闭塞。证有缓急不同，而总属湿寒。薏苡附子散，薏苡泄湿而降浊，附子驱寒而破壅也。

薏苡附子散百二十六

薏苡十五两　附子十枚，炮

上二味，杵为散，服方寸匕，日三服。

胸痹心痛八

心中痞，诸逆，心悬痛，桂枝生姜枳实汤主之。

心中痞塞，诸气上逆，心悬作痛，以胆胃不降，胸膈郁满，阻碍厥阴升路，冲击作痛。桂枝生姜枳实汤，枳、姜，降浊而泄痞，桂枝疏木而下冲也。

桂枝生姜枳实汤百二十七

桂枝三两　生姜三两　枳实五两

上三味，以水六升，煮取三升，分温三服。

胸痹心痛九

心痛彻背，背痛彻心，乌头赤石脂丸主之。

寒邪冲逆，凌逼心君，故心背彻痛。乌头赤石脂丸，乌、附、椒、姜，驱寒邪而降逆，赤石脂护心君而止痛也。

乌头赤石脂丸百二十八

乌头一分，炮　蜀椒二分　干姜一两　附子半两　赤石脂一两

上五味，末之，蜜丸，梧子大，先食服一丸，日三服。不知，稍加。

附　方

九痛丸十一①

治九种心痛。兼治卒中恶，腹胀痛，口不能言。又治连年积冷，流注，心胸痛，并冷气上冲，落马坠车等皆治之。

附子三两，炮　巴豆一两，去皮心，熬，研如脂　生狼牙一两，炙香　吴萸一两，炒　人参一两　干姜一两

上六味，末之，炼蜜丸，如梧子大，酒下，强人初服三丸，日三服，弱者服二丸。

狼牙，疮家敷洗之药，用之心痛方中，甚属无谓。去此一味，换橘皮一两，减巴豆十分之七可也。

---

① 十一原作“八”，据目录改。

金匮悬解卷十七内伤杂病

腹满寒疝宿食二十五章[①]

腹满、寒疝、宿食，病之相因者也。寒水风木之邪，合而贼土，土湿脾陷，迫于风水之侵，滞塞不通，是以胀满，所谓肾气实则胀者。虽寒水之侮土，其中未尝无木邪也，风木上郁而克湿土，则为胀满，风木下郁而陷寒水，则为疝瘕。寒疝者，风木之下郁于寒水而凝结者也。土之所以化谷者，火也，寒盛火衰，水谷不化，是谓宿食。宿食既停，壅遏中气，变虚而为实，故宜攻下。攻下虽行，而其始实属寒因。此三证，悉以寒为病本，总因于少阴之胜，趺阳之负也。

腹满十七章[②]

腹满一

趺阳脉微弦，法当腹满，不满者，必便难，两胠疼痛，此虚寒从下上也，当以温药服之。

趺阳，胃脉，在足趺上即冲阳也。微弦者，肝胆之气也。脉见微弦，则木邪克土，戊土贼于甲木，胃逆而浊气不降，法当腹满。若不腹满者，则甲木不贼于戊土，乙木必贼己土，脾陷而清气不升，法当便难，以脾陷肝郁，不能行其疏泄之令。肝胆之脉，行于胁肋，若见两胠疼痛，此虚寒之气，从下而上也。当以温药服之，温暖水土，以舒木气也。盖木生于水，木气之郁，

① 二十五章：原脱，据目录补。

② 腹满十七章：原脱，据目录补。

必生水寒，水位在下，木位在左右胁肋之间，两胠疼痛，是木气之郁，此必寒水之气从下而上侵于木位也。

腹满二

寸口脉弦者，即胁下拘急而痛，其人啬啬恶寒也。

趺阳以候阳明，寸口以候太阴，寸口脉弦者，肝木之克脾土也。木邪郁迫，经气不舒，故胁下拘急而痛。木郁阳陷，阴邪外束，其人当啬啬恶寒也。啬啬者，皮毛振动战栗不宁之意也。此申明上章之义也。

腹满三

腹满时减，复如故，此为寒，当与温药。

阳清而阴浊，清则通而浊则塞，中气痞塞，是以满也。腹满时减，复如故者，阳有时而复，故减，阴有时而胜，故复。然阴易胜而阳难复，是以减不逾时而旋即如故。此为阴胜而内寒，非有陈宿之阻隔，当与温药，以驱寒邪也。

腹满四

夫中寒家，喜欠，其人清涕出，发热，色和者，善嚏。

欠者，开口出气。《灵枢·口问》：卫气，昼行于阳，夜行于阴，阴者主夜，夜者卧。阳者主上，阴者主下，故阴气积于下。阳气未尽，阳引而上，阴引而下，阴阳相引，故数欠。中寒之家，阴气下盛，招引阳气，引则阳陷，而阳性升浮，随引即升，一升一降，是以有欠，常引常伸，故喜欠也。缘其阴盛阳衰，升气少而降令多，不必日暮而阴常司权故。清涕出者，肺气之上熏也。肺气郁阻，不得下达，则上熏鼻窍而生清涕。鼻孔窄狭，积气不能畅泄，故冲激而为嚏喷。以其中气虚寒，枢轴不运，肺无下降之路，因而逆行上窍，肺气熏冲，是以清水常流而嚏喷恒作。然欲涕而即出，犹是上焦阳气之稍盛者，阳稍盛，则颜色和也。

腹满五

中寒，其人下利，以里虚也，欲嚏不能，此人肚中寒。

中寒，其人大便下利，以其里阳之虚也。若欲嚏不能，此人肚中阳虚而寒盛也。《灵枢·口问》：阳气和，则满于心，出于鼻，则为嚏。嚏者，肺气逆行，蓄极而通，而泄路迫狭，故激而为响。至于欲嚏不能，则气虚寒盛，比上之善嚏者，又不如也。

腹满六

病者痿黄，燥而不渴，胸中寒实而利不止者，死。

病者痿弱发黄，咽喉干燥而实不觉渴，是湿旺而土郁也。土气困乏，则痿靡不振。木气不达，则入土发黄。木主五色，入土为黄。木郁风动，则咽喉干燥。水胜土湿，则不渴。若胸中寒实而下利不止者，火澌[①]金冷，土败木贼，阳无复机，主死也。

腹满七

夫瘦人绕脐痛，必有风冷，谷气不行，而反下之，其气必冲，不冲者，心下则痞。

瘦人阳气衰乏，绕脐痛楚，腹中必有风冷之邪壅遏，谷气不得运行。寒水风木，合而贼土，冲突击撞，是以痛也。而反下之，败其微阳，阴邪无制，其气必冲。若不冲于膈上，必填于心下，心下痞满之证，于是作也。

腹满八

其脉数而紧乃弦，状如弓弦，按之不移。脉数弦者，当下其寒。脉紧大而迟者，必心下坚。脉大而紧者，阳中有阴，可下之。

其脉数而兼紧，此乃弦脉，其状如弓弦硬直，按之不能移动，是中气虚寒，木邪克土之诊。脉数弦者，寒气凝滞，当以温药下其积寒。脉紧大而迟者，浊阴上逆，必心下痞坚。以为太阳之脉，胃气上逆，壅碍胆经降路，甲木逼迫，胃口结滞，故心下坚硬，紧大而迟，则心下之坚，全是阴邪结聚。缘阳位一虚，则阴邪乘虚而上凑，非冲塞于胸膈，即痞结于心下也。凡脉大而紧者，是为阳中有阴，可以温药下之。《伤寒·脉法》：紧则为寒，内外

---

① 火澌（sī，思）：火灭，火尽。

之寒，皆令脉紧。外紧而内大者，阴盛而外束也。阳为阴束，鼓宕不能外发，故内大而外紧。内紧而外大者，阴盛而内隔也。阳为阴隔，浮动不能内交，故外大而内紧，积阴内凝，非下不去，是以可下。下宜温药，大黄附子汤，是其法也。

腹满九

病者腹满，按之不痛为虚，痛者为实，可下之。舌黄未下者，下之黄自去。

病者腹中胀满，按之不痛为虚，虚满而未至滞塞也，痛者为实，实满而已至壅阻也。陈宿凝瘀，是可下之。舌黄者，湿气乘心，故舌起黄胎。以心窍于舌，土性湿而色黄也。痛满因于气滞，气滞必缘于土湿，舌胎黄者，湿之外候，其未下者，下之湿气内泄，则黄色外退矣。

腹满十

腹中寒气，雷鸣切痛，胸胁逆满，呕吐，附子粳米汤主之。

腹中寒气，雷鸣切痛者，水寒木郁，肝气梗涩。而怫怒冲突，必欲强行，气转肠鸣，声如雷引，排触击撞，是以切痛，胸胁逆满。呕吐者，胆胃上逆，经络壅塞，浊气熏冲，则生呕吐。附子粳米汤，粳米、甘、枣，补土而缓中，半夏、附子，降逆而驱寒也。

附子粳米汤百二十九

附子一枚，炮　半夏半升　甘草一两，炙　大枣十枚　粳米半斤

上五味，以水八升，煮米熟，汤成，去滓，温服一升，日三服。

腹满十一

心胸中大寒痛，呕不能饮食，腹中寒，上冲皮起，出见有头足，上下痛而不可触近者，大建中汤主之。

心胸大寒痛，呕不能饮食者，土火俱败，寒水上凌，胃气奔逆，不能下降也。腹中寒气，上冲皮起，头足出见，上下走痛而不可触近者，风木与寒水合邪，肆行无畏，排击冲突，势不可当也。大建中汤，胶饴、人参，培土而建中，干姜、蜀椒，补火而温寒也。

大建中汤百三十

干姜四两　蜀椒二合，炒去汗　人参二两

上三味，以水四升，煮取二升，去滓，内胶饴一升，微火煮取一升半，分温再服。如一炊顷，可饮粥二升，后更服，当一日食糜粥，温服之。

腹痛十二

寒气厥逆，赤丸主之。

寒气厥逆，寒气在内，手足厥冷也。四肢秉气于脾胃，寒水侮土，四肢失秉，是以厥逆。寒水上凌，心火澌败，是宜泄寒水而护心君。赤丸，茯苓、乌头，泄水而驱寒湿，半夏、细辛，降浊而下冲气，珍珠，保护心君而止疼痛也。

赤丸百三十一

茯苓四两　乌头二两，炮　半夏四两，洗　细辛一两

上四味，末之，内珍珠为色，炼蜜为丸，如麻子大，先食，酒下三丸，日再夜一服。不知，稍增之，以知为度。珍珠即朱砂，非宝珠也。

腹满十三

胁下偏痛，发热，其脉紧弦，此寒也，以温药下之，宜大黄附子汤主之。

胁下偏痛，发热，其脉紧弦，此脾土寒湿，肝木郁迫，以温药下其湿寒则愈矣，宜大黄附子汤，辛、附降逆而驱寒，大黄下积而破结也。

大黄附子汤百三十二

大黄三两　附子三两，炮　细辛二两

上三味，以水五升，煮取二升，分温三服。若强人，煮取二升半，分温三服。服后如人行四五里，进一服。

腹满十四

腹满，发热十日，脉浮而数，饮食如故，厚朴七物汤主之。

腹满痛，发热十日，脉浮而数者，外感风邪，经腑皆郁。经气不泄，故发热脉浮，腑气不通，故腹满而痛。而饮食如故，则内证非寒。厚朴七物汤，姜、桂、甘、枣，解表而和中，枳、朴、大黄，泄满而攻里也。小承气

而合姜、桂、甘、枣，重用生姜，亦温下法也。

厚朴七物汤百三十三

厚朴半斤　枳实五枚　大黄三两　桂枝二两　甘草三两，炙　大枣十枚　生姜五两

上七味，以水一斗，煮取四升，温服八合，日三服。呕者，加半夏五合。下利，去大黄。寒多者，加生姜半斤。

腹满十五

痛而闭者，厚朴三物汤主之。

痛而内闭不通，必郁而生热，直用寒泄，不须温下。厚朴三物汤，枳、朴，泄其满，大黄通其闭也。

厚朴三物汤百三十四　此即小承气汤，而分两不同。

厚朴八两　枳实五枚　大黄四两

上三味，以水一斗二升，先煮二味，取五升，内大黄，煮取三升，温服一升。以利为度。

腹满十六

腹满不减，减不足言，当须下之，宜大承气汤。方在《痉病》。

腹满时减，已复如故，此为寒也。今腹满不减，虽少减，而究不足言减，此非虚寒，是实邪也。内实，故常满而不减，当须下之，宜大承气汤也。

腹满十七

按之心下满痛者，此为实也，当下之，宜大柴胡汤。

心下满痛者，少阳之经郁迫阳明之腑也。少阳之经，由胃口而行两胁，胆胃上逆，经腑郁塞，故心下满痛。此为实也，法当下之，宜大柴胡汤，柴、芩、芍药，清解少阳之经，枳实、大黄，寒泄阳明之腑，半夏、姜、枣，降逆而补中也。

大柴胡汤百三十五

柴胡半斤　黄芩三两　芍药三两　半夏半升，洗　生姜五两　大黄二两　枳实四两，炙　大枣十二枚

上八味，以水一斗二升，煮取六升，去滓，再煎取三升，温服一升，日三服。

寒疝三章[①]

寒疝一

腹痛，脉弦而紧，弦则卫气不行，即恶寒，紧则不欲食，邪正相抟，即为寒疝，寒疝绕脐痛，若发则白津出，手足厥冷，其脉沉紧者，大乌头煎主之。

腹痛，脉弦而紧者，肝脉弦，肾脉紧，寒水风木之邪，合而贼土，是以腹痛。弦则木郁阳陷，阴乘阳位，外束卫气，故卫气不行。阳郁不达，是以恶寒，紧则寒水侮土，胃气上逆，故不欲食。清阳下陷，上与阴邪相争，不能透围而出，木气幽沦，永坠寒水之中，即为寒疝。疝瘕同类，皆肾肝阴邪所凝结也。寒疝之病，水木合邪，以侵土位，常苦绕脐疼痛。若发则木气疏泄，肾精不藏，溲出白液。手足厥冷，其脉沉紧者，水寒而木郁也。宜大乌头煎，蜂蜜缓急迫而润风木，乌头泄湿淫而温寒水也。白液出，《素问·玉机真脏论》：脾传之肾，名曰疝瘕，少腹冤热而痛，出白津。白津，即白淫之类。

大乌头煎百三十六

乌头大者五枚，熬，去皮，不㕮咀

上以水三升，煮取一升，去滓，内蜜二升，煎令水气尽，取二升，强人服七合，弱人服五合。不差，更服，不可一日再服。

寒疝二

寒疝，腹中痛，逆冷，手足不仁，若身疼痛，灸刺诸药不能治，抵当乌头桂枝汤主之。

寒疝，腹中痛，手足逆冷不仁者，肝肾之邪，合而贼土，土败而四肢失养也。或身上疼痛，灸刺诸药不能治，是脏病而经亦郁。病根在里，但以灸刺诸药治其表，故不能愈也。抵当乌头桂枝汤，乌头驱寒而逐湿，桂枝达木而通经也。

乌头桂枝汤百三十七

乌头三枚　桂枝三两　芍药三两　甘草二两，炙　大枣十二枚　生姜三两

---

① 寒疝三章：原脱，据目录补。

上桂枝五味，以水七升，微火煮取三升，去滓，乌头一味，以蜜二升，煎减半，去滓，以桂枝汤五合合煎，令得一升后，初服二合，不知，即服三合，又不知，复加至五合。其知者，如醉状。得吐者，为中病。

寒疝三

寒疝，腹中痛，及胁痛里急者，当归生姜羊肉汤主之。

寒疝，腹中痛，及胁痛里急者，风木寒郁，而克湿土也。当归生姜羊肉汤，当归滋木而息风，生姜、羊肉，行郁而温寒也。

当归生姜羊肉汤百三十八

当归三两　生姜五两　羊肉一斤

上三味，以水八升，煮取三升，温服七合，日三服。若寒多者，加生姜成一斤。痛多而呕者，加橘皮二两、白术一两。加生姜者，亦加水五升，煮取三升二合服之。

宿食五章[①]

宿食一

问曰：人病有宿食，何以别之？师曰：寸口脉浮而大，按之反涩，尺中亦微而涩，故知有宿食，大承气汤主之。方见《痉病》。

宿食在胃，郁格表阳，故寸口浮大。阻碍里气，故按之梗涩。尺中亦微而涩者，尺中主里也。此段见《伤寒·可下》中。

宿食二

脉紧如转索无常者，有宿食也。脉紧，头痛风寒，腹中有宿食不化也。

脉紧如转索无常者，锤轮索转而不定，愈转则愈紧也。以水寒土湿，则食停不化，宿食在中，土气郁满，乙木抑遏，陷于寒水，不能上达，是以脉紧。甚而木郁阳陷，阴邪外乘，头痛风寒，形似外感，实乃腹中宿食不化也。

---

① 宿食五章：原脱，据目录补。

宿食三

脉数而滑者，实也，此有宿食，下之愈，宜大承气汤。

脉数滑者，宿食在中，阳气郁格，则脉滑数。

宿食四

下利不欲食者，有宿食也，当下之，宜大承气汤。

此段见《伤寒·可下》中。宿食伤其胃气，陈腐不化，故恶闻食臭。

宿食五

宿食在上脘，当吐之，宜瓜蒂散。

此段见《伤寒·可吐》中。宿食未消，而在上脘，阻碍粮道，法当吐之，宜瓜蒂散。

瓜蒂散百三十九 方见《伤寒·太阳》。

瓜蒂一分，熬黄 赤小豆一分，煮

上二味，杵为散，以香豉七合，煮取和散一钱匕，温服。不吐者，少加之，以快吐为度而止。亡血及虚者，不可与之。

附方

《外台》柴胡桂枝汤九

治心腹卒痛者。

柴胡四两 黄芩两半 半夏二合半 生姜三两 人参两半 甘草三两，炙 大枣十二枚 桂枝两半 芍药两半

上九味，以水六升，煮取三升，温服一升，日三服。

金匮悬解卷十八内伤杂病

趺蹶手指臂肿转筋狐疝蛔虫七章①

趺蹶、手指臂肿、转筋、狐疝、蛔虫，皆寒湿之病也。趺蹶之病，寒湿在足太阳之经。手指臂肿，寒湿在手太阴之脏。转筋之病，寒湿在足厥阴之经。狐疝之病，寒湿在足少阴之经。蛔虫之病，寒湿在足厥阴之脏。凡此五者，经脏非同，而病气则同也。假使土燥而水暖，则五者不生矣。

趺蹶一章②

趺蹶一

师曰：病趺蹶，其人但能前，不能却，刺腨入二寸，此太阳经伤也。

病趺蹶，其人但能前，不能却，足趺硬直，能前走而不能后移也。缘筋脉寒湿，缩急不柔，是以不能后却。阳明行身之前，筋脉松和，则能前步，太阳行身之背，筋脉柔濡，则能后移，今能前不能却，是病不在前而在后，太阳经伤也。太阳之经，入腘中，贯腨内，出外踝，至小指之外侧，刺腨入二寸，泻太阳之寒湿，筋柔则能却矣腨，足肚也，刺腨者，合阳、承筋之间也。此《脏腑经络篇》所谓湿伤于下，寒令脉急者也。

---

① 七章：原脱，据目录补。

② 趺蹶一章：原脱，据目录补。

手指臂肿一章①

手指臂肿二

病人常以手指臂肿动，此人身体瞤瞤者，藜芦甘草汤主之。

手、指、臂三者，手三阳、三阴经之所循。手之三阴，自胸走手，手之三阳，自手走头，经气通畅，则不肿，经络壅阻，不能流行，则气血蓄积，结而为肿。气壅而莫泄，故鼓郁而为动也。动则瞤瞤振摇而不宁。此其胸中有瘀浊，阻格经脉，脉道不通，故至于此。藜芦甘草汤，藜芦吐其瘀浊，甘草和其中气也。

藜芦甘草汤百四十

藜芦二两　甘草一两，炙

原方缺载。

转筋一章②

转筋三

转筋之为病，其人臂脚硬直，脉上下行，微弦。转筋入腹者，鸡屎白散主之。

转筋之为病，其人臂脚硬直，不能屈伸，其脉上下直行，微带弦象，此厥阴肝经之病也。肝主筋，筋脉得湿，则挛缩而翻转也。转筋入腹，则病势剧矣。鸡屎白散，泄其湿邪，筋和而舒矣。

鸡屎白散百四十一

鸡屎白

上一味，为散，取方寸匕，取水六合和。温服。

---

① 手指臂肿一章：原脱，据目录补。

② 转筋一章：原脱，据目录补。

狐疝一章①

狐疝四

阴狐疝气者，偏有大小，时时上下，蜘蛛散主之。

阴狐疝气者，疝结阴囊，出没不测，状似妖狐也。左右二丸，偏有大小，时时上下，出入无常。此少阴、厥阴二经之病，由水寒木陷，肝气下郁而发。蜘蛛散，蜘蛛破瘀而消肿，桂枝疏木而升陷也。

蜘蛛散百四十二

蜘蛛十四枚，熬焦　桂枝半两

上二味，为散，取八分一匕，饮和服，日再服。蜜丸亦可。

蛔虫三章②

蛔虫五

问曰：病腹痛，有虫，其脉何以别之？师曰：腹中痛，其脉当沉若弦，反洪大，故有蛔虫。

腹中痛者，肾肝之邪，水寒而木郁也。肾脉沉，肝脉弦，是其脉当沉若弦。乃反洪大，是木郁而生上热也。木郁热闭则虫生，故有蛔虫也。

蛔虫六

蛔虫之为病，令人吐涎心痛，发作有时，毒药不止者，甘草粉蜜汤主之。

蛔虫之为病，令人吐涎沫而心痛，以肝心子母之脏，肝气通于心，其经挟胃口而贯膈，正由心旁，蛔者木气所化，木郁而上冲，故心痛。心病则火炎而刑金，津液不布，故涎沫上涌。蛔有动止，故发作有时。毒药不止者，但知杀虫，而木郁不达也。甘草粉蜜汤，甘草补土，白粉杀虫，蜂蜜润燥而清风，滑肠而下积也。

---

① 狐疝一章：原脱，据目录补。

② 蛔虫三章：原脱，据目录补。

甘草粉蜜汤百四十三

甘草二两，炙　白粉一两　蜂蜜四两

上三味，以水三升，先煮甘草，取二升，去滓，内粉、蜜，搅令和，煎如薄粥，温服一升。差即止。

蛔虫七

蛔厥者，当吐蛔，令病者静，而复时烦，此为脏寒，蛔上入其膈，故烦，须臾复止，得食而呕，又烦者，蛔闻食臭出，其人当自吐蛔。蛔厥者，乌梅丸主之。

此段见《伤寒·厥阴篇》。蛔厥者，内有蛔虫，四肢厥冷，其证当见吐蛔。蛔虫在内，令病者有时静，而复时动，此因脏寒，不能安蛔。蛔虫避寒就温，上入其膈，故烦。蛔虫得温而安，须臾复止。及其得食，脏寒不能消化，随即呕出。故其人当自吐蛔。乌梅丸，乌梅、姜、辛，杀虫止呕而降冲，人参、桂、归，补中疏木而润燥，椒、附，暖水而温下寒，连、柏，泄火而清上热也。盖厥阴之病，水寒不能生木，木郁而热发，故上有燥热而下有寒湿。乌梅丸上清燥热而下温寒湿，蛔厥之神方也。

乌梅丸百四十四

乌梅三百丸　细辛六两　干姜十两　人参六两　桂枝六两　当归四两　蜀椒四两，去目　附子六两，炮　黄连一斤　黄柏六两

上十味，异捣筛，合治之，以苦酒浸乌梅一宿，去核，蒸之五升米下，饭熟，捣成泥，和药令相得，内臼中，与蜜杵二千下，丸如梧子大，先食饮服十丸，日三服，稍加至二十丸。禁生冷滑臭等物。

金匮悬解卷十九外科

疮痈肠痈浸淫七章[①]

疮痈者，营卫壅阻之病也。营气得寒，血脉凝涩，壅阻卫气，蓄积结硬，卫郁热盛，肉腐为脓。脓不泄则烂筋，筋烂则伤骨，骨伤则髓消。筋骨肌肉不相荣，经脉败漏，熏于五脏，脏伤则人死矣。浅者为痈，深者为疽。痈者，营卫之壅塞于外者也；疽者，气血之阻滞于内者也。疽之外候，皮夭而坚，痈之外候，皮薄而泽，阴阳之分也。

仲景于疮疽之门，独列肿痈、肠痈二种，肿痈即痈之浅者，肠痈即疽之深者，证不多举，而义已概矣。《灵枢·痈疽》之篇，条绪繁多，不过此两者之传变而已，无烦详引也。

疮痈一

诸脉浮数，应当发热，而反洒淅恶寒，若有痛处，当发其痈。

此段见《伤寒·脉法》。诸脉浮数，当发热，而反洒淅恶寒，此热郁于内，不得外发，阳遏不达。故见恶寒。若有疼痛之处，则内热郁蒸，肉腐脓化，当发疮痈也。

疮痈二

师曰：诸痈肿，欲知有脓无脓，以手掩肿上，热者为有脓，不热者为无脓。

内热盛，则蒸腐血肉而为脓。以手掩肿上，热者，是内热已盛，脓化结

① 七章：原脱，据目录补。

消，而阳气外达也，故知有脓。不热者，血肉肿结，阳郁未达，故知无脓。

疮痈三

问曰：寸口脉浮微而涩，法当亡血，若汗出，设不汗出者，云何？曰：若身有疮，被刀斧所伤，亡血故也。

寸口脉浮微而涩，气虚则浮微，血虚则涩。法当亡血，若汗出，以其气血郁蒸而外泄，汗出则血消，血消则气亡。寸口脉浮微而涩，气血俱虚如此，是非亡血即汗出也。设不汗出，必当亡血。若夫身有疮痈，或被刀斧所伤，营气失亡，故脉如此。

肿痈四

肿痈者，少腹肿痞，按之即痛如淋，小便自调，时时发热，自汗出，复恶寒。其脉迟紧者，脓未成，可下之，当有血。脉洪数者，脓已成，不可下也。大黄牡丹皮汤主之。

肿痈者，少腹肿痞，痈之外在肌肉者也。肌肉壅肿，内阻肠胃之气，结而不行，故痞硬不软。按之里气愈阻，膀胱经脉壅塞，木气郁迫，故其痛如淋。病不及腑，水道无阻，故小便自调。阳气郁蒸，皮毛不合，故发热汗出。而阳郁不能透泄，故仍复恶寒。其脉迟紧，则血肉凝塞，隧道不通。脓尚未成，可以下之，当有血也。脉洪数者，热盛脓成，不可下也。大黄牡丹汤，牡丹、桃仁、瓜子，排决其脓血，芒硝、大黄，洗荡其郁蒸也。

大黄牡丹汤百四十五

大黄四两　芒硝三合　瓜子半升　丹皮一两　桃仁五十枚

上五味，以水六升，煮取一升，去滓，内芒硝，再煎沸，顿服之。有脓，当下，无脓，下血。

肠痈五

肠痈之为病，其身甲错，腹皮结，按之濡，如肿状，腹无积聚，身无热，脉数，此为肠内有痈脓，薏苡附子败酱散主之。

夫肠痈者，痈之内及六腑者也。血气凝涩，外不华肤，故其身甲错。肠胃痞胀，故腹皮紧急。壅肿在内，故按之濡塌。形如肿状，其实肌肤未尝肿硬也。病因肠间痈肿，腹内原无积聚。瘀热在里，故身上无热，而脉却甚数。此谓肠内有痈也。《灵枢·痈疽》：寒邪客于经络之中则血涩，血涩则不通，不通则甲错，卫气归之，不得复反，故壅肿。寒气化为热，热盛则肉腐，肉腐则为脓，是痈成为热，而其先则寒也。寒非得湿则不凝，薏苡附子败酱散，薏苡去湿而消滞，败酱破血而宣脓，附子温寒而散结也。

薏苡附子败酱散百四十六

薏苡十分　附子二分　败酱五分

上三味，杵为散，取方寸匕，以水二升，煎减半，顿服。小便当下。

排脓汤百四十七

甘草二两，炙　桔梗三两　生姜一两　大枣十枚

上四味，以水三升，煮取一升，温服五合，日再服。

排脓散百四十八

枳实十六枚　芍药六分　桔梗二分

上三味，杵为散，取鸡子黄一枚，以药散与鸡子黄相等，搅匀相得，饮和服之，日三服。

金疮六

病金疮，王不留行散主之。

金疮失血，温气外亡，乙木寒湿，必生风燥。王不留行散，甘草补中，厚朴行滞，椒、姜，暖血而扶阳，芩、芍，清肝而息风，蒴藋细叶行瘀而化凝，桑根、王不留行，通经而止血也。

王不留行散百四十九

王不留行十分，八月八日采，烧　甘草十八分　厚朴二分　蒴藋细叶十分，七月七日采，烧　黄芩二分　芍药二分　干姜二分　川椒三分，除闭口及目，炒，去汗用　桑东南根白皮十分，三月三日采，烧

上九味，桑皮、蒴藋、王不留行烧灰存性，勿令灰过，各别捣筛，合治之为散，服方寸匕，日三。小疮即粉之，大疮但服之，产后亦可服。如风寒，桑东南根勿取之。烧灰三物，皆阴干百日用。

浸淫疮七

浸淫疮，从口流向四肢者，可治，从四肢流来入口者，不可治。浸淫疮，

黄连粉主之。

《素问·玉机真脏论》：夏脉太过，则令人身热而肤痛，为浸淫。《气交变论》：岁火太过，身热骨痛，而为浸淫。《灵枢·痈疽》：发于足上下，名曰四淫。四淫者，疮之淫溢于四肢，即浸淫疮之谓也。热毒浸淫，从口流向四肢者，毒散于外，故可治。从四肢流来入口者，毒结于内，故不可治。黄连粉，泄热而清火也。

黄连粉百五十

黄连

原方缺载，大概以连一味作粉，粉疮上，以泄毒热也。

金匮悬解卷二十

妇人十一章

妊娠十一章[①]

胎元化生，非有他也，气以煦之，血以濡之而已。气恶其滞，滞缘于湿，血恐其郁，郁因于风。妊娠养胎之要，燥土而行滞，润木而达郁，无余蕴矣。血统于乙木，气统于辛金，而肺病则湿，肝病则燥。以足厥阴主令于风木，手太阴化气于湿土，故行气以燥土为先，行血以润木为首。

仲景以妊娠之门，温、凉、燥、润，四法俱备，大要在建中而培土。中气健旺，而后用凉润于东南，以治木火，则血调矣，用温燥于西北，以治金水，则气调矣。气血均调而胎元化育，妊娠何得有余病也。

妊娠一妊娠一

师曰：妇人得平脉，阴脉小弱，其人渴，不能食，无寒热，名妊娠，桂枝汤主之方见《下利》。于法六十日当有此证，设有医治逆者，却一月，加吐下，则绝之。

妇人得和平之脉，而尺脉小弱，其人渴，不能食，外无寒热表证，是名妊娠。《难经》：命门者，诸精神之所舍，原气之所系也，男子以藏精，女子以系胞。盖子宫者，少阴肾之位也，故脉见于尺。胎之初结，气血凝塞，不见流溢，故脉行小弱。胎妊方成，中气塞满，胃逆不降，故恶心呕吐，不能甘食。胃逆则金火皆升，是以发渴。桂枝汤，甘草、大枣，补其脾精，桂枝、芍药，调其肝血，生姜降逆止呕，妊娠初治之良法也。

---

① 十一章：原脱，据目录补。

于妊娠之法，六十日间，当有此证。设有医治之逆者，却一月之内而见此证，加以吐下之条者，日期浅近而吐下大作，此中气之败，不关胎故，则调燮中气，绝其病本也。

妊娠二癥痼二

妇人宿有癥痼，经断未及三月，而得漏下不止，胎动在脐上者，此为癥痼害，妊娠六月动者，前三月经水利时，胎也，下血者，后断三月，衃也，所以血不止者，其癥不去故也，当下其癥，桂枝茯苓丸主之。

妇人宿有癥痼之病，经断未及三月之久，而得漏下不止，胎动在脐上者，此为癥痼之害。盖癥痼不在胎宫，所以受胎将及三月，胎气渐大，与癥痼相碍，此后经血被癥痼阻格，不得滋养胞宫，是以漏下不止。妊娠六月胎动者，前三月经水利时之胎也。经漏下血者，后断经三月之衃也。后断经三月，前经利三月，合为六月，其初漏下之血块，乃后断三月化胎之余血凝而成衃者也，所以此后之血不止者，无胎时窍隧空虚而莫阻，胎成血阻，而病漏下，此以其癥不去也，当下其癥。癥因土湿木郁而结，桂枝茯苓丸，桂枝、芍药，疏木而清风，丹皮、桃仁，破瘀而行血，茯苓泄水而渗湿，以渐而消磨之，此妊娠除癥之法也。

桂枝茯苓丸百五十一

桂枝　芍药　桃仁去皮尖，熬　丹皮　茯苓等分

上五味，末之，炼蜜丸，如兔屎大，每日食前服一丸。不知，加至三丸。

妊娠三胎胀三

妇人怀孕六七月，脉弦发热，其胎愈胀，腹痛恶寒，少腹如扇，所以然者，子脏开故也，当以附子汤温其脏。

木郁则脉弦。木郁阳陷，故发热而恶寒。木郁克土，故胎胀而腹痛。木郁生风，故少腹凉气如扇。所以然者，土湿水寒，肝木不荣，陷而生风，疏泄失藏，致令子脏开张也。当以附子汤，温其肾脏，苓、附，泄水而驱寒，参、术，补土而益气，芍药敛木而息风，水温土燥，木荣风息，则寒热止而痛胀消矣。

附子汤百五十二 《金匮》失载，此取《伤寒》。

附子三枚，去皮 茯苓三两 人参二两 白术四两 芍药三两

上五味，以水八升，煮取三升，去滓，温服一升，日三服。

妊娠四胞阻四

师曰：妇人有漏下者，有半产后因续下血不绝者，有妊娠下血者，假令妊娠腹中痛，为胞阻，胶艾汤主之。

非经期而下血，如器漏水滴，谓之漏下。土弱木郁，不能养胎，则胎落而半产。半产后，肝脾遏陷，阳败而不能温升，因续下血不止。肝脾阳衰，胎成气滞，木郁血陷，故妊娠下血，如宿癥漏下之类。假令妊娠，腹中疼痛而下血，此为胞阻。胞气阻碍，经血不得上行而下也。胞阻之病，因木郁风动，经脉寒涩而成。胶艾汤，芎、地、归、芍，养血而行瘀涩，阿胶、艾叶，清燥而温寒凝，甘草补土而暖肝气，木达则阻通矣。

胶艾汤百五十三

阿胶二两 艾叶三两 甘草二两，炙 川芎二两 干地黄六两 当归三两 芍药四两

上七味，以水五升，清酒三升，合煮取三升，去滓，内胶，令消尽，温服一升，日三服。

妊娠五腹痛五

妇人怀妊，腹中疞痛，当归芍药散主之。

胎成气滞，湿土贼于风木，则腹中疞痛。当归芍药散，芎、归、芍药，润肝而行瘀，苓、泽、白术，泄湿而燥土也。

当归芍药散百五十四

当归三两 芍药一斤 川芎三两 茯苓四两 泽泻半斤 白术四两

上六味，杵为散，取方寸匕，酒和，日三服。

妊娠六呕吐六

妊娠呕吐不止，干姜人参半夏丸主之。

中焦郁满，胃气上逆，则呕不止。干姜人参半夏丸，干姜、人参，温中

而益气，半夏、姜汁，降逆而止呕也。

干姜人参半夏丸百五十五

干姜一两　人参一两　半夏二两

上三味，末之，以生姜汁糊之为丸，如梧子大，饮服十丸，日三服。

按：此方以生姜汁、炼蜜为丸，治反胃、呕吐，甚则加茯苓，愈妙。

妊娠七小便七

妊娠小便难，饮食如故，当归贝母苦参丸主之。

水生于肺金而泄于肝木，妊娠中气郁满，升降失职，金逆而生上热，木陷而生下热，源流湮塞，故小便艰难。当归贝母苦参丸，当归滋木而息风，贝母泄热而清金，苦参泄湿而利水也。

当归贝母苦参丸百五十六

当归四两　贝母四两　苦参四两

上三味，末之，炼蜜丸，如小豆大，饮服三丸，加至十丸。

妊娠八水气八

妊娠有水气，身重，小便不利，洒淅恶寒，起即头眩，葵子茯苓散主之。

妊娠，内有水气，身体沉重。土湿木郁，疏泄不行，故小便不利。木郁阳陷，阴气外束，故洒淅恶寒。水邪阻隔，阳气升浮，故起即头眩。葵子茯苓散，葵子、茯苓，滑窍而泄水也。

葵子茯苓散百五十七

葵子一升　茯苓三两

上二味，杵为散，饮服方寸匕，日三服。小便利，即愈。

妊娠九

妇人妊娠，宜常服当归散主之。

胎之结也，赖木气以生之，借土气以养之，妊娠所以多病者，土湿而木燥也。燥则郁热而克土，故妊娠所以宜常服者，培养土木之剂也。当归散，白术燥土，归、芍润木，芎、芩，清热而行瘀，土旺木荣，妊娠无余事矣。

当归散百五十八

当归一斤　芍药一斤　川芎半斤　黄芩一斤　白术半斤

上五味，杵为散，酒服方寸匕，日再服。妊娠常服即易产，胎无疾苦。产后百病悉主之。

妊娠十养胎九

妊娠养胎，白术散主之。

胎之所以失养者，土湿水寒而木气郁结也。妊娠养胎，燥土暖水，疏木散结而已矣。白术散，术、椒，燥土而暖水，川芎疏木而达郁，牡蛎消瘀而散结，敛神而保精，养胎之善方也。

白术散百五十九

白术　蜀椒去汗　川芎　牡蛎等分

上四味，杵为散，酒服一钱匕，日三服，夜一服。但苦腹痛，加芍药。心下毒痛，倍加川芎。心烦吐痛，不能饮食，加细辛一两，半夏大者二十枚，服之后，更以醋浆水服之。若呕，以醋浆水服之。服不解者，小麦汁服之。已后渴者，大麦粥服之，病虽愈，服之勿置。

妊娠十一伤胎腹满十

妇人伤胎，怀身腹满，不得小便，从腰以下重，如有水气状，怀身七月，太阴当养不养，此心气实，当刺泻劳宫及关元，小便微利则愈。

妇人伤胎，以致怀身腹满，不得小便，从腰以下沉重，如有水气之状。怀身七月，手太阴之经当养而不养，此浊阴上逆，填于阳位，心气郁塞而成实也。盖胎之结也，一月、二月，木气生之，三月、四月，火气长之，五月、六月，土气化之，七月、八月，金气收之，九月、十月，水气成之，五气皆足，而胎完矣。足太阴以湿土主令，手太阴从湿土化气，怀身七月，正手太阴当养之时，而土气湿旺，故当养不养。湿旺则气滞，不能化水，故腹满而便癃，下重而如水状。湿气凝滞，火无降路，必克辛金而生上热，故心下成实。劳宫者，手厥阴之穴，脉动于掌心，刺劳宫以泄厥阴之滞，则心亦泄矣，以君相之火同气也。关元，任脉之穴，在脐下三寸，小肠之募，刺关元以泄小肠之滞，则心亦泄矣，以丙丁之火同气也。气通火化，小便微利，湿气渗泄，则病愈矣。

金匮悬解卷二十一妇人

产后十一章[1]

妇人产后，血室空洞，阴虚之病固多，而温气亡泄，阳虚之病亦自不少。产后三病，痉、冒、便难，皆阴虚而兼阳弱者也。至于胃实腹痛，血瘀恶露，未尝不用泄下，此以物聚而成实者也。若非陈宿凝聚，不得实也。故产后之病，切以中气为主。

盖亡血木枯，乃中气克伤之本，徒知木燥而不知土亏，非良工也。

产后一三病十一

问曰：新产妇人有三病，一者病痉，二者病郁冒，三者大便难，何谓也？师曰：新产血虚，多汗出，喜中风，故令病痉，亡血复汗，寒多，故令郁冒。亡津液，胃燥，故大便难。

新产血虚，多汗，易感风邪，风闭皮毛，血虚筋燥，经脉挛缩，故令病痉。亡血复汗，阳泄寒多，木遏阳陷，不能外发，阴邪闭束，清气幽埋，故令神昏而郁冒。汗亡津液，胃阳干燥，故窍涩而便难。此新产妇人之三病也。

产后二郁冒十二

产妇郁冒，其脉微弱，呕不能食，大便反坚，但头出汗。所以然者，血虚而厥，厥而必冒，冒家欲解，必大汗出。以血虚下厥，孤阳上出，故头汗出。

---

① 十一章：原脱，据目录补。

所以产妇喜汗出者，亡阴血虚，阳气独盛，故当汗出，阴阳乃复。大便坚，呕不能食，小柴胡汤主之。

产妇阳陷，而病郁冒。温气亡泄，故其脉微弱。胃气上逆，故呕不能食。血脱肠燥，故大便反坚。阳不归根，故头上汗出。所以然者，血性温暖而胎君火，血脱则温气亡泄，寒盛而发厥逆，厥则木遏阳陷，必生郁冒。冒家欲解，阳气外达，发于群阴之中，透围而出，故作大汗也。血虚下厥，孤阳不归，泄而失藏，故头上汗出。盖阴中之阳下陷，则病郁冒，阳中之阳上逆，则见头汗也。所以产妇喜汗出者，以其亡阴血虚，阳不归根，独盛于上，蒸泄皮毛，故当汗出。阳随汗泄，与阴气相平，阴阳之颠倒而反常者，乃复其本位也。其大便艰难，呕不能食者，胆胃上逆，饮食不下。宜小柴胡汤，柴、芩、半夏，清胆火而降胃逆，姜、甘、参、枣，补脾阳而滋肝血也。

产后三胃实发热十三

病解能食，七八日更发热者，此为胃实，大承气汤主之。方在《痉病》。

郁冒病解，呕止能食，七八日后，更发热者，此产后阳虚，饮食不消，宿谷壅阻，阳格于外，而发热也。病本为虚，而宿食停留，则为胃实，大承气汤下其宿食，则阳秘而热止矣。

产后四腹痛十四

产后腹中㽲痛，当归生姜羊肉汤主之。并治腹中寒疝，虚劳不足。

产后阳亡土湿，血虚木燥，湿土遏陷，风木不达，郁迫冲击，则病腹痛。当归生姜羊肉汤，当归滋风木而润燥，生姜、羊肉，温肝脾而行郁，治腹痛血枯之良法，亦寒疝虚劳之良方也。

产后五腹痛烦满十五

产后腹痛，烦满不得卧，枳实芍药散主之。

产后腹痛，烦躁胀满，不得眠卧，是木燥而克土，土郁而气滞也。枳实芍药散，泄土郁而清木燥也。

枳实芍药散百六十

枳实烧令黑，勿太过　芍药等分

上二味，杵为散，服方寸匕，日三服。并治痈脓，以麦粥下之。

产后六瘀血十六

师曰：产妇腹痛，法当以枳实芍药散，假令不愈者，此为腹中有瘀血着脐下，宜下瘀血汤主之。

产妇腹痛，法当以枳实芍药散双泄土木之郁，假令不愈者，此为腹中有瘀血着于脐下，肝气郁阻而为痛也。宜下瘀血汤，桃仁、䗪虫，破其瘀血，大黄下其癥块也。

下瘀血汤百六十一

大黄三两　桃仁三十枚　䗪虫二十枚，去足，熬

上三味，末之，炼蜜和为丸，以酒一升，煎一丸，取八合，顿服之。瘀血下如豚肝。亦主经水不利。

产后七恶露不尽十七

产后七八日，无太阳证，少腹坚痛，此恶露不尽，不大便，烦燥发热，切脉微实，再倍发热，日晡时烦躁者，不食。食则谵语，至夜即愈，宜大承气汤主之，热在里，结在膀胱也。

产后七八日，无太阳表证，但觉少腹坚痛，此恶露之未尽也。其证不大便，烦躁而发热，若切其脉，或觉微实，再患，加倍发热，日晡时益以烦躁者，此阳明之腑热。胃气郁结，必当不食，食则中气愈郁，燥热逆冲，而作谵语。至夜而阳消阴长，则愈。是宜大承气汤泄其腑热，以其热在胃里，结在膀胱之腑也。

盖胃肠内实，燥土克水，病及膀胱，膀胱结燥，肝木失滋，故血道瘀涩，恶露不行，木气遏陷，少腹坚痛也。大承气泄阳明之热，故膀胱清而恶露下。若有太阳表证，太阳者，膀胱之经，是宜解表之法，用核桃承气、抵当汤丸，以下瘀血。此无太阳证，全是阳明之累及膀胱，故但清阳明，膀胱自愈也。

产后八中风十八

产后中风，续续数十日不解，头微疼，恶寒，时时有热，心下闷，干呕，汗出，虽久，阳旦证续在耳，可与阳旦汤。

产后太阳中风，续续数十日不解，头痛恶寒，时时有热，心下壅闷，干呕汗出，此皆太阳中风之证。日期虽久，太阳之阳旦证续在者，可与阳旦汤，以解其表。

阳旦汤即桂枝汤，《伤寒·太阳篇》：伤寒脉浮，自汗出，反攻其表，此误也。问曰：证象阳旦，按法治之而增剧。答曰：病证象桂枝。是阳旦即桂枝，义甚明白。喻嘉言无知妄作，乃有桂枝加黄芩之论，又造阴旦之方。庸愚狂谬，何至于此！

产后九中风发热十九

产后中风，发热，面正赤，喘而头痛，竹叶汤主之。

产后中风，发热，面色正赤，喘而头痛，此阳虚土败，水泛胃逆，肺气壅满，阳郁头面而不降也。竹叶汤，竹叶、桔梗，凉肺而下气，生姜、葛根，清胃而降逆，附子温寒而暖水，桂、防，燥湿而达木，甘、枣、人参，补中而培土也。

盖产后中气虚弱，一感风邪，郁其表气，肝脾下陷而生寒，胃胆上逆而生热。其发热面赤，喘促头痛，皆阳逆上热之证。即[①]其胃逆而上热，知其脾陷而下寒，非寒水下旺，君相之火，不得格郁而不降也。

竹叶汤百六十二

竹叶一把　葛根三两　桔梗一两　生姜五两　附子一枚，炮　桂枝一两　人参一两　防风一两　甘草一两　大枣十五枚

上十味，以水一斗，煮取二升半，分温三服，温覆使汗出。头项强，用大附子一枚，破之如豆大，入前药，扬去沫。呕者，加半夏半升，洗，过用。

产后十中虚烦呕二十

妇人乳中虚，烦乱，呕逆，安中益气，竹皮大丸主之。

---

① 即：从也。《易·讼》：“复即命。”《疏》：“即，从也。”

妇人乳子，中气虚弱，胃土不降，相火上炎而生烦乱，浊气熏冲而作呕逆，宜安中益气。竹皮大丸，竹茹、石膏，止呕而消烦，甘草、桂枝，补中而下冲，白薇凉金而退热也。

竹皮大丸百六十三

生竹茹二分　石膏二分　桂枝一分　甘草七分　白薇一分

上五味，末之，枣肉和丸，弹子大，以饮服一丸，日三夜二服。有热，倍白薇。烦喘者，加柏实一分。

产后十一下利二十一

产后下利虚极，白头翁加甘草阿胶汤主之。

产后阳衰土湿，木郁生热，风木疏泄，而病下利。亡血之后，复若泄利，虚惫极矣，宜白头翁汤清其湿热，加甘草以培中气，阿胶以滋风木也。

白头翁加甘草阿胶汤百六十四

白头翁二两　黄连三两　黄柏三两　秦皮三两　阿胶二两　甘草二两

上六味，以水七升，煮取二升半，内胶，令消尽，分温三服。

附　方

《千金》三物黄芩汤十三①

治妇人在草蓐，自发露得风，四肢苦烦热，头痛者，与小柴胡汤，头不痛，但烦者，此汤主之。

黄芩一两　苦参二两　干地黄四两

上三味，以水六升，煮取二升，温服一升。多呕下虫。

《千金》内补当归建中汤十四②

治妇人产后虚羸不足，腹中刺痛不止，吸吸少气，或苦少腹中急，痛引腰背，不能饮食。产后一月，得服四五剂为善，令人强壮。

当归四两　桂枝三两　芍药六两　甘草二两，炙　大枣十二枚　生姜三两

上六味，以水一斗，煮取三升，分温三服，一日令尽。如大虚，加饴糖六两，汤成内之，于火上暖令饴消。若去血过多，崩伤内衄不止，加地黄六两、阿胶二两，合八味，汤成内阿胶。若无当归，以川芎代之。若无生姜，以干姜代之。

---

① 十三：原作“十”，据目录改。

② 十四：原作“十”，据目录改。

金匮悬解卷二十二妇人

杂病二十二章[①]

妇人杂病，缘于脾肾寒湿，风木枯燥，淫泆而传化也。或有寒水不能生木，木郁而变热者，究竟标热而本寒。除热入血室外，余皆阳浮假热之证，未可恣用阴凉之品。末以阳虚积冷，总结妇人诸证，妊娠、产后、杂病，共计三十六证，无不皆然也。

杂病一热入血室二十二

妇人中风，发热恶寒，经水适来，得之七八日，热除，脉迟，身凉和，胸胁满，如结胸状，谵语者，此为热入血室也，当刺期门，随其实而泻之。

此段见《伤寒·少阳篇》。妇人中风，发热恶寒，而值经水适来之时。得之七八日后，热解，脉迟，身体凉和，是当愈矣。乃胸胁胀满，如结胸之状，而作谵语者，此为热入血室，热不在外而在内也。盖少阳之经，下胸贯膈，而循胁里，经气不降，横塞胸胁，故满如结胸。相火逆升，而烁心液，故作谵语。以肝主血，心主脉，甲乙同气，君相交通，故血热而心病。当刺厥阴之期门，泻其经中之实热，以散血室之瘀蒸也。

杂病二

妇人中风，七八日续来寒热，发作有时，经水适断，此为热入血室，其血必结，故使如疟状，发作有时，小柴胡汤主之。

① 二十二章：原脱，据目录补。

此段见《伤寒·少阳篇》。妇人中风，得之七八日后，续得寒热往来，发作有时之证，而值经水适断之时者，此为热入血室，其血必当瘀结。热结血分，少阳之经气不得外达，阴阳交争，互相束闭，故使寒热如疟，发作有时也。小柴胡汤发少阳之经邪，热去则血可自下。不下，然后用下瘀之剂也。

妇人中风，而值经水适来、适断之时，当经[①]传少阳，相火郁发，不得泄露，邪热内传，必入血室。以其经脉新虚，最易受邪也。

杂病三

妇人伤寒发热，经水适来，昼日明了，暮则谵语，如见鬼状者，此为热入血室，治之无犯胃气及上二焦，必自愈。

此段见《伤寒·少阳篇》。妇人伤寒发热，而值经水正来之时，昼日清白明了，暮则谵语，如见鬼状者，此为热入血室。以血为阴，夜而阳气入阴，血热发作，故谵妄不明。治之勿犯中焦胃气及上焦清气，必自愈也。

杂病四

阳明病，下血谵语者，此为热入血室，但头汗出，当刺期门，随其实而泻之，濈然汗出而愈。

此段见《伤寒·阳明篇》。阳明病，下血谵语，此为胃热入于血室。盖心藏神，而神之魂藏于血，血热魂扰，故心神皆乱，而作谵语。头为手足六阳所会，阳气上蒸，表不能闭，故头上汗出。而身无汗，热郁血分，不能外泄。宜刺厥阴之期门，以泄血热。随其实处而泄之，一得濈然汗出，则热解而病愈矣。

杂病五半产漏下二十三

寸口脉弦而大，弦则为减，大则为芤，减则为寒，芤则为虚，寒虚相抟，此名曰革，妇人则半产漏下，旋覆花汤主之。

此段见《伤寒·脉法》，及《虚劳》《吐衄》二篇。水寒木枯则脉弦，

---

① 经：通“径”。《离骚》王逸《注》：“经，径也。”

营虚卫浮则脉大，弦则阳衰而外减，大则阴衰而内芤，减则阳气不足而为寒，芤则阴血不充而为虚，寒虚相合，此名曰革，如鼓之外硬而中空也。气血虚寒，脉如皮革，妇人见此，则胎孕殒落而半产，经脉沉陷而漏下。旋覆花汤，旋覆花行血脉之瘀，葱白通经气之滞，新绛止崩而除漏也。

旋覆花汤百六十五

旋覆花三两　葱白十五茎　新绛少许

上三味，以水三升，煮取一升，顿服之新绛，即帽纬。用新染者，能入血分。

杂病六陷经漏黑二十四

妇人陷经，漏下黑不解，胶姜汤主之。

妇人经水，温则升而赤，寒则陷而黑。血藏于肝而肝生于肾，肾寒不能生木，木郁血陷，则漏下黑色。久而不解，此以寒水之失藏，风木之善泄也。胶姜汤，阿胶滋木而息风，干姜温肝而暖血也。

胶姜汤百六十六

阿胶　干姜

原方缺载。

杂病七经水不利二十五

妇人经水不利下，抵当汤主之。

经水不利，必有瘀血壅阻，宜抵当汤，下其瘀血也。

抵当汤百六十七

水蛭三十枚，熬　虻虫三十枚，熬，去翅足　桃仁三十枚，去皮尖　大黄三两，酒浸

上四味，为末，水五升，煮取三升，去滓，温服一升。

杂病八带下二十六

问曰：妇人年五十所，病下利数十日不止，暮即发热，少腹里急，腹满，手掌烦热，唇口干燥，何也？师曰：此病属带下。何以故？曾经半产，瘀血在少腹不去。何以知之？其证唇口干燥，故知之。当以温经汤主之。

妇人年五十所，病下利数十日不止，脾土湿陷而风木疏泄也。土湿水寒，暮而阳不内敛，是以发热。乙木郁陷，不得升达，故腹满里急。手厥阴

之脉，行手掌而上中指，手少阴之脉，行手掌而走小指，下寒而君相之火不根于水，故手掌烦热。阴精脱泄，肺津枯槁，故唇口干燥。此属带下之证，以曾经半产，瘀血在少腹不去，阴精不能上济，故少腹失其闭藏，厥阴行其疏泄，下流而为带也。盖神藏于心，精藏于肾，半产之家，肾气虚寒，瘀血凝涩，结于少腹，阻隔阴阳交济之气，故阴精流溢而为带证。《素问·骨空论》：任脉为病，男子内结七疝，女子带下瘕聚。以任者，诸经之统任，任中阳秘，则为受妊，任脉寒冷，阴精失温，凝聚则为瘕，流溢则为带。阴精之不脱者，带脉横束，环腰如带，之收引也，水寒木陷，带脉不引，故谓之带下。何以知其为带下也？其证唇口干燥，阴精下脱而不上济，故知之也。带下之证，下寒上热，下寒故下利里急，上热故烦热干燥。此当温肾肝两经之下寒，温经汤，归、胶、芍药，养血而清风，丹、桂、川芎，破瘀而疏木，半夏、麦冬，降逆而润燥，甘草、人参，补中而培土，茱萸、干姜，暖血而温经也。

温经汤百六十八

当归二两　川芎二两　芍药二两　阿胶二两　桂枝二两　丹皮二两　半夏半斤　麦冬半升，去心　人参二两　甘草二两，炙　干姜二两　吴茱萸三两

上十二味，以水一斗，煮取三升，分温三服。亦主妇人少腹寒，久不受胎。兼治崩中去血，或月水来过多，或至期不来。

杂病九

带下，经水不利，少腹满痛，经一月再见者，土瓜根散主之。

妇人带下，经水不利，此以血瘀而不流也。血瘀木陷，不得升达，则少腹满痛。木陷风生，经水疏泄，则一月再见。土瓜根散，桂枝、芍药，达木而清风，土瓜根、䗪虫，破瘀而行血也。

土瓜根散百六十九

土瓜根三分　䗪虫三分　桂枝三分　芍药三分

上四味，杵为散，酒服方寸匕，日三服。阴癞肿，亦主之。

杂病十

妇人经水闭不利，脏坚癖不止，中有干血，下白物，矾石丸主之。

妇人经水闭涩不利，脏中坚癖不止，中有干血，阻阴精之上济，而下白物。血瘀因于木陷，木陷因于土湿，湿土遏抑，木气不达，故经水不利。木陷而生风，疏泄失职，脏中精液流溢，故下白物。矾石丸，矾石收湿淫而敛精液，杏仁破滞气而消痞硬也。

矾石丸百七十

矾石三分，烧　杏仁一分

上二味，末之，炼蜜和丸，如枣核大，内子脏中。剧者再内之。

杂病十一吐涎心痞二十七

妇人吐涎沫，医反下之，心下即痞，当先治其吐涎沫，小青龙汤主之。方在痰饮。涎沫止，乃治痞，半夏泻心汤主之。方在呕吐。

妇人时吐涎沫，此正气内格，肺金不降，津液凝瘀而上溢也。医反下之，土败胃逆，浊气填塞，心下即痞。当先治其吐涎沫，以小青龙汤泄其积水，涎沫即止。乃治其痞，痞证浊阴痞塞，阳不根阴，二火升炎，下寒上热，半夏泻心汤，姜、甘、参、枣，温补中脘之虚寒，芩、连，清泄上焦之郁热，半夏降浊而消痞也。

杂病十二脏燥悲伤二十八

妇人脏燥，悲伤欲哭，象如神灵所作，数欠伸，甘麦大枣汤主之。

肺属金，其气燥，其志悲，其声哭，妇人脏燥，则悲伤欲哭，象如神灵所作，不能自由。盖五行之气，升于九天之上，则畅遂而为喜，喜者，心之志也；陷于九地之下，则幽沦而为恐，恐者，肾之志也；方升未升，喜之未遂，则郁勃而为怒，怒者，肝之志也；方陷未陷，恐之将作，则凄凉而为悲，悲者，肺之志也。以厥阴风木之气，善耗津血，风动而耗肺津，肺金枯燥，故悲伤欲哭。欠者，开口而呵气，伸者，举臂而舒筋，阴阳之相引也。日暮阳降，则生欠伸，欠伸者，阴引而下，阳引而上，未能即降。金主降，燥金欲降而肾又引之，故数作欠伸。甘麦大枣汤，甘草培土，大枣滋乙木而息风，小麦降辛金而润燥也。

甘麦大枣汤百七十一

甘草三两，炙　小麦一斤　大枣十二枚

上三味，以水六升，煮取三升，分温三服。亦补脾气。

杂病十三咽中炙脔二十九

妇人咽中如有炙脔，半夏厚朴汤主之。

湿土堙塞，浊气上逆，血肉凝涩，结而不消，则咽中如有炙脔，半夏厚朴汤，茯苓泄湿而消瘀，朴、半、姜、苏，降逆而散滞也。

半夏厚朴汤百七十二

半夏一升　厚朴三两　生姜五两　干苏叶二两　茯苓四两

上五味，以水七升，煮取四升，分温四服，日三夜一服。

杂病十四腹中疾痛三十

妇人腹中诸疾痛，当归芍药散主之。方在《妊娠》。

妇人腹中诸疾痛，无非风木之克湿土，气滞血凝之病也。当归芍药散，芎、归、芍药，养肝血而行瘀，苓、泽、白术，燥土气而泄湿，与妊娠之腹痛，无二法也。

杂病十五

妇人腹中痛，小建中汤主之。方见《虚劳》。

妇人腹痛，风木之克土也。小建中汤，桂枝倍芍药而加胶饴，泄风木而滋脾精也。

杂病十六血气刺痛三十一

妇人六十二种风，腹中血气刺痛，红蓝花酒主之。

妇人六十二种风，总因营血之瘀燥，风木之失养也。红蓝花酒，养血行瘀，以达风木也。

红蓝花酒百七十三

红蓝花一两

上一味，以酒一大升，煎减半，顿服一半。未止，再服。

杂病十七水与血结三十二

妇人少腹满，如敦状，小便微难而不渴，生后者，此为水与血俱结在血室也，大黄甘遂汤主之。

妇人少腹胀满，其状如敦，小便微难而不渴，病在生产之后者，以水寒土湿，乙木抑遏，积水与瘀血俱结于血室，故腹满而便难。大黄甘遂汤，阿胶清风而润木，大黄、甘遂，下瘀血而行积水也。

大黄甘遂汤百七十四

大黄四两　阿胶二两　甘遂二两

上三味，以水三升，煮取一升，顿服之。其血当下。

杂病十八转胞三十三

问曰：妇人病饮食如故，烦热不得卧，而反倚息者，何也？师曰：此名转胞，不得溺也，以胞系了戾，故致此病，但利小便则愈，肾气丸主之。方在《消渴》。

妇人病，饮食如故，烦热不得卧寐，而反倚物布息者，此名转胞，不得溺也。以胞系了戾回转，故致此病。此缘土湿水寒，而木气郁燥，不能疏泄也。湿寒结滞，溺孔凝涩不开，胞满而不出，则气鼓而系转。水溺不行，浊气莫泄，肺气逆升，郁而生热，故烦热倚息，不得眠卧。病不在胃，是以饮食如故。肾气丸，苓、泽，泻水而燥湿，丹、桂，疏木而达郁，地黄清风而润燥，附子暖肾而消瘀，山萸、薯蓣，敛肝气而摄水也。

杂病十九下泄三十四

胃气下泄，阴吹而生喧，此谷气之实也，猪膏发煎导之。

胃中浊气下泄，前阴气吹而生喧鸣，此谷气之实，后窍结塞而不通也。猪膏发煎，猪膏、乱发，利水而滑大肠，泄湿而通膀胱也。

杂病二十阴寒三十五

妇人阴寒，温阴中坐药，蛇床子散主之。

妇人阴中寒冷，肾肝之阳虚也。宜以坐药，温其阴中。蛇床子散，去寒湿而暖水木也。

蛇床子散百七十五

蛇床子

上一味，末之，以白粉少许，和合相得，如枣大，绵裹内之，自然温。

杂病二十一阴疮三十六 妇人妊娠、产后、杂病，共计三十六证

少阴脉滑而数者，阴中即生疮，阴中蚀疮烂者，狼牙汤洗之。

手少阴脉动神门在小指后，掌下高骨间。足少阴脉动太溪在足内踝后。此少阴脉，动尺中也。尺脉滑而数者，水寒土湿，生气不遂，木郁于水而生下热也。前阴者，肾肝之所司，木郁下热，阴中即生疮。阴中疮蚀肌肉溃烂者，狼牙汤洗之，泄其郁热也。

狼牙汤百七十六

狼牙三两

以水四升，煮取半升，以绵缠筋如茧，浸汤沥阴中，日四遍。

杂病二十二

妇人之病，因虚积冷结气，为诸经水断绝。至有历年，血寒积结胞门。寒伤经络，凝坚在上，呕吐涎唾，久成肺痈，形体损分。在中盘结，绕脐寒疝，或两胁疼痛，与脏相连。或结热于中，痛在关元，脉数无疮，肌若鱼鳞，时着男子，非止女身。在下未多，经候不匀，令阴掣痛，少腹恶寒，或引腰脊，下根气街，气街急痛，膝胫痛烦，奄忽眩冒，状如厥癫，或有忧惨，悲伤多嗔。此皆带下，非有鬼神。久则羸瘦，脉虚多寒。三十六病，千变万端。审脉阴阳，虚实紧弦。行其针药，治危得安。其虽同病，脉各异源。子当辨记，勿谓不然。

妇人之病，因于脾肾阳虚，积冷结气，隧道阻塞，血瘀木陷，为诸经行断绝，不复流行。至于历年，血寒积结胞门，痞硬不消，此癥瘕之在下者。若寒伤经络，血脉结涩，则凝坚在上，壅其相火，逆刑辛金，呕吐涎唾，久成肺痈，肌肉消减，形体损分，此癥瘕之在上者。若在中盘结，绕脐寒疝作痛，或两胁疼痛，内与脏气相连，此癥瘕之在中而纯寒者。或结热于中，痛在脐下关元，脉数无疮，肌肤甲错，枯若鱼鳞。热结于内，男女交合，热淫传染，时着男子，非止但在女身，此癥瘕之在中而变热者。凡此诸病，起于肾肝，在下未多，往往经候参差，迟速不匀。或令阴气掣痛，少腹恶寒。或

痛引腰脊，下根气街气街，足阳明之动脉，在腿腹之交，又名气冲。气冲急痛，膝胫疼烦，奄忽眩冒，状如厥癫之疾，狂惑不清。或有忧惨，悲伤而多怒嗔。此皆带下之疾使然，非有鬼神之凭附也。盖上、中、下三部，一有气血寒凝，则阻格阴精上济之路，下流而为带下。血结精流，筋脉枯槁，本气不舒，故掣引作痛，悦怒乖常。久则身体羸瘦，脉虚多寒，而成劳伤不起之证。妇人妊娠、产后、杂病，共计三十六病，悉因此生。及其成病，则千变万端，不可胜数。医家于此，审脉之阴阳，虚实紧弦，行其针药，于以治危得安。其虽同为一病，而人之强弱不一，是以脉之阴阳，各异源流。子当辨记此说，勿谓不然。此穷妊娠、产后、杂病之源，而总结之。

伤寒说意

清·黄元御 撰

目录

伤寒说意自序

言者，所以在意也。《素问》：雷公曰臣治疏愚[①]，说意而已。仲景《伤寒》，其言奥赜[②]，其意昭明[③]，解言则难，说意则易，其意了然，其言无用矣。

筌[④]所以在鱼，得鱼者必忘其筌。蹄所以在兔，得兔者必忘其蹄。言所以在意，得意者必忘其言。言有质文而意无质文，言有利钝而意无利钝，言人人殊，意人人同，是故意贵乎得而言贵乎忘。

昔胜书之见周公，无言而退；温伯之见孔子，不言而出。胜书、温伯，善语于无言，周公、孔子，善听于无声。何者？得其意也。其意诚得，其言不传，虽谓其言至今传焉可也。相如、子云，古之长于方言者，而封禅之义未亡。《太玄》之旨不著，相如之言显，子云之言隐也。使《伤寒》之书出于相如，则大传矣；出于子云，则永亡矣。仲景拙于立言而巧于立意。《伤寒》之亡，以其言也；《伤寒》之传，以其意也。仆传《伤寒》，说意而已。

戊辰之岁，成《伤寒悬解》。庚午年春，旅寓济南，草《伤寒说意》数篇。辛未六月，客处江都，续成全书。甲戌正月，久宦京华，不得志，复加删定，仲景之意得矣。仆之得意，不可言也。

世之最难长者，得意之事。玉楸子往往于失志之中，有得意之乐。若使得志，则必失意；若使得意，则必失志。圣人无全功，造化无全能，与其得志而失意，不如得意而失志。二者不可兼，宁舍彼而取此。此中得失，不足为外人道也。此中忧乐，未易为俗人言也。

甲戌正月东莱都昌黄元御撰

---

① 疏愚：粗疏笨拙。

② 奥赜：精微的意蕴。

③ 昭明：显明。

④ 筌：捕鱼的鱼网。

伤寒说意跋

壬辰冬，谒张翰风夫子于陶署，语及岐黄学。夫子曰：昌邑黄坤载先生医术，仲景而后一人也。乾隆间，四库馆中校纂诸臣，知医者寡，故其书虽已著录而卒未大显。子其为我访求未刻之书以来，毅识[①]之于心，不敢忘。盖是时夫子已刻黄氏书四五种，凡数十万言矣。

次年毅设帐[②]济南，以语陈孝廉元圃。元圃谓其友宋君有黄氏《伤寒说意》抄本，因走伻[③]借观。书未至而夫子没，哲嗣[④]仲远复申夫子遗命，求黄氏之书，一为《周易悬象》，一为《四圣悬枢》，一即《伤寒说意》也。然毅既以此书寄仲远，值夫子柩将返葬，至无以为旅资，且行李已首途[⑤]，故仲远谆谆以改抄相属[⑥]，毅诺之。

甲午春，读《礼》之暇，率及门人李、董两生，并日[⑦]缮成，复加校雠，拟即付诸剞劂氏。盖敬卒翰风夫子之志，而成仲远之贤，且以彰黄氏之绝业[⑧]，起世人之沉疴。而并以望夫好善之人，终能以《四圣悬枢》《周易悬象》等书见示也。

道光十四年甲午三月下浣赵汝毅谨跋

---

① 识：记住。

② 设账：设馆授徒。

③ 走伻：派遣随从。伻，仆人。

④ 哲嗣：敬称他人之子。

⑤ 首途：启程，出发。

⑥ 属：嘱咐，托付。

⑦ 并日：连日。

⑧ 绝业：非凡成就的学术。

伤寒说意卷首

六经解

天有六气，风、热、暑、湿、燥、寒，地有五行，木、火、土、金、水也。人感天之六气而生六腑，故六腑为阳，感地之五行而生五脏，故五脏为阴。五脏者，肝、心、脾、肺、肾也，六腑者，胆、胃、大肠、小肠、三焦、膀胱也。脏五而腑六，《灵枢·胀论》：膻中者，心主之宫城也，是为心包，合为六脏。六脏六腑，是生十二经。经气内根于脏腑，外络于肢节。脾、肾、肝、胆、胃、膀胱经行于足，是为足之六经，肺、心、心包、三焦、大肠、小肠经行于手，是为手之六经。手有三阴三阳，足有三阴三阳。脾肺之经，太阴也。心肾之经，少阴也。肝与心包之经，厥阴也。胆与三焦之经，少阳也。胃与大肠之经，阳明也。膀胱小肠之经，太阳也。经有十二，六气统之，两经一气，故亦曰六经。太阳与少阴为表里，阳明与太阴为表里，少阳与厥阴为表里也。

小肠手太阳之经，起于小指之端，循手外侧，上腕，出踝中，上循臂骨下廉，出肘内侧，循臑外后廉，交肩上，入缺盆，络心，下膈，抵胃，属小肠，从缺盆循颈，上颊，至目内眦。

膀胱足太阳之经，起于目内眦，上额，交巅，下项，挟脊，抵腰中，循膂，络肾，属膀胱，从腰中贯臀，入腘中，贯腨内，出外踝，至小指外侧。

大肠手阳明之经，起于次指之端，循指上廉，出合谷，循臂上廉，入肘，上肩，入缺盆，络肺，下膈，属大肠，从缺盆上颈，贯颊，入下齿，挟口，交人中，左之右，右之左，上挟鼻孔。

胃足阳明之经，起于鼻之交頞中，入上齿，挟口，环唇，下交承浆，循颐后，出大迎，上耳前，至额颅，从大迎下人迎，循喉咙，入缺盆，下膈，属胃，络脾，从缺盆下乳内廉，挟脐，入气街，抵伏兔，下膑膝，循胫外，下足胕，入大指。

三焦手少阳之经，起于名指之端，循手表腕，出臂外，贯肘，上肩，入缺盆，布膻中，散落心包，下膈，属三焦，从膻中上出缺盆，上项，系耳后，至目锐眦。

胆足少阳之经，起于目锐眦，下颈，合缺盆，下胸中，贯膈，络肝，属胆，循胁里，出气街，绕毛际，循髀阳，出膝外廉，下辅骨，出外踝之前，循足跗，入名指。

脾足太阴之经，起于大指之端，循指内侧，上内踝前廉，上腨内，循胫骨后，交出厥阴之前，上膝股内前廉，入腹，属脾，络胃，上膈，挟咽，连舌本。

肺手太阴之经，起于中焦，下络大肠，还循胃口，上膈，属肺，从肺系横出腋下，循臑内，行少阴、心主之前，下肘中，循臂内，入寸口，循鱼际，出大指之端。

肾足少阴之经，起于小指之下，斜走足心，循内踝之后，入跟中，上腨内，出腘内廉，上股内后廉，贯脊，属肾，络膀胱，上肝膈，入肺中，循喉咙，挟舌本，从肺出络心，注胸中。

心手少阴之经，起于心中，出属心系，下膈，络小肠，从心系上挟咽，系目系，从心系上肺，出腋下，循臑内后廉，行太阴、心主之后，下肘内，循臂内后廉，抵掌后，循小指之内，出其端。

肝足厥阴之经，起于大指丛毛之际，上循足跗上廉，去内踝一寸，上踝八寸，交出太阴之后，上腘内廉，循股阴，入毛中，过阴器，抵少腹，挟胃，属肝，络胆，上贯膈，布胁肋，循喉咙之后，连目系，上出额，与督脉会于巅，从目系下颊，环唇内，贯膈，注肺。

心主手厥阴心包络之经，起于心中，出属心包络，下膈，历络三焦，从胸出胁，下腋，循臑内，行太阴、少阴之间，入肘中，下臂，入掌中，循中指，出其端。

阳经在表，阴经在里。太阳在外，皮毛之分也，次则阳明，次则少阳，次则太阴，次则少阴，次则厥阴，近于骨矣。阳经则属腑络脏，阴经则属脏络腑。足之阳经，行于股外，阴经行于股内。手之阳经，行于臂外，阴经行于臂内。阳经之次，阳明在前，少阳在中，太阳在后，阴经之次，太阴在前，厥阴在中，少阴在后。手之阴经，自胸走手，阳经自手走头。足之阳经，自头走足，阴经自足走胸。手三阳之走头，足三阳之走足，皆行于颈项而会于督之大椎。手足经之分走，异道环周，太阳、少阴，行身之背，阳明、太阴，行身之前，少阳、厥阴，行身之侧。是诸经之部次也。

经有十二，独言足经而不言手经者，手之六经，自胸而手，自手而头，所辖之部小，足之六经，自头而足，自足而胸，所辖之部大，经大则气旺，气旺则病加也。两经同气，病则俱病，但手经轻清而足经重浊，病则手经轻而足经重，以足经之气偏于重浊故也。

六气解

天有六气，初之气，厥阴风木，二之气，少阴君火，三之气，少阳相火，四之气，太阴湿土，五之气，阳明燥金，六之气，太阳寒水。天人同气也，肝足厥阴之经，是为风木，心手少阴之经，是为君火，三焦手少阳之经，是为相火，脾足太阴之经，是为湿土，大肠手阳明之经，是为燥金，膀胱足太阳之经，是为寒水。经有十二，六气统之，厥阴以风木主令，手厥阴火也，从母化气而为风，少阴以君火主令，足少阴水也，从妻化气而为热，少阳以相火主令，足少阳木也，从子化气而为暑，太阴以湿土主令，手太阴金也，从母化气而为湿，阳明以燥金主令，足阳明土也，从子化气而为燥，太阳以寒水主令，手太阳火也，从夫化气而为寒。经气对化，自然之理。

人之六气，不病则不见，病则一经之气见。或自见其令气，或自见其本气，或主令者而见从化之气，或从化者而见主令之气，视其经气之盛衰焉。厥阴、太阴、太阳，足经主令而手经化气者也。足厥阴，风木也，手厥阴之火，应从风化，而厥阴经病，阳虚则手厥阴化气于风木，阳盛则手厥阴不从风化而从少阳之暑化。足太阴，湿土也，手太阴之金，应从湿化，而太阴经病，阳虚则手太阴化气于湿土，阳盛则手太阴不从湿化而从阳明之燥化。足太阳，寒水也，手太阳之火，应从寒化，而太阳经病，阳虚则手太阳化气于寒水，阳盛则手太阳不从寒化而从少阴之热化。少阴、少阳、阳明，手经主令而足经化气者也。足少阴，水也，水之气为寒，少阴经病，阳盛则足少阴化气于君火，阳虚则不从火化而从太阳之寒化。足少阳，木也，木之气为风，少阳经病，阳盛则足少阳化气于相火，阳虚则不从火化而从厥阴之风化。足阳明，土也，土之气为湿，阳明经病，阳盛则足阳明化气于燥金，阳虚则不从燥化而从太阴之湿化。主令者盛，则化气者从之，化气者盛，则主令者从之，总之不离乎本气之虚实耳。

阴易盛而阳易衰，凡人之病，阴盛者多，阳盛者少。太阳之病，足太阳主令于寒水者十之六七，手太阳化气于君火者十之二三。阳明之病，足阳明化气于燥金者十之一二，足阳明化气于湿土者十之八九。少阳之病，足少阳化气于相火者十之三四，足少阳化气于风木者十之六七。太阴之病，足太阴主令于湿土者不止十九，手太阴化气于燥金者未能十一。少阴之病，足少阴化气于寒水者无人非是，足少阴化气于君火者千百之一。厥阴之病，足厥阴主令于风木者十之八九，手厥阴化气于相火者十之一二。阳从阴化则易，阴从阳化则难，气数如此，无如何也。

一经有一经之性情，经气和平，彼此交济，一经之性情不至偏见。一经病则自见其本气，而一经之性情遂处发现。《伤寒》六经之证，六经之性情发现也。仲景为六经写真[①]，知六气也。知六气之变化，则知六经之性情矣。

营卫解

肺主于气，气行皮毛则为卫，肝主血，血行经络则为营。然肺藏卫气，肝藏营气，肝藏营血，而实则皆出于中焦，以气血皆乃水谷之变化。中焦者，消磨水谷，变化气血之枢轴也。《灵枢·营卫生会》：人受气于谷，谷入于胃，以传于肺，五脏六腑皆以受气。其清者为营，浊者为卫，营在脉中，卫在脉外，营周不休，五十而复大会，阴阳相贯，如环无端。

盖水谷之气，有清有浊。水谷入胃，脾阳消磨，散其精华，化生气血，内自脏腑，外连经络。精专者，行于脉中，命之曰营。慓悍者，行于脉外，命之曰卫。营者，脉中之血，血中之气，是谓营气。营气在脉，随宗气流行。谷精之化营气，其大气之搏而不行者，积于胸中，名曰宗气。宗气者，贯心肺而行呼吸。营气之行，以息往来，血之流动，气送之也。

平人一日一夜一万三千五百息，一息脉六动，气行六寸。人之经脉，六阴六阳以及任、督、两跷，计合一十六丈二尺。一日之中，漏下百刻，以分昼夜。二百七十息，水下二刻，气行十六丈二尺，是谓一周。一万三千五百

① 写真：画像。

息，水下百刻，脉行八百一十丈，人气五十营于身，一日之度毕矣。

营气初行，常于平旦寅时从手太阴之寸口始，以肺主气而朝百脉也。自手之太阴阳明，注足之阳明太阴，自手之少阴太阳，注足之太阳少阴，自手之厥阴少阳，注足之少阳厥阴，终于两跷、督、任。周而复始，阴阳相贯，营周五十，明日寅时，又会于气口。此营气之度也。

卫气者，不随宗气，而自行于脉外，昼行阳经二十五周，夜行阴脏二十五周。其行于阳也，常于平旦寅时从足太阳之睛明始，睛明在目之内眦。《灵枢·卫气行》：平旦阴尽，阳气出于目，目张则气上行于头，循项下足太阳，至小指之端，别入目内眦，下手太阳，至小指之端。其散者，别于目锐眦下足少阳，至名指之端。上循手少阳之分，至名指之端，别入耳前，下足阳明至中指之端，别者，至耳前，合于颔脉，注足阳明，下至跗上，入中指之端。其散者，从耳下，下手阳明，入次指之端。其至于足也，入足心，出内踝下，入足少阴经。阴跷者，足少阴之别，属于目内眦，自阴跷而复合于目，交于足太阳之睛明，是谓一周。如是者，二十五度，日入阳尽而阴受气矣。其入于阴也，常从足少阴之经而入于肾，肾注于心，心注于肺，肺注于肝，肝注于脾，脾复注于肾，是谓一周。如是者，二十五度，平旦阴尽而阳受气矣。其出于阳也，从肾至少阴之经，而复合于目。阴阳一昼一夜，亦周五十。故少阴主内，太阳主外，卫气至阳而起，至阴而止，出于阳则寤，入于阴则寐。此卫气之度也。

营起于气口，卫起于睛明，营气之行，阴阳相间，卫气之行，夜阴昼阳。起止不同，道路各异，非同行于一经也。

风寒解

风者，天地之生气；寒者，天地之藏气。四时之气，春生、夏长、秋收、冬藏，木旺于春，木气发生则阳出地上而东升风动，水旺于冬，水气蛰藏则寒作。盖春木司令，阳自地下东升，风动而冰解，则生气得政。水旺于冬，冬水当权，则阴自地上而西敛，寒凝而冻合，则藏气得政，是风乃阳气之发扬，寒乃阴气之翕聚，气之不同也。

风之中人，必因金水之外敛，金水主卫，卫性收敛而风性发泄，卫气不启，泄之以风，而愈欲收敛，敛而莫达，则内闭营血，而生里热。寒之伤人，必因木火之外泄，木火主营，营性发泄而寒性闭蛰，营血不秘，闭之以寒，而愈欲发泄，泄而不透，则外束卫气，而生表寒。

风为春气，三春之月，天温日明，人血淖液而卫气浮宣，袭之以风，不能伤也，值气凉而窍闭，得风气之疏泄，是以伤卫。寒为冬气，三冬之月，天寒日阴，人血凝涩而卫气沉藏，感之以寒，不能伤也，值气温而窍开，得寒气之闭敛，是以伤营。营伤则卫郁，宜麻黄以泻卫，卫伤则营郁，宜芍药以泻营，营卫发达，则表邪退矣。

《素问·玉机真脏论》：风寒客于人，使人毫毛毕直，皮肤闭而为热，当是之时，可汗而发也，桂枝、麻黄，发汗之方。汗贵乎早，《阴阳应象论》：善治者，治皮毛，其次治肌肤，其次治筋脉，其次治六腑，其次治五脏，治五脏者，半死半生也。营卫感伤，在皮毛之部，桂枝、麻黄，治皮毛之方，皮毛邪散，后日之变，无由生矣。于此失治，未几而或入三阳之腑，或入三阴之脏，于是乎治腑治脏，危证丛生，工之至下而法之至拙者也。

风寒，客邪也，病则不关于客气，而视乎人身之主气。主气偏阳，则阳郁为热而入腑，主气偏阴，则阴郁为寒而入脏，无非主气为之也。其始感也，风寒之裹束在表，迁延日久，入阳明而传三阴，则皆本气之为病，非尽系风寒之力属也。麻黄、桂枝，表散风寒之剂，外此则悉因主气立法，不专表散之方矣。解风寒外感，则知气血内伤，仲景《伤寒》立法，非第为外感之金书[①]，而并为内伤之玉诀[②]。内伤之人，未必尽由于外感，而外感之家，无不悉本于内伤，解此则内外同归，主客一致，十病九全而不止也。

传经解

人之经脉，自皮毛以至筋骨，不过六层，太阳在表，次为阳明，次为少阳，次为太阴，次为少阴，次为厥阴，厥阴者，经脉之在里者也。风寒感袭，受自皮毛，故太阳先病。经气郁隆，不得外泄，次第内浸，相因而发，日传一经，六日而遍。此一定之事，不以风寒温热而异同也。温病内热素积，感必尽传，风寒之家，起于外感，不缘内伤，或有一经两经而即已者。此本

① 金书：用金简刻写或金泥书写的文字。此处指经典之作。
② 玉诀：道家对咒语、秘诀等的美称。此处指经典之作。

气之旺而外感之轻，不至成病者，及其成病，则捱次遍传。此风寒之大凡也。

虽遍传六经，而未经汗解。则太阳表证，必不能罢。太阳不罢，则不拘传至何经，凡在六日之内者，总以太阳为主，寒宜麻黄，风宜桂枝，无用余方也。若在经失解，里气和平，则不至内传，如里气非平，表郁里应，阳盛则入阳明之腑，阴盛则入三阴之脏。腑热则宜凉泻，脏寒则宜温补。

凡人阳盛则生，阴盛则死。风寒传脏，阴盛而灭微阳，早用温补，固难尽生，风寒传腑，阳盛而烁微阴，迟用凉泻，亦或致死。较之前在营卫，逆顺霄壤，此诚危急存亡之秋也。

仲景为六经分篇，而太阳一经，不皆表证，其间有阳盛而入腑者，有阴盛而入脏者。但病入脏腑，而经证未罢，是以属之太阳。虽属太阳，而内入脏腑，是皆太阳之坏病也。至于阳明之篇，则全是腑病。阳明经证，乃腑病连经，而非止经病也。三阴之篇，则全是脏病。三阴经病，乃脏病连经，而非止经病也。少阳之篇，则半是腑病、半是脏病。少阳居表阳里阴之界，阳盛则传腑，阴盛则传脏，故脏腑兼有。少阳经证，乃脏病腑病之连经，而非止经病也。若但是经病，则全统于太阳一经，不必另分立六经之篇也。

此义自仲景而后，千载无知者。郊倩程氏，比之诸家，微有一线萤光，而误以脏腑之病为经证，因谓伤寒不传经，谬矣。至喻嘉言辈，醉魔迷蒙，其于此理，一字不解也。

里气解

风寒之伤人也，不能为寒，不能为热，视乎人之里气而为变者也。里气和平，则腑热不作，脏寒不动，终始在经，不能内传，但当发散其表邪，不必用温清补泻之剂也。里气非平而表邪外束，腑阳盛者，则阳郁而生内热，脏阴盛者，则阴郁而生内寒。寒热之分途，全在乎中气。

太阴以湿土主令，阳明从燥金化气，阳旺之家，则阳明司气，胃腑生其燥热，阴旺之家，则太阴当权，脾脏生其湿寒。湿寒者，水气也，燥热者，火气也。脾以阴土而含阳气，阳升则化火，胃以阳土而含阴精，阴降则化水。水寒而流湿，火热而就燥，土者，乃水火之中气也，故火盛则燥热传于戊土，水盛则湿寒传于己土，此脏寒腑热之所由来也。然己土之性湿，庚金之性燥，湿者，太阴脾土之本气，燥者，阳明胃土之子气也，子气不敌本气之旺，故湿盛者多而燥盛者少。

盖水偏胜则病湿寒，火偏胜则病燥热，而阴阳非平者，则燥易消而湿易长。缘土居水火之中，水火交蒸，但能生湿，不能生燥，则湿有日增而燥有日减，自然之事。况五行之理，水能克火，火不能克水，故火常败而水常胜。此寒热燥湿进退消长之大凡也。

后世庸工悖谬不通，乃有传经为热，直中为寒种种胡说。千载不得解人，何可期之旦暮间也。

风寒原委

四时之气，木旺于春，水旺于冬。春木发生，则阳气敷布而为风，冬水蛰藏，则阴气凝肃而为寒。春非无寒，究竟风多而寒少，冬非无风，究竟风少而寒多。春之有寒者，春行冬令，非春气之正也，冬之有风者，冬行春令，非冬气之正也。感春之风者，谓之中风，其间虽有伤寒，而不及中风之多也，感冬之寒者，谓之伤寒，其间虽有中风，而不及伤寒之多也。

气血在经，是谓营卫，营行脉中，为卫之根，卫行脉外，为营之叶。平人卫气在外而内交于营，营血在内而外交于卫，营卫调和，是以无病。卫司于肺，营司于肝，肺金下行，则生肾水，是以卫气清降而产阴精，肝木上升，则生心火，是以营血温升而化阳神。气行皮毛，卫气清降，则腠理阖，阖则中风而不伤寒，血行经络，营血温升，则孔窍开，开则伤寒而不中风。寒伤营者，因冬日之天温而窍开也，风伤卫者，因春日之气凉而窍阖也。营伤则卫病，以营血闭束其卫气，故卫郁而表寒。以寒性闭涩而血性发扬，血发扬而窍开，寒已收之，而愈欲发扬，发而不透，则外裹卫气，而生表寒。卫伤则营病，以卫气遏逼其营血，故营郁而里热。以风性浮散而气性敛肃，气敛肃而窍阖，风以泄之，而愈欲敛肃，敛而不启，则内遏营血，而生里热。风寒外袭，营卫里郁，是以病作。营卫二气，分司于肺肝而总统于太阳，故太阳经病有风伤卫气、寒伤营血之不同也。

风寒外感，病在经络，经络脏腑，实相表里，在经失解，阳盛则传阳明之腑，阴盛则传太阴之脏、入脏则但寒而不热，入腑则但热而不寒。此其中虽缘于里气之不同，亦原缘于外邪之攸判。盖卫气为阳，然气降而化水，则自阳而之阴也。阳气之中，已胎阴魄，故营伤而卫病者非无腑热，而下寒者居多。营血为阴，然血升而化火，是自阴而之阳也。阴中之血，已抱阳魂，故卫伤而营病者亦有脏寒，而上热者为众。卫司于肺而实根于阳明，胃乃化气之源也。阳明从燥金化气，阳衰而入脏，脏寒则燥化而为湿。营司于肝而实根于太阴，脾乃生血之本也。太阴以湿土主令，阴衰而入腑，腑热则湿化而为燥。外感之病，入脏而生湿寒，来自伤寒者，较多于中风，入腑而生燥热，来自中风者，较多于伤寒。究之中风原是外热，伤寒原是外寒，而其脏腑之寒热，终关于里气者居多也。

营卫之气，第宜外发，不宜内陷。寒伤营者，营闭其卫，卫气外发，则汗出而病解，风伤卫者，卫闭其营，营血外发，则汗出而病愈。腑热则营血内陷而不外发，脏寒则卫气内陷而不外发。故寒伤卫病，腑阳旺者多生，脏阴盛者多死，以脏阴盛则卫气内脱，腑阳颓败而死也，中风营病，脏阴旺者多生，腑阳盛者多死，以腑阳盛则营血内蒸，脏阴涸竭而死也。腑阳盛则卫气不陷，设其过盛而生内热，一用清散，则卫发而汗出，脏阴盛则营血不陷，设其过盛而生内寒，稍用温散，则营发而汗出。若阴阳和平之家，营病则多外热，外热入腑，则宜清里，里阳非虚，不至内寒也，卫病则多外寒，外寒入脏，则宜温里，里阴非虚，不至内热也。卫气之发，赖乎阳明，卫病者，不可泄戊土之阳气，故胃热盛满，仲景有缓攻之法，营血之发，赖乎太阴，营病者，不可泻己土之阴精，故腑热伤阴者，仲景有急下之条也。

中风之家，阴气不衰，足以济阳，则外热虽盛而不入阳明之腑，伤寒之家，阳气不衰，足以济阴，则外寒虽盛而不入太阴之脏。六日经尽，营卫郁隆，既无内陷之路，自当外发皮毛，泄而为汗，是以在经则为顺。若在经失解，阳盛而入腑，阴盛而入脏，脏寒则阴胜而阳亡，腑热则阳亢而阴亡，死不旋踵，最可虑也，是以入腑入脏则为逆。腑热而用凉泻，脏寒而用温补，补泻无差不至于死，脏寒者不无生望，腑热者亦有危机。死者无论矣，其生者未为大逆，然究不如在经之为顺也。

风寒之邪，感在经络，经络虽病，万不至死。阳盛入腑，脏阴消亡，阴盛入脏，腑阳颓败，则九死不复获一生。若脏寒已动而腑阳未绝，足以温其凝沍，腑热既作而脏阴未竭，足以润其枯燥，则病极危剧而不至于死。然阴阳偏盛，均有死理，究竟阴亡而死者少，阳亡而死者多。以阴易长而阳易消，死于阳败者不止八九，死于阴亏者未能二三。若伤寒、温病之外，凡诸内伤杂病之门，则阴亏而病死者，绝无而仅有矣。

伤寒说意卷一

太阳经

提纲

太阳以寒水主令，外在皮毛，卫护周身，为六经之纲领，故其脉浮。一被风寒，则皮毛闭塞，此经先病。其经起两目之内眦，自头下项，行身之背，挟脊抵腰，由外踝而走小指。风寒外束，经脉不舒，故头、项，腰、脊、骨节疼痛。其脉连于督脉之风府，穴在头后，其窍常开，风寒伤人，皆自风府之穴传之太阳。肝司营血，行于经络，肺司卫气，行于皮毛，而皆统于太阳。风则伤卫，寒则伤营，营卫感伤，太阳所以病也。

太阳中风桂枝汤证

卫秉金气，其性清肃，清肃则窍闭，闭则无汗。风以泄之，卫气不敛，则汗出。卫以收敛为性，风愈泄而卫愈闭，闭而不开，故郁遏营血，而为里热。风性疏泄，孔窍不秘，是以恶风。风性浮散，是以脉缓。卫司于肺，肺窍于鼻，卫郁不能外达，逆行鼻窍，则见鼻鸣。卫统于阳明，卫气裹束，阳明不降，则生干呕。桂枝汤，桂枝行经脉之郁，芍药泻营血之热，甘草培中，大枣补其脾精，生姜泻其肺气，此中风之法也。

桂枝汤一

桂枝一两　芍药一两　甘草七钱，炙　生姜一两，切　大枣十二枚，劈

水七杯，煎三杯，温服一杯，饮热稀粥一杯，覆衣取微汗。不汗，再服一杯。又不汗，尽服之。又不汗，再煎一剂，如前法。服药禁生冷、黏滑、肉、面、酒、酪、五辛、臭恶之诸物。

太阳伤寒麻黄汤证

营秉木气，其性温散，温散则窍开，开则有汗。寒以敛之，营血不达，则无汗。营以发达为性，寒愈敛而营愈发，发而不透，故裹束卫气，而生表寒。寒气闭藏，卫阳郁陷，是以恶寒。寒性闭涩，是以脉紧。经气束迫，则见体痛。胃主降浊，阳明不降，浊气上涌，则生呕逆。卫司于肺，肺气阻逆，故作喘促。麻黄汤，麻黄泄卫气之郁，杏仁降肺气之逆，桂枝通经，甘草培土，此伤寒之法也。

麻黄汤二

麻黄一两　桂枝七钱　杏仁七十枚，去皮尖　甘草七钱，炙

水九杯，先煎麻黄，减二杯，去上沫，入诸药，煎二杯，温服大半杯，覆衣取汗，不用啜粥。余如服桂枝法。

太阳风寒两感桂麻各半汤证

伤寒营闭卫郁，则生表寒，中风卫闭营郁，则生里热，风寒双感，营卫俱伤，则寒热往来，状形如疟。盖寒伤营则营欲泄，泄而不透，故敛束卫气而为寒，风伤卫则卫欲闭，闭而不开，故遏逼营血而为热，营郁热发，及其卫衰而营血外乘，又束卫气而寒来，卫郁寒生，及其营衰而卫气外乘，又遏营血而热来，此先中于风而后伤于寒，营卫交争，迭为胜负之故也。若其人便调不呕，寒热频发，日二三度，脉微缓者，是正气颇旺，不久将发，病为欲愈，无用治也。若脉浮而紧，面热身痒，是阳为阴郁，欲发而未能也。仲景脉法：寸口脉浮而紧，浮则为风，紧则为寒，风则伤卫，寒则伤营，营卫俱伤，骨节烦疼，当发其汗。宜桂枝麻黄各半汤，双泄营卫也。若其寒热不频，日仅再作，是其正气之虚，不能频发，而风多寒少，卫郁不盛，宜桂枝二麻黄一汤，重泄其营而轻泄其卫也。如其发热作渴，脉浮而洪大者，是兼有里热，宜桂枝二越婢一汤，稍清其内热也。

桂枝麻黄各半汤三

桂枝五钱　芍药三钱　甘草三钱，炙　生姜三钱　大枣四枚　麻黄三钱　杏仁二十四枚

水五杯，先煮麻黄，去上沫，入诸药，煎杯半，温分三服。

桂枝二麻黄一汤四

桂枝五钱　芍药四钱　甘草三钱，炙　生姜四钱　大枣五枚　麻黄二钱　杏仁十六枚，去皮尖

水五杯，先煮麻黄，去上沫，入诸药，煎二杯，温服一杯，日再服。

桂枝二越婢一汤五

桂枝二钱　芍药二钱　甘草二钱，炙　生姜三钱七分　大枣四枚　麻黄二钱　石膏二钱，碎，绵裹

水五杯，煎二杯，温服一杯。

太阳风寒大青龙汤证

中风，脉浮缓而有汗，伤寒，脉浮紧而无汗，若中风脉紧身疼，发热恶寒，无汗而躁烦者，是卫气闭敛，风不能泄，营热郁遏，莫由外达，故证似伤寒，而加以躁烦。经热不解，内传于胸，则见燥渴。宜大青龙汤，麻黄泄其卫郁，石膏清其肺热，经热清散，燥渴自止。然青龙发汗，最善亡阳，必无少阴证者，而后可用。

若脉微而弱，汗出恶风者，是肾阴盛而卫阳虚，风能疏泄而卫不闭敛，慎勿服此。服之汗多阳亡，遂入少阴之脏，则四肢厥逆，筋惕肉瞤。此为逆治，宜以真武汤救之。盖四肢秉气于脾胃，汗泄中焦温气，阳亡土败，寒水上凌，四肢失秉，故手足厥逆。水寒土湿，木郁风动，经脉撼摇，故筋肉动惕。真武汤燥土泄湿，温寒水而滋风木也。真武汤在少阴。

大青龙汤六

麻黄二两　桂枝七钱　甘草七钱，炙　杏仁五十粒　石膏鸡子大，研　生姜一两　大枣十二枚

水九杯，先煮麻黄，减二杯，去沫，入诸药，煎取三杯，温服一杯，取微汗，一服汗者，停后服。不汗，再服。汗多者，温粉扑之。汗多阳亡遂虚，恶风，恐其阳亡烦躁，不得眠也。

衄血

伤寒皮毛外闭，卫气莫泄，经脉郁隆，而傍无透窍，势必上寻出路，发于鼻孔。卫气升腾，冲逼营血，随而上逆，是为衄证。衄则卫泄病除，亦同

汗解。但营血上流，损伤颇重，此麻黄、青龙之证，失不早服，故至于此。将衄之时，必先脉浮头痛，鼻燥口干。此际早以麻黄发表，则无衄理。若卫郁热盛，宜加石膏、生地，发卫气而凉营血也。

太阳伤寒小青龙汤证

太阳表证不解，阳虚之人，积水郁动，或热渴饮冷，新水不消，乘表邪外束，泛滥逆行，客居心下，阻阴阳交济之路，致令胃气上逆，而为呕噫，肺气上逆，而为咳喘，胆火上逆，而为燥渴，土湿木贼，而为泄利，土湿木郁，而少腹胀满，小便不利。里水外寒，缠绵不解，是为异日内传三阴之根。小青龙汤，麻黄、桂枝，发汗以泄积水，半夏降逆而止呕噫，姜、辛、五味，下气而平咳喘也。

小青龙汤七

麻黄一两　桂枝一两　甘草七钱，炙　芍药一两　半夏一两　细辛一两　干姜七钱　五味一两五钱

水十杯，煎三杯，温服一杯，覆衣。若微利者，去麻黄，加芫花如鸡子大，熬令赤色。若渴者，去半夏，加瓜蒌根一两。若噫者，去麻黄，加附子一枚，炮。若小便不利，少腹满者，去麻黄，加茯苓一两四钱。若喘者，去麻黄，加杏仁二两八钱，去皮尖。

太阳风寒白虎汤证

太阳经病，而兼内热，是大青龙证。经病已解，内热未清，肺津消耗，而成燥渴，宜白虎汤，知母、石膏，清其肺金，甘草、粳米，培其脾土。

盖辛金化气于湿土，戊土化气于燥金，太阴旺则辛金化气而为湿，阳明旺则戊土化气而为燥，燥胜其湿，则辛金亦化气而为燥，湿胜其燥，则庚金亦化气而为湿。阳明承气汤证，是庚金主令而戊土化气，两经俱燥者。如此则己土亦且化燥，辛金必不化湿，辛金一燥，定生燥渴。然则太阳白虎证，即阳明承气证之初气也，此宜白虎早清金燥，莫使燥气传腑，致用承气。若气虚者，宜白虎加人参汤，保其中气，恐其寒中而阳败也。

白虎汤八

石膏五两，研　知母二两　甘草七钱，炙　粳米二两

水十杯，煮至米熟汤成，温服一杯，日三服。

白虎加人参汤九

石膏五两，研　知母二两　甘草七钱　粳米二两　人参一两　于前方加人参一两

水十杯，煮米熟汤成，温服一杯，日三服。煮服同前。

大青龙乃中风之方，白虎乃伤寒之方，表病不同，而里证则同。伤寒卫郁之病，而卫气化于胃土，胃阳不足，则传脾脏而病寒湿者，较多于中风，而内热渴燥者颇稀，中风营郁之病，而营血化于脾土，脾阴不足，则传胃腑而病燥热者，较多于伤寒，而脉紧无汗者颇少。是青龙之麻黄，究为伤寒所宜，白虎之石膏，究为中风所宜。然中风非无青龙证，故大青龙汤举中风以立法而概伤寒，伤寒非无白虎证，故白虎汤举伤寒以立法而概中风。其实，青龙、白虎，乃风寒共用之方，但须识得中风而有青龙证，伤寒而有白虎证，则仲景心法，此日犹传矣。

太阳伤寒五苓散证

太阳经病不解，或阳虚之人。宿水郁动，或热渴饮冷，新水不消，水邪阻隔，相火不降，烦渴思饮，而以水投水，莫能容受，入口即吐，名为水逆。是为表里不解，宜五苓散，桂枝外通其经，白术、苓、泽，内泄其水也。

膀胱者，津液之府，水道藏焉，气化则能出。盖水入于胃，脾阳蒸动，化为雾气，以归于肺，肺气清降，化为雨露，而归膀胱，所谓气化也。而水之化气，气之化水，全缘土燥，土湿不能蒸水化气，注积脏腑，一遇表邪外束，泛滥逆行，是名水逆。五苓燥土泄水，通经发汗，多饮暖水助之，使积水化气，泄于汗孔，表里双解。此后水饮气升露降，而归水府，不至呕吐矣。

若伤寒汗出而渴者，亦用此方。以汗后阳泄湿动，相火逆升，而刑肺金，故作渴燥也。

若汗出而不渴者，湿气稍轻，茯苓甘草汤主之。

凡太阳中风，理应发表者，若以冷水噀濯，致汗孔闭塞，烦热弥增。卫气欲发，郁于孔窍，不能透泄，因而皮肤粟起。其相火上逆，意欲饮水，而内无燥热，其实不渴。是缘表邪之外束而水气之内作也，轻者，用文蛤散，

重者，必用五苓泄水。如水湿上泛，寒实结胸，内无热证，宜用三物小陷胸汤，破其凝结。重者，小陷胸汤不能奏效，二白散亦可服也。小陷胸汤在结胸。

五苓散十

猪苓二钱四分　茯苓二钱四分，去皮　泽泻四钱　白术二钱四分　桂枝一钱五分

为末，白饮和服一汤匙。多饮暖水，汗出愈。

茯苓甘草汤十一

茯苓七钱　桂枝七钱　生姜七钱　甘草三钱，炙

水四杯，煎二杯，温分三服。

文蛤散十二

文蛤一两七钱

上为末，沸汤半杯，合服一汤匙和服。

二散十三

桔梗三分　贝母三分　巴豆一分，去皮心膜，煮，研如脂

上二物为末，入巴豆，臼中捣匀，白饮和服，强人半钱匕，羸者减之。在胸上必吐，在膈下必利。不利，食热粥一杯，利下不止，食冷粥一杯。身热，皮粟不解，欲引衣自覆者，或以冷水潠濯，闭其皮毛，热增无汗，弥生烦躁者，水气一升，必生寒结，宜用此方。若汗出而腹痛者，血亡而木燥也，加芍药一两，清其风木。

太阳风寒抵当汤证

太阳表寒不解，经热内传，结于膀胱。膀胱者，太阳之腑，经腑合邪，热结血分，则其人如狂，以心主血而藏神，血热则神乱也。其结血自下者愈，结血不下，必须攻之。若经证未解，不可攻也，攻之恐卫气内陷，当先解其表，表解后，但觉少腹急结者，乃可攻之。宜桃核承气汤，破其结血。

如日久病重，身黄而脉沉结，其人发狂者，此热在下焦，少腹必当硬满。其血海结燥，桃核承气汤不胜其任，非抵当汤不能开。须验其小便，小便不利者，是膀胱湿热，非血证也，若小便自利，则血证无疑。宜抵当汤、丸，相其缓急治之，少腹石硬者，用汤，满而不硬者，当用丸药缓攻也。

桃核承气汤十四

桃仁五十枚，去皮尖　大黄一两四钱　芒硝七钱　甘草七钱，炙　桂枝七钱，去皮

水七杯，煎二杯半，去渣，入芒硝，微沸，温服半杯，日三服。当微利。

抵当汤十五

水蛭三十枚，熬　虻虫三十枚，去足翅翅足　桃仁三十粒，去皮尖　大黄一两，酒浸

共上为末，水五杯，煎三杯，温服一杯。不下，再服。

抵当丸十六

水蛭二十枚　虻虫二十五枚　桃仁二十五枚　大黄一两，酒浸

按：水蛭、虻虫必熬过方可用。

共上为末，和分四丸，水一杯，煎一丸，至大半杯服之。晬时[①]当下血，不下再服。

太阳传经

太阳经外在皮毛，感冒风寒，皮毛闭塞，营卫郁遏，不得外发，自当内传，二日阳明，三日少阳，四日太阴，五日少阴，六日厥阴。六经既遍，若脏寒不动，腑热不作，营卫无内陷之路，势必外发皮毛，泄而为汗。

其感之重者，六日经尽表解，而病不遽除。中风之家，营郁热盛，多有六日表解之后，余热未消，犹不霍然[②]。俟至十二日，经热全消，而后悉愈。甚者经尽表解，又必再经。

凡汗解之后，头痛又作，是病后而欲再传也。以经热未清，但遇一切风寒、食饮、喜怒、劳倦，营卫一郁，余热即发。阳莫盛于阳明，是宜清阳明以泄经热也。六七日中，经尽汗解，是里气之平者，里气非平，阳盛则入腑，阴盛则入脏，传无定期，解无定日，视其脏腑寒热，郁动之早晚也。

凡太阳病，颇欲作呕，或躁烦不宁，脉候急数，此腑阳素旺，因表郁而内发，必将传里。若二三日不见阳明、少阳证，脉又安静而不急数，则不至传腑。入脏之脉证，反此推之。脏腑有传有不传，经无不传之理也。

---

① 晬时：一昼夜。

② 霍然：很快、突然。

伤寒说意卷二

太阳经坏病

提 纲

太阳经病，中风用桂枝，伤寒用麻黄，风寒双感，用桂麻各半汤。中风而火郁，用大青龙，伤寒而水郁，用小青龙。表解而内燥，用白虎，表解而里湿，用五苓。表退而热结血分，用桃核承气、抵当汤丸。治之不误，则经邪汗解，必无坏事。

若太阳病三日，已经发汗、吐、下、温针诸法，仍然不解，此非入阳明之腑，即入三阴之脏。是为太阳坏病。是缘汗下补泄，诸治法错误而然。

盖阳盛而亡其阴，则入于腑，阴盛而亡其阳，则入于脏，虽太阳表证未解，然不可作太阳病治。相其脉证，知其所犯何逆，随证而治之也。

太阳坏病入阳明腑证

汗下后脉浮

太阳经病，阳盛亡阴，则入阳明胃腑，中风之家，营热内郁，多传阳明之腑。其脉浮者，则病在表而宜汗。汗之不愈者，汗未透也，其脉必犹浮，虽内有下证，必当先解其外。医见汗之不愈，遽用下药，不知浮脉犹存，表证未解，病必不愈，此仍当解外乃愈，宜桂枝汤，解其表邪也。方在太阳。

汗下后小便不利

汗下后小便不利者，亡津液也。津液续复，必当自愈。重者用润燥养津之法，人参白虎汤、方在太阳竹叶石膏汤之类。竹叶石膏方在伤寒类证。随证俱可中用。

汗下后汗出而喘

中风汗下之后，外无大热，汗出而喘者，此表邪未解，营卫郁遏，肺气阻逆而不降也。不可再用桂枝，宜麻杏石甘汤，泄热而降逆也。

喘有寒热不同，汗后里热未清，或生外烦，因以冷水浇之，冀除其热，皮毛壅闭，郁其内热作喘，此热喘也。汗后阳虚津涸，或生渴燥，因而饮冷不消，隔其肺气作喘，此寒喘也。

麻黄杏仁甘草石膏汤十七

麻黄一两四钱　杏仁五十枚　甘草七钱，炙　石膏二两八钱

水七杯，煎二杯，温服一杯。

汗下后烦渴

服桂枝汤，大汗出后，烦渴不解，脉又洪大者，汗亡津液也。津液虽耗，而汗泄阳虚，宜人参白虎，方在太阳。滋其枯燥。凡吐下之后，七八日不解，发热恶风，舌燥心烦，大渴饮冷，欲得数碗而后快者，概宜人参白虎也。

汗下后昏冒

凡汗下之后，阳气既泄，阴液亦亡。阳气内陷而阴气外束，因生昏冒。冒家汗出则愈，缘皮毛既开，阳气外达，故神明慧爽。若汗出表和，而燥热内郁，里气未和，然后下之。

汗后恶热

阳虚之人，汗则亡阳，阴虚之人，汗则亡阴。汗后恶寒者，阳亡而表虚也，不恶寒而恶热者，阴亡而里实也，宜早以调胃承气，清其里热也。方在阳明。

火劫亡阴

风家营郁发热，宜凉营发表，泄其淫蒸。若以火劫发汗，风火合邪、逼蒸营血，其身必病发黄。阳盛于上，则营血必衄。阴虚于下，则小便为难。

阴分阳分之津俱竭，则皮肤枯燥不润。热无泄路，熏蒸头上为汗，颈下全无。胃气郁遏而腹满，肺气阻逆而作喘，口干咽烂，或大便不行。久而谵妄不明，甚至恶心呕哕，手足躁扰，捻衣摸床。此其昏迷烦乱，阳亢极矣。若小便利者，水源未竭，尚可救药。

营生于太阴，太阴湿土，一得热气郁蒸，必发黄色。宜泄热而渗湿，用猪苓汤加石膏、知母、生地、丹皮主之。湿热退而阴气复，可以生也。

火熨[1]亡阴

太阳病二日，方传阳明之经，遽见烦躁，是胃阳素盛，将欲入腑。不知者见其烦躁，以为阳郁欲汗，反熨其背，以发大汗。火气入胃，水竭土燥，烦躁愈加。燥热熏心，必发谵语。火气升腾，所熨之汗，但见上焦，从腰以下绝无，大便干硬，小便不利，上热欲呕而足下厥冷，反恶风寒，以其火升而不降也。其燥火郁蒸，微阴内败，阴绝则死，阴复则生。

若十余日间，忽战寒振栗而自下利者，此欲解也。盖阳气欲发，而阴气外束，不能遽发，是以振栗。阳气一发，则阴复而利下。胃热后泄，是以解也。利下之后，忽觉头痛足热，则中脘郁火上下通达，谷气四周，霍然愈矣。

火逆伤血

风家营郁热发，而热未入腑，其脉必浮，脉浮便宜汗解。若以火灸之，热因火盛，以致血海瘀结，腰下重痹，此名火逆。凡被火熏，不得汗出，必生烦躁。经尽不能汗解，伤其厥阴之经，则病下血，此名火邪。脉浮发热，此是阳气之实，实证而以虚治，误用灸法，热因火盛，必动其血，非从便下，则自口出也。

大抵微数之脉，皆阴虚血热，慎不可灸，灸之火气燔烁，微阴伤败，焦骨伤筋，血燥难复。一火之力虽微，内攻之害甚大也。

---

① 熨：使用药物或其他加热物体在相应部位进行热敷的疗法。

太阳坏病入太阴脏证

汗后发渴

太阳经病，阴盛阳亡，则入太阴脾脏。如大汗之后，亡其胃津，以致土燥生烦，不得眠卧，时欲饮水者，此将成人参白虎汤证。宜少少与水，滋其土燥，令胃气调和则愈。以在大汗之后，阳气新虚，恐饮冷多而土败也。若燥热大作，少水不救盛火，则用白虎汤。方在太阳。若汗后脉浮，小便不利，热微消渴者，则是阳虚湿动，宜用五苓散。盖脾土湿陷，木郁生风，津亡燥动，是以消渴。疏泄不行，故小便不利。五苓燥土湿而达木郁，通经解表，是良法也。汗泄阳虚，阴湿易动，凡脉候浮数，口渴心烦，而所饮不多，多便不受，即是五苓证，勿服白虎。方在太阳。

汗后亡阳

伤寒本当发汗，若使脉浮自汗，溺数心烦，恶寒不甚，脚挛不伸，此是阳明证，不宜发汗。自汗者，腑热外蒸，小便数者，大便必硬，心烦者，燥土上熏，寒微者，恶寒将罢，脚挛者，木燥筋缩，此宜调胃承气汤。方在阳明。若医以脉浮自汗，病象中风，反与桂枝汤加附子而增桂枝，令其大汗亡阳，以致厥逆咽干，烦躁吐逆，胃燥肠结，谵语不清。不知寸口浮大，是阳明之腑热，非太阳之表寒，桂附泄汗亡阳，热减而燥加，火升而胃逆。宜甘草干姜汤，温中回阳，而降逆气，再以芍药甘草汤，滋木荣筋，伸其两脚挛急，后以调胃承气。方在阳明。下其结粪，以止谵语，诸证全瘳矣。若桂附发汗后，不用姜甘回阳。而重发其汗，或加烧针，大亡其阳，当用四逆汤，以温水土也。方在大阴。姜甘无济矣。

甘草干姜汤十八

甘草一两四钱，炙　干姜一两四钱

水四杯，煎杯半，温温再服。

芍药甘草汤十九

芍药一两四钱，炒　甘草一两四钱，炙

水五杯，煎杯半，分温再服。

汗后吐泄

汗后水药不得入口，是阳败而胃逆。若再发其汗，则脾气亦陷，必吐泄皆作。阳败胃逆，而生呕吐，脉多浮数，证多烦躁。庸工率谓火盛，不知阳气升泄，客热在胸，腹中虚冷，水谷不消，所以呕泄也。

吐后烦呕

太阳经病，当发热恶寒，吐后不恶寒而欲去衣被，此吐伤胃气，阳升而内烦也。若既不恶寒，又不发热，关脉细数者，亦吐伤胃气也。缘其胃阳素虚，本不堪吐，病一二日而吐之者，阳升胃逆，腹中饥馁，口不能食，病三四日而吐之者，阳升火逆，不喜热粥，欲饮冷食，冷食入腹不消，朝食暮吐，此皆火土双败之故。然吐虽逆治，而无大害，俟其胃阳续复，或以药饵温胃降逆，则吐呕立止，非如汗下亡阳之剧也。

下后泄利身疼

伤寒阳虚胃弱，医误下之，续得泄利不止，而身仍疼痛者，此里气败而表未解。急当先救其里，阳回泄止，然后发表散寒，除其疼痛。救里宜四逆汤，方在太阴。救表宜桂枝汤方在太阳。此定法也。

汗后身痛脉迟

汗泄血中温气，阳虚木陷而脉沉迟，经脉凝涩而身疼痛。宜新加桂枝汤，甘草、枣培土，桂枝达木，加芍药以清风木，加生姜以通经络，加人参以益肝脾温气，补中宣经脉也。

新加桂枝汤二十

桂枝一两　甘草七钱　大枣十二枚　芍药一两四钱　生姜一两四钱　人参一两

于桂枝汤内，加芍药、生姜各三钱五分，人参一两，余依原法。

下后泄利喘汗

中风，桂枝汤证，医反下之，败其中气，以致泄利不止。若其脉促者，是表证未解。仲景脉法：脉来数，时一止复来者，名曰促。盖下后里虚，表阳内陷，为里阴所格，不得下行，表里束迫，故见促象。若喘而汗出者，是胃逆肺壅，郁生上热，蒸其皮毛也。里宜四逆，表宜桂枝，而膈热壅阻，二方难用，宜葛根黄连黄芩汤，达胃郁而清上热，然后议温未晚也。

葛根黄连黄芩汤二十一

葛根二两八钱　黄连三钱五分　黄芩七钱　甘草七钱，炙

水八杯，先煮葛根，减二杯，入诸药，煎二杯，分温再服。

下后胸满发喘

太阳病，下后胸满者，胃败而气逆也。胃气上逆，浊阴不降，肺气壅塞，是以胸满。若兼脉促，则表证未解，宜桂枝去芍药之酸寒，以解表邪。若微恶寒者，则肾阳亦败，不止脾阳之虚，宜桂枝去芍药加附子汤，温其肾水也。若微喘者，亦胃气之上逆也，胃逆而肺气郁阻，是以发喘。此较胸满颇重，当泄其逆气，宜桂枝加厚朴杏子汤，泄肺而降逆也。凡喘家用桂枝汤，必加厚朴、杏仁，利其壅塞，下其冲逆，此定法也。

桂枝去芍药汤二十二

桂枝一两　甘草七钱，炙　生姜一两　大枣十二枚

水五杯，煎二杯，温服一杯。

桂枝去芍药加附子汤二十三

桂枝一两　甘草七钱　生姜一两　大枣十二枚　附子一枚，炮，去皮脐，破八片

水七杯，煎二杯，温服一杯。于前方加附子一枚，炮。

桂枝加厚朴杏子汤二十四

桂枝一两　芍药七钱　甘草七钱，炙　生姜一两　大枣十二枚　厚朴七钱，炒　杏子五十粒枚

水七杯，煎二杯，温服一杯，温服一杯。

汗下后心下满痛小便不利腹满心烦

太阳病，服桂枝未解，因复下之，致心下满而微痛，小便不利，此下伤中气，阳败湿生，胆胃上逆而肝脾下陷也。而表证未解，依然头项强痛，发热无汗，是虽以表邪外束，而实缘里气之内郁。宜桂枝汤去桂枝之发表，加茯苓、白术，去湿而燥土也。

心下满者，腹满之渐也，若发汗后，腹胀满者，阳泄土败而浊阴上逆也。宜厚朴生姜甘草半夏人参汤，补中而降浊也。

若下后腹满，加以心烦，外起不安者，浊阴上逆，肺气堙郁，化生败浊，阳阻而阴膈，生上热也，宜栀子厚朴汤，清热而吐瘀浊，降逆而泄胀满也。

桂枝去桂加茯苓白术汤二十五

芍药七钱　甘草七钱，炙　生姜一两　大枣十二枚　茯苓一两　白术一两，炒

水八杯，煎三杯，温分三服。小便利则愈。

厚朴生姜甘草半夏人参汤二十六

厚朴五两六钱，炙　甘草七钱，炙　生姜二两五钱　甘草七钱　半夏二两五钱　人参三钱五分

水十杯，煎三杯，温服一杯，日三服。

栀子厚朴汤二十七

栀子十四枚，劈　厚朴一两四钱，姜炙　枳实四枚，水浸，去穰，炒

水三杯，煎一杯半，分二服。温进一服，得吐者，止后服。

汗吐下后心烦

下后外热不退，心微烦者，土败中寒，浊阴上涌，阳格而生外热，宜栀子干姜汤，温中清上而吐瘀浊也。若或下或汗后，心烦身热，胸中室塞者，是败腐阻其肺气，痞郁而生上热，宜栀子豉汤，涌吐其败浊也。凡或汗或吐下或后，虚烦不得眠睡，甚而反覆颠倒，心中懊侬无奈者，皆缘肺气壅遏，败浊堙塞，悉宜栀子豉汤吐之。若烦而少气者，皆中气之亏也，宜栀子甘草豉汤，以扶其土。若烦而兼呕者，胃气之逆也，宜栀子生姜豉汤，以降其逆。但栀子苦寒，最泄脾阳，如病人平日大便微溏者，便是脾阳之虚，不可服也。

栀子干姜汤二十八

栀子十四枚，炒　干姜七钱

水三杯，煎杯半，分三服。温进一服，得吐者，止后服。

栀子豉汤二十九

栀子十四枚　香豉一两四钱，绵裹

水四杯，先煎栀子，存二杯半，入香豉，煎杯半，分温二服。得吐者，止后服。

栀子甘草豉汤三十

栀子十二枚　甘草七钱　香豉一两四钱，绵裹

煎服如前法。得吐，止后服。

栀子生姜豉汤三十一

栀子十二枚　生姜一两八钱　香豉一两四钱，绵裹

煎服如前法。得吐，止后服。

太阳坏病入少阴脏证

汗后表虚漏泄恶风恶寒

太阳经病，土负水胜，则入少阴肾脏。如汗后漏泄不止，表疏恶风，小便艰难，四肢微急，屈伸不柔者，此汗泄而阳亡也。经络之阳，根于肾水，宜桂枝加附子汤，以培阳根也。

若汗后表病不解，反恶寒者，亦汗亡营中之阳也。宜芍药甘草附子汤，甘草培土，芍药敛营，附子温肾水而暖营血也。

若下后复汗，身体振寒，脉候微细，以下亡其里阳，汗亡其表阳，致内外俱虚故也。

桂枝加附子汤三十二

桂枝一两　芍药一两　甘草七钱　生姜一两　大枣十二枚　附子一枚，炮

煎如桂枝汤法。

芍药甘草附子汤三十三

芍药一两　甘草一两　附子一两，炮

水五杯，煎杯半，分温再服。

汗吐下后心满气冲头眩身摇心悸肉瞤

伤寒吐下后，心下逆满，气上冲胸，起则头眩，脉沉而紧者，土败阳虚，浊阴上乘也。又复发汗，以亡经中之阳，温气外泄，血冷木枯，风动身摇，振振不已。此其病在经络，根原脏腑，缘于水泛土湿，木郁风动。宜苓

桂术甘汤，燥土而泄水，疏木而达郁也。

若发汗之后，汗出不解，病人仍发热，心下慌悸，头目眩晕，皮肉瞤动，身体振摇，势欲穴地[①]自安，此以汗出阳亡，水寒土湿，木郁风动，冲击而不宁也。宜以真武汤，泄湿燥土，清风木而温寒水也。

凡汗多阳亡，其人叉手自冒其心，心下动悸，欲得手按者，缘于土败木郁，风动神摇。宜桂枝甘草汤，疏木而培土也。汗多阳亡，病人叉手自冒其心者，率多耳聋。以肺胃逆行，胆木不降，浊气上填，孔窍不虚灵也。

大抵脉候浮数，法当汗解，若下败脾阳，身重而心悸者，则不可发汗，当俟自汗而解。此其尺中脉微。里阳原虚，须阳气渐复，表里皆实，经气外发，自能汗愈也。

凡尺脉迟微者，皆不可汗。营候于尺，汗化于营，尺微营虚，故不可汗。汗之则亡阳矣，亡其血中之温气也。真武汤在少阴。

茯苓桂枝白术甘草汤三十四

茯苓一两四钱　桂枝七钱　白术七钱　甘草七钱

水六杯，煎三杯，温分三服。

桂枝甘草汤三十五

桂枝一两四钱　甘草七钱

水三杯，煎一杯，顿服。

汗下后发作奔豚

汗后阳亡土湿，风木郁动，则生振悸。轻者悸在心下，重者悸在脐间，脐下振悸，根本摇动，是欲作奔豚之象也。奔豚之发，起于少腹，直犯心胸，冲突击撞，其痛不支止，咽喉闭塞，七窍火发，病之最凶恶者。宜苓桂甘枣汤，泄湿培土，补脾精而达木郁也。

凡烧针取汗，表泄阳虚，针孔被寒，核起而赤者，必发奔豚，缘外寒闭束，风木郁冲之故。宜先灸核上各一壮，散其外寒，以桂枝加桂汤，疏木而下冲也。至于下后阳虚，下焦阴气上冲者，亦皆奔豚之证，悉宜桂枝加桂汤也。

---

① 穴地：趴在地上，无法直立。

茯苓桂枝甘草大枣汤三十六

茯苓一两八钱　桂枝一两四钱　甘草一两　大枣十五枚

甘澜水十杯，先煎茯苓，减二杯，入诸药，煎三杯，温服一杯，日三服。

作甘澜水法：用水十余杯，置盆内，以勺扬之数百遍，俟水上有珠子五六千颗相逐，乃取用之。

桂枝加桂汤三十七

桂枝一两七钱　芍药一两　甘草七钱　生姜一两　大枣十二枚　芍药一两

煎如桂枝汤法。

火劫温针后惊悸发狂

伤寒脉浮，应以汗解，医以火逼劫之，汗多阳亡，必惊悸发狂，起卧不安。以土败胃逆，胆木拔根则惊生，浊阴上填，迷塞心宫则狂作。宜救逆汤，桂枝去芍药之泄阳，加蜀漆吐败浊以疗狂，龙骨、牡蛎，敛神魂以止惊也。

凡伤寒误用温针取汗，以亡其阳，胆木拔根，必生惊悸也。

救逆汤三十八

桂枝一两　甘草七钱　生姜一两　大枣十二枚　蜀漆一两，洗去腥　龙骨一两四钱　牡蛎一两七钱，熬

水十二杯，先煮蜀漆，减二杯，入诸药，煎三杯，温服一杯。

火逆汗下后烦躁

太阳经病，误用火熏，助其经热，是谓火逆。火逆之证。热在表，不在里，误服下药，虚其里阳，其病不解。因复烧针发汗，亡其表阳，阳根欲脱，遂至烦躁不安也。宜桂枝甘草龙骨牡蛎汤，疏木培土，敛神气而除烦躁也。

凡或汗或下，病不解而生烦躁者，皆土败水侮，阳根欲脱。宜茯苓四逆汤，参、甘培其中气，姜、附温其水土，茯苓泄其肾邪也。

若下之亡其里阳，又汗之亡其表阳，昼而阳气飞越，烦躁不得眠，夜而阳气收敛，安静无扰，不呕不渴，内无里证，身不大热，外无表证，而脉候微沉，是阳虚而内寒。宜干姜附子汤，温中下以回阳气也。

盖阳亡则寒生，若平素汗多，而重发其汗，阳神不归，必恍惚心乱，小便之后，阴管作疼。以乙木遏陷，疏泄不畅，便后木气凝涩而不达也。

桂枝甘草龙骨牡蛎汤三十九

桂枝三钱五分　甘草七钱　龙骨七钱　牡蛎七钱

上为末，以水五杯，煎二杯，温服大半杯，日三服。

茯苓四逆汤四十

茯苓二两一钱　人参三钱五分　甘草七钱　干姜五钱二分　附子一枚，炮，去皮脐，破八片生

水五杯，煎二杯，温服大半杯，日三服。

干姜附子汤四十一

干姜三钱五分　附子一枚，生用

水二杯，煎一杯，顿服。

太阳坏病入厥阴脏证

汗后吐蛔

太阳经病，汗下亡阳，土湿水寒，木气不达，则病及厥阴肝脏。如脏腑素寒，复发汗，以亡其阳，胃冷而气逆，必吐蛔虫。

伤寒说意卷三

太阳经坏病结胸痞证

提　纲

卫气为阳，风伤卫者，病发于阳也。卫伤则遏逼营血，而生里热。血化于脏，脏阴衰者，多传于阳明之腑。营血为阴，寒伤营者，病发于阴也。营伤则束闭卫气，而生表寒。气化于腑，腑阳弱者，多传于太阴之脏。

病发于阳者，俟其热邪传里，已入胃腑，非不可下。方其在经，法应汗解，而反下之，表阳内陷，则成结胸。病发于阴者，内寒郁动，易入脾脏，始终忌下。方其在经，亦应汗解，而反下之，里阴上逆，则成痞证。

太阳之病，不解于太阳之经，而内传脏腑，生死攸关，是皆太阳之坏病也。然入腑则用承气，入脏则用四逆，犹有救坏之法。至于未入胃腑，下早而为结胸，未入脾脏，误下而成痞，塞则坏而又坏矣。仲景变承气而为陷胸，变四逆而为泻心，所以救坏中之坏也。

太阳坏病结胸证

结胸大陷胸汤证

结胸者，将来之阳明腑证，下早而成者。胃腑燥热，汗亡里阴则入阳明，胸膈湿热，下陷表阳，则成结胸。阳明戊土，化气于燥金，是以胃热则生燥，太阴辛金，化气于湿土，是以肺热则生湿。腑热将作，胸热先生，故未入阳明，而遽下之，则成结胸。

如太阳病，脉浮而兼动数，风中于表则脉浮，热盛于经则脉数，表闭里郁则脉动，动而不得外泄则痛生。然数从浮见，尚非内实，浮则表证不解，其人头痛，发热，汗出，恶寒者，表未解也，表未解者不可下，下则表阳内陷。医不解表，而反下之，动数之脉，变而为迟，以其腑热未起，下则阳损而阴胜也。胃主降浊，土败胃逆，甲木上冲，胆胃之气，两相格拒，于是胸中作痛。甲木下行，而化相火，在下为主，在上为客，心肺之气，为甲木逆上之客气所冲，不得下达，相火郁发，外无泄路，于是息短胸盈，烦躁懊侬，膈热内郁而经阳外束，既不外泄，热必内陷。经腑之气，闭塞坚凝，心中硬满，是为结胸。气滞则生饮，宜大陷胸汤，泻热而排饮也。

若不成结胸，而下伤中气，其在阳分，则湿热郁蒸而头上汗出，其在阴分，则湿寒凝涩而小便不利。土败湿作，身必发黄也。

大陷胸汤四十二

大黄二两一钱　芒硝五钱六分　甘遂一钱，研末

水六杯，先煎大黄，取二杯，去渣，入芒硝，煎一两沸，入甘遂末，温服一杯。得快利，止后服。

结胸诸变

伤寒六七日。经尽当解，而一有结胸，则至期不解。其膈热郁蒸，已成实邪，心下满痛，按之坚硬如石，关脉浮紧，是浊阴格其清阳，结塞不开，宜大陷胸汤也。

若连发其汗，又复下之，津亡燥动，舌干发渴，日晡之时，小发潮热，不大便五六日，从心下以至少腹硬满疼痛，手不敢近，是邪热已深，湿将化燥，结胸而下连胃腑也。腑证合用承气，但潮热非甚，亦宜用大陷胸汤也。

若项亦强直，状如柔痉，是湿热熏蒸，津涸筋燥，结胸而上连颈项也。亦宜陷胸汤，但恐速下，变而为丸，大黄、芒硝，清其热，葶苈、杏仁，泄其湿也。

结胸之证，下阴上阳，寸浮关沉，而其可以下愈者，以其下焦之阳，未至绝根，故推其陷上焦之阳，使之下接阳根也。若其脉浮大，绝无沉意，是阳根已绝，万不可下，下之则速其死矣。若迁延日久，结胸之证，无一不俱，一见烦躁，则上热已极，阳根尽泄，虽不下而亦死也。

若轻者，名为小结胸，亦在心下，但按之则痛，与大结胸之不按亦痛

异，脉候浮数滑，与大结胸之寸浮关沉异。此亦湿热蒸郁之病，宜小陷胸汤，黄连清其热，半夏降其逆，瓜蒌涤其痰也。

大陷胸丸四十三

大黄二两八钱　芒硝一两七钱　葶苈一两七钱，熬　杏仁二两八钱，熬黑

上大黄、葶苈为末，入杏仁、芒硝，合研如脂，丸弹子大一枚，以甘遂末一钱匕，白蜜一小杯，水二杯，煎一杯，温顿服之，一宿乃下。不下，再服，取下为效。禁忌如常。

小陷胸汤四十四

黄连三钱五分　半夏一两七钱　瓜蒌实大者一枚

水六杯，先煎瓜蒌，取三杯，去滓，入诸药，煎二杯，分温三服。

脏　结

结胸与脏结不同，结胸者。阳明之病，其证不按亦痛，按则痛剧难忍，寸脉浮，关脉沉，是上热而下寒也，脏结者，太阴之病，状如结胸，其实乃太阴胸下结硬之痞证而无上热者也。饮食如故，时时下利，其脉寸浮关沉，亦如结胸，但关则小细沉紧。腑阳颓败，脏阴牢结，究与结胸脉殊。

若舌上白胎滑者，其病难治，盖舌为心窍，白为肺色，心火既衰，肺津瘀浊，胶塞心宫，故舌起白胎。胃土燥热，则胎黄涩，肺金湿寒，则胎白滑也。

若胁下素有痞块，连在脐旁，痛引少腹，而入阴筋，缘土湿木郁，筋脉短急，故牵引作痛。肝主筋，脉自少腹而络阴器，其经络如此也。此其土败木贼，中气磐郁，四维不转，是名脏结。结而不解，必死无疑也。

脏结之证，阴胜则寒，阳复则热，寒为死机，热为生兆。阴阳相搏，多见烦躁。复之过者，邪热内燔，亦有下证。若绝无阳证，不往来寒热，人反静而不躁，舌上胎白滑者，是为纯阴，不可攻也。

误下诸变

太阳经病未解，而遽下之，其脉促而不结胸者，经中阳气，内为阴格，外为邪束，不能通达，是以脉促。而既不结胸，则表阳未陷，经气郁发，必当作汗，此为欲解也。若寸脉浮者，阳为阴格，不得下通，必结胸也。脉紧

者，表阳被郁，邪火上炎，必咽痛也。脉弦者，下伤脾胃，木气不舒，肝胆之脉，布于胁肋，必两胁拘急也。脉细数者，浊阴上逆，微阳浮升，必头痛不止也。脉沉紧者，表邪外束，胃气上逆，必欲呕也。脉沉滑者，肝木不升，郁动于下，必协外热而为泄利也。脉浮滑者，乙木郁陷，疏泄失藏，必下血也。

盖木司营血，其性上升，木气不达，郁勃动荡，乃见滑象。滑而沉者，病在于脏，故主下利，滑而浮者，病在于经，故主下血。肝脉在左关，若郁于中土，则诊见于右关，郁于水内，则诊见于尺矣。

误下脾陷

太阳病二三日，方传阳明、少阳之经，乃但欲起，不能卧，烦躁如此，其心下必结。以邪逼阳明，经气不降，少阳无下行之路，二气痞塞，故胃口结滞，阳明、少阳之脉，必见弦大。若脉微弱者，此阴盛阳虚，本有寒邪在下也。寒则宜温，乃反下之，当脾陷而为泄利。若利止，必胃逆而为结胸。若泄利未止，四日见其外热，以为内热，复误下之，则阳根上泄，自外热不退，而内寒下利，永无止期，此作协热利也。

太阳坏病痞证

痞证表里

痞证者，将来之太阴脏证，误下而成者。胃主降浊，脾主升清，人之心下虚空者，清阳升而浊阴降也。下伤中气，升降失职，浊阴上逆，则心下痞塞，清阳下陷，则大便泄利。故痞证必兼下利，以其中气之败也。太阴病，腹满自利，下之则胸下结硬。腹满者，痞之根，然尚未成痞，下之而胸下结硬，乃成痞矣。

如太阳伤寒，多入三阴。表证未解，应当解表，而医数下之，败其脾阳，遂协合外热而为泄利。缘表证不解，则外热不退，下后内愈寒而外愈热，是谓协热泄利。清气下陷而泄利不止，则浊气上逆而心下痞硬，内寒外热，表里不解。宜桂枝人参汤，桂枝解其表，姜、甘、参、术，解其里也。

若伤寒大下之后，复发其汗，阳败阴乘，心下痞硬，理宜攻痞。如外见恶寒者，亦是表未解也，不可攻痞，攻痞则陷其表阳。当先解其表，表解后，乃可攻痞，解表宜桂枝汤，攻痞宜大黄黄连泻心汤也。

前用桂枝人参，双解表里，此用桂枝解表，大黄黄连攻里者，以上则外热，此则外寒。阴阳之理，外热者必内寒，外寒者必内热。表证未解，阴邪束闭，阳郁不达，则外见恶寒，外寒则内必发热。此以外寒包其内热，故用桂枝以解外寒，大黄黄连以攻内热。痞证阴盛格阳，郁生上热，以大黄黄连推其上热，使之下达，则肺热肃清。设其下寒续生，则宜改温药矣。

桂枝人参汤四十五

桂枝一两四钱　人参一两　白术一两　甘草一两四钱　干姜一两

水十杯，先煮四味，取五杯，入桂枝，更煮取三杯，温服一杯，日再夜一服。

大黄黄连泻心汤四十六

大黄七钱　黄连三钱五分

以麻沸汤二杯渍之，须臾绞去渣，分温再服。

清上温下

伤寒脉候浮紧，应以汗解，乃反下之，表阳内陷，紧反入里，浮紧变为沉紧，里阴逆上，于是作痞。痞证阴阳拒格，下寒上热，合用诸泻心清上温下之法。其主大黄黄连泻心者，以浊阴逆凑，痞闷不开，阳气遏郁，必生上热，阴气凝冱，必生下寒。下寒已作，逼其上热，二气搏结，证则心下石硬，脉则关上沉紧，一定之理。若按之心下濡而不硬，诊之关上浮而不沉者，是胃阳之不降，浊气之堙郁，上热已生而下寒未作也。此缘下伤中气，胆胃逆升，土木壅遏，结滞不散，相火燔腾，故生上热。大黄黄连泻胆胃之郁热，则气降而痞消，名曰泻心，是实泻少阳胆木之相火也。若下寒已作，则此法难用矣。

下寒既动，心下块硬，关上脉沉，固无用议，而上热逼蒸，下无去路，则开发皮毛，泄而为汗。使其心下硬满，而复恶寒汗出者，则是下寒已动。宜附子泻心汤，大黄、芩连，清其上热，而加附子，以温下寒也。此与桂枝人参、大黄黄连，自是一证。其始中焦阴凝，未生上热，故用桂枝解其表邪，人参理其中气。迟则上热已生，故变桂枝人参之法，桂枝解其表寒，而易大黄黄连泻其里热。继则下寒已动，故变大黄黄连之法，大黄、芩、连，泻其上热，而加附子，温其下寒。下寒生则上热逼郁而愈甚，故增黄芩，以清胆火也。

附子泻心汤四十七

大黄三钱五分　黄连三钱五分　黄芩三钱五分　附子一枚，炮，去皮脐，别煮，取汁　大黄三钱五分

以麻沸汤二杯渍之，须臾绞去渣，入附子汁，分温再服。

泻心诸变

伤寒中风，医不解表，而反下之，败其中气，腹中雷鸣下利，日数十行，完谷不化，心下痞满，干呕心烦，不得安静。医见心下之痞，以为热结在中，下之未尽，乃复下之，中气更败，其痞愈甚。不知此非结热，但以中脘虚亏，不能制伏阴邪，客气上逆，故成硬满。宜甘草泻心汤，甘、枣、姜、夏，温补胃气而降浊阴，芩、连，清其胆火也。

若伤寒汗出解后，胃中气不调和，心下痞硬，干噫食臭，胁下有水气，腹中雷鸣下利者，此甲木克土，土虚不能制水，水郁胆部而积于胁下，水合木邪，以贼中气，脾土陷泄而胃土逆塞也。宜生姜泻心汤，姜、甘、参、夏，温补中气，以转枢机，芩、连，清其胆火也。

甘草泻心汤四十八

甘草一两四钱　大枣十二枚　半夏一两七钱　干姜一两　黄连三钱五分　黄芩一两

水十杯，煮六杯，去渣，再煎取三杯，温服一杯，日三服。

生姜泻心汤四十九

生姜一两四钱　人参七钱　甘草七钱　大枣十二枚　黄芩一两　干姜三钱六分　黄连三钱五分　半夏一两七钱

水十杯，煎六杯，去渣，再煎取三杯，温服一杯，日三服。

泻心变法

伤寒服泄下汤药，下利不止，心下痞硬，服泻心汤已，下利如故。医谓内热，复以他药下之，其利不止。又谓内寒，以理中与之，其利益甚。不

知理中者，分理中焦，此其利在下焦滑脱，非理中所能。治宜赤石脂禹余粮汤，固其滑脱，利乃可止。若使复利不止者，此土湿木陷，后窍疏泄而失藏也，当利其小便，开其水道，则谷道闭矣。下利上痞，总因湿旺。凡误下心痞，与泻心汤不解，口燥心烦，小便不利者，悉缘土湿木郁，不能疏泄水道。宜五苓散，燥土而泄湿也。方在太阳。

赤石脂禹余粮汤五十

赤石脂五两六钱，研　禹余粮五两六钱，研

水六杯，煮取二杯，分三服。

泄水排饮

痞证阴阳格拒，寒热逼蒸，则生水气，所谓阴阳交，则生湿也。太阳中风，而有下利呕逆之证，是水旺土湿，胃逆而为呕，脾陷而为利也。是宜攻其水，然必表解者，方可攻之。

若其湿邪郁阻，浊气升塞，头痛干呕短气，心胁痞硬作疼，而外则汗出而不恶寒者，是表解而里未和也。宜十枣汤，大枣培土，芫、甘遂、大戟，泄其里水也。

凡伤寒，发汗吐下解后，心下痞硬，噫气不除者，缘土败湿滋，胃气上逆，肺郁痰凝，清道壅塞。宜旋覆花代赭石汤，参、甘、大枣，补其中气，半夏、姜、赭，降其冲逆，旋覆行其痰饮也。

他若病如桂枝证，头不痛，项不强，寸脉微浮，心中痞硬，气冲咽喉，不得喘息，此以湿盛胃逆，浊阴填塞，肺郁而化寒痰，停瘀胸膈，故气冲而不下也。法当吐之，以瓜蒂散涌其寒痰。但吐法颇升膈上清阳，诸亡血之家，肺气素逆，勿用此法。

十枣汤五十一

芫花熬　甘遂　大戟　大枣十枚

上三味，等分为研末，水二杯，先煮大枣，肥者十枚，取大半杯，去枣，入药末，强人服一钱匕，弱者半钱匕，旦日温服。若下少，病不除者，明日再加服半钱。得快利后，糜粥温养。

旋覆花代赭石汤五十二

旋覆花一两　人参七钱　半夏一两七钱　甘草一两，炙　生姜一两七钱　代赭

石三钱五分，煅，研　大枣十二枚

水十杯，煮取六杯，去滓，再煎取三杯，温服一杯，日三服。

瓜蒂散五十三

瓜蒂一分，熬　赤小豆一分，熬

上研末，取一钱匕，以香豉三钱五分、热汤大半杯煮稀糜，去渣，取汁合散，温顿服之。不吐者，少加之，得快吐乃止。

伤寒说意卷四

阳明经

提　纲

阳明从燥金化气，其经在太阳之次，肌肉之分，起鼻之交頞，挟口，环唇，行身之前，下膈挟脐，循胫外，由足跗而走大指。

阳明为三阳之长，太阳经病不解，营卫内郁，二日必传阳明之经。阳气盛满，故脉大而身热。若腑阳素实，则自经入腑。表热传里，里热，则桂麻解表之法，更为承气攻里之方。仲景立阳明之篇，专为入腑者设，非第二日阳明之经病也。

阳明初病葛根汤证

阳明腑证，自太阳传来，方其自经入腑之始，法宜解表也。其得之中风，发热恶风，汗出脉缓者，宜桂枝汤。其得之伤寒，发热恶寒，无汗脉紧者，宜麻黄汤。以太阳、阳明，经腑合病，经证乃如初而腑证未成，故但解太阳之经，不攻阳明之腑，经热既泄，则腑热不作矣。

经热不泄，则腑热必作，以其腑阳之盛也。何以知其腑阳盛？以其脉大也。阳明经腑，皆主下降，外为风寒所闭，经络束迫，胃气郁遏，上脘不降，宗气壅塞，不能顺下，故有喘而胸满之证。背者，胸之府也，胸膈郁满，宗气不得前降，则逆冲于背项，是以项背强直，大与太阳不同。

一见项背强直，便是经腑合邪，宜加葛根，清散阳明经腑之郁。其项背强直而汗出恶风者，用桂枝加葛根汤。其项背强直而无汗恶寒者，用葛根汤。胃为受盛之腑，胃腑松缓，容纳有余，则吐利不作，经络束迫，致腑气郁遏，不能容受，故见吐利。利者，用葛根汤，解表而舒胃气，使不致郁陷，呕者，用葛根加半夏汤，解表而降胃气，使不致冲逆。表证不解，自太阳、少阳之经，内连阳明之府，是谓三阳合病。其脉浮大，上于关上，胆热传之胃土，但欲眠睡。睡则阳气郁蒸，目合而汗出，是又当于桂枝、麻黄、葛根之中，加以柴芩也。

桂枝加葛根汤五十四

桂枝一两　生姜一两　甘草七钱，炙　芍药七钱　大枣十二枚　葛根一两四钱

水十杯，先煮葛根，减二杯，去沫，入诸药，煎三杯，温服一杯。取微汗，不用食粥。

葛根汤五十五

葛根一两四钱　麻黄七钱　桂枝七钱　芍药七钱，炙　甘草七钱　生姜一两　大枣十二枚

水十杯，先煮葛根、麻黄，去沫，入诸药，煎三杯，温服一杯。覆衣，取微汗，不用食粥。

葛根加半夏汤五十六

葛根一两四钱　麻黄一两，汤泡，去黄汁，焙　桂枝七钱　芍药七钱　甘草七钱　生姜一两　大枣十二枚　半夏一两七钱

水十杯，煎三杯，温服一杯。覆衣，取微汗。

阳明腑证

阳明病，自经传腑之始，发表宜彻，汗出不彻，则经热郁蒸，自表传里矣。当其阳气怫郁，不得汗泄之时，身热面赤，躁烦短气，疼痛不知处所，乍在腹中，乍在四肢，此热必入胃腑。若以表药发之，汗出热退，犹可不成腑证，迟则传腑而成承气汤证，较之在经，顺逆攸分矣。缘其里阳素盛，而皮毛不开，经热莫泄，则腑热续发。表里感应，自然之理也。

究其由来，或失于发表，或发表而汗出不彻，或发汗利水，津亡土燥，皆能致此。其自太阳来者，寒水之衰也，谓之太阳阳明。自少阳来者，相火之旺也，谓之少阳阳明。自阳明本经来者，谓之正阳阳明，全缘燥金之盛也，谓之正阳阳明。

其始腑热未盛，犹见恶寒，及其腑热已盛，则恶寒自罢。内热蒸发，汗出表退，风寒悉去，全是一团燥火内燔。俟其手足汗流，脐腹满痛，日晡潮

热，烦躁谵语，喘满不卧，则大便已硬，当服下药。轻者用调胃承气汤，早和胃气，不令其结，其次用小承气汤，重者用大承气汤，下其结粪，以泄胃热也。

调胃承气汤五十七

大黄一两，酒浸，去皮　甘草七钱，炙　芒硝二两八钱

水三杯，煎一杯，去滓，入芒硝，煮化，少少温服。

小承气汤五十八

大黄一两四钱　厚朴七钱，炙，去皮　枳实三枚，煮炙

水四杯，煎杯半，温分三服。初服当更衣，不更衣，尽服之。

大承气汤五十九

大黄一两四钱，酒洗　芒硝一两　枳实五枚，炙　厚朴二两八钱，炙

水十杯，先煮枳、朴，取五杯，去滓，入大黄，煎煮二杯，去滓，入芒硝，火化，分温再服。得下，止后服。

下　期

凡服下药，宜俟六日经尽之后，腑热内实，表邪外解，下之乃无后他虑，不可早攻，以致他变。若微见恶寒，便是表证未解，慎不可下，下之表阳内陷，遂成结胸诸证，当先服表药，表解而里实后方可下之。若不大便五六日，经尽表解，下证悉具，是为可下之期。观其小便，若水道不利，日仅一两次，则其胃中必不结燥，迟即自能大便，不可下也，小便一利，大便必干，乃可以大承气下之。若其昏迷，不索茶水，则小便不必甚利，亦有结粪，下证已备，恐难再缓。先与小承气汤一杯，汤入腹中，后门失气者，此有结粪。以结粪阻格，胃气壅遏，胸腹胀塞，故作痛满。小承气泄其积气，因后失于魄门也，宜以大承气下之。如服小承气而不失气者，此必初硬后溏，切不可下。胃无结燥，下之败其里气，恐致胀满不能饮食，则为祸不小矣。

下　证

腑热已盛，结粪堵塞，不得泄路，非下不可，当审观下证，以投承气。其一，日晡潮热。以金旺于申酉，至期热发，如海水潮汐，应期不爽也。其

一，手足汗出。以四肢秉气于胃，胃热四达，手足蒸泄，涣然[①]流漓也。其一，烦躁懊侬。以胃气壅遏，不得下行，燥热郁发，心君扰乱也。其一，昏冒谵语。以胃热熏蒸，消亡心液，神明迷惑，昏狂不清也。其一，喘呼不卧。以胃热上燔，肺金被克，清气冲逆，不得安卧也。其一，呕不能食。以胃土郁遏，浊气上涌，水谷不下，恶心欲呕吐也。其一，心胸痞硬。以胃土冲逆，甲木不莫降，浊气填塞，固结不开也。其一，脐腹痛满。以燥粪堵塞，胃气遏闭，蓄积莫容，不得通达也。

凡此诸证，皆大便结塞，胃热郁升之故。胃以下行为顺，上行为逆，燥屎阻碍，下窍秘涩，胃郁莫泄，因而逆行。下其结粪，肠窍通达，腑热泄而胃气顺矣。凡胃家实证，缘燥屎为害，燥屎不去，胃郁无从泄也。视其小便，顺利舒长，诊其脉候，沉缓实大，而兼见以上诸证，宜大承气泻之，无庸疑也。若于蒸蒸发热之时，早和以调胃承气，稍重者，小承气微清胃热，不令异时燥结，更为妙也。

急下三证

胃腑始病，下不妨迟，若其内热燔蒸，三阴被烁，精液消亡，遂成死证，法当急下，不可缓也。其一，脐腹痛满，是燥土胜湿，伤及脾阴。以腹满，太阴之证，太阴之湿，化而为阳明之燥，燥土壅遏，是以痛满也。其一，发热汗多，是燥土克水，伤及肾阴。以肾主五液，入心为汗，汗多热甚盛，则肾水耗泄，胃土焦枯，以燥土而渗少水，势必竭流也。其一，目睛不和，是燥土侮木，伤及肝阴。以肝窍于目，目光之明烛，缘神魂之发露，目睛之宛转，因营血之滋荣，所谓目受血而能视也。土金燥热，煎熬营血，血枯木劲，筋脉焦槁，目系不柔，是以直视不转也。

亡津便燥

阳明腑证，热蒸汗发，表邪尽解，无庸再汗。医见其躁烦不清，以为表邪未退，重发其汗，或自汗已多，而小便又利，凡诸津液亡失，皆令大便干硬。但此阴液既亏，阳气亦弱，虽有燥屎，未可攻下。若其欲便不能，当

---

① 涣然：消散。

用蜜煎导法、猪胆汁方，润而通之。如水利土燥而脾气约结，粪粒坚小难下者。宜以麻仁丸润其燥涩，破其滞气也。

蜜煎导方六十

右蜜大半杯

铜器煎之，令凝作挺，长二寸，大如指，纳谷道中，欲便时去之。

猪胆汁方六十一

大猪胆一枚

泻汁，和醋少许，灌谷道中，一食顷当便出。

麻仁丸六十二

麻仁七两　芍药二两八钱　杏仁五两六钱，熬，研　大黄五两六钱　厚朴五两六钱　枳实二两八钱

上为末，炼蜜丸，梧桐子大，饮每服十丸，日三服。渐加之，以润为度。

瘀　血

阳明腑病，凡下有久瘀之血，则令人善忘，大便虽干而粪下反易，其色必黑。以人之强记不忘者，精藏而阳秘也，瘀血阻碍，神气不得蛰藏，则心浮而善忘。大便之难，缘于肠燥，热归血海，不及大肠，故大便反易。瘀血阻格，水火不交，肾气下郁，是以粪黑。人之大便，火郁则赤，金郁则白，土郁则黄，木郁则青，水郁则黑，各从其脏色也。此宜抵当汤，下其瘀血。

若病人无表证之恶寒，里证之满痛，乃发热至七八日之久，虽脉候浮数，亦可下之。盖浮数虽是表脉，而外无表证，发热不已，此必有里热可知，是以宜下。设或已下，而脉数不变，表里合热，消谷善饥，至七八日不大便者，此必有瘀血。以热不在中焦气分而在下焦血分，故脉数不为下变也，宜抵当汤下之。若脉数不变而忽见下利不止，必表里协热而便脓血。缘热蒸瘀血，久而腐化，是以成脓。以不早服抵当，故至如此。抵当方在太阳。

热入血室

女子阳明病，正值经来，谵语下血者，此为热入血室。以神胎于魂而魂藏于血，血热则神魂迷乱也。火性炎上，其头上汗出，剂颈而还，此当凉营而发表也。

伤寒说意卷五

阳明经虚证

提 纲

阳明与太阴为表里，阳盛则阳明司权，太阴化燥而入胃腑，阴盛则太阴当令，阳明化湿而传脾脏。人之本气不一，有胃实者，有胃虚者。胃实入腑，则燥热而宜凉泄，胃虚传脏，则湿寒而宜温补。大小承气之证，胃之实者，五苓、四逆之证，胃之虚者。实者是为阳明病，虚者名为阳明，而实则太阴也。

人知胃实者之无所复传，不知胃虚者之动入三阴，传变无穷也。则承气三汤，可以生人于胃实，可以杀人于胃虚，未可孟浪混施也。

阳明入太阴证

溏泄哕噫

阳明病，胃阳旺者，则当能食，至燥屎结塞，胃气上逆，乃呕不能食。若初传胃腑，即不能食，是阳虚而胃寒也。再见小便不利而手足汗出，是湿寒凝滞，阳不内藏而发泄于四肢也。四肢为诸阳之本，故阳虚内寒之家，手足常多冷汗。湿寒积聚，必作痼瘕者，瘕块坚固，石硬不软，湿寒澌结，日久而成。人之便后凝白，寒滑成块而下者，即瘕之未固而后行者也。此其大便，必初硬后溏。以胃气虚冷，不能蒸水化气，水谷不别，合同而下，故成溏粪也。

凡阳明病，脉浮而迟，便是表热里寒，而见下利清谷者，宜四逆汤，温其胃寒。方在太阴。若不温里，而反饮冷水，以助其寒，胃气上逆，必生呕哕。若大吐大下后，阳虚汗出，医见其外热，或以为表证未解，复与之水，以发其汗，或以为里热未清，误以凉药攻之，土败胃逆，俱发哕噫。缘其胃中寒冷，不堪凉泻之味伐其微阳也。

若哕噫而见腹满，便具太阴之证，其前后二窍，定有不利之处。盖木主疏泄，脾土湿陷，肝木莫达，疏泄不行，故二窍不利。湿无泄路，己土郁胀，是以腹满。浊气不得下达，故冲逆而生哕噫。视其前后不利之部，通其郁塞，则湿消滞散，满减哕除矣。

卫虚无汗胃气上逆咳呕

阳明病，法应多汗，乃反无汗，其身痒如虫行皮中之状者，此以其卫气久虚，不能外发，郁于皮腠之中，蠕蠕欲动而不能畅达故也。

若卫虚无汗，而小便又利，是阳气下衰，不能摄藏水也。二三日后，阳气愈衰，上逆而生咳呕，手足厥冷者，浊阴上填，必苦头痛。若但觉头眩而不痛，则逆气在胸，未全上头。咳伤咽喉，必苦咽痛。其食谷而欲呕者，阳虚而胃逆也。宜吴茱萸汤，人参、大枣，补土而培中，茱萸、生姜，温胃而降逆。若得汤而呕吐反甚者，乃胆胃上逆，而生郁热，当先清其上热也。

凡伤寒呕多，俱因阳虚胃逆，虽有阳明里证，不可攻之也。

吴茱萸汤六十三

吴茱萸三两四钱　人参一两　生姜二两　大枣十二枚

水七杯，煎二杯，温服大半杯，日三服。

湿旺心下痞

太阳中风，寸缓关浮而尺脉微弱，肾气少虚，其人发热汗出，复恶寒，而不呕，此太阳之表证未解也。使其心下痞硬者，此必医误下而陷表阳，以致成块痞，非阳明也。若其心下痞不因攻下，并见发热作渴，恶寒已退者，此是太阳表解，转属阳明之腑也。盖阳明腑病，胃气上逆，甲木不降，二气壅遏，自能成痞，不须攻下也。其小便数者，水利土燥，大便必硬，然尺弱肾寒，不可攻下，虽不更衣十日，亦无所苦也。即渴欲饮水，亦当少少与之，但以法救其干燥而已。以其脾遏是土湿木郁，而生风燥，原非火盛。宜五苓散，泄湿而燥土也。方在太阳。

阳明病，凡心下硬满者，皆是土弱胃逆，即太阴之痞证也，慎勿以寒药攻之！攻之败其中气，泄利不止者，死。泄利止者，脾阳来复，乃可愈也。

寒热脉紧

阳明中风，发热恶寒，脉浮而紧，是太阳之表证未解，卫闭而风不能泄也。而口苦咽干，有少阳之经证，腹满微喘，有太阴之脏证。缘阳衰土湿，中气不运，胃气上逆，胆火郁升，故病象如此。此其表邪不解，而里阴复盛，若误下之，则阳败湿滋，必小便难而腹更满也。

如其发热汗出，不恶寒而反恶热者，是太阳表解而属阳明之府矣。但既觉腹满，则其太阴湿旺，虽经汗解，其身必重。若误汗以亡其阳，则烦躁昏愦，而作谵语。若烧针以亡其阳，则烦躁怵惕，而废眠卧。若误下以亡其阳，则土败胃虚，下焦客气，逆动于胸膈，心神扰乱，懊侬不宁，宫城瘀塞，舌上胎生者，宜栀子豉汤，涌其败浊也。若下后阴亡土燥，渴欲饮水，口干舌涩者，宜人参白虎，方在太阳。培中而益气，泄热而清金。若脉浮发热，渴欲饮水而小便不利者，是土湿木郁，风动津耗而疏泄不行也。宜猪苓汤，二苓、滑、泽泻，泄湿而燥土，阿胶清风而润木也。

猪苓汤六十四

猪苓三钱五分　茯苓三钱五分　泽泻三钱五分　滑石三钱五分　阿胶三钱五分

水四杯，先煮四味，取二杯，去渣，入阿胶，消化，温服大半杯，日三服。

汗下亡阳

阳明病，发热脉紧，是太阳证，口苦咽干，是少阳证，汗出恶热，是阳明证，此谓三阳合病。而腹满身重，难以转侧，则太阴之湿旺也。兼开阖迟涩而唇口不仁，则阳明之虚也。以脾主肌肉而开窍于口，阳性轻捷，阴性迟拙，阳明负而太阴胜，故身重而口拙。面色垢污，则少阳之虚也。以肝主色，血畅则色华，厥阴陷而少阳逆，故木枯而色晦。谵语遗溺，是太阳之虚也。以膀胱主藏，阳藏则火秘而神清，阳泄则水决而志惑，少阴盛而太阳虚，故遗溺而妄言。阳虚如是，若误汗以亡阳，则神败而谵语，若误下以亡阳，则额上生汗而阳泄于头面，手足逆冷而阴旺于四肢，危矣。速宜补中温下，以回微阳。若其自汗而不因汗下者，是肺胃之热，蒸泄皮毛，宜以白虎泄热清金。凡阳明病，汗出多而渴者，便是人参白虎证，慎不可与猪苓汤，以汗多土燥，猪苓汤复利水而亡津也。若使口中干燥，但欲漱水，不欲下咽者，此热在经而不在腑。经热不泄，此必致衄。凡脉浮发热，口干鼻燥，而又复能食者，此皆经热而非腑热，失于发表，则为衄也。

谵语郑声

阳明病，阳盛则作谵语，阳虚亦作谵语。其误汗亡阳而谵语者，脉见短促，则阳绝而死，脉自和者，则阳复不死。其谵语而直视喘满者，则阳败而上脱，下利清谷者，则阳亡而下脱，于法皆主于死。

盖阳盛之谵语，是谓谵语，阳虚之谵语，是谓郑声。郑声者，语言重复，颠倒错乱，阳虚见此，多主死也。

汗出紧愈

阳明病，脉浮而紧，则表闭阳郁，必将遏其燥火，而见潮热日晡发作也。若但浮而不紧，则表疏卫泄，寐时阳气失藏，必盗汗出也。

凡阳明病，脉见浮紧，便难作汗。其初欲食，是有谷气，大便自调，小便不利，是亦有水气。水气盛则汗不出，谷气盛则汗出。其人骨节疼痛，翕翕如有发热之状，此表邪闭束，阳郁欲发而热未盛也。然忽然烦躁发狂，涣然汗出而病解者，是水气不胜谷气，故表开而汗出。水随汗泄，脉紧自愈矣。

湿盛发黄

阳明病，里虚误下，败其中气，阳不归根，肢体温热，客气上逆，不至结胸，心中懊侬，饥不能食，此膈下之阴与胸上之阳郁蒸而生败浊也。阳为阴格，升泄失敛，则头上汗出。宜栀子豉汤，吐其瘀浊。方在太阳。瘀浊不吐，湿邪淫泆，是发黄之根也。

凡阳明病，面见赤色，便是阳郁不能外发。以其胃气之虚，此宜发表，不可攻里，攻之阳败湿滋，必小便不利，发热而身黄也。阳衰湿旺，一得汗溺疏泄，则湿去而土燥。若汗尿不通，湿无去路，心中懊侬，败浊郁蒸，则身必发黄也。若被火熏，不得汗出，但头上微汗，而小便不利，身必发黄也。盖发热出汗，则湿热消散，不能发黄，若但头上汗出，颈下全无，小便不利，渴饮水浆，此缘瘀热在里，故作渴饮水，而汗尿不通，湿热莫外泄，则身必发黄。宜茵陈蒿汤，泄热而除湿也。方在太阴。

若其脉迟者，阳虚阴盛，食不甘味，难以致饱，饱则水谷不消，微生躁烦，头眩腹满，而小便不利，此欲作谷疸之象。谷疸者，伤水谷而发黄也。虽下之，腹满如故，不为之减，以其脉迟而阴盛也。

三阳合病发黄

阳明中风，其脉弦浮而大，浮者，太阳之脉，大者，阳明之脉，弦者，少阳之脉，是三阳之合病也。而短气腹满，则有太阴证。太阴湿土，郁而生热，一身及于面目悉发黄色，鼻干尿涩，潮热嗜卧，时时哕噫，不得汗泄，此阳明之燥夺于太阴之湿也。而非有少阳之邪，不应郁迫如是。

少阳之脉，自胃口而走胁肋，湿旺胃郁逆，阻走少阳降路，甲木逆行，而贼戊土，两经痞塞，则心胁皆痛，久按之，而气不流通。少阳脉循两耳，经气冲塞，耳前后俱肿。刺之少差，而外证不解，病过十日之外，脉之弦大续变而为浮者，是虽内连阳明之腑，太阴之脏，而实未离少阳之经也。宜小柴胡汤，外泄少阳之经邪，内补太阴之脏气。

若但浮而不弦，又无少阳诸证者，则病在太阳之经，宜麻黄汤，方在太阳。但发太阳之经邪。汗出热散，则黄自退矣。

若腹满尿癃，而加以呕哕者，此土败胃逆，不可治也。

阳明少阳合病

阳明病，外发潮热，而大便稀溏，小便自可，胸胁满硬不消者，是胃气上逆，胆经不降，少阳甲木之贼戊土也。宜小柴胡汤方在少阳。泄少阳之经邪，补阳明之腑气。又或胁下硬满，不大便而呕吐，舌上白胎者，此亦少阳之贼戊土也。以胃主受盛，乘以甲木之邪，腑气郁遏，受盛失职，水谷莫容，非泄则吐。甲木冲塞，上焦不通，津液瘀浊，则舌起白胎。心窍于舌，津郁于心，故胎见于舌，肺主津，其色白也。宜小柴胡汤，泄少阳之经邪，补阳明之腑气。经腑松畅，则上焦通而津液降，胃气调和，汗出表解矣。

伤寒说意卷六

少阳经

提　纲

少阳从相火化气，其经在阳明之次，筋脉之分，起日锐眦，循耳下颈，自胸贯膈，由胁里出外踝，循足跗而走名指，病则经气壅遏，不能顺降，故胸痛胁痞。相火上炎，故口苦咽干。阳气升浮，是以目眩。浊气冲塞，是以耳聋。位在二阳之里，三阴之表，阳盛则热，阴盛则寒，故往来寒热。其视三阳之经，阳气方长，故其脉弦细。

伤寒中风，一日太阳，二日阳明，三日则传少阳。然三日少阳，而不入阳明之腑，太阴之脏，则无少阳诸证。六日经尽，汗出表解，不能自解，则以麻黄、桂枝发之，大小柴胡，不必用也。若内传脏腑，外连少阳之经，然后显少阳诸证。其始得，不必三日，其病解，不必六日，是大小柴胡之的证，与太阳之麻、桂无关也。

少阳小柴胡汤证

风寒感伤太阳之经，未经汗解，外而太阳阳明之经迫束于表，内而太阴阳明之气壅遏于里，少阳之经，在二阳三阴表里之间，郁遏不畅，于是病焉。里阴胜则外闭而为寒，寒往而热来，表阳盛则内发而为热，热往而寒来。少阳之经，自头走足，由胸胁而下行，表里壅塞，不得下行，经气磐郁，故胸胁痞满。甲木逆侵，戊土被贼，胃气困乏，故默默不欲饮食。胃以下行为顺，困于木邪，逆而上行，容纳失职，则生呕吐。少阳以甲木而化相火，相火升炎，则生烦渴，肺金被刑，则生咳嗽。甲木失根，郁冲不宁，则腹中痛楚，心下悸动，是皆表里不和，少阳结滞之故。宜小柴胡汤，柴、芩，清其半表，参、甘。温其半里，半夏降其逆，姜、枣，和其中，此表里双解之法也。

小柴胡汤六十五

柴胡一两八钱　黄芩一两　人参一两　半夏一两七钱　生姜一两　大枣十二枚　甘草一两

水十二杯，煎六杯，去渣，再煎三杯，温服一杯，日三服。若胸中烦而不呕，去半夏、人参，加瓜蒌实。若渴，去半夏、人参，加瓜蒌根。若腹中痛，去黄芩，加芍药。若胁下痞硬，去大枣，加牡蛎。若心下悸，小便不利，去黄芩，加茯苓。若不渴，外有微热，去人参，加桂枝，覆衣，取微汗。若咳，去人参、大枣、生姜，加五味子、干姜。

少阳连太阳经证

伤寒四五日，身热恶寒，颈项强直，胁下胀满，手足温暖，发渴而作呕者，是皆少阳之经郁遏不降，逆行而贼戊土，土木壅塞，结而不开也，俱宜小柴胡汤。凡服柴胡，但见少阳一证便是，不必悉具也。

若伤寒六七日，肢节烦疼，微作呕吐，少阳阳明两经相逼，心下支结，旁连胁下，倘其发热而微见恶寒，便是太阳之外证未解，宜柴胡加桂枝汤，兼治太阳之经也。

凡太阳病，若迟至十日之外，脉浮细而嗜卧者，是太阳之外证已解，而入少阳之经。少阳之脉弦细，木贼土困，则善眠也。设其胸满胁腹痛者，则是少阳无疑，宜与小柴胡汤。若脉但浮而不细者，则全是太阳而无少阳，宜第与麻黄汤，发其太阳之表，不必以日久为疑也。方在太阳。

柴胡桂枝汤六十六

柴胡一两四钱　黄芩五钱　人参五钱　半夏八钱　甘草三钱五分，炙　生姜五钱　大枣六枚　桂枝五钱　芍药五钱

水七杯，煎三杯，温服一杯。

少阳入阳明腑证

伤寒寸脉见涩，便是少阳甲木不舒，尺脉见弦，便是厥阴乙木不达，乙木下郁则生风，甲木上郁则生火，风动火炎，木气枯燥，脾胃被刑，法当腹

中急痛。宜先用小建中汤，胶饴、甘、枣，补脾胃之精气，姜，桂、芍药，散肝胆之风火。若不差者，仍与小柴胡汤，温其半里而清其半表也。凡服柴胡汤已而见燥渴者，此属阳明之腑热，当以法治之，清其腑热也。平素呕吐之家，不可与建中汤，以甘味之动呕也。

凡太阳少阳合病，必见呕利，缘甲木壅遏，则克戊土，胃腑郁迫，不能容受，是以吐泻。吐泻者，少阳传阳明之府也。其自下利者，宜黄芩汤，甘草、大枣，补其脾精，黄芩、芍药，泄其相火。其呕者，宜黄芩加半夏生姜汤，降其逆气也。

若伤寒，发热汗出，而病不解，心中痞硬，呕吐下利者，是少阳传阳明之腑也。宜大柴胡汤，柴胡解少阳之经，枳、黄，泄阳明之腑，双解其表里也。

若太阳证，过经十余日之久，心中温温欲吐，大便稀溏，胸痛腹满，郁郁微烦，此甚似少阳传腑之大柴胡证。如前因自极吐下而成者，则是少阳已传阳明之腑。腑病已全，经证微在，可与调胃承气汤，无用柴胡也。以少阳之传阳明，经邪外束，腑气内遏，胃不能容，必作呕泄吐。及其腑热盛发，蒸而为汗，则表解经舒，吐下皆止。此虽吐下未能尽止，然欲呕微溏，仅存少阳余证，柴胡不可用矣，故与承气。若非由自极吐下得者，则胸痛腹满，便溏欲呕，便是太阴证，勿与承气也。方在阳明。

小建中汤六十七

桂枝一两　芍药二两七钱　大枣十二枚　甘草七钱　生姜一两　胶饴二两四钱

水七杯，煎三杯，去渣，入胶饴，火化，温服一杯，日三服。日再服，夜一服。

黄芩汤六十八

黄芩一两　芍药七钱　甘草七钱，炙　大枣十二枚

水六杯，煎取三杯，日再夜一服，温服一杯，日二夜一。

黄芩加半夏生姜汤六十九　于前方加半夏一两七钱，生姜一两。

黄芩一两　芍药七钱　甘草七钱　大枣十二枚　半夏一两七钱　生姜一两　煎服如黄芩汤前法。

大柴胡汤七十

柴胡二两八钱　黄芩一两　半夏一两七钱　生姜一两七钱　大枣十二枚　芍药七钱　枳实四枚　大黄七钱

水十二杯，煎六杯，去渣，再煎取三杯，温服一杯，日三服。

经腑双结解

伤寒五六日，头上汗出，微觉恶寒，手足逆冷，心下胀满，口不饮食，大便坚硬，脉沉紧而细者，此为少阳阳明两经之微结。以两经郁迫，结于胃口，故心下胀满，不能甘食。此必有少阳之表证，复有阳明之里证。其汗出恶寒，肢冷心满者，表证也，大便坚硬者，里证也。

盖两经合病，土不胜水，必传胃腑。腑证未全，则经证未罢，故定有里证，复有表证。若纯是里证，则腑热外蒸，手足汗流，恶寒悉退，无复少阳表证矣。今头汗恶寒，肢冷心满，现有少阳表证，不得纯谓之里。其脉候沉紧，手足厥冷，亦不得谓之少阴。以少阴无汗，既头上汗出，其非少阴甚明。此半表半里，大柴胡证也。此可表里分治，先以小柴胡，解其少阳之经邪，设表解而不明了，再以承气，泄其阳明之腑邪。燥屎一去，则腑热清矣。

少阳传里

少阳之经，在二阳之内，三阴之外，阴阳相平，不入脏腑，则止传三阴之经，六日汗解。不解则以麻、桂发之，非柴胡汤证也。

若阳盛而传阳明之腑，阴盛而传太阴之脏，经证未罢，是谓半表，脏证腑证俱全，是谓半里。半表半里双病，故用大小柴胡双解。

若伤寒三日，病在少阳，而其脉小者，是相火非旺，不入胃腑，经尽表解，病欲自已也。若伤寒三日，病在少阳，既不阳盛入腑，则当阴盛入脏。使其人反能食不呕，此为中气未衰，三阴不受邪也。若伤寒六七日，当经尽表解之时，其人大热而烦躁者，便是传腑之候，如无大热而其人烦躁者，是为入脏之机，盖阴动则阳离，神气升泄，浮越无归，故生烦燥也。

热入血室

妇人中风，发热恶寒，而值经水适来，得病七八日后，脉迟热退身凉，似乎表解矣，乃胸胁之下，满如结胸，而作谵语者，此为热入血室。盖其经热秉乘血海方虚之时，离表而归里也。宜凉血清肝，泄其相火。

又如中风七八日，续得寒热往来，而值经水适断者，此亦为热入血室，其血必结。血结经瘀，遏闭少阳之气，阳陷则阴束而生外寒，阳升则火炎而生内热，故使寒热如疟，按时发作。宜小柴胡汤，清其经热也。

又如伤寒发热，而值经水适来，昼日明了，夜则谵语，如见鬼状者，此亦为热入血室。盖血为阴，夜而阳气入于阴分，血热发作，故谵妄不明。宜泄热清肝，以退相火。但邪热在下，治之毋犯胃气及上焦清气，则自愈也。

伤寒说意卷七

少阳经坏病

提　纲

少阳在阴阳之交，表里之半，忌发汗吐下。泄其阴阳，阳虚而入太阴之脏，阴虚而入阳明之腑，是为少阳坏病，如太阳病，不经汗解，转入少阳，胁下硬满，干呕不食，往来寒热，若尚未吐下，其脉沉紧者，全是小柴胡证，宜与小柴胡汤。若已经发汗吐下温针，以致谵妄不明，柴胡证罢，此少阳之坏病也。审其汗下温针，所犯何逆，以法治之，救其坏也。

少阳坏病入阳明证

汗后心悸

伤寒脉候弦细，头痛发热者，是属少阳。少阳以甲木而化相火，不可发汗，汗亡心液，火炎神乱，则生谵语，便是里入胃腑。胃和则愈，胃腑燥热不和，则君相升浮，摇荡不安，烦而且悸也。以相火下蛰，则神魂宁谧，而相火顺降，全凭胃土，胃土右转，阳气清凉而化金水，收藏得政，是以阳秘而不泄。胃土不和，烦热升逆，甲木莫降，拔根而上炎，神魂失归，故烦乱而悸动也。凡伤寒二三日，其心中悸动而烦扰者，是阳明土燥，相火失归，拔根上炎，欲传胃腑。宜小建中汤，滋燥土而清相火也。若伤寒脉结代，心动悸者，是相火升炎，血枯木燥，经络梗涩也。宜炙甘草汤，参、甘、大枣，补中培土，胶、地、麻仁，滋经润燥，姜、桂，行其瘀涩，麦冬清其燥热也。

炙甘草汤七十一

炙甘草一两四钱　人参七钱　桂枝一两　生姜一两　大枣十二枚　生地黄五两六钱　阿胶七钱　麦冬一两六钱，去心　麻仁一两六钱

清酒七杯，水八杯，先煮八味，取三杯，去渣，入阿胶，火化，温服一杯，日三服。

表里双解

本柴胡汤证，法不宜下，而误下之，柴胡证罢，此为坏病。若柴胡证不罢者，复与柴胡汤，必蒸蒸而振摇，却如发热汗出而解。以下伤胃气，卫气不能遽发，故战栗振摇而后汗出。表解邪退，未为坏也。

如过经十余日，反二三下之，四五日后，柴胡证应罢矣，若柴胡证仍在者，先与小柴胡汤，以解其外。使呕吐不止，心下急迫，郁郁微烦者，此阳明之腑束于少阳之经，表里合病，宜大柴胡汤，表里双解也。

如伤寒十三日不解，期过再经，胸胁胀满作呕，日晡潮热，服下药不解，已而微利，此本大柴胡证，下之不利，今反利者，知医以丸药下之，遗其表证。表邪不解，内热复郁，故虽利而不愈，此非其治也。其潮热者，胃肠之实，宜清其里，但胸胁胀满，上下呕泄，是外有经证，先宜小柴胡以解外，复以柴胡加芒硝汤，清其里热也。

柴胡加芒硝汤七十二

柴胡一两八钱　黄芩一两　人参一两　半夏一两七钱　甘草一两　生姜一两　大枣十二枚　芒硝二两

煎服如小柴胡法。不解，更服。

下后心惊

凡少阳中风，两耳无闻，目睛色赤，胸满而心烦者，是胃气上逆，贼于甲木。不可吐下，吐下则甲木升摇，悸而且惊。盖甲木化气于相火，随肺胃下降而归命门。相火下蛰，故上窍清虚，耳目聪明。中虚胃逆，肺金失敛，甲木无下行之路，浊气填塞则耳聋，相火上炎则目赤。甲木刑胃，上脘郁迫则胸满。甲木失归，相火升发则烦生。吐下伤其中气，肺胃愈逆，甲木拔根，魂浮胆怯，是以悸而且惊也。

若伤寒八九日，医误下之，以致胸满心烦，惊悸谵语，小便不利，一身尽重，不可转侧者，是下伤中气，湿动胃逆，胆木拔根，神魂不谧，相火升炎，郁生上热也，而经邪未解，表里皆病，宜柴胡加龙骨牡蛎汤，茯苓去湿，大黄泄热，人参、大枣补中，半夏、铅丹降逆，龙骨、牡蛎，敛其神魂，姜、桂、柴胡，行其经络也。

柴胡加龙骨牡蛎汤七十三

柴胡一两四钱　人参五钱　半夏七钱　生姜五钱　大枣六枚　大黄三钱五分　龙骨五钱　牡蛎七钱　桂枝五钱　茯苓五钱　铅丹五钱

水八杯，煎四杯，入大黄，切如棋子，煮一二沸，去渣，温服一杯。

少阳坏病入太阴证

汗下后寒湿发黄

伤寒六七日，已经发汗，而复下之，土败胃逆，胆木壅遏，以致胸胁满结，小便不利，烦渴不呕，往来寒热，但头上汗出者。上热中寒，外显少阳阳明之郁冲，内隐太阴厥阴之滞陷，宜柴胡桂枝干姜汤，柴胡、黄芩，清相火而除寒热，牡蛎、瓜蒌，消满结而解烦渴，姜、甘，温中而培土，桂枝疏木而达郁也。

若得病六七日，脉迟而浮弱，外恶风寒，手足温暖，是太阳中风，欲传太阴之藏也。医反二三下之，败其胃气，不能饮食，而少阳不降，胁下痛满，筋脉不荣，头项强直。土湿木遏，小便不利，面目身体悉发黄色。此阴盛阳虚，胆胃郁冲，肝脾滞陷，一与柴胡汤，寒泄脾肝，清气愈陷，后必下重。凡渴而饮水即呕者，便是太阴湿旺，柴胡汤不可与也。饮水呕者，食谷必哕，以其胃气之败也。

柴胡桂枝干姜汤七十四

柴胡二两八钱　黄芩一两　甘草七钱　桂枝一两　干姜一两　牡蛎一两　瓜蒌根一两四钱

水十二杯，煎六杯，去渣，再煎三杯，温服一杯，日三服。初服微烦，复服汗出愈。

少阳坏病结胸痞证

误下成结胸

太阳与少阳并病，头项强痛，或相火升浮而生眩冒，时如结胸，心下痞硬者，此少阳阳明之经上逆而壅塞也。当刺肺俞、肝俞，散其郁结。慎勿发汗，汗亡津液，则相火燔腾而生谵语，血枯木燥而脉弦硬。若五六日，谵语不止，宜刺期门，以泻厥阴，肝胆同气，泻肝即所以泻胆也。汗既不可，下亦非宜，汗下伤中，甲木冲逆，此结胸之由来也。

若太阳少阳并病，而反下之，致成结胸，心下硬满，泄利不止，水浆不下，此少阳经气上逆而迫束阳明之腑也。相火升炎，其人必苦心烦。凡伤寒十余日，结热在里而有阳明腑证，复往来寒热而有少阳经证，宜大柴胡汤，双解表里。若但有结胸，而外无大热者，此为停水结在胸胁也。观其头上微汗出者，是水饮阻格，阳气升泄于上。宜大陷胸汤，泻其湿热也。方在太阳。

误下成痞

伤寒五六日，呕而发热者，柴胡汤证备具，而误以他药下之，若柴胡证仍在者，复与柴胡汤，必蒸蒸振栗，发热汗出而解，此虽误下，未为逆也。若心下硬满疼痛者，此为下早而成结胸也，宜服大陷胸汤。方在太阳。若但硬满而不痛者，此为误下而成痞也，宜半夏泻心汤，半夏降逆，芩、连清上，姜、枣、参、甘温补中气也。

半夏泻心汤七十五

半夏一两七钱　人参一两　干姜一两　甘草一两，炙　黄芩一两　黄连三钱五分　大枣十二枚

水十杯，煎六杯，去渣，再煎三杯，温服一杯，日三服。

伤寒说意卷八

太阴经

提　纲

太阴以湿土主令，其经起足大指，循内踝，入腹，上膈，挟咽喉而连舌本。太阴为三阴之长，太阳经病不解，营卫内郁，自阳明而少阳，四日必传太阴之经。若脏阴素旺，则不拘何日，自经入脏。入脏则必须温里，解表不能愈矣。

仲景立太阴以及少厥阴之篇，皆入脏之里证，非四五六日之经病也。

痛满吐利

太阴与阳明为表里，而升降不同，燥湿异性。燥不偏盛，则阳明右降而化浊阴，湿不偏盛，则太阴左升而化清阳，表里匀平，是以不病。阳明病则胃燥而气逆，故多呕吐，太阴病则脾湿而气陷，故多泄利。以脾陷而肝气不达，郁迫击冲，是以痛满而泄利。脾肝郁陷，则胆胃上逆，是以呕吐而不食。

阳明胃病之吐利，缘燥热之郁，太阴脾病之吐利，因湿寒之旺。若下之，阳亡土败，胃气愈逆，阻隔少阳降路，痞塞不开，必心下结硬。阳明下早，阳陷于胸膈，为阴气所阻，则成结胸，太阴误下，阴逆于心下，为阳气所拒，则为痞证。

太阴四逆汤证

太阴病，自太阳传来，其脉浮者，表证未解也，可以发汗，宜桂枝汤。方在太阳。若发热头痛，身体疼痛，是太阳表证未解，法宜桂枝。乃脉反见沉，便是太阴脏病，当温其里。宜四逆汤，甘草培于土，干姜、附子，温中而暖下也。

凡下利清谷，则病已入里，不可发汗，汗之亡阳土败，湿旺木郁，必生胀满也。下利胀满，有里证者，不可发表，身体疼痛，有表证者，亦当温里。非表病可以不解也，若身体疼痛，而下利胀满，表里皆病，当先温其里，后攻其表，温里宜四逆汤，攻表宜桂枝汤也。

阳明泄利，津液亡失，多病燥渴，若自利而不渴者，则属太阴脏病，以其脏有寒故也。法当温之，宜四逆辈。缘水泛土湿，少阴之寒，传于太阴，故脾脏有寒也。

四逆汤七十六

甘草七钱，炙　干姜三钱五分　附子一枚，生用，去皮，破八片

水三杯，煎半杯，温服。强人可大附子一枚、干姜一两。

腹痛腹满

伤寒胸中有热，腹中有肝胆之邪，肝邪克脾，则腹中疼痛，胆邪克胃，则欲作呕吐，是中脘虚寒，肝脾下陷而胆胃上逆，相火郁升而生上热也。宜黄连汤，黄连清上逆之相火，桂枝达下陷之风木，干姜温脾家之寒，半夏降胃气之逆，参、甘、大枣，补中脘之虚也。

若本太阳之表病，医不解表，而反下之，土虚木贼，因而腹满时痛者，是属太阴脏病，宜桂枝加芍药汤，桂枝达肝气之郁，芍药清风木之燥也。其大实痛者，风木贼土，郁结成实，宜桂枝加大黄汤，泄其土郁也。

太阴为病，而脉候软弱，便是脾阳之虚，其人续当自行便利，设当用大黄、芍药者，宜减之，以其胃气虚弱而易动也。

黄连汤七十七

黄连一两　桂枝一两　甘草一两　干姜一两　人参七钱　半夏一两七钱　大枣十二枚

水十杯，煎六杯，去渣，再煎三杯，温服一杯，日一夜二服。

桂枝加芍药汤七十八

桂枝一两　甘草七钱　生姜一两　大枣十二枚　芍药二两

煎服如桂枝汤法。

桂枝加大黄汤七十九

桂枝一两　甘草七钱　生姜一两　大枣十二枚　芍药二两　大黄三钱五分

水七杯，煎三杯，温服一杯，日三服。

发　黄

伤寒脉浮而缓，手足自温者，是谓太阴脏证。太阴湿土，为表邪所闭，身当发黄，若小便自利者。湿随便去，则不当发黄。此是脾阳未衰，至七八日间，虽见太阴自利之证，必当自止。以脾家内实，腐秽不容，当后泄去，非自利益甚之证也。

若伤寒七八日，身黄如橘子色，小便不利，腹微满者，是湿无泄路，瘀而生热，宜茵陈蒿汤，泄其湿热也。凡伤寒瘀热在里，身必发黄，以木主五色，入土化黄，土湿则木郁，木郁于土，必发黄色，宜麻黄连翘赤小豆汤，外泄皮毛而内泄湿热也。若伤寒身黄而发热者，是瘀热之在表也，宜栀子柏皮汤，清表中之湿热也。

若伤寒发汗之后，身目皆黄，则是湿寒而非表湿热，以汗则热泄故也。此慎不可下，宜用温燥之药也。

茵陈蒿汤八十

茵陈蒿二两　栀子十四枚　大黄七钱，去皮

水十杯，先煮茵陈，煎六杯，入二味，煎三杯，分温三服。小便当利，尿如皂角汁状，色正赤，一宿腹减，黄从小便去也。

麻黄连翘赤小豆汤八十一

麻黄七钱　连翘七钱，用根　生姜七钱　甘草三钱五分　大枣十二枚　杏仁四十枚　赤小豆一杯　生梓白皮三两四钱

水十杯，先煎麻黄，去沫，入诸药，煎三杯，分温三服，半日尽。

栀子柏皮汤八十二

栀子十五枚　甘草三钱五分　黄柏皮三钱五分

水四杯，煎二杯半，分温三服。

伤寒说意卷九

少阴经

提　纲

少阴从君火化气，其经起足小指，走足心，行内踝，贯脊，上膈，入肺中，循喉咙而挟舌本。太即经病不解，自表传里，以至阳明、少阳、太阴，五日则传少阴之经。然但传少阴之经，不入少阴之脏，此阳不衰，而阴之非盛者，阴盛则自经而入脏，不化气于君火，而化气于寒水。盖少阴一气，水火同宫，病则水胜而火负，故第有癸水之寒，而无丁火之热。阳亏阴旺，死灰不燃，是以脉沉细欲寐，体踡卧而恶寒也。

少阴连太阳经证

少阴水脏，病则脉沉而恶寒，若始得之时，脉已见沉而反觉发热者，是少阴脏病而太阳经证未解也。宜麻黄附子细辛汤，麻黄散太阳之经，附子温少阴之脏，细辛降肾气之逆也。

凡少阴病，得之二三日内，表证未解者，宜麻黄附子甘草汤，微发其汗。以二三日里证未成，而表证未解，则脏阴愈郁而愈盛，故以附子暖其水，甘草培其土，麻黄发微汗以解表也。

麻黄附子细辛汤八十三

麻黄七钱　细辛七钱　附子一枚，炮，去皮，破八片

水十杯，先煮麻黄，减二杯，去沫，入诸药，煎三杯，温服一杯，日三服。

麻黄附子甘草汤八十四

麻黄七钱　甘草七钱　附子一枚，炮

水七杯，先煮麻黄，减二杯，去沫，入诸药，煎三杯，温服一杯，日三服。

误汗亡阳

凡少阴病，脉见微细，则经阳虚弱，不可发汗，汗则亡阳故也。阳虚于经，而尺脉弱涩者，则阳虚于脏，复不可下之也。

若少阴病，咳嗽而下利谵语者，此被火气逼劫，汗亡肾阳，下寒而上热故也。阳败湿增，木郁不能疏泄，小便必难，以强责少阴之汗也。

若少阴病，但手足厥逆，无汗而强发之，必动其血。血来不知从何道出，或从鼻口，或从目出，是名下厥上竭，至为难治。以阳从汗亡，复自血脱，竭尽无余，未易挽救也。

少阴里证

少阴病，脉微细沉数，此里气之实，不可发汗。凡一见脉沉，当急温之，宜四逆汤也。方在太阴。

若脉既沉矣，再兼身体疼，骨节痛，手足寒冷者，是水胜而土负，宜附子汤，参、术，补中而培土，苓、附，泄水而温寒，芍药清风木而敛相火也。若得病二三日，口中清和，无土胜水负口燥咽干之证，而其背恶寒者，是寒水之旺，以太阳、少阴，同行脊背，亦宜附子汤，补火土而泄水也。

少阴以癸水而化君火，病则不化君火而化寒水，火盛则生土而克水，水盛则灭火而侮土。阳明病者，燥土克水，宜用承气，太阴病者，寒水侮土，宜用真武，以水之流湿，其性然也。故少阴负而阳明胜，则为顺，少阴胜而太阴负，则为逆。土旺于四季，少阴手足之逆冷者，水胜土负，脾胃寒湿，不能行气于四肢也。

附子汤八十五

附子二枚　茯苓一两　人参七钱　白术一两四钱　芍药一两

水八杯，煎三杯，温服一杯，日三服。

咽　痛

病人脉尺寸俱紧，是表里皆寒，法当无汗，反汗出者，阳亡而不守也，此属少阴脏病，必当咽痛而复吐利。以少阴水旺土湿，升降倒行，胃逆而贼于甲木，则为呕吐，脾陷而贼于乙木，则为泄利，甲木上冲，浊气壅塞，是以咽痛也。

凡少阴病二三日咽痛者，可与甘草汤，泄热而缓迫急也。不差者，与桔梗汤，散结而下冲逆也。咽喉疼痛，率缘浊气冲逆不降，宜半夏散，半夏降其浊，桂枝下其冲也。若咽喉生疮，不能言语，声音不出者，是浊气冲逆，伤其上窍也，宜苦酒汤，半夏降其浊，苦酒消其肿，鸡子发其声音也。

若上病咽痛，下病泄利，胸满而心烦者，以胆胃上逆，故咽痛胸满，肝脾下陷，故泄利，宜猪肤汤，猪肤、白蜜，润燥而除烦，清热而止痛，白粉收滑脱而止泄利也。

甘草汤八十六

甘草七钱，生

水三杯，煎杯半，温服一半，日二服。

桔梗汤八十七

桔梗三钱五分　甘草七钱

水三杯，煎一杯，分温再服。

半夏散八十八

半夏　桂枝　甘草等分

上研末，和饮服方寸匕，日三服。若不能服散，用水一杯，煎七沸，入散一两方寸匕，煎三沸，下火令小冷，少少与服。

苦酒散汤八十九

半夏研　鸡子一枚，去黄，入苦酒

半夏为末，调苦酒，入取黄鸡子壳中，置刀环内，安火上，令三沸，去渣，少少含咽。不差，更服。服至三剂必愈。

猪肤汤九十

猪肤五两六钱

水十杯，煎五杯，去渣，入白蜜一杯，白粉一两七钱，熬香，调和相得，温分二服。猪肤即猪皮。白粉即铅粉。

吐　利

少阴病，饮食入口即吐，心中温温欲吐，复不能吐，其始得之时，手足寒冷，脉候弦迟者，此有痰痰涎在胸，故食入即吐，而腐败缠绵，复欲吐不能，缘阳衰土湿，故四肢寒冷。木郁不发，故脉候弦迟。败浊在上，不可下也，法当吐之。

若膈上有寒饮，干呕者，阳败胃逆，不可吐也，急当温之，宜四逆汤也。

凡欲吐不吐，心烦欲寐，五六日后，自利而渴者，此属少阴脏病也。泄利亡津，故饮水自救。若小便色白者，则少阴病形悉具。以阳亡土败，不能制水，下焦虚寒，故令小便白而不黄也。

若少阴病，上吐下利，手足厥冷，烦躁欲死者，是阳虚土败，脾陷胃逆，神气离根，扰乱不宁，宜吴茱萸汤，温中补土，升降清浊也。

若少阴病，二三日不已，以至四五日，腹痛，小便不利，四肢沉重疼痛，自下利者，此阳衰土湿，不能蒸水化气，水谷并下，注于二肠。脾土湿陷，抑遏乙木止其升达之气，木郁欲泄而水道不通，故后冲二肠而为泄利。木气梗塞，不得顺行，故攻突腹中而为痛。四肢秉气于脾土，阳衰湿旺，流于关节，四肢无阳和之气，浊阴凝滞，故沉重疼痛。其人或咳或呕，小便或利或不利，总是少阴寒水侵侮脾胃之故。宜真武汤，茯苓、附子，泄水而驱寒，白术、生姜，培土而止呕，芍药清风木而止腹痛也。

真武汤九十一

茯苓一两　白术七钱　附子一枚，炮　芍药一两　生姜一两

水八杯，煎二杯，温服大半杯，日三服。若咳者，加五味子一两七钱，细辛、干姜各三钱五分。若小便利者，去茯苓。若下利者，去芍药，加干姜七钱。若呕者，去附子，加生姜共前二两八钱。

下　利

少阴病，其脉微涩，呕而汗出者，必病下利。以胃逆则呕，胃逆则阳泄而不藏，是以汗出。胃逆为呕，则脾陷为利，利亡肝脾之阳，是以脉涩。此法当泄利不止，而乃泄利反少者，是脾阳渐复，不必温下，当温其上。缘其过呕伤胃，汗出阳亡也，宜灸之以回胃阳。

若少阴下利六七日，咳呕并作，燥渴心烦，不得眠睡者，是阳衰土湿，脾肝郁陷，下为泄利，胆胃冲逆，上为咳呕渴烦，眠食俱废。宜猪苓汤，二苓、滑、泽泻水而燥土，阿胶滋木而清风也。

若四肢逆冷，或咳或悸，或小便不利，或腹中疼痛，或泄利下重者，是水土湿寒，木郁欲泄。宜四逆散，甘草、枳实，补土而泻湿郁，柴胡、芍

药，疏木而清风燥也。

四逆散九十二

甘草 枳实破，水浸，炙 柴胡 芍药等分

上研细末，白饮和服方寸匕，日三服。若咳者，加五味子、干姜各十分之五，并主下利。悸者，加桂枝十分之五。小便不利者，加茯苓十分之五。腹中痛者，加附子一枚，炮。泄利下重者，用水五杯，入薤白汁三杯，煮取三杯，以散方寸匕入汤中，煮取杯半，分温再服。

下利脉微

少阴病，下利清谷，手足厥逆，下利清谷，脉微欲绝，里寒外热，身反不恶寒，面发赤色，是水寒土湿，经阳微弱，郁而不通也。其人或腹痛，或咽痛，或干呕，或利止脉不出者，宜通脉四逆汤，姜、甘温中补土，附子暖水回阳。服之其脉即出者，寒湿内消，经阳外达，其病必愈也。

下利脉微者，阳虚脾陷弱，经气不通也。宜白通汤，姜附温中下而回阳，葱白通经络而复脉也。

若下利脉微者。与白通汤。下利不止，厥逆无脉，干呕而心烦者，此水寒土湿，脾陷胃逆，经脉不通，而胆火上炎也。宜白通加猪胆汁汤，姜、附回阳，葱白通经，人尿、猪胆，清其上炎之相火。服汤后，脉暴出者死，阳气绝根而外脱也，脉微续者生，阳气未断而徐回也。

通脉四逆汤九十三

甘草一两七钱，炙 干姜一两，强人可一两四钱 附子大者一枚，生用

水三杯，煎杯半，分温二服。面色赤者，加葱九茎。腹中痛者，去葱，加芍药七钱。呕者，加生姜七钱。咽痛者，去芍药，加桔梗三钱五分。利止脉不出者，去桔梗，加人参三钱五分半。

白通汤九十四

葱白四支茎 干姜三钱五分 附子一枚，生用，破八片，去皮

水三杯，煎一杯，分温二服。

白通加猪胆汁汤九十五

葱白四支 干姜三钱五分 附子一枚，生用 人尿半杯 猪胆汁一匙

于白通汤内加人尿半杯，猪胆汁一匙。

水三杯，煎一杯，去渣，入猪胆汁、人尿，和匀，分温二服。无胆，亦可用。

便脓血

少阴病二三日，以至四五日，腹痛，小便不利，下利不止，以至致日久而便脓血者，此水寒土湿，脾陷肝郁，而为痛泄。乙木不达，血必下瘀，以血司于肝，肝温则升而寒则陷，陷而不流，湿气郁腐，故化为脓。宜桃花汤，干姜温中，粳米培土，石脂敛肠而止泄也。凡少阴病，下利便脓血者，悉因湿寒滑泄，概宜桃花汤也。

少阴水盛，则肢体寒冷，是其常也。若八九日后，忽然一身手足尽热者，此水寒不生肝木，木陷而生郁热，传于膀胱，膀胱失藏，而乙木欲泄，必便血也。

桃花汤九十六

干姜一两　赤石脂五两六钱，一半研用　粳米三两四钱

水九杯，煮米熟，用汤大半杯，入赤石脂末方寸匕，日三服。一服愈，余勿服。

死　证

少阴病，脉微细沉伏，但欲卧寐，汗出不烦，自欲呕吐，是水盛火衰，胃逆而阳泄也。至五六日，又见自利，复烦躁不得卧寐者，则脾肾寒泄，阳根上脱，必主死。若吐利烦躁，再加四肢逆冷者，更无生望也。若四肢逆冷，蜷卧恶寒，其脉不至，不烦而躁者，亦主死也。凡少阴病，蜷卧恶寒而下利，手足逆冷者，皆不治也。若下利虽止，而头上眩晕，时时昏冒者，此阳气拔根，欲从上脱，必主死也。若六七日后，渐觉息高者，此阳根已断，升浮不归，必主死也。

阳　复

少阴病，上下吐利而手足不逆冷，身反发热者，是中气未败，微阳欲复，不至死也。其脉不至者，灸少阴之经穴七壮，以回阳根，或以温药暖水通经，则脉至矣。若蜷卧恶寒，时而自烦，欲去衣被者，是阳气欲复，病可治也。若蜷卧恶寒，而下利自止，手足温暖者，是阳气来复，病可治也。若寒甚脉紧，至七八日，忽见自利，脉候暴微，紧象反去，手足反温者，是寒

去阳回，保无后虑，虽烦而下利，必能自愈也。

土胜水负

少阴肾水，甚不宜旺，旺则灭火而侮土。土胜而水负则生，水胜而土负则死，以阳主生而阴主死也。少阴不病则已，病则水必胜而土必负，凡诸死证，皆死于水邪泛滥，火灭而土败也。故阳明负于少阴则为逆，少阴负于阳明则为顺。

若得之二三日以上，心中烦扰，不得卧寐，是土胜而水负，燥土消其心液也。肾水根于离宫，心液消烁，则阴精枯燥，不能藏神，故火泄而烦生。宜黄连阿胶汤，连、芩、芍药，泄火而除烦，鸡子、阿胶，泽土而润燥也。

少阴寒水之脏，无始病湿寒，忽变燥热之理，此阳明之燥伤及少阴者也。

黄连阿胶汤九十七

黄连一两四钱　黄芩三钱五分　芍药七钱　鸡子黄二枚　阿胶一两

水五杯，先煎三味，取二杯，去渣，入阿胶，消化，稍冷，入鸡子黄，和匀，温服大半杯，日三服。

急下三证

土胜之极，则成下证。若得之二三日，口燥咽干者，是土燥而水亏。失期不下，水涸则死，当急下之，宜大承气汤。若自利清水，其色纯青，心下疼痛，口中干燥者，是土燥水亏，伤及肝阴，当急下之，宜大承气汤。若六七日后，腹胀而不大便者，是土燥水亏，伤及脾阴，当急下之，宜大承气汤也。

少阴病，水旺火熄，土败人亡，故少阴宜负而阳明宜胜。但少阴不可太负，阳明不可太胜，太胜则燥土克水，津液消亡，亦成死证，故当急下。此即阳明之急下三证也，以阳明而伤少阴，故病在阳明，亦在少阴。两经并载，实非少阴止本病也。

伤寒说意卷十

厥阴经

提 纲

厥阴以风木主令，其经起足大指，循足跗，由内踝过阴器，抵小腹，上胸膈，布胁肋，循喉咙之后，连目系，与督脉会于巅。太阳经病不解，日传一经，以至阳明、少阳、太阴、少阴，六日传于厥阴之经，六经尽矣，若但传厥阴之经，不入厥阴之脏，则经尽表解，自能汗愈。缘营卫郁遏，经脉莫容，既无内陷之路，自然外发也。此虽传厥阴之经，而厥阴之厥热吐利诸证，则概不发作，其诸证发作者，是脏病而非经病也。入脏则出入莫必，吉凶难料。阴胜则内传，而传无定日，阳复则外解，而解无定期。阴胜则为死机，阳复则为生兆。厥热胜复之间，所关非细也。

厥阴乌梅丸证

厥阴风木，生于肾水，而胎君火。水阴而火阳，阴胜则下寒，阳胜则上热。风动火郁，津液消亡，则生消渴。木性生发，水寒土湿，生气抑遏，郁怒冲击，则心中疼痛。木郁土败，脾陷则胃逆，故饥不欲食。食下胀满不消，胃气愈逆，是以吐蛔。下之阳亡脾败，乙木陷泄，则下利不止也。

厥阴之盛极者，则手足厥逆。厥而吐蛔，是谓蛔厥。伤寒脉缓而厥，至七八日，皮肤寒冷，其人躁扰无暂安之时者，此为脏厥，非蛔厥也。蛔厥者，其人当吐蛔虫。

今病者有时安静，有时烦乱，此为脏寒，不能安蛔，蛔虫避寒就温，上入胸膈，故生烦乱。蛔虫得温而安，须臾烦止。及其得食，胃寒不消，气逆作呕，冲动蛔虫，蛔虫不安，是以又烦。顷则随吐而出，故当自吐蛔。蛔厥者，宜乌梅丸，乌梅、桂枝，敛肝而疏木，干姜、细辛，温胃而降逆，人参补中而培土，当归滋木而清风，椒、附，暖其寒水，连、柏，泄其相火也。

乌梅丸又主久利九十八

乌梅三百枚　细辛二两　干姜三两五钱　人参二两　桂枝二两　当归一两六钱　蜀川椒一两四钱　附子二两，炮　黄连五两六钱　黄柏二两

上研细末，合和匀，醋浸乌梅一宿，去核，用米五碗盖之，蒸熟，去米，捣烂成泥和药，令匀，入蜜，臼中与蜜杵二千下，丸桐子大，食前服十丸，日三服，稍加至二十丸。禁生冷、粘滑、臭秽诸物。

厥热胜复

手足逆冷，则名为厥，其所以厥者，以其阳上而不下，阴下而不上，不相顺接之故也。不顺则逆，故曰厥逆。盖四肢秉气于脾胃，脾胃者，阴阳升降之枢轴，脾升胃降，阴阳交济，土气温和，故四肢不冷。脾胃虚败，升降失职，肾水下陷，心火上逆，此阴阳分析，不相顺接之由也。

厥阴肝木，水火之中气，阴胜则从母气而化寒，阳复则从子气而化热，心火既复则发热，心火未复，则肾水方盛而为厥。诸凡四肢厥冷者，是寒水方旺之时，不可下之。他如虚损之家，阳亏阴盛，亦同此法也。

厥阴阴极阳生，阴极则厥，阳复则热，伤寒之一二日，至四五日阴极而发厥者，此后阳复，必然发热，及其发热，则后必又厥。以阴阳之理，不能长盛而无复也，其前之厥深者，后之热亦深，前之厥微者，后之热亦微。方其厥之将终而热之欲作，应当下之，以泄未炎之火，而反发汗，以伤津血，必心火上炎，而口伤烂赤也。阴胜发厥，原不可下，厥将罢而热欲来，则又可下，不使寒热迭发，胜复循环，以伤正气也。

大抵阴盛而发厥者五日，则阳复而发热者亦必五日，设至六日，必当复厥，其不厥者，则阴退而自愈。以厥证始终不过五日，今热又五日，胜复相应，而不见再厥，是以知其必愈也。若发厥四日，热反三日，后日发厥，复至五日，则其病为进，以其寒多热少，阳气退败，故为病进也。若发热四日，厥反三日，复热四日，寒少热多，阳气渐长，其病当愈。

阳长阴消，自是吉事，而阳长不可太过。若发热四日，以至七日，而其热不除者，是阳气过长。热甚盛之极，必郁蒸阴分，而便脓血也。

阴阳消长

伤寒热少厥微，其厥第觉指头寒冷，是热退而阴复也。但默默不欲饮食，而时觉烦躁，此热犹未除也。迟至数日，小便利而色白者，方是热除也。除则烦去而欲食，病为愈。若厥而作呕，胸胁烦满者，此甲木之冲逆。甲木既逆，乙木必陷，陷而生风，疏泄失藏，其后必便血也。

热除则病愈，而不宜全除。如伤寒脉迟，六七日后，反与黄芩汤，尽彻其热。脉迟为阴盛，今与黄芩汤，复除其热，腹中寒冷，应不能食，而反能食，此名除中。中气除根，而居膈上，故暂时能食，必主死也。

若其始发热六日，厥反九日，而下见泄利，是热少寒多，阴进而阳退也。凡阴盛而厥利者，当不能食，若反能食者，恐为除中。观其食已索饼，不发暴热者，知其胃气尚在，未尝外除，必当自愈。盖厥利而能食，必是阳复而发热。阳复之热，续在而不去，除中之热，暴来而暴去。恐其厥后之热暴来而复暴去，便是除中之病，迨后三日脉之，其热续在者，是前非暴来而后非暴去，期之旦日夜半必愈。以先发热六日，后厥反九日，复发热三日，并先之发热六日，亦为九日，厥热匀平，日期相应，此阳已长而阴不进，故期之旦日夜半愈。若后三日脉之，而脉仍见数，其热不罢者，此阳长之太过，热气有余，必郁蒸血肉而发痈脓也。

凡见厥逆，必病下利，后见发热，则阳复利止，再见厥逆，必当复利。若厥逆之后，发热利止，阳复当愈，而反汗出咽痛者，此阳复之太过，内热郁蒸，外开皮毛，而上冲喉咙，其喉必痹塞也。

若发热无汗，是阳不上行，下焦温暖，利必自止。若下利不止，是阳复之太过，积热下郁，必伤阴分而便脓血。便脓血者，热不止冲，其喉不痹也。

阴　胜

伤寒脉促，手足厥逆者，血寒经郁，宜灸之，以通经而暖血也。若手足厥冷而脉细欲绝者，营血寒涩而经络凝滞也。宜当归四逆汤，甘草、大枣，补其脾精，当归、芍药，滋其营血，桂、辛、通草，行其经络也。若其人内有久寒者，则病不止于经络，而根实由于脏腑，宜当归四逆加吴茱萸生姜汤，温凝寒而行滞气也。

若手足厥冷，心下烦满，饥不能食，而脉乍紧者，此败浊结在胸中。以阳衰土湿，胃气上逆，肺津堙郁，而化痰涎。浊气壅塞，上脘不开，故心下烦满，饥不能食。当吐其败浊，宜瓜蒂散也。方在太阳。

若手足厥冷，胸膈不结，而少腹胀满，按之疼痛者，此积冷之邪，结在膀胱关元也。

若伤寒五六日，上不结胸，而下亦腹濡，此内无冷结，乃脉虚使然而复厥逆者。此经血亡失，温气消灭，下之温气无余，则人死矣。

当归四逆汤九十九

当归一两　芍药一两　桂枝一两　细辛七钱　甘草七钱　通草七钱　甘草七钱　大枣二十五枚

水八杯，煎三杯，温服一杯，日三服。

当归四逆加吴茱萸生姜汤一百

当归一两　芍药一两　桂枝一两　细辛七钱　通草七钱　甘草七钱　大枣二十五枚　吴茱萸三两四钱　生姜二两八钱

于前方加吴茱萸三两四钱，生姜二两八钱。

水六杯，清酒六杯，煎五杯，分温五服。

泄利

伤寒手足厥逆，而心下悸动者，是水阻胃口，阳气不降也。当先治其水，宜茯苓甘草汤，泄水培土，乃治其厥。不然水渍入胃，土湿木郁，疏泄后门，必作泄利也。

若伤寒四五日，腹中疼痛，此脾土湿陷，肝木郁冲。如气转雷鸣而下趋少腹者，此木郁不能上达，下冲后门，必作泄利也。

泄利之证，水寒土湿，木郁不达。脉候弦大者，阳气之虚也，此以下泄脾阳，而遏肝气之故。设脉再兼浮革，因而肠鸣者，此利泄肝脾之阳，血冷木枯，郁结不荣，宜当归四逆，温营血而达木郁。盖血藏于肝，其性温升，利亡血中温气，升意不遂，故脉浮大虚空，如鼓上之皮也。

若大汗或大下，泄利而厥冷者，阳亡土败，木郁后泄，宜四逆汤，以回阳气也。方在太阴。若大汗出后，外热不去，腹内拘急，四肢疼痛，又泄利清谷，厥逆恶寒者，此亦阳亡土败，木郁后泄，宜四逆以回阳气也。

若下利清谷，里寒外热，汗出而厥逆者，此阳亡于里而外郁于经，宜通脉四逆，通经而回阳也。

若发热而见厥逆，至于七日，微阳不复，而再加下利者，阳气败泄，此为难治也。

呕吐

伤寒传厥阴之脏，水寒土湿，木郁后泄，必自下利。医复吐下，以亡其阳，寒邪中格，肝脾已陷而为利，胆胃更逆而为吐，甚至饮食入口即吐者，此甲木逆行，相火升炎而上热也。宜干姜黄连黄芩人参汤，参、姜，补中而温寒，芩、连，清上而泻热也。

若无物干呕，吐涎沫而头痛者，是中寒胃逆，浊气上涌，而津液凝滞也。宜吴茱萸汤，温中补土，降逆而止呕也。

若呕家有痈脓者，是痈脓腐败，动其恶心。不必治呕，痈平脓尽，自然愈之也。若伤寒六七日，大下之后，寸脉沉迟，尺脉不至，咽喉不利，呕吐脓血，手足厥逆，泄利不止者，是下伤中气，风木郁陷，贼脾土而为泄利，相火冲逆，刑肺金而为脓血，此最难治。宜麻黄升麻汤，姜、甘、苓、术，温燥水土，石膏、知母、天冬、萎蕤，清润燥金，当归、芍药、桂枝、黄芩，滋荣风木，升麻利其咽喉，麻黄泄其皮毛也。

凡呕而脉弱，身有微热，四肢厥逆，而小便复利者，此土败胃逆，微阳不归，最为难治。宜四逆汤，以温中下也。

干姜黄连黄芩人参汤一百一

干姜一两　人参一两　黄连一两，去须　黄芩一两

水六杯，煎二杯，分温再服。

麻黄升麻汤一百二

麻黄四钱　升麻四钱　萎蕤二钱五分　石膏八分，碎，绵囊　知母二钱五分　天冬八分，去心　当归四钱　芍药八分　黄芩二钱五分　桂枝八钱　茯苓八分　甘草八分　干姜八分　白术八分

水十杯，煎五杯，分温三服。相去如舂一斗米顷服尽，汗出愈。

死 证

伤寒发热而下利，厥逆不止者，土败木贼，中气脱陷，必主死也。若伤寒六七日不利，忽发热下利，汗出不止者，表里脱亡，微阳消灭，必主死也。若厥逆下利，而发热烦躁，不得卧寐者，微阳脱泄，必主死也。若厥逆下利，而脉又微细，或按之绝无，灸之手足不温与脉不还，反烦躁，或微喘者，是陷者不举而逆者不回，中气断绝，必主死也。若厥逆下利，利后脉绝，倘晬时脉还而手足温者，阳气欲复，其人可生，如脉绝不还，手足不温，则阳无复机，必主死也。若下利日十余行，阳败阴长，其脉当虚，而反实者，是胃气消亡，厥阴真脏脉见，必主死也。

阳 复

下利脉沉而弦者，是肝气之郁陷，必主下重。若沉弦而大者，是木陷而下郁，其下利未能止也。若脉微弱而数者，是肝邪将退而脾阳欲复，利将自止也。虽阳浮而见发热，然内有复机，不至死也。

若下利清谷，脉沉而迟，是阴胜阳负。乃面色少赤，身有微热，是阳气欲复，陷于重阴之内，力弱不能遽发，郁于皮腠，是以身热而面赤。阳气欲通而阴邪障蔽，不令其通，阴阳搏战，必将郁冒昏迷而后蓄极而通，汗出而利止也。方其郁冒欲汗之时，必微见厥逆。以面赤是为戴阳，戴阳者，阳根下虚，不能透发，群阴外蔽，故四肢逆冷也。

凡下利脉微数，有微热而汗出，此阳气升发，可令自愈。设脉复紧者，则阴邪蔽束，其利未解也。若下利脉数而内躁发渴者，此阳回湿去，可令自愈。设下利不止，则阳回而热陷，必便脓血，以其郁热伤阴之故也。若下利而寸脉浮数，是阳气已复而过旺，尺中自涩，是肝脉郁陷而蒸腐，必便脓血也。凡下利身有微热而又发渴燥者，是阳回而湿去，若脉复微弱而不甚数大者，此必无热过而便脓血之理，可令自愈也。

下利而渴，欲饮水者，以其阳回而有热也。宜白头翁汤，白头翁泄其相火，黄连泄其君火，黄柏、秦皮清其肝火也。大抵厥阴之病，渴欲饮水者，皆阳复而热生，可少少与水，润其干燥，自能愈也。若热利下重者，则肝木郁陷，而生下热，宜白头翁汤，清其肝火也。

若下利而谵语者，是木郁生热，传于胃腑，燥屎下阻，胃热莫泄，燥热熏心，神明扰乱，故作谵语、宜小承气汤，下其燥屎也。方在阳明。

若下利之后，更觉心烦，按之而心下柔濡者，此胃无燥矢，湿气堙郁，而生虚烦也，宜栀子豉汤，吐其瘀浊，则烦去矣。方在太阳。

白头翁汤一百三

白头翁一两　黄连一两　黄柏一两　秦皮一两

水七杯，煎二杯，温服一杯。不愈，再服。

伤寒论选注

清·臧应詹 撰

目录

礼

乐

射

御

书

数

礼

伤寒论选注卷首

诸城臧应詹枚吉甫注

序例一

自古有经必有传，传所以解经也，经言约义深，隐而难明，故立传以畅发也。止欲辞达，无求支蔓，若漫求博洽，经义反晦。故余选注，止求于经之中无剩义，不敢于经之外添浮词。

序例二

成无已为《伤寒论》“注”鼻祖，后人谓其随文注释，常自矛盾，及阅诸家注，率不能出成氏范围，亦醇疵①各半。余选旧注之稳帖②者录之，必填明旧注，不敢窃前人之功，妄为己有也。其不合经义，或牵强曲解者，参以己意注之，非敢谓管窥能过前人也，只问心求是而已矣。

序例三

《伤寒论》仲祖自序，本《内经》七卷而作，然并不援引《内经》一语，其分阴阳表里寒热虚实，无一非《内经》气交运行胜复常变之旨。盖仲景借《伤寒》为《内经》之注，且叹人易晓耳。余之选注，亦不敢参一句

① 醇疵：醇美与疵病，正确与错误。

② 稳帖：稳当与妥帖。

深晦语，故宁俚[①]勿文，宁朴勿凿[②]，要勿失仲景之本意也。

序例四

我朝御纂《医宗金鉴》，既经数十辈名医讲究，又参数十百家注释，可谓精切详明集大成矣。余凡用旧注皆遵之，但其中添正误、存疑两则，改换经文字句作注，余反复阅之，多有不误而为误，无可疑而疑者，未免纷纭多歧，难可执一。余于此等处，俱就原文注释，未尝不与经义相合，然亦苦思数十年而后得解，非易事也。

序例五

余选注止就本条释本义，并不旁引别条参杂，恐乱人耳目，欲一见了然，以便记诵也。以之教子弟则可，以之公世，恐惹大方笑。然学问之道，由博反约，亦可由约及博，读余选注，可于本条字句训明，再读各家宏博之注，更迎刃而解，则此注即作初学启蒙观可也。

序例六

遍阅诸家注，其于文义明显，一见了然者，多娓娓言之，不厌其烦，而于文义深奥，须费讲解者，非葫芦题过，即附会穿凿，读之反令人气闷。余之此注，止求明显简当，非敢云全得作者之心，但期无闷读者之心可耳。

序例七

六经中惟太阳、少阴最难辨识。太阳标热本寒，病太阳之标热则热，病寒水之本寒则寒；少阴标寒本热，病少阴之标寒则寒，病君火之本热则热。故三阳篇惟太阳独多，三阴篇惟少阴独多[③]，能于太阳、少阴二经瞭于心目，其余四经豁然贯通矣。

---

①俚：通俗。

②凿：深奥，生僻。

③三阴……独多：此8字原脱，据上图本补。

序例八

脉法，自晋王叔和约于渊渠穴，古法不行久矣。论中言趺阳、少阴脉，俱在足上，久无诊及者，世言病剧。手脉不见，乃诊足，趺阳动即胃气在，太溪动即肾气在[①]，病虽甚不死。然男病可以诊之，女病则不可行。论中虽有七条例，不得不随文释之，然亦只得想象而已。

序例九

论中有弱反在关，濡反在巅，微反在上，弦反在下等语。注家谓颠为关脉之浮，上为寸，下为尺，究不知其何所据。《内经》既无明训，考之《脉经》，亦有文无解。所谓反者，又不知以何为正，以何为反，不得不姑从之，是否皆在未定。总之，切记脉得濡弱弦微者，即不可汗下而已。

序例十

医古称小道，谓较之内圣外王则小，较今时之制艺诗赋则大矣。盖制艺诗赋只以句调间之文字见长，有空言无实行，只可称技，不足言道。若医则寄人生死，一药甫下，功过立判，可不慎欤！故止论理不论文，若道理切实，字句不妨纽拗。余于各家注，择其真切著明，确合经旨，或与平日之经验相符者，虽字句鲁鱼，亦选入之，其涉虚浮泛词、自矜博辨者，一概不取。

序例十一

凡治病，脉与症要参看，不可偏执。以证论之，同一恶寒，在太阳则为表，在少阴则为里；同一发热，在阳经则为正，在阴经则为反。惟脉亦然。如脉缓，有宽缓之缓，中风脉缓是也；有和缓之缓，缓为胃气是也；有迟缓之缓，脉来缓时一止是也；脉来无力亦训缓，伤寒脉浮缓是也。如脉紧，有紧急之紧，伤寒脉紧是也；有紧实之紧，紧则脾气强是也；脉来有力亦训紧，中风脉浮紧是也。脉浮为表，亦有以浮为虚者；沉脉为里，亦有以沉为

---

① 太溪……气在：上图本缺此6字。

实者；数为热，亦有以数为虚者；迟为寒，亦有以迟为在脏者。诸如此类，不可胜数。盖书不尽言，止宜合症与脉，以意会之，勿以辞害志可也。

序例十二

仲祖祖《内经》七卷之旨，演为本论，自论行而七卷以亡，未知本论即七卷耶？抑天不欲以玄秘示人，故毁之也。然疾病之变态万状，区区数卷，乌足以尽之，但变病万状，理无二致，潜心默会之，未有不得者。盖治病譬审狱，爰书犹医方，罪犯犹疾病也，诊脉用药犹听断[①]也。冤狱之无头绪者，遇贪有司，妄加刑楚，枉死者多矣。有廉明官吏，数载覆盆，一旦昭雪，非具一付神明，只在心切民瘼，细心体会耳。诊病亦然。凡遇疑难诸症，不可骇为异病而弃之，症虽奇怪，究不外表里阴阳，细审其在脏在腑，或寒或热，虽所感者疠气、疫气，我恪守正法以诊之，而以变法治之，多有获中者。有余治异病二则，附志于下，与高明者共证之。

乾隆乙丑年，邻治安丘黄公之子，于四月病衄，其衄法先自觉血上巅顶，以手按住，呼人取器，乃一铁火盆中可容官升二升许，器到松手，鼻血如瀑涌下，满器而止，止后即净，鼻中并无点滴，日二次，早卯晚酉，不失其期。六月内延南医治之，医用六味地黄汤加牛膝，黄公大佳之。服六剂，午间又添一盆，日三次衄。八月延余治之，余诊之，两尺浮大，余曰此相火也。诘其由，黄公系福建人，上任未携内眷，公子年方二十余龄，四月内同其从伯[②]在济南府接一妓，已解衣上床矣，伯知，立叱令去之，以此得疾。余因思此血断不可止，止则成结，上行为逆，下行为顺，地黄汤加牛膝，是益助其相火也，下夺之则血可止。乃用桃仁承气汤，大剂[③]与之，三服，大便见血，鼻衄顿止，病去如失，又连服小其制数剂，更以便制香附为君，大黄为臣，作丸常服，精神倍健，饮食倍加，余辞而归。至十一月，忽又见召，言公子病犯如初。余往视之，形色尪羸，肌肉瘦削，日鼻血二次，已数天矣。诊之，脉豁大而数。询其由缘，彼时典史徐，系浙人，乃叔随任来行医。前医公子，无所加损。今又告公子曰，服大黄后，不服人参，久则气血

① 听断：听取陈述而作裁断。

② 从伯：父亲的堂兄。

③ 剂：原作“制”，据上图本改。

暗亏损，必致夭折。公子信之，服八珍汤，每帖用人参三钱，服十余剂，前症大作矣。余言形瘦脉大，失血脉数，皆为大忌，辞不治。公子哀求之，余思解参毒庶可止，投以莱菔汁、盐卤汤、童便、荠苨，皆不效。余苦思之，惟香能散血，黑能止血，乃以牛尾烧灰，同苏合香丸二粒，研匀，白汤冲服，一剂而大衄止，虽不倾泻如瀑，然鼻常点滴流下，未能遽洁。适调牌岁考①，余赴青州应试，伊家又远延一大得盛名之师，师通左道②，凡言已往休咎，无不验，举家深信，委任之，公子至四月而殁。后闻医教觅有乳少妇，服药时兼吮其乳，其治法亦奇。

一余髫时，闻先大父言，凡人有无故自缢死者，皆伤寒也。当时未知详问，及后遍阅方书，并无此说。辛巳年八月，余内亲来言，北乡一中年妇，平日夫妻和顺，子女成立，家道不窘，忽一日自缢几死，幸家人救之得免。问之，毫无所为，惟日郁郁不乐，袖中常藏绳索，无人处即自缢，罗守③之月余矣。饮食如常，言动自若。求问之，病耶？抑魔耶？余忆髫时所闻之言，或是血弱气尽，腠理开，邪气因入，与正气相搏，不结于邪下，而结于手足厥阴及手太阴之三脏，合病者。《内经》曰：膻中者，臣使之官，喜乐出焉。今病则忧戚可知。《刺疟论》曰：厥阴之疟，意恐惧，腹中悒悒。又肝疟者，善太息，其状若死。又肺疟者，善惊，如有所见。疟如是，伤寒可知，因处一方，香附、郁金、雄黄，为九气汤，开膻中之郁，二陈汤以开膈中之痰，加羌活、细辛，温肝逐风，鬼箭羽、丹参、赤小豆以通心包，兼泻火邪，生姜引，煎服。服药讫，竟头疼、身疼、发热，伤寒症悉具。自出其袖中之绳，曰：谁将绳纳我袖乎？告以自缢之事，竟茫不忆记。寝疾④七日，又服发汗药而解，乃知此症果系伤寒，或亦百合病类乎！

序例十三

按《伤寒论》业经数十百家注解，其于奥旨精义，详矣备矣。余何人，敢越俎而选之择之也。然天地原无全能，知识亦有限量，屡迁所以尽变，翻

---

① 岁考：科学学制，凡生员一年一次由提学官和学政主持的考试，以评定优劣赏罚。

② 左道：邪道，巫蛊、方术等。

③ 罗守：周密守护。

④ 寝疾：卧病。

驳始足成奇。辄承先正成竹，妄加诠解，至于广览博搜，仍当以诸家注为宗，倘能于诸家注互相发明，又何辞于同日之嫌乎？虽然，今有适燕而南其辕者，或告之曰：子误矣。及叩适燕之路，教之以东首，愚之此注，得无类是，请更以俟知燕者。

大清乾隆三十七年　岁在壬辰　四月廿六日　书于思远堂

诸邑老医臧应詹枚吉氏　时年七十有五

《伤寒论选注》琐言

《伤寒》一书，前人言者屡矣，然有未及言者，有言之未详者，亦有言之近谬者，故重言之，命曰琐言。

《伤寒论》全书论

或谓《伤寒论》非全书，传之既久，残缺颇多，业此者每恨语而不精，择而不详。噫！亦安所得全书者？古人著书，不过举一隅，在人以三隅反耳。今以天下之大，民物之广，病状奇奇怪怪，虽汗牛充栋之书，亦不能备载。乃欲以数卷之书，尽一切之病[①]状乎？论中三百九十七法，一百一十三方，其中阴阳表里寒热虚实，谆谆殆尽，虽病情万状，不过此八字概之，引申触类，医道之能事毕矣，又何残缺之足虑乎？

谓冬月为正伤寒论

有谓冬月感者谓之伤寒，余三时感者为温病热病，疫疠未可作伤寒治。业医者遂置伤寒不讲，且谓伤寒不如杂病易治。呜呼！不知伤寒乌能治杂病哉！盖《伤寒论》者，发明《内经》之旨，阴阳表里，虚实寒热，情形备该[②]，而不参《内经》一语，恐人之难晓也。四时所感，皆谓伤寒，即治一切杂症，而以《伤寒论》之法求之，何在不泛应曲当乎？其名虽为《伤寒论》，其实为天下万病之总论，世乃以冬月暂病求之，若果止有于冬月，则亦如温、痉、湿、暍、霍乱病之暴感一时者等耳[③]，何为仲祖于温、痉、湿、暍、霍乱等症，止寥寥数语，而独至伤寒则反复辨论十数卷哉？吾谓世人之

---

① 病：原缺，据上图本补。

② 该：通“赅”，具备。

③ 则亦……等耳：上图本无此 18 字。

言温热时疫者，即太阳阳明之挟热者也；温疟者，即少阳之错杂者也；疫疠者，即阴病阳病之互见者也；寒疫者，即阴症之类也。论中条分缕析，皎若日星，而世以冬月暂病，置焉不讲，无怪乎昧昧也！

《伤寒》《金匮》为一书论

《伤寒》《金匮》云为一书者，此未深究之言也。《金匮》乃于杂症中择其不易措手者，著各方论，以为程式，道理相同而传变异，恐其混入《伤寒》，故别为一书，非若温、痉、湿、暍之切近伤寒也。然《金匮》中方论，每条不过寥寥数语，温、痉、湿、暍亦然。盖精详处已备载《伤寒论》中，无容多赘也，谓《伤寒论》为正本，《金匮》为副本，则可谓为一书，则不可。

世医不识阴阳论

世医每遇伤寒不问阴阳，便先发汗，汗之不愈，则杂治混施。阳症或可侥幸，阴症则轻者重，重者死矣。若明看出是阴症，则群骇为危急，殊不知人身之阴阳相等，病之发阴发阳亦各半。阳症固多，阴症亦不少，止在病之顺逆耳。阴症而顺，其愈更捷于阳，阳症而逆，其险更倍于阴。审明而善医之，其法一例也。人之不识阴症，由平日读书，于太阳阳明二篇，犹仿佛大略，至少阳则漫无端绪，若三阴篇，则茫茫黑海矣。是不究经病腑病[①]脏病之过也。三阳之病在经在腑，三阴之病在脏。

治病宜审寒热虚实论

人身有阴阳表里，病有寒热虚实。阳症先防其有寒，阴症先防其有热，热者先防其虚，寒者防其实。在表者为经病，早防其入里；在里者为腑病、脏病，务引其出表。审之既明，然后或汗吐下，或温清补，酌宜而施，万无一失矣。

---

① 病：原缺，据上图本补。

阳症有温法，阴症有下法

三阳有汗吐下，三阴有温法，夫人而知之矣。殊不知三阳而见阴脉、阴症，其需温也，更甚于三阴，迟则亡阳。三阴而转输阳明，其需下也，更急于三阳，迟则阴竭。能于三阳而知温法，三阴而知下法，可与言《伤寒论》矣。

伤寒以阳为主论

伤寒以阳为主，诚不易之论也。出阳入阴，则祸不旋踵，转阴回阳，则危险立愈。故阳经有寒，则用姜附，深虑乎其亡阳也。阳经有热，用芩连仍间以姜附，保其阴更恐伤其阳也。

伤寒贵中气论

伤寒阳为主，固矣！阳尤贵在中气，中气者，脾胃之真阳是也。脾为太阴之脏，其化湿，胃为阳明之腑，其化燥，位列戊己，脏腑相并，胃得脾湿而燥不涸，脾得胃燥而湿不泥，外充四肢肌肉，内主运化盛受。此中之阳一亏，则厥逆、斑黄、吐利、满结，种种之病生焉。故中气之阳强，勿论病在三阳，不过本经自病，甚者并入阳明，断无出阳入阴之理。即病在三阴，亦利止厥愈而转属阳明，以阳明中土，万物所归也。若中气之阳衰，阴病则危症蜂起，阳症则厥利叠见，即阳明亦从湿化而为阴。故仲祖于吐汗下[①]三法，反覆致慎，其中稍涉虚寒，即酌加参术，总为中气真阳计耳。而世乃有饿不死伤寒，及始终不可用参之戒，真贻害千古。

恶风恶寒论

伤寒是病名，病以此名，书亦此以名。开卷首言太阳之为病，头项强疼而恶寒，接下却先言中风，然则恶风、恶寒不恶风[②]，止一恶寒，其恶有微甚耳。恶风，风处恶，暖处不恶，是恶寒之轻者，故曰风伤卫。卫行脉外，其

---

① 吐汗下：上图本作“汗吐下”。

② 恶风……恶风：上图本作“恶寒、恶风、恶寒不恶风”。

入浅，止于肌肤疏，故脉缓。恶寒是密室亦寒，不关有风无风，是恶寒之甚者，故曰伤寒营。营行脉中，其入深，至于血脉凝，故脉紧。桂枝麻黄二汤，止以有汗无汗、脉缓脉紧分，不以中风伤寒分，论中多对举而互言之，不过任便题头耳。观中风症首节云，恶风脉缓者，名曰中风，次节即言啬啬恶寒，淅淅恶风，桂枝汤主之。伤寒症首节云恶寒、体疼、呕逆，名曰伤寒，次节即言恶风无汗而喘者，麻黄汤主之。可见风寒原不深论，注家必以伤寒中风，谆谆分别阴阳，至有先伤寒后中风之语，吾不知其病状何似也。

辨风寒互见之非论

如桂枝二麻黄一汤、麻黄桂枝各半汤，一为汗大出，脉洪大，形似疟，日再发，一为脉微恶寒，面有热色。二病其邪甚浅，寻常一汗而解。若单用一方，则味专而力猛，故轻重其间，微微一汗而止。若内有挟热，则少加石膏为桂枝二越婢一汤。至于经热太深，非前汤所能胜任，则加石膏至四两，为大青龙汤，不过为伤寒挟温热耳。乃注家因太阳中风脉浮紧之句，谓风症而见寒脉，是风寒互见，真启千古之惑。吾不知是一时并见乎？是因循数日而后见乎？果系风寒互见，亦止桂枝麻黄并用足矣，何反去芍药而君石膏乎？此注之最悖理者，不得不力辨之。

脉缓脉紧论

凡脉缓者，柔弱宽泛之象；紧者，坚弦径直之象。必阳浮阴弱，方是中风之缓；必阴阳俱紧，方是伤寒之紧。其他言浮缓沉缓，不过浮沉之柔弱，如无力而已，浮紧沉紧，不过浮沉之紧急，如有力而已，最要活看。然紧脉多主亡阳，缓脉多主内热。故脉紧与无汗，间有用桂枝者，为表虚也，脉缓与有汗，间有用麻黄者，为经热也。故用桂枝必兼以辛温，用麻黄必兼以清凉。

辨结胸痞论

如阳邪下早而为结胸，阴邪误下而成痞，明指阴经阳经，非风为阳而寒为阴也。经文云：病发于阳而下之，热入，因结胸。病者，风寒之病，发于阳者，发于阳经。若以风为阳，是病发于风矣。然则病系何病，不惟于理显悖，亦且文义不通。盖发热恶寒者，发于阳，热入者，即发热之外热，因下而陷入，即为结胸，阳主动也。若发于阴，则无热恶寒，虽下而无外热可入，止脏中之阴气自结，故为痞，阴主静也。注家乃谓风为阳，下早为结胸，寒为阴，误下则为痞，痞上无热入二字，省文也。殊不知下之则心下痞硬，太阴篇已有明文，且结胸篇大陷胸汤条，连二节俱以太阳病揭首，至痞篇泻心汤诸条，止以伤寒揭首，并无太阳字样，惟甘草泻心汤条，并以伤寒中风揭首，可见风寒之不可分属，明矣。痞之为发于阴经，而非寒之为阴也，又明矣。惟结胸篇水结胸条，有因往来寒热，应与大柴胡汤，而成结胸者。又痞篇半夏泻心汤条，有因误下柴胡汤，而成结胸与痞者，缘少阳为枢机，界阴阳之各半，出阳则为结胸，入里则为痞，究竟是阳经阳邪，阴经阴邪，非风与寒也。

痞为寒邪论

注家以风属阳而成结胸，寒属阴而成痞，不敢以痞属阴经者，率以泻心诸汤，皆用芩连耳。殊不知阳经有热，阴经亦有热。阳经之热，热在表，故病则发热；阴经之热，热在里，故病则无热。如太阴之腹满嗌干，少阴之口燥舌干而渴，厥阴之消渴气上冲心，心中疼热，非皆热乎。但阴中之热，不轻发于外，止在脏中，因寒药一下，脏中之热凝而自结则为痞。当其下之时，必因腹满干渴等症，方敢议下，下之而脏热凝结，所以成痞，断无有下利清谷、蜷卧、厥逆而议下者。然诸泻心汤中，虽用芩连，必以人参姜附佐之，惟大黄泻心汤不用，然芩连止以麻沸汤渍之，他药则以水煮，究竟以脏中体寒质阳，真阳易动，故寒凉止取其轻清，散其所结之痞热而止，而以甘温固其真阳，不敢毫有所损，以痞属阴经病也。

伤寒六经总论

六经中，惟太阳首揭经病作提纲，阳明以下，则首揭腑病，次方补出经病。盖太阳居身之表，受病之初，无他经病杂合，故脉浮头项强疼而恶寒，足以概之。阳明则自太阳传入，太阳症未罢，两经病杂合，难定一语作提纲，故但揭腑病，次补出经病。至少阳，又自两经传入，症更杂合，故首揭腑病。虽补出经病，犹曰“但有一症便是，不必悉具。”若三阴，则全是脏病，无经病，可补。以三阴居里，属阴经病，隐而不显也。虽少阴有反发热症，亦是偶兼太阳气化，非本经自病也。厥阴有头疼症，亦与干呕吐涎同见，是肝气逆上冲督脉也。三阴皆有恶寒，然恶寒而无热，即恶寒亦属脏寒，非表寒也。若得转属阳明，方渐见经病，然亦是三阳经病，非阴经经病也。注家皆不言是脏病，所以人不识三阴。

三阴有传入直中论

阴病有传入直中二说。直中者，风寒直入阴经，初发即现阴症阴脉，顺者六日即愈，逆者六日即死，其病多中少阴，以少阴为太阳之里也。初感沉沉默默，身疼恶寒欲寐，手足逆冷，病者无甚大苦，旁观亦不为异，多以泛常痧病忽之，突见烦躁吐利，即不可为矣。传入者，可迁延多日，顺者去阴反阳而愈，逆者日入益深而死。所谓痞者，皆传入三阴所成也，盖自阳经传入，为日已多，人见有烦热满疼等症，误为阳症，从而下之，脏热为寒药所凝，便成痞。故病入三阴，必得转属阳明，方可议下也。

读《伤寒》书论

《伤寒论》一书，非欲人逐条记诵，按症求方也。法有三百九十七，方止一百一十三，方不足法之半。其有法有方者，可按症求之矣，有法无方者，将何以处之耶？凡书中反复辨论，止讲一阴阳表里寒热虚实，阴症用某方，阳症用某方，表用某方，里用某方，寒热虚实，各用某方，既已条分缕析矣。其中有阴中伏阳，阳中伏阴，表兼里，里兼表，寒热杂合，虚实互见者，又各于某方中加减之。其有法无方者，不过于有方诸条内，互详其症，以出其治，比类而合之，是在人融会贯通耳。故孙子曰：智欲圆而行欲方，胆欲大而心欲[①]小。

六经约要论

伤寒三阳，全以太阳之表阳为主，何也？表阳所以温表，表阳旺，则七日汗出而愈，表阳衰，即陷入少阴而危，故虽有热症，表不罢不用白虎汤与

---

① 欲：原缺，据上图本补。

承气汤者，恐伤其表阳也。伤寒三阴，全以阳明之里阳为主，何也？胃为水谷之海，诸经于此禀气，阴寒消即转属阳明。凡吐利止而微热汗出者，为欲愈。厥逆、吐利、大汗、不食、烦躁者，为欲死。故略涉虚寒，即用理中四逆者，急挽其里阳也。四逆虽为温肾，实为温胃，胃温肾乃温耳。

法外治法论

有明是伤寒，其感或因时气不齐，或其人素禀强弱各异，又或挟有温热、风湿、宿食、停饮之不等，其中症脉混杂，难可以六经正法治者，则直以可不可汗吐下法求之。观其三则提纲曰："夫以为疾病至急，仓促寻按，要者难寻，故重集出，以示慎重"，又曰："时有不止是三阴三阳，出在诸可与不可方中也"。此明示人以活法消息，当于法外变通之，不可泥于六经。但此条人多忽略，故于不止是三阴三阳者，乃糊涂行事也。

伤寒论选注卷一

七十五岁老医臧应詹枚吉甫编集

太阳篇总论

太阳主一身之表，总六经而统营卫，外因风寒，故为先受之为先受之，“为”字当时是“故”字之误，否则“之”字下必脱去一字，或是“所”字，或是“地”字，究不如改为“为”，故内法直截爽快。外因者，六气中人为外因，此外因、内因、不外内因之说也。莫作虚字解。秋岩志于济寓。初感中风则伤卫，伤寒则伤营。故分中风、伤寒为两歧，若二三日当传经时，卫疾必及于营，营疾必及于卫，论中多互言之，风寒不甚分矣。太阳以膀胱为腑，膀胱有血气之分。因伤卫而及卫分之里，则有小便不利之症；伤营而及营分之里，则有蓄血衄血之症。至于汗下失宜，有阳虚而从少阴阴化者，有热实而从阳明阳化者，故五苓、桃仁、抵挡、四逆、承气等汤，皆备用之，而不止桂枝麻黄也。

太阳篇

病有发热恶寒者，发于阳也，无热恶寒者，发于阴也。发于阳者七日愈，发于阴者六日愈，以阳数七阴数六也。“发于阳、发于阴”句，宋刊本无二“者”字。

此六经之首领全篇之总纲也。病之发也，不外三阴三阳，而其初症，不外恶寒发热。其身表发热而内恶寒者，是病发于三阳经，太阳、阳明、少阳是也。其身表无热，而但恶寒者，是病发于三阴经，太阴、少阴、厥阴是也。若症顺而无错杂之邪，误治之坏。阳属火，其数七，发于阳者，六日传遍六经，至七日则还气复血，汗出而自愈，阳道常饶也。阴属水，其数六，发于阴者，六日传遍六经，即阴尽阳复，亦汗出而自愈，阴道常亏也。伤寒初症，以发热无热辨之，阴阳判然矣。故贯之于首。

他注皆编入太阳篇之中叶，上不连，下不续。强解风为阳，发于阳为中风；寒为阴，发于阴为伤寒。如此则七日六日之数，当分属风寒矣。何经中独无一语申明乎？谓风寒在天为阴气、阳气，中人为阴邪、阳邪，则可若谓风为阳、寒为阴，则风当单中阳经，寒当单中阴经矣，何为经中多以伤寒、中风互言乎？善医者，须知六经中有通体之六经，有分部之六经，先以通体之六经，以有热无热分阴阳之大概，而后以分部之六经，太阳头项、阳明鼻额、少阳咽胁、太阴腹满、少阴口燥舌干、厥阴冲心疼热，各随症定。其邪在某经，又以某经中之通体、分部之症脉，而定其在经、在腑、在脏，更以在经、在腑、在脏之脉症定其寒热虚实，其有不在正经而阴阳紊乱、脏腑混淆者，则于坏病中求之，或于合并病中求之，或于汗吐下三法之可与不可中求之，或于温、痓、湿、暍中求之，则瞭如指掌，病无遗情矣。

太阳之为病，脉浮，头项强疼而恶寒。宋刊“疼”作“痛”。

太阳主表故脉浮，太阳之经上额交巅，入络脑，还出别下项，连风府，故头项强疼，邪客而郁于表，故恶寒。此条为太阳之提纲，凡经中称太阳病者，皆指此脉症而言也。

太阳病，发热，汗出，恶风，脉缓者，名中风。宋刊“曰”字作“为”。

此下言中风之证治也。

旧注 太阳病即首条脉浮，头项强疼而恶寒之谓也。卫统于太阳，风属阳邪，风邪中人则卫受之，从其类也。风中于卫即发热者，以风卫皆阳，其性本热，故变热甚捷，不似伤寒待其郁闭而始热也。卫病不能固表，又为阳邪所蒸，故腠理疏而汗出也。汗出表虚为风所忤，故恶风也。风性柔软故脉缓也。

此承上条言太阳病又兼见此脉症者，名曰中风，以为中风病之提纲。后凡称中风者，皆指此脉症而言也。

太阳中风，阳浮而阴弱，阳浮者热自发，阴弱者汗自出，啬啬恶寒，淅淅恶风，翕翕[①]发热，鼻鸣干呕者，桂枝汤主之。

此承上二条，详举其证，以出治也。

太阳中风即兼上二条之症也。阳浮者，脉三菽[②]之重，取之皮毛而得，肺之浮也，主卫分。阴弱者，脉六菽之重，取之血脉而得，心之浮也，主营

---

① 翕翕：其下原有“然”字，据《伤寒论·太阳病脉证并治》删。

② 菽：豆类的总称。

分。营分之脉较之卫分而弱，则卫邪强而发热，营受卫邪之蒸则营不固而汗自出。如是则肌表疏缓、啬啬恶寒、淅淅恶风、翕翕发热，总是皮毛不舒，怯然而敛之象。皮毛合于肺，风邪侵肺则气壅而鼻鸣。阳受气于胸中，风邪客之，则气上逆而干呕，宜桂枝汤主之。君桂枝之辛温，辛能散邪，温通卫阳；臣芍药之酸寒，酸以收敛，寒能走阴；生姜之辛，佐桂枝以解表，大枣之甘佐芍药以和中；甘草以缓中气；乃调和营卫之第一方也。

桂枝汤方

桂枝三两　芍药三两　甘草二两，炙　生姜三两，切　大枣十二枚，擘[①]

上以水七升，微火煮取三升，去滓，适寒温，服一升，服已须臾，歠[②]热稀粥一升余，以助药力。温覆合一时许，遍身漐漐[③]微似有汗者益佳，不可令如水流漓，病必不除。若一服汗出病差，停后服，不必尽剂。若不汗，更服依前法，又不汗，后服当小促其间，半日许，令三服尽。若病重者，一日一夜服，周时观之，服一剂尽，病症犹在者，更作服。若汗不出者，乃服至二三剂。禁生冷、粘滑、肉面、五辛、酒酪、臭恶等物。

太阳病，发热汗出者，此为营弱卫强，故使汗出。欲救邪风者，宜桂枝汤。

旧注　此释上条阳浮阴弱之义也。经曰：邪气盛则实，精气夺则虚。卫为风入则发热，邪气因之而实，故为卫强。是卫中之邪气强也。营受邪蒸则汗出，精气因之而虚，故为营弱，是营中之阴气弱也。所以使发热汗出也，欲救邪风者，宜桂枝汤。

病人脏无他病，时发热，自汗出而不愈者，此卫气不和也。先其时发汗则愈，宜桂枝汤。

旧注　此释上条营卫不和之症，而又就其时发热汗出者，以明其治也。脏，里也，无他病，谓里无他病也。有时发热，有时不发热，有时出汗，有时不汗出，其表症流连而不愈者，非营不和，是卫强不与营和也，当于未热、未汗之时，预用桂枝汤解肌发汗，迎而夺之，以遏其势，则热退汗敛而病自愈矣。

病常自汗出者，此为营气和，营气和者外不谐，以卫气不共营气谐和故尔。

---

① 擘：原作“劈”，据《伤寒论·太阳病脉证并治》改。

② 歠：饮。

③ 漐漐：汗浸出不住貌。

以营行脉中，卫行脉外，复发其汗，营卫和则愈。宜桂枝汤。

旧注 此又释上条营卫既以不和之义也。言病有时常自汗出者，此为营气已和也。营气和而热仍不解者，则是卫外之气犹不谐，而不与营气共和谐也。所以营气虽和，而时时自汗出，病犹不解也。盖以营行脉中，卫行脉外，卫不和则营虽和而病不解。故复发其汗，以抑卫而和营，营卫和而病自愈矣，亦宜桂枝汤。

太阳病，初服桂枝汤，反烦不解者，先刺风池、风府，却与桂枝汤则愈。

此补桂枝汤之所不及者，出治法也。服桂枝汤而反更烦热，其头疼、项强、脉浮、汗出之证俱在，是太阳未解之烦，非少阴之烦也。先刺风池，在耳后陷者，按之引入耳中，可刺入同身寸之四分。风府穴在项上正中，入发际一寸，大筋内宛宛[①]中，亦可刺入四分。先行刺法，疏其在经邪热，然后再与桂枝汤，自汗出而愈矣。

太阳病，头疼宋刊“疼”作“痛”，发热，汗出，恶风者，桂枝汤主之。桂枝本为解肌，若其人脉浮紧，发热，汗不出者，不可与之也。常须识此，勿令误也。

旧注 桂枝汤本为解肌，中风表虚之药也。若其人脉浮紧，发热，汗不出者，乃伤寒表实之病，不可与也。当须识此为麻黄汤证，勿令误与桂枝汤也。

太阳病，外证未解，不可下也，下之为逆，欲解外者，宜桂枝汤。

旧注 太阳病，外证未解者，谓桂枝汤之表症未解也。凡表症未解，无论已汗未汗，虽有可下之症，而非在急下之例者，均不可下，下之为逆也。欲解外者，仍宜桂枝汤主之。

太阳病，先发汗不解而复下之，脉浮者不愈，浮为在外，而反下之，故令不愈。今脉浮故知在外，当须解外则愈，宜桂枝汤。

旧注 太阳病，先发汗表未解，仍宜汗之，而反下之，治失其宜矣。脉浮者不愈，盖以脉浮，邪在外而反下之，故令不愈也。今误下未成逆，脉仍浮，故知邪尚在外，仍宜桂枝汤解外则愈也。

太阳病，外症未解，脉浮弱者，当以汗解，宜桂枝汤。

此戒不可早下之意也。外症未解，谓头疼、项强、恶寒症犹在也。浮弱

---

① 宛宛：圆曲、屈折、低洼。

即阳浮阴弱之义，宜桂枝汤。

伤寒发汗已解，半日许复烦，脉浮数者，可发汗，宜桂枝汤。

此言汗而再汗之法也。发汗已解，半日许而复烦，脉浮数是汗之未彻，表邪未退也，宜以桂枝汤更汗之。不先服麻黄者，再烦亦止以桂枝汤，不宜大发也。

若酒客病，不可与桂枝汤，得之则呕，以酒客不喜甘故也。

旧注 酒客，谓好饮之人也。酒客病，谓过饮而病也。其病之状，头疼、发热、汗出、呕吐，乃湿热熏蒸使然，非风邪也。若误与桂枝汤则呕，以酒客不喜甘故也。

凡服桂枝汤吐者，其后必吐脓血也。

旧注 凡酒客得桂枝汤而呕者，以辛甘之品，能动热助涌故也。若其人内热素盛，服桂枝汤又不即时呕出，则益助其热，所以其后必吐脓血也。然亦有不吐脓血者，则是所伤者轻，而热不甚也。

太阳病，或已发热，或未发热，必恶寒，体疼，呕逆，脉阴阳俱紧者，名曰伤寒。宋刊“曰”字作“为”。

此下言伤寒之证治也。

旧注 太阳病，即首条脉浮、头项强疼之谓也。营者，阴也，寒阴邪也。寒邪伤人，则营受之，从其类也。已发热者，寒邪束于皮毛，元府闭密，阳气郁而为热也。未发热者，寒邪初入，尚未郁而为热，顷之即发热也。恶寒者为寒所伤，故恶之也。必恶寒者，谓不论已热未热而必恶也。寒入其经，故体疼也。胃中之气被寒外束，不能发越，故呕逆也。寒性动急，故脉阴阳俱紧也。

此承首条言太阳病，又兼此脉症者，名曰伤寒，以为伤寒病之提纲。后凡称伤寒者，皆指此脉症而言也。

太阳病，头痛，发热，身痛，腰痛，骨节疼痛，恶风无汗而喘者，麻黄汤主之。宋刊“疼”均作“痛”。

此承上条详言其症而出治也。上条言或未发热，恐人认为无热恶寒之阴症，故先补出头疼、发热，头疼即属太阳，虽初感或未发热，而转瞬即发热也。太阳之脉，起于目内眦，上额交巅，入络脑，还出别下项，循肩膊内，挟脊抵腰中，下至足小指之端。寒邪客其经，所伤之处，无不疼也。恶风者，即是恶寒交互言之耳。无汗者，营被壅遏，故闭密而无汗也。喘者，肺气为邪所遏，故逆而为喘也，麻黄汤主之。君麻黄之性温味辛而苦，其用在迅升必胜之算也。臣桂枝之性温味辛而甘，其用在固表节制之师也。杏仁苦温，佐麻黄逐邪而降逆。甘草甘平，佐桂枝和内而拒外，在表之邪尽出，一战成功也。

麻黄汤方

麻黄三两，去节　桂枝二两　甘草一两，炙　杏仁七十个，汤浸去皮、尖

上四味，以水九升，先煮麻黄，减二升，去上沫，内诸药，取二升半，去渣，温服八合，覆取微似汗，不须啜粥。余如桂枝法将息。

脉浮者，病在表，可发汗，宜麻黄汤。脉浮而数者，可发汗，宜麻黄汤。

旧注　伤寒脉浮紧者，麻黄汤，诚为主剂矣。今脉浮与脉数似不在发汗之列，然视其病皆伤寒而无汗之表实，则不妨略脉而从症，亦可用麻黄汤汗之。观其不曰以麻黄汤发之、主之，而皆曰可发汗，则有商量斟酌之义焉。

太阳病，脉浮紧，无汗，发热，身疼痛，八九日不解，表症犹在此，当发其汗，服药已微除，其人发烦目瞑，剧者必衄，衄乃解。所以然者，阳气重故也，麻黄汤主之。

旧注　太阳病，脉浮紧，无汗，发热，身疼痛，八九日不解，谓伤寒表症仍在，当以麻黄汤发其汗也，服药已微除者，谓已发汗，邪虽微除，犹未尽除也。仍当汗之，若因循失汗，则阳邪久郁营中，不得宣泄，致热并于阳而发烦热，并于阴而目瞑，剧者谓热极也。热极于营，势必逼脉中之血妄行为衄，衄则热随血去而解矣。所以然者，阳气重故也。

伤寒脉浮紧，不发汗因致衄者，麻黄汤主之。

旧注　此承上条以出其治也。伤寒脉浮紧，法当发汗，若不发汗，是失汗也，失汗则热郁于营，因而致衄者，宜麻黄汤主之。若能于未衄之先，早用麻黄汤汗之，汗出则解，必不致衄，其或如上条自衄而解，亦无须乎药也。凡伤寒初起，但不甚恶寒，便知夹热后多得衄。其热多寒少者，则热随衄去，继而汗出，表与热均解也。其热少寒多者，纵热随衄去，继必不汗出，表仍不解。诚能用青龙、麻黄于未衄之先发之，则汗衄两解矣。若已经衄后而汗不出，表不解，即用麻桂之药以和营卫，亦须少兼连芩犀地，清阴凉血之药以佐之，以获及阴血可也，然大衄之后，麻黄、青龙不可轻用，若用之不当，则犯衄家不可汗之戒矣。

脉浮紧者，法当身疼痛，宜以汗解之。假令尺中迟者，不可发汗，以营气

不足血少故也。宋刊本“发汗”句下有“何以知然”句。

此示麻黄之禁也。麻黄为发汗重剂，非人壮邪实勿轻投之。

旧注 脉浮紧者，寒伤营之脉也；身疼者，寒伤营之证也。脉症皆表实邪，则当发汗，宜麻黄汤。设若寸关脉浮紧，惟尺中迟者，则又不可发汗，何也？以其人平素营气不足血少故也，可知脉阴阳不俱紧，不可轻汗也。

脉浮而紧，浮则为风，紧则为寒，风则伤卫，寒则伤营，营卫俱病，骨节烦疼，当发其汗而不可下也。

此总结风寒伤于营卫，病止在表之意也。浮，风脉，风属阳，卫亦属阳。紧，寒脉，寒属阴，营亦属阴。各从其类而伤之。其骨节烦热疼痛，其邪在表而不在里，止宜发汗不可下也。原顶批以上麻黄汤专症，此节总结之，以下风寒互举矣。

服桂枝汤，大汗出，脉洪大者，与桂枝汤如前法。若形似疟，一日再发者，汗出必解，宜桂枝二麻黄一汤。

此下二条言营卫俱病者。

旧注 服桂枝汤，大汗出，病不解，脉洪大，若渴者，则为表邪已入阳明，是白虎汤症也。今脉虽洪大而不烦渴，则为表邪仍在太阳，当更与桂枝汤如前法也。服汤不解，若形如疟，日再发者，虽属轻邪，然终是风寒所持，非汗出必不得解，故宜桂枝二麻黄一汤，小发营卫之汗。其不用麻黄桂枝各半汤者，盖因大汗已出也。

桂枝二麻黄一汤

桂枝一两十七铢 芍药一两六铢 麻黄十六铢，去节 甘草一两二铢 杏仁十六枚，去皮、尖 生姜一两六铢，切 大枣十枚

上七味，以水五升，先煮麻黄一二沸，去上沫，内诸药，煮取二升，去渣，温服一升，日再服。

太阳病，得之八九日，如疟状，发热恶寒，热多寒少，其人不呕，清便欲自可，一日二三度发。脉微缓者，为欲愈也。脉微而恶寒者，此阴阳俱虚，不可更发汗、更下、更吐也。面色反有热色者，未欲解也，以其不能得小汗出，身必痒，宜桂枝麻黄各半汤。

旧注 太阳营卫两伤，得之八九日，有如疟状之寒热，热多寒少，其人不呕，小便清白，此里和不受邪，虽为欲愈，然必审其人。如疟状之寒热，一日二三度，轻而发，诊其脉微且缓是正未复，恶寒是邪未衰，尚不能自

愈。但已为前之汗吐下虚其表里，不可更汗吐下也。脉微恶寒，表里俱虚，则面色当白，今色反赤，犹有余邪怫郁于表，不能得小汗出，宣发阳气，故面赤身痒，未欲解也。宜桂枝麻黄各半汤，小小汗之，以和营卫，可自愈也。

桂枝麻黄各半汤

桂枝一两十六铢　芍药一两　生姜一两　甘草一两，炙　麻黄一两，去节　大枣四枚　杏仁二十四枚，去皮、尖

上七味，以水五升，先煮麻黄一二沸，去上沫，内诸药，煮取一升八合，去渣，温服六合。

太阳病，发热恶寒，热多寒少，脉微弱者，此无阳也，不可更汗，宜桂枝二越婢一汤。

旧注　太阳病，发热恶寒，热多寒少，此为营卫兼病，内挟有温热也。若脉浮紧，或脉浮数，是表有阳邪郁蒸，则为无汗热多之实邪，以大青龙汤汗之可也。今脉阳微阴弱，乃为虚邪之诊，即有无汗热多之实邪，亦不可用大青龙汤更汗也。盖以脉微弱，是无太阳表脉也，故不可更大汗也。然既有无汗、热多寒少之表症，麻黄、桂枝、石膏之药，终不可无，故只宜桂枝二越婢一之轻剂，令微微似汗，以解肌表而和营卫也。

桂枝二越婢一汤

桂枝十八铢　芍药十八铢　甘草十八铢，炙　石膏二十四铢，碎，绵裹　麻黄十八铢，去节　大枣四枚　生姜一两二铢

上七味，以水五升，煮麻黄一二沸，去上沫，内诸药，煮取二升，去滓，温服一升，本方当裁为越婢汤、桂枝汤合之，饮一升。今合为一方，乃桂枝汤二分，越婢汤一分。

太阳中风，脉浮紧，发热恶寒，身疼痛，不出汗而烦躁者，大青龙汤主之。若脉微弱，汗出恶风者，不可服，服之则厥逆，筋惕肉瞤，此为逆也，真武汤主之。方见少阴篇。

此膀胱寒水之阴，不能化太阳阳热之气，而挟经热之症也。发热恶寒身疼是太阳之症也。脉但浮紧而不阴阳俱紧，是浮取之而坚劲有力，盖表实之热而非经中之寒也。不汗出而烦躁，阴阳郁蒸极矣，故合麻黄桂枝二汤，去敛阴之芍药，大加石膏为大青龙汤主之，为桂枝二越婢一汤不能胜任，故制此重剂，破壁擒王也。但此方为发汗第一之重剂，若脉不浮紧而微弱，汗出

恶风者，虽有烦躁，恐为少阴之气化，不可服之，服之则厥逆，筋为之惕跳，肉为之瞤动，而有亡阳之变矣，则速以真武汤救之。

大青龙汤

麻黄六两，去节　桂枝二两　甘草二两，炙　杏仁四十枚，去皮、尖　生姜三两，切　大枣十二枚　石膏如鸡子，碎，绵裹

上七味，以水九升，先煮麻黄，减二升，去上沫，内诸药，煮取三升，去滓，温服一升，取微似汗。汗出多者，温粉扑之，一服汗者，停后服。若复服，汗多亡阳遂虚，恶风烦躁不得眠也。

伤寒脉浮缓，身不疼但重，乍有轻时，无少阴症者，大青龙汤主之。末句当作“真武汤主之”方合。

头项强疼，身疼，腰疼，骨节疼痛，发热，恶寒，为伤寒。今身不疼，是但头项强疼，发热恶寒也。脉浮缓而非阳浮阴弱，则是上条微弱之变文也。但身重而乍有轻时，是内得太阴之湿化而未离太阳者，治之少迟，即为厥逆，筋惕，肉瞤之少阴症矣，宜早以真武汤，防其入阴之路也。此二条自成无己注，为中风见寒，伤寒见风，遂成千古疑案。中风伤寒，脉以缓急辨证，以有汗无汗辨其余，风寒皆同也。中风伤寒经文多互举，不过以太阳该之。首条脉浮紧，伤寒脉也。发热，恶寒，无汗，伤寒症也。止烦躁一症，明是伤寒夹有内热，故以麻黄汤加石膏，所以遽用石膏者，全以脉浮紧、无汗之烦躁，乃敢用之。

若脉弱汗出之烦躁，亦是阴症之烦躁，服之即成大逆，厥逆、筋惕、肉瞤，便成少阴亡阳证，故以真武汤救之。至次条之用大青龙，实费讲解，上条是内有火，而外风寒是也。此条脉浮缓，身不疼，脉症俱非伤寒，从何处定其为伤寒，伤寒症揭首云头疼、发热、身疼腰疼、骨节烦疼、恶风无汗而喘者，麻黄汤主之。今既身不疼但重，乍有轻时，又何从知其内有火而用石膏也。且中间特申明一句，曰无少阴症者，以上下文义详之，与少阴症绝无干涉，忽着此一句，岂不太蛇足乎？且纵无少阴症，有身重一症，亦当防有太阴症，何得遽用石膏？有改云小青龙汤主之者，亦于理不合，经中明言表不解，心下有水气，呕、咳、渴、利、噎、喘、小便不利，方用小青龙。今既不见诸症，小青龙如何用法，以愚意按之，当用真武汤为合法也。此条与上条对举互出以详其义，上条脉紧、身疼、无汗、烦躁，是内有火也，用大青龙汤。但此汤不可轻用，若脉微弱，有汗，虽有烦躁，亦不可服，服之则

筋惕、肉瞤、厥逆，真成少阴之亡阳症，其脉浮缓即微弱之变文，身不疼，明非伤寒之身疼、体疼，但重，乍有轻时，是内有寒湿而不甚，故脉浮缓而身不疼也。此症稍迟，即入少阴，当早温经助阳，以化内湿，不待其有厥逆、筋惕、肉瞤之少阴症，即以真武汤主之也。经中之用真武汤者二条，太阳病，发汗，汗出不解，其人仍发热，心下悸，头眩，身瞤动，振振欲擗地者，真武汤主之；少阴病，二三日不已，至四五日，腹疼，小便不利，四肢沉重疼痛，自下利者，此为有水气，其人或咳，或小便不利，或下利，或呕者，真武汤主之。合观此二条，则脉缓之[①]，身不疼但重、乍有轻时之为水气显然矣，而无少阴症者之指上条之厥逆、筋惕、肉瞤亦无疑矣。

愚此一条可破千古之惑，高明当熟玩之。

前条是亡羊补牢，后条是履霜坚冰。

太阳病，发汗，汗出不解，其人仍发热，心下悸，头眩，身瞤动，振振欲擗地者，真武汤主之。

汗出而热不解，亡阳于外；心下悸，阳虚不能内守；头眩，阳微不能升；身瞤动，阳虚经脉失养；振振欲擗地者，阳虚力不能支。无兆亡阳之象，故以真武汤主之。

本发汗而复下之，此为逆也；若先发汗，治不为逆。本先下之而反汗之，为逆；若先下之，治不为逆。

此言致逆之由，不在汗下之先后，而在乎得宜也。表宜汗，里宜下，审其孰急孰缓，急者先之，缓者后之，则不为逆，否则逆。

太阳病，发汗，遂漏不止，其人恶风，小便难，四肢微急，难以屈伸者，桂枝加附子汤主之。

此下言汗下失宜者之治法也。太阳病，发汗太过，腠理大开，遂漏不止，以至亡阳，其人恶风，亡阳则亡津，小便难，亡津则筋不柔和、四肢微急，难以屈伸者，宜桂枝加附子汤主之。

柯琴[②]曰：服桂枝、麻黄汤，大汗出而大烦渴，是阳陷于里，急当救阴，用白虎加人参汤。大汗出而不烦渴，是亡阳于外，急当救阳，用桂枝加附子汤。

---

① 则脉缓之：此下原衍“或呕者，真武汤主之。合观此二条，则脉缓之。”

② 柯琴：（约 1662—1735），字韵伯，号似峰。清代浙江慈溪文亭（今余姚县）人。清代伤寒学家。

桂枝加附子汤

于桂枝汤内加附子一枚，余依桂枝汤法。

服桂枝汤，大汗出后，大烦渴不解，脉洪大者，白虎加人参汤主之。

此言过汗而传阳明之经者。

旧注 大烦渴，阳明症也；洪大，阳明脉也。中风之邪，服桂枝汤，大汗出后不解，大烦渴，脉洪大者，是邪已入阳明，津液为大汗所伤，胃中干燥故也。宜与白虎加人参汤，清热生津，而烦渴自除矣。

太阳病三日，发汗不解，蒸蒸发热者，属胃也，调胃承气汤主之。

此言过汗而传阳明之腑者。

旧注 太阳病三日阵发热，有汗而不解者，是太阳表症未罢也，则当以桂枝汤和之。今蒸蒸发热，有汗而不解者，乃属阳明里症不和也，故用调胃承气汤。按：此注可疑，“阵阵”与“蒸蒸”如何区别，为一为太阳，一为阳明乎？窃以此条特提“蒸蒸发热”，不言恶寒，故书为入阳明也。

太阳病，发汗后，大汗出，胃中干，烦躁不得眠，欲得饮水者，少少与饮之，令胃气和则愈。若脉浮，小便不利，微热消渴者，五苓散主之。此证若非小便不利，脉见洪大便是白虎加人参汤证，非五苓散证矣。

此因汗而传阳明之经，或自入太阳之府之治法也。发汗而汗大出，津液内竭，胃中干，烦躁不得眠，是传阳明之经，未入腑也。但渴而欲饮水，当少少与之，以滋胃燥，胃和则自愈也。倘饮水而胃仍不和，脉浮，小便不利，微热消渴，是表邪未罢，热入膀胱之腑，里饮已成，无气化以出，当用五苓散主之。用桂枝之辛散和表以解热，术泽二苓之淡渗化水，生津以止渴。

五苓散

猪苓十八铢，去黑皮　茯苓十八铢　泽泻一两六铢　白术十八铢　桂枝半两

上五味，捣为末，以白饮和服方寸匕。

发汗已，脉浮数，烦渴者，五苓散主之。

发汗之后，脉犹浮数，症加烦渴，是太阳腑病，膀胱水蓄，小便不利可知，故用五苓散以疏利之。

吴谦[1]曰：脉浮数之下，当有小便不利四字。若小便利，则为阳明内热

---

① 吴谦：（1689—1748），字六吉，清代安徽歙县人。宫廷御医，乾隆时为太医院院判，领衔主编《医宗金鉴》。

之烦渴白虎汤症，再用五苓，犯重竭津液之戒。惟水入则吐，水不下行，方无小便不利之文。

伤寒汗出而渴者，五苓散主之，不渴者，茯苓甘草汤主之。

此承上条而推广也。上条汗出而渴，固以五苓散主之。若不渴，而但有上条之脉浮数，是内无燥热，里症少而表症多，用茯苓甘草汤主之。用桂枝汤之三发表，五苓散之一以和里，去枣芍者，恐其敛阴而癃闭也。

茯苓甘草汤

茯苓二两　桂枝二两　生姜三两，切　甘草一两，炙

上四味，以水四升，煮取三升，去滓，分温三服。

病在阳，应以汗解之，反以冷水潠之，若灌之，其热被劫不得出宋刊“出”作“去”，弥更益烦，肉上粟起，意欲饮水，反不渴者，服文蛤散，若不差者，与五苓散。身热皮粟不解，欲引衣自覆者，若以水潠之洗之，益令热被劫不得出，当汗而不汗则烦，假令汗出已，腹中痛，与芍药三两如上法。

此言太阳阳热之气，为冷水所劫，不能化膀胱寒水，而成里水之症也。病在阳，谓病发于太阳而身热也，应以汗解之，反以冷水潠之、灌之，其热被冷水所劫，不得出表，则入而为内烦。水寒外束其皮毛，则肉生肤粟，阳热不能化膀胱寒水，因津液不升，咽中干燥，意欲饮水。究之内无大热，而反不渴，不过口干舌涩，当得水润而已，当与文蛤散。外则游溢皮肤而散肉粟，内则敛肺生津而止烦渴。若不差者，与五苓散外以宣发太阳之热，内以通利膀胱之寒也。凡身热皮粟不解，欲引衣自覆者，是太阳发热恶寒之象，惟有发汗可解。若以水潠洗之，外热被劫不得出，未有不烦者，以当汗不汗故也。假令汗出已，而腹中疼，是里气为寒水所劫之热所郁，则当与芍药三两，如上桂枝之法，以调营而和卫也。

文蛤散

文蛤五两

为沸汤和一钱匕，服汤用五合。

太阳病，寸缓关浮尺弱，其人发热汗出，复恶寒不呕，但心下痞者，此以医下之也。如其不下之，病人不恶寒而渴者，此转属阳明也。小便数者，大便必硬，不更衣十日无所苦也。渴欲饮水者，少少与之，但以法救之。渴者，宜五苓散。“其”字、“者”字、“更衣”字，皆据宋本校定。

旧注　此言太阳似阳明者，仍作太阳治也。太阳病，脉浮缓而弱，中风

脉也。发热汗出恶寒，中风症也。不呕，则里气和，如何而有心下痞之症？此以医下之故也。如不经下，邪热自传于里，病人不恶寒而渴，此邪去太阳转属阳明也。若小便数者，大便必硬，虽十余日不大便，而无满疼之苦，仍是虚燥不实之硬，不可议下，俟之可也。如或渴欲饮水，必是胃中燥干，少少与之，以滋其燥而已。但以法救治之，如渴者，宜五苓散，以导其所停之水可也。

中风发热，六七日不解而烦，表里症，渴欲饮水，水入则吐者，名曰水逆，五苓散主之，多饮暖水汗出愈。

旧注　承上条言渴而不消者之当利水也。中风发热，六七日不解而烦者，是言表症也。渴欲饮水，水入则吐者，是有里症也。若渴欲饮水，水入即消，如前条之胃干，少少饮之，令胃和则愈。今渴欲饮水，水入不消，上逆而吐，故名曰水逆。原其所以吐之之由，则因邪热入里，与饮相搏，三焦失其蒸化，而不能通调水道，下输膀胱，以致饮热相格于上，水无去路于下，故水入则吐，小便必不利也。宜五苓散，辛甘淡渗之品，外解内利，多服暖水，令其汗出尿通，则表里两解矣。

太阳病，小便利者，以饮水多，必心下悸，小便少者，必苦里急也。

旧注　太阳初病不欲饮水，将传阳明则欲饮水，此其常也。今太阳初病，即饮水多，必其人平素胃燥可知。设胃阳不衰，则所饮之水，亦可以敷布于外，作汗而解。今饮水多，而胃阳不充，即使小便利亦必停中焦而为心下悸。若更小便少，则水停下焦而苦里急矣。

发汗后，饮水多必喘，以水灌之亦喘。

旧注　上条未发汗，饮水多，胃热津少也。此条发汗后，饮水多，津亡胃干也。而不病心下悸，苦里急者，盖以水不停于中焦、下焦，而停于上焦，所以攻肺必作喘也。水灌者，以水浇洗也。饮水多者必喘，是饮冷，冷伤于内也；以水灌者亦喘，是形寒，寒伤于外也，均伤肺，故俱喘。

发汗病不解，反恶寒者，虚故也，芍药甘草附子汤主之。

不汗而恶寒，是表邪实。已汗而不解，反更恶寒，是表阳虚不能卫外之故，用芍药甘草附子汤主之。芍药得附子以补表阳，甘草和中以调营卫。

芍药甘草附子汤

芍药三两　甘草二两，炙　附子一枚，炮，去皮

上三味，以水五升，煮取一升五合，去滓，分温服。

发汗后恶寒者，虚故也；不恶寒但热者，实也。当和胃气，与调胃承气汤。

承上条而言，汗后更恶寒为虚矣。若不恶寒而但热，则是邪传阳明而胃实，当与调胃承气汤以和之。

发汗后，身疼痛，脉沉迟者，桂枝加芍药生姜各一两人参三两新加汤主之。

表邪盛则身疼，气血虚亦身疼。脉浮紧为表邪盛，今脉变沉迟，明是汗后气血虚。夫尺中迟，为平素本虚，今六脉沉迟，乃发汗暴虚，故于桂枝方中加生姜芍药以敛阴而去邪，加人参三两以扶营卫而补正。

桂枝新加汤

桂枝一两　芍药四两　甘草二两　人参三两　生姜四两　大枣十二枚

上六味以水一斗二升，煮取三升，去滓，分温服，如桂枝法。

未持脉时，其人叉手自冒心，师因教试令咳而不咳者，此必两耳聋无闻也。所以然者，以重发汗，虚故如此。

旧注　未持脉时，病人叉手自冒其心，师因教试令咳而不咳者，此必两耳聋，无所闻也。其聋与叉手自冒心同见，则非少阳之邪可知，乃重发汗阳虚，故致此也。

发汗后，其人叉手自冒心，心下悸，欲得按者，桂枝甘草汤主之。

旧注　此申上条，以详其症而明其治也。发汗过多，外亡其液，内虚其气，气液两虚，中空无倚，故心下悸，惕惕然不能自主，所以叉手自冒心，欲得自按以获庇而求定也。故用桂枝甘草汤以补阳气而生津液，自可愈矣。

桂枝甘草汤

桂枝四两　甘草二两，炙

上二味，以水三升，煮取一升，去滓，顿服。

发汗后，其人脐下悸者，欲作奔豚，茯苓桂枝甘草大枣汤主之。

脐下悸者，心阳因汗而虚，肾水阴邪欲上干于心也。此欲作奔豚者，肾之积气发于小腹，突然上冲心下，若豚之奔，一发几死，比心下悸更甚。故主以茯苓桂枝甘草大枣汤，以桂枝甘草补阳气生心血，倍加茯苓专伐肾邪，大枣佐之，以培中土，甘澜水煎者，取其不助水邪也。

茯苓桂枝甘草大枣汤

茯苓半斤　桂枝四两　甘草一两，炙　大枣十五枚

上四味以甘澜水煮一斗，先煮茯苓，减二升，内诸药，煮取三升，去滓，温服一升，日三服。

作甘澜水法：取水二斗，置大盆内，以勺扬之，水上有珠子五六千颗相逐，取用之。

服桂枝汤，或下之，仍头项强疼，翕翕然发热，无汗心下满微疼，小便不利者，桂枝汤去桂加茯苓白术汤主之。宋刊二“疼”均作“痛”。

此言水气之治也。服桂枝汤，或下之，仍头项强疼，发热无汗，是表罢也。心下满微疼，则似小结胸症，但小便不利，则非结胸而为停饮，水饮内蓄，亦可令人头疼、发热，故以桂枝去桂加茯苓白术汤主之，去桂无取乎解肌，加茯苓专用利水。

桂枝去桂加茯苓白术汤

于桂枝汤内去桂，加茯苓、白术各三两。余依桂枝汤法煎服，小便利则愈。

太阳病下之，其脉促不结胸者，此为欲解也。脉浮者必结胸，脉紧者必咽疼肿疼为热，不干不肿而疼为寒，脉弦者必两胁拘急，脉细数者头痛未止，脉沉紧者必欲呕，脉沉滑者协热利，脉浮滑者必下血。宋刊本“疼”均作“痛”。

此言误下而因人之脏气不一，为变不同也。脉促数时一止是内有阻塞之象，应阳邪内隐而作结胸，反不结胸则促，为郁而欲通之。促非内有阻塞之促，为欲解也。若脉浮，是阳邪，邪实脉不能沉，必结胸，以结胸之脉原自寸浮也；脉紧是寒邪陷入少阴，必咽痛；脉弦是邪陷少阳，必两胁拘急；脉细而数，是太阳之阳邪正炽，循经上入巅顶，而头疼不止；脉沉紧是寒邪入里，胃阳拒格而欲呕；脉沉滑是热邪入里，胃有宿食而协热利；脉浮滑是阳邪陷入营分，下循阴道而便血，因其所陷之处而循经治之可也。

太阳病二三日，不能卧宋刊本“眠”作“卧”但欲起，心下必结，脉微弱者，此本有寒分也。反下之，若利止，必作结胸；未止者，四日复下之，此作协热利也。据注，原文“眠”字本是“卧”字，此抄者误耳。

此言误下，而有结胸热利之变也。病二三日是邪传阳明之时，不能卧而欲起是阳明不得眠之证。以心下必有结，故不能卧也。若脉实大，为胃中有热而结，当下之；若脉微弱，是胃中有寒而结，不可下也。反下之，表热乘虚入里，必自利。设利自止，则是胃实而同燥化，必作结胸；若未止，则是胃虚而同湿化，至四日复下之，以其为协热利，下其热而利止矣。

太阳病，外症未除，而数下之，遂协热而利，利下不止，心下痞硬，表里不解者，桂枝人参汤主之。

此言误下致变者之治法也。表症未除而数下之，不一次胃气虚极矣。表邪陷入，遂协热而利，利下不止，且心下痞硬，是里虚而邪结也。外有太阳之表，内有太阴之里，以桂枝加人参汤主之。桂枝以解太阳之表，加参术姜草以温太阴之里，此温补中两解之法也。

桂枝人参汤

桂枝四两　甘草四两，炙　白术三两　人参三两　干姜三两

上五味，以水九升，先煮四味，取五升，内桂，更煮取三升，去滓，温服一升，日再服，夜一服。

太阳病，桂枝症，医反下之，利遂不止，脉促者，表未解也。喘而汗出者，葛根黄芩黄连汤主之。

此言中风误下之变也。太阳病，桂枝症，即中风脉缓，汗出发热恶风之症也。表症原自属热，反下之，表热陷入而利遂不止，成协热利矣。脉之浮缓者，变而为促急，邪热之脉，表犹未解，乃里热熏蒸之表，非桂枝症之表也。此因下而阳热陷入，阳明热盛于内，火逆上冲，故为喘。邪蒸于外，故汗出以葛根黄连黄芩汤主之。君葛根以清阳明之表，加芩连以清里热，则不治喘而喘止，不治利而利止矣。

葛根黄芩黄连汤

葛根半斤　黄芩三两　黄连三两　甘草二两，炙

上四味，以水八升，先煮葛根减二升，内诸药，煮取二升，去滓，分温再服。

太阳病下之后，脉促，胸满者，桂枝去芍药汤主之。若微恶寒者宋刊无“恶”字，去芍药方中加附子汤主之。

太阳病，即头项强疼恶寒之症也。下之后而脉促，若邪陷入里，则当或为心下痞硬，或为协热下利，或为结胸，今但胸满，是陷入高部而尚在阳分，未入里阴，以桂枝去芍药汤主之。用桂枝单提胸膈之邪，使从表解。去芍药者，恐其酸收引邪入内也。若微恶寒者，则表阳大虚，又加附子以护固之也。

桂枝去芍药汤

于桂枝汤内去芍药，余依前法。

桂枝去芍药加附子汤

于桂枝汤内去芍药加附子一枚，炮去皮，破八片，余依前法。

太阳病，下之微喘者，表未解故也，桂枝加厚朴杏仁汤主之。喘家作，桂

枝汤加厚朴杏仁佳。

太阳病下之，邪不内陷，微喘者，表邪扰乱肺气而作喘也。故仍用桂枝汤以解表，加厚朴以利气，杏仁以降气，而喘定矣。若平素肺气不利，遇邪作喘，是为喘家，皆宜用之为佳。

桂枝加厚朴杏仁汤

于桂枝汤内加厚朴二两，杏仁五十粒，余依桂枝汤法。

太阳病，下之后，其气上冲者，可与桂枝汤，用前法。若不上冲者，不可与也。

太阳病表未解而下之。下后邪不内陷，但气上冲，亦是表邪扰乱肺气，虽未至于喘，亦内壅而上逆也。可与桂枝汤，方使从表散，用前法之厚朴杏仁以降逆气也。若不上冲者，则气不逆，不可与之以破气。

伤寒若吐若下后，七八日不解，热结在内，表里俱热，时时恶风，大渴，舌上干燥而烦，欲饮水数升者，白虎加人参汤主之。

吐下后七八日不解，以致表里俱热。恶风，表未解也；大渴饮水，干燥，里热结也。此邪已入阳明，故从阳明治之。用白虎加人参汤主之，白虎以解表里之热，加人参者，以吐下后津亡气弱故也。

伤寒无大热，口燥渴心烦，背微恶寒者，白虎加人参汤主之。

无大热，是邪已渐去，表入里也。口燥渴心烦，是热已入阳明也。虽有背恶寒一证，似乎少阴，但少阴口中和，无热，今无大热，是微有热也。兼之口燥渴，其为阳明无疑矣。故主以阳明用白虎加人参汤。

病发热，头疼，脉反沉，若不差，身体疼痛，当温其里，宜四逆汤。

此言太阳得少阴之脉者，虽表症俱在，亦用温也。发热头疼，身体疼，俱属太阳伤寒表症。若脉不浮而反沉，则是得少阴之气化，虽头疼发热，不差。身体疼者，乃是阴寒内来之疼，非太阳表寒之疼，当从少阴温里，用四逆汤。

原顶注　阳病见阴脉者，死；若早从温里，亦可不死。此太阳病得少阴之脉者，若因身体疼痛而救表则危，故宜用四逆。

吴注　乃言应有下利清谷四字，若待至下利清谷则晚矣！以其为发热头疼之太阳症而见阴脉，故需温更急也。前琐言云阳病而见阴脉阴脉，其需温更急于三阴，即此是也。

伤寒不不大便六七日，头疼有热者，与承气汤，其小便清者，知不在里仍在表也，当须发汗。若头疼者必衄，宜桂枝汤。宋刊本“疼”均作“痛”。

此言太阳而有阳明症者，当以小便辨之也。六七日不大便，又有热，似里实可下，但头疼表未罢，又似可汗，斯时汗下两难，当于小便辨之。若小便赤浊，是热已入里，虽有头疼之表，亦可与承气汤下之，以胃有宿食，亦可上蒸而为头疼也。若小便清白，是热尚在表，仍当汗之，其头疼不已者，非胃热熏蒸之疼，乃热甚于经，势必上壅而为衄，宜桂枝汤。

太阳病，脉浮紧，发热身无汗，自衄者愈。

脉浮紧，发热无汗，全是伤寒脉症。无汗应发汗，不汗则热郁营分，热郁营分则血热妄行而自衄，热随衄解必自愈矣。

发汗后，不可更行桂枝汤，若汗出而喘，无大热者，可与麻黄杏仁甘草石膏汤。

下后不可更行桂枝汤，若汗出而喘，无大热者，可与麻黄杏仁甘草石膏汤。

此言汗下表解而单留肺热者之治法也。凡以汗下后不解，皆用桂枝汤而不用麻黄汤者，以汗吐下后，气血已虚，不堪任发汗重剂，而止用解肌轻剂也。其有汗下后不可行桂枝汤者，因其表症已解，身无大热而尚有余邪留于肺经，肺气不利而喘，肺热蒸皮毛而汗出。若再用桂枝之辛温，则益击动肺火而喘，汗不休矣。故用麻黄之中空轻浮以发卫郁，石膏之轻虚色白以清肺火，杏仁以利肺气，甘草以和之。火清窍通而汗喘自愈矣。

麻黄杏仁甘草石膏汤

麻黄四两，去节　杏仁五十枚，去皮、尖　甘草二两，炙　石膏半斤

上四味以水七升，先煮麻黄减二升，去白沫，内诸药，煮取三升，去滓，温服一升。

脉浮数者，法当汗出而愈。若下之，身重心悸者，不可发汗，当自汗出乃解。所以然者，尺中脉微，此里虚，须表里实，津液自和，便自汗出愈。

旧注　伤寒未发热，脉多浮紧，寒盛也；已发热，脉多浮数，热盛也。均宜麻黄汤发汗则愈。若不发汗而误下之，不成逆坏者，必其人里气素实也。故惟见失汗身重之表，误下心悸之里，则不可复发汗，当待其表里自和，自然汗出而解。所以然者，因失汗表实，误下里虚，尺中脉微，表里未谐，故不即解也。须待其里亦实，而与表平，平则和，和则阳津阴液自相合谐，所以便自汗出而愈也。

伤寒二三日，心中悸而烦者，小建中汤主之。

旧注 伤寒二三日，未经汗下即心悸而烦，必其人中气素虚，虽有表症，亦不可汗。盖心悸阳已微，心烦阳已弱，故以小建中汤，桂枝汤以和营卫，加胶饴以建中州。

小建中汤

桂枝三两 芍药六两 甘草二两 生姜三两，切 胶饴一升 大枣十二枚

上六味以水六升，煮取三升，去滓，内胶饴，更微火消解，温服一升，一日三服。呕家不可用建中汤，以甜故也。

伤寒脉结代，心动悸，炙甘草汤主之。

此为阴阳两虚者，议补法也。既云伤寒，则是发热、恶寒、头疼、身疼之病也。脉当浮紧、浮数，今却见脉来缓而时有一止之结，中止不能自还之代，心跳动，惊悸而不自安，是其人平日气血虚衰已极，一遇外邪即不能任，阴阳并有欲脱之机。以炙甘草汤主之。生地为君，麦冬为臣，以峻补真阴，人参、桂枝以通阳脉，生姜、大枣以和营卫，阿胶补心血，麻仁补肺气，甘草以缓之，清酒以行之，则气血双补矣。

炙甘草汤

甘草四两，炙 生姜二两，切 桂枝三两 麦冬半斤 麻仁半斤 大枣十二枚 人参二两 阿胶二两 生地一斤

上九味以清酒七升，水八升，先煮八味，取三升，去滓，内阿胶，消尽，温服一升，日三服。一名复脉汤。

伤寒，若吐、若下后，心下逆满，气上冲胸，起则头眩，脉沉紧，发汗则动经，身为振振摇者，茯苓桂枝白术甘草汤主之。

吐下伤上下之阳，中州为寒饮所据，不能运化；心下逆满，气不归其部，上冲于胸，阳虚身失所依，起则头眩，脉变浮为沉而且紧，是寒盛于里而不在表也。若再发汗则动卫外之阳经，身为振振摇动而不能主持，主之以桂苓术甘汤，桂枝和营卫而扶表阳，茯苓白术涤寒饮以壮里阳也。

茯苓桂枝白术甘草汤

茯苓四两 桂枝三两 白术二两 甘草二两

上四味以水六升，煮取三升，去滓，分温三服。

伤寒脉浮，自汗出，小便数，心烦，微恶寒，脚挛急，反与桂枝汤欲攻其表，此误也。得之便厥，咽中干，烦躁吐逆者，作甘草干姜汤与之，以复其阳。若厥愈足温者，更作芍药甘草汤与之，其脚即伸。若胃气不合，谵语者，少与

调胃承气汤。若重发汗，复加烧针者，四逆汤主之。

此太阳之经虚腑寒，以中挟阳明燥气，故病虽逆而不至危也。脉浮自汗，微恶寒，是太阳表虚之症。太阳以膀胱为腑，小便数是阳热之气不能约制寒水膀胱之腑寒也。脚挛急者，膀胱为津液之腑，寒则津液不行，无以养筋，故收引而挛急也。幸有心烦一症，是经虚津少，中含阳明燥气，故烦也。观太阳篇云，发汗遂漏不止，其人恶风，小便难，四肢微急，难以屈伸者，桂枝附子汤主之。彼以发汗致亡阳，阳虚不能化寒水者，方且以桂枝附子温之。况此之自汗经虚腑寒而小便利者，可不急为温经耶？乃反与桂枝汤攻其表，此误也。得之则表阳尽散，阳气不能分布于外则四肢厥，津液竭则咽中干，寒格于外则烦躁，寒气上逆则吐逆，几成少阴危症矣。其不至竟成少阴者，以有阳明之燥气持之也。作甘草干姜汤与之，先从胃家温里以回其阳，阳回则厥自愈，足自温，其脚未伸者，阳气未行于下也。更作芍药甘草汤，仍从胃家引阳气于至阴，而其脚即伸，诸虚寒之症悉愈。只余胃燥一症不和而谵语，少与调胃承气汤以和之，则胃燥之症亦愈矣。若未治之，先重以麻黄发汗，复加烧针者，则血脉不行，亡阳之势已成，邪将直入少阴，当以四逆汤主之，而非甘草干姜等之所能济事矣。

问曰：症象阳旦，按法治之而增剧，厥逆，咽中干，两胫拘急而谵语。师言宋刊“师”下有“曰”：夜半手足当温，两脚当伸，后如师言。何以知此？答曰：寸口脉浮而大，浮则为风，大则为虚，风则生微热，虚则两胫挛。病症象桂枝，因加附子参其间，增桂令汗出，附子温经，亡阳故也。厥逆，咽中干，烦躁，阳明内结，谵语烦乱，更饮甘草干姜汤。夜半阳气还，两足当热，胫尚微拘急，重与芍药甘草汤，尔乃胫伸，以承气汤微溏，则止其谵语，故知其病可愈宋刊“浮大”二句无“则”字，故知下无“其”字。

此申明上条而详其义也。症象阳旦，即上条脉浮自汗等症也。按法治之，谓用阳旦汤也。阳旦阳桂枝加黄芩，以有心烦一症，以为有热故加之，其误即在此矣，故增剧。师言脉浮[1]而大，浮则为风，大则为虚，浮虽为风，而无缓紧之象。但生微热，经邪微也。虚则两胫挛，府寒甚也。病症象桂枝，遵四肢微急，难以屈伸，桂枝附子汤之制，用桂枝加附子参其间，增

---

① 浮：原缺，据文义补。

桂令汗出，附子温经以救阳[1]。阳旦汤，用黄芩亡阳之误故也。至阳气不布而厥逆，津液不升而咽干，阴寒外格而烦躁，虽似少阴之症，幸阳明内结而谵语、烦乱，胃阳尚在，犹可治也。先从胃家温里，姑置谵语烦乱不论，更饮甘草干姜汤，夜半乘阳气复还，两足当热而不厥，但胫尚微拘急，仍从胃家引阳气于至阴，重与芍药甘草汤，尔乃胫伸，诸症悉愈。止余阳明内结一症，其结原甚微，止以调胃承气汤微溏之，则胃和而谵语止，故知其病可愈。

此二篇与少阴篇血弱气尽一条，是余经历四十年而后得解，凡四易稿而注始成，自信圣人复起，当不易吾言。

甘草干姜汤

甘草四两，炙　干姜二两，炮

上㕮咀，以水三升，煮取一升五合，去滓，温再服。

芍药甘草汤

白芍四两　甘草四两，炙

上㕮咀，以水三升，煮取一升五合，去滓，温再服。

原顶注　余注此二节，云重在心烦、谵语一证，是胃阳尚在，病虽坏可治，非因末用承气汤而曲解也。盖病在三阳，全以太阳之表阳为主，此症除心烦谵语一症，其余皆是表阳外亡，而俱少厥二阴之气化，故治法姑置内燥谵语于不论，先以桂枝汤增桂加附子救其表阳，继以甘草干姜汤回其里阳，阳回渐以芍药甘草汤舒其经阳夫？然后以调胃承气汤止其胃燥之邪阳，次序不紊，方可决其必愈。若未治之先，竟以承气止其谵语，则一溏而表阳立亡，真成少阴危症矣。观首节结句，若重发汗，复加烧针，即主四逆，可知大汗即亡阳，宜思救表阳也。况下乎？且少阴篇云，少阴病，恶寒而蜷时，自烦欲去衣被者，可治。夫位少阴，方以时烦去衣，为可治，况在脉浮之太阳？既有心烦谵语一症，敢不留之，以为挽回之末路乎？学者能于此二节深绎而熟玩之，则治伤寒之大法，无余蕴矣！先圣于前节立案，后节申明之，良有以也。

按：阳旦治法，不误在桂枝，误在黄芩寒其里阳。因亡其表阳，病原因风，故仍用桂枝增桂加附者，以风属虚，先救表阳要紧，次温里阳，继舒经

---

[1] 阳：原缺，据文义补。

阳，二方俱君甘草，皆从胃里起见，故末后仍以调胃得愈。阳旦汤原为止汗之剂，前节云攻其表，攻其恶寒自汗之表也。攻表汗止而恶寒甚，合汗后恶寒虚故也之例，故上脉止一浮字，此节又添一大字，大则为虚，是以亡阳。今仍用桂枝增桂令汗出，加附子温经，先救表阳而后热足伸胫，可进及之也！

伤寒大吐大下之，极虚复极汗出者，以其人外气怫郁宋刊本无“出”、无“以”字，复与之水，以发其汗因得哕。所以然者，胃中寒冷故也。

旧注 伤寒大吐大下之后，津液极虚，其人面赤，表气怫郁，渴欲引饮，复与汤水以助发其汗，因得哕，所以然者，大吐下已虚，其中又发其汗，阳从外亡，故曰胃中虚冷故也。宜以吴茱萸汤温中降逆可也。

下之后复发汗，必振寒，脉微细，所以然者，以内外俱虚故也。

旧注 发汗当于未下之先，今下之后复发汗，必振寒脉微细者，表里皆虚也。所以然者，以下之失宜则内守之阳虚，故脉微细也；以汗之失宜则外固之阳衰，故振寒也。

太阳病二日反躁宋刊本“反”字作“凡”，反熨其背而大汗出，大热入胃，胃中水竭，烦躁必发谵语，十余日，振栗，自下利者，此为欲解也。故其汗从腰以下不得汗，欲小便不得，反呕，欲失溲，足下恶风，大便硬，小便当数而反不数及不多，大便已，头卓然而疼，其人足心必热，谷气下流故也。

太阳病二日，病尚在表，不应躁而反躁，是内挟温热，当以辛凉汗之。反以火熨其背，使大汗出，火热入胃，胃津被夺而水竭，以此内烦外躁，必发谵语，皆以内中原有蕴热，又济以火热，致使阳邪内逼，如此延至十余日之久，火热渐衰，正气欲复，忽然战振悚栗而自下利者，是正邪分争，正胜而邪不能容，火邪从大肠而出为欲解也。推原其故，熨背之汗，但熨其中部，从腰以下不得汗，故火热入于胃，胃中水竭，欲小便不得，胃无阴不能内，故反呕。胃热渗入膀胱，故廷孔不约，欲失溲。阳气不得下通，足下恶风。火热内烁而大便硬者，小便当数，津液不行而反不数不多，皆火热入胃之所致也。及日久而自利，大便已，入胃之火上升而散，则头卓然而痛，下徹而通，其人足心必热，盖上窍通则下窍开，因头卓然而疼，胃中谷气亦得下流，故欲解也。

下之后，复发汗，昼则烦躁不得眠，夜而安静，不呕，不渴，无表症，脉沉微，身无大热者，干姜附子汤主之。

此因汗下而陷入少阴之经者。下之以虚其里，又汗之以虚其表。因之昼则烦躁不得眠，孤阳自扰于阳分；夜则安静，独阴自治于阴分，是阴阳相离之象。内无阳热之气，不呕不渴者，虽昼日烦躁之假症，宜以干姜附子汤主之。四逆汤去[1]甘草，取其速也。

干姜附子汤

干姜一两　附子一枚，去皮生用

上二味，以水三升，煮取一升，去滓，顿服。

发汗若下之，病仍不解，烦躁者，茯苓四逆汤主之。

汗下病不解，而加烦躁，明是陷入少阴之脏而为阴盛格阳之症，茯苓四逆汤主之。君茯苓以伐水邪，佐人参以生元气，姜附以补阳而温肾，甘草以和中而调营卫也。

茯苓四逆汤

茯苓六两　人参一两　甘草二两，炙　干姜一两半　附子一枚，生用去皮

上五味，以水五升，煮取三升，去滓，温服七合，日三服。

伤寒表不解，心下有水气，干呕，发热而咳，或渴，或利，或噎，或小便不利，少腹满，或喘者，小青龙汤主之。

此下二条言表实而挟水气者。表不解谓脉浮紧，无汗，发热，恶寒，头疼身痛之症俱在也。心下有水气，谓干呕而咳也。太阳受邪，若无水气，病自在经；若有水气，病必犯腑。膀胱病，因三焦之气化不行，停上焦则或咳或喘或噎，停中焦则或渴或干呕或满，停下焦则或小便不利，少腹满，或下利，主以小青龙汤。麻黄、桂枝以解外邪，佐干姜细辛使寒与水皆从外解，半夏以涤饮，五味子以收肺气。喘者加杏仁以降气也；渴者加瓜蒌根避其热也；若噎者加附子以散寒也；若小便不利，小腹满，加茯苓以利水也；若微利加荛花以去停饮也。噎喘，微利，小便不利，少腹满，俱去麻黄以远表而就里，且耗气也。

小青龙汤

麻黄三两，去节　芍药三两　五味半升　干姜二两　甘草二两，炙　半夏半升，洗　桂枝三两　细辛三两

上八味，以水一斗，先煮麻黄，减二升，去上沫，内诸药，煮取三升，去滓，温服一升。若渴，去半夏，加瓜蒌根三两；若噎，去麻黄，加附子一

---

① 去：原作“取”，据文义改。

枚；若小便不利，少腹满，去麻黄，加茯苓四两；若喘，去麻黄，加杏仁半升，去皮尖；若微利，去麻黄，加荛花，如鸡子，熬令赤色。

伤寒心中有水气，咳而微喘，发热不渴，服汤已渴者，此寒去欲解也，小青龙汤主之。

水寒射肺，故咳而微喘，表症未罢，故发热不渴，与小青龙汤发表散水，服后而反渴者，里气温，水气散，为欲解，非水逆之渴也。以小青龙汤主之无疑。

太阳中风，下利呕逆，表解者乃可攻之。其人漐漐汗出，发作有时，头疼宋刊“疼”均作“痛”，心下痞硬，满引胁下疼，干喘短气，汗出不恶寒者，此表里未和也，十枣汤主之。

此太阳挟水饮传阳明而成胃实者。初感太阳原系中风头项强疼，汗出恶风脉缓之症也。因有水饮搏结于里，中气不能输化，下为下利，上为呕逆，须中风之表尽解，乃可攻其水也。审其人漐漐汗出，发作有时而不断，里饮上攻而头疼，心下痞硬而满，更引胁下亦疼，以至干呕而无物出，短气而不相续，皆水饮搏结于中、上、下阻塞之象。汗出而不恶寒则表全罢，可以攻之，以十枣汤主之。三味皆辛苦气寒，其性至毒，可至攻水邪之窟，决渎而大下之，可一举而平也。但毒药攻邪，无甘缓之品为主宰，则伤及脾胃，故君以大枣使缓其毒，快利后稀粥自养，又使谷气内充也。

十枣汤

芫花熬　甘遂　大戟　大枣十枚

上三味[1]等分，各别捣为散，以水一升半，先煮大枣肥者十枚，取八合，去滓，内药末。强人服一钱匕，羸人服半钱，温服之，平旦服。若下少病不除者，明日更服加半钱，得快利后糜粥自养。

病如桂枝症，头不疼宋刊“疼”作“痛”，项不强，寸脉微浮，胸中痞硬，气上冲咽喉不得息者，此为胸有寒也，当吐之，宜瓜蒂散。

此水饮在太阳之部分者，病如桂枝症，而头不疼，项不强，是只发热恶风汗出，桂枝症不患具也。寸脉微浮，是中风之脉不患具也。胸中痞硬而不及腹，胁气上冲咽喉不得息，亦未至短气干呕，此未去表未远，入里不深，尚在太阳分部，胸中有寒饮之所致也。寒饮在胸中至高之分，外不在肌腠，

---

① 味：原作“位”，据文义改。

内不在胁腹，解肌攻里之法，俱无可用，惟有高者越之之法吐之，以瓜蒂散一涌而愈也。

瓜蒂散

瓜蒂一分，熬黄　赤小豆一分

上二味各别捣筛为散，合治之，取一钱匕，以香豆一合，热汤七合，煮作稀糜，去滓取汁，合散，温顿服。不吐者，少少加，得快吐乃止。诸亡血虚家，不可与之。

发汗若下之而烦，胸中窒者，栀子豉汤主之。

旧注　发汗表未解，若下之，表邪入里，既不从实化而为结胸气冲，亦不从虚化而为痞硬下利，但作烦热胸中窒者，以表邪轻，所陷者浅，故只为烦热，胸中不快也。栀子苦能涌泄，寒能胜热，豆豉轻浮上行，佐栀子使邪热上越于口，庶一吐而胸舒，烦热解矣。

栀子豉汤

栀子十四枚　香豉四合，绵裹

上二味以水四升，先煮栀子得二升半，内豉煮取一升半，去渣，分作二服，温进一服，得吐者，止后服。

下利后更烦，按之心下濡者，为虚烦也，宜栀子豉汤。

旧注　此承上条误下下利后，不见诸逆，惟更加烦者而言，然按之心下濡而不痞者，是虚烦也，故宜栀子豉汤。若按之不濡而痞硬，则又为实烦，当用大黄黄连泻心汤矣。

发汗吐下后，虚烦不得眠，若剧者，必反覆颠倒，心中懊憹[①]，栀子豉汤主之；若少气者，栀子甘草豉汤主之；若呕者，栀子生姜豉汤主之。

旧注　未经汗吐下之烦多属热，谓之热烦；已经汗吐下之烦，多属虚，谓之虚烦。不得眠者，烦不得卧也。若剧者，较烦尤甚，必反覆颠倒，心中懊憹也。烦，心烦也。躁，身躁也。身之反覆颠倒，则谓阳躁无宁时，三阴死症也。心之反覆颠倒，则谓懊憹，三阳热症也。懊憹者，即心中欲吐不吐，烦扰不宁之象也。因汗吐下后，邪热乘虚客于胸中所致。既无可汗之表，又无可下之里，故用栀子豉汤，顺其势以涌其热，自可愈也。有前症，若更加少气者，是热伤其气也，加甘草以扶之；若呕者，是热迫其饮也，加

---

① 懊憹：懊恼，烦闷。

生姜以散之。

栀子甘草豉汤

于栀子豉汤内加甘草二两，余依前法，得吐止后服。

栀子生姜豉汤

于栀子豉汤内加生姜五两，余依前法，得吐止后服。

伤寒下后，心烦腹满，卧起不安者，栀子厚朴汤主之。

旧注 下后邪陷，未至成实，心烦腹满甚则不能坐，烦甚则不能卧，故卧起不安也。然既无三阳之实症，又非三阴之虚症，惟热与气结壅于胸腹之间，故宜栀子厚朴涌其热气，则胸腹和而烦自去，满自消也。此亦吐中寓和之意也。

栀子厚朴汤

栀子十四枚 厚朴四两，姜制 枳实四两，去穰，炒

上三味以水三升半，煮取一升半，去滓，分三服，温进一服，得吐止后服。

伤寒医以丸药大下之，身热不去微烦者，栀子干姜汤主之。

伤寒表未解，以丸药大下之，其人素强不至内陷成逆。身热不去，表仍未罢也。微烦邪陷于胸也。主以干姜栀子汤，温凉相济，微涌其邪，而烦热皆除矣。

栀子干姜汤

栀子十四枚 干姜二两

上二味以水三升半，煮取一升半，去渣，分二服，温进一服，得吐止后服。

伤寒五六日，大下之后，身热不去，心中结痛者，未欲解也，栀子豉汤主之。

病五六日，邪气传里之时，大下之后，身热不去，邪仍在表也。心中结疼，邪热陷入胃脘[①]也。以栀子豉汤主之，亦高者越之之义也。

凡用栀子汤，病人旧微溏者，不可与之。

此特示栀子之禁也。旧微溏，里气素虚也。又服苦寒则不上涌而下泻，故不可与之。

太阳病不解，热结膀胱，其人如狂，血自下者愈。其外不解者，尚未可攻，当先解其外。外解已，但少腹急结者，乃可攻之，宜桃仁承气汤。

此下言太阳犯本而蓄血者，太阳病不解，热随经下，瘀于膀胱营分，其

① 脘：原作“腕”，形近而误，据文义改。

人必如狂，以瘀热扰心，有似于狂也。此时若血自下，病可自愈；若不下，当攻。设表症未解，尚未可攻，须以麻黄汤解外。外症既罢，但小腹急结，乃可攻之，以桃仁承气汤，于调胃承气汤中加桃仁去瘀血，加桂枝以通血脉，兼以解太阳随经之热也。

吴谦曰：太阳病不解，不传阳明，邪热随经入里，谓之犯本，犯本膀胱之腑也。膀胱腑之卫为气分，营为血分。热入而犯气分，气化不行，热与水结，为犯卫分之里，五苓散症也。热入而犯血分，血蓄不行，热与血结，为犯营分之里，桃仁承气汤症是也。一从前利，一从后攻，各不同也。

桃仁承气汤

桃仁五十个，去皮尖　桂枝三两　大黄四两　芒硝二两　甘草二两，炙

上五味以水七升，煮取二升半，去渣，内芒硝，更微火沸，温服五合，日三服，当微利。

太阳病六七日，表症仍在，脉微而沉，反不结胸，其人发狂者，以热在下焦，少腹当硬满，而小便自利者，下血乃愈。所以然者，以太阳随经瘀热在里故也。宜下之以抵当汤。

太阳病六七日，表症仍在，脉反微而沉，似当结胸，反不结胸，而其人发狂者，以热随经入于下焦营分之里。以小腹当硬满，而小便却利，其为血蓄下焦可知，宜下其血乃愈，当用抵当汤。

抵挡汤

水蛭三十个，熬　虻虫三十个，熬，去翅足　大黄三两，去皮　桃仁二十个，去皮尖

上四味以水五升，煮取三升，去渣，温服一升。不下者更服。

太阳病，身黄，脉沉结，少腹硬，小便不利者，为无血也。小便自利，其人如狂者，血证谛也，属抵挡汤。

此承上二条申明其义也。身黄，脉沉结，小腹硬，下焦蓄血与胃热发黄之症相近，故当以小便辨之。小便不利者，则为无形之气病，湿热病也。小便利者，乃为有形之血病，蓄血病也。当直大下其血而无疑矣。

伤寒有热，少腹满，应小便不利，今反利者，为有血也，当下之，宜抵挡丸。

此重言以申明之验蓄血只在小便之利不利也。小腹满应小便不利，今反利，其为血症无疑，不必顾虑，当下之以抵当丸。

抵当丸方

水蛭三十个，熬　虻虫三十个，熬，去翅足　桃仁二十个，去皮尖　大黄三两

上四味，捣烂为四丸，以水一升，煮取七合，服三当下血，若不下者更服。

脉浮而迟，面热赤而战惕者，六七日当汗出而解，反发热者差迟。迟为无阳，不能作汗，其身必痒也。

以下言欲愈之机，先言阳虚不能作汗者也。脉浮则邪出表，迟则阳虚，气怫郁而不得越则面热赤，正邪相争则身战惕。至六七日传经尽，当汗解，乃不得汗而反发热，其差必迟，由阳虚不能领邪外出，其热浮于肌表必作痒也。

太阳病，先下而不愈，因复发汗，以此表里俱虚，其人因致冒，冒家汗出自愈。所以然者，汗出表和故也，得里未和，然后复下之。宋刊无“得”字。

此言汗下失宜之变法也。太阳病，表病应汗，不先汗而下之，以故不愈。又复汗之，下虚其里，汗虚其表，其人或昏晕而冒，冒家汗出自愈，乃邪气与正气俱衰，汗出而表和故也。汗出之后而里未和，有饱闷之症，然后再下，而里亦和矣。

凡病若发汗、若吐、若下、若亡血、若亡津液，阴阳自和者，必自愈。

此言混治而不坏者得愈也。汗吐下无施以致衄而亡血，利小便而亡津液，幸其人元气素强，虽未得愈，却不变诸坏症，则正皆衰，可不必施治，惟静候之，可自愈也。

问曰：病有战而汗出，因得而解者，何也？答曰：脉浮而紧，按之反芤，此为本虚，故当战而汗出也。其人本虚，是以发战，以脉浮，故当汗出而解也。若脉浮而数，按之不芤，此人本不虚。若欲自解，但汗出耳，不发战也。问曰：病有不战而汗出解者，何也？答曰：脉大而浮数，故知不战汗出而解也。问曰：病有不战不汗出而解者，何也？答曰：其脉自微，此以曾发汗，若吐若下若亡血，以内无津液，此阴阳自和，必自愈，故不战不汗出而解也。

旧注 脉浮而紧，邪实也；按之反芤，正虚也。正虚邪实，邪与正争，故发战汗出而解也。脉浮而数，邪未实也，按之不芤，正不虚也。正不虚，邪未实，邪不能与正争，故不战汗出而解也。脉不芤，知不发战也。脉不浮，知不汗出也。脉自微，知曾经发汗、若吐、若下、若亡血也，因内无津液，邪正俱衰，阴阳自和，故不发战不汗出而解也。

问曰：伤寒三日，脉浮数而微，病人身凉和者，何也？答曰：此为欲解也，解以夜半。脉浮而解者，濈[①]然汗出而解也。

---

① 濈：汗出的样子。

旧注 脉浮而数，按之无力，当发战汗出而解，以其人本虚故也。脉浮而数，按之有力，当不发战，但汗出而解，以其人本不虚故也。脉自微，曾经发汗、若吐、若下、若亡血，不发战不汗出而解，以其人邪正皆虚，阴阳自和故也。伤寒三日，未经汗、吐、下、亡血也，脉浮数而微，病人汗减身和，此为欲解。解以夜半者，阳病至阴时则和也。盖浮、数、微三脉虽均为可解之脉，然解之微则不无别也。如脉浮濈然汗出，则邪还于表而解；脉数能食，则胃和而解；脉微必大汗出而解者，以其未经汗、吐、下，其人未虚，故不发汗，津液未伤，故汗大出而解也。

太阳病未解，脉阴阳俱停，必先振栗汗出而解。但阳脉微者，先汗出而解；但阴脉微者，下之而解。若欲下之宜调胃承气汤。

旧注 太阳病未解，当见未解之脉，今不见未解之脉，而阴阳脉停，三部沉伏不见，既三部沉伏不见，则当见可死之症，而又不见可死之症，是欲作解之兆也。作解之兆，必先见振栗汗出而始解者，乃邪正交争作汗故也。但作解之脉，不能久停，脉之将出，必其有兆。兆者，何先于三部上下阴阳沉伏不见处求之也。若从寸脉阳部微微而见者，则知病势向外，必先汗出而解；若从尺脉阴部微微而见者，则知病势向内，必自利而解，如不自下利，若欲下之以和里，宜调胃承气汤。由此推之，可知如不自汗出，若欲汗之以和表，宜麻桂各半汤主之也。观若欲下之，宜调胃承气汤，意甚轻活，各取于大下，俱在言外矣。王孟英云：温病病人之脉，忽双伏，或单伏者，此欲作战汗之兆也，此条之脉停即是此类。——秋岩。阴阳俱停止，或即单伏或双伏之类，此欲战汗之兆也。就近日温症验之，良确。但下文殊难索解，愚意上文说停伏不见，下文或是说脉之变而不停伏者。伤寒脉本紧实，若不停伏，但阳脉忽变而微者，亦是汗出而解之兆。此之汗出，特不须振栗而战，即自汗出，但阴脉忽变而凝者，则是欲作自利而解。若不能自利者，即可乘其机而下之，以调胃承气，则里和而病亦解。如此意亦与本文似乎妥当。旧注解凝字作凝凝而见，未免须添于此节耳。

欲自解者，必当先烦，乃有汗而解，何以知之？脉浮，故知汗出而解也。

旧注 汗之不解而烦，太阳症仍在者，是表邪盛也。有阳明症者，是里邪盛也。然亦有欲自解而未解先烦者，则又为邪正相争作汗之兆也。当其烦时，解与不解固不可定，但诊其六脉俱浮，则知邪欲还表，当汗出而解矣。

病六七日，手足三部脉皆至大，烦而口噤不能言，其人躁扰者，必欲解也。

旧注 病至六七日，手足阴阳三部脉皆至而浮，忽然大烦，口噤不能言，躁扰不宁者，此邪正俱实，争胜作汗之象，故曰必欲解也。

若脉和，其人大烦，目重睑，内际黄，此欲解也。睑，音检，目上下弦也。《脉经》云：脾之候在睑[1]，睑动则知脾能消化，脾病睑涩而嗜卧，目重睑，脾气动也；内际黄，胃气复也。脾胃和而营卫通矣，故曰欲解。

旧注 脉和而大烦者，其解未可卜也。若其人目重睑者，是睑覆下垂，目欲合也，为阴来济阳之兆。内际黄者，为胃气来复之微，故曰此欲解也。和而营卫通矣，故曰“欲解”。

问曰：脉病欲知愈未愈者，何以别之？答曰：寸口、关上、尺中三处，大小沉浮迟数同等，虽有寒热不解者，此脉阴阳为和平，虽剧当愈。

旧注 脉偏胜则病，脉和平则愈，今寸口、关上、尺中三部俱见浮沉迟数大小同等，阴阳和平之象，即有寒热不解之病，虽剧亦当愈也。

问曰：凡病欲知何时得，何时愈？答曰：假令夜半得病者，明日日中愈；日中得病者，夜半愈。何以言之？日中得病，夜半愈者，以阳得阴则解也；夜半得病，明日日中愈者，以阴得阳则解也。

旧注 凡病之起，不外乎阴阳以为病，非阳胜阴；凡病之愈，亦不外乎阴阳以为和，非阳得阴解，即阴得阳解。阳得阴解者，谓日中得病，今日夜半愈也；阴得阳解者，谓夜半得病，明日日中愈也。

太阳病，头疼至七日以上自愈者宋刊本“疼”作“痛”，以行其经尽故也。若欲作再经者，针足阳明，使经不传则愈。

旧注 太阳病，头疼至七日以上自愈者，以行其经尽故也。谓太阳受病，其邪传行六日，三阳三阴经尽，至七日以上，三阳三阴之病自衰，大邪皆出，此不作再经，故自愈也。再者，再传阳明经也，谓其邪已传经尽，热盛不衰，欲再转属阳明故也。针足阳明以泄其热，使其邪不再传则愈矣。

风家，表解不了了者，十二日愈。

旧注 风家，谓太阳中风也。表解，谓用桂枝汤病已解也。不了了者，不清楚也。言用桂枝汤，其表已解而犹不清楚者，在经余邪未尽耳。十二日经尽之时，余邪尽自然愈也。

伤寒腹满谵语，寸口脉浮而紧，此肝乘脾也，名曰纵，刺期门。

腹满谵语，为太阴阳明之症；脉浮而紧为太阳之脉。欲汗则有里症，欲下则有表脉。故不用药而用刺法。夫乘妻名曰纵，脉浮紧以太阴肺为主

---

① 睑：原作“验”，据下文“脾病睑涩而嗜卧”改。

表，腹满谵语以太阴脾为主里，肝为脾之贼，此肝木乘土也。应刺期门以泄肝邪。

伤寒发热，啬啬恶寒，大渴欲饮水，其腹必满，自汗出，小便利，其病欲解，此肝乘肺也，名曰横，刺期门。

发热恶寒，表也；大渴饮水，腹满，内停水也。汗出则表解，小便利则满解。妻乘夫名曰横，此木疏泄之令不行而肺金清肃之令行也。亦刺期门以疏肝之郁。

太阳病欲解时，从巳至未上。

病解必欲经旺之时，日中阳气隆，故于此时而病解。

乐

伤寒论选注卷二

七十五岁老医臧应詹枚吉甫编集

阳明篇总论

阳明者，燥金之经也。两阳合明，标本同气，邪至其经多主于热。其经病则有身热、恶热、烦渴、目疼、不得眠等症。腑病则有潮热、谵语，手足濈濈汗出、腹满疼、大便硬等症。其经多血多气，吐汗下皆可任施。其腑为胃职，居中土，万物所归，病至其经，无所复传。一经下夺，病去如失，岂非快事。然未成里实则有误下、早下之坏，已成里实又有过下、失下之戒，其中亦大伏危机，此白虎、三承气、大柴胡、麻仁丸所有设也。阳明有三大纲，有冲合之阳明，即胃中真阳之气，为后天生命之主，百体皆禀令焉。此阳明可养而不伤者也。有悍热之阳明，即燥金之气转为胃实，则成便硬、燥屎、宿食、便难等症。此阳明宜下，宜急下也。又当审胃之症实，而权宜用之者也。有湿化之阳明，以其人胃阳素虚，不从燥化而从湿化，名冒阳明实则太阴，则有不能食、发黄、谷疸、固瘕等症，此阳明又当从湿治也。仲景作《伤寒论》以太阴篇独少，以皆散见于阳明篇中也。

阳明篇

阳明之为病，胃家实是也。

不言经病，先言腑病。胃家实，大便结为硬满而不得出也。言凡论中称阳明病者，皆指此症而言也。

伤寒三日，阳明脉大。

此补出阳明之脉也。三日约言之，阳明多气多血，邪传入故脉大也。

问曰：阳明病外病云何？答曰：身热汗自出，不恶寒反恶热也。

此补出阳明之外症也。阳明自太阳传来，若身热、汗出、恶寒，的是太阳症。惟不恶寒而恶热，加之身热、汗出，方为阳明之外症也。

问曰：病有得之一日，不发热而恶寒者，何也？答曰：虽得之一日，恶寒将自罢，即自汗出而恶热也。

此言太阳症未罢者而辨论之也。恶寒为太阳，恶热为阳明。太阳初传阳明，得之一日而仍恶寒者，是太阳表未罢也。既传阳明，不能久持，恶寒即自罢，当自汗出而恶热矣。

问曰：恶寒何故自罢？答曰：阳明居中主土也，万物所归，无所复传，始虽恶寒，二日自止，此为阳明病也。

此申上节恶寒自罢之义。阳明属胃，居中土也。五脏六腑，皆朝宗而禀令。一有燥热，无论三阳传来之邪从而化热，即三阴传来之邪，亦转属而变热，邪一归胃土，则无再传之理。始虽恶寒，太阳之表未罢，二日即悉归阳明，恶寒即止而恶热，为阳明病也。

问曰：何缘得阳明病？答曰：太阳病，若发汗、若下、若利小便，此亡津液，胃中干燥，因转属阳明，不更衣，内实大便难者，此名阳明也。

此言阳明之腑病也。由邪在太阳，时汗下利小便不当，病不解而亡津液，胃中干则转属阳明，故不更衣，内实大便难而为阳明腑病也。

本太阳初得病时，发其汗，汗先出不彻，因转属阳明也。

阳明原自太阳传来，太阳初得病时，发汗而汗出不彻，亦属阳明。在经则为外症，入腑则为胃实，亦不在汗下利小便之误也。

问曰：病有太阳阳明、有正阳阳明、有少阳阳明，何谓也？答曰：太阳阳明者，脾约是也；正阳阳明者，胃家实是也；少阳阳明者，发汗利小便已，胃中烦燥，实大便难是也。

此言三阳皆有入胃之症也。邪自太阳入胃腑者，谓之太阳阳明，即不更衣，无所苦之脾约症是也，用小承气汤微下以和之。邪自阳明经自入胃腑者，谓之正阳阳明，即内实满疼，胃家实是也，用大承气汤攻下之。邪自少阳传属胃腑者，谓之少阳阳明，即大便涩滞难出，大便难是也，调胃承气汤下之。

阳明病，若能食，名中风；不能食，名中寒。

旧注 此以食之能否验风寒之辨也。阳明主腐水谷，风能食，阳能化谷也；寒不能食，阳不杀谷也。推原自太阳传来，其辨如此。

太阳病，项背强几几，反汗出恶风者，桂枝加葛根汤主之。

此下二节，言太阳传阳明之机也。太阳病，原止头痛项强疼，今由项而背俱强几几，若鸟之舒翼，然反汗出恶风者，背为胸之府，背强必胸中阻塞不利也，此太阳中风症循经渐下将入阳明之机，故仍用桂枝汤加麻黄以去太阳之邪，君葛根以壮入阳明之路。

桂枝加葛根汤方

葛根四两　芍药二两　甘草二两　生姜三两　大枣十二枚　桂枝三两　麻黄三两，去节

上七味，以水一斗，煮麻黄、葛根减二升，去上沫，内诸药，煮取三升，温服一升，覆取微似汗，不须啜粥，余如桂枝法。

太阳病，项背强几几，无汗恶风，葛根汤主之。

无汗恶风是从太阳伤寒传来，用葛根汤，与桂枝加葛根方同，而减桂枝为佐使者，为其自伤寒传来也。

葛根汤方

葛根四两　麻黄三两，去节　桂枝二两，去皮　芍药二两，切　炙草二两　生姜三两，切　大枣十枚，劈

上七味，㕮咀，以水一斗，先煮麻黄、葛根，减二升，去沫，内诸药，煮取三升，去渣，温服一升，覆取微似汗，不须啜粥，余如桂枝法将息及禁忌。

阳明病，脉迟汗出多，微恶寒者，表未解也。可发汗，宜桂枝汤。

此太阳中风症初传阳明者。中风脉缓，传至阳明，邪将入里，故变迟。阳明热蒸，故汗出多。若不恶寒则表邪已解，今犹微恶寒，表邪解未尽也。故从中风例治之，宜桂枝汤。汪琥曰：宜桂枝加葛根为是。

阳明病，脉浮无汗而喘者，发汗则愈，宜麻黄汤。

此太阳伤寒症初传阳明者。阳明病，应脉大汗出而恶热，今脉浮，仍是太阳之脉。无汗而喘，仍是伤寒之症，应仍从伤寒例治之。以麻黄汤发汗。

汪琥曰：无汗而喘，脉浮，何以定其为阳明病？必不大便而外症鼻干、目疼、不得眠也。

阳明病，脉浮而紧者，必潮热发作有时，但浮者，必盗汗出。

阳明病在经脉浮长，入腑脉实大。胃实则日晡潮热，自汗出。今脉浮而紧，是虽有阳明不大便之症，仍是太阳伤寒之脉也，必潮热发作有时，或早或宴[①]而不定，在日晡是太阴之气化，非阳明之正潮也。若但浮者，是热未入里，必盗汗出者，寐则气行于阴，内热蒸而为汗，寤则气行于表而汗止矣。

阳明病，法多汗，反无汗，其身如虫行皮中状者，此以久虚故也。

旧注 阳明病，法应多汗，反无汗，而身如虫行皮中状者，此邪热欲出表作汗，而正气衰弱不能达之也。

伤寒发热无汗，呕不能食，而反汗出濈濈然者，是转属阳明也。

太阳本症现在，而反汗出濈濈然者，虽表症未罢，已是转属阳明也。濈濈，连绵不了之意。

阳脉微而汗出少者为自和也，汗出多者为太过。阳脉实，因发其汗出多者，亦为太过。太过者，为阳绝于里，亡津液，大便因硬也。

此言阳明汗当防热越之症也。阳脉微，谓浮之无力也。脉微热亦微，其蒸表作汗必少，为邪退自和欲解。若出多者为太过，谓脉微而热盛也。阳脉实，谓浮之有力也。脉实热盛必无汗，因发其汗，发之过而出多者，亦为太过，过则胃中津液尽越于外，竭绝于里，内亡津液，大便因而结硬，为内实之症也。大便虽硬，究为亡津液之硬，非急下之症。

阳明病，初欲食，小便反不利，大便自调，其人骨节疼，翕翕如有热状，奄然发狂，濈然汗出而解者，此水不胜谷气，与汗共并，脉紧则愈。

此言阳明之胃气强者也。阳明病，发热汗自出，不恶寒反恶热也。初欲食是其人胃气素强，又自中风阳邪传来也。病传阳明多小便利而大便硬，今小便反不利，是津不外越也；大便自调和，不成里实，是在经之邪原轻。若其人骨节疼，翕翕如有发热之状，是表阳之邪未能尽解，忽然发狂，濈然汗出而解，因传经之邪本轻，阳明之邪自浅，津未伤而胃自和，仍当还表作解也。然必发狂而后解者，以胃燥胜，必多饮，水气不能胜能食之谷气，谷气长，阳化热，水不胜热，酿汗共并而出，所以先狂后汗而解也。欲愈之脉，多阳微而汗出少，至于发狂，得汗之脉，因胃家燥气素强，汗与谷气共并而出，脉虽紧急有力，可自愈也。

---

① 宴：晚，迟。

伤寒脉浮滑，此以表有热，里有寒，白虎汤主之。

此言未成胃实，早为清解也。脉浮为表热，滑为里寒。里寒得表热之郁，乘燥气亦变为热，故脉滑即当恶热，汗多烦渴引饮，未几成里实之症，以白虎汤主之。君石膏以解热，臣知母以润燥，甘草、粳米以和中两解经腑之邪热，可壮其入胃燥屎之症矣。

原顶注 里有寒，谓寒邪，非寒冷也。《内经》凡言邪，皆云寒，寒字要活看，余仿此。

白虎汤方

知母六两 石膏一斤，碎 甘草二两，炙 粳米六合

上四味，以水一斗，煮米熟汤成，去渣，温服一升，日三服。

伤寒脉浮，发热无汗，其表不解，不可与白虎汤。渴欲饮水，无表症者，白虎加人参汤主之。

脉浮而不滑，非有余之诊；发热无汗之表不解，即渴欲饮水，亦不可与白虎汤，待表症尽解，始可与之。加人参者，以其脉浮而不滑，阳衰不能作汗，速生其津液也。

原顶注 无汗二字贯到底，用白虎汤，为渴欲饮水，加人参为无汗也。若有汗，则直用白虎，不加人参矣。太阳篇伤寒无大热，口燥渴心烦，背微恶寒者，白虎加人参汤主之。彼以背微恶寒加人参，此以发热无汗加人参，一为阳衰不能卫外，一为阳衰不能作汗也。表谓头疼恶寒也。若背微恶寒，亦与太阳篇同，两症俱无汗而用白虎汤，故俱加人参。

白虎加人参汤方

于白虎汤内加人参三两，余依白虎汤法。

太阳病，若吐、若下、若发汗后，微烦小便数，大便因硬者，与小承气汤和之愈。以下太阳、少阳、阳明，故下之须详审。

此言小便数，胃燥，非同实治也。

程应旄曰：吐下汗后而见烦症，征之于大便硬，固非虚烦者比，然既微而小便数，亦由胃燥失润，胃虽实，未至大实，止以小承气汤取其和，非大攻也。

小承气汤方

大黄四两，酒洗 厚朴二两，去皮尖 枳实三枚，大者，炙

以上三味以水四升，煮取一升二合，去渣，分温二服。初服汤当更衣，

不尔者，尽饮之，若更衣勿服之。

阳明病，其人多汗以津液外出，胃中燥，大便必硬，硬则谵语，小承气汤主之。若一服谵语止者，更莫复服。此条当与“发热汗多急下”之条参看。

此言汗多胃燥非同实治也。汗多出，津液耗，胃燥而便硬，硬久谵语，但与小承气汤和其胃气，谵语止则勿过服，反伤津液也。

下利谵语者，有燥屎也，宜小承气汤。

阳明腑实而有邪热，胃中糟粕为邪所壅，留着于内，其未成硬者，或时得下，其已成硬者，终不得出，是燥屎为下利之根，燥屎不出，则邪热上乘于心，则发谵语，故宜小承气汤。

汪琥曰：此症须以手按脐腹，坚疼方为有燥屎之征。

病人烦热，汗出则解，又如疟状，日晡所发热者，属阳明也。脉实者，宜下之；脉虚浮者，宜发汗。下之与大承气汤[①]，发汗宜桂枝汤。

病原烦热，无时不热，汗出烦热解，他时不热，却又如疟状，每至日晡时发热，不失其时，是属阳明之潮热，可下之症也。又须审其脉，若脉实邪已尽归阳明，汗出、潮热为可下之症，宜与大承气汤。若脉浮虚，虽入阳明，尚未离太阳，宜先发汗，用桂枝汤。

原顶注 “又如疟状日晡所发热者”当连读，谓每至日晡即发热，不失其时也，无恶寒在内。先烦热，无时不热，汗出解，后过时不热。日晡必热，疟疾原有，但热不寒，总言日晡潮热，为可下之症。未见满疼、谵语、濈濈汗出等症，未必为可下也，仍以脉别之。

阳明病，谵语有潮热，反不能食者，胃中必有燥屎五六枚也；若能食者，但硬尔，宜大承气汤。

旧注 此以能食不能食辨燥结之征，甚也。潮热谵语皆胃热所致，胃热则能消谷，反不能食，此热伤津液，气不下行，燥屎有五六枚，逆攻于胃之故。若能食者，胃中气化自行，津液未至大伤，大便但硬耳，欲下燥屎，宜大承气汤。厚朴以消气壅，枳实以破气结，芒硝润燥软坚，大黄攻积泻热。

大承气汤

大黄四两，酒洗　厚朴半斤，去皮，炙　枳实五枚，炙　芒硝三合

上四味，以水一斗，先煮二物，取五升，去滓，内大黄，更煮取二升，

---

① 大承气汤：原作“大成气汤”，据下文“宜与大承气汤”改。

去渣，内芒硝，更上微火一两沸，分温再服，得下，余勿服。

汗出谵语者宋刊亦是“者”字，此不误，以有燥屎在胃中，此为风也。须下者，过经乃可下之。下之若早，言语必乱，以表虚里实故也。下之愈，宜大承气汤。

此言下之不宜早也。既汗出而谵语，以有燥屎在胃中，热邪上干于心所致，此为太阳中风之阳邪传入阳明之腑，须下之，然必待六七日之久，过经乃可下之。若下之早，则里热未结，外热入里，而神明无主，言语必乱，以汗出表虚，燥屎里实故也。下之则愈，宜以大承气汤。

阳明病下之，心中懊侬而烦，胃中有燥屎者，可攻。腹微满，初头硬，后必溏，不可攻之。若燥屎者，宜大承气汤。

此言一下再下之宜审也。阳明病初下之，药轻不能胜病，腹仍大满，心中懊侬而烦，此胃中燥有屎，可再攻之。若腹微满，不懊侬而烦，则初头硬，后必溏，不可攻之。若有燥屎，宜大承气汤，盖燥屎与便硬不同，便硬者，大便实满而硬，犹有当用小承气者。若燥屎则胃中宿食结为丸弹，非用芒硝之咸寒不能软之也。

得病二三日，脉弱，无太阳柴胡症“无太阳柴胡症”是无太阳之恶寒发热，亦无少阳之寒热往来。表症全罢，此太阳不言药，以有桂麻之不同，少阳则专主柴胡，烦躁心下硬，至四五日，虽能食，以小承气汤，少少与微和之，令小安。至六日，与承气汤一升。若不大便六七日，小便少者，虽不能食，但初头硬，后必溏，未定成硬，攻之必溏。须小便利，屎定硬，乃可攻之，宜大承气汤。

此言脉弱，宜下之，不妨于晚也。得病二三日，脉弱而无力，其素禀之虚可知。无太阳之发汗恶寒症，并无寒热往来之柴胡症，是外症全能矣。但觉内热而烦躁，心下坚硬，是属阳明，似可下矣。但其脉弱，至四五日，虽能食，以结在肠间，而胃火自盛，不可以为胃强而轻下。先以小承气汤少少与，微和胃中之火，令其小安。至六日仍不大便，继与小承气汤一升促之。若不大便至六七日，小便却少，即不能食，亦不可谓胃有燥屎而轻下，盖胃尚未干，燥屎未定硬，初头硬，后必溏也。须待小便利，津液外渗而屎定硬，乃可攻之以大承气汤。

阳明病脉迟，虽汗出不恶寒者，其身必重，短气，腹满而喘。有潮热者，此外欲解，可攻里也。手足濈然汗出者，此大便以硬也，大承气汤主之。若汗多，微发热恶寒者，外未解也。其热不潮，未可与承气汤。若腹大满不通者，可与小承气汤，微和胃气，勿至令大泄下。

此言脉迟，即干太阴之气化而不可大下也。阳明病脉迟，迟者，微缓之变也。恐其内干太阴，虽已汗出不恶寒，为阳明之症，然湿困于体而身重，热壅于上而气短，湿热聚于中，腹满而兼喘。此阳明太阴俱有之症，必有潮热，每至日晡而不失信，方为外症已解，可以攻里。若再手足濈然汗出，乃湿热外注，胃中燥实，蒸蒸腾达于四肢，可信大便已硬，以大承气汤下之无疑也。若汗出虽多，犹微见恶寒发热之表症，则外症尚在，不可攻里。其热不潮，而发作无时，则承气汤不可与。若腹大满而大便不通，亦止是肠间有结，可与小承气汤，令胃气微和而已，勿令大泄下而伤胃阳，以脉迟故也。

原顶注 此节当自脉迟至腹满而喘，作一气读，言虽汗出不恶寒，止身重、短气、腹满而喘，尚未可攻，及至有潮热，方可攻之。观下节阳明病潮热，大便微硬者，与大承气汤，可见身重、短气、腹满而喘，将有转入太阴之势，必潮热，手足汗出，方可直用大承气汤。

手足汗出，四肢秉气于胃，胃热四达，故手足汗出。阳明病潮热，大便微硬者，可与大承气汤，不硬者，不可与之。若不大便六七日，恐有燥屎，欲知之法，少与小承气汤入腹中，转失气者，此有燥屎也，乃可攻之。若不转失气者，此但初头硬，后必溏，不可攻之，攻之必胀满不能食也。欲饮水者，与水则哕。其后发热者，必大便复硬而少也，以小承气汤和之。不转失气者慎，不攻也。

此言用下之验法也。阳明病潮热，不失其日晡之时，大便微硬而腹满疼者，可以大承气汤下之。若不硬则不可与，若不大便六七日，欲知之法，先少与小承气汤，入腹中转矢秽气者，是肠胃燥热已甚，气不宣通，时转而下则为有燥屎，乃可攻之。若不转矢秽气，此燥热不甚，但初头硬，后必溏，未定成硬，不可攻之，攻则寒气留于胃，胀满而不能食也。即饮水亦不能下输，寒气上逆而为哕，是阳明而成太阴之气化矣。验明转失气而攻之，若其后再发热，或前之潮热不退，必是大便再硬，但已经下后，所硬无多，止以小承气汤和之。若不转失气，慎不可以大承气汤攻之也。

阳明病，谵语发潮热，脉滑而疾者，小承气汤主之，因与小承气汤一升，腹中转失气者，更服一升，若不转失气者，勿更与之宋刊本无二“矢”字。明日又不大便，脉反微涩者，里虚也，为难治，不可更与承气汤也。

此言脉滑疾者不可轻下也。阳明病谵语，又潮热，似可下矣。但脉滑而疾，滑为宿食之诊，疾则数而无论为阴阳错乱之诊。便硬与否尚未可知，如硬满不通，止可与小承气汤，因少与一升而腹中转矢秽气，则知便硬在肠中，一升不能遽下，可再服一升促之。若不转失气，勿更与之。若明日仍不大便，诊其脉反微涩。微者，阳气不充，涩者，阴血不足，是因下而症变里虚，成出阳入阴之危症，故为难治。

伤寒，若吐、若下后不解，不大便五六日，上至十余日，日晡所发潮热，不恶寒，独语如见鬼状。若剧者，发则不识人，循衣摸床，惕而不安，微喘直视，脉弦者生，涩者死。微者但发热，谵语者大承气汤主之。若一服利，止后服。

此言症似阳明有干三阴之气者，当于脉而决其生死也。伤寒吐下后不解，以至胃中虚竭，四五日至十余日，总不大便，日晡所发潮热，是阳明之潮热也。不恶寒是表已解而属阳明也。乃妄闻妄见，独语如见鬼状，又似阳明之谵语也。殊不知因吐下后不解，胃阳已竭，外见阳明之假症，内干三阴之脏气。病之剧甚者，发则神气昏愦而不识人，此干少阴之心脏气也；四肢扰乱，寻衣摸床，此干厥阴之肝脏气也；气欲上脱而微喘，此干太阴之肺脏气也；孤阳无依而直视，此干少阴之肾脏气也。当此危急之时，惟诊其脉弦者，乃春生之象，阴中有生之气，犹可以参芪姜附等救之而得生；涩者，乃三五不调，真气已离，必死。若病势微者，虽吐下之后，但发潮热谵语，而无以上诸恶症，是胃气素实，吐下后不解，邪热重结，可以大承气汤主之，荡其余邪，然亦中病即止，不可过也。此症乃余四十余季所亲阅历者，故作此注，与他注迥别。

原顶注 独语如见鬼状，贯下“剧者”“微者”二条。剧者见鬼不识人，惕喘直视，为脱阳危证。微者虽独语如见鬼，无不识人、惕而不安、微喘直视等症，但发热谵语，可主承气。然治此症以独参汤、参芪汤、参附汤，大剂与之多愈，亦不可尽泥于书也。

夫实则谵语，虚则郑声，郑声者，重语也。

承上条，言谵语不可为阳明之确症也。邪气实则谵语，颠倒错乱，言出无论是也。正气虚则郑声，语言重叠，碎碎不休是也。凡六经邪盛正虚，皆可谵语郑声，须以兼症别之，不必执定阳明也。

余曾治逾垣上屋，詈骂不避亲疏，声宏气壮而以参附大补得愈，亦不必认定郑声谵语之虚实，当以脉别之。

病人不大便五六日，绕脐疼，烦躁发作有时者，此有燥屎，故使不大便也。以上正阳明，故直下之，且急下之。

此验燥屎之法也。

程应旄曰：不大便五六日，屎之燥不燥尚未可知。但绕脐疼，则知肠胃之结无去路，滞在一处而作疼。烦躁发作有时，因秽气攻冲，则烦躁有时，伏而不动则止，此有燥屎无疑矣。

大下后六七日，不大便，烦不解，腹满疼者，此有燥屎也。所以然者，本有宿食故也，宜大承气汤。

初因烦而大下之，乃六七日，仍不大便，而烦不解，无他变症，但满腹疼，此以本有宿食，下之不尽故也，宜再下之，以大承气汤。

病人小便不利，大便乍难乍易，时有微热喘冒，不能卧者，有燥屎也，宜大承气汤。

此又一验燥屎之法也。

汪琥曰：小便利则大便硬，此理之常。今小便不利，大便乍难乍易，何以知其有燥屎也？盖大实大满之症，多前后便皆不通，大便为燥屎壅塞，其未坚结者，或有时而并出，故乍易；其极坚结者，癖着于肠胃之中，故乍难。浊气攻冲于上，故时微热，微热者，热伏于内不得发泄也。浊气乘于心肺，故喘而且冒。胃为燥屎所扰，故不得安卧，是有燥屎之征，宜下之以大承气汤。

原顶注　此以喘冒不能卧，虽小便不利，亦急下，与前条所云小便日再行，不久必大便者不同，亦不可拘小便利、屎定硬，始可攻之常法，此又下之变法也。

阳明病，发热汗多者，急下之，宜大承气汤。

阳明里实，潮热，濈濈汗出，是可下之症也。乃因循不下，至于发热汗多，此里热太盛，蒸腾胃中津液尽越于外，宜急下之以大承气汤。

伤寒六七日，目中不了了，睛不和，无表里症，大便难，身微热者，此为实也，急下之，宜大承气汤。

肝开窍于目，目中不了了，睛不和，是胃火伤及厥阴，血亡木枯，目系干硬，是以睛直。

伤寒六七日，其目昏眩朦昧，若隔云雾而不明了者，为睛不和也。此阳明热盛，循经而上熏于目，现此神昏之象。外无热症，但身微热；内无满疼，症只大便难，此津枯于内，阳火无极，此为内实也，不急下之将燥冒自焚矣，宜大承气汤。

伤寒吐后，腹胀满者，与调胃承气汤。

原为热在胸而吐之，吐后燥气不能下达而腹胀满，是胃中壅热，与调胃承气汤[①]以和之。以无硬疼，故不用大小承气也。君大黄而臣芒硝，攻热泻火，欲其速下，佐以甘草之缓，又不欲其过下也。

调胃承气汤

大黄四两，去皮，酒浸　甘草二两，炙　芒硝半升

上三味，以水三升，煮二物取一升，去滓，内芒硝，更煮两沸，少少温服之。

阳明病，不吐不下，心烦者，可与调胃承气汤。以下燥气为病，燥而不实，故另有润法导法。

不因吐下而心烦胀满不安，其为热盛实烦可知，与调胃承气汤，泻其热而烦自除。

趺阳脉浮而涩，浮则胃气强，涩则小便数，浮涩相抟，大便则硬，其脾为约，麻仁丸主之。

此言不可攻者之润法也。趺阳胃脉在足趺上，大指本节后，动脉应手。浮为阳热盛而胃强，涩为阴津少而小便数。脾主为胃行津液，浮涩相抟，胃阳强而脾阴弱，胃强虽能食，脾约不能行津液，故约其食物，如弹丸在肠胃中，此不当下而当润之，用麻仁丸主之。麻子、杏仁润干燥之坚，枳实、厚朴导固结之滞，芍药以敛津液，大黄以推陈莝也。

麻仁丸方

麻仁二升　芍药半斤　枳实半斤，炙　厚朴一斤，去皮，炙　大黄一斤，去皮　杏仁一升，不研，熬作汁

上六味，蜜为丸，如梧桐子大，饮服十丸，日三服，渐加，以知为度。

阳明病，本自汗出，医更重发汗，病已差，尚微烦不了了者，此必大便硬故也。以亡津液，胃中干燥，故令大便硬。当问其小便日几行，若本小便日三四行，今日再行，故知大便不久出。今为小便数少，以津液当还入胃中，故知不久必大便也。

此言阳明汗出小便利者，虽便硬，勿遽攻也。阳明病，本自汗出，医更重发汗，则汗过矣。病虽已差，尚微烦热而不了了者，以重汗亡津，胃中干燥，大便硬之故也。然无满疼之苦，当问其小便日几行，若本小便多至日

---

① 味：原缺，据文义补。

三四行，今日再行，可知大便不久即出，盖小便少，津液当还入胃中，不久大便自出，不须药也。

阳明病，自汗出，若发汗，小便自利者，此为津液内竭，虽硬不可攻之，当须自欲大便，宜蜜煎导而通之。若土瓜根及大猪胆汁，皆可为导。

旧注 此承上条详其义，以明其治也。阳明病，自汗出，或发汗，小便自利者，此为津液内竭，虽大便硬，而无满疼之苦，不可攻之。当得津液还胃，自欲大便，燥屎已至直肠，难出肛门之时，则用蜜煎润窍滋燥，导而利之。或土瓜根宣气通燥，或猪胆汁清热润燥，皆可为引导法，择而用之可也。

蜜煎导方

蜜七合一味，内铜器中，微火煎之，稍凝似饴糖状，搅之勿令焦着，欲可丸，并手捻作挺子，令头锐大如指，长二寸许，当热时急作，冷则硬，以内谷道中，以手急抱，欲大便时乃去之。《内台》方用蜜五合，煎凝时，加皂角末五钱，蘸捻作挺，以猪胆汁或油润谷道，内之。

猪胆汁方

大猪胆汁一枚，泻汁，和清醋少许，以灌谷道内。如一食顷，当大便出宿食恶物，甚效。《内台》方不须醋，以小竹管插入胆口，留一头用油润，内入谷道中，以手将胆捻之，其汁自入内，此方用之甚便。

土瓜根方

土瓜，俗名赤雹也。《肘后方》治大便不通，采根捣汁，用筒吹入肛门内。此与上猪胆汁方同义。

脉浮而大，心下反硬，有热。属脏者攻之，不令发汗；属腑者，不令溲数。溲数则大便硬，汗多则热愈，汗少则便难，脉迟尚未可攻。

此言太阳阳明之病手经者。太阳之手经，属小肠；阳明之手经，属大肠。大肠亦名大脏。故以脏腑名之。脉浮而大是有太阳之浮，而见有阳明之大“是有太阳之浮，而有阳明之大”，用“而”字法可疑，初拟改为“又”字，既思文意，重在次句。意谓若脉大而不浮，则心下硬，及有热，便是可攻之症，今于浮中见大，故不攻。然则“而”字不讹，讹在“有”字，当作“而见阳明之大”，则内意醒豁矣。此书乃借人抄册照录，其原抄之人乃一乡愚，不然草书者，所抄皆伪用草书，又以浓墨，而字又太小如粟大，以形近而讹二字，或模糊不可辨认之字极多。照抄者竭力思索，约略录出，故校勘殊不容易也，本不可攻，然心下反硬且有热，或烦热，或潮热，是便硬之微也。但分其已入大肠而属脏。大肠主传送，则有急迫欲便而不能出之象，可以承气汤攻之。不可因其脉浮而令发汗，再攻其表也。若尚在小肠而属腑，小肠主泌别，只因清浊不分，虽满闷而无急迫之形，不可利小便而令其溲数，盖溲数则内伤津液而大便必硬故也。若汗则津液外亡，汗多则阳绝于里，并热亦可愈，汗少止大便难，亦是不大便十日，无所苦之症，倘脉迟弱而无力，虽硬亦未可攻，俟之可也。

原顶注 余所阅历日久失下，有阻塞脉伏匿者，亦有蒸脉为浮大者，胀满潮热便是属脏，微恶寒便是属腑，汗多热愈，即有前条汗过为阳绝，于里同意，非表解也。汗少便难即阳衰，气化不行之意，非胃实也。脉迟，迟字与前条阳明病脉迟同看，漫缓无神之象，与泛言迟数之迟迥别，当以意会之。初疑“有”是“与”字之讹，“意”是“义”之讹，及反复思之，此二字皆不讹。此二条仍改就原抄之字，惟前条二字可疑。初疑“迟”字之“伏”字之讹，既思此是两层，言有迟者，有匿者也。

阳明病，心下硬满者，不可攻之。攻之，利遂不止者死，利止者愈以下燥湿相兼之阳明，故不可攻。

旧注 阳明病，非胃家实而心下硬满者，不可攻之。攻之，其人利不止者，则正脱而死；其人利自止者，邪退则犹可愈也。

诸虚者，不可下，下之则大渴，求水者易愈，恶水者剧。

旧注 虚者下之，是为重虚，阴津消亡，自然大渴。其求水者，阳气犹存，故易愈。若恶水者，阳气已绝，则难愈矣。

大下之后复发汗，小便不利者，亡津液故也，勿治之，得小便利，必自愈。

旧注 大下之后，复发其汗，重亡津液，小便当少，以水液内竭故也。勿治之，言勿利其小便也，须俟津液回而小便利，必自愈矣。

太阳病吐之，但太阳病当恶寒，今反不恶寒，不欲近衣，此为吐之内烦也。

此太阳似阳明者，太阳病不恶寒，是表解，不欲近衣，是里热，因吐后内生烦热之虚烦也。

太阳病，当恶寒发热，今自汗出，反不恶寒发热，关上脉细数者，以医吐之过也。一二日吐之者，腹中饥，口不能言；三四日吐之者，不喜糜粥，欲食冷食，朝食暮吐，以医吐之所致也，此为小逆。

旧注 太阳病不解，当恶寒发热，今自汗出，不恶寒发热，是表已解也。关上脉细数，胃不和也。细者，胃气虚；数者，胃气热。症脉不和，询其故，知以医吐之过也。一二日病在太阳，正气未衰，吐之者，伤胃未深，故腹中知饥，口不能言也。三四日病在阳明，胃中以热吐之者，复伤津液，故不喜糜粥，欲食冷食也。五六日病将转入阴经，正气已衰，吐之者，胃中虚冷，故朝食暮吐也。此皆医吐之所致，尚在可治，故曰此为小逆也。

食谷欲呕属阳明也，吴茱萸汤主之。得汤反剧者属上焦也。

旧注 食谷欲呕属阳明者，以胃主受纳也。今胃中寒不能纳谷，故欲呕也，以吴茱萸汤温中降逆而止其呕可也。若得汤反剧者，此必非中焦阳明之里寒，乃上焦太阳之表热也，吴茱萸气味俱热，药病不合，故反剧也。法当从太阳阳明合病，不下利但呕之例治之，宜葛根加半夏汤。

病人脉数，数为热，当消谷引食而反吐者，此以发汗，令阳气微，膈气虚，脉乃数也。数为客热，不能消谷，以胃虚冷，故吐也。

旧注 此言汗后脉数吐食，当责胃之阳虚也。阳受气于胸中，发汗过多，令阳气微，膈气虚，客热外越，故脉数也。客热不能消谷而吐者，当责其胃之虚冷。若因其数而投之以清胃之药则左矣。

伤寒呕多，虽有阳明症，不可攻之。

三阳多有呕症，恶寒发热之呕，属太阳；寒热往来之呕，属少阳；恶热不恶寒之呕，属阳明。呕多则气上逆，虽止有发热便硬之阳明症，亦不可攻，以气逆于上，未敛为实也。

阳明病不能食，攻其热必哕。所以然者，胃中虚冷故也。以其人本虚，攻其热必哕。

阳明不大便，谵语潮热不能食者，可攻，以燥屎在内也。亦有胃中虚冷不能食，未可以不能食为实症也，若误攻之，热去哕作矣。以其人本来胃虚，虚则生热，误认为热而攻之故哕。哕，干呕也。

若胃中虚冷，不能食者，饮水则哕。

胃中虚冷不能食，饮水则水寒相搏，亦气逆为哕，法当大温。

寸口脉浮大而医反下之，此为大逆。浮则无血，大则为寒，寒气相搏则为肠[①]鸣。医乃不知，而饮冷水，令汗大出，水得寒气，冷必相搏，其人必饲。饲音噎，食不下也，又饭窒也。

旧注 言邪气在表妄下之变也。寸口浮大，而无硬满脏热之症，法应发汗，若反下之，此为大逆。既经妄下，则所谓浮者，至于内空而无血。所

---

①肠：原作“伤”，据校本改。

谓大者，变为里虚而有寒，虚寒相搏则为肠鸣。医见脉大以为有热，饮以冷水，欲以水寒胜热而作汗，里先虚寒，又得冷水，与之相搏，则冷结上焦，必至咽噎，寒而气逆矣。

伤寒哕而腹满，视其前后，知何部不利，利之则愈。

此言哕之属实者。哕而腹不满，为正气虚，哕而腹满是胃气壅遏，气逆上冲则为哕。凡病至哕，非胃败即胃寒，亦有里实不通，气不得下泄，上逆而哕者，当视前后二便，不利者利之，以降其气也。

趺阳脉浮，浮则为虚，浮虚相搏，故令气饲，言胃气虚竭也。脉滑则为哕，此为医咎，责虚取实，守空迫血。脉浮鼻中燥者，必衄血也。以下挟血之阳明，亦从湿化者也。“挟”音义同“抉”。

趺阳[1]胃脉浮于上而无根，是中气虚极，浮虚相搏，故令气否，肺气冲上而作格。格之声，此胃气虚竭之症。声长时止者，犹可治；声短不已者，不可治矣。若胃脉带滑，虽不足，犹为有余，则为干呕而哕，哕亦恶症也。此非本病，乃医之咎，因其人本虚，医不以为虚，责虚而已实取之，强发其汗，发汗又无汗，守空虚之经而迫营中之血，以至蒸脉为浮，孤阳不外泄而上逆，鼻中干燥必衄血也。

阳明病，口燥，但欲漱水不欲咽者，此必衄。

旧注 阳明属胃，开窍于口，阳明有热故口燥也。但欲漱水不欲咽者，虽燥而不渴，知热在经而不腑，在血而不在气也。热在经血，迫血妄行，必致衄也。

脉浮发热，口干鼻燥，能食者衄。

旧注 此承上条详出脉症，以互发其义也。阳明病，脉浮发热，口鼻干燥，热在经也。若其人能食，则为胃和，胃和则邪当还表作解也。然还表作解，不解于卫，则解于营。汗出而解者，从卫解也；衄血而解者，从营解也。今既能食、衄血，则知欲从营解也。

阳明病，下血谵语者，此为热入血室，但头汗出者，刺期门，随其实而泻之宋刊“泻”作“写”，濈然汗出则愈。

阳明病，下血谵语，此为热入血室，若热随血去，则汗出而解，若血已止而不解，蓄于阳明，不得外越而上蒸，但头汗出者，当刺期门，随其实而

---

① 趺阳：原作“趺伤”，据文义改。

泻之，濈然汗出自愈。妇人热入血室，则似结胸，而谵语从阳明里也。男人下血，热入血室，但谵语而头汗出，从阳明外也，故治法并刺期门。

阳明病，其人喜忘者，必有蓄血。所以然者，本有久瘀血，故令喜忘。屎虽硬，大便反易，其色必黑者，宜抵当汤下之。

旧注 经曰：血并于下，乱而喜忘。喜忘者，好忘往事前言也。今阳明病，其人喜忘者，本有久瘀之血，与热上并于心，故令喜忘也。蓄血之屎虽硬，然大便反易，其色必黑，盖以血与糟粕共并，故反易而色黑也。不用桃仁承气汤而用抵当汤大下之者，以其人本有久瘀之血故也。

病人无表里症，发热七八日，虽脉浮数者，可下之。假令已下，脉数不解，合热则消谷善饥宋刊"善"作"喜"。至六七日，不大便者，有瘀血，宜抵当汤。若脉数不解，下利不止，必协热便脓血也。

病人无发热恶寒之表症，亦无满疼燥坚之里症。但发热至七八日之久，虽脉浮数，亦可以承气汤下之，不必定泥脉浮不可下之义也。下之当则热退而解，下之不当为痞、结胸或协热下利等症。假令已下，无别症，脉数不解，是胃热不除，胃热与外热相合，则消谷善饥。至六七日，仍不大便，是其热不在气，而在血也。此有瘀血，宜抵挡汤。若下后脉数不解，而下利不止，必有久瘀，协热腐化而便脓血，成滞下之症矣。

原顶注 日久失下，有蒸脉为浮数者，但数仅可四至以上，或五至，若六七至以上，便成疾脉，必不可攻。脉浮误下则成痞，今消谷善饥，正与痞异，而久不大便，脉数不解，故知为瘀血，热在血分。服汤已，下不止，必便脓血，发热七八日，已无表症，云可下者，恐人泥定脉浮不可下之文，故揭首言，病人无表里症可下之，但下未定在气在血，先用承气汤下，后脉数消谷，方定在血。

伤寒发汗已，身目为黄，所以然者，以寒湿在里不解故也。以为不可下也，于寒湿中求之。以下寒湿之阳明，不可攻。

旧注 伤寒发汗已，身目为黄，所以然者，以表有寒里有湿未解也论云寒湿在里，此注疑误。夫表寒里湿郁发黄，自非热湿内瘀，郁而成黄者比，故不可下，惟当于表寒里湿中求其治法，宜发其表寒，利其里湿可也。

伤寒瘀热在里，身必发黄，麻黄连翘赤小豆汤主之。

瘀热在里者，以邪在表时失于解散，一传阳明，若挟内湿，瘀在经络之中，则郁而变热，身必发黄，因热从表来，还从表散。用麻黄汤去桂枝之辛热，加赤小豆、姜、枣之甘辛，以祛在表之邪；复加连翘、生梓皮之苦寒，以清在里之湿热。

麻黄连翘赤小豆方

麻黄二两，去节 赤小豆一升 杏仁四十粒，去皮尖 生姜二两，切 大枣十二枚，劈 甘草二两，炙 生梓白皮一升，切 连翘二两

以上八味，以潦水[①]一斗，先煮麻黄两沸，去上沫，内诸药，煮取[②]三升，分温三服，半日则尽。

伤寒七八日，身黄如橘子色，小便不利，腹微满者，茵陈蒿汤主之。

旧注 身黄湿热之为病也，湿盛于热则黄色晦，热盛于湿则黄色明。如橘子色者，谓黄色明也。伤寒七八日，身黄色明，小便不利，其腹微满，此里深也。故以茵陈蒿治黄疸病者为君，佐以大黄，使以栀子，令湿热从大小二便泻出，则身黄腹满自可除矣。按：徐灵胎谓先煮茵陈，则大黄从小便出，此秘法也。此注谓“令从大小二便出”与方法“小便热当利”二句显背，此必请者曾治此病，不解先煮茵陈法，而阅历是方，二便俱下，故明是法也。——秋岩志

茵陈蒿汤方

茵陈蒿六两 栀子十四枚，劈 大黄三两，去皮

上三味以水一斗二升，先煮茵陈，减六升，内二味，煮取三升，去滓，分三服。小便当利，尿如皂荚汁状，色正赤，一宿腹减，黄从小便出也。又按：大黄用火烧之，再煎服，亦止走小便，此法更妙，此系友人所传，尚未验过，姑志于此。——秋岩又记

伤寒身黄发热，栀子柏皮汤主之。

旧注 身黄兼发热者，乃黄症中之发热，而非麻黄桂枝症之余热也。热既郁而发黄，虽表而非纯乎表症，但当清其郁而退其黄，则发热自愈。

栀子柏皮汤

栀子十五枚，劈 甘草二两，炙 黄柏二两

上三味以水四升，煮取一升半，去渣，分温再服。

阳明病被火，额上微汗出而小便不利者，必发黄。

旧注 阳明病无汗，不以葛根汤发其汗，而以火劫取汗，致热盛津干，

---

① 潦水：雨后的积水。

② 取：原作“去”，据文义改。

引饮水停，为热上蒸，故额上微汗出，而周身反不得汗也。若小便利，则从燥化，必烦渴，宜白虎汤。小便不利则从湿化，必发黄，宜茵陈蒿汤。

阳明无汗，小便不利，心中懊憹者，身必发黄。

旧注 阳明病无汗，以热无从外越也。小便不利，湿不能下泄也。心中懊憹，湿瘀热郁于里也，故身必发黄。

阳明病，面合色赤，不可攻之，必发热色黄者，小便不利也。

旧注 阳明经病，面合当色赤，是热邪犹怫郁在经，尚未入里而成实也。故虽不大便，不可攻之。若攻之，则怫郁在经之邪不解，必令发热色黄。若其人里燥，小便利则同燥化，当不发黄，而必大便硬矣。

阳明病，发热汗出，此为热越，不能发黄也。但头汗出，身无汗，剂颈而还。小便不利，渴饮水浆者，此为热瘀在里，身必发黄，茵陈蒿汤主之。头汗出，余无汗，剂颈而还，小便利者可救，小便难者为危，当诊其兼症。若本条则不在危殆三例。

旧注 阳明病，发汗出者，此为热越，小便若利，大便因硬，不能发黄也。但头汗出，身无汗，是阳明之热不得外越而上蒸也。小便不利，湿蓄膀胱也。渴饮水浆，热灼胃腑也，此为湿热瘀蓄在里，外薄肌肤，故身必发黄也。茵陈蒿汤主之者，通利大小二便，使湿热从下窍而出也。

阳明中风，脉弦浮大而短气，腹都满，胁下及心疼，久按之气不通，鼻干不得汗，嗜卧，一身及面目悉黄，小便难，有潮热，时时哕，耳前后肿。刺之小差，外不解。病过十日，脉续浮者，与小柴胡汤；脉但浮，无余症者，与麻黄汤；若不尿，腹满加哕者，不治。宋刊“疼”作“痛”，无“面”字。

此言阳明陷入太阴，尽从湿化而不得传者也。阳明病，即不大便之病也。脉弦浮大，大为阳明本脉，因自太阳传来，故兼浮，又传少阳故兼弦。但大从浮弦上见，是大便不实，不可攻之脉也。缘阳明胃气虚，邪半传少阳，有陷入太阴而成湿化按：“有陷入太阴”，“有”字可疑，或系“以”字、“因”字，待查。——秋岩记，症见腹彻上彻下而俱满，以至胁下上及心皆胀而疼，久按[①]之不能消散，而气不通，是湿热弥漫之满，非胃实之满也。其邪半在阳明者，盘据于阳明部分而不得传，鼻孔干燥，不得漐漐之微汗，是经气怫郁于阳明也。身重而嗜卧，一身及面目悉黄，是湿土之气见于周身也。湿热怫郁而气不化，则小便难，内湿不得宣而潮热，然是太阴早晏之潮，非阳明日晡

① 按：原作“安”，据文义改。

潮也。水谷之气不得布而时时哕，是土之声也。其邪之半传少阳者，盘据于少阳部分而不得传。耳之前后皆肿，刺之虽少见差，究竟外症总不能解，病过十日流连极矣。当此良工束之时，但徐俟其脉如接续，初时之浮者，则从耳前后肿刺之，少差之微极，庶可从少阳之枢转关乎，则与小柴胡汤。若脉但浮而无沉微，不可汗之，余症者则从不得汗之症或可从太阳之表外出乎，则与麻黄汤，皆推测臆度之词，非操必胜之算也。若不尿则太阳绝，腹满则阳明绝，加哕则胃气绝，不可治矣。余疑脉续浮者，“浮”字恐是“弦”字之讹，此自与“下脉但浮，无余症者”句，乃详略互见文法，云但浮则弦大皆减可知，云无余症，则上句亦应无余症可知，此言十余日后，脉若变浮大弦，而但见弦，故用柴胡汤。若变弦大浮，而但见浮，上无余症，则浮为麻黄汤症脉，故用麻黄汤。若非但弦但浮，则不可用。即但弦但浮，而有不尿腹满加哕之症，亦是绝症不治也。必然此解，方脉乃合。然先生用复元活血汤，实与症丝丝入扣，真不愧为名大家矣。——秋岩记。又注：内从刺耳少差之凝机，及从不汗之症二句又精细。

原顶注 丁亥年三月，有老医年近八旬，病脉与相符，甚危。其子就余问方，余以此条对伊去，用小柴胡汤，而腹加满又用麻黄汤。烦躁不得汗并不得卧，必强余亲到诊之，病脉果相符，用二方而反剧者，何也？古人岂欺余哉？乃用外科复元活血汤去大黄一剂而顿愈。方知此症亦有因血郁者，盖书不尽言，古人亦有未言及者，故余此注云：此推测臆度之词，非操必胜之算也。

◎复元活血汤

当归尾二两　银柴胡二两，后下　穿山甲炙，研　红花　瓜蒌仁各七两　甘草五两　桃仁十七个　大黄三两

水二盅，酒二盅，煎一盅，食远服，以利为度。

方歌曰：复元活血跌扑症，恶血流瘀积滞疼，山甲柴红瓜蒌草，桃仁归尾大黄行。

上赵金江同与签粘于上者，恐久而落去，故抄于此，原条仍存书背中。——秋岩记

按此条症脉俱不对，惟不得汗与潮热脉应浮大，耳前后肿，及胁下心疼，脉应弦，其余症俱与脉不相应，故至十日，舍症从脉，脉续浮，谓接从前弦大之浮而不变，故与柴胡汤。但浮无余症，谓仍前弦大之浮，而无不尿、腹满加哕之症，故与麻黄汤，非有弦浮大之脉，则二汤必不可用矣。

脉浮而迟，表热里寒，下利清谷者，四逆汤主之。

此阳明传少阴之气化者，当从少阴治也。脉浮为表热，迟为里寒，症见下利清谷，则为里寒太甚，当从四逆汤温之。

阳明病下之，其外有热，手足温，不结胸，心中懊憹，饥[1]不能食，但头汗出，栀子豉汤主之。

此下后虚烦，栀子豉汤悉俱者也。表邪未全入里，乃即为实而下之，其外仍有热而不潮，手足温而无汗，是在表者。仍在表下之，徒伤其里耳。即不若误下，太阳之成结胸而心懊憹，饥不能食，但头汗出，是阳明之热蒸郁于胸膈之间也。病尚带表，不可再下，又已入里，不可再汗，惟以栀子豉汤从太阳治之，以涌其热也。

按此条若无外热，手足不温，便成厥，不可用栀子。若不结胸，亦不饥，便成痞，当用泻心汤。若能食不成虚烦，不用涌法。无但头汗出不止，热蒸上焦，亦不用涌法，数症全乃栀子豉汤之症悉具者也。

阳明中风，口苦咽干，腹满微喘，发热恶寒，脉浮而紧，若下之，则腹满，小便难也。

此阳明而兼太阳、少阳之气化者，不可下也。阳明中风，热邪也；口苦咽干，少阳热邪也；腹满，阳明热邪也；微喘，发热恶寒，太阳表也；脉浮而紧，太阳脉也。若因腹满而下之，则表邪乘虚内陷而更腹满，因里热竭其津液，并小便亦难也。

原顶注 腹满微喘二症最易误下，特揭出发热恶寒表症，脉浮而紧，寒脉，即不可攻矣。腹满，表邪陷入，小便难，因下而反膀胱本，况有口苦咽干之少阳症，故不可下。

阳明病，脉浮而紧，咽燥口苦，腹满而喘，发热汗出，不恶寒反恶热，身重。若发汗则燥，心愦愦反谵语；若加温针，必怵惕，烦躁不得眠；若下之，则胃中空虚，客气动膈，心中懊憹，舌上胎者，栀子豉汤主之；若渴欲饮水，口干舌燥者，白虎加人参汤主之；若脉浮，发热，渴欲饮水，小便不利者，猪苓汤主之。阳明病，汗出多而渴者，不可与猪苓汤，以汗多胃中燥，猪苓汤复利其小便故也。

此承上节言表里混乱，脉症错杂者，不惟不可误下，亦不可误汗也。脉浮紧，咽燥口苦，腹满而喘，发热，俱与上条同，但汗出不恶寒，反恶热，身重，全属阳明，是太阳、少阳之病，少阳、阳明[2]之症多也。若以脉浮而

---

① 饥：原作“肌”，据《伤寒论·阳明病脉证并治》改。下同。

② 阳明：原作“明”，据校本改。

发汗，则夺阳伤阴，而燥胃热，扰乱心神，则心愦愦不清而谵语；若加热针则益助阳热，必至怵惕不安，烦躁不得眠；若因腹满恶热汗出而下之，则胃中空虚；外之客邪扰动胸膈，心中懊侬，舌上生胎者，是热在上焦，宜以栀子豉汤，一涌而可安也；若因客气动膈，渴欲饮水，口干舌燥者，是热在中焦，宜白虎加人参汤，滋液以生津也；若脉但浮，发热，渴欲饮水，小便不利者，是热在下焦，宜猪苓汤主之。阿胶滋燥，滑石利水，佐以二苓，使疏浊热而润真阴。但阳明病，法多汗，若因汗多而致渴与小便不利者，以汗多胃中燥，无水以下行，乃水涸非水蓄也。即不可与猪苓汤，恐益渴津液而助燥也。

原顶注 按胃中空、虚当读断，是以下后之症胃虚也，客气动膈，上应添一“若”字，连下读方为栀子豉汤症。客气动膈以下用栀子豉汤，正欲前条之“不结胸、心下懊恼、饥不欲食症”用汤相合，前注有单摘舌上胎用本汤者，又有自胃中空虚以下用本汤者，俱未合，以栀子豉汤止涌膈不及胃也。

猪苓汤方

猪苓一两　茯苓一两　阿胶一两　泽泻一两　滑石一两，研

上五味，以水四升，先煮四味，取二升，去渣，内阿胶烊消，温服七合，日三服。

阳明病，脉迟，食难用饱，饱则微烦，头眩，必小便难，此欲作谷疸。虽下之，腹满如故，所以然者，脉迟故也。以下阳明虚症，与太阳同气者。

旧注 阳明病，脉迟而无力，迟为中寒，中寒不能化谷，所以虽饥欲食，食难用饱，饱则烦闷，是健运失度也。清者阻于上升，故头眩；浊者阻于下降，故小便难。食郁湿瘀，此欲作谷疸之征，非阳明热湿，腹满发黄者比。虽下之腹满渐减，顷复如故，所以然者，脉迟中寒故也。

方有执曰：迟为寒，不化谷，故食难用饱。湿郁而蒸，气逆而不下行，故微烦头眩，小便难也，疸黄病也。谷疸，水谷之湿蒸发而身黄也。

阳明病，若中寒者，不能食，小便不利，手足濈然汗出，此欲作固瘕，必大便初硬后溏。所以然者，以胃中冷，水谷不别故也。世皆知小便不利、小便难为热，观此二条，则知属寒湿者不少，以气不下输也。

此言手足汗，亦有不可下者也。手足温而汗出为胃实，手足冷而汗出为亡阳。阳明病，若中气寒者，不能食，小便不利，虽手足濈然汗出，其汗必冷，此纯阴，寒湿不化，欲作大瘕泻之症，大便初硬后溏，久而不止也。所以然者，

胃中虚冷，水谷不能泌别，故小便不利而大便溏也。

伤寒四五日，脉沉而喘满，沉为在里，而发其汗，津液越出，大便为难，表虚里实，久则谵语。

旧注 伤寒四五日，入里之时也，脉沉而喘满，乃为在里之喘满，而反发其汗，津液越出则表虚也。汗出胃干，大便为难，则里实也。久则胃热炽盛，必发谵语也。

直视谵语喘满者死，下利者亦死。

直视，精不注于目，谵语，神不守于心，已属恶症，加之喘满，阳上脱也；下利，阴下竭也。

发汗多，若重发汗者，亡其阳，谵语，脉短者死，脉和者生。

旧注 太阳病发汗过多，不解，又复重发其汗，以致气液两亡，热邪乘燥传入阳明而生谵语者。谵语，胃热阳也。脉短者，气衰阴也。阳病见阴脉，为阴胜于阳，故死也。若脉不短，为阴阳自和，故不死也。

发汗多亡阳，谵语者，不可下，与柴胡桂枝汤和其营卫，以通津液，后必自愈。

此辨谵语之不可下也。发汗过多亡阳而谵语者，乃津枯致燥之谵语，非热甚内实之谵语，不可下也。与柴胡桂枝汤和营而通津液，后必自愈。

脉浮而芤，浮为阳，芤为阴，浮芤相搏，胃气生热，其阳则绝。

此言阳明津竭燥胜之症也。浮为阳气上行，芤为阴血内损，阳热盛而阴血虚，二者相搏，则阳为亢，阳无阴以和之，胃气生燥热，其真阳则绝，津液竭而干枯矣。

发汗后，水药不得入口，为逆。若更发汗，必吐下不止。

汗后水药不得入口，为之逆吐。发汗亡阳，胃中虚冷也。若更发汗则阳气愈损，不惟吐不止，下亦不止矣。

阳明病，反无汗而小便利，二三日呕而咳，手足厥者，必苦头疼。若不咳不呕，手足不厥者，头不疼。宋刊“疼”均作“痛”。

此言阳明似少阴者，当于头疼辨之也。阳明病，法多汗，反无汗而小便利，是寒气在内也。至二三日，呕而咳，寒邪上逆也。手足厥者，寒气见于四末也。症俱似少阴，但在阳明则胃气上逆而苦头疼。若不咳不呕不厥，则气不上逆而头不疼。

阳明病，但头眩不恶寒，故能食而咳，其人咽必疼，若不咳者咽不疼。

此阳明之郁热似少阴而已，头眩不恶寒辨之也。阳明以下行为顺，郁热在里，则上逆而头眩，且不恶寒。胃中燥，故能食，热上攻则咳，咳伤咽则疼，咽疼少阴有之，阳明咽疼为咳所伤也。若不咳则咽不疼，况又有头眩，不恶寒之明症乎？

阳明病，欲解时从申至戌上。

旧注 凡阳明病，无论在经在腑，必乘其旺时而解。申酉戌，阳明旺时也，经气旺则邪气自退，故解也。

伤寒论选注卷三

七十五岁老医臧应詹枚吉甫编集

少阳篇总论

从来谓少阳居里表之半，有吐汗下三禁，以少阳之腑，胆无出入路固已。愚谓不止此也。盖少阳胆为甲木，前有阳明戊土，后有太阴己土，一木处二土之间，且与厥阴肝脏腑相连，胆邪未有不动及肝者，是两土中央夹两木也。其平则胃之戊土协甲胆之气而下降，脾之己土协肝之乙木而上升。三焦皆禀冲和之令，百病不生矣。其病则木为二土之贼，胆郁则胃燥而不得降，痞满、潮热、便硬之病生焉。肝郁则脾湿而不得升，吐利、厥逆、满疼之病生焉。故吐汗下三禁皆恐动脾胃气耳。至小柴胡汤，称和解者，柴胡辛凉以散少阳之外邪，半夏、生姜辛温以舒少阳之内郁，臣人参、大枣者，预为土家助一臂之力，无使木家得肆其猖狂也。方内皆辛甘之品，甘以和之，辛以散之，病涉半表半里者用之，外此不得与也。世医乃以为伤寒套剂，良可哂也。

少阳篇

少阳之为病，口苦，咽干，目眩也。

少阳胆经也，少阳脉出颐颔中，病则胆热上溢而口苦；少阳脉挟咽，病则胆热上蒸而咽干；少阳脉起目锐眦，病则胆热上熏于目而眩晕发黑，此少阳之腑症，几论中称少阳病者，皆俱此症而言也。

伤寒五六日，中风往来寒热，胸胁苦满，默默不欲饮食，心烦喜呕，或胸中烦而不呕，或渴，或腹中疼，或胁下痞硬，或心下悸，小便不利，或不渴，身有微热，或咳者，小柴胡汤主之。伤寒五六日，此少阳经之备症也，故下文去，不必悉具。宋刊“疼”作“痛”。

此补言少阳之经症也。病至五六日，邪自太阳中风传来，居表里之半，入并于阴则寒，出并于阳则热，故往来寒热也；少阳脉，下胸循胁，邪凑其经，故胸胁苦满；少阳近于阴主静，故默默；少阳木邪病则妨土，故不欲饮食；胆邪上逼于心，故心烦；邪欲入里，里气外拒，故喜呕，此皆少阳应有之症也。其余诸症或有之，总宜以小柴胡汤主之也。

柴胡解在经之表寒，黄芩解在腑之里热，半夏豁支饮，疏通里气，犹恐里气虚而邪气热乘之，故以姜、枣、人参和中而壮脾，使里不受邪，还表作解也。

若胸中烦而不呕，火燥上逼也，故去人参、半夏加瓜蒌实；渴者，燥气耗津也，去半夏加瓜蒌根；腹中疼者，阳明受木困也，去黄芩之寒，中加芍药以泻木；胁下痞硬者，邪留则木气实，故去大枣之甘缓，加牡蛎之咸以软坚；心下悸，小便不利者，水邪侵心也，故去黄芩之苦寒，加茯苓之淡渗；不渴，外有微热者，半表之寒，尚滞于表，故去人参加桂枝以解之；咳者，半表之寒凑于肺，故去参、枣，加五味子，易生姜为干姜以温之，不去黄芩者，恐干姜助热也。

小柴胡汤方

柴胡半斤　黄芩三两　人参三两　半夏半升　甘草三两，炙　生姜三两，切　大枣十二枚，擘

上七味，以水一斗二升，煮取六升，去渣再煮，取三升，温服一升，日三服，加减法列下。

加减法

若胸中烦而不呕，去半夏、人参加瓜蒌实一枚；

若渴，去半夏加人参，合前成四两半，瓜蒌根四两；

若腹中疼者，去黄芩加芍药三两；

若胁下痞硬，去大枣加牡蛎四两；

若心下悸，小便不利者，去黄芩加茯苓四两；

若不渴，外有微热者，去人参加桂枝三两，温服，微汗愈。

若咳者，去人参、大枣、生姜加五味子半升，干姜二两。

伤寒中风，有柴胡症，但见一症便是，不必悉具。

凡伤寒中风，邪传少阳，有柴胡症，但见上条所言，一症便以小柴胡汤加减治之，不必待其悉具也。

血弱气尽，腠理开，邪气因入，与正气相搏，结于胁下。正邪分争，往来

寒热，休作有时，默默不欲饮食，脏腑相连，其疼必下，邪高疼下，故使呕也。小柴胡汤主之。伤寒三日，三阳为尽，三阴当受邪，便是此义。宋刊“疼”作“痛”。

此申明小柴胡汤之义也。当三阳为尽，三阴当受邪之时，脉中之营血弱而不能守于中，脉外之卫气尽而不能卫于外。不惟皮毛疏而且腠理开，邪气因入于半里，与正气相搏，斯时正气尚未全亏，故未能入太阴之里，而结于少阳半里之胁下，此所以有胁下满疼之症也。正气与邪气相拒而分争，出并于阳而为热，入并于阴而为寒，此所以往来寒热，休作有时也。阳入之阴则静，木气郁则妨土，此所以默默不欲饮食也。少阳之腑为胆，胆在肝之短叶间，一脏一腑，相连为一病，则触动厥阴之气，厥阴抵少腹，少阳过季胁，皆主下部，此所以有胁下痞硬之症也。少阳之邪从胸而下胁，邪来自高位，而疼在下部，循胁入里，里气上逆，此所以有心烦喜呕之症也。此皆少阳之本病，必以小柴胡汤主之也。此节诸家注多，编入妇人热入血室二条之后，专治妇人经血言，反复绎之，与上二节文义不属“血弱气尽”句，成无己又引《岁露篇》“月廓空，海水东盛”语释之，又与本节文义不属。余细阅此节，文义与“伤寒五六日中风”节针锋相对，全为小柴胡汤立注释，畅发其义也。当与太阳篇“阳浮而阴弱”节对看，彼是申明桂枝汤，此是申明柴胡汤也。盖二方为仲祖特出手眼之方，可为一百十三方之冠，故反覆申明如此。“血弱气尽”句，诸家注宗月廓空海水东盛者十之七，其余葫芦提过，讲成妇人经水，窃笑其于理不通。若系经水之气血弱而且尽，岂柴胡汤所能治者。观其接句曰腠理开，则其为营卫之气血无疑，余于壬戌夏，因闷于心而作此注，适检诸家注，绝无相同者，又恐一人之识，或囿于偏见也。越十余年见集注。经言廓空海水东盛。人之气血亦空，若遇贼风，其入深而卒暴，言为三虚之一，凡暴病暴死者，以此若果系月廓空之邪，岂止单中少阳乎？至系之妇人经水适来适断之后，更属支离。

柯琴一说略与余同，因大喜古人有先得我心者，非一人之私见也，录其言如下。

柯琴曰：仲祖书中最重柴桂二方，以桂枝解太阳肌表，又可调诸经肌表；柴胡解少阳半表，亦可和三阳半表，故于六经病独有桂枝症、柴胡症之称，见二方之见重也。如阳浮阴弱节是桂枝症之注释，血弱气尽节是柴胡症之注释，故桂枝亦有坏病，柴胡亦有坏病，桂枝有疑似症，柴胡亦有疑似症。

伤寒脉弦细，头疼发热者，属少阳。少阳不可发汗，发汗则谵语，此属胃，胃和则愈，胃不和，烦而悸。宋刊末句无“则”字。

此补言少阳之脉，不可汗之义也。伤寒传入少阳，邪欲入里，脉则不浮大而弦细。头疼发热，虽为在表，然有弦细之脉，更兼口苦、咽干、目眩之症，则属少阳，不可发汗。若发汗则津液越出，必神乱而谵语，而胃干转属胃家。既发谵语则是夺其津液而胃干，转属胃家病矣。若其人胃阴素充，能自和则可愈；若不和则胃热上犯于心，烦扰动悸，藏神为之不宁也。

少阳中风，两耳无所闻，目赤，胸中满而烦者，不可吐下，吐下则悸而惊。

此补言少阳之症不可吐下之义也。少阳之脉，起目锐眦，从耳后入耳中，其支者，会缺盆，下胸中循胁。吐之徒伤胸中之气，非太阳之邪陷胸满而烦者可比。吐既不可，下更不宜，若吐下之则虚其中气，使邪内并，逼迫神明，则悸而惊也。耳聋目赤亦少阳经本病，故补言之，胸中满而烦，最易行吐下之法，而无奈为少阳口苦、咽干、目眩之病，兼之耳无闻、目赤之，则不可吐下，陶氏用小柴胡加枳桔。

伤寒四五日，身热恶风，头项强，胁下满，手足温而渴者，小柴胡汤主之。

此言三阳齐见而独从少阳主治也。病至四五日，伤寒邪传少阳之时，身热恶风，太阳病未罢，头项强，太阳阳明之症未罢，惟胁下满，为少阳之本症。手足温而渴者，邪将传里之机也。故独从少阳为主治，以小柴胡汤主之。

阳明病，发潮热，大便溏，小便自可，胸胁满不去者，与小柴胡汤。

此阳明病传入少阳而阳明症不罢者，亦当从少阳治也。原阳明不大便之症，发潮热，似乎胃实，然大便溏，小便自可，则潮热非入腑之热，加之胸胁满不去者，是少阳之本症也，故从少阳主治，与小柴胡汤。

阳明病，胁下硬满，不大便而呕，舌上白苔者，可与小柴胡汤，上焦得通，津液得下，胃气因和，身濈然汗出而解。

旧注 此言无少阳宜用小柴胡汤也。不但大便溏为胃未实，即使不大便而呕，亦为邪未入里，硬满在胁而不在腹，舌苔白而不黄，皆少阳之见症多，故当从小柴胡分解阴阳，上焦得通而呕可止，津液得下而便可通，胃气因和而硬除，身必濈然汗出而解矣。

凡柴胡汤病症而下之，若柴胡症不罢者，复与柴胡汤，必蒸蒸而振，复发热汗出而解。

旧注 凡柴胡汤症，不与柴胡汤而反下之，不变他病，柴胡症仍在者，可复与柴胡汤则解，但以误下，其症必虚，故解必蒸蒸而振，振而寒邪正交争，然后汗出而解也。

得病六七日，脉迟浮弱，恶风寒，手足温，医二三下之，不能食，而胁下满痛，面目及身黄，颈项强，小便难者，与柴胡汤，后必下重。本渴饮水而呕者，柴胡汤不中与也，食谷者哕。小便难者，小肠寒也；后下重者，大肠寒也。不能食，面身黄，胃虚湿蒸，颈项强，阳明经寒，筋不柔和。

此太阳病误下而陷入太阴，症似柴胡而实非，当辨其似也。得病六七日，原系阳明传阴之时，脉迟浮弱，浮固为太阳脉，而迟弱则为阴脉。恶风寒，手足温，虽有太阳症，原无大热在内，医却二三次下，胃气全寒矣。胃阳衰则从湿化，不能食而胁下满疼，面目及身发黄，虽有少阳一症，实则太阴之症也。胃气寒则阳明之筋脉不柔和而颈项强，阳热不能化津液而小便难。若执胁下满疼一症，误与柴胡汤，参枣不足以补其中，黄芩适以益其寒，太阴之症全见，后必重矣。本有渴症，乃膈消津亡之渴，饮水即呕，乃胃寒不能消水之呕，柴胡汤断不中与也，与之则肠胃一派虚寒，胃阳不升，气不下输，食谷则逆而为哕，成败胃之症矣。

伤寒六七日，发热微寒，支节烦疼，微呕，心下支结，外症未去者，柴胡桂枝汤主之。

此太阳少阳合病，故合方治之也。伤寒六七日，发热，微恶寒，四肢骨节皆烦疼，是太阳症未罢也。微呕支饮结于心下之偏旁，是少阳之症已见也。然二经之邪俱尚浅，故取桂枝之半以治太阳，柴胡之半以治少阳也。

柴胡桂枝汤方

柴胡四两　桂枝两半　人参两半　甘草一两，炙　半夏二两半，洗　黄芩两半　芍药两半　大枣六枚　生姜两半，切

上九味以水七升，煮取三升，去渣，温服一升。

伤寒五六日，已发汗而复下之，胸胁满微结，小便不利，渴而不呕，但头汗出，往来寒热，心烦者，此为未解也，柴胡桂枝汤主之。

此因汗下而陷入少阳者，柴胡汤亦有变法也。伤寒五六日，发汗不解，而复下之，陷入少阳之里，胸胁满微结，此少阳之里症具也；小便不利，汗下损其津液也；渴而不呕，非停水之故，乃汗下后亡津液也；但头汗出，往来寒热，心烦，是少阳之表热郁而上蒸为头汗故，兼往来寒热，非若阳明之但发热心烦，头汗为内热不得外越之汗，此少阳之表症具也。少阳之表里未解，故主以柴胡桂枝干姜汤二方合剂。去人参者，以正气不虚也；减半夏，恐助燥；加瓜蒌根，以止渴；倍柴胡加桂枝以主少阳之表；加牡蛎，以软结；干姜佐桂枝，散往来之寒；黄芩佐柴胡，除往来之热；甘草以和之。柴

胡汤之变法也。本方加减法：胸中烦去人参，渴不呕均去半夏。此症虽云往来寒热，必寒多热少，故用桂枝干姜也。与前条发热微恶寒正相对。——秋岩记

柴胡桂枝干姜汤

柴胡半斤　桂枝三两　瓜蒌根四两　黄芩三两　牡蛎二两　甘草二两，炙

上七味，水一斗二升，煮取六升，去渣再煎取三升，温服一升，日三服。初服微烦，复服汗出便愈。

服柴胡汤已，渴者，属阳明也，以法治之。宋刊无“也”字。

阳明少阳之机，在渴呕中分。渴则转属阳明，呕则仍在少阳。起初不渴，服柴胡汤而渴者，是热入胃腑，消耗津液，少阳转属阳明，当以阳明法治之。经曰，呕多虽有阳明症，不可攻之，以未离乎少阳也。

伤寒五六日，头汗出微恶寒，手足冷，心下满，口不欲食，大便硬，脉细者，此为阳微结，必有表，复有里也。脉沉亦在里也。汗出为阳微，假令纯阴结，不得复有外症，悉入在里，此为半在里半在外也。脉虽沉紧，不得为少阴病，所以然者，阴不得有汗，今头汗出，故知非少阴也。可与小柴胡汤，设不了了者，得屎而解。

此言少阳有似少阴者，当合症与脉而参观之也。伤寒五六日，外症则头汗出，微恶寒，内症则在心下满，口不欲食，大便硬，但手足冷，脉细有似少阴，此因胃中之阳气微，不能运化，而大便结硬，必有头汗出、恶寒之表，复有心下满、不欲食、便硬之里也。夫脉沉本属在里，但汗出即为表阳微郁而为汗，非阴也。假令纯阴结，不得复有汗出之外症，悉入在里而但有心下满、不欲食之里症矣。若此病内外症，无有是为半在里半在外也。盖阳气一经郁结，不但阳症似阴，并阳脉亦似阴脉，虽沉紧亦不得为少阴病。所以然者，症与脉要合参，而看脉虽似阴，阴不得有汗，见汗即为亡阳。今头汗出，至五六日之久，故知非少阴病也，可与小柴胡汤，和其半在外半在里之邪，设不了了者，必大便之硬未除，利之，得屎而解矣。宋刊此为“半在里半在外也”。

原顶注　有恶寒、手足冷数症，脉细为阳微结，脉沉亦非纯阴结，甚至脉紧，亦非少阴病。以头汗出，故知非少阴，阴不得有汗故也。则知为半表半里而为表阳郁之症无疑矣。至于大便硬一症，非得屎何由解也。从细转沉细，为阴阳具有之脉，沉则属里矣，而汗出则为阳微，非阴也，甚至于紧，亦非少阴，总以头汗出一症，辨其为少阳，非少阴也。总以柴胡汤和之为是。

此解甚清晰，可见阳微结之症，以脉细为甚，而亦有细而沉紧之变脉也，总以头汗为辨症之关键。

凡阴症无汗，有汗立危，故曰不得有汗。今头汗出，乃自初病至五六日，原有之症，故知非少阴。脉细、脉沉、脉沉紧，皆属阴，止据头汗一症辨为阳微结。

伤寒阳脉涩，阴脉弦，法当腹中急疼，先与小建中汤，不差者，小柴胡汤主之。宋刊本“疼”作“痛”，下节同。

此少阳似太阴者，当审其脉与症也。脉阳浮主表，今阳脉涩是营卫不足也。阴沉主里，阴脉弦，诸弦主疼也。按脉法当腹中急疼，太阴之气化也。先与小建中汤和营卫而缓中急。若服汤不差，则知弦为少阳本脉，腹中疼亦为少阳或有之症，脉为疼所滞，故涩，与小柴胡汤，作少阳正治可也。

伤寒胸中有热，胃中有邪气，腹中疼，欲呕吐者，黄连汤主之。

此言上热下寒之治法也。伤寒升降失常，阳邪在上则胸中热，阴邪在下则胃中寒。胸中热则邪上逆欲呕吐，阴不得入而和阳也；胃中寒则邪内攻而腹中疼，阳不得入而和阴也，以黄连汤主之。君黄连清肺中之热，臣干姜温胃中之寒，半夏降逆，人参补中，桂枝、大枣安外而和内，加甘草以和之，此寒热并施之治法也。

黄连汤方

黄连三两　甘草三两，炙　干姜三两　人参二两　桂枝三两　半夏半升　大枣十二枚，劈

上七味，水一斗，煮取六升，去滓，温服，昼三夜二。宋刊本汤方服法下有“疑非仲景方”字。

太阳病十日以上，脉浮细而嗜卧者，外已解也。设胸满疼者，与小柴胡汤；脉但浮者，与麻黄汤，

旧注　太阳病十日以上，无他症，脉浮细而嗜卧者，外邪已解，不须药也。设有胸满胁疼等症，则知少阳之外邪未解，故与小柴胡汤和之。若脉但浮不细，而有头疼、发热、恶寒、无汗等症，则仍是太阳之外邪未解，当与麻黄汤汗之。

按：论中脉浮细，太阳少阳脉也；脉弦细少阳脉也；脉沉细少阴脉也。脉浮细，身嗜卧者，阳也；脉迟细，身无热，嗜卧者，阴也；脉缓细，身和，嗜卧者，已解也，是解不可不察也。

伤寒发热，汗出不解，心中痞硬，呕吐而下利者，大柴胡汤主之。

此言不因吐下而呕利之下法也。发热，汗出不解，是有表也；心中痞硬，是有里也。中焦有宿食阻滞，呕吐而下利者，非去其阻滞则呕吐不已，大柴胡汤主之。柴胡、黄芩以退热，半夏、生姜以止呕，枳实、大黄以行中焦之痞硬，芍药、大枣以和营敛汗而补中。

大柴胡汤方

柴胡半斤　黄芩三两　半夏半升，洗　芍药三两　枳实四枚，炙　大黄二两　生姜五两，切　大枣十二枚，劈

上八味，以水一斗二升，煮取六升，去滓再煎，温服一升，日三服。

太阳病，过经十余日，反二三下之，后四五日，柴胡症仍在者，先与小柴胡汤宋刊无"汤"字，呕不止，心下急，郁郁微烦者，为未解也，与大柴胡汤，下之则愈。

此言因屡下而呕利者之下法也。太阳病，传过六经十余日，医反二三下之，未致大逆，后四五日少阳寒热往来之柴胡症仍在者，是其人胃阳素强，不因屡下致变，先与小柴胡汤和解表里。若不愈而呕不止，心下急满，郁郁微烦而不舒畅者，此必胃中有燥屎之故，表里均未解也。不必泥定呕多虽有阳明症不可攻之说，与大柴胡汤下之则呕止，而满与烦并除矣。

太阳病，过经十余日，心中温温欲吐而胸中痛，大便反溏，复微满，郁郁微烦，先此时，自极吐下者，与调胃承气汤。若不尔者，不可与。但欲呕，胸中痛，微溏者，此非柴胡症，以呕故知极吐下也。

此言邪在上下二焦者，当从中焦治也。太阳病，留连阳经十余日，心中嗢嗢欲吐而胸中疼嗢，咽也。细玩具其文论中"温温"二字，当作嗢嗢解，是邪在上焦也；大便反溏，是邪在下焦也。便溏则气得下泄，腹不应满，乃腹犹满，且郁郁不舒畅而微烦。夫胸疼病在上，便溏病在下，中间却现一腹满微烦之实热症，其为有邪在中明矣。若因前此十余日之先，不因医药而曾自极吐下者，则是中焦阻滞，上气不降而欲吐，吐不得快而胸疼，下气不升而便溏，溏不得快而微烦，则当与调胃承气汤，去其阻滞而自愈。若不因自极吐下者，恐为寒药伤胃所致，不可复以承气汤与之。夫欲呕胸疼，本为柴胡症，但欲呕、胸疼、微溏者，则非柴胡症，以便溏而呕，故先此时自极吐下，为中焦阻滞，应与承气汤也。

伤寒十三日不解，胸胁满而呕，日晡所发潮热，已而微利。此本柴胡症，下之以不得利，今反利者，知医以丸药下之，此非其治也。潮热者，实也，先宜小柴胡汤以解外，后以柴胡加芒硝汤主之。

此言少阳误治似阳明者，仍当从少阳治也。伤寒十三日，再传经尽而不解，胸胁满而呕，柴胡症也。日晡所发潮热，既而微利，又似阳明症。夫有潮热则不当利，却又微利，何也？原此只本胸胁满而呕之柴胡症，医反下之，当时不得快利，今反续自微利者，知其当日非以汤下之，而以丸药下之。

而以丸药性缓留中，当时不快利，药性留中，故徐徐潮热，因而微利，引少阳之邪，乘虚入胃，非其治也。既有潮热，即为内实，但有胸胁满而呕之症。究是柴胡症未罢，先宜小柴胡汤以解其外，后以柴胡加芒硝汤主之，不用大黄者，因里不急，只取其软坚润燥而已，以药下药之法也。

柴胡加芒硝汤方

于小柴胡汤内加芒硝六两，余依前法，服不解，更服。

伤寒十三日，过经不解，谵语者，以有热也。当以汤下之。若小便利者，大便当硬，而反下利，脉调和者，知医以丸药下之，非其治也。若自下利者，脉当微厥，今反和者，此为内实也，调胃承气汤主之。宋刊作“过经不解”。过经不解者，多在阳经留连，岂止十三日，且有至二十余日者，若在阴经，必不能解，是之持久。

此承上节互发其义，以详其治也。伤寒至十三日之久，再传经尽，仍不解而谵语者，此阳明胃有热也，当以诸承气汤下之，一荡无余而即愈。若小便利者，津液偏渗，大便自当硬，今小便利而大便反下利，脉又调和，并不见阳明症胃实之脉，则其谵语有热者，知医不以汤下，而以丸药下之，丸药性缓留中，不得快利，在肠胃之关闸徒虚，胃中之燥屎仍在，非其治也。盖若自已下利者，属虚寒漏底，亦有亡阳谵语症，却有脉微肢厥可辨。今反调和者，知其前此之下不为误，但以丸而不以汤，津液以下利而干，屎以液干而燥，此为邪热敛于内而为内实也，以调胃承气汤涤其胃热可也。

按：此条之下不为误，亦不为早，小便利，大便下利，脉又调和，似乎内已无热，然有谵语一症，既无脉微、呕吐、厥逆等虚症，固知丸药性缓而留中，热只在胃，故再用调胃承气汤，只下其胃中之热而止，此等处最难辨识，故仲祖详言之，当与上条参看。上条是下之误，幸而丸药缓不致大逆，此条是下之当，不幸而丸药缓，以致胃热，上条以药下丸药之留中，此条以药助丸药之不及也。

妇人中风，发热恶寒，经水适来，得之七八日，热除而脉迟，身凉，胸胁下满，如结胸状，谵语者，此为热入血室也，当刺期门，随其实而泻之。宋刊本“泻”作“取”。

旧注 妇人中风，发热恶寒，表病也。若经水不来，热必无由传入血室，今经水适来，得之七八日之后，脉迟热除身凉，似乎表欲解矣。若复见胸胁下满如结胸状、谵语之症，则知非表解入里，乃表邪之热，因经水适来，乘虚而入于血室也。法当刺期门。期门为肝之穴，肝为藏血之所，今邪入血室，故刺期门，随血分实热而泻之也。

妇人中风，七八日续得寒热，发作有时，经水适断者，此为热入血室，其血必结，故使如疟状，发作有时，小柴胡汤主之。

旧注 妇人中风，七八日续得寒热，发作有时，经水适断者，此为热入血室。血与热搏，其血必结。然虽结而无胸胁满，如结胸谵语等症，是为结而未实也。尚有如疟状之寒热，发作有时，乃为邪在少阳半表半里也。故用小柴胡汤以和表里，热自解也。

妇人伤寒发热，经水适来，昼日明了，暮则谵语，如见鬼状者，此为热入血室，无犯胃气及上二焦，必自愈。

旧注 上二条发明风邪热入血室之症，此条发明寒邪热入血室之症。妇人伤寒，发热无汗，经水适来，则必热入血室，故昼则明了，知邪不在阳也。暮则谵语如见鬼状者，是为邪在阴也。无犯胃气及上二焦者，通谓三焦也。盖示禁人汗吐下三法，皆不可轻用，当俟其经行，必热随血去而愈也。

伤寒六七日，无大热，其人燥烦者，此为阳去入阴故也。

旧注 伤寒六七日，邪欲入里之时也。无大热，表热微也。燥烦者，里热盛也，此为阳去入阴也。阳去入阴者，谓阳邪去表入里，传入三阴也。

伤寒三日，三阳为尽，三阴当受邪，其人反能食而不呕，此为三阴不受邪也。

旧注 伤寒之邪，一日太阳受之，二日阳明受之，三日少阳受之，四日太阴受之，五日少阴受之，六日厥阴受之，此传经之次第也。今伤寒三日，三阳表邪为尽，三阴当受邪，其人当不能食而呕，今反能食而不呕者，此为里和，三阴不受邪也。然此乃《内经》以其大概而言，究不可以日数经也。

伤寒三日，少阳脉小者，欲已也。

旧注 伤寒该中风而言也。其邪三日，少阳受之，脉若大者，为邪盛欲传，今脉小，为邪衰欲自已也。

少阳病欲解时，从寅至辰上。

旧注 寅卯辰，木旺之时，经云：阳中之少阳，通于春气。故少阳之病，每乘气旺之时而解，经气之复，理固然也。

射

伤寒论选注卷四

七十五岁老医臧应詹枚吉甫编集

太阴篇经总论

病至三阴，专与胃阳较胜负，胃阳胜则阴邪退舍而愈，阴邪胜则胃阳退舍而危。太阴之脏，脾与阳明胃相表里，气平则燥湿相济，湿得燥而不泥，燥得湿而不亢，病则阴阳相战，燥湿各分矣。太阴病有不得阳热之化而脏寒者，有胃弱当行大黄芍药宜减之者，必脾家实而湿从燥化，乃可腐秽去而转属阳明也。盖太阴为纯阴之脏，邪从阴化者多，从阳化者少，故腹满腹疼，两皆有之。然腹满为太阴主病，心下满为阳明主病，阳明亦有腹满者，但阳明与热同化，其满必有潮热、自汗、不大便之症。太阴与湿同化，其满有发黄、暴烦、自利、不渴之症。当于腹之时疼、大疼、腹满疼处体认，则显然可据矣。总之，脾与胃相依而不离，调治得宜，挽回于太阴经中，尚可十全，若治之一误，则厥少二阴死症，种种蜂起，可不慎与。

太阴篇

太阴之为病，腹满而吐，食不下，自利益甚，时腹自疼，若下之，必胸下痞硬。

此太阴之总纲也。太阴之脏，脾，胃为之府，脏腑相并，其脉布胃中，络于嗌，其化湿土，为阴中之至阴。病则寒胀而腹满，阳症亦有腹满，得吐则满去而食可下。今脾病而寒邪犯胃，吐食不下，是满为寒格，而非实满也。阳症有下利腹疼，得利则疼利减。今下利益甚，而时腹自疼，是疼为寒而非热也。若因其满疼误为阳明胃而下之，则寒湿相搏，必变为脏结痞硬而留滞于胸下矣。

自利不渴者，属太阴，以其脏有寒故也，当温之，宜服四逆辈。

此言太阴之专症也。三阴同属脏寒。少厥二阴有渴，太阴独无渴三阳之利，津亡里燥，多见渴症，自利不渴属太阴。少阴有龙火，故自利而渴；厥阴有雷火，故有消渴。若太阴本脏寒湿，故自利不渴，当温之，宜四逆辈，不定其方。如理中附子等汤，皆可酌其微甚而用之也。太阴之脏，无大寒，亦无大热，阳虚中气失守，即成太阴病，故以理中为主治。

魏荔彤曰：自利是因误下汗吐而成者，故知其脏有寒也。

理中丸

人参　白术　甘草炙　干姜各三两

上四味，捣筛，蜜和为丸，如鸡子黄许大，以沸汤数合和一丸，研碎，温服之，日三四夜二服，腹中未热，益至三四丸。然不及汤法，以四物依两数切，用水八升，煮取三升，去滓，温服一升，日三服。

加减法

若脐上筑者，肾气动也，去术，加桂四两。

吐多，去术，加生姜三两。下多者还用术。

悸者，加茯苓二两。渴欲饮水者，加术，足前成四两半。

腹中疼者，加人参，足前成四两半。

寒者，加干姜，足前成四两半。

腹满者，去术，加附子一枚，服汤后，如食顷，饮热粥一升许，微自温，勿发揭衣被。

程应旄曰：参术炙草，所以守中州，干姜辛热温中，必假之以燃釜薪而腾阳气，是以谷入于阴，长气于阳，上输华盖，下摄州都，五脏六腑，皆受气矣。此理中之旨也。若水寒互胜，即当脾肾双温，加之以附子，则命门益而土母温矣。白术补脾，得人参则壅气，故脐下动气、吐多、腹满，皆去术也，加桂以代肾邪也，加生姜以止呕也，加附子以消阴也。下多者，湿胜也，还用术，燥湿也；渴欲饮水，饮，渴也，加术使饮化津生也；心下悸，停水，加茯苓导水也；腹中疼，倍人参，虚疼也；寒者，加干姜，寒甚也。

伤寒四五日，腹中疼，若转气下输少腹者，此欲自利也。

此申言下利之先机，当预防之也。四五日，邪入太阴，腹中疼，转失气而下驱入少腹，是里虚不守而寒邪下迫，欲作利之候也，理中四逆汤，当早用之矣。

伤寒脉浮而缓，手足自温者，系在太阴，太阴当发身黄，若小便自利者，不能发黄，至七八日，虽暴烦，下利日十余行，必自止，以脾家实，腐秽当去故也。

此胃阳旺而能以燥化湿者，为转属阳明也。三阴皆与阳明较胜负，阳明旺则阴邪退舍而病愈，阴邪旺则阳明退舍而病危。太阴与阳明，脏腑相并，而更亲切也。太阴脉本缓，今浮缓，虽类太阳，而手足自温，则不似太阳之发热，更不似少厥二阴之厥逆，所以系在太阴，太阴湿热相蒸，势必发黄。然小便利则湿下泻而不发黄，至七八日，虽暴觉烦热，而下利日十余行，不待治而利必自止。所以然者，以脉浮缓，手足温，知为脾家实，非虚寒之比，其湿热所积之腐秽，为胃阳之燥气所化，逐之而尽去也。行温法，则误矣。

原顶注 太阴与阳明相表里，然燥湿各分，阳明入太阴易，太阴转阳明难，胃气涉虚，阳明即陷入太阴，非胃气素强，太阴不能转属阳明。少厥二阴转阳明反易，以少阴有君火，厥阴有相火也。太阴标本俱阴，故转阳难也。其中有转属二症，有急下二症，名谓太阴，实则阳明，犹久旱逢雨，土润而万物资生，故系之太阴。

伤寒脉浮而缓，手足自温者，是为系在太阴。太阴者，身当发黄，若小便自利者，不能发黄，至七八日，大便硬者，为阳明病也。

此脾气实而湿从燥化者之转属阳明也，小便自利，是胃中本有燥气，既不发黄，邪何所归，不得不转属阳明，而为便硬之症矣。

伤寒转系阳明者，其人濈濈然微汗出也。微汗为回阳，大汗为亡阳。

此补言转系之外症也。汗为胃阳谷气所酿，凡转系阳明，其人必濈濈然微汗出，无论三阴三阳，总以此为确证也。阴不得有汗，大汗不止则亡阳，濈濈微汗则回阳。

伤寒医下之，续得下利清谷不止，身疼痛者，急当救里，后身疼痛，清便自调者，急当救表。救里宜四逆汤，救表宜桂枝汤。

此言因下而寒邪陷入太阴者之治法也。原因太阳伤寒，自身疼痛，表未罢而下之，寒邪陷入太阴，续得下利清谷不止，是与少阴合病，虽有身疼痛之外症，当急救其里，以四逆汤，俟其清便自调，再以桂枝汤和其表，可也。

下利腹胀满，身体疼痛者，先温其里，乃攻其表。温里宜四逆汤，攻表宜桂枝汤。

此言寒邪陷入太阴之轻者，亦同其治法也。下利，但腹胀满，未至清谷不止，亦是里有寒邪，身体疼痛，是表有寒邪，亦当同治，先里而后表也。

下利清谷，不可攻表，汗出必胀满。

此总承上二条言里之宜急也。凡下利清谷，但无身疼痛之症，即不可攻表，汗出损其胃阳，脾中之寒湿自甚，而必胀满矣。

发汗后腹胀满者，厚朴生姜半夏甘草人参汤主之。

此言误汗而陷阳入阴者。凡吐后胀满，与下后胀满，皆为实者，以邪热乘虚入里也。若太阴无热可入，但动其脾气，满为太阴本病，因汗而加之以胀，是脾气虚不能转输，因而胃阳不布，清浊不能升降，故胀满也。即太阳病发汗，表已解而胀满者，亦是转属太阴，故用厚朴、生姜、半夏以降逆气，甘草、人参以补脾虚，而胀满愈矣。

厚朴生姜半夏甘草人参汤方

厚朴半斤，炙，去皮　生姜半斤，切　半夏半升，洗　甘草二两，炙　人参一两

上五味，以水一斗，煮取三升，去滓，温服一升，日三服。

本太阳病，医反下之，因而腹满时疼者，属太阴也。桂枝加芍药汤主之。大实疼者，桂枝加大黄汤主之。

此言因下而风邪陷入太阴者。凡妄下必伤胃液，胃虚则阳邪袭阴，故转属太阴，则腹满时疼而不实，阴道虚也，是下利之兆，故以桂枝汤加芍药，从建中之制。胃实则两阳相搏，故转属阳明，则腹大实而疼，阳道实也，是燥屎之兆，故于桂枝汤少加大黄，从调胃之制也。

程应旄曰：误下太阳而成腹满时疼，太阴之症见矣。然表邪内陷，非脏寒病也，故仍用桂枝升发其阳，但倍芍药以调和之。倘大实而疼，似可急下，然阴实而非阳实，故仍从桂枝升发其阳，但加大黄以破其结滞。

柯琴曰：腹满为太阴阳明俱有之症，太阴主出，病则腐秽，气凝不利，故满而时疼；阳明主内，病则腐秽，燥结不行，故大实而疼，大实疼即转属阳明矣。

桂枝加芍药汤方

于桂枝汤方内加芍药三两，随前共六两，余依桂枝汤法。

桂枝加大黄汤方

桂枝三两　大黄二两　芍药六两　甘草二两，炙　生姜三两，切　大枣十二枚，擘

上六味，以水七升，煮取三升，去滓，温服一升，日三服。

太阴为病，脉弱，其人续自便利，设当行大黄芍药者，宜减之，以其人胃气弱，易动故也。

承上条而言太阴化湿，湿则藏寒，若其脉弱，胃必不实，虽有腹满时

疼、大实疼之症，不久亦必续自便利。设当行大黄、芍药，亦必少加，以脉弱则胃气弱，大便易动，不可峻攻也。

伤寒本自寒下，医复吐下之，寒格更逆吐下，若食入口即吐，干姜黄连黄芩人参汤主之。

此邪陷中焦，逆于上焦之治法也。伤寒本自中寒下利，凡太阴下利，多兼痞硬。医以为实，即吐之，又下之，寒邪因下而伤胃，中焦寒，尽逼虚热于上焦，则更逆而成格。格者，吐逆也。前之寒下者，今加之吐，是吐而且下也。凡食久而吐者，属寒。若食入口即随吐者，是寒郁为热，逆于上焦，故不能内水谷，而寒仍在中焦也，宜干姜黄连黄芩人参汤主之。干姜温胃，人参补中，而利可止，芩连清上焦之热，而吐可止也。

干姜黄连黄芩人参汤方

干姜　黄连　黄芩　人参各三两

上四味，以水六升，煮取二升，去滓，分温再服。

发汗不解，腹满疼者，急下之，宜大承气汤。腹满不减，减不足言，当下之，宜大承气汤。

此言发汗后之转属阳明者。发汗不解，表阳陷入太阴而转属阳明，腹满而疼者，此胃燥而湿，从燥化成正阳明病者，当急下之，以大承气汤。腹满无减时，即稍减，亦不足言其减，是常满不减，大实之象也。亦当急下之，以大承气汤。二者虽为太阴转属，救阳明之津液为要，又不可泥大黄、芍药宜减之例矣。

太阴病脉浮者，可发汗，宜桂枝汤。

此太阴病合太阳者。太阴病脉沉缓，今脉浮，虽有吐利、腹满、时疼等一二症，以脉浮便可从太阳发汗，而用桂枝汤。盖桂枝不惟解肌，且有和里之意，故六经通用也。

太阴中风，四肢烦疼，阳微阴涩而长者，为欲愈。

旧注　太阴中风者，谓此太阴病，是从太阳中风传来者，故有四肢烦疼之症也。阴阳以浮沉言，夫以浮微沉涩之太阴脉，而兼见阳明之长脉，则为阴病阳脉，脏邪传腑，故为欲愈也。

太阴病欲解时，从亥至丑上。

旧注　邪之解也，必于所旺之时。亥子丑乃太阴所旺之时也，当此旺时，故邪不能胜而自解矣。

伤寒论选注卷五

七十五岁老医臧应詹枚吉甫编集

少阴篇总论

少阴之脏，肾与太阳相表里，太阳主升降，少阴主出入，邪至其经，有随升令而上高分者，如口燥、咽干、咽疼之症是也；有随降令而入下部者，如泻利、下重、便脓血之症是也；有随气外出而兼里者，如脉沉而反发热与身疼痛之症是也；有随气内入而归里者，如下利清谷，恶寒而蜷之症是也。但太阳少阴标本异气，其症多假。吴谦曰：少阴阴邪，脉沉细而微；阳邪脉沉细而数。阴邪但欲寐，身无热；阳邪虽欲寐而心烦。阴邪背恶寒，口中和；阳邪背恶寒，口中燥。阴邪咽疼不肿，阳邪咽疼而肿。阴邪腹疼，下利清谷；阳邪腹疼，下利清水，或便脓血。阴邪外热，面色赤，里寒，大便利，小便白；阳邪外寒，手足厥，里热，大便秘，小便赤。汪琥曰：凡阳热之极，六脉细弱，语言轻微，神色嫩静，手足清温，有似阴寒而大便结，小便数，齿燥舌胎，其热伏于内也。观二子之说，可以识少阴矣。

少阴篇

少阴之为病，脉微细，但欲寐也。

此言少阴病之总纲也。少阴经居于极下，为阴之盛，其脏肾，其化君火，属坎水，主静，主里，邪至其经，脉必沉而微细，人气行于阳则动而寤，行于阴则静而寐，邪至其经，则但欲寐也。

少阴病始得之，反发热，脉沉者，麻黄附子细辛汤主之。此少阴之脏病连经者。

此少阴经病而未离太阳者。无热恶寒者，发于阴，加之脉沉欲寐，则为少阴病。今始得之而反发热，是发热恶寒而脉沉欲寐者。症似太阳，而太阳脉浮，且无欲寐；又似风温，而风温脉阴阳俱浮，且汗出，是少阴病明矣。

但始得反发热，是未离太阳之表也，故从太阳之表，而用麻黄以发之，使外邪之入者，可出脉沉，不可发汗，又不得不发。少阴之脏本寒，不可不温经助阳，故用附子以温之，细辛之辛温气通少阴者以佐之，为专经向导，使内阳不得外出也。

麻黄附子细辛汤方

麻黄二两，去节　细辛二两　附子一枚，去皮，破八片

上三味以水一斗，先煮麻黄，减二升，去上沫，内诸药，煮取三升，去渣，温服一升，日三服。

少阴病，得之二三日，麻黄附子甘草汤微发汗，以二三日无里症，故微发汗也。

旧注　此详上条，少阴病得之二三日，仍脉沉发热不解者，宜麻黄附子甘草汤微发其汗也。盖谓二三日不见吐利里寒之症，知邪已衰，然热仍在外，尚当汗之，但不可过耳，故不用细辛而用甘草，盖于温散之中有和意焉。此二症皆未曰无汗，非仲景之略也，以阴不得有汗，不须言也。

张璐曰：按此二条，与太阳篇发热，头疼，脉沉，用四逆者，同一症，彼以不差，则期过三日，可知病已入里，虽尚冒太阳头疼，直以少阴法律之。此少阴病在初得二三日，虽无头疼症，不容竟作少阴治之，故仍兼太阳之法以律之，一出一入，不啻爰书。假令前条得之，二三日后，二条过，二三日不差，则四逆之与麻黄易地皆然矣。

按：三阴皆忌发汗，少阴为甚，而篇首二条先言发汗，以初病症在经而不在脏，犹未离太阳气化，故以麻黄发之。然必以附子间之者，预为温肾脏之阳，无使陷入脏中也，且曰微发汗则已，严发汗之戒矣。

原顶注　病至少阴，生死一反手间事，然用四逆通脉等汤，可十全其九，盖少阴俱有君火，其返阳一转移机耳，且与太阳相表里，皆属标本异气。故太阳有四逆症，少阴有麻黄症，其为君火之气者，则有咽疼、咳、渴、心烦、下重、便脓等症，直以阳药治之。其急下三症，则转属阳明，所最宜审慎者，惟假热假寒、格阳格阴耳。

麻黄附子甘草汤方

麻黄二两，去节　附子一枚，炮，去皮，破八片　甘草二两，炙

上三味，以水七升，先煮麻黄一两沸，去上沫，内诸药，煮取三升，去滓，温服一升，日三服。

少阴病，脉微不可发汗，亡阳故也。阳已虚，尺脉弱涩者，复不可下之。以下病少阴，阴寒之气者。

少阴病脉微，虽有发热，亦有少阴里寒外热，非太阳发热者可比，故不可发汗，发汗则亡阳。然阳已虚，津液已涸，即见少阴口燥、咽干可下之症。若尺脉弱涩者，复不下之，又恐亡阴也。

病人脉阴阳俱紧，反汗出者，亡阳也，此属少阴，法当咽疼而复吐利。

程知曰：阴阳俱紧，伤寒之脉也，法当无汗而反汗出，太阳之阳外亡也。若以少阴亡阳之症，而认为太阳中风之症，则误矣。少阴之寒上逼则咽疼而吐，下逼则下利也。

少阴病脉紧，至七八日，自下利，脉暴微，手足反温，脉紧反去者，为欲解，虽烦，下利必自愈。

旧注 此承上条互发其义，以别阴阳寒热也。少阴脉沉微细，寒邪脉也；脉沉数细，热邪脉也。若脉紧汗出，是少阴虚寒症也。今脉紧无汗，乃少阴寒实症也。因循至七八日之久而自下利，若寒实解则脉必紧去而暴微，其症必手足由冷而反温，是知邪随利去，为欲解也。故此时虽烦下利，乃阴退阳回，故知其必自愈也。四逆汤应在此，今误，在后未改，仍以原本眷[①]抄。

少阴病，饮食入口则吐，心中温温欲吐，复不能吐，始得之，手足寒，脉弦迟者，此胸中实，不可下也，当吐之。若膈上有寒饮，干呕者，不可吐也，当温之，宜四逆汤。

此言少阴之寒实在胸者与虚者之辨也。

旧注 饮食入口即吐，且心中温温欲吐，复不能吐，恶心不已，非少阴寒虚吐也，乃胸中寒实吐也。故始得脉弦迟，弦者饮也，迟者寒也。而手足寒者，乃胸中阳气为寒饮所阻，不能通于四肢也。寒实在胸，当因而越之，故不可下也。若膈上有寒饮，但干呕有声而无物出，此为少阴寒虚之饮，非胸中寒实之饮也。故不可吐，惟急温之，宜四逆汤或理中汤，加丁香、吴茱萸亦可也。

少阴病，脉微细沉但欲卧，汗出不烦，自欲吐，至五六日，自利复烦，烦燥不得卧寐者死。

旧注 此发明上条互详脉症，失于急温致变之义也。脉微细沉但欲卧

---

① 眷：原作“腾”，据文义改。

寐，少阴寒也。当无汗，今反汗出不烦，乃少阴亡阳也。且自欲吐，阴寒之邪上逆，正当急温，失此不治。因循至五六日，加之自利，复烦燥不得卧寐者，此少阴肾中真阳扰乱，外越欲绝之死症，此时即温之，亦无及矣。

少阴病，欲吐不吐，心烦但欲寐，五六日，自利而渴者，属少阴也，虚故引水自救，若小便色白者，少阴病形悉具。小便白者，以下焦虚有寒，不能制水，故令色白也。

此言少阴之现症也。少阴之上，君火治之，中见太阳，标本异气，其症多假，先辨之于脉，脉沉细数，口中惨，为热；脉沉细微，口中和，为寒固已。今少阴病是无热恶寒，脉沉细但欲寐，加之欲吐而不吐，心烦，五六日，自利而渴，属少阴症，似乎热也，若小便赤，则是下焦燥，不能生津之热渴；若小便白，是下焦虚寒，不能化热，为引水自救之虚渴，勿认烦渴为热症也。

成无己曰：欲吐不吐，心烦者，表邪传里之症也。若腹满疼，属太阴。但欲寐，则属少阴。

林澜曰：欲吐不吐，心烦，虚阳格于上，但欲寐，小便白，里之真寒已深。要知此渴与口燥舌干之渴不同，若兼腹满、便闭、谵语诸症，自当作阳邪传里治之。今小便白，其为虚寒明甚，曰下焦者，见阴盛于下，自格阳于上，勿以烦渴而攻其热也。

沈明宗曰：此少阴虚寒似乎热症之辨也。世但知厥逆为寒，不知小便白乃的验也。

吴人驹曰：阳明之欲吐则不得寐，在少阴则但欲寐，以此为辨。

少阴病，得之一二日，口中和，其背恶寒者，当灸之，附子汤主之。

此太阳表气太虚，邪得犯入少阴者。脉微细欲寐之少阴病，初得一二日，口中不燥而和，是阴寒盛不能消烁津液也。其背恶寒，是表阳太虚不能御外寒也。夫背恶寒，为阴阳俱有之症。在阳明胃家实，无大热，口燥渴，心烦，背微恶寒者，乃阳热乘阴虚而内陷，白虎加人参汤症也。在少阴，但欲寐，脉微细，口中和而不燥渴，乃内外皆属虚寒，当灸之，以助阳消阴，且以附子大补其阳也。

少阴病，身体疼，手足寒，骨节疼，脉沉者，附子汤主之。

此承上条补言其症治也。身疼，手足寒，骨节疼，为阴阳俱有之症。太阳兼脉浮发热，少阴则无热欲寐而脉沉，是表里皆寒，故以附子汤主之。君以附子取其力之锐也，生用之，一以壮少火之阳，一以散内外之寒，臣人参以固生气之原，更佐以白术以培土，芍药以平木，茯苓以伐水，则阴消而内外之寒皆除矣。

附子汤方

附子二枚，去皮，生，破片　茯苓三两　人参二两　白术四两　芍药三两

上五味，以水八升，煮取三升，去滓，温服一升，日三服。

少阴病脉沉者，急温之，宜四逆汤。

此言少阴之纯乎里寒者，宜急温也。少阴脉本微细，但欲寐，今伏匿而至于沉，几微不见，此寒邪深入于里，不急温之，则恶寒身蜷，吐利烦燥，不得寐卧，逆冷，无脉，诸死症见矣。宜温之以四逆汤，君甘草，臣姜附，甘草得姜附，温中气，鼓肾阳，于水中养土；姜附得甘草，走四肢，通关节，回阳逐阴，则肾脏温而阴翳消矣。

四逆汤方

甘草二两，炙　干姜一两半　附子一枚，生用，去皮，破八片

上三味，以水三升，煮取一升二合，去滓，分温再服，强人可大附子一枚，干姜三两。

少阴病下利，白通汤主之。

此言肾脏之微阳几亡者。少阴病脉微细欲寐，已属阳为阴困，加以下利，肾虚无火，恐阳下脱，主白通汤。用姜附以温之，令阳气入内，加葱白以升之，令因气外发也。

白通汤方

葱四茎　干姜一两　附子一枚，生用，去皮，破八片

上三味以水三升，煮取一升，去滓，分温再服。

少阴病，下利脉微者，与白通汤，利不止，厥逆无脉，干呕烦者，白通加猪胆汁汤主之。服汤脉暴出者死，微微续者生。

旧注　此承上条详申其脉，以明症进之义也。少阴病，下利脉微者，与白通汤，下利当止。今利不止而转见厥逆无脉，更增干呕而烦者，此阴寒盛极，格阳欲脱之候也。若专以热药治寒，寒既甚必反格拒而不入，故于前方中加人尿、猪胆之阴，以引阳药入阴经，曰逆者从之，此之谓也。无脉者，言诊之而欲绝也。服汤后更诊其脉，若暴出者，为烛烬焰高，故主死；若其脉徐徐微续而出，则是真阳渐回，故可生也。上条所以才见下利，即用白通

以治于未形，诚善法也。

白通加猪胆汁汤方

葱白四茎　干姜一两　附子一枚，生用，去皮，破八片

上三味以水三升，煮取一升，去滓，分温再服。

少阴病，恶寒身蜷而利，手足逆冷者，不治。

旧注　恶寒身蜷而卧，虽系少阴症，而不至于死。若下利不止，手足逆冷不回，是有阴无阳，即不吐利烦躁，亦不可治也。

少阴病，四逆恶寒而身蜷，脉不至不烦而躁者死。

旧注　四逆，谓四肢逆冷，过膝而不回也。表阳虚，故恶寒也。阴主屈，故蜷卧不伸也。脉不至，则生气已绝，若有烦无躁，是尚有可回之阳。今不烦而躁，则是有阴无阳，故曰死也。

少阴病，下利清谷，里寒外热，手足厥逆，脉微欲绝，身反不恶寒，其人面色赤，或腹疼，或干呕，或咽疼，或利止脉不出者，通脉四逆汤主之。

此言阴盛格阳之症也。下利清谷，手足厥冷，脉微至于欲绝，此里阴之盛极矣。身反不恶寒，面色反赤，是外之假热也。热因寒格，凡腹疼、干呕、咽疼，皆属下利中格阳之症。即使利止，亦不得谓里寒已退，辄治其外热也，须循四逆汤例，但加葱白使阳气通而脉亦出也。

通脉四逆汤

甘草二两，炙　干姜三两，强人可四两　附子大者一枚，生用，去皮，破八片（方与四逆同，但倍干姜以温中，加葱白以通阳）

上三味以水三升，煮取二升二合，去滓，分温再服，其脉即出者愈。

面色赤者，加葱九茎；腹中疼者，去葱，加芍药二两；呕者，加生姜二两；咽疼者，去芍药，加桔梗一两；利止，脉不出者，去桔梗，加人参三两。病皆如方相应者乃服。

少阴病二三日不已，至四五日，腹疼，小便不利，四肢沉重疼痛，自下利者，此为有水气，其人或咳，或小便不利，或下利，或呕者，真武汤主之。此真武汤之备症也，然亦不必悉具，故太阳篇汗不解，仍发热，心悸，头眩，身瞤动者，亦主此汤。

此脏病兼腑病者。肾以膀胱为腑，今恶寒无热，脉微细欲寐之少阴病，二三日不已，至四五日，小便不利，是肾脏病连及于腑，水气为之也。水寒之气外攻于经则四肢沉重疼痛，内盛于里则腹疼自利，此症不惟真阳不足，真阴亦素亏。太阳水气，小便不利，有五苓散症，彼以发热、有汗、烦渴引

饮，为阳邪犯腑；又有小青龙汤症，彼以发热、无汗、干呕、不渴，为表不解而寒实；此则真寒之水，不惟非表热，并非表寒，惟以真武汤主之。用附子壮肾之元阳而水有所主，白术建立中土而水有所制，生姜佐附子以补阳温中，茯苓佐白术以制水利水，利水而犹用芍药之酸敛，以固其阴，一以使阳气归根，且以胜附子之雄烈也。

若水寒射肺，则咳，加细辛、干姜以散水寒，加五味子以收肺气；若小便利则水不能停，故去茯苓；水停胃腑则呕，而或下利，去附子以病不在下焦，用生姜者以能止呕也，下，去芍药以胃中有寒也，加干姜者以温中气也。

真武汤方

茯苓三两　芍药三两　生姜三两，切　白术二两　附子一枚，炮，去皮，破八片

上五味以水八升，煮三升，去渣，温服七合，日三服。

若咳者加五味子半升，细辛、干姜各一两；若小便利，去茯苓；若下利者，去芍药加干姜二两；若呕者，去附子加生姜，足前成半斤。

少阴病，吐利，手足不逆冷，反发热者，不死；脉不至者，灸少阴七壮。

此言阴病而微露阳热者之救法也。少阴病无热恶寒，欲寐，脉微细，加之上呕下利，阴寒极矣。幸手足不至逆冷，而反发热，四肢为诸阳之本，今不冷而热，即反阳之机，虽阴寒甚而不至于死，若脉不至，灸少阴七壮，即返阳而愈矣。

少阴，或云太溪，在内踝后跟骨动脉陷中，反发热，旧注谓遍身发热，若吐利无脉而兼发热，则是孤阳外越之死症，有何救法？且止一灸字而已乎？观文义手足不逆冷反发热者，是一句明指手足非遍身也。

少阴病，吐利，手足逆冷，烦燥欲死者，吴茱萸汤主之。

此少阴而合厥阴者。吐利厥逆反烦燥，少厥二阴俱有。少阴之病，多阴盛格阳，故主以四逆，逐阴以回阳；厥阴之病，多阴盛阳郁，故主以吴茱萸，迅速以通阳。今吐利逆冷，故属之少阴，谁不知为寒者，中间有烦躁欲死之症，是阳被阴郁而得厥阴之气化者，故主以吴茱萸汤。君茱萸以达木郁，臣人参以接天真正气，佐姜枣和胃而行四末且止呕吐，而诸症自愈。

少阴病，吐利烦燥，四逆者，死。

承上条而言治之不可缓也。此条与上条同，彼主吴萸汤，而此云死者，何也？必由温中不愈，或因循失治，则由吐利而烦燥，阴阳离脱也，加之四逆，胃气已绝矣，不死何待。

少阴病，下利止而头眩，时时自冒者，死。

旧注 少阴病利止，若胃和能食，神清气爽，是为欲愈。今利止头眩，时时昏冒不省，是气脱神去，故下利虽止，仍主死也。

少阴病六七日，自高者死。

旧注 少阴病，但欲寐，息平气和，顺也。今息高气促，逆也。凡病卧而息高气促者，多死。

少阴病，下利脉微涩，呕而汗出，必数更衣，反少者，当温其上，灸之。

此言少阴之阳微阴竭者。脉微阳虚涩，为少血阳微，故阴邪上逆而呕，且阳虚失护而汗出阴竭，故勤更衣而便反少，一法之中，既欲救阳又欲护阴，则四逆附子辈皆所难用，惟温其上，灸之。或云灸者，百会穴也，在前顶一寸五分中央。

病人身大热，反欲得近衣者，热在皮肤，寒在骨髓也；身大寒，反不欲近衣者，寒在皮肤，热在骨髓也。此节承上起下，凡少阴之寒热真假，外出内入之机，当于此节体会之。

此以人之苦，欲测其寒热真假而分阴阳也。皮肤言外言表，骨髓言深言里，表里寒热相反，六经俱有，独系之少阴者，以少阴与太阳相表里，标本异气，其症多假，有阳极似阴，阳盛格阴者，有阴极似阳，阴盛格阳者，不细察之，必为所误，大抵表热里寒，脉必沉微，里热表寒，脉必滑数。

少阴病，脉沉细数，病为在里，不可发汗。以下病少阴君火之气者。

自此以下，凡十六条，俱言少阴病之阴中伏阳者。凡阴病但得阳热之气，即在可治之例。

旧注 少阴病，但欲寐，若脉细沉微，是邪从寒化也。今脉细沉数，乃邪从热化也，即有发热，亦是将转属阳明，非若前所言，少阴病始得之反热，脉沉不数，宜麻黄附子细辛汤发汗者可比也，故曰病为在里，不可发汗。

少阴病，但厥无汗而强发之，必动其血，未知从何道出，或从口鼻，或从目出者，是名下厥上竭，为难治。

旧注 此条申明强发少阴热邪之汗，则有动血之变也。少阴病，脉细沉数，加之以厥，亦为热厥，阴本无汗，即使无汗，亦不宜发汗，若发其汗，是为强发热邪之汗也。不当发而强发之，益助少阴之热，炎炎沸腾，必动其本经之血，或从口鼻，或从目出，是名下厥上竭。下厥者，少阴热厥，热于下也；上竭者，少阴血竭于上也，故为难治。

少阴病，咳而下利，谵语者，被火气劫故也，小便必难，以强责[1]少阴汗也。

旧注 少阴属肾主水也，少阴受邪不能主水，上攻则咳，下攻则利。邪从寒化，真武汤症也；邪从热化，猪苓汤症也。今被火气劫汗，则从热化而转属于胃，故发谵语，津液内竭，故小便难，是皆由强发少阴之汗故也。欲救其阴，白虎猪苓二汤，择而用之可耳。

少阴病，下利六七日，咳而呕渴，心烦不得眠者，猪苓汤主之。

旧注 凡少阴下利清谷，咳呕不渴，属寒饮也。今少阴病六七日，下利黏秽，咳日呕渴，烦不得眠，是少阴热为病也。饮热相搏，上攻则咳，中攻则呕，下攻则利，热耗津液，故渴热扰于心，故烦不得眠，宜猪苓汤，利水滋燥，饮热之症皆可愈矣。

少阴病四逆，其人或咳，或悸，或小便不利，或腹中疼，或泻利下重者，四逆散主之。

旧注 凡少阴四逆，虽属阴盛不能外温，然亦有阳为阴郁，不得宣达而令四肢逆冷者，故有或咳，或悸，或小便不利，或腹中疼，泄利下重诸症也。今但四逆，而无诸寒热症，是既无可温之寒，又无可下之热，惟宜疏畅其阳，故用四逆散主之。

凡诸经热邪传经，至于手足逆冷最难辨。谓寒深于里，则无脉微欲绝、吐利之症；谓热深于里，则无烦渴之症。止是阳气为热所结，不能顺布于四肢耳。此症只用和解轻剂，以柴胡凉表，芍药清里，枳实破逆，甘草和中，使其外达少阳，内通厥阴，以火木同源也。其或咳，或下利者，邪饮上下为病，加五味、干姜温中以散饮也；悸者，停饮侮心，加桂枝通阳以益心也；小便不利者，饮蓄膀胱，加茯苓以利水也；腹中疼者，寒凝于里，加附子以温中；泻利下重者，寒热郁结，加薤白开结疏寒热也。

四逆散方

甘草炙　枳实破，水渍，炙干　柴胡　芍药

上四味，各十分，捣筛，白饮和服方寸匕，日三服。

咳者，加五味子、干姜各五分，并主下利；悸者，加桂枝五分；小便不利者，加茯苓五分；腹中疼，加附子一枚，炮令拆；泻利重者，先以水五升煮薤白三升，煮取三升，去滓，以散三方寸匕，内汤中煮取一升半，分温再服。

---

[1] 责：原作“青”，据《伤寒论·少阴病脉证并治》改。

少阴病下利，若利自止，恶寒而蜷卧，手足温者，可治。

旧注 少阴病，恶寒厥冷，下利不止者，阴寒盛也。今下利能自止，手足能自温，虽见恶寒蜷卧，以阴退阳回之兆，故可治。

少阴病，恶寒而蜷，时自烦欲去衣被者，可治。

旧注 少阴病，恶寒而蜷，阴寒症也。若时自烦欲去衣被者，此阳回阴退之征，故曰可治。

少阴病得之二三日以上，心中烦不得卧，黄连阿胶汤主之。

此承上条以出其治也。少阴病得之二三日以上，或谓四五日也，言以二三日，少阴之但欲寐，至四五日，反变为心中烦，不得卧，且无下利清谷、咳而呕之症，知非寒也，是以不用白通汤；非饮也，亦不用猪苓汤；乃热也，故主以黄连阿胶汤，使少阴不受燔灼，自可愈也。

黄连阿胶汤方

黄连四两　黄芩二两　芍药二两　鸡子黄二枚　阿胶三两

上五味以水六升，先煮三物，取二升，去滓，内胶烊尽，小冷，内鸡子黄，搅令相得，温服七合，日三服。

柯琴曰：此少阴之泻心汤也。凡泻心必借连芩而导引，有阴阳之别。病在三阳，胃中不和而心下痞硬者，虚则加参甘补之，实则加大黄下之。病在少阴而心中烦不得卧者，既不得用参以助阳，亦不得用大黄以伤胃也，故用芩连以直折心火，用阿胶以补肾阴，鸡子黄佐芩连，于泻心中补心血，芍药佐阿胶，于补阴中敛阴气，斯则心肾交和，水升火降，是以扶阴泻阳之方而变为滋阴和阳之剂也。是则少阴之火各归其部，心中之烦不得眠可除矣。

经曰：阴平阳秘，精神乃治。斯方之谓矣。

少阴病，下利咽疼，胸满心烦，猪肤汤主之。

旧注 身温，腹满，下利，太阴症也；身寒，欲寐，下利，少阴症也。身热，不眠，咽疼，热邪也；身寒，欲寐，咽疼，寒邪也。今身寒，欲寐，下利，咽疼与胸满心烦之症并见，是少阴热邪也。少阴之脉，循喉咙，其交者，从肺出络心，注胸中，是以少阴之热邪上逆，则所过之处，无不病也，以猪肤汤主之。寻常咽喉疮疹，亦属少阴病之至浅者，亦可砭石而愈。此节比下三节病稍重，以有下利故也。猪肤汤妙绝。猪肤白蜜清金而止疼，润燥而除烦，白粉收泻利而涩滑溏也。

猪肤汤方

猪肤一斤

上一味，以水一斗，煮取五升，去滓，加白蜜一升，白粉五合，熬香，和令相得，温分六服。

少阴病二三日，咽疼者，可与甘草汤，不差，与桔梗汤。

旧注 少阴病二三日，咽疼者，无他症者，乃少阴经客热之微邪，可与甘草汤，缓泻其少阴之热也。若不愈者，与桔梗汤，即甘草汤和桔梗以开郁热。不用苦寒者，恐其热郁于阴经也。

甘草汤方

甘草二两

上一味，以水三升，煮取一升半，去滓，温服七合，日三服。

桔梗汤方

桔梗一两　甘草二两

上二味，以水三升，煮取一升，去滓，温分再服。

少阴病，咽中疼，半夏散及汤主之。

旧注 少阴病咽疼者，谓或左或右一处疼也；咽中疼者，谓咽中皆疼也。较之咽疼而有甚焉，甚则涎缠于喉中，故主以半夏散，散风邪以逐涎也。

半夏散及汤方

半夏洗　桂枝　甘草炙。各等分

上三味，各别捣筛，已合治之，白饮和服方寸匕，日三服。若不能散服者，以水一升，煮七沸，内散两方寸匕，更煮三沸，下火令小冷，少少咽之，半夏有毒，似不当散服。

少阴病，咽中伤，生疮不能语言，声不出者，苦酒汤主之。

旧注 少阴病咽疼不愈，若剧者，咽中为疼所伤，渐乃生疮，不能言语，声音不出，所必然也。以苦酒汤主之，用半夏涤涎，蛋清敛疮，苦酒消肿，则咽清而声出也。

苦酒汤方

半夏洗，破如枣核大，十四枚　鸡子一枚，去黄，内上苦酒着鸡子壳中

上二味，内半夏着苦酒中，以鸡子壳置刀环中，安火上令三沸，去滓，少少含咽之，不差，更作三剂。

少阴病八九日，一身手足尽热者，以热在膀胱，必便血也。以下四节，言少阴热外传腑血症。

旧注 邪传少阴，不从阴化而见寒症，亦不从阳化而见热症，是其人肾气素充，所以脏虽受邪，留连八九日，仍复传腑外散也。太阳主表，故一身手足尽热，若还卫分，非汗不解；热还营分，非衄不解。热甚于上则头疼、目眩、衄血，热甚于下则腹疼、尿难、便血，理必然也。凡热少血必多，瘀成血蓄，热多血少，热迫其血，血不得蓄。今为少阴邪热复转膀胱而伤营分，迫走下窍，故便血也。

少阴病二三日至四五日，腹疼，小便不利，下利不止，便脓血者，桃花汤主之。

旧注 少阴病二三日，无阴邪之症，至四五日，始腹疼，小便不利，乃少阴阳邪攻里也。若口燥，腹疼，咽干而从燥化，则为可下之症矣。今腹疼，小便不利，是热瘀于里，水无出路，势必下迫大肠而作利也。倘利久热伤其营，营为火化，血腐为脓，则为可清之症也。今下利昼夜不止而便脓血，则其热已随利减，而下焦滑脱可知矣，故以桃花汤主之，益中以固脱也。粳米补中而泻湿，干姜温中而驱寒，石脂敛肠而固脱。此言初得下利，便昼夜不止而便脓血，非下利日久不止，而后便脓血也。请笔下稍久清晰。

桃花汤方

赤石脂一斤，半全用，一半筛末　干姜一两　粳米一升

上三味，以水七升，煮米令熟，去滓，温服七合，内赤石脂末方寸匕，日三服。若一服愈，余勿服。

少阴病，下利便脓血者，桃花汤主之。

旧注 少阴病，诸下利用温者，以其症属虚寒也。此少阴下利便脓血者，是热伤营也，而不径用苦寒者，盖以日久热随血减，肾受其邪，开门不固，故以桃花汤主之。

少阴病，下利便脓血者，可刺。

旧注 少阴病，下利便脓血，用桃花汤不止者，热瘀阴分也，则可刺本经之穴，以泻其热，热则脓血自止矣。

少阴病得之二三日，口燥咽干者，急下之，宜大承气汤。以下三节言少阴热转属阳明症。

此下三条俱少阴经病之转属阳明者，阳明居中土，万物所归，三阴俱与之较胜负，阳明胜则阴邪退舍而愈，阴邪胜则阳明退舍而危，此即阳明素盛者，无热恶寒欲寐之少阴病，得之二三日，口燥咽干，必腹中满闷，可知

是燥气太盛，蒸逼肾水也，不急泄胃火，必至肾水枯竭，宜急下之，宜大承气汤。

按：此症必原有痞满坚实之形乃可急下，不然口燥咽干，乃少阴本症，敢云下乎！

少阴病，自利清水，色纯青，心下必疼，口干燥者，急下之，宜大承气汤。

少阴病，不因下而自利，皆是清水，绝无糟粕渣滓，色纯青，是有结粪在胃中，心下必疼，结粪阻塞阳气不能上蒸为津液，故口干燥，亦宜急下之，以大承气汤，通因通用法也。

少阴病六七日，腹胀不大便者，急下之，宜大承气汤。

阳热素盛，胃有宿食，腹不仅满而至于胀，是少阴转属阳明而成胃实之不大便，非急下则肾阴绝，故用大承气汤。

张璐曰：少阴症多自利，虚寒则下利清谷，虚热则下利脓血，故多用温补，阳邪内结则自利清水，温热病则自利烦渴，皆宜下夺。按《金鉴》引张璐注："下利脓血"下有"故多用温补"五字。华封记

少阴中风，脉阳微阴浮者，为欲愈。

旧注　少阴中风，脉若见阳浮阴弱，乃风邪传入少阴，则是其势方盛，未易言愈。今阳脉反微，阴脉反浮，阳微则外邪散而表气和，阴浮则里气盛而外邪出，故为欲愈也。

少阴病欲解时，从子至寅上。

旧注　子丑寅，阳生渐长之候也。病在少阴而解于阳生之际，所谓阳进则阴退，阴得阳邪自解也，少阴所重在真阳，从可知矣。

伤寒论选注卷六

七十五岁老医臧应詹枚吉甫编集

厥阴篇总论

厥阴之脏肝，两阴交尽，实一阳之复。病则肝郁，中见少阳之气，从阴化寒，从阳化热，而寒热错杂矣。故少阳则寒热往来，厥阴则厥热胜负。从少阴之阴化则烦燥，肤冷，四逆，下利清谷，从太阴之湿化则吐利，烦满，饥不欲食，吐蛔，皆从寒化者也。从相火君火化，则有在上之热病，如消渴，气上冲心，心中疼热，邪结胸中之瓜蒂散症，与口伤烂赤症；在中则有白虎汤症；在下则有清脓血症，皆从热化者也。至于厥热胜负[1]，热胜厥则愈，厥胜热则危，先厥后热则愈，先热后厥则危，热微厥微则危，热微厥微则病退，热深厥深则病进，大热不退则清脓血，盖大寒为逆，大热亦为逆，但当审胃阳之有无，病虽至危，但有一线之胃阳未绝，犹可冀其回生也。

厥阴篇

厥阴之为病，消渴，气上撞心，心中疼热，饥而不欲食，食则吐蛔，下之利不止。宋刊“饥”下有“而”，吐蛔乃厥阴本病，故首揭之气上冲心，心中疼热，即蛔动欲吐之症。

此总言厥阴之大纲也。厥阴之经，抵小腹而上贯心膈，上注肺，病则肝木郁而雷火飞腾，循经上逆膈中，乘于肺则金燥而清肃不行，故消渴，饮水多而小便少，随饮随渴也；乘于心则气上冲心，心火为之不宁而心中疼热也，心火动则消谷而饥，但胃为渴饮之水所逼，则寒而不欲食，胃有寒水，肝属风木，风水相并则化虫，故食则吐蛔也。此皆寒热错杂之邪，虽有满闷

① 负：原作“复”，据上文“厥热胜负”改。

之形，而无阳明之实，若误下之则新入之水与旧藏之谷相并而出，则利不止矣，以肝与大肠相通且主疏泻也。

张卿子曰：尝见厥阴消渴数症，舌尽红赤，厥冷脉微，服白虎、黄连等汤皆不能救，以其为寒热错杂之邪，非纯阳亢热可比也。

病人有寒，复发汗，胃中冷，必吐蛔。

此言吐蛔之胃寒也。三阴之病总与阳明较胜负，阳明胜则阴邪退舍而愈，阴邪盛则阳明退舍而危。厥阴不可下，并不可汗，厥阴之脏本寒，若复发汗则阳气愈微，汗出于谷精，胃阳所酿也。汗之令胃阳不存于内而冷甚，则蛔不能安而吐出矣。“与阳明较胜负”三语是枚吉特出手眼撰出者，故反覆言之，不厌其复。宋刊“今”字作“令”。

伤寒脉微而厥，至七八日肤冷，其人躁无暂安时者，此为脏厥，非蛔厥也。蛔厥者，其人当吐蛔，今病者静而时复烦者，此为脏寒，蛔上入其膈，故烦，须臾复止，得食而呕，又烦者，蛔闻食臭出，其人当自吐蛔。蛔厥者，乌梅丸主之。又主久利。宋刊本“腹冷”作“肤冷”，“其人常自吐蛔”，方下“又主久利”。

此言蛔厥异于脏厥而出治法也。无热恶寒为阴症，脉微而厥，厥阴本症脉也。七八日而通身肤冷则厥不止，手足阴极发躁，无暂安之时，此是纯阴无阳，为少阴脏厥不治之症，非蛔厥也。若蛔厥时静而时烦，以脏寒蛔不能安，上入其膈，故烦，须臾止，得食而呕又烦者，蛔闻食臭而出，得食复动而呕，因呕而吐出蛔也。是虽脏寒而胃阳不至全亏，仍是寒热错杂之症，以乌梅丸主之。君乌梅之大酸，酸入肝以伏其所主；臣黄连以泻心火；佐黄柏以滋肾肝；欲散，蜀椒、附子、细辛、干姜大辛热之品，以散肝郁而祛阴邪；肝藏血，加桂枝、当归以养肝血；佐以人参以调其中气；苦酒渍乌梅，蒸之米下，资其谷气，以蜜为丸，不惟安蛔，而且养胃。症原寒热错杂，药亦寒热互用，蛔得酸而静，得辛而伏，得苦而下，固为治蛔良方。法并主久虚之利，调其寒热，酸以收之而下利自止。吴谦曰：脏厥用吴茱萸汤、四逆通脉、附子等汤及灸法，厥不回者死。

原顶注　厥阴为阴之尽，实阳之始。脾主四肢，风木动则乘土，病至未有厥者，然相火寄于其中，经虽寒而脏不寒，虽手足厥而脉细，未可遽认为寒，故当归四逆汤、乌梅丸、吴茱萸汤为厥阴之药，以其寒热错杂也。厥阴为血脏，病至经症极危殆，有七八日下污血而死者，亦有延至二三十日者；有危已极经死几次而复苏，不治反愈者；但愈必下脓血，或愈后下利久不止者，正病时必常吐蛔，方知吐蛔固属恶证，亦伏生机也。

乌梅丸方

乌梅三百枚　细辛六两　干姜十两　黄连十六两　当归四两　附子六两　蜀椒四两，出汗　桂枝六两，去皮　人参六两　黄柏六两

上十味，异捣筛，合治之，以苦酒渍乌梅一宿，去核，蒸之五斗米，下饭熟，捣成泥，和药令相得，内臼中，与蜜杵两千下，丸如梧桐子大，先食饮服十丸，日三服，稍加至二十丸，禁生冷滑物臭食等。

干呕吐涎沫，头疼者，吴茱萸汤主之。

此言厥阴不吐蛔之症反急而出其治也。三阳头疼，必兼发热，太少二阴无头疼，惟厥阴与督脉会于巅则有头疼，而无身热。厥阴之寒上干于胃，胃阳不能安，上逆而干呕，有声无物，只吐清涎冷沫兼头疼者，此由少阳之邪传入厥阴，阴邪上逆，不急温之，胃气败矣。用吴茱萸得东方震木正气，辛苦大热能达木郁，直入厥阴降其阴浊之气以为君；人参秉中土正气，益阳固本而补中，用以为臣；佐姜枣和胃而行四末，则坤震合德，无非生生之气，温中降逆之良剂也。

吴茱萸汤

吴茱萸一升，汤洗七次　人参三两　生姜一两　大枣十二枚

上四味以水七升，煮取二升，温服七合，日三服。

凡厥者，阴阳气不相顺接便为厥。厥者，手足逆冷者是也。诸四逆厥者不可下之，虚家亦然。以下专言“厥”。

此申言厥之病情病状，皆本于中气也。厥阴一病，不问寒热，皆有厥无厥，非厥阴也。太阴寒微，手足但温而无冷厥；少阴寒甚，有寒厥而无热厥；厥阴阴极生阳，寒热厥均有之。凡厥者，阴阳之气不能顺接交通便厥，即手足逆冷者是也。盖手足皆秉气于胃，胃阳不布则逆冷，故诸四逆厥者不可下，以损其胃阳，素常诸虚并见，则其胃阳不足可知，故亦不可下也。

伤寒病，厥五日，热亦五日，设六日当复厥，不厥者自愈。厥终不过五日，以热五日，故知自愈。

此以下凡七条，言厥热之胜负也。

旧注　伤寒热邪传阴，阴阳错杂为病，若阳交于阴，是阴中有阳，则不厥冷；阴交于阳，是阳中有阴，则不发热。惟阴盛不交于阳，阴自为阴则厥冷也；阳亢不交于阴，阳自为阳则发热也。盖厥热相胜则逆，逆则病进，厥热

相平则顺，顺则病愈。今厥与热日相等，气自平，故知阴阳和，而病自愈也。

伤寒，热少厥微宋刊“微厥”，指头寒，默默不欲食，烦躁数日，小便利，色白者，此热除也。欲得食，其病为愈，若厥而呕，胸胁烦满者，其后必便血。

旧注 伤寒热少厥微，所以手足不冷而但指寒，寒邪浅也。默默，阴也；烦燥，阳也；不欲食，胃不和也。此厥阴阴阳错杂之轻病，即“论”中热微厥，亦微之症也。若数日小便利，其色白者，此热邪以去也。欲得食，其胃已和也，热去胃和，阴阳自平，所以其病为愈也。若小便不利而色赤，厥不微而甚，不惟默默，而且烦，不但不欲食，更呕而胸胁满，此热未除而且深也，即“论”中厥深热亦深之症也。热深不除，久持阴分，后必便脓血也。所谓数日者，犹曰连日也。

王肯堂曰：设未欲食，宜干姜甘草汤。呕而胸胁烦满者，少阳症也，少阳与厥阴相表里，邪干其脏，故呕而胸胁烦满，肝主血，故后必便血。

伤寒一二日至四五日而厥者宋刊无“而”字，必发热，前热者后必厥，厥深者热亦深，厥微者热亦微，厥应下之而反发汗者，必口伤烂也。

旧注 伤寒一二日即厥，四五日仍厥不已者，是阴盛阳衰之寒厥也。寒厥者，即脏厥者。若一二日厥，至四五日而热，或一二日热，至四五日厥后热，是阴阳互为胜负之热厥也。热厥者，即阳厥也。厥深者，热亦深，厥微者，热亦微，此厥乃应下之。热厥非当温散之寒厥也，若误为寒厥而反温散之，则助其热上攻，必口伤烂赤也。

伤寒发热四日，厥反三日，复热四日，厥少热多者，其病当愈。四日至七日热不除者，必便脓血。伤寒厥四日热反三日，复厥五日，其病为进，寒多热少，阳气退，故为进也。

旧注 伤寒邪在厥阴，阳邪则发热，阴邪则厥寒，阴阳错杂，互相胜负，故或厥或热也。伤寒发热四日，厥亦四日，是相胜也。今厥反三日，热反四日，是热多厥少，阳胜阴退，故其病当愈也。当愈不愈，热仍不止，则热郁于阴，其后必便脓血也。若厥九日，热反三日，则厥多热少，阴盛阳退，故为病进也。

程应旄曰：厥阴少阳，一脏一腑。少阳在三阳为尽，阳尽则阴生，故有寒热之往来；厥阴在三阴为尽，阴尽则阳生，故有厥热之胜负。凡遇此症，不必论其来自三阳，起自三阴，只论厥与热之多少。热多厥少，知为阳胜，阳胜病当愈；厥多热少，知为阴胜，阴胜病日进。热在后而不退，则为阳过胜，过胜而阴不能复，遂有便血诸热症；厥在后而不退，则为阴过胜，过胜而阳不能复，遂有亡阳诸死症。所以调停二者，治法须合手阴阳进退之机，阳胜宜下，阴盛宜温，若不图之于早坐，令阴竭阳亡，其死必矣。

伤寒始发热六日，厥反九日而利，凡厥利者，当不能食，今反能食者，恐为除中。食以素饼，而不发热者，知胃气尚在，必愈，恐暴热来，出而复去也。后三日脉之宋刊本"素"作"索"，"后日脉之"无"三"字，其热续在者，期之旦日夜半愈。所以然者，本发热六日厥反九日，复发热三日，并前六日，亦为九日，与厥相应，故期之旦日夜半愈。后三日脉之而脉数，其热不罢者，此为热气有余，必发痈脓也。此条前注俱随文胡解，余自阅历得之，故作此注。

热而不厥为阳，厥而不热为阴，伤寒始发热六日，厥亦六日，至七日仍发热而不厥者，是阳来复，当自愈也。今厥九日，较热多三日，是阴胜阳，故下利也。凡厥利者，中必寒，当不能食，今反能食，恐是阴邪除去胃中阳气，而为除中之病。试食以素饼而厥利如故也，不发热者，则知胃气尚在，不因厥利而除，可期必愈。但恐食饼之后，忽发暴热，暂来即去，则是胃阳随厥利而除，真为除中矣。若食饼之后，待三日满，足三十六时，其热续续而来，常在而不去者，可期之旦日夜半愈，以与前厥相应，且厥阴欲解时也。若三日之后，脉数而热不罢，此为热气有余，留连营卫经络，必发外毒也。

伤寒先厥后发热而利者，必自止，见厥复利。

旧注 厥逆，阴也；发热，阳也。先厥后发热，而利必自止者，是阴退而阳进也；见厥复利者，是阳退而阴进也。热多厥少，病虽甚者，亦可愈；厥多热少，病虽微者，亦转甚。可知厥热乃阴阳进退生死之机也。

汪琥曰：厥阴者，阴之尽，厥阴之经，阳气甚微，故不论阴阳二症，寒热之邪，但至其经，无有不发厥者。盖厥即为逆，起于手足，今曰先厥者，此初起便厥，厥即下利，发热则阳气复，而利必自止也。

伤寒先厥后发热，下利必自止，而反汗出，咽中疼者，其喉为痹。发热无汗，而利必自止，若不止，必便脓血者。便脓血者，其喉不痹。以下病风木之本气者，厥阴，阴中之阳热症也。出汗、无汗全在发热上辨，若无热而冷汗大泄，又逆症矣。

旧注 此承上条而详辨之，以出其症也。先厥后发热，下利必自止，厥回利止，其热若退，为欲愈也。若厥回利止，其热必退而反汗出者，是厥阴病从阳化热，其邪上循本经之脉，故咽喉疼痹也。若厥回发热无汗，利不止者，是厥阴邪热因利下迫伤及脉中之血故，必便脓血也。便脓血者，其喉不痹，谓热邪下利而不复上病咽疼也。可知下痢止，其喉为痹者，谓热邪已上病咽疼，即不复病下利也。

下利脉数而渴者，今自愈，设不差，必清脓血，以有热故也。

此厥阴之协热者也。下利脉数而渴，是胃阳胜而有热也。若身无热则邪衰，可自愈。设脉数而渴，久不差，则热盛而伤阴，非胃阳之热，乃肝火之热邪也，移于大肠必清脓血矣。

下利脉反浮数，尺中自涩者，必清脓血。

此承上文而言便脓血之候也。无热恶寒脉沉微为厥阴，挟热下利，脉当沉数，今寸脉反浮数，尺中自涩，是外热不解，乘下利而传结于阴分，热与血瘀，阴邪必走下窍而清脓血矣。

下利脉沉弦者，下重也；脉大者，为未止；脉微弱数者，为欲自止，虽发热不死。

此申明下脓血之脉症也。下利而脉沉弦，主里急后重，为滞下之病，即痢疾是也。脉沉弦中兼大，是邪盛为未止；沉弦中兼微弱数，是邪衰为欲自止。虽有发热亦不死，由此可知，滞下发热脉大者，逆症也。

下利欲饮水者，以有热故也，白头翁汤主之。热利下重者，白头翁汤主之。

此承上条出其治也。三阴俱有下利症，自利不渴者，属太阴；自利而渴者，属少阴。惟厥阴下利，属寒者，厥而不渴，下利清谷；属热者，消渴下利，下重便脓血也。下利欲饮水，以有热夺津液也。热利下重者，热伤气滞，里急后重而便脓血也。二者皆主以白头翁汤，君白头翁寒而苦辛，臣秦皮寒而苦涩，苦以燥湿，寒能胜热，辛以散火之郁，涩以收下重之利也。佐黄连清上焦之火，而渴可止，使黄柏清下焦之热而利自除，未有不愈者矣。

白头翁汤方

白头翁二两　黄连三两，去须　黄柏三两，去皮　秦皮三两（宋刊“白头翁二两”）

上四味以水七升，煮取三升，去滓，温服一升，不愈，更服一升。

下利，脉数有微热，汗出令自愈，设复紧为未解。

此言下利应分脉之数与紧也。数为热利，热微汗出，阳气得通，邪必自解而利止。设脉仍紧，为表寒邪犹盛，必未解。

下利，有微热而渴，脉弱者，今自愈。宋刊“令”作“今”。

此言下利之不须治者也。下利以阳复邪微为愈。微热而渴，病以转阳，脉弱邪气已退，故不治自愈，若下利大热脉盛，又是逆候矣。

厥阴病，渴欲饮水，少少与之愈。

此言渴与消之不同也。厥阴之病，原消渴，今渴不至于消，是胃阳有将复之机，少少与之，胃和汗出，而可自愈。

伤寒厥阴而心下悸者，宜先治水，当服茯苓甘草汤，却治其厥，不尔，水渍入胃，必作利也。宋刊无“者”字，末有“也”字。

此言停水之防胃阳也。几厥有痰实寒气水之不同，若心下悸动，则因消渴饮多，水气不循，故道水之寒气上乘于心而为悸也，当与茯苓甘草汤。桂枝、甘草以补阳虚，佐生姜以散寒邪，君茯苓以输水气，水去而悸自安。却以甘温治其厥，不如是，则所停之水，渍入胃中，胃阳为其所动而作利下矣。

病人手足厥冷，脉乍紧者，邪结在胸中，心下满而烦，饥不能食者，病在胸中，当须吐之，宜瓜蒂散。

此言阴邪阻住胃阳，在胸不在胃，一吐而胃阳复也。手足厥而脉微细是寒虚，今脉乍紧动是寒实。心下满而烦，而非气上冲之疼热，饥不能食，而非则吐蛔，是病在胸中而不在胃。寒饮痰食，壅塞胸中，阻住胸中之阳，不能外达四肢，故厥而满烦也。当以瓜蒂散吐之，涌其在上之邪，则满消而厥回矣。

瓜蒂散方 见太阳。

伤寒脉滑而厥者，里有热也，白虎汤主之。宋刊无“也”字。

此言热厥当清者也。厥而脉微细，身无热，小便清白，是寒虚厥也，宜温之；厥而脉乍紧，身无热，胸满而烦，是寒实厥也，宜吐之。厥而脉实，二便闭，腹满硬疼，是热厥也，宜下之。今脉滑，滑为阳脉，可知是热厥，然内无腹满不大便之症，是虽热而未实，初转属阳明之经而未入腑也。故以白虎汤清之。方见阳明。

下利，脉沉而迟，其人面少赤，身有微热，下利清谷者，必郁冒汗出而解，病人必微厥。所以然者，其人戴阳，下虚故也。以下病厥阴之标气者，厥阴，阴中之阴寒症也。

此下言厥而兼热者，宜详审也。脉沉迟，下利清谷，里寒也；面少赤色，身微热，是仍兼外邪，必从汗解；但戴阳症，必见微厥，以其有下利之症而致下虚，故解必郁冒；郁冒者，头目昏晕，虚阴始相争而终相和也。按：“虚阴”二字可疑。——秋记下利清谷，里寒外热，汗出而厥者，通脉四逆汤主之。

此承上条，互详其义，以出其治也。下利清谷，里寒而阴不守也，外热故汗出阳不固也。上条有无汗怫郁面赤之表，尚可期其冒汗而解；此条汗出而厥，已露亡阳之机，故主以通脉四逆汤救之，以胜阴也。

大汗出，热不去，内拘急，四肢疼，又下利厥逆而恶寒者，四逆汤主之。厥是手足冷，四逆是冷过肘膝。厥逆不止，四肢逆冷。凡手足躁扰，循衣摸床，撮空症，俱包在内，观外发热而厥逆之文自见。

此厥阴、少阴合病之救法也。阴不得有汗，今大汗即出而热仍不去，表既不固，表热又不除，反内拘急而四肢疼，亡津液而气不利也。更下利厥逆，恶寒亡阳而阴寒内甚也。不急于回阳，迟则无救矣。故以少阴法之四逆汤主之。方见少阴。

程应旄曰：此症大汗出热不去，何为不在亡阳死症之列，盖亡阳由于汗不止，此症内拘急而恶寒，是汗已止而阳未尽亡，故可行温法也。

大汗若大下利而厥冷者，四逆汤主之。

此亦与少阴合病之救法也。大汗不收者，桂枝加附子汤症也；大下利而利不止者，理中加附子汤症也。今大汗出又利不止，更见厥冷，乃亡阳于外，寒胜于中，非二汤之所能胜任，当主以四逆汤，仍从少阴治法，急回其阳也。

伤寒六七日，脉微手足厥冷，烦躁，灸厥阴厥不还者死。

旧注 此详申厥阴脏厥之重病也。伤寒六七日，脉微手足厥冷，烦躁者，是厥阴之邪之重病也。若不图之于早，为阴消阳长之计，必至阴气浸浸而盛，厥冷日深，烦躁日急，虽用茱萸、附子、四逆等汤，恐缓不及事，惟当灸厥阴以通其阳。如手足厥冷，过时不还，是阳已亡也，故死。

手足厥冷寒，脉细欲绝者，当归四逆汤主之。若其人内有久寒者，宜当归四逆加吴茱萸生姜汤。

旧注 此详申厥阴脏厥之轻症也。手足厥寒脉细欲绝者，厥阴阴邪寒化之脉症也。然不通身肤冷，亦不躁无暂安时者，则非阳虚阴盛之比，故不用姜附等辈，而用当归四逆汤，和厥阴以散寒邪，调营卫以通阳气也。若其人内有久寒者，宜当归四逆汤加吴茱萸生姜，以直走厥阴温而散也。

程知[①]曰：不用姜附者，以症无下利，不属纯阴也。盖脉细欲绝之人，姜附亦足以劫其阴，故不惟不轻用下，且亦不轻用温也。

当归四逆汤方

当归三两　桂枝三两　芍药三两　细辛三两　通草二两　甘草二两，炙　大枣二十五枚，擘，一法十二枚

上七味以水八升，煮取三升，去滓，温服一升，日三服。

当归四逆加吴茱萸生姜汤方

于前方内加茱萸半升，生姜三两。宋刊"吴茱萸二升，生姜半斤"。上九味以水六升，清酒六升，和煮取五升，去滓，温分五服，一方水、酒各四升。

旧注　凡厥阴病，必脉细而厥，以厥阴为三阴之尽，阴尽阳生，若受邪则阴阳之气不相顺接，故脉细而厥也。然相火寄居阴阳之脏，经虽寒而脏不寒，故先厥者后必发热也。故伤寒初起见手足厥冷，脉细欲绝者，皆不得遽认为虚寒而用姜附也。此方取桂枝汤，君以当归者，厥阴主肝，为血室也；佐细辛，味极辛，能达三阴，外温经而内温脏；通草，性极通，能利关节，外通窍而内通营；倍加大枣即建中加饴用甘之法，减去生姜，恐辛过甚而迅散也。肝之志若急，肝之神欲散，甘辛并举则志遂而神悦。未有厥阴神志遂悦，而脉细不出，手足不温者也，不须参苓之补，不用姜附之峻者，厥阴厥逆与太阴少阴不同治也。若其人内有久寒，非辛温甘缓之品所能兼治，则加吴茱萸生姜之辛热，更用酒煎，佐细辛直通厥阴之脏，迅散内外之寒，是又救厥阴内外两伤于寒之法也。

病者手足厥冷，言我不结胸，少腹满，按之疼者，此冷结在膀胱关元也。

旧注　此申上条详出其症也。经曰：六日厥阴受之，厥阴循阴器络于肝，故烦满而囊缩。邪传厥阴，其人本自有热，必从阳化则烦渴，少腹满而囊缩，乃四逆散、承气汤症也。若其人本自有寒，必从阴化则手足厥冷，少腹满而囊缩，乃当归四逆加茱萸汤症也。今病者手足厥冷，言我不结胸，是谓大腹不满，而惟少腹满，按之疼也。论中有少腹满，按之疼，小便自利者，是热结膀胱症。此则手足冷，小便数而白，是冷结膀胱症也。

程知曰：阳邪结于上，阴邪结于下，手足厥冷，少腹满，按之疼，其为

① 程知：生卒年月不详，字扶生，海阳（今广东省潮州市）人，清代名医，著有《伤寒经注》《医经理解》。

阴邪下结可知，此当用温用灸。关元，穴名，在脐下三寸，为极阴之位，足三阴任脉之会，膀胱所居也。程应旄曰：发厥虽不结胸而少腹满，实作疼结，则似乎可下，然下焦之结多冷，不比上焦之结多热也。况手足厥上焦不结，惟结膀胱关元之处，故曰冷结也。

伤寒五六日，不结胸，腹濡脉虚，复厥者，不可下，此亡血下之死。

按：不结胸当是病象结胸，如不结胸又复濡，脉虚复厥，皆无可下之理，而曰不可下，何所谓耶？此承上文而言亡血之症也，五六日邪传厥阴，其入深矣。症似结胸，却腹濡，脉虚而厥，是内外无热，而为亡血之虚躁也。不可下之以伤其阴，下之则蹈虚虚之戒而死矣。

伤寒脉促，手足厥逆，可灸之。

旧注　伤寒阴症见阳脉者，虽困无害，无宁俟之也。伤寒脉促，手足厥逆，而曰可灸之者，盖以欲温则有阳脉之疑，欲清则有厥之碍也。夫症脉无寒热之确据，设以促之一阳脉，清之惟恐有误于脉，或以厥之一阴症，温之又恐有误于症，故设两可之灸法，斯通阳而不助热，回厥而不伤阴也。

伤寒脉迟，六七日而反与黄芩汤，彻其热，脉迟为寒，今与黄芩汤，复除其热，腹中应冷，当不能食，今反能食，此名除中，必死。

旧注　伤寒脉数，六七日厥，日下利，热厥下利也。当与黄芩汤彻其热，今伤寒脉迟，六七日厥，日下利，寒厥下利也。当与理中汤温其寒，而反与黄芩汤复除其热，腹中应冷，当不能食，今反能食，此名除中，乃胃气将绝，求食以救，终无补于胃也，故曰必死。

伤寒下利，日十余行，脉反实，实者死。

旧注　伤寒下利，日十余行，正气虚也。其脉当虚，今反实者，邪气盛也。正虚邪盛，故主死也。

伤寒六七日，不利，便发热而利，其人汗出不止者，死，有阴无阳故也。

旧注　伤寒六七日，邪传厥阴之时也。厥而不利，是阴邪未盛，若便发热，尚在不死，今六七日不利，忽而下利，发热汗出不止者，是阴盛于中而阳亡于外，故为有阴无阳也，其死可知矣。

发热而厥，七日下利者，为难治。

旧注　此详申上条发热而厥之义也。发热而厥，至七日，若厥回利止，则可以自解矣。今发热而厥，至七日下利不止者，为难治也。盖上条有阴无阳，故主死。此条阴盛而阳不复，故为难治也。

下利，手足厥冷，无脉者，灸之不温，若脉不还，反微喘者，死。下利后，脉绝，手足厥冷，晬时[1]脉还，手足温者，生，脉不还者，死。

旧注 下利，手足厥冷，无脉者，有阴无阳也。虽用附子四逆辈，恐阳不能急回，宜急灸厥阴以通其阳，若脉还手足温者生。脉不还，手足不温，反微喘者，乃无气以续之，喘是阳气上脱也，故主死。

伤寒发热，下利厥逆，躁不得卧者，死。伤寒发热，下利至甚，厥不至者，死。

伤寒发热，下利而厥，反烦躁不得卧者，乃寒盛于中，孤阳扰乱也。或发热下利，至甚厥逆不止，即不烦躁，亦为表阳外散，里阳内脱，故均死也。

程知曰：厥阴病，但发热即不死，以发热则邪出于表，而里症自除，若外发热而内厥逆下利不止，且至烦躁不解，则发热又为阳气外散之候，而主死矣。

呕而脉弱，小便复利，身有微热，见厥者难治，四逆汤主之。

旧注 厥逆，呕而脉弱，大便多利，今小便复利，虽身有微热，而又见厥冷，是邪即上逆而下焦虚寒不固，为阴进阳退之象，故为难治，以四逆汤主之者，急壮其阳也，阳回则可望回生矣。

呕家，有痈脓者不可治，呕脓尽自愈。以下厥阴欲解症。

旧注 心烦而呕者，内热之呕也；渴而饮水呕者，停水之呕也。今呕而有脓者，故曰不可治，但俟呕脓尽自愈也。盖痈脓腐秽欲去而呕，故不当治。若治其呕，反逆其机，热邪内壅，阻其出路，使无所泄，必致他变，故不可治。呕脓尽，则热随脓去，而呕自止矣。

厥阴中风，脉微浮为欲愈，不浮为未愈。

旧注 厥阴中风，该伤寒而言也。脉微，厥阴脉也；浮，表阳脉也。厥阴之病，既得阳浮之脉，是其邪已还于表，故为欲愈也。不浮则沉，沉，里阴脉也，是其邪仍在于里，故为未愈也。

厥阴病欲解时，从丑至卯上。

旧注 丑寅卯至三时，厥阴风木乘王之时也，正气得其王则邪自退，故病解。

---

① 晬时：即一周时。指一天的某一时辰至次日的同一时辰。

御

伤寒论选注卷七

七十五岁老医藏应詹枚吉甫编记

合病并病篇总论

一经未罢，又传一经，二经三经同病，不归并一经者，为合病；或二经三经同病，其后归并一经自病者，为并病；或言三阳有合病、并病，而三阴独无，何也？子曰：三阴皆合并也。盖三阳之病，显在经，其脉症各别。脉如太阳脉浮，阳明脉大，少阳脉弦。症如太阳恶寒，病在头项；阳明恶热，病在胸腹；少阳寒热，病在胸胁。各经有各经之脉症，有交互处即为合并，其用方主治亦各变化不一。若三阴之病，隐在脏，其脉症不甚相远，未有脾病而不动及肝，肝病而不动及肾者，其脉皆沉。止太阴曰缓，少阴曰细，厥阴曰微而已，症亦无甚大异。脏寒则吐利厥逆，同也；脏热则烦渴满疼，同也。其用方主治，寒则理中四逆辈，热则五苓白虎承气辈，治法亦略同也。只太阴之辨，在腹满与手足温；少阴之辨，在欲寐与四逆；厥阴之辨，在消渴与厥热而已，其余皆合并病也。至于阴阳合并，如阳病见阴经之气化，阴病见阳经之气化，已分见各经条中矣。

合病

太阳与阳明合病者，必自下利，葛根汤主之。太阳与阳明[1]合病，不下利，但呕者，葛根加半夏汤主之。

[1] 阳明：原作“阳”，于义不通，据《伤寒论·辨太阳病脉证并治》及前后文补之。

旧注　太阳与阳明合病者，谓太阳之发热恶寒无汗，与阳明之烦热不得眠等症同时均病，表里之气升降失常，故不下利则上呕也。治法只须先解太阳之表，表解而阳明之里自和矣。若利则宜葛根汤，表而升之，利可自止；呕则加半夏，表而降之，呕可自除也。

成无己曰：邪气外盛，阳不主里，则里气不和，里气下陷而不上者，但利而不呕，里气上逆而不下者，但呕而不利。

葛根加半夏汤方

于葛根汤内加半夏半升，余依葛根汤法。

太阳与阳明合病，喘而胸满者，不可下，宜麻黄汤。太阳阳明合病，不利不呕者，是里气实不受邪也。若喘而胸满，是表邪盛，气壅于胸肺间也，邪在高分之表，非结胸也，故不可下，以麻黄汤发表通肺，喘满自愈矣。

喻昌曰：两经合病，当用两经之药，何得专用麻黄汤也？盖太阳阳明两邪相合，邪攻其胃，不呕则利，故用葛根汤。今邪攻其肺，所以喘而胸满，麻黄杏仁者，肺气喘逆之专药也。

太阳与少阳合病，自下利者，与黄芩汤。若呕者，黄芩加半夏生姜汤主之。

旧注　太阳与少阳合病，谓太阳发热恶寒，与少阳寒热往来等症并见也。若表邪盛，肢节烦疼，则宜与柴胡桂枝汤，两解其表矣。今里热盛而自下利，则当与黄芩汤以清之，以和其里也。若呕者，更加半夏生姜，是清和之中兼降法也。

程和曰：言太阳少阳合病下利宜用法也。曰太阳，则尚有表症也，然已见下利，则入里之热已明，故不解外而清内。成无己云：太阳阳明合病下利，为在表，当与葛根汤；阳明少阳合病下利，为在里，可与承气汤。此太阳少阳合病下利，为在半表半里，非汗下所宜，故与黄芩芍药以和解之。呕者，邪上逆也，故加半夏生姜以降逆气。

黄芩汤

黄芩三两　甘草二两，炙　芍药二两　大枣十二枚

上四味以水一斗，煮取三升，去渣，温服一升，日再服，夜一服。

黄芩加半夏生姜汤

于黄芩汤内加半夏半升，生姜三两，余依黄芩汤。

阳明少阳合病，必下利，其脉不负者为顺也，负者失也，互相克贼，名为负也。脉滑而数者，有宿食也，当下之，宜大承气汤。

旧注 阳明属土，少阳属木，二经偏里，故合病必下利也。阳明脉大，少阳脉弦，脉得大弦，是为本脉，宜黄芩汤清热和土，兼泻木邪，利自止矣。若脉单大不弦，则为土不受邪，其病易愈，名为顺也；单弦不大，则为木来克土，其病难治，名为负也。今脉不大，弦而滑数，则知非土木为害，乃宿食为病之热利也，故不用黄芩汤而已，大承气汤下之也。

张兼善曰：凡合病皆下利，各从外症以别焉。夫太阳病头项疼，腰脊强；阳明病目疼鼻干，不得卧；少阳病胸胁疼，耳聋。凡遇两经病齐见而下利者，曰合病也。然两经但各见一二症便是，不必悉具。

三阳合病，脉浮大，上关上，但欲眠睡，目合则汗。

旧注 脉浮为太阳，大为阳明，其长上于关上，则弦可知矣。弦又为少阳，是三阳之经同受邪，所以三阳之脉同见，病如此，其症但欲眠睡，非少阴也，乃阳盛神昏之睡也。及目合则汗出，是阳盛争于阴中之汗出也。苦匏莽平人曾见患此病者，自四月初即睡，呼醒使之进食随睡，至八月初变下红痢而终。辛未。

三阳合病，腹满身重，难以转侧，口不仁，面垢，谵语，遗尿，发汗则谵语，下之则额上生汗，手足逆冷，若自汗出者，白虎汤主之。

旧注 三阳合病者，太阳、阳明、少阳合而为病也，必太阳之头疼发热，阳明之恶热不眠，少阳之耳聋寒热等症皆具也。太阳主背，阳明主腹，少阳主侧，今一身尽为三阳热邪所困，故身重难以转侧也。胃之窍出于口，热邪上攻，故口不仁也；阳明主面，热邪蒸面，故面垢也；热结于腹，则腹满也；热盛于胃，故谵语也；热迫膀胱则遗尿；热蒸肌腠故自汗也。症虽属于三阳，而热皆袭胃中，故当从阳明热症主治也。若从太阳之表发汗，则津液愈竭，而胃热愈深，必更增谵语；若从阳明之里下之，则阴益伤，而阳无依则散，故额汗肢冷也；若自汗出者，是太少之邪总归阳明，当清胃热以存津液，白虎汤主之。

并病

二阳并病，太阳初得病时，发其汗，汗先出不彻，因转属阳明，续自微汗出，不恶寒，若太阳病症不罢者，不可下，下之为逆。如此可小发汗，设面色缘缘正赤者，阳气怫郁在表，当解之熏之，若发汗不彻不足言，阳气怫郁不得越，当汗不汗，其人烦躁不知疼处，乍在腹中，乍在四肢，按之不可得，其人短气但坐，以汗出不彻故也，更发汗则愈，何以知汗出不彻，以脉涩故知也。

按：若发汗不彻，下隐有无面色正赤一内，故不足言阳气怫郁也，此二内是撇上转下处，当汗不汗至末，是另言一失于彻汗之症，与上不彻阳郁之症迥殊。上一症是失汗，郁闭其火，此一症是汗停留滞为饮。凡痰饮之痛，皆游走无定，又皆短气不得卧，故此云在腹在肢，按不得。又云短气但坐也，此因身中水气，化而为汗，未得彻出于表，故停留于内，滞为痰饮，更发而出之，故愈，注仍未确。——秋岩记

一经未罢，又传一经，二经三经同病，而后归并一经者，谓之并病。二经并病，太阳传阳明也。太阳初得病时，发汗汗出不彻，未尽之邪，因而转属阳明胃实之症。若续自微汗出不恶寒，是阳明胃实，可下也。若太阳症尚未罢，纵使表少里多，终是兼表之阳明，亦不可下，下之便为逆，如此只可小发汗，先解其表。设满面赤色者，由于汗出不彻，阳气怫郁，邪在表不得宣越，当解之熏之，必令其汗彻而后已。若发汗不彻，不足言阳气怫郁不得越，面色正赤而已。当汗不汗，邪热壅甚于经，漫无出路，势欲内攻，其人烦躁不知疼处，乍在腹中，乍在四肢，按之而不得其处，邪热阻塞胸中，气粗而短，是皆汗出不彻之故也，更发其汗则愈，何以知为汗出不彻，以失汗邪气壅滞，营卫不能流通，则脉涩故知也。按：“面色正赤而已”句上似落一“但”字。又按：“阳气怫郁不得越”，正是从面赤看出，既不是言阳气怫郁，是无面赤也，此解似欠精细。

二阳并病，太阳症罢，但发潮热，手足漐漐汗出，大便难而谵语者，下之则愈，宜大承气汤。

旧注 太阳并病，太阳阳明病也。太阳症罢，尽归并于阳明，所以但发潮热，手足漐漐汗出，大便难而谵语也，是皆阳明胃实之症，故下则愈，宜大承气汤。

太阳与少阳并病，头项强疼，或眩冒，时如结胸，心下痞硬者，当刺大椎第一间肺俞、肝俞。慎不可发汗，发汗则谵语脉弦，五六日谵语不止，当刺期门。宋刊本“强疼”作“强痛”。

旧注 太阳与少阳并病，故见头项强疼，或眩冒，时如结胸，心下痞硬之症而曰，或曰时如者，谓两阳归并，未定之病状也。病状未定，不可以药，当刺肺俞，以泻太阳，以太阳与肺通也。当刺肝俞，以泻少阳，以肝与胆合也。故刺而候之，以待其机也。苟不如此，而以头项强疼，为太阳之邪，目眩胸满为少阳之邪，发其汗，两阳之邪乘燥入胃，则发谵语。设脉长大则犹为顺，可以下之。今脉不大而弦，五六日谵语不止，是土病而见木脉也，名曰负员者，剋贼也。慎不可下，当刺期门，以直泻其肝可也。

林澜曰：大椎即百劳穴，一椎上陷中，主泻胸中诸热气，第一间疑即商阳，在手食指内侧，主胸中气满，热病汗不出。肝俞在九椎下，肺俞在三椎下，各去脊中二寸，二穴并主泻五脏之热。期门在乳根二肋[①]端，主伤寒胸中烦热，过经汗不出。

太阳与少阳并病，心下硬，颈项强而眩者，当刺大椎、肺俞、肝俞，慎勿下之。

旧注 此承上条戒[②]不可下之义也。太阳少阳并病，心下硬而眩者少阳也，颈项强者太阳也，当刺肺俞、肝俞，以泻太阳少阳之邪，慎不可下也。若以心下硬而误下之，必变逆候矣。

太阳与少阳合病者，心下硬颈，项强而眩者，不可下。

太阳少阳并病而反下之成结胸，心下硬，下利不止，水浆不下，其人心烦。

旧注 此承上条而言误下之变也。太阳少阳并病，不刺肺俞、肝俞，而反下之，两阳之邪乘虚陷里，则时如结胸者，竟成结胸矣，心下硬变为下利不止，水浆不入矣。上不入而下常出，则中空无物，其人心烦忙乱而变成坏病，虽有前条刺法，亦无所用矣。

结胸、痞总论

结胸与痞，注者皆编入太阳篇末。

按：结胸因病发于阳，痞因病发于阴，阴阳两途，岂可混而为一，故余各汇为一编，使读者了于心目云尔。

结胸

病发于阳而反下之，热入因作结胸，病发于阴而反下之，因作痞。所以成结胸者，以下太早故也。

发热恶寒者，发于阳，不当下而下之，表阳之热陷入阴里，若从湿化，则当协热下利，从燥化则当成结胸，无热恶寒者，发于阴，无外热可入，若脏寒则下利清谷，若脏热为寒药所逼，则郁而作痞，痞病无分早晏，但下之不当即作痞。若结胸者，则以下之太早，阳热正盛，而因下陷入故也。

---

① 肋：原为“助”，形近而误，据文义改。

② 戒：原为“戎”，形近而误，据文义改。

问曰：病有结胸，有脏结，其状何如？答曰：寸脉浮，按之疼，关脉沉，名曰结胸也。何谓脏结？答曰：如结胸状，饮食如故，时时下利，寸脉浮，关脉小细沉紧，名曰脏结。舌上白苔滑者难治。

邪陷胸中阳分，名结胸。硬满而按之疼，寸浮主胸主表，关沉主胃之里“主胃之里”，“之”字疑是“主”字，以形近而讹，是邪陷入胃里而结也。如结胸状，亦按之疼，胃里空虚，饮食入故，中气不守“饮食入故，中气不守”，“入”恐是“如”之讹，如故当句绝，时时下利，寸脉亦浮，因系表邪故浮，关脉小细沉紧，是陷入脏里，有阴无阳也。二症凡见舌上白苔而滑者，必属难治。

吴谦曰：舌上苔白而滑，即结胸症具，亦是假实；舌苔干黄，虽脏结症具，每伏真热，脏结阴邪，白滑为顺，尚可以理中辈温之，结胸阳邪见此为逆，不堪攻下，故曰难治。第三行“吴”字，误“台”一字。

太阳病脉浮而动数，浮则为风，数则为热，动则为痛，数则为虚，头疼发热，微盗汗出，而反恶寒者，表未解也，医反下之，动数变迟，膈内拒痛，胃中空虚，客气动膈，短气燥烦，心中懊恼，阳气内陷，心下因硬，则为结胸，大陷胸汤主之。若不结胸，但头汗出，余处无汗，剂颈而还[①]，小便不利，身必发黄。

旧注 太阳病，脉浮而动数，浮则为风邪脉也，数则为热邪脉也，又为阴虚脉也，动则为诸疼脉也。头疼发热，太阳症也。热蒸于阳，阳虚则自汗出；热蒸于阴，阴虚则盗汗出。阴虚当恶热，今反恶寒，故知此非阴虚之盗汗，乃表未解之盗汗，微微而出也。表未解当解表，医反下之，遂使动数之热脉变为寒迟。盖动数乃表邪欲传，因下而逆于胸中，故不传而脉亦变也。表阳客邪，乘胃空虚陷入胸膈而拒疼，短气不能布息，烦躁心中懊恼，心下因硬，径从湿化而为结胸矣，法当以大陷胸汤主之。若不从湿化不成结胸，但头汗出至颈，余处无汗，则热不得越也；小便不利，则湿不得泻也，热湿合化，故身心发黄也。

大陷胸汤方

大黄六两，去皮　芒硝一升　甘遂一钱，另碾

上三味以水六升，先煮大黄，取二升，去滓，内芒硝，煮一两沸，内甘遂末，温服一升，得快利止后服。

---

① 剂颈而还：“剂”通“齐”。剂颈而还，指头部汗出，到颈部而止，颈部以下无汗。

太阳病，重发汗而复下之，不大便五六日，舌上燥而渴，日晡所小有潮热，从心下至少腹硬满而痛不可近者，大陷胸汤主之。

旧注 此承上条互发其义，以详其症治也。太阳病，重发汗而复下之，津液伤矣；不大便五六日，胃腑燥矣；舌上燥渴，胃中干矣；日晡潮热，胃热盛矣；从心下至少腹硬满而疼不可近者，谓胸腹之中上下俱硬满结实，大疼手不近，故以大陷胸汤主之无疑也。

伤寒十余日，热结在里，复往来寒热者，与大柴胡汤。但结胸，无大热者，此为水结在胸胁也，但头微汗出者，大陷胸汤主之。

旧注 伤寒十余日，热结在里，若胸胁满硬者，此结胸也。今不满硬，复往来寒热者，乃少阳表里病，非结胸也。当与大柴胡汤两解之，但结胸症，亦或有水结者，水结胸，不但表无大热，里亦无大热也。有结胸状，头微汗出者，此水停于胸，为热气上蒸使然也，故曰水结在胸胁也，亦以大陷胸汤主之，饮热并攻也。经文明言热结在里，此无大热，单指表言无疑。注云里亦无大热，恐未合且与方义不洽，与注末句亦自相抵牾。——秋岩记

伤寒六七日，结胸热实，脉沉而紧，心下疼，按之石硬者，大陷胸汤主之。

旧注 此言热实结胸也。伤寒表不解，误下成痞，此其常也。伤寒或有因误下而成结胸者，乃其变也。今伤寒六七日，结胸不因误下而成此实热之症；若脉沉紧，里实脉也；心下疼，按之石硬，里实症也。此为脉病皆实，故以大陷胸汤主之也。

寒实结胸，无热症，与三物小陷胸汤，白散亦可服。结胸用枳实理中汤甚佳，不愈可加附子大黄陷胸汤，凡白散俱可废，方至稳至效。此今人巧于古人处，余常用附子大黄等分下结胸，亦应手而愈。

此言寒实结胸也。水寒实，结在胸，无燥渴、懊恼、拒疼之热症，此水寒与内寒搏结于胸中，当与三物小陷胸汤，白散亦可服。君以巴豆之辛烈，攻寒逐水，佐以贝母开胸之结，使以桔梗为之舟楫，膈上者则吐，膈下者必利，涤荡无余矣。

王肯堂曰：结胸不论寒热，但用陷胸汤不差者，用枳实理中汤，俱应手而愈。

三物白散方

桔梗三分　巴豆一分五，去皮心，熬黑，研如脂　贝母三分

上杵二味为末，内巴豆，更于臼中杵之，以白饮和服，强人半钱匕，

羸者减之。病在膈上必吐，在膈必利，不利进热粥一杯，利过不止进冷粥一杯。

结胸者，项亦强，如柔痓状，下之则和，宜大陷胸丸。

旧注 结胸从心下至少腹，硬满疼不可近，则其势甚于下者治下，宜急攻之，以大陷胸汤；结胸从胸上满硬，项强如柔痓状，则其势甚于上者，治上宜缓攻之，以大陷胸丸，直攻胸肺之邪。煮服倍蜜，峻治缓行，下而和之，以其病势缓急之形既殊，汤丸之制亦异也。故知此项强乃结胸之项强，下之则和，非柔痓之项强也。

大陷胸丸方

大黄半斤　葶苈子半斤，熬　芒硝半升　杏仁半升，去皮尖，熬黑

上四味，捣筛二味，内杏仁、芒硝合研，如脂和散，取如弹丸一枚，别捣甘遂末一钱匕，白蜜二合，水二升，煮取一升，温顿服之，一宿乃下，如不下，更服，取下为效，禁如药法。

小结胸症，正在心下，按之则痛，脉浮滑者，小陷胸汤主之。

言邪浅热轻者，病止在心，硬满按之则疼，不按不疼也。脉浮滑，不过虚热结阻，用小陷胸汤。黄连涤热，半夏导饮，瓜蒌润燥，以涤胸中之痰热而已。

小陷胸汤方

黄连一两　半夏半升，洗制　瓜蒌实一枚，大者

上三味，以水六升，先煮瓜蒌，取三升，去滓，内诸药，煮取二升，去滓，分温三服，未知再服，微解黄涎便安也。

脏结无阳症，不往来寒热，其人反静，舌上苔滑者，不可攻也。

旧注 脏结无三阳症，不发热无太阳也，不往来寒热无少阳也，其人反静无阳明也。舌苔滑白，胸中有寒，故可温不可下也。

病胁下素有痞，连在脐旁，痛引少腹，入阴筋者，此名脏结，死。

旧注 病脏结之人，若胁下素有痞，连在脐旁，新旧病合疼，因少腹入阴筋者，其邪又进厥阴，乃属脏结之死症也。

结胸症，其脉浮大者，不可下，下之则死。

旧注 结胸症，若脉大，是为胃实，知结热已实，乃可下，下之则愈。今其脉浮大，是尚在表，知热结未实，故不可下。若误下之，则未尽之表邪复乘虚入里，误而又误，结而又结，病热弥深，正气愈虚，则死矣。

结胸症悉具，烦躁者亦死。

旧注 结胸症悉具，谓硬满而疼，结在膈之上下也。悉具者，谓胸之下，少腹之上，左右两胁，无不硬满而疼也。较之大结胸为尤甚，此时宜急下之，或有生者，若复迁延，必至邪胜正负，形气相离，烦躁不宁，下亦死，不下亦死。

痞病

脉浮而紧而反下之，紧反入里则作痞，按之自濡，但气痞耳。

此先言痞之脉症也。浮紧为伤寒之脉，不发汗而下之，浮紧之脉变为沉紧，紧反入里，为寒邪内陷则作痞，按之自濡，不硬不疼，是寒气怫郁于心下，非若结胸之实，有痰食与水饮也。

伤寒大下后，复发汗，心下痞，恶寒者，表未解也。不可攻痞，当先解表，表解乃可攻痞。解表宜桂枝汤，攻痞宜大黄黄连泻心汤。结胸症，日下心疼，按之石硬，痞曰下硬，按之自濡，可知结胸与痞不在心下与膈上，只在疼不疼、硬不硬上分别。

大下而复汗，以致邪热内陷而心下痞，若恶寒之表未解，则不可攻痞，先宜桂枝汤解表，表解后，方以大黄黄连泻心汤攻痞，二味苦寒气下，以麻沸汤渍之，但取其气味，开其凝恶之痞而已。

大黄黄连泻心汤方

大黄二两 黄连一两

上二味，以麻沸汤二升渍之，须臾绞去滓，分温再服。

心下痞，按之濡，其脉关上浮者，大黄黄连泻心汤主之。

此补言痞之脉也。痞而关上浮，是所结之热浅，亦以大黄黄连轻清者主之。

心下痞而复恶寒汗出者，附子泻心汤主之。

恶寒而汗出，非表不解，乃里阳虚也，故以大黄芩连泻痞之热，附子温里之阳，且三黄以沸汤渍之。附子则浓煮汁，意在泻痞之义轻，扶阳之义重也。附子“温里”二字或作“表”，此品实能温里固表，表亦可。——秋岩

附子泻心汤方

大黄二两 黄连一两 黄芩一两 附子一枚，炮去皮，破剥煮取汁

上四味，切三味，以麻沸汤二升渍之，须臾绞去滓，内附子汁，分温再服。

伤寒中风，医反下之，其人下利，日数十行，谷不化，腹中雷鸣，心下痞硬而满，干呕心烦不得安，医见心下痞，谓病不尽，复下之，其痞益甚，此非

结热，但以胃中虚，客气上逆，故使硬也，甘草泻心汤主之。

旧注 此下后伤寒之痞也。勿论伤寒中风，表未解，总不当下，医反下之，或成痞，或作利。今其人以误下之，故下利日数十行，水谷不化，腹中雷鸣，是邪气乘虚而利也。心下痞硬而满，干呕心烦不得安，是邪陷胸虚而上逆也。似此痞利，表里兼病，法当用桂枝加人参汤两解之。医惟以心下痞谓病不尽，复下之，其痞益甚，可见此痞非热结，亦非寒结，乃乘误下，中虚而邪气上逆，阳陷阴凝之痞也，故以甘草泻心汤，以缓其急而和其中也。

甘草泻心汤方

甘草四两，炙　黄芩三两　黄连一两　干姜三两　半夏半升，洗　大枣十二枚

上六味，以水一斗，煮取六升去滓，再煎取三升，温服一升，日三服。

伤寒汗出表解之后，胃中不和，心下痞硬，干噫食臭，胁下有水气，腹中雷鸣下利者，生姜泻心汤主之。

旧注 此胃中停饮食水气之痞也。伤寒汗出，表解之后，余邪转属阳明，心下痞硬满疼，不大便者，必其人胃素燥热，因而成实，攻之可也。今其人平素胃虚，兼胁下有水气，即不误下而余热乘虚入里，以致胃中不和，谷气不化，故心下痞硬，干噫食臭也。水气不行，故腹中雷鸣下利也，主以生姜泻心汤者，其意重在散水气之虚痞耳。

生姜泻心汤方

甘草三两，炙　人参三两　干姜一两　半夏半升，洗　黄芩三两　黄连一两　生姜四两，切　大枣十二枚，劈

上八味，以水一斗，煮取六升，去滓再煎，取三升，温服一升，日三服。

伤寒五六日，呕而发热者，柴胡汤症具，而以他药下之，柴胡症仍在者，复与柴胡汤，此虽已下之，不为逆，必蒸蒸而振，却发热汗出而解。若心下满而硬痛者，此为结胸也，大陷胸汤主之；但满而不疼者，此为痞，柴胡不中与之，宜半夏泻心汤。宋刊本“疼”均作“痛”。

此言痞之由少阳陷入者，仍用柴胡汤之变法也。五六日呕而发热，是柴胡症也，不和解而下之，本症仍在者，复与柴胡而和解之，不过里虚，必蒸蒸而振栗，却发热汗出而解，不为逆也。若下后，邪热内陷，心下满而硬疼者，此结胸之症，当以大陷胸汤主之。若邪虽陷，心下但满而不疼，是虚热气逆之痞未成实也，即有呕而发热之少阳症，柴胡性升不可与之，可于柴胡汤中去柴胡加黄连、干姜，为半夏泻心汤，泻热补虚攻痞，一举而三法

备矣。

原顶注 有呕而发热之柴胡症，又有心下满之痞症，大柴胡汤似宜用。一条汗出不解，心下痞硬，呕吐而下利者；一条太阳病，过经十余日，反二三下之，后四五日，柴胡症仍在者，先与小柴胡汤，呕不止，心下急，郁郁微烦者，为未解，俱用大柴胡汤。此条之症与彼二条不甚异，而曰柴胡不中与，当是发热汗出而解，作一截外症已去，只有满而硬疼，满而不疼之症，柴胡不中与，只言柴胡一味，非柴胡汤也。本方即柴胡汤去柴胡加干姜、黄连耳，以痞属里阴，柴胡性升走表，故去之，他注柴胡不中与，未免卤莽而解。柴胡汤症所引二条，俱在少阳篇内。

半夏泻心汤

半夏半升，洗 黄芩三两 干姜三两 人参三两 黄连一两 甘草三两，炙 大枣十二枚，擘

上七味，以水一斗，煮取六升，去滓再煎，取三升，温服一升，日三服。

本以下之，故心下痞，与泻心汤，痞不解，其人渴而口燥烦，小便不利者，五苓散主之。

旧注 本以下之早，故成心下痞。如系结热成实之痞，则宜大黄黄连泻心汤，寒攻之法也；如系外寒内热之痞“外寒内热”四字于方义不合，于成痞之理即不合，应云“下寒上热”则稳当矣。此义尚须研究。——秋岩记，则宜附子泻心汤，温攻之法也；如系虚热水气之痞，则宜半夏泻心汤，折逆之法也；如系虚热益甚之痞，则宜甘草泻心汤，缓急之法也。今以诸泻心汤审症与之而痞不解，则当审其人。若渴而口燥心烦，小便不利者，非辨症不明，药力之不及也，盖水饮内蓄，津液不行，故痞病不解耳。宜五苓散，外发内利，汗出小便利则愈。于此即可推类之矣。

伤寒服汤药，下利不止，心下痞硬，服泻心汤已，复以他[①]药下之，利不止。医以理中与之，利益甚。理中者，理中焦也，此利在下焦，赤石脂禹余粮汤主之，复利不止者，当利其小便。

旧注 伤寒服汤药，下利不止，心下痞硬者，误下之所致也。下利痞硬，乃虚痞也，服泻心汤已，合法矣。而痞不愈，复以他药下之，痞虽去而利不止，医与理中汤温之，其利益甚，不知理中者，理中焦也，此利在下

---

① 他：原作“化”，据下文“复以他药下之”改。

焦，属滑脱也，故用赤石脂禹余粮，涩滑固脱，利可止也。若止而复利，则当审其小便之利与不利，小便若利，当佐以温补之药，以收全功[①]；小便不利，是水无去路，固涩而久，所以复利不止，则又当利其小便，使水道通而利自止矣。

赤石脂禹余粮汤方

赤石脂一斤，碎　大乙禹余粮一斤，碎

上二味，以水六升，煮取二升，去滓，分温三服。

伤寒发汗，若吐若下解后，心下痞硬，噫气不除者，旋覆代赭石汤主之。

旧注　伤寒发汗，若吐若下解后，设表里俱清，自然胃和思食而愈。今邪虽解而心痞硬，胃虚结也。噫气不除，胃气逆也。然治痞之法，无出诸泻心汤，故于生姜泻心汤方中，去苓连干姜，以病解无寒热之邪也，佐旋覆、代赭石者，所以补虚宣气，涤饮镇逆也。

旋覆代赭石汤方

旋覆花三两　人参二两　生姜五两，切　代赭石一两　半夏半斤，洗　甘草三两　大枣十二枚，擘

上七味，以水一斗，煮取六升，去滓再煎，取三升，温服一升，日三服。

予按解方义，未得仲景妙处。凡仲景调养胃虚补中气法，皆用参夏姜枣草五味。此五味乃仲景撰定，不轻更易一味者，此外则加治现症之品，如小柴胡汤因寒热往来，则加柴胡黄芩二味，余症皆由胃虚生也，于是即成一方，名以小柴胡汤。此方亦以此五味为主，固其噫气不除，于是加旋覆花、代赭石二味成一方，以治噫气，名曰旋覆代赭石汤。此外如半夏泻心、生姜泻心、甘草泻心等，皆系调补胃气，亦皆用此五味，惟稍加变化耳，此仲景之奥秘也。必将此五味之义，揣摩其配合之法，神而明之，变化从心，则左右逢源，用无不利，大抵参涌也，升也。夏，降也，燥也，为一对；姜，辛开也，色黄入胃也，散水气也。枣甘，濡也，色赤合脾也，增膏油也，为一对；甘草用炙，则脾胃俱到，以总和四味也。又姜，横走也，散水也。夏，竖降也，化痰也，又为一对；参，补气也，化汤也。枣，滋血也，养阴也，又为一对；又姜夏皆辛也，草枣皆甘也，又为一对；而参则微苦微辛微甘也，亦以总四味也。总之五味中，有开有合，有上有下，有横有竖，有去邪有补正，无非为调补中气，且非如此不能调补中气也。其义至精至至深至微，非可以罄述者，略举其大端，以俟人之自悟耳。——秋岩记

---

① 功：原作“攻”，据文义改。

差后劳复食复阴阳易篇

大病差后劳复者，枳实栀子豉汤主之，若有宿食者，加大黄，如博棋子五六枚。

旧注 大病差后，谓伤寒病新差后也，劳复者，谓起居作劳复病，非房劳复也，宜枳实栀子豉汤主之，温覆令微似汗自愈。不取其涌者，以热不在胸而在经也，若因过食复病者，谓之食复，以有宿食也，宜枳实栀子豉汤加大黄下之。

枳实栀子豉汤方

枳实三枚，炙　栀子十四枚，擘　豉一升，绵裹

上三味，以清浆水七升，空煮取四升，内枳实栀子，煮取二升，下豉，更煮五六沸，去滓，温分再服，覆令微似汗。

伤寒差以后，更发热，小柴胡汤主之，脉浮者，以汗解之，脉沉实者，以下解之。

旧注 此承上条详言脉症，以别其治也。伤寒差已后，更复发热者，虽有劳复、食复之别，然须分或宜和，或宜汗，或宜下之不同。如脉浮有表，当以汗解者，用枳实栀子豉汤汗之；脉沉有里，当以下解者，用枳实栀子豉加大黄汤下之；若无表里症，当和解之者，用小柴胡汤和之，对症施治，斯为合法。浆水：炊粟米熟，投冷水中，浸四五日，味酢，生白花，色类浆，故名能消宿食，若浸至败者害人。

大病差后，从腰以下有水气者，牡蛎泽泻散主之。

旧注 伤寒病差后，从腰下肿者，是有水气也，宜牡蛎泽泻散主之。峻逐水气恐缓，则水盛必上犯阳部也，牡蛎破水之坚，泽泻利水[①]之蓄，海藻散水之泛，瓜蒌根消水之肿，又以蜀漆、葶苈、商陆辛苦有毒者，直捣其巢，使从二便而出，其肿可愈也。

牡蛎泽泻散方

牡蛎熬　泽泻　瓜蒌根　海藻　蜀漆烧水洗去腥　商陆根熬　苦葶苈熬，各等分

上七味，异捣下筛为散，更入臼中治之，白饮和服方寸匕，日三服，小

---

①水：原缺，据上下文补。

便利，止后服。

大病差后，喜唾，久不了了，胸上有寒，当以丸药温之，宜理中丸。

旧注 大病差后，喜唾久不了者，胃中虚寒，不能运化，津液恶而成唾，故唾日久无已时也，宜理中丸以温补其胃，自可已也。

伤寒解后，虚羸少气，气逆欲吐，竹叶石膏汤主之。

旧注 伤寒解后，虚羸，寒伤形也；少气，热伤气也；气逆欲吐，余邪挟饮犯胃也，故宜竹叶石膏汤。用人参粳米以补形气，竹叶石膏以清胃热，麦冬生津，半夏降逆，甘草补中也。

竹叶石膏汤方

竹叶二把 石膏一斤 半夏半升，洗 人参二两 甘草二两，炙 粳米半升 麦冬一升，去心

上七味，以水一斗，煮取六升，去滓，内粳米，煮米熟汤成，去米，温服一升，日三服。

病人脉已解，而日暮微烦，以病新差，人强与谷，脾胃气尚弱，不能消谷，故令微烦，损谷则愈。

旧注 病人脉已解，谓病脉悉解也，惟日西微烦者，以病新差，强食谷早，胃气尚弱，不能消谷，故令微烦，不须药，损谷自愈。

伤寒阴阳易之为病，其人身体重，少气，少腹里急，或引阴中拘挛，热上冲胸，头重不欲举，眼中生花，膝胫拘急者，烧裈散主之。

旧注 易，犹交易、变易之易，言大病新差，血气未复，强合阴阳，则二气交感，互相换易而为病也。身体重，少气，真元亏竭而困倦也；少腹里急，或引阴中拘挛者，所易之气内攻也；热上冲胸，头不欲举，眼中生花者，虚阳生热而上蒸也；膝胫拘急者，脉乱而筋惕也，裈裆近隐处，阴阳二气之所恶也，男女易用，物各归本也。

烧裈散方

妇人中裈近隐处，取烧作灰。

上一味，水服方寸匕，日三服，小便即利，阴头微肿，此为愈矣。妇人病取男子裈烧灰服。

坏病篇

太阳病三日，已发汗，若吐若下若温针，仍不解者，此为坏病，桂枝不中与之也。观其脉症，知犯何逆，随证证之。

本太阳病不解，转入少阳者，胁下硬满，干呕不能食，往来寒热，尚未吐下，脉紧者与小柴胡汤。若已吐下，发汗温针谵语者，柴胡汤症罢，此为坏病，知犯何逆，以法治之。

太阳病中风，以火劫发汗，邪风被火热血气流溢，失其常度，两阳相熏灼，其身发黄，阳盛则欲衄，阴虚则小便难，阴阳俱虚竭，身体则枯燥，但头汗出，剂颈而还，腹满微喘，口干咽烂，或不大便，久则谵语，甚者至哕，手足躁扰，捻衣摸床，小便利者，其人可治。宋刊两阳下有字，“阴虚”下无“则”字。

旧注 太阳病中风，不以桂枝汤汗之，而以火劫发汗，故致生诸逆也。风属阳邪，被火益热，故血气流溢，失其常度也，以风火俱伤，故曰两阳熏灼，热蒸血瘀，达于肌表，故其身发黄也。血为热迫，故上逆欲衄，阴虚液[①]竭，故小便难。阴阳虚竭，故身体枯燥，阳热熏灼，阴液上越，故头汗出，剂颈而还也。热传太阴，故腹满口燥；热传少阴，故口烂咽干；热壅于胸，故肺燥微喘；热结于胃，故不大便，愈久则热愈深，故哕逆谵语，神明昏乱，手足躁扰，捻衣摸床之症见矣。凡此诸坏症，推求其原，皆由火邪逆乱，真阴立亡，多不可治，然或小便利者，则阴气尚在，故犹为可治也，可不慎之于始哉。

太阳病，医发汗，遂发热恶寒，因复下之，心下痞，表里俱虚，阴阳气并竭，无阳则阴独，复加烧针，因胸烦面色青黄，肤瞤者，难治。今色微黄，手足温者，易愈。宋刊本“俱”作“并”。

旧注 太阳表病，医过发汗，已虚其表，因复下之，又虚其里，虽有未尽之表邪陷里成痞，但表里俱虚，阴阳并竭，已成坏症矣。况无阳则阴不生，阴独则阳不化，而复加烧针，火气内攻，阴阳皆病，故胸满而烦，面色青黄，肌肤瞤动也。见症如此错杂，故为难治。若面色微黄不青，手足不厥而温，则为阴阳之气未竭，故曰易愈也。

---

① 液：原作“夜”，据文义改。

伤寒吐下后，发汗，虚烦，脉甚微，八九日，心下痞硬，胁下疼，气上冲咽喉，眩冒，经脉动惕者，久而成痿。宋刊“疼”作“痛”。

伤寒已吐下后，发汗令阳气阴液两虚，阴液虚则阳烦，阳气虚则脉甚微，八九日之久，因吐下伤其里阴，心下痞硬，胁下疼，因发汗伤其表阳，气上冲咽喉，眩冒。气血不能煦濡，故经脉动惕，久则百体失所滋养，筋乏骨软而成痿，经年不愈矣。

伤寒六七日，大下后，寸脉沉而迟，手足厥逆，下部脉不至，咽喉不利，唾脓血，泄利不止者，为难治，麻黄升麻汤主之。

伤寒六七日，是经传已尽之时，因大下之后，表阳尽陷，寸脉变为沉迟，真阳竭于下，手足厥逆，下部脉亦不至，孤阳亢于上，咽喉不利，唾脓血，若不大便，可用灶底添薪之法，温下清上以彻之，加之泄利不止，则成上逆下脱之危症，难治矣。若非下利不止，可以麻黄升麻汤主之，麻黄、升麻敛阳气，于阴中而通于肌表，葳蕤、天冬滋火热而助阴液，归芍和三焦以养血，茯苓、甘草益土气以和中，干姜、桂枝助火而止利，知母、黄芩泄邪而清火，少用石膏者，清上热以避下寒也。此症至泄利不止，便不可治。麻黄升麻汤，用于不泄利，尚可救，若至泄利不止，便成上逆下厥，故曰难治。非言泄利不止犹用此汤也，余经验过，故云。

麻黄升麻汤方

麻黄二两半，去节　升麻一两一分　葳蕤十八铢，以作菖蒲　天冬六铢，去心　当归一两一分　茯苓六铢　白术六铢　甘草六铢，炙　干姜六铢　知母十八铢　黄芩十八铢　石膏六铢，碎，绵裹　桂枝六铢　芍药六铢

上十四味，以水一斗，先煮麻黄一二沸，去上沫，内诸药，煮取三升，分温三服，相去如炊三升米，顷令尽汗出愈。

太阳伤寒者，加温针必惊也，烧针令其汗，针处被寒，核起而赤者，必发奔豚，气从少腹上冲心者，先灸核上各一壮，与桂枝加桂汤，更加桂三两。

太阳伤寒，一加温针，未有不心畏而惊恐者，盖烧针取汗，亦是汗发，但当谨避寒邪。若针处被寒者，所袭火郁脉中，血不流行，必结肿核赤色，不惟病不解，且召阴邪，加针之时，心既被惊，肾阴乘心之虚，上凌心阳而发奔豚，其壮气从少腹上冲于心。

《金匮》曰：病有奔豚，从惊发得之是也。先灸核上各一壮，外去寒邪，再与桂枝汤，更加桂三两，内伐肾邪也。

桂枝加桂汤方

于桂枝汤方内，更加桂二两成五两，余依桂枝汤法。

太阳病，以火熏之，不得汗，其人必躁，到经不解，必圊血，名为火邪。

旧注 火熏，古劫汗发也，即今火坑温覆取汗之法。太阳病，以火熏之，不得汗，其人必内热躁甚，阴液愈伤，阳不得阴，无从化汗，故反致不解也。其火袭入阴中，伤其阴络，迫血下行，故必圊血也。命名火邪示人，以当治火邪，不必治圊血也。

脉浮热甚，而反灸之，此为实，实以虚治，因火而动，必咽燥吐血。宋刊本“而”字在“热甚”下，故作“必咽燥吐血”。

旧注 脉浮热甚，实热在表也，无灸之之理，而反灸之，此为实。实谓其误以实为虚也，故热因火动，其势炎炎，致咽燥而吐血必矣。盖上条火伤阴分，迫血下行，故令圊血。此条火伤阳分，迫血上行，故吐血也。

微数之脉，甚不可灸，因火为邪，则为烦逆，追虚逐实，血散脉中，火气虽微，内攻有力，焦骨伤筋，血难复也。

凡脉见微数，乃阴虚少血，慎不可灸。若误灸之，因火为热邪，所伤则内热而烦，气上而逆，阴本虚而加之火则愈虚，是为追虚；阳本实而加以火愈实，是为逐实。血已耗散于脉中，艾火之气虽微，而内攻则有力，一身筋骨以血濡之，骨为之焦，筋为之伤，血之散脉中者，难使之复也。此篇六行误用大圈批点。

营气微者，加烧针则血流不行，更发热而燥烦也。

旧注 营气微者，营血虚微也。营气既已虚微，若误加烧针，则营血涸留而无所行也，岂止焦骨伤筋而已哉？所以更发热而躁烦也。

脉浮宜以汗解，用火灸之，邪无从出，因火而盛，病从腰以下必重而痹，名火逆也。

旧注 脉浮表邪，宜以汗解，误用火灸，伤其血液，不能作汗，反令表邪无所从出，以致邪因火盛，外不焦骨伤筋，内不吐衄圊血，而病腰以下重痹者，必其人因有湿邪在下，故从湿化也。重者，着也，重着不移也。然不以痹名者，以非风寒湿之痹，乃因火逆不相交通，故名火逆也。

形作伤寒，其脉不弦紧而弱，弱者必渴，被火必谵语，弱者发热脉浮，解之当汗出愈。

形作伤寒，谓有头项强疼、发热恶寒之壮也。但脉不弦紧而弱，弱主里热，必渴，若被火劫，其热更甚，必入胃而作谵语。《脉经》曰：诸弱发热，若脉浮，止当以汗解，自可愈也。此条旧注谓“弱”字当是“数”字，方与发热相属，脉法有“诸弱发热”一语，“弱”字不误，误在“弦”字上，观末句“脉浮解”之句，则“弦”当是“浮”字无疑。

伤寒八九日下之，胸满烦惊，小便不利，谵语，一身尽重，不可转侧者，柴胡加龙骨牡蛎汤主之。

此因下而邪陷少阳之里也。胆，内合三焦，故见症如是。伤寒八九日，乃再经阳明少阳主气之时，经期虽深，热未成实而下之，虚其里而热不除，邪客胸中而满，热在上焦也。胆与心相通，心恶热，神不守舍而烦惊也，热在中焦也；津液不行而小便不利，热在下焦也；邪热入胃，乱其神明而谵语，胃土受伤也；阳气内行于里，不荣于表，阻其经隧，而一身尽重，不可转侧，邪壅三焦，营卫不行也。凡此皆胆木失荣所致，须从少阳之枢机和解而攻补之。用小柴胡汤以除烦满，加龙骨、牡蛎、铅丹收神气而镇惊，茯苓以利小便，大黄以逐胃热而止谵语，桂枝、人参以行阳气，通营卫而解身重，错杂之邪皆愈矣。

柴胡加龙骨牡蛎汤方

柴胡四两　半夏二合，洗　龙骨两半　人参两半　大黄二两　牡蛎两半　茯苓两半　铅丹两半　生姜两半　大枣二枚，擘　桂枝两半

上十一味，以水八升，煮取四升，内大黄，切如棋子，更煮一二沸，去滓，温服一升。

伤寒脉浮，医以火迫劫之，亡阳必惊狂，卧起不安者，桂枝去芍药加蜀漆龙骨牡蛎救逆汤主之。

旧注　伤寒脉浮，医不用麻桂之药，而以火劫取汗，汗过亡阳，故见起卧惊狂不安之症。盖由火劫之误，热气从心，且大脱津液，神明失倚也。然不用附子四逆辈者，以其为火劫亡阳也，宜以桂枝汤去芍药加蜀漆龙骨牡蛎救逆汤主之。

去芍药者，恐其阴性迟滞，兼制桂枝，不能迅走其外，反失救急之旨，况既加龙蛎之固脱，亦不须芍药之酸收也，蜀漆气味苦寒，寒能胜热，苦能降逆，火邪错逆，在所必需也。

桂枝去芍药加蜀漆龙骨牡蛎救逆汤方

桂枝三两　甘草二两，炙　生姜三两　牡蛎五两，熬　龙骨四两　大枣十二

枚　蜀漆三两，去脚

上为末，以水一斗二升，先煮蜀漆，减二升，内诸药，煮取三升，去渣温服。

火逆下之，因烧针烦躁者，桂枝甘草龙骨牡蛎汤主之。

旧注　火逆者，谓凡火劫取汗致逆者也。此火逆因火针也，烧针劫汗，而复下之，火逆之邪虽因下减，而烦躁一症独不除者，盖因汗下大伤津液而然也。故用甘草桂枝以救表，龙骨牡蛎以固中，不治烦躁而烦躁自愈矣。

桂枝甘草龙骨牡蛎汤方

桂枝一两　甘草二两，炙　龙骨二两　牡蛎二两，熬

上四味为末，以水五升，煮取二升半，去渣温服八合，日三服。

书

伤寒论选注卷八

七十五岁老医臧应詹枚吉甫编集

温病

师曰：伏气之病，以意候之。今月之内，欲有伏气，假令旧有伏气，当须脉之。若脉微弱者，当喉中痛似伤，非喉痹也。病人云实咽中痛，虽尔，今复欲下利。“热”字当有。又按，宋本无“热”字。

此言伏气之病由内而出，非若时行卒病，由外而入也。气者，四时之气也，其中人即时而发者，为风寒湿暑，其伏藏于膜原不即发者，谓之伏气。此病不可以正经常法论，须以意候之，如今月之内，是伏气欲发之时，假令其人旧有伏气，当以脉候之。若脉微弱者，是伏气在少阴，当喉中疼似伤热宋本原文无“热”字，注不当无此字，正是注“伤”字也，然其疼必缓，非若外感时气之喉痹，暴肿疼也。病人云实咽中疼，然虽咽中疼，但少阴伏气之阴火内发，犹复欲下利，举此一端，可概其余也。

太阳病，发热而渴，不恶寒者为温病，若发汗已，身灼热者名曰风温宋刊无“曰”字。风温为病，脉阴阳俱浮，自汗出，身重身重属太阴，身重不能转侧属少阳，故皆不可下，多眠睡，鼻息必鼾，语言难出；若被下者，小便不利，直视失溲；若被火者，微发黄色，剧则如惊痫，时瘛疭宋刊本作“时瘈疭”，若火熏之，一逆尚引日，再逆促命期。

太阳病，但头项强疼，发热而渴，不恶寒者，乃太阳温病也。发汗已，身犹灼热者，名风温。盖温病由内发，感寒邪而发则无汗，名温病。感风邪而发则有汗，名风温。风温比温病更热也。风温之病，热邪外盛于表，故脉阴阳俱浮；风邪伤卫表，气不固，故自汗出；壮热伤气，故体倦身重；邪热内壅于胸，故多眠睡，而鼻息必鼾；热邪伤上焦宗气，故声息微而语难言出，此内阴已亏，阳邪独亢。若被下者，则愈夺阴液，水泉竭而小便不利，太阳腑气欲绝则目直视，少阴肾气不固则失溲；若被火者，则以火益火，阳邪熏灼，微则发黄色，甚者热极生风，则如惊痫，时瘛疭伸缩，其黄色渐黑，如火熏之状。温病风温，止有清解之一法。若汗、若下、若火，皆逆也。一逆已令阴竭，尚可延引时日，若汗而下，下而火再逆，则阴立亡而死，移入杂温。

寸口脉阴阳俱紧者，法当清邪中于上焦，浊邪中于下焦。清邪中上，名曰洁也；浊邪中下，名曰浑也。阴中于邪，必内栗也。表气微虚，里气不守，故使邪中于阴也。阳中于邪，必发热头痛，项强颈挛，腰痛胫酸，所谓阳中雾露之气，故曰清邪中上，浊邪中下。阴气为栗，足膝逆冷，便溺妄出。表气微虚，里气微急，三焦相混，内外不通。上焦怫郁，脏气相熏，口烂食断也。中焦不治，胃气上冲，脾气不转，胃中为浊，营卫不通，血凝不流。若卫气前通者，小便赤黄，与热相抟，因热作使，游于经络，出入脏腑，热气所过，则为痈脓。若阴气前通者，阳气厥微，阴无所使，客气内入，嚏而出之，声嗢咽塞。寒厥相追，为热所拥，血凝自下，状如豚肝，阴阳俱厥，脾气孤弱，五液注下。下焦不阖，清便下重，令便数难，脐筑湫痛①，命将难全。自“辨脉法”移入。

此下言感四时之异气而为瘟疫者。寸口脉阴阳俱紧者，浮阳紧则风热之清邪中于上焦之太阳表分，沉阴紧则寒湿之浊邪中于下焦之少阴里分。清邪中上，病无错杂，名曰洁，犹言简净也；浊邪中下，病多变化不一，名曰浑，犹言混乱也。阴经中于浊邪，必先内动脏气，而悚栗不安，三阳之表气微虚，三阴之里气不守，故使浊邪得直中于阴里也。若阳经中于清邪，止于三阳部分，在上焦则发热、头疼、项强颈挛；在下焦则腰疼胫酸，皆阳经所历之处，此所谓阳经中雾露之气。但在经而不干脏，故曰清邪中上，浊邪中下也。若阴中于邪者，干太阳则阴气内凝而战栗，干厥阴则足膝逆冷而不温，干少阴则便溺妄出而不约。盖其表气微虚而不能御于下“御于下”，“下”似“外”之讹，里气微急而不能守于中，使浊阴之气直达三焦，使三焦之气不能从内达外“使三焦”，“使”似“致”之讹，上下相混，内外不通矣。如上焦怫

① 脐筑湫痛：症状名。指脐周筑筑然跳动，拘急绞痛。

郁而不通，不得阴气以相滋，脏真之火气相熏，口唇皆烂，齿龈亦蚀也；中焦不治，不与上下相通，胃气原主下行而反上冲，脾气原主上升而反不转，胃中皆成败浊。夫营血出于中焦胃浊，则营卫不通，血凝而不流行也。若正能胜邪，卫气前通者，必先小便黄赤，是热气已归下部，流行之象也，与外邪客热相搏，即因客邪作使，游行于经络，可以出入脏腑而还表，但热气所过之经，必血凝肉腐，而外发为痈脓也。若阴气前通者，阳在外为阴之使，阳气厥微，阴无所使，不能领之外出，客邪之气内入不出，下行极而上，上逼于肺，肺气通皮毛，借嚏喷气通于外而出之，以至声嗢咽塞，上焦之阴邪可通也。其下焦之寒与厥相追逐，不得出，为热邪所壅，血为之凝，究之上窍开则下窍通，血之凝亦自下而状如豚肝之坚且黑也。以上症虽危而皆可救也。若正不胜邪，阴阳俱绝而不顺，脾气孤弱而不能运转散精，涕泪唾涎汗之五液，注下而不上升，下焦不阖，以至便清泄，而复下之重“而复下之重”当是一句，“之”字疑衍，“下重”或即后重之意，清泄不当后重，今后重故数而难也。“下湫痛”即里急意，二便俱数而仍难当，脐筑筑动跳而湫疼，此土气败而肾气绝，命将难全矣。

脉阴阳俱紧者，口中气出，唇口干燥，蜷卧足冷，鼻中涕出，舌上苔滑，勿妄治也。到七日以来，其人微发热，手足温者，此为欲解，或到八日以上，大发热者，此为难治。设使恶寒者，必欲呕也；腹内痛者，必欲利也。自“辨脉法”移入。

此言浊邪之中于中焦者，即使俗所称寒疫之类也。阴阳俱紧者，寒邪之脉也，中于中焦脾胃，上下相持，口者脾之窍，胃挟口环唇，寒邪中之，故口气出，唇干口燥，此上焦之假热也。土气不能旁达四肢，故蜷卧足冷，太阴脾肺不交，故鼻中涕出，脾脉连舌本，散舌下，故舌上苔滑，皆脾胃为寒邪所伤，真之气全亏，勿妄以吐下汗发治之也。俟其到七日以来，其人微发热者，此阳明之气和也；手足温者，此太阴之气和也，为病欲解；或到七八日以上，反大发热者，此非阳回，乃真阳外散也，此为难治。设使恶寒者，是胃气终欲外行于表，必欲呕也，呕则香餂之邪从上出矣。腹内疼者，乃脾气内攻于里，必欲利也，利则湿浊之邪从下出矣。“香餂”二字可疑，或“餂”是“甜”之讹，但香甜曰邪，亦须查考。

伤寒头痛，翕翕发热，形象中风，常微汗出，自呕者，下之益烦，心懊憹如饥，发汗致痉，身强难以屈伸，熏之则发黄，不得小便，灸则发咳唾。自“不可汗”篇移入。

头疼发热似中风，常微汗出，自呕者，此世俗所谓虚烦症也。当调营养卫，加清凉表散之剂治之。若下之则虚热，流于胸中而益烦，心懊侬如饥；若发汗则表虚风入而致痉，身强难以屈伸；若火熏之则火热相合，消烁津液，则发黄，不得小便；若灸之则火热伤肺，必发咳嗽唾痰血也。

脉浮而大，浮为气实，大为血虚，血虚为无阴，孤阳独下阴部者，小便当赤而难，胞中当虚，今反小便利而大汗出，法应胃家当微，今反更实，津液四射，营竭血尽，干烦而不得眠，血薄肉消而成暴液，医反以毒药攻其胃，此为重虚，客阳去有期，必下如污泥而死。自“不可下”篇移入。此症辛苦劳力之人，或久旱大饥之岁，多感之，或七八日，或十余日，必下如污泥而死。宋刊“反”作“复”。

此言脉浮大者之不可下也。脉浮而大，是举之浮而按之大也。大之上见浮，是浮为气实，盖轻取候卫气之阳也。浮之下见大，是大为血虚，盖重按候营血之阴也。血虚为无阴，浮为阳大，又为纯阳，阳无阴气以济，是为孤阳，阳乘阴之虚，独下阴分尺部者，上下皆阳，消耗津液，则小便当赤而难，胞中当虚而成阳热之极矣。今反不然，小便自利，而大汗又出，纯见卫阳疏泄之，令以去法论之，应胃家当微而津液并竭矣。今反更实，津液四射，便不禁而汗不止，以至营竭血尽，干烦而不得眠，血薄肉消，骨瘦如柴而成暴液。暴液者，点滴煎熬而出也。是内外皆为客阳所据，阴血全亏矣。医以汗出不得眠，误为阳明，而复以毒药攻其胃，此为重虚，阴亡而客阳，亦去肠胃之血，一切败坏，必下如污泥而死。

伤寒脉阴阳俱紧，恶寒发热则脉欲厥，厥者，脉初来大，渐渐小，更来渐大，是其候也。如此者，恶寒甚者，翕翕汗出，喉中痛；若热多者，目赤脉多，睛不慧，医反发之，咽中则伤；若复下之，则两目闭。寒多便清谷，热多便脓血；若熏之则身发黄，熨之则咽燥，小便利者，可救，若小便难者，为危殆。自“不可下”篇移入。宋刊“反”作“复”。

此言寒热相乘之症，不可汗下、温针也。阴阳俱紧是伤寒之脉，恶寒发热是伤寒之症，但无体疼呕逆等症而已，恶寒发热并见“而恶寒发热并见”，“而”字下当有“已”字，属上为句。言脉症俱是伤寒，但无体痛数症而已，下申言恶寒发热之症，由症而论脉也，不然，“而”字用均无味矣，是内外伤寒合邪，则脉之紧者，必欲厥。厥者，脉初大，渐渐小，更渐大，是正气不能主持，随邪气之进退而忽大忽小，是欲厥之候也。经曰：诸乘寒者，则为厥，是寒热互胜之厥，非寒邪相持，转索无常之厥也。如此候者，本应恶寒，若寒热相乘之甚者，必主营弱卫强而翕翕汗出，又得太阳中风之症，客热上逆而喉中疼；又得少阴假热之症，若发热多者，目赤脉多，睛混蒙而不慧；又得阳明内热之症。似此寒热错杂之症，若发其汗，则阳热上逼，咽中伤而不止于喉中疼；若复下之，则表寒尚在，内热又深，则两目闭而不开，不止于目赤脉[①]多睛不慧。凡厥者，下利寒多者，必便清谷。寒入于阴，为阴厥也，热多者，则便脓血，热陷于里，为热厥也，以阳熏蒸而取汗，则湿热相合而发黄，以火熨烙而取汗，则火气上炎而咽燥，汗不温针，皆在所碍，究以何法治之乎？无已则视其小便，盖表热从汗散，里热从小便解。小便利者，是津液尚在，内热可从而出，尚可利小便以救之；小便难者，火邪内逆，无路可出，惟有危殆而已。

伤寒发热，口中勃勃气出，头痛目黄，衄不可制。贪水者必呕，恶水者厥。若下之，咽中生疮。假令手足温者，必下重便脓血。头痛目黄者，若下之则目闭。贪水者，若下之，其脉必厥，其声嘤，咽喉塞；若发汗则战栗，阴阳俱虚。恶水者，若下之，则里冷不嗜食，大便完谷出；若发汗则口中伤，舌上白苔，烦躁。脉数实，不大便六七日，后必便血；若发汗，则小便自利也。自“不可下”篇移入。

此温之经热脏湿，即《活人书》所言鼻衄，伤寒者是也。伤寒发热，口中勃勃热气喷出，头疼目黄，是内湿所蒸，衄血不可制，是里湿逼经热上逆，血不归经也。经热而贪水者，水与湿搏，不能四布，必呕。衄久经虚而恶水者，阳气不能外达，必厥。若因其衄而下之，则寒药与脏湿尽逼火热循经而上炎，咽中生疮。假令手足温者，是湿热所瘀之血留于胃，不上炎则下陷，必下重而便脓血。头痛目黄者，原系实热内蒸，若更下之，则湿热更伏，阳气下陷，则两目闭不敢见明光。下之而贪水者，不止于呕，脏湿与经热相乘，其脉必厥，初大渐小又大，而不顺接，阳气不能上升于宗气“宗”字相必是“空”字之讹，其声细微嘤然，而咽喉闭塞[②]。若发汗则亡阳，必寒战悚栗，阴阳俱虚矣。恶水者，若下之不止于厥，胃阳原衰，再寒药攻之，必里冷不嗜食，大便完谷而出；若发汗以竭其阳，则经热因之而动，必口中伤，舌上白苔，内烦外躁也。脉如数而且实，不大便至六七日，是经热合脏湿，凝

---

① 脉：原作“散”，据文久改。

② 塞：原作“寒”，据上文“其声嘤，咽喉塞”改。

血蓄于下焦，必至便血；若发汗则阴阳两亏，小便自利而为肾脱遗尿之症也。

微则为咳，咳则吐涎，下之则咳止而利因不休，利不休则胸中如虫啮，粥入则出，小便不利，两胁拘急，喘息为难。颈背相引，臂膊不仁，极寒反汗出，身冷若冰，眼睛不慧，语言不休，而谷气多入，此为除中，口虽欲言，舌不得前。自"不可下"篇移入。宋刊"膊"作"则"。

此伏气发于手足太阴，世俗所称紧急痨瘵者。原初病为咳嗽，脉微症亦微，咳则吐涎，咳久不止，因下之，以为通其肠而肺病可愈，亦治咳之一法。殊不知其为肺虚之咳，下之则动脾气，气下陷而不升，咳虽止而利因不休，利不休因之三焦不通，上焦之阳气不布，故胸中如虫之啮，且疼且痒，而粥入则出，不能纳也；下焦气化失常，小便不利，不能渎决也；中焦壅塞，两胁拘急，喘息为难，不能呕腐也，致以肺气不外合于太阳"致以"二字似倒，颈背相引而拘急，臂膊不仁而疼痹，纯阴无阳，极寒而反汗出，身冷若冰，太阳之阳脱矣。肾精不升而眼睛不慧，心火不降而语言不休，少阴之阴脱矣。反谷气多入，此为除中之症，除去中气也。虽能食，不能待三日之久，至此则口虽能言，舌亦短缩难伸而不得前矣。

伤寒发热，头痛微汗出，发汗则不识人，熏之则喘；不得小便，心腹满；下之则短气，小便难，头痛背强，加温针则衄。自"不可"篇移入。"不可汗"是禁用麻桂二汤也，至于九味羌活汤、六神通解散，俱宜可用。

此言症属温者，有热无寒，汗下、温针俱当禁也。发热头疼，微汗出，是伤寒挟温症也。有热无寒，其热在经，若发汗则伤心主之神气，故不识人；若火熏之则火热伤气，故喘也；内烁津液，故不得小便，火气入里成实，故心腹满；若下之则中气伤，故气短；津液内耗，故小便难；外动经络，故头疼背强；若加温针则火烧营分血脉，故衄。

脉濡而紧，濡则卫气微，紧则营中寒。阳微卫中风，发热而恶寒，营紧微气冷，微呕心内烦。医谓有大热，解肌而发汗，亡阳虚烦躁，心下苦痞坚，表里俱虚竭，卒起而头眩，客热在皮肤，怅快不得眠。不知胃气冷，紧寒在关元"紧寒在关元"，注内则"肾在关元"，"紧""肾"二字相似易误，不知误则原文乎？抑误在注乎？待查。又按：关元即属肾，或"紧"字承上文，不误，技巧无所施，汲水灌其身。客热因时罢，栗栗而振寒，重被而覆之，汗出而冒巅。体惕而又振，小便为微难，寒气因水发，清谷不容间。呕变反肠出，巅倒不得安，手足为微逆，身冷而内烦，迟欲从后救，安可复追还。自"不可下"篇移入。

此温之经虚脏寒，即陶氏所云虚烦，东垣[1]所言劳倦伤是也。以其脉症俱难辨识，故作长歌以咏之。脉虚之濡似太阳中风，脉沉之紧又似伤寒，脉濡则卫气之阳微，紧则营中之阴寒，阳微卫气不固，因中风发热而恶寒，大似太阳表证，营出中焦，紧为卫气冷，微呕而心内烦，又似内挟温热。医谓有大热，为其脉濡，先用桂枝解肌，继为脉紧，又用麻黄发汗，汗过遂至亡阳，表阳愈虚而烦躁，里寒甚而心下痞坚，表里俱虚竭，虚阳上越，卒起而头眩欲倒，正气虚而假症易以惑人，客热在于皮肤，怅怏不得安眠，不知其胃气原冷，肾寒在于关元，心肾不交故颠倒，懊憹如斯也。医之技巧无所施，又汲水以灌洗之，皮肤之客热，应时而罢，真寒之象毕现，栗栗而振寒，重被而覆之，冷汗出而冒及巅顶，比向之卒起头眩更甚矣。通体惕动而又振战，小便微难而气化不行，胃里寒气因灌水而发清谷，不能容受，向之微呕者，今变反由肠而出，向之不得眠者，今竟颠倒不得安卧，阳气不能外达，手足为微逆身冷而内烦，阳脱于外，阴竭于内，虽欲温经以救之，已迟无及矣。

痉湿暍百合狐惑阴阳毒霍乱

伤寒所致太阳病痉湿暍，此三种，宜应别论，以为与伤寒相似，故此见之。

凡六气外感之邪，皆由太阳之表而入故云。

病身热足寒，颈项强急，恶寒时头热，面赤目脉赤[2]，独头面摇[3]，卒口噤，背反张者，痉病也。

此统言痉之经脉，皆因气血并伤，而为痉之具症也。身热恶寒，太阳症也；头项强急，面目赤，目脉赤，阳明症也；头热，阳郁于上；足寒，阴凝于下。太阳之脉，循背上头，阳明之筋，上挟于口，风寒湿客于二经，独头面摇，卒然口噤而不能开，背反张而强急，故名痉病，此风寒湿兼备之症也。

太阳病，发热脉沉而细者，名曰痉。

太阳病发热，具已上，头摇口噤，背反张之症，而脉沉细，不可以太阳兼少阴论，名曰痉。然症阳脉阴，《金匮》亦称为难治也。

---

① 垣：原缺，据文义补。

② 目脉赤：《金匮要略·痉湿病脉证并治第二》作“目赤”，疑“脉”为衍文。

③ 独头面摇：《金匮要略·痉湿病脉证并治第二》作“独头动摇”。

太阳病，发热无汗，反恶寒者，名曰刚痉。太阳病，发热汗出而不恶寒者，名曰柔痉。

太阳病，具以上，头摇口噤，背反张之症，发热无汗恶寒者，此从伤寒得之，名曰刚痉。发热汗出而不恶寒者，此从中风得之，名曰柔痉。

太阳病发汗太多，因致痉。

旧注 以上论痉，皆外感风寒湿而为病也。若太阳病发汗太多，津液大亡，表气不固，邪风乘虚而入，因成痉者，乃内虚之所致也，不可以刚痉柔痉例之，宜以桂枝加附子汤，以固表祛风为主之。

湿

湿家之为病，一身尽疼，发热身黄，如似熏黄。

旧注 湿家谓病湿之人，湿之为病，或因外受湿气，则一身尽疼，或因内生湿病，则发热身黄，若内外同病，则一身尽疼，发热身黄，如熏黄也。熏黄者，湿盛之发黄，属脾之淤湿，故其色暗如烟熏也，不似伤寒热盛之发黄，属阳明之郁热，故其色明如橘子色也。

湿家病，身上疼痛，发热，面黄而喘，头疼鼻塞而烦，其脉大，自能饮食，腹中和无病。病在头中寒湿，故鼻塞，内药鼻中则愈。

此言湿中上焦者之为病也。湿家病，本自身上疼痛发热，因湿中上焦，阳明之经循于面，湿伤其经故面色黄，上焦肺主之，鼻为肺之窍，鼻气通于脑，湿伤上焦而肺受之，阳气不得通，故头痛鼻塞而心烦，皆上焦之湿也。其脉大，阳脉也。能饮食，腹中和，中下二焦无病也。其病只在头中寒湿之气，在上者，因而越之，内药鼻中，取黄水从鼻中出，自可愈，如瓜蒂散之类是也。瓜蒂散：瓜蒂、赤小豆，共为末，吹入鼻中，出黄水自愈。

太阳病，关节疼痛而烦，脉沉而细者，此名湿痹。湿痹之候，其人小便不利，大便反快，但当利其小便。

此言湿伤周身者之为病也。太阳病，头项强痛而恶寒也，加之腰背肘膝之关节俱疼而烦，脉不浮数而沉细者，此湿伤太阳之气，不能外通皮毛，内合三焦，名为湿痹。痹者，闭也，不通之称也。其人小便不利，大便反快，但当利其小便，使湿从水道而出，故曰治湿不利小便非其治也。

湿家其人，但头汗出，背强欲得被覆向火，若下之早则哕，胸满小便不利，舌上如胎者，以丹田有热，胸中有寒，渴欲得水而不能饮，口烦躁也。

旧注 湿家但头汗出，乃湿气上淫之汗，非阳明之热，不得越也；湿家背强，乃湿气滞涩之重强，非痉病之拘强也；欲得覆被向火，非外恶寒，乃湿盛生内寒也。若误湿淫之头汗为阳明之瘀热头汗而下之，寒湿之气乘虚入胸，则胸满入胃，则哕矣。寒湿不化，故小便不利；胸中有寒，故舌滑白入胎；丹田有热，故口燥渴欲得水，而不能饮，由胸中有寒湿故也。

湿家下之，额上汗出微喘，小便利者，死；若下利不止者，亦死。

旧注 误下后，额汗不已，微喘不止，是阳脱于上也；小便反利，下利不止，是阴脱于下也，阴阳相离，故死也。

病者一身尽疼，发热日晡所剧者，此名风湿，此病伤于汗出当风，或久伤取冷所致也。

旧注 病者谓一身尽疼之病人也。湿家一身尽疼，风湿亦一身尽疼。然湿家之疼，则重著不能转侧；风湿之疼，则转掣不可屈伸，此疼之有别者也。至于发热，湿家之热，早暮不分，微甚风湿之热，则日晡必剧，此得之于汗出当风，或久伤湿复受风冷所致也。

问曰：风湿相抟，一身尽疼，法当汗出而解，值天阴雨不止，医云此可发汗，汗之病不愈者，何也？答曰：发其汗，汗大出者，但风气去，湿气在，是故不愈也。若治风湿者，发其汗，但微微似欲汗出者，风湿俱去也。

旧注 此详风湿相抟，一身尽疼，不惟不可下，即发汗亦不可失其宜也。风，阳邪，湿，阴邪，风湿相抟，阴阳受邪，故一身尽疼也。法当汗出而解，值天阴雨不止，则湿气盛，虽发其汗，汗大出而病不愈者，但以风气去，湿气在，是故不愈也。以其值湿盛之时，发其汗，大汗出，此汗不如法，所以不解也。若治风湿者，必俟天清明，发其汗，但令其汗微微似欲出状，则风与湿俱去，而病自解矣。

伤寒八九日，风湿相抟，身体疼烦，不能自转侧，不呕不渴，脉浮虚而涩者，桂枝附子汤主之。若其人大便硬，小便自利者，去桂枝加白术汤主之。

此承上条，申详症脉以明其治也。伤寒八九日，风湿相抟，因于风则身体烦疼，因于湿则不能自转侧，不呕不渴，无伤之表症，脉浮虚而涩者，《经》曰：风则浮虚，《脉经》曰：脉来涩者，为病寒湿也，与桂枝附子汤，温经散风湿，使从表解也。若其人大便硬，小便自利，非阳明里实之硬，乃湿去风燥之硬，故仍以前汤，去桂枝加白术主之。去桂枝者，不欲再发汗，以夺其津液；加白术者，以身重湿在内分，用以佐附子逐湿于肌也。

桂枝附子去桂枝加白术汤方

附子三枚，炮，去皮，破　白术　生姜三两，切　大枣十二枚，擘　甘草三两

上五味，以水六升，煮取二升，去滓，分温三服。初一服，其人身如痹，半日许，复服之，三服都尽，其人如冒状，无怪。此以附子、术并走皮内，逐水气未得除，故使之耳。法当加桂四两，此本一方二法，以大便硬，小便自利，去桂也；以大便不硬，小便不利，当加桂、附子三枚，恐多也。虚弱家及产妇宜减服。

风湿相抟，骨节疼烦，掣痛不得屈伸，近之则痛剧，汗出短气，小便不利，恶风不欲去衣，或身微肿者，甘草附子汤主之。

风湿相抟，风欲湿合抟，恶为一身之病。湿淫则疼，风淫则掣，其邪注经络，流关节，一身骨节烦疼，掣疼不得屈伸，外邪客于内里，近而迕[①]之则疼剧汗出，气受伤不能布息而短，湿内蓄则小便不利；风伤肌表，则恶风不欲去衣，风湿外薄，则身微肿者，甘草附子汤主之。甘草和中，附子温经，白术胜湿，桂枝祛风也。

甘草附子汤方

甘草三两，炙　附子三枚，炮，去皮，破　桂枝四两　白术二两

上四味，以水六升，煮取三升，去滓，温服一升，日三服。初服得微汗则解，能食汗止。复烦者，将服五合，恐一升多者，宜服六七合为始。

暍

太阳中热者，暍是也。其人汗出恶寒，身热而渴也。

旧注　此外因之暑动而得之者也。中暑热病，亦由太阳表入，故曰太阳中热者，暍是也。其人汗出恶寒，身热而渴，颇似太阳温热之病，但温热无恶寒，以热从内发，故虽汗出而不恶寒也；中暍恶寒者，以暑由外入，故汗出而恶寒也。究之于脉，温热之浮，必浮而实，中暍之浮，必浮而虚，以暑热伤气也；究之于渴，温热之渴，初病不过欲饮水，中暍之渴，一病即大渴引饮也。温热则传经，变病不一，中暍则不传，不愈即死也。虽同为太阳经中之病，而虚实施治不同，宜以人参白虎汤治之。

---

① 迕：相逢；相遇。此处有碰触之意。

太阳中暍者，发热恶寒身重而疼痛，其脉弦细芤迟，小便已，洒洒然毛耸，手足逆冷，小有劳，身即热，口开前板齿燥。若发汗则恶寒甚，加温针则发热甚，数下之则淋甚。

此内因之暑静而得之者也。发热恶寒，身重疼痛，皆似太阳之症，但脉弦细芤迟，却似气血两虚之脉，以暑热伤气，脉不能鼓，伤膀胱寒水里气，则小便已，洒洒然恶寒而毛耸；伤太阳阳热表气，则不能达于四肢，手足逆冷；暑伤阴液，劳则动热，暑气益甚，故小有作劳，身即发热，暑伤营气，则呼吸不利而口为之开，暑伤心气则心火上炎而前板齿干燥，此皆中暍危症。若以发热恶寒身疼，误为伤寒而发汗，则表气愈虚，恶寒更甚；若以手足逆冷，误为阳虚而温针，则邪热愈盛，发热更甚；若以口开齿燥，误为胃火而数下之，则水源竭厥，尿淋窘甚。惟以白虎加人参汤调益元散可主也。

太阳中暍者，身热疼重而脉微弱，此亦夏月伤冷水，水行皮中所致也。

旧注　此外冷内热之暑，不内外因也。太阳中暍之症，身热疼重者，暑伤形也；脉微弱者，暑伤气也。此以症揆之，亦其人夏月盛暑，喜贪风凉，过饮冷水，水气输行于皮中，表为邪束，不得汗泻所致也。此时即以香薷饮、大顺散汗之大顺散：干姜、桂枝、杏仁、甘草等分为末，每服二钱，可立愈也。若因循不治，则水气既不得外泻于表而作肿势，必内攻于里而喘胀矣。是又当以葶苈大枣汤、或瓜蒂散一物散下之也。上条戒人不可汗下，此条示人宜当汗下。葶苈泻肺汤伤胃之，煮大枣补之。

百合病

论曰：百合病者，百脉一宗，悉致其病也。意欲食，复不能食，常默默然，欲卧不能卧，欲行不能行，欲饮食或有美时，或有不用闻食臭时，如寒无寒，如热无热，口苦小便赤，诸药不能治，得药则剧吐利，如有神灵者，身形如和，其脉微数。每溺时头疼者，六十日乃愈；若溺时不头疼，淅淅然者，四十日愈；若溺快然，但头眩者，二十日愈；其症或未病而预见，或病四五日而出，或病二十日，或一月微见者，各随症治之。

伤寒大病之后，余热未解，百脉未合，或平日情志不遂，或偶触惊疑，因而神形俱病。百脉者，举周身内外而言，百脉周于身，脉病则身病，邪淫于胸中，连及上脘，则欲食不能食，走于肝肾，故常默默流于脾胃，故欲卧不能卧，欲行不能行，邪不在胃，故饮食或有美时，邪壅胃气则或有不用，或闻食臭，如寒无寒，如热无热，流于肝则口苦，流于膀胱则便赤，此皆似外感而非外感，似内伤而非内伤，所谓百脉一宗，悉致其病也。若误为表里之病而汗之，则剧吐利，虽剧吐利，而不变诸逆，身形似和而脉，则脉微数，病虽不进，亦不速愈，以小便辨之。若溺时头疼者，期六十日愈；溺时头不疼，但淅然恶寒者，四十日愈；溺时快然，但头眩者，二十日愈，以经脉之邪，由太阳而愈也。其百合病，或未病伤寒而先见，或已病伤寒四五日而见，或病伤寒二十日，或一月微见者，各随症治之也。

百合病见于阴者，以阳法救之；见于阳者，以阴法救之。见阳攻阴，复发其汗，此为逆；见阴攻阳，乃复下之，此亦为逆。

此治百合病之总要法也。百合病，皆以百合为主，病见于阳，加一二味，以和其阴，病见于阴，加一二味，以和其阳，见阳攻阴，表仍不解而发其汗，此为逆。见阴攻阳，里仍不解而复下之，亦为逆。

百合病，不经吐下，发汗形如初者，百合地黄汤主之。

百合病，不经吐汗下，而病症如首条之初，而日久不增减者，以百合地黄汤通其脉而凉其经也。

百合地黄汤方

百合七枚，擘　生地黄汁一升

上二味，以水洗百合，渍一宿，当白沫出，去其水，更以泉水二升，煎取一升，去滓，内地黄汁，煎取一升五合，分温再服，中病勿更服，大便当如漆。

百合病变发热者，百合滑石散主之。

旧注　百合病，如寒无寒，如热无热，本不发热，今变发热者，其内热可知矣。故以百合滑石散主之，使其微利，热从小便而出矣。

百合滑石散方

百合一两，炙　滑石三两

上为散，饮服方寸匕，日三服，当微利则止服，热则除。

百合病一月不解，变成渴者，百合洗方主之。

旧注　百合病，本不渴，今一月不解，变成渴者，外以百合浸洗其身，通表泻热，内食煮饼，勿以盐豉，不致引饮而渴自止。

百合洗方

百合一升

上以水一升，渍之一宿，以洗身。洗已，食煮饼，勿以盐豉也。

百合病渴而不差者，瓜蒌牡蛎散主之。

旧注 与百合洗身而渴不差者，因热盛而津液竭也。瓜蒌根苦寒生津止渴，牡蛎咸寒引热下行也。

瓜蒌牡蛎散方

瓜蒌根 牡蛎熬，等分

上为细末，饮服方匕，日三服。

百合病，发汗后者，百合知母汤主之。

旧注 百合病，不应汗而汗之，不解者则致燥，以百合知母汤主之者，清而润之也。

百合知母汤方

百合七枚，擘 知母三两，切

上先水洗百合，渍一宿，当白沫出，去其水，更以泉水二升，煎取一升，去滓，别以泉水二升，煎知母，取一升，去滓，后合和煎，取一升五合，分温再服。

百合病下之后者，滑石代赭汤主之。

旧注 百合病，不应下而下之，不解者则怯中，以滑石代赭汤主之者，清而镇之也。下第一行，按《金鉴》当作“则怯中”。

滑石代赭汤方

百合七枚，擘 滑石三两，碎，绵裹 代赭石如弹丸大一枚，碎，绵裹

上先以水洗百合，渍一宿，当白沫出，去其水，更以泉水二升，煎取一升，去滓，别以泉水二升，煎滑石代赭石，取一升，去滓，后合和重煎，取一升五合，分温再服。

百合病吐之后者，百合鸡子汤主之。

旧注 百合病，不应吐而吐之，不解者则虚中，以百合鸡子汤主之者，清而补之也。

百合鸡子汤方

百合七枚，擘 鸡子黄一枚

上先以水洗百合，渍一宿，当白沫出，去其水，更以泉水二升，煎取一升，去滓，内鸡子黄，搅匀煎五合，分温服。

狐惑

狐惑之为病，状如伤寒，默默欲眠，目不得闭，卧起不安，蚀于喉为惑，蚀于阴为狐，不欲饮食，恶闻食臭，其面目乍赤乍黑乍白，蚀于上部则声嗄①，甘草泻心汤主之；蚀于下部则咽干，苦参汤洗之；蚀于肛门者，雄黄熏之。自《金匮》移入。

状如伤寒，谓发热恶寒也。病或在阴，亦或在阳，故默默欲眠，目不得闭，眠起不安也。病为有虫，虫闻食臭而动，动则令人心烦，故不欲饮食，恶闻食臭也。虫变动于胃中，胃为阳明，循于面，故乍赤乍白乍黑，无定色也。虫蚀于喉为惑，即咽腐牙脱口疳之类；病在上部则声嗄，甘草泻心汤主之；虫蚀于阴为狐，即阴烂下疳之类。病在下部则咽干，苦参汤洗之；蚀于肛门者，雄黄熏之。

苦参汤方

苦参一升

水一斗，煮取七升，熏，日三次，雄黄一味为末，筒瓦二枚合之烧，向肛门熏之。

阳毒之为病，面赤班班②如锦文，咽喉疼，唾脓血，五日可治，七日不可治，升麻鳖甲汤主之。阴毒之为病，面目青，身疼如被杖，咽喉疼，五日可治，七日不可治，升麻鳖甲汤去雄黄蜀椒主之。自《金匮》移入。

此近世之所谓痧症也。阳毒属阳邪，故见面赤班如锦文、唾脓血之热症；阴毒属阴邪，故见面目青，身疼如被杖之寒症，甚至有心腹绞疼，通身脉络手指甲皆青紫，牙关闭紧急，死在旦夕者。轻则用刮痧法，重则刺尺泽、委中。十指脉络暑出之处出血“暑出之处”，“暑”字疑是“著”言，其脉络青紫，著出之处也，但不敢必其是。“暑出”二字疑有错，误否？待查。——秋岩记，随服紫金锭，或吐，或下，或汗出而愈者不少。若吐泻不止，厥逆冷汗，脉微欲绝，用附子、川乌、吴萸、丁香、干姜、甘草；虚者加人参救之亦多得生。此阴阳二毒是感四时之厉气，非后世所言热极寒极之症也，故并用升麻鳖甲汤主之。

升麻鳖甲汤方

升麻二两　当归一两　蜀椒炒去汗，一两　甘草二两　鳖甲手掌大一片，炙　雄

① 嗄：嗓音嘶哑。

② 班班：“班”通“斑”。斑点众多貌。

黄半两，研

上六味，以水四升，煮取一升，顿服之，老小再服取汗。

霍乱

问曰：病有霍乱者何？答曰：呕吐而利，此名霍乱。

问曰：病发热，头疼，身疼，恶寒，吐利者，此属何病？答曰：此名霍乱。自吐下又利止，复更发热也。

旧注 此承上条，以详出其症也。头疼身疼，发热恶寒，在表之风寒暑湿为病也；呕吐泻利，在里之饮食生冷为病也，具此症者名曰霍乱。若自呕吐已，又泻利止，仍有头疼身疼，恶寒更复发热，是里解而表不解也，宜用藿香正气汤或香薷饮，散而和之可也。若不头疼身疼恶寒，但吐，汗出，发热，渴而引饮，是表解而里未解也，宜辰砂六一散或白虎加人参汤，补而清之可也。

伤寒其脉微涩者，本是霍乱，今是伤寒，却四五日至阴经上，转入阴必利，本呕下利者，不可治也，欲似大便而反失气，仍不利者，属阳明也，便必硬，十三日愈，所以然者，经尽故也。

此言霍乱后，伤寒有入阴经转阳明之别也。揭言伤寒是具发热恶寒、头疼身疼、吐利之症也。若是伤寒，其脉浮紧，今脉微涩，本是霍乱也，乃利止而复更发热，今是伤寒矣，却四五日传至阴经上，转入阴经四日，太阴五日，少阴必主下利。微涩之脉，乃阴经之脉，非霍乱之脉也。夫阴寒下利，急当救里，本霍乱之呕吐下利，里血已虚，后又入阴复利，里气全脱，不可治也。惟吐利之后，似欲大便，而反失屎气，仍不得利者，此转属阳明也，其大便必硬，至十三日传经既尽，当阳明主气之期，可津回便利而愈。

下利后当便硬，硬则能食者愈，今反不能食，到后经中颇能食，复过一经能食，过之一日当愈，不愈者，不转阳明也。

旧注 此申上条下利后，便必硬之义也。凡下利后，肠胃空虚，津液液乏，当大便硬，硬则能食者，是津回便利，自当愈也。今反不能食，是为气未复，俟至十三日复经之日，若颇能食，亦当愈也。如其不愈，是为当愈不愈也。当愈不愈者，则可知不属十三日过经便硬之阳明，当属吐利后胃中虚寒不食之阳明，或属吐利后胃中虚燥之阳明也。此则非药不可，俟之终不能自愈也，理中脾约，择而用之可矣。

霍乱，头痛，发热，身疼痛，热多欲饮水者，五苓散主之，寒多不用水者，理中丸主之。

旧注 霍乱者，水饮内发，故吐泻交作也。风寒外袭，故头疼发热，身疼痛也。热多欲饮水者，是饮热也，主五苓散以两解其饮热；若不欲饮水者，是中寒也，主理中丸以独温其中。理中丸即理中汤，和剂作丸也。

吐利止，而身疼不休者，当消息和解其外，宜桂枝汤小和之。

旧注 霍乱吐利已止，而身疼不休者，此里和而表未和，当消息轻重以治之，故宜桂枝汤小汗之，以和其外也。

既吐且利，小便复利而大汗出，下利清谷，内寒外热，脉微欲绝者，四逆汤主之。

旧注 霍乱之为病，既吐且利，津液内亡，小便当少而无汗，今小便复利而大汗出，下利清谷，脉微欲绝者，是外之阳虚不能固护，内之阴寒独盛于中，内真寒而外假热也，故不用理中而以四逆主之也。

吐利，汗出，发热恶寒，四肢拘急，手足厥冷者，四逆汤主之。

旧注 霍乱吐利，汗出，发热恶寒，四肢拘急，手足厥冷者，乃中外皆寒之症也，宜四逆汤，助阳以胜阴也。

吐下已断，汗出而厥，四肢拘急不解，脉微欲绝者，通脉四逆加猪胆汁汤主之。

旧注 霍乱吐下已止，汗出而厥，四肢拘急，脉微欲绝者，乃中寒盛极，阻格阳气，不达于四肢也。宜通脉四逆汤加猪胆汁，从阴以通阳也。

四逆加人参汤方

于四逆汤加人参一两，余依四逆汤法。据原文，此方应在下条后，此处宜有“通脉四逆加猪胆汁方”，凡见前之方，均应载阳明而注以“见某卷”。

恶寒脉微而复利，利止亡血也，四逆加人参汤主之。

恶寒脉微复利，是表里之阳皆虚，但利止而恶寒，脉微如故，此非阳回之利止，乃下利亡血无可利也，用四逆加人参汤以益阳而生阴，此亡血补气之治法也。

吐利发汗，脉平，小烦者，以新虚不胜谷气故也。

旧注 霍乱吐利已断，汗出已止，脉平和者，内外俱解也，法当食，食之小烦者，以吐下后新虚不胜谷气故也。节其饮食，自可愈矣。据注，原文“小烦”上应有“食”字。

伤寒论选注卷九

七十五岁老医臧应詹枚吉甫编集

可汗病

夫以为疾病至急，仓卒寻按，要者难得，故重集诸可与不可方治，比之三阴三阳篇中，此易见也。又时下有不止是三阴三阳出，在诸可与不可中也。——枚吉自志

大法春夏宜发汗。

春夏升令，故宜汗。

凡发汗，欲令手足俱周，时出似絷絷然，一时间许，益佳，不可令如水流漓[①]。若病不解，当重发汗，汗多者必亡阳，阳虚不得重发汗也。

凡服汤发汗，中病便止，不必尽剂也。

凡云可发汗，无汤者，丸散亦可用，要以汗出为解，然不如汤，随症良验。

夫病脉浮大，问病者，言但便硬耳，设利者，为大逆，硬为实，汗出而解，何以故？脉浮当以汗解。

旧注 脉浮大，属表未解，虽有便硬里实，亦不可利下，何以故？因脉浮也。当先解其外，表解热除，内外和谐而大便自通矣，设用利药，是为大逆也。

不可汗篇

脉濡而弱，弱反在关，濡反在巅，微反在上，涩反在下，微则阳气不足，涩则无血，阳气反微，中风汗出而反燥烦，涩则无血，厥而且寒，阳微发汗，躁不得眠。

---

① 流漓：原作“流离”。形近而误，据文义改。

脉濡而弱，乃虚微之诊也。弱在关，濡浮其巅，是举按皆虚之，谓其中气不足，可知微反在上，寸脉微也，涩反在下，尺脉涩也。寸为阳而主气，故微则阳气不足；尺为阴而主血，故涩则为无血。阳微不能固外，腠理开疏，风因客之太阳之气，不交于少阴，故中风汗出而反躁烦。无血则阴虚，不与阳相顺接，厥阴之气不交于少阳，故厥而且寒，总由脾胃虚冷，故上下阴阳气血不复交通。虽上下而见虚诊，总以阳微该之，责在濡弱之关巅故也。设复发汗以夺其津液，则阳亡而阴亦竭，其躁不得眠必矣，谓躁无止时也。

脉濡而弱，弱反在关，濡反在巅，弦反在上，微反在下，弦为阳运，微为阴寒，上实下虚，意欲得温，微弦为虚，不可发汗，发汗则寒栗不能自还。

关脉微弱则胃气衰微，其弱在关，则阳气虚于内，濡在巅则阳气虚于外，弦在上则风伤气，风胜者阳为运动，微在下则寒伤血，血伤者里为之阴寒。外气怫郁为上实，此假实也；里有阴寒为下虚，此真虚也。惟得温煦，正气稍助而邪可出。盖微弦者，为内虚不可以阳运之假热而发汗，若发汗以亡其阳，势必表阳外亡而寒栗，其阳不能归还于内矣。

诸脉得数动微弱者，不可发汗，发汗则大便难，腹中干，胃燥而烦，其形相像，根本异源。

旧注 凡诸病得数动脉者，有余诊也，可发汗，若按之微弱者，是外假实而真虚也，不可发汗。若误发其汗，伤其津液，则腹中干，大便难，胃燥而烦，其形似胃实热结之阳明，究其根本，实由发虚家汗，致成津枯虚燥之阳明也。

厥而脉紧，不可发汗，发汗则声乱咽嘶，舌萎声不得前。

旧注 厥而脉紧，则少阴伤寒也，法当温里，而反发汗，则损少阴之气，其脉不能入肺中，循喉咙，挟舌本，故声乱咽嘶，舌萎声微，言语不得高也。

动气在右，不可发汗，发汗则衄而渴，心苦烦，饮即吐水；动气在左，不可发汗，发汗则头眩，汗不止，筋惕肉瞤；动气在上，不可发汗，发汗则气上冲，正在心端；动气在下，不可发汗，发汗则无汗，心中大烦，骨节苦疼，目晕恶寒，食则反吐，谷不得前。

动气者，筑筑然动气也。上下左右者，脐之上下左右也。《难经》曰：肺内症，脐右有动气；肝内症，脐左有动气；心内症，脐上有动气；肾内症，脐下有动气，俱按之劳牢苦疼，皆脏气不治，正气内虚所致。伤寒动气，必内伤而兼外感也。左右发汗则动肺气，肺主气，开窍于鼻，气虚不能卫血，血溢妄行于鼻则衄，津液虚而大热炎，故渴而心烦气虚，不能布水津，故饮则吐水。在左发汗则动肝血，头眩者，诸风掉眩，皆属于肝也。汗不止者，肝血虚而腠理不密也，筋内失养故筋惕肉瞤。在上发汗则动心气，心损则肾气上凌，故气上冲心端。在下发汗则动肾气，肾主水，水不足故无汗，肾虚不能制火，故心大烦。肾主骨，故骨节苦疼，精不上注，故目晕。阳外虚故恶寒，火内微故食反吐而谷不下行也。

咽中闭塞，不可发汗，发汗则吐血，气欲绝，手足厥冷，欲得蜷卧不能自温。

旧注 咽中闭塞，不可发汗，盖阴邪盛也。强发其汗，必动其血至欲吐血，气欲绝则并肾中之阳，不能自存，故遂手足厥冷，欲得蜷卧，不能自温。夫下厥上竭，蜷卧厥冷，在少阴皆危症也。

咳者则剧，数吐涎沫，咽中必干，小便不利，心中饥烦，晬时而发，其形似疟，有寒无热，虚而寒栗，咳而发汗，蜷而苦满，腹中复坚。

此言咳剧发汗则伤太阴脾肺之气。咳者，肺病也，剧则咳甚而及于脾。数吐涎沫者，脾虚而不能运转其津液也。津液不布于上，故咽中干；津液不化于下，故小便不利；津液不运于中，故心中饥烦。晬时，周时也。周时而脉大会于寸口，今肺咳为病，其气不能外达皮毛，故晬时而发，其形似疟者，所谓似疟者，乃有寒无热，虚而寒栗之谓也。若咳而发汗以攻阳，则阳气愈虚，阴寒欲甚，身蜷卧而胸苦满，肺气虚矣。身蜷卧而腹坚，脾气虚矣，由清阳不上布，浊阴从下填也。

咳而小便利，若失小便者，不可发汗，汗出则四肢厥而逆。

咳，肺病也，小便利，若失小便者，此金寒水冷，可温而不可发汗，发汗则亡阳而阴遂盛。四肢者，诸阳之本，阳虚不与阴相接，故四肢厥而逆冷也。

汗家重发汗，必恍惚心乱，小便已阴疼，与禹余粮丸。

旧注 此言重发汗而亡津也。汗家，谓平素好出汗之人也。重发汗，谓大发汗也。心主血，汗乃心之液，重发其汗，血液大伤，心失所恃，故神情恍惚，心志不宁也。液竭于下，宗筋失养，故小便已阴茎疼也。

衄家不可发汗，汗出必额上陷，脉急紧，目直视不能眴[1]，不得眠。

此言发衄家汗而亡阴也。平素多衄之人，其上焦阳热偏盛，若发其汗，阴虚液竭，诸脉失养，必额上陷中之脉，合为热所灼而紧急，目直视而睛不转，不能眴而目睫不合，且阳气不行于阴而不得眠，成亡阴之危症矣。

亡血家不可发汗，汗则寒栗而振。

此发血家汗而亡阳也。平素失血之人，固属阳热，然亡血之后，气亦随虚而阳亦亏，若再发汗则阳气衰微，力不能支，故身寒噤栗，振振悚动，成亡阳之症也。

咽喉干燥者，不可发汗。

旧注 咽喉干燥者，津液不足也，更发其汗，则津液益枯。故戒人虽有可汗之症，亦不可发汗也。

淋家不可发汗，发汗必便血。

旧注 淋家者，湿热蓄于膀胱，水道涩疼之病也。若发其汗，湿随汗去，热必独留，水府告匮，迫其本经之血从小便而出矣。

疮家，虽身疼，不可发汗，汗出则痉。

旧注 疮家初起，毒热未成，法当汗解。已经溃后，血气被伤，虽有身疼，应汗表症亦不可发汗，恐汗出卫营愈虚，外风乘袭，即不受外风，筋失液养，亦必致项强反张而成痉病也。

诸逆发汗病微者，难差；剧者言乱，目眩者死，命将难全。

诸逆多属少阴，阴寒发汗则重夺其阳，病微则难痊，剧则死。阳脱则见鬼，阴脱则目盲，故言乱目眩而死。

可吐篇

大法春宜吐。

春发生，故宜吐。

凡用吐汤，中病便止，不必尽剂也。

病胸上诸实，胸中郁郁而疼，不能食，欲使人按之，而反涎唾，下利日十余行，其脉反迟，寸口脉微滑，此可吐之，吐之利则止。宋本“胸中”作“胸上”，“惟滑”作“微滑”。

---

① 眴（xuàn，炫）：同“旬”，目摇。《说文·目部》：“旬，目摇也。”

旧注　胸中诸实，谓或痰，或热，或寒之类也。诸实为病，故胸中郁郁而疼，不能食也。欲使人按之，不但疼不能减，而反有涎唾，知邪在胸中盛满，得按而上逆也。经曰：下利脉迟而滑者，内实也。今下利日十余行，其脉反迟，寸口惟滑，知寒实在上，水不下输膀胱，而走大肠，故但吐之，利自止也。

病手足厥冷，脉乍结，以客气在胸中，心下满而烦，欲食不能食者，病在胸中，当吐之。

手足厥冷，以气机内郁不能达于四肢也。脉乍结者，以邪阻其经遂，不能畅发，非同于气尽虚微不能流布之结也，以客邪在胸中，心下满而烦者，痰饮实则满，阳热郁则烦也。邪不在胃，故欲食，痰饮在上脘，又不能食，此病在胸中，故当吐之。

宿食在管者，当吐之。

旧注　胃有三脘，宿食在上脘者，疼在胸膈，疼在欲吐可吐，不可下也；在中脘者，疼在心口，疼欲吐或不吐，可吐可下也；在下脘者，疼在脐上，疼不欲吐，不可吐可下也。故曰宿食在上脘者，当吐之，此详言凡在上者，皆可吐也。

不可吐篇

具见六经中。

可下篇

大法秋宜下。

秋令降，故宜下。

凡可下者，用汤胜丸散，中病即止，不必尽剂也。

下利，三部脉皆平，按之心下硬者，急下之，宜大承气汤。

下利心下硬，诸泻心汤症也。设寸关尺脉皆平和，血气和，可知若按之心下硬，则是有物阻碍，故宜急下。

下利脉迟而滑者，内实也，利未欲止，当下之，宜大承气汤。

旧注　迟而滑，滑在下，而迟在上，知为物阻之迟，非寒阴之迟，故但下其所阻，则内实去而利自止矣。便硬之宜下易知，下利之宜下难明，故先言下利。

原顶注 按下利而下之，必兼满疼、潮热、手足汗等症，方敢议下，所以不言者，以阳明篇已谆谆示戒，故不再赘。且便硬而下，人多孟浪，故详悉诫之。若下利而下，非具法眼者不敢用，故略之也。不然下利浮迟滑弦涩浮大或紧或不欲食，皆下利常具之脉症也，岂概言下乎？读书须前后参看，勿泥章句，余仿此。

便硬而失下，将有斑黄烂胃症之患，下利应下而失下，不过利久不止耳。故下利之下，非详审既明，不可妄投也。

问曰：人病有宿食，何以别之？师曰：寸口脉浮而大，按之反涩，尺中亦微而涩，故知有宿食，当下之，宜大承气汤。

胃有宿食则脉滑，稍久则为食结，滞而脉涩，更久失下则胃气阻塞，营卫不流布而脉微。寸口脉浮而大，按之反涩，尺中亦微而涩，为内实，而不利之诊，故知为宿食，当下之，以大承气汤。

下利不欲食者，以有宿食故也，当下之，宜大承气汤。

旧注 初下利不欲食者，是伤食。恶食，故不欲食也。若久下利不欲食者，是伤脾，食后饱胀[①]不欲食也，当下之，宜大承气汤无疑也。

下利差，至其年月日时复发者，以病不尽故也，宜下之，宜大承气汤。

旧注 下利差后，至其年月日时复发其利者也，此宿食积病攻之不尽故也。若其人形气不衰，饮食尚强，当攻其未尽，自不复发矣，亦大承气汤无疑也。

下利脉反滑，当有所去，下乃愈，宜大承气汤。

旧注 下利脉反滑，是症虚脉实，不相宜也。若其人形气如常，饮食如故，乃有当去之积未去也，下之乃愈，宜大承气汤。

病腹中满疼者，此为实也，当下之，宜大承气汤。

旧注 腹中不满而疼者，病或属虚；若满而疼，则为实矣。当下之，宜大承气汤。便硬而失下，将有斑黄烂胃症之患，下利应下而失下，不过利久不止耳。故下利之下，非详审申既明，不可妄投也。附注与上重复。

伤寒后，脉沉沉者，内实也，下之解，宜大柴胡汤。

伤寒后，大邪已去，脉沉者，正气不能外出，邪气内实也。故以下解之，宜大柴胡汤，使邪气从肠胃而解，正气从肌表而出也。

---

① 胀：原作“账”，形近而误，据文义改。

脉双弦而迟者，必心下硬，脉大而紧者，阳中有阴也，可下之，宜大承气汤。

旧注 双弦，谓左关右关皆见弦脉也。左关脉弦，肝木脉也；右关脉弦，木刑土也。弦者饮也，迟者寒也，心下硬者，是肝邪挟寒饮而伤胃，故不可下，乃生姜泻心汤症也。若脉大，按之紧，是阳余而阴亦实也，乃有余之硬，非胃伤者比，故可下之，宜大承气汤。

不可下篇

脉濡而弱，弱反在关，濡反在巅，微反在上，涩反在下。微则阳气不足，涩则无血，阳气反微，中风汗出而反躁烦，涩则无血，厥而且寒。阳微则不可下，下之则心痞硬。

阳微以上解，俱见不可汗篇。汗下均为亡阳，误汗亡阳中之阳，误下亡阴中之阳。阳微下之，阳气已虚，阴气内甚，故心下痞硬之。

脉濡而弱，弱反在关，濡反在巅，弦反在上，微反在下，弦为阳运，微为阴寒，上实下虚，意欲得温，微弦为虚，虚者不可下也。

旧注 此亦前不可发汗之条。所谓关脉沉弱浮濡，寸脉弦，尺脉微，上实下虚之诊也。微弦为虚，既不可汗，亦不可下，下虚故也。

脉濡而弱，弱反在关，濡反在巅，浮反在上，数反在下，浮为阳虚，数为无血，浮为虚，数生热。浮为虚，自汗出而恶寒；数为疼，振寒而栗。微弱在关，胸下为急，喘汗而不得呼吸，呼吸之中，疼在于胁，振寒相搏，形如疟状。医反下之，故令脉数发热，狂走见鬼，心下为痞，小便淋漓，少腹甚硬，小便则尿血也。宋刊“数为热”作“数生热”。

濡弱在于关巅，知为中气虚矣，而浮反上见于寸，数反下见于尺。浮本为风，今见于濡弱，上之浮则为阳虚；数本为热，今见于濡弱，下之数则为无血。浮为阳气之虚，数为亡血之热，则浮是真虚，卫阳不固于外，自汗出而恶寒，非中风比也；数是虚热，亡血不能温润脏腑，亦可为疼。营阴不养于内，甚至疼极振寒而悚栗，非外感恶寒体疼比也。总以微弱在关，坐定虚寒根子，胃脉出于胃膺，今土气不舒，故胸下为急，金气失其降下之令，故喘而汗出，不得呼吸，因之肝木燥胜来侮肺金，呼吸之中，疼在于胁，肝燥而胆气随之，振寒相搏，形如疟状，此皆阳微恶寒，阴弱发热，非少阳胁疼，寒热往来比也。医反下之，以亡其阴，遂令阴血尽亡，而脉之数者更数，一线之残阳浮越于外，而振寒如疟者，但发热以至阴极发燥而狂走，阳气全脱而见鬼，寒凝于中而心下为痞，寒凝于下而小便淋漓，少腹甚硬而小便则尿血也。脉浮而数者，不可下，况又有濡弱之关巅，有不至于危者乎！

脉数者，久数不止，止则邪结，正气不能复，邪气却结于脏，故邪气浮之，与皮毛相得。脉数者，不可下，下之则必烦，利不止。宋刊作“正气却结于脏”，又“必烦”上无“则”字。

诸数为热，若脉数而久数不止，此非阳胜，必是阴虚，止宜升阳散火，养阴退阳，以徐复其正气而数脉自止；不可强以寒药止之，若强止而寒以折之，则冰伏气血，邪气因以凝结，正气不能复而邪气却结于脏，结之而内外皆邪，必浮之与皮毛相得而成浮数，故凡脉数者，皆不可下也，若下之，则邪热内陷，必则烦利不止矣。

脉浮大，应发汗，医反下之，此为大逆。

旧注 脉大与脉浮而大，差别盛实，纯在表也，虽有里症，仍宜从表发汗，下之则为大逆。

动气在右，不可下之，下之则津液内竭，咽燥鼻干，头眩心悸也；动气在左，不可下，下之则腹内拘急，食不下，动气更剧，虽有身热，卧则欲蜷；动气在上，不可下，下之则掌握热烦，身上浮冷，热汗自泄，欲得水自灌；动气在下，不可下，下之则腹胀满，卒起头眩，食则下清谷，心下痞也。

动气在右，下之则肺伤胃弱，肺金虚而水无以生，故津液内竭，咽燥鼻干者，津竭也，头眩心悸者，液竭也；在左下之，则动肝损脾，肝木之气内逆，故腹中拘急。食气入胃，散精于肝，肝虚故食不下，食则动气更剧，虽有身热之阳症，然属厥阴里气虚冷，故卧则欲蜷；在上下之则动心气，心为火主热，经曰：心所生病者，掌中热，神气外虚故身浮冷，火气外炎，故热汗自泄，真阳之气外越于肤表，故欲得水自灌。肝为脏中之阴，病则虽有身热，卧则欲蜷，作表热里寒也；心为脏中之阳，病则身上浮冷，热汗自泄，欲得水自灌，作表寒里热也，二脏阴阳寒热可知矣。在下下之则动肾气伤脾，寒气乘脾，故腹胀满，肾经不濡于上，故卒起头眩，水阴气盛于下，故食则下清谷，阴不上而阳不下，阴阳不相交济，故心下痞。

咽中闭塞，不可下，下之则上轻下重，水浆不下，卧则欲蜷，身急疼，下利日数十行。

旧注 咽中闭塞，燥干肿疼者，少阴阳邪也，宜下之。今不燥干，不肿疼者，少阴阴邪也，不可下，下之则阳愈衰而阴愈盛，故曰上轻下重也。水浆不入，卧则欲蜷身，急疼下利，日数十行，中外阳虚也。

诸外实者，不可下，下之则发微热，亡脉厥者，当脐握热。

诸外实者，表热也。一切发热恶寒，无汗面赤等症，汗之则愈，下之为逆，下则里虚，表热内陷，故发微热。若阳陷阴分，至于亡脉而厥者，则阳气深陷，客于下焦，故四肢厥，身微热而当脐握、热握、掌握也。热恶于脐，大于掌，握之义，又握者，不移之谓，谓手可握也。

旧注 未解较不解稍异，热虽欲下，仍须俟之。

病欲吐者，不可下，呕多虽有阳明症，不可攻之。

旧注 欲吐者，邪在膈上，可吐之症也。呕多者，在少阳，可和之症也。虽具里症，戒人不可先攻下也。

夫病阳多者热，下之则硬。

旧注 阳病里热多者，宜乎下，表热多者，宜乎汗。若表里热多，当两解也；若单下之，表不解则里虚，表热内陷，因作硬也。

无阳阴强，大便硬者，下之必下清谷，腹满。

无阳者，亡津液也。脉沉迟是无阳阴强者，寒多也；不能食，身体重，是阴强，其大便硬者，乃阴结症，下之则阳虚，寒入必下利清谷而腹且满。

下利脉大者，虚也，以强下之故也。设脉浮革，因而肠鸣者，属当归四逆汤。

旧注 下利，脉大，里虚也，以其不当下而强下之故也。设脉浮革者，谓脉浮大，按之空虚，表急里虚，因尔肠鸣，属当归四逆汤和其表，而温其里也。

数

伤寒论选注卷十

七十五岁老医臧应詹枚吉甫编集

平脉法篇

问曰：脉有三部，阴阳相乘，营卫血气，在人体躬，呼吸出入，上下于中，因息游布，津液流通，随时动作，效象形容，春弦秋大，冬沉夏洪，察色观脉，大小不同，一时之间，变无经常，尺寸参差，或短或长，上下乖错，或存或亡，病辄改易，进退低昂，心迷意惑，动失绝网，愿为具陈，令得分明。师曰：子之所问，道之根源，脉有三部，尺寸及关，营卫流行，不失衡铨，肾沉心洪，肺浮肝弦，此自经常，不失铢分，出入升降，漏刻周旋，水下二刻宋刊“二刻”为“百”，一周循环，当复寸口，虚实见焉，变化相乘，阴阳相干，风则浮虚，寒则牢坚，沉潜水蓄，支饮急弦，动则为疼，数则热烦，设有不应，知变所缘，三部不同，病各异端，大过可怪，不及亦然，邪不空见，终必有奸，审察表里，三焦别焉，知其所舍，消息诊看，料度腑脏，独见若神，为子条记，传于贤人。

旧注 此总叙平脉之根源，借问答以示其法也。脉者，血之府，气血流行之动会也。三部者，寸为上部，关为中部，尺为下部也。三部既定，阴阳属也。上部为阳，下部为阴，阴阳平则相易，阴阳偏则相乘，相易则和，相乘则病。人之体躬，卫统气而行脉外，营统血而行脉中，故凡呼吸出入，上下于中，莫不因息以游布于四体，随津液而流通于周身，故随时动作而效象。夫脉之形容也，察色，察五脏之色也。肝清、心赤、肺白、肾黑、脾黄，各以其色合于脏。然四脏又皆以黄色为主，他色为兼，以土寄旺于四季也。观脉，观五脏之脉也。肝弦、心洪、肺浮、肾沉、脾缓，各以其脉主乎脏。然四脏又皆以缓脉为本，盖人以胃气为本也。其间色或参差相错，脉或以大小相乘，一时之间，变无常经，病辄改易，或存或亡，无定象也。师曰：子之所问脉，为医道之根源，当以平旦后，会于寸口之时诊之，而虚实见焉。寸口脉浮无力为虚为风，牢坚有力为实为寒，脉沉为水蓄，弦为支饮，动为疼，数为热。设或病脉不应，则于其三部太过不及，阴阳变化相乘之理，消息诊看，料度脏腑，则顺逆吉凶，自然独见若神也。

师曰：呼吸者，脉之头也。

呼吸者，师之呼吸；脉者，病人之脉，一呼一吸为一息，一息脉来四至，闰以太息，脉得五至为平脉。头，头绪也，言持脉以此为头绪，从此始也。

初持脉，来疾去迟，此出疾入迟，名曰内虚外实也；初持来迟去疾，此出迟入疾，名曰内虚外实也。

此言脉来先以去来迟速定脉之大纲也。来脉之出阳也以候表，去脉之入阴也以候里，疾数有余也以候实，迟徐不足也以候虚。脉出来疾，入去迟，为表实里虚，阴不胜阳也；脉出来迟，入去疾，为里实表虚，阳不胜阴也。

假令脉来微去大，故名反，病在里也；脉来头小本大，故名覆，病在表也。上微头小者，则汗出；下微本大者，则为关格不通，不得尿。头无汗者可治，有汗者死。宋本此节在“南方心脉，其形何似”节，下合为一章，此先生移之也。

旧注 此以脉之去来上下，候表里之盛衰也。脉上来微小，下去反大，反之象也，故名曰反；脉上来益大，下去微小，覆之象也，故名曰覆。反者病在里，为阴盛；覆者病在表，为阳盛。阳盛则病格，阴盛则病关，阴阳盛极，不相交通，则病关格。头无汗者，阳未离阴，故可治；有汗则阳已上脱，故曰死也。

寸口卫气盛，名曰高；营气盛，名曰章；高章相搏，名曰纲。卫气弱，名曰惵[①]；营气弱，名曰卑；惵卑相搏，名曰损；卫气和，名曰缓；营气和，名曰迟；迟缓相搏，名曰沉。

此详脉来去盛衰之状也。高谓脉来浮而有力，卫主表，浮以候之，其体在上，今浮中有力，是卫气盛也，以其在上，故谓之高，有升而不降之意；章，明也，条也，往来分明，现头现脚，而向前条理也。今滑脉为血实之诊

① 惵：惧怕、恐惧的样子。

近是，纲领也，总满盈也。营卫俱盛，故谓之纲，正与下损字相反，惵对章言，卑对高言，按以候之，随指无力而低下，曰卑。损者，见凌披削之意，阴阳俱虚，总谓之损。以上六条，高者卫盛非外，卑者营弱于中，章者营盛于内，惵者卫弱于外。营卫盛则纲，邪气实亦纲，营卫虚则损，邪气虚亦损。缓为胃脉，胃和卫气，卫气和故见缓脉；迟为脾脉，脾和营气，营气和故见迟脉。营卫俱合，则脉安舒而沉静，故曰沉也。迟缓与浮躁反沉者，沉静即下文“强”字之意。

寸口脉缓而迟，缓则阳气长，其色解，其颜光，其声商，毛发长，迟则阴气盛，骨髓生，血满肌肉紧薄鲜硬，阴阳相抱，营卫俱行，刚柔相得，故名曰强也。

旧注 缓以候胃，迟以候脾。阳气长者，言胃气有余也。颜色、声音、毛发皆阳也，鲜丽也，光辉也，商清也，长美也，形容胃阳之有余也。阴气盛者，言脾气充足也。骨髓生，血脉满，肌肉紧，骨髓血肉，皆阴也，形容脾气之充足也。相抱者，言合洽也。俱行，言周流也。相得，言合一也。极言二气得其和平，皆由脾胃盈余之所致，必如此，则其人之健旺而强壮可知，故曰强也。

师曰：肥人责浮，瘦人责沉。肥人当沉，今反浮；瘦人当浮，今反沉，故责之。宋本“曰”下有“脉”字。

旧注 肥人肌肤厚，脉当沉，瘦人肌肤薄，脉当浮。今肥人脉反浮，瘦人脉反沉，故当责其病在何脏也。

问曰：经说脉有三菽、六菽重者，何谓也？师曰：脉以指按之，如三菽之重者，肺气也；如六菽之重者，心气也；如九菽之重者，脾气也；如十二菽之重者，肝气也；按之至骨者，肾气也。假令下利，寸口、关上、尺中悉不见脉，然尺中时一小见脉再举头者，肾气也。若见损脉来至，为难治。

此言下指轻重以候五脏之气也。三菽之重，与皮毛相得，为肺部；六菽之重，与血脉相得，为心部；九菽之重，与肌肉相得，为脾部；十二菽之重，与筋平，为肝部；按之至骨，为肾部，随之以候脏气也。假令下利而甚，元气暴夺，寸关尺中绝不见脉，若尺中时有一小见之脉，一呼再举头，一吸再举头，合为四至，虽时一小见，究是肾间之生气未绝，若一息二至，是损脉，气衰无胃，故难治也。

寸口脉浮为在表，沉为在里，数为在腑，迟为在脏。假令脉迟，此为在脏也。

阳脉浮大而濡，阴脉浮大而濡，阴脉与阳脉同等者，名曰缓也。

旧注 此以阴阳同等发明，平人和缓之脉也。阳脉浮大而濡，阴脉浮大而濡，谓浮中沉，阴阳同等也。名曰缓者，谓和缓之脉也。然缓脉有二义，和缓之缓，脉有力濡柔，不大不小，以形状之缓，验二气之和也；至数之缓，脉来四至从容，不疾不徐，以至数之缓，验胃气之和也。

问曰：东方肝脉，其形何似？师曰：肝者，木也，名厥阴，其脉微弦，濡弱而长，是肝脉也。肝病自得濡弱者愈也，假令得纯弦脉者死。何以知之？以其脉如弦直，此是肝脏伤，故知死也。

此言脉以得胃气为平也。濡弱胃脉也，弦而濡弱，是有胃气，故愈。脉如弦直，为真脉见，故死。心洪、脾缓、肺浮、肾滑，皆仿此。

问曰：二月得毛浮脉，何以处言至秋当死？师曰：二月之时，脉当濡弱，反得毛浮者，故知至秋死。二月肝用事，肝属木，脉应濡弱，反得毛浮者，是肺脉也，肺属金，金来克木，故知至秋死。他皆仿此。“处”字，宋本左上加小圈，读上声。处，断也。

此言非时之脉，即生克以断吉凶也。春属木，脉应弦。毛浮，秋脉也，属金，春得秋脉，其衰可知，至秋金旺木衰，故至秋死。他脏仿此。

南方心脉，其形何似？师曰：心者，火也，名少阴，其脉洪大而长，是心脉也，心脉自得洪大者，愈也。

此言心之正脉也。心脉洪，洪大而长，是有胃气，故愈。

立夏得洪大脉，是其本位，其人病，身体苦疼重者，须发其汗，若明日身不疼不重者，不须发汗。若汗濈濈自出者，明日便解矣。何以言之？立夏得洪大脉，是其时脉，故使然也。四时仿此。宋本刊节首有“师曰”二字。立夏脉洪是其时脉。

此言应时之脉也。立夏属火，心脉应事，脉应洪大，得本位之脉，虽病身体疼重，汗之而愈，亦可自汗而愈。盖以得时脉也。四时他脏、他脉皆仿此。

西方肺脉，其形何似？师曰：肺者，金也，名太阴，其脉毛浮也，肺病自得此脉。若得缓迟者，皆愈；若得数者，则剧。何以知之？数者，南方火，火克西方金，法当臃肿，为难治也。

此言肺脉之宜忌也。肺脉毛浮，中兼迟缓，是有胃气，若兼数，为火克金。肺主皮毛，故为痈肿，且难治。

北方肾脉，其形何似？师曰：肾者，水也，名曰少阴，其脉沉滑，是肾脉也。肾病自得沉滑而濡者，愈也。

此言肾之正脉也。肾脉沉滑，沉滑而兼濡，是有胃气，故愈。

问曰：翕奄沉，名曰滑，何谓也？师曰：沉为纯阴，翕为正阳，阴阳和合，故令脉滑，关尺自平，阳明脉微沉，食饮自可。少阴脉微滑，滑者紧之浮名也，此为阴实，其人必股内汗出，阴下湿也。此节诸家注俱糊涂，余沉思数年，而后得之。

此言滑脉之状也。翕，合也，表也；奄，忽也。翕奄沉者，浮取之合，表如珠，忽而一沉，为流动之象，故名曰滑。沉为纯阴，翕为正阳，阳为阳明之阳，沉为少阴之阴，阳交于阴，戊土与癸水和合，故令脉滑，关与尺皆平也。若阳明胃脉微沉，则阳明之阳衰，虽能饮食，仅自可耳。少阴之肾脉微滑，虽为正脉，亦属阴盛，盖滑脉流离不定，紧脉转索无常，其形略紧，但见于浮分，滑脉濡而紧脉急，是紧脉之以浮得名也。今微滑是紧之浮，此为阴实而阳虚，其人必股内汗出，阴下常湿也。

问曰：脉有相乘，有纵有横，有逆有顺，何谓也？师曰：水行乘火，金行乘木，名曰纵；火行乘水，木行乘金，名曰横；水行乘金，火行乘木，名曰逆；金行乘水，木行乘火，名曰顺也。

此言不平之脉也。肝脉弦，属木；心脉洪，属火；脾脉缓，属土；肺脉浮，属金；肾脉沉，属水。五脏各见本脉则平，若见别脏之脉，以生克推之，相生则吉，相克则凶。如水乘火，金乘木，乘其所胜，是相克，名曰纵，纵则病甚，如心病而得沉脉是也；火乘水，木乘金，乘所不胜，是反侮，名曰横，横者病微，如肺病而得弦脉是也；水乘金，火乘木，子乘其母，是倒施，名曰逆，逆者病虚，如肺病而得沉脉是也；金乘水，木乘火，母乘其子，是相生，名曰顺，顺者病实，如肾病而得浮脉是也。

问曰：何以知乘腑？何以知乘脏？师曰：诸阳浮数为乘腑，诸阴迟涩为乘脏也。

旧注 浮数，阳也，以阳部而见阳脉，故知乘腑也；迟涩，阴也，以阴部而见阴脉，故知乘脏也。

问曰：濡弱何以反适十一头？师曰：五脏六腑相乘，故令十一。

此总结相乘之数也。凡得濡弱之脉而相乘者，是因我虚而彼反之也。一脉濡弱，他脉乘之，阳乘阳，阴乘阴，腑乘脏，脏乘腑，共十一头，盖人五脏六腑，一脏病，其外五脏六腑皆可乘之，故令十一。

问曰：病有洒淅，恶寒而复发热者，何？答曰：阴脉不足，阳往从之；阳脉不足，阴往乘之。曰：何谓阳不足？答曰：假令寸口脉微，名曰阳不足，阴气上入阳中，则洒淅恶寒也。曰：何谓阴不足？答曰：尺脉弱，名曰阴不足，阳气下陷入阴中，则发热也。

此辨阴阳相乘之脉也。寸脉微洒淅恶寒者，为阳不足以胜阴，阴气上乘，入于阳中，而与阴俱化也。尺脉弱发热者，为阴不足以胜阳，阳气下陷，入于阴中，而与阳俱化也。此往来之气更盛更虚，阴并则寒，阳并则热，凡疟与往来寒热之脉皆然也。

问曰：脉有阳结阴结者，何以别之？答曰：其脉浮而数，能食不大便者，此为实，名曰阳结也，期十七日当剧。其脉沉而迟，不能食，身体重，大便反硬鞕，音“硬”，原文均当用“鞕”字，不当用“硬”字，名曰阴结也，期十四日当剧。

此一脉之浮沉，别阴阳之结也。脉浮而数为阳，阳能消谷，能食不大便，为阳结，期十七日当剧。其脉沉而迟，阳体燥，故迟三日也。脉沉而迟为阴，阴不杀谷，不能食，身体重，大便反硬，为阴结，期十四日当剧，阴体滞，故早三日也。剧者，里急后重，且满且疼，不可待时，宜急图之也。

阳脉浮，阴脉弱者，则血虚，血虚则筋急也。其脉沉者，营气微也；其脉浮而汗出如流珠者，卫气衰也。

此以浮沉别气血也。大浮数动滑，为脉之阳；沉涩弱弦微，为脉之阴。今浮而得大数动滑之阳脉，沉而得涩弱弦之阴脉，阳有余而阴不足，则为血虚，血虚无以养筋，筋为之急也。沉以候里，营行脉中，脉沉者，营气衰微也；浮以候卫，卫行脉外，脉浮而汗如流珠，卫衰而表不固也。

脉蔼蔼如车盖者，名曰阳结也。

蔼蔼如车盖，柔软摇荡，虚浮于上，不能内归于阴，故名阳结。

脉累累如循长竿者，名曰阴结也。

累累如循长竿，弦直而坚，不能上达于阳，故名阴结。

脉瞥瞥如羹上肥者，阳气微也。

瞥瞥如羹上肥，浮从于上，难以寻按，故曰阳气微。

脉绵绵如泻漆之绝者，亡其血也。

绵绵如泻漆之绝，头大而末小，此阳气外越，阴血内虚，不和于阳，故曰亡血。

脉萦萦如蜘蛛丝者，阳气衰也。

萦萦如蜘蛛丝者，细而极微，难以把握，故曰阳气衰。

师曰：寸脉下不至关，为阳绝；尺脉上不至关，为阴绝，此皆不治，决死也。若计其余命，生死之期，期以月节克之也。

旧注 寸位乎上，候心肺之阳，主升，升极而降，降不至关，是为孤阳，故曰寸脉下不至关，为阳绝；尺位乎下，候肝肾之阴，主降，降极而升，升不至关，是为独阴，故曰尺脉上不至关为阴绝。关脉位乎中，以候脾，界乎尺寸，所以升降出入者也。今上下不至关，是升降出入息矣，故曰此皆不治，决死也。若阴阳已离，胃气未绝，尚可计余命之期，期以月节克之。如经曰：阴胜则阳绝，能夏不能冬；阳胜则阴绝，能冬不能夏。肝死于秋，心死于冬，脾死于春，肺死于夏，肾死于长夏之类是也，推之于时亦然。

又未知何脏阴阳前绝，若阳气前绝，阴气后竭者，其人死，身色必青；阴气前绝，阳气后竭者，其人死，身色必赤，腋下温，心下热也。

旧注 阳主热而色赤，阴主寒而色青。其人死，以身色青，则阴未离乎体，故知阳气后竭也。身色赤，腋下温，心下热，则阳未离乎体，故知阳气后竭也[①]。

师曰：脉病人不病，名曰行尸，已无王气，卒眩仆，不识人者，短命则死；人病脉不病，名曰内虚，以无谷神，虽困无害。“害”宋本作“苦”。

旧注 脉者，人之根本也。脉病人不病者，谓外形不病，而见真脏病脉，其内本已绝，虽生犹死，不过尸居余气耳，故曰行尸也。王气者，未尽五脏生旺之余气也，若旺气一退，即卒然眩仆，不识人而死矣。若良工早察于旺气未退之先而图之，未必无所补也。人病脉不病，谓外形羸瘦似病，其脉自和，以根本尚固，不过谷气不充，名曰内虚，非行尸可比，虽困无害。胃气复，谷气充，自然安矣。谷神即谷气也。

又未知何脏，先受其灾，若汗出发润，喘不休者，此为肺先绝也。

旧注 肺主皮毛，肺绝，汗出不流，故发润也。肺主气，肺绝，张口气出，不能复还也，故曰为肺先绝也。

脉浮而洪，身汗如油，喘而不休，水浆不下，形体不仁，乍静乍乱，此为

---

① 身色赤……故知阳气后竭也：此句原脱，据校本补。

命绝也。

旧注 身汗如油，液外亡也；喘而不休，气上脱也；水浆不下，胃气绝也；形体不仁，营卫败也；乍静乍乱，精神散也，此皆绝命之候。由此推之，脉虽浮洪，必然无根，是为真脏孤阳飞越之诊也。

阳反独留，形体如烟熏，直视摇头者，心绝也。

旧注 心绝阴尽，惟阳独留，故身体大热，形如烟熏，从火化也。心藏神，直视神去也。头属阳，阳无所依，故摇也。

唇吻反青，四肢漐习[①]者，此为肝绝也。

旧注 唇吻之色，当赤而黄，反见青色者，木土相克也。四肢汗出，漐漐不已，此为肝绝也。

环口黧黑，柔汗发黄者，此为脾绝也。

旧注 脾之华在唇，四白环口黧黑，其华萎矣。冷汗阴黄，皆脾绝也。

溲便遗失，狂言，目反直视者，此为肾绝也。

旧注 肾司二便，溲便遗失，肾绝也。肾藏精与志，狂言直视，精志俱散也。

问曰：上工望而知之，中工问而知之，下工脉而知之，愿闻其说。师曰：病家人请，云病苦发热身体疼，病人自卧，师到诊其脉，沉而迟者，知其差也，何以知之？若表有病者，脉当浮大，今脉反沉迟，故知愈也。

假令病人云腹内卒痛，病人自坐，师到脉之，浮而大者，知其差也，何以知之？若里有病者，脉当沉而细，今脉浮大，故知愈也。

师曰：病家来人请，云病人发热烦极，明日师到，病人向壁卧，此热已去也。设令脉不和，处言已愈。

设令向壁卧，闻师到不惊起而盼视，若三言三止，脉之咽唾者，此诈病也。设令脉自和，处言此病大重，当须服吐下药，针灸数十百处，乃愈。

师持脉病人欠者，无病也；脉之呻者，病也。言迟者，风也；摇头言者，里痛也；行迟者，表强也；坐而伏者，短气也；坐而下一脚者，腰痛也，里实获腹如怀卵物者，心痛也。

旧注 阴阳相引故欠，欠者，先引气入而后呵之，故谓之呵欠，阴阳不相引则病，相引则和，故曰欠者无病也。诊脉时有呻吟，病苦之声，故曰呻

---

① 漐（zhí，直）习：谓病人手足出汗颤抖。

者病也；言迟者，语言蹇涩，故曰言迟者风也；摇头言者，疼极艰于发声，摇头以意示缓，故曰摇头言者里疼也；行迟者，风病，筋络不利，故曰行迟者，表强也；坐而伏者，气不能接，故曰坐而伏者短气也；凡腰疼者，皆不能坐，即略坐，非伸足伏倚不可，故曰坐而下一脚者腰痛也。凡心疼者，皆伛偻护其疼处，故曰里实护腹如怀卵物者疼也。

问曰：人恐怖者，其脉何状？师曰：脉形如循丝，累累然，其面白脱色也。

旧注 人病恐怖者，阳神不足也，阳不足则恐，神不足则怖，恐则血随气下，故面白脱赤，色不润泽也，怖则气随神乱，故脉形如循丝，累累然而乱也。

问曰：人不饮，其脉何类？师曰：脉自涩，唇口干燥也。

谷入于胃，脉道乃行，水入于经，其血乃成，人不饮者，胃气虚也。胃虚故脉涩，津液不营于口唇，干燥也。

问曰：人愧者，其脉何类？师曰：脉浮而面色乍白乍赤。

旧注 愧者，羞也。羞则神气荡而不定，故脉浮而面色乍白乍赤也。此皆察色合脉，以意消息而知之之类也。

问曰：脉有灾怪，何谓也？师曰：假令病人脉得太阳，与形症相应，因为作汤，比还送汤，如食顷，病人乃大吐，若下利，腹中痛，师曰：我前来不见此证，今乃变异，是名灾怪。又问：曰何缘作此吐利？答曰：或有旧时服药，今乃发作，故为灾怪耳。

辨脉法

问曰：脉有阴阳，何谓也？答曰：凡脉大浮数动滑，此名阳也；脉沉涩弱弦微，此名阴也。凡阴病见阳脉者，生；阳病见阴脉者，死。

旧注 阴病见阳脉而主生者，邪气自里之表，欲汗而解也；阳病见阴脉而主死者，邪气自表入里，正虚邪盛也。故正气实者，多见阳脉；正气虚者，多见阴脉。

脉来缓，时一止，复来者，名曰结；脉来数，时一止，复来者，名曰促。脉阳盛则促，阴盛则结，此皆病脉。

结促代，皆动而中止，但自还为结，促不能自还为代。无常数为结促，有常数为代。结促为病脉，代为死脉。杂病脉结促，多有痰饮瘀血，阻碍隧道，不然病多难治。然太阳病下之，脉促不能结胸，为欲解，未必尽凶也。少阳病，手足厥冷，脉促，宜灸之，未必皆阳盛。

脉按之来缓，时一止复来者，名曰结。又脉来动而中止，更来小数，中有还者反动，名曰结，阴也。脉来动而中止，不能自还，因而复动者，名曰代，阴也。得此脉者，必难治。

动而中止，更来小数，中有还者反动，如小儿学步，趋而反蹶、欲行不能之状，亦名曰结。中止不能自还，因而复动，名曰代，乃一脏无气，求他脏以代之，病多难治。

阴阳相搏，名曰动。阳动则汗出，阴动则发热。形冷恶寒者，此三焦伤也，若数脉见于关上，上下无头尾，如豆大，厥厥动摇者，名曰动也。

阴阳升降交通，无所谓动，惟阳欲降而阴逆之，阴欲升而阳逆之，两者相搏，鼓击之势，则陇然高起而动。必见于关上者，寸阳尺阴，其出入以关为界，关位占六分，前三分为阳，若当阳，寸口动而阴静，法当汗出而解，《内经》所谓“阳加于阴谓之汗”是也。后三分为阴，若当阴，尺动而阳静，法当发热，《内经》所谓尺粗为热中是也。若大汗之后，形冷恶寒者，乃阳热之气不能外出温肌肉、充皮肤，此三焦之气伤，扰乱阳虚之动，非搏击阳盛之动，乃危症也。动脉之状颇似数脉，惟见于关上，上下无头尾，如豆大，厥厥动摇，此动脉之形状也。

脉浮而紧者，名曰弦也。弦者，状如弓弦，按之不移也；脉紧者，如转索无常也。“脉紧者”宋本作[①]“脉阴者”。

此言弦紧之分，在移与不移也。脉浮取之而劲紧，谓之弦，其状如弓弦，按之不移，即端直以长之谓也；紧者，如转索之无常，转动而不可拘也。

脉弦而大，弦则为减，大则为芤，减则为寒，芤则为虚，寒虚相搏，此名为革。妇人则半产漏下，男子则亡血失精。

脉弦而大，于大上见弦，则弦非如弓弦之弦，但为浮紧无根之弦，是浮之实有余，而按之实不足，但为减耳。减，少也。于弦下见大，则大非洪盛之大，但为涣散中空之大，是为芤耳。芤，葱管也。减则但见浮紧，为阳气不足而寒；芤则按之中空，为阴血不足而虚，虚寒相搏，其形上紧而下空，

① 本作：原下衍“本作”二字，于义不通，删之。

有似鼓皮之状，此名为革[1]。革，鼓皮也。男妇得之，俱为失血之候，故其应病如此，然亦有暴病而变此脉者，但病未成有不药而愈之道焉。故经曰：三部脉革，长病得之死，卒病得之生。

问曰：脉有残贼，何谓也？师曰：脉有弦紧浮滑沉涩，此六脉，名曰残贼，能为诸脉作病也。

此言六者之脉，足以伤残人之气血经脉，脉中有此，不论何部，但本脉中兼见此脉，即防邪至也。

脉阴阳俱紧，至于吐利，其脉独不解，紧去人安，此为欲解。若脉迟，至六七日，不欲食，此为晚发，水停故也，为未解。食自可者，为欲解。宋本“人安”作“入安”。按：宋本当是指脉而言，谓肺之紧相去，而入于安和，故为欲解也。紧变为迟，即安和之意，故下云“若脉迟”云云，是又言紧入于安和。亦有不解者，以尚有停水之故也。能食为欲解者，是紧脉已安，胃气渐复，故食自可，而无停蓄之水也。

脉阴阳俱紧，内外皆寒，寒甚至于吐利，其脉之紧独不解，则紧不去而人终不安，必紧而方安，病如欲解也。若紧急而脉迟，脉已和矣。至六七日，仍不欲食，此胃虽和，尚有晚发之水停蓄故也，仍未为解，必食自可，方为欲解也。晚发者，病后所饮之水，非素蓄之水，不必利之。

寸口脉浮而大，浮为虚，大为实，在尺为关，在寸为格，关则不得小便，格则吐逆。

前以内外候关格，此以尺寸候关格。凡阴阳偏盛，皆病关格，不必拘定内外尺寸也。吸入肝与肾，气之升者为阳，降者为阴，肝肾居下，主吸与入，所吸气不能达肾至肝而还者，此阴弱也。浮大之脉属阳，见于寸者，阳气偏盛，阴不得配之也，为格，主吐逆，此无阴则呕之义；见于尺者，阴血不足，阳往乘之也，为关，主不得小便。虚为阴气虚，实为阳邪实。

脉浮而滑，浮为阳，滑为实，阳实相搏，其脉数疾。卫气失度，浮滑之脉数疾，发热汗出者，此为不治。

此痨瘵将革之脉也。浮为孤阳，滑为邪实，两相搏，至于数疾，往来七八至不可数，卫气失其常度，绝无营气为之内守，孤阳尽越于外，脉则浮滑数疾，症则发热汗出，则脏腑皆为邪窟，正气全脱不可治也。

脉浮而数，浮为风，数为虚，风为热，虚为寒，风虚相搏，则洒淅恶寒也。

---

① 革：原作“格”，音同而误，据上文“此名为革”改之。下同。

此推原恶寒之脉也。浮为风，数不皆属热，无力则为虚，风虽为热，虚则为寒，二者相搏，风之热亦并为虚，寒于浮上见之，为表虚寒，故洒淅恶寒也。

诸脉浮数，当发汗而洒淅恶寒，若有疼处，饮食如常者，蓄积有脓也。

脉浮数为风热郁于表，当发热恶寒，若有隐疼之处，饮食如常者，非表邪之诊，内有痈蓄积有脓，不可误为伤寒也。凡内痈之脉，人迎倍于寸口，多似外感，当详辨之。

脉浮而大，浮为风虚，大为气强，风气相搏，必成瘾疹，身体为痒。痒者，名泄风，久久为病癞。

浮为风虚，风虚则血燥，大为气强，气强则血弱，二者相搏，血燥不荣肌腠，必成瘾疹，身体为痒。痒者，因风气外薄，名为泄风，久不愈则渐入腠理而成痂癞矣。

寸口诸微亡阳，诸濡亡血，诸弱发热，诸紧为寒。诸乘寒者，则为厥，郁冒不仁，以胃无谷气，脾涩不通，口急不能言，战而栗也。

此言虚脉致成之由也。凡病见微脉，即为亡阳，卫虚也；见濡脉，即为亡阴，营虚也；见弱脉，即为阴虚，发热；见紧脉，即为阴盛，中寒。凡濡微弱之人，一病即见紧脉，则是乘寒而厥。厥者，郁冒昏迷不知疼痒，以胃无谷气，脾不流通，故使口噤不能言，外战内栗，以阳虚极而阴寒乘之也。

问曰：曾为人所难，紧脉从何而来？师曰：假令亡汗，若吐，以肺里寒，故令脉紧也；假令咳者，坐饮冷水，故令脉紧也；假令下利，以胃中虚冷，故令脉紧也。宋本无“中”字。

此申言紧脉也。亡汗表虚，吐者膈虚，是肺里寒所致，故紧；咳者，奔气迫促，坐以饮冷水之故，故紧；下利以胃中虚冷之故，故紧。此诸紧为寒之义也。

寸口脉微，尺脉紧，其虚损多汗，知阴常在，不见阳也。宋本末句首有“绝”字，余揣其句法，当是阳绝见也。“见”应读“现”，似宋刻已误倒矣。此本，看注当有“绝”字，必传抄误夺。

寸微为亡阳，尺紧为阴盛，阴盛于内，阳绝于外，故损虚多汗，有阴无阳也。

师曰：病人脉微弱涩者，此为医所病也。大发其汗，又数大下之，其人亡血，病当恶寒，后乃发热，无休止时，夏月盛热，欲着复衣，冬月盛寒，欲裸其身。所以然者，阳微则恶寒，阴弱则发热，此医发其汗，使阳气微，又大下之，令阴气弱。五月之时，阳气在表，胃中虚冷，以阳气内微，不能胜冷，故欲着复衣。十一月之时，阳气在里，胃中烦热，以阴气内弱，不能胜热，故欲裸其身。又阴脉迟涩，故知亡血也。“病人脉微弱涩者”句，宋刻本作“微而涩”，无“弱”字。然原文后半，皆疑“弱”对言，不见“涩”字，此有“弱”字，无“而”字，于文通节甚顺，或先生所据之本不同耶。

大汗伤阳，宜其脉微而恶寒；大下伤阴，宜其脉涩而发热；阴阳两伤，气血俱损，而首末独言亡血者，以下之固亡阴汗，亦夺血故也。内虚之人，夏月阳气在表，则其内无阳，故阳微则恶寒，冬月阳气在里，里阴既虚不能当阳之灼烁，故阴弱则发热。凡诸脉得弦细而涩，按之无力者，往往恶寒，苦振栗不止，或时发燥，蒸蒸而热，如坐甑中，必得居寒去衣饮冷，则便旋而振寒复至，非必遇冬乃热，遇夏乃寒，但立其例，以论其理耳。

寸口脉微而缓，微者卫气疏，疏则其肤空，缓则胃气实，实则谷消而水化也。谷入于胃，脉道乃行，水入于经，其血乃成，营盛则其肤必疏，三焦绝经，名曰血崩。

旧注 寸口脉微而缓，微者卫气疏，疏则其表空虚也；缓者胃气实，实则消化水谷也。谷入于胃，脉道之气乃行，水入于经，脉络之血乃成，今营愈盛而卫愈疏，血愈多而气愈少，气血失其经常之道，故曰三焦绝经，气不能制血，血不能归经，故血妄行而崩也。

寸口脉微而涩，微者卫气不行，涩者营气不守“不守”宋刊本作“不逮”，营卫不能相将，三焦无所仰，身体痹不仁。营气不足则烦疼，口难言；卫气虚则恶寒“卫气虚”句宋刊本有“者”字，数欠。三焦不归其部，上焦不归者，噫而酢吞；中焦不归者，不能消谷引食；下焦不归者，则遗溲。

脉浮之微，而按之涩，微则胃气虚，不行于脉外，涩则营气不足，不守于脉中，营卫相得而行，而后三焦仰其气以游行出入，以外达肌表，内润脏腑。今不能相将，则三焦无所仰赖以通内外，身体则痹疼而不仁。营主血脉，内通于心，营气不足，故身烦疼而口难言。卫主皮腠，下交于阴，卫气不足则恶数欠。因之三焦无所仰，亦失其职而不归其部。上焦主降，不归则浊气不降，噫而吞酸；中焦司升降熟腐，不归则升降相违，不能消谷引食；下焦司升，不归则清气不升，不能约束而遗溲也。

寸口脉微而涩，微者卫气衰，涩者营气不足。卫气衰，面色黄；营气不足，面色青。营为根，卫为叶，营卫俱微，则根叶枯槁而寒栗，咳逆，唾腥，吐涎沫也。

子能令母虚，肺主气，气虚则脾色见于面而黄，心主血，血衰则肝色见于面而青，肺臭腥，脾液涎，营虚则寒栗，卫虚则咳逆。

寸口脉弱而迟，弱者卫气微，迟者营中寒，营为血。血①寒则发热，卫为气，气微者，心内饥，饥而虚满，不能食也。

血寒气微则脾胃俱病，心内虽饥而脾不运，故虚满不能食也。

寸口脉弱而缓，弱者阳气不足，缓者胃气有余，噫而吞酸，食卒不下，气填于膈上也。

浮之弱为阳气不足，按之缓为胃气正脉，乃有余之诊。但胃气虽有余，而无阳以运化，故噫气吞酸。食卒不能下，气填胀于膈上也。

趺阳脉迟而缓，胃气如经也。趺阳脉浮而数，浮则伤胃，数则动脾，此非本病，医特下之所为也。营卫内陷，其数先微，脉反但浮，其人必大便硬，气噫而除。何以言之？本以数脉动脾，其数先微，故知脾气不治，大便硬，气噫而除。今脉反浮，其数改微，邪气独留心中则饥，邪热不杀谷，潮热发渴，数脉当迟缓，脉因前后度数如法，病者则饥，数脉不时，则生恶疮也。

胃脉迟缓，其本也，若浮而数，则病矣。胃气伤故虚，虚故浮，脾气动故燥，燥故数，知为误下之过也。营卫之气，脾胃之气之所生也，胃伤脾动则内虚，营卫之邪乘虚而内陷，则向之浮数二脉，旋则数脉先退而浮脉独存，其人必大便硬，气噫而除，何以言之？本以数脉动脾，脾虽燥动，不能持久，故数脉先改而微，因数改微，故知脾气不治。脾气不治则孰为生津液，津液少，胃中干燥，故知大便硬。脾病喜噫，噫则余气快然如衰，故知气噫而除也。本以浮脉伤胃，胃伤则止于伤而已，故浮脉独存，不与数脉俱退，邪气独留于脾，无干于胃，胃中空虚，故心中当脾之处，则饥而思食，胃能内，脾不能化，则食而不消，以脾中真火乃能消谷，今为邪热，不能杀谷也。谷不杀，反增胃中之热，则潮热而渴，势所必至。若数脉不改微，而竟改为迟缓，病退之后与未病之前，一息四至，度数如法，如是而饥，饥而能食，食即能化，不为患也。若数脉不改迟缓，又不改微，非食而见，则脾气躁动不已，主肌肉必生恶疮也。

---

① 血：此下原有“血”字，于义不通，为衍文，删之。

趺阳脉浮而涩，少阴脉如经者，其病在脾，法当下利。何以知之？若脉浮大者，气实血虚也。今趺阳脉浮而涩，故知脾气不足，胃气虚也。以少阴[①]脉弦而浮才见，此为调脉，故称如经也。若反滑而数者，故知当尿脓也。

趺阳胃脉浮而涩，少阴肾脉如经者，是病在脾，不在肾也。脾病者，法当下，若脉浮大者，是阳明之气实，少阴之血虚也。今趺阳脉浮而涩，故知脾气不足，胃气虚，当下利也。以少阴肾脉弦，而仅见之于浮，不见数象，是春生上达之意，故为如经之调脉也。若反滑而数者，则君火之热，内伤经脉，必至尿脓也。

趺阳脉浮而涩，伏则吐逆，水谷不化，涩则食不得入，名曰关格。

趺阳胃脉伏，则胃气伏而气不宣，中焦正气壅塞，故吐逆而水谷不化。涩则脾气涩而血不濡，邪气拒于上焦故食不得入，亦阳有余，阴不足，故有升而无降也。

趺阳脉滑而紧，滑者胃气实，紧者脾气强，持实击强，痠还自伤，以把手刃作疮也。

趺阳胃脉当和缓，今滑而紧，滑为宿食在胃，则主谷气实，紧为阴寒在脾，则主邪气强，胃实脾强，两相击而为病，法当腹中急疼，还由脾胃之自伤，犹以手把刃而割作疮，非由脏腑之传变也。

趺阳脉沉而数，沉为实，数消谷，紧者病，难治。

旧注 胃脉沉而数，沉主里，数主热，沉数为里实热，则能消谷。凡里病得此脉者，皆易治也。若不沉数而沉紧，沉紧为里寒，则为残伤胃气之诊，故曰难治也。

趺阳脉大而紧者，当即下利，为难治。

旧注 下利者，不论寒热，皆中虚之病，故脉宜小宜缓，为病脉，相宜则治宜也。今趺阳[②]胃脉大而紧，而紧为病虚脉实，则不相宜，故为难治也。

趺阳脉微而紧，紧则为寒，微则为虚，微紧相搏，则为短气。

旧注 脉见浮微而沉紧，虚寒之诊也。趺阳胃脉，似有似无，为阳虚。重按以紧，为中寒，胃阳虚寒则气短矣。紧脉主疼而不疼，以紧兼微，虽紧不劲，故不疼也。

---

① 阴：原缺，据《伤寒论·辨脉法》补。

② 阳：原作“伤”，据前后文义改。

趺阳脉不出，脾不上下，身冷肤硬。

旧注 趺阳脉伏不出，则中焦阳虚，脾胃不能上下输布。卫气不行，故病通身肤冷而硬也。

趺阳脉浮而芤，浮者卫气衰，芤者营气伤，其身体瘦，肌[①]肉甲错，浮芤相搏，宗气衰微，四属断绝谓。宋刊作“浮者卫气虚”，“衰微”作“微衰”。宋刊“衰”作“虚”，“衰微”作“凝衰”。余按“凝衰”当是误倒，看末句不止微衰也。胃脉衰乃卫气衰，此必传写之讹，看下文可知，故直改正之。

旧注 胃脉浮芤，浮者卫气衰，芤者营气伤。卫气衰故身体瘦也，营气伤故肌肉甲错也。浮芤相搏，日久而宗气衰微，生气少矣。四属断绝，谓皮肉脂髓，四者俱竭，故一身枯瘦，失滋养矣。

趺阳脉紧而浮，浮为气，紧为寒，浮为腹满，紧为绞疼，浮紧相搏，肠鸣而转，转即气动，膈气乃下。少阴脉不出，其阴肿大而虚也。

趺阳胃脉紧而且浮，浮主气，紧为寒，是气分寒也。气寒在内则为腹满绞疼，寒气相搏则肠鸣而转动，转动则膈中寒气下趋于阴部，趺阳土寒则少阴之真阳亦微，肾脉伏而不出，寒气聚于阴器则肿大而虚，为疝癞也。

少阴负趺阳者，为顺也。

少阴肾属水，趺阳胃属土，万物资生于土，土不能制水，水一泛溢则吐利之病作。若趺阳脉和，胃土有权，则水有制，而少阴负其病为顺，土不为水侮也。

少阴脉弱而涩，弱者微烦，涩者厥逆。

少阴肾脉弱而涩，弱为肾阴虚，虚则生内热，故烦，然属虚烦，故烦亦微也。涩为少血，不能与阳相顺接，故厥而肢冷也。

少阴脉不至，肾气微，少精血，奔气促迫，上入胸膈，宗气反聚，血结心下，阳气退下，热归阴股，与阴相动，令身不仁，此为尸厥。当刺期门、巨阙。

旧注 少阴脉不至，是肾气衰微，精血少也。肾者，阴中藏阳者也。肾阴虚竭，不能藏阳，阳气上升，迫促胸膈，宗气反为所阻，聚而不行。血结心下，阳气既奔于上，极必退下，退下则阴股间热，与阴相动，所必然也。虽令知觉，冥身不仁而不死，此为尸厥也。当刺期门以通结血，刺巨阙以行宗气，庶厥回而复苏也。

---

① 肌：原作“饥”，形近而误，据下文“肌肉甲错”改之。

证治集解

清·庞润田 撰

目录

昔范文正公少时尝有言曰：吾不能为良相，必为良医。岂不谓良相固足以济世，而良医亦足以救人哉？然而良医亦正未易言矣。盖疾有在腠理者，有在血脉者，有在骨髓者。自非得医之意，察脉之真，洞识乎五气、五声、五色，善调乎上药、中药、下药，敢曰十全为上乎？又况龙宫之禁方[①]三十，金匮之秘书万卷，苟见闻未广，阅历未深，既无肘后秘方与夫折肱妙术，而欲继踵长桑、扁鹊、俞跗、巫彭，以及华佗、郭玉诸贤，不又戛戛[②]乎难哉？

卓哉其霖甫庞先生乎！先生以泮宫[③]俊秀，肄业[④]岐黄，天姿既高，而读书又多。其视病也，无须问病者根由，但诊候其脉，便了如指掌。即令病者自言，亦不能若是其详，以故刀圭[⑤]所和，无不起死回生于乎此。其术亦奇矣、妙矣！非探乎玉字紫书[⑥]之奥，入乎杏林橘井之宫，能若是乎？兹又深思远虑，恐有其作之而无其继之也。用本其所心得者，著书四卷，以嘉惠后学，俾活人于无穷，盖亦竭目力而继之以规矩准绳，竭耳力而继之以六律之意也，其功德讵有量哉！书成属序于予，予喜其存心大公而不匿独得之奇也，故乐为弁言于篇首。

光绪十七年岁次辛卯春二月

静庵弟郭仁山拜撰

---

① 龙宫之禁方：《元汇医镜》中记有孙思邈通阴阳，得龙宫禁方三十首。

② 戛戛（jiá jiá，夹夹）：形容困难、费力。

③ 泮宫（pàn gōng，判公）：古代的国家高等学校。

④ 肄业：学习。

⑤ 刀圭：指药物，亦指医术，中药的量器名。

⑥ 玉字紫书：仙道之书。

闻之兵不执法，医不执方，而运用之妙，存乎一心，此郭玉所谓神存心手者是也。予从军十载，足迹几遍天下，凡遇医卜星相之士，精习经方之人，靡不相与为友，而询其所从来。然而明于道者少，而得其奥妙者更少。光绪十八年秋，予宰①招远，有肝疾莫戒于气，或荐②两生茂才③，遣仆邀至，诊脉谈理，皆入精微，如见其脏腑。然因知医学深邃，而品行端方，惟念伏处草莽④，营营⑤医人而不得志，以医国者惜哉！斯时发已皤皤⑥，而其艺则愈精，盖亦阅历深而才已裕也。兹集各家之要与平生历验之诀，不自秘而刻书以公诸人，见先生济世之心远矣。

知招远县事毕明杰拜撰并书
光绪十九年七月

---

① 宰：主管、主持。

② 荐：介绍进献人才。

③ 茂才：即秀才。东汉时为了避讳光武帝刘秀的名字，将“秀才”改为“茂才”。

④ 草莽：偏僻的乡间。

⑤ 营营：毕生奔波。

⑥ 皤皤（pó pó，婆婆）：白发貌，形容年老。

火烹豆腐瓜茄菜，高会荆妻儿女孙。吾志已决，但小道[①]可观，君子不为自顾，生平碌碌，他无短长，入室刀圭，古升階，姓字香。卖弄的延年益寿，摹做的许叔[②]韩康[③]。热闹闹阅尽世事皆文章，学一些邯郸梦一场。而今往事都更变，采药云中空奔忙。斗病局外剩青囊，不自量，笔耕舌织，衹落得古方并今方。

那边是，士妇依赖，来往呼唤，这面是儿女偎陪，笑语喧扬。眼前戏，扶老携幼，劝农课桑，开琼筵以坐花，洞福天地飞羽觞。而醉月诗酒家乡，点破了世情皆冷落。富贵功名草头霜，到南柯熟黄梁，尽归荒唐。终不若物外逍遥，海上徜徉，三神山[④]蓬莱可望，带去满身月色，装来两袖风光。人初入混沌，天不改青苍，那管他成败利钝，死生存亡。万年遗臭，百世流芳，修到梅花竹叶，踏遍山巅水旁。恍然大悟者，天地之道，有神有鬼，一阴一阳，灵台一点，丹青莫状。转瞬间，阿房宫冷，谁知到大王楚汉，国号晋魏。回头去，铜雀台荒，说甚么星月皎洁，世味炎凉，君不见，清风明月无人管，大撒步，跳出红尘世界，高山流水少知音。一霎时，变作古道荒庄，烟霞深处堪成癖，泉石林中好安常。行期守贫，古今同慨，志在藏拙，云水共赏，这便是寇公[⑤]枯竹，召伯甘棠[⑥]，缘何争名夺利，因甚治国安邦。拟卧游之宗子[⑦]，法坐隐之王朗[⑧]。世事让三分，天宽地阔，心田留一点，用行舍藏，荡荡平平，洒洒洋洋。

作云庞润田自序

---

① 小道：儒家对宣扬礼教以外的学说、技艺的贬称。此外代指医学。

② 许叔：许叔微，南宋名医，据《夷坚志》，许叔微少习举业，梦人曰：汝欲登科，须积阳德。遂行医济世，后来科举中第。

③ 韩康：东汉隐士，巴陵人，以卖药为生，辞官隐居深山。

④ 三神山：传说东海中仙人所居之山，即蓬莱、方丈、瀛洲。

⑤ 寇公：寇准，为相三十年，不为己建私宅。

⑥ 召伯甘棠：即召公听讼于棠树之下的典故。借指百姓对清廉官员的颂扬。

⑦ 卧游之宗子：卧游是南朝画家宗炳提出的观画方式。借指欣赏山水画代替游览之人。

⑧ 坐隐之王朗：坐隐，围棋或下围棋的别称之一。王坦之把弈者正襟危坐、运神凝思的状态比作参禅入定，故称坐隐。

伤寒捷解卷上

一曰审证

今之医者治病，一见发热，便认外感，不论风寒营卫，及里实便鞕[①]，概用发散，鲜不误人。

如里发热，认作表发热者，其脉浮紧为伤寒，浮缓有汗为中风，皆风寒外袭，表发热也。其脉实而蒸蒸发热，六七日不大便者，为里实发热，邪气内传而发热也。

有里恶寒认作表恶寒者

初起不热，但恶寒而体倦息微，脉沉迟无力，此寒中三阴，里恶寒也。若初起恶寒，而体重气促，脉阴阳俱紧，为表恶寒，始虽恶寒，后为发热也。

有冬温认作伤寒者

冬温因肾气不藏，不正之气，入伤太阳、少阴二经，始病多不恶寒，便心烦大发热而渴，必咽痛，或下利，脉来左手弦软。伤寒则风寒外来，始病必先恶寒而后发热，始先不渴，至三四日后，热耗津液方渴，脉必人迎紧盛也。

有伏气发温认作感冒者

伏气乃冬时伏藏之邪，自内达表，必不恶寒而发热，一热即口燥咽干而渴，气口脉洪大，倍于人迎。感冒是暴感非时寒气，始病虽发热，一二日内，必不作烦渴，人迎之脉必弦盛，倍于气口也。

有劳力感寒认作伤寒者

辛苦劳役之人，头疼恶寒，身体倦怠而痛，微渴自汗，此因内伤血气，

---

① 鞕：同“硬”。

兼之外感风寒，人迎脉必弦紧，气口脉必虚弱，两尺必弦数，所谓形作伤寒，其脉不弦紧而弱是也。

有夹阴认作阴症者

夹阴则有头疼发热，但足不热，或阳缩入腹。阴症则无头疼发热也。

有感冒非特暴寒认作正伤寒者

冬月寒水主令，故正伤寒、中风必先太阳。若感非时风寒，春多兼足少阳而寒热，秋多兼手太阴而咳嗽。若暴寒势甚，亦必伤足太阳为多，盖肾本寒水之经，同气相感也。

有动阴血认作鼻衄者

少阴无汗而强发之，血随药动，或从口鼻耳目而出，为下厥上竭，言阳随血而上竭，阴在下而发厥也。若衄则太阳表邪，失于汗下，或汗下不解，邪郁经中而致也。

有直中阴经真寒认作传经证者

阴证则先不发热，四五日或六七日后，反发热者，阴极生热也。传经阴症，则先发热，五六日后而变四逆厥冷，热极反兼寒化也。亦有始本阳症，汗下太过而变虚寒，反发热烦躁者，阴阳俱虚竭也。

有独语认作郑声者

伤寒邪热未解，睡中自语，名独语，精神昏愦也。若汗下太过，声出咽中，无力接续，名郑声，正气虚夺也。

有少阴发热认作太阳发热者

少阴则脉沉无头疼，太阳则脉浮紧而头疼也。

有太阳无脉便认死证者

伤寒六七日，或十余日，脉浮而不起者，此欲作战汗而解也。如大下后，厥冷下利无脉，是骤虚，脉随气脱也。与三阴厥冷无脉，灸之不温，及服姜附脉不出，皆死证也。

有血症发黄认作湿热发黄者

血证则小便自利，伤血而不伤气也。湿热则小便不利，气病而血不病也。

有痞满认作结胸者

痞为虚邪，必居胸胁，不在中也，虽满而不疼。结胸为实邪，正在胸中，疼不可近者，为大结胸，若按之方疼者，为小结胸。

有心下鞕疼，下利清水而认为漏底者

因热邪传里，燥屎内结，小腹鞕痛，谵语恶热，渴饮水浆而利，乃下旁流纯清臭水，为热结利。若下利清谷，腹痛喜按者，为内寒。又夹食伤寒，因本虚不化，不结而自利，或因误用消导及攻下，遂利不止者，俗名漏底也。

有如狂认作发狂者

伤寒初起无热，狂言烦躁不安，精彩不与人相当，此因热结膀胱也。又有当汗不汗，五六日后，小便和，大便黑，此蓄血如狂也。若阳明内实发狂，必妄言谵语，欲登高弃衣，此为燥结失下而致也。

有谵语认作狂言者

谵语有虚有实，热入胃腑，水涸燥结者，阳邪内实也，可下之。若火劫取汗谵语者，神明扰乱也，宜清之。多汗亡阳谵语者，阳神躁扰也，宜和之。下利纯清水而谵语者，阳邪暴虐，有似阴寒也，急下之。若狂言不能食者，是失志，失志为肾绝，必死勿治。

有女劳伤认作阴阳易者

差后御女为女劳复，此虚邪为患，复犯虚虚之戒，必死。若不病人与新差者交而得病者，为阴阳易，此热毒虽乘虚入犯少阴，犹可用祛热药治之。

有合病认作并病者

合病则一得病，便见两经之证。并病则先见一经证，一二日又加一经证见，前证不罢，两经俱病也。若先见一经证，更变他经者，又为传经矣。

有暑证认作感寒者

暑证则热伤心包，微凉外郁，表之阳虚，必背微恶寒而脉虚，或弦细芤迟，暑伤气而不伤形也。若暑证而脉反弦紧恶寒者，此更感非时寒气也。若阳明中暍，则烦躁口干多汗，前板齿燥而脉洪大，当昼热盛，则脉大证剧，至夜稍凉，则脉与证俱减，可此热伤阳而不伤阴也。若壮热烦渴引饮，脉来洪盛，气口倍于人迎，昼夜证之无异者，此冬时伏藏之邪，至夏发为热病也。

有哕而认作干呕者

哕为胃虚，误攻其热，或饮冷水所致，其声浊恶而长。干呕则似吐而无物出，胃中热与谷气相并及水逆痰气所致，非恶候也。

有短气认作发喘者

呼吸短促而反盛者，为短气，此失于汗下所致，宜分表里汗下之。若气息虚微不续，为少气，此汗下太过所致，宜生津兼和营卫。若里气逆上，张口抬肩者，为发喘，此因水饮伤肺所致，宜速表邪、散水饮为首务。若夫真阳不归，而冲气逆上者，又当从事桂附，然多不能救也。

有蚊迹认作发斑者

发斑，多见于胸腹，先红后赤。蚊迹，多见于手足，先红后黄也。

有正阳阳明腑证认作阳明经病者

腑病，是胃腑受病，则六七日不大便，谵语发渴而脉实。经病，是经络受病，则身热目疼鼻干，不得卧而脉长。温热发于阳明，则自腑达经，烦渴自汗，壮热目脉赤而脉洪大。

有温疟认作风疟者

温疟，则温病热邪未尽，重感于寒而成，发于春夏之交，其证多热少寒。风疟多发于夏秋也。

有疫痢认作漏底者

盖疫痢是冬时伏气，因春夏多雨，火邪复为湿伏，延至秋时，真阳内入，其邪内不能容，外不得泄，变为下痢。其证大发热而下痢烦渴，其脉必气口洪盛，古人以败毒散加陈仓米治之，误与攻积利水，必死。若漏底[①]，则因肾气素亏，或夹冷食，而见外热内寒之症，其脉必尺中微弱，当从夹阴例治。亦有热邪传里而下利秽积者，又当从传经热证治之。

有中湿认作风湿者

中湿，则一身尽痛而重，脉来沉缓，或面黄头痛鼻塞。风湿则一身尽痛而肿，关节不利，不能转侧，恶风不欲去衣，其脉浮虚而涩。

有燥证认作湿证者

燥症则肌肤枯槁，血少不能营养百脉，而痿弱无力。湿痹则肢体浮肿，经隧中为湿所袭，而痹着不举也。

有标本全不晓者

即如厥逆，若先发热，至五六日，传进阴经血分而厥，则为阳厥。若始先不发热，即恶寒踡[②]卧而厥，则为阴厥。及诸病皆有假寒假热，要以邪实壮热为本病，本虚假热为标病也。

---

① 漏底：《重订通俗伤寒论》曰："不因攻下而自利者。世俗通称为漏底伤寒。"

② 踡：为"蜷"的异体字。

有杂症类伤寒者

诸杂症发热，皆发于里，夜甚于昼。惟伤寒为表邪郁发于外，而昼夜俱热也。以上诸证，必须详审明确，方得用药无误。如未病素脾约，方病忽便利，未病先有固疾，已病重添新病之类，若不审谛，难免误治之失矣。

一曰脉法

世言伤寒脉类，莫不宗节庵[1]浮中沉三法，而长沙一脉，寝置久矣。夫浮中沉之说，固为捷诀，然不能偏废。经论之纲领也，伤寒脉法，首言大浮数动滑为阳，沉涩弱弦微为阴。六经例又言尺寸俱弦者，少阳受病也。夫弦脉既曰属阴，而又为少阳者何也？仲景意以弦脉为阴者，兼见众脉而言也。沉涩者阴也，兼以弱弦微之类，安得不为阴乎？六经例以尺寸俱弦者，指单见一脉而言，岂得不为阳乎？以弦脉分阴阳二用之理，其义微矣。按《脉诀》以弦脉为阳，动脉为阴，仲景乃以动为阳脉，盖浮大者阳也，兼之以动数滑之类，安得不为阳乎？又曰阳动则汗出，阴动则发热。言浮而动者为阳，沉而动者为阴，故仲景之脉，不可与杂证同语也。夫沉者阴也，而又有属阳者，若沉而涩、沉而迟、沉而细小之类，皆为阴也；如沉而滑、沉而数、沉而实大之类，皆为阳也。浮者阳也，而又有虚寒者，若浮而滑、浮而数、浮而紧盛之类，皆为阳也；若浮而迟、浮而虚、浮而微散之类，皆虚寒阴证也。夫浮而阳者宜发汗，浮而虚者宜温补，沉而实者宜攻下，沉而阴者宜温经。惟弦脉则随浮沉以定阴阳，以少阳主半表半里，故宜和解，是以节庵主浮中沉三法，即是此意。盖伤寒之邪，自表达里，始虽太阳，必先皮肤肌肉，次入筋骨肠胃。若温病热病之邪，久伏少阴经中，从少阳发出肌表，在表之时，不以凉解则邪复入里，而归肠胃，为实热也。此伤寒温热脉法之迥异，说见总论中，姑以浮中沉三法论之。

如尺寸俱浮为太阳，浮紧而涩为寒邪在表，浮紧不涩为表邪方盛，浮紧而数为热欲传里。若浮而长为传并阳明，或合病浮而弦为传并少阳，要以脉中有力为有神，可用汗解；浮而缓者为中风，宜解肌；浮而无力为阳虚，便当温补，不可发汗。若浮而尺中弱涩迟细，足胫逆冷，皆内虚夹阴，岂

[1] 节庵：明代医家陶华，号节庵、节庵道人，著有《伤寒六书》等。

可汗乎？若三阴经证，始先脉沉，后变微浮者，为阴尽复阳，欲愈之兆。若春夏病，头痛发热而见浮紧、浮缓之脉，不大作渴者，谓之寒疫。若脉虽浮紧，而始病便见大渴，腹中胀满不和者，此即伏气内发，而加客邪外袭也。亦有时气不正，邪伤气分脉浮者，此即时行之类也。

中脉者，阳明少阳之经脉也。尺寸俱长为阳明，长而有力为实热，当解肌；长而浮者，尚兼太阳，宜发汗；长而数者为热盛，虽系表证，不可用辛温发汗，止宜辛凉轻剂以解肌。若长而实大有力，大便结为胃实，可下之，温病热病及时行疫疠，始发多有此脉，切不可发汗，乃黄芩白虎之证也。尺寸俱弦者，少阳也，弦数为热邪传里之候，弦而有力为邪实，如大便秘结不行，宜大柴胡微利之；弦而浮，兼太阳证，尚宜发汗；若弦而迟，弦而小，弦而微弱，皆内虚有寒，宜温之。温病、热病及时行，脉弦胁痛，俱宜小柴胡去参半加枳橘；弦盛有力，加石膏知母；弦小无力，仍用人参；有呕，方可用半夏，生姜亦当慎用也。然弦脉近乎紧脉，冬得之为伤寒，夏得之为伤风，以夏月风闭汗孔，当汗出而反无汗，是以脉弦有似乎紧也。又伤寒寸口紧盛，而尺脉弦细浮数，此为肾气素虚，慎不可用麻黄发汗，宜小建中和之。大抵弦脉虽居表里之半，然表多于里，只宜和解，不可攻下利小便也。

凡沉脉，俱属三阴，而有阴阳寒热之别。尺寸俱沉细者为太阴，俱沉为少阴，俱沉弦为厥阴。若沉而滑、沉而疾、沉而实，皆以有力为实热，为传经热邪，为阳证，分缓急攻下之。若沉而微、沉而细、沉而弱，但以无力为虚寒，为直中阴经，或为坏症，详微甚温理之。或始本太阳症，发热头痛，而脉反沉者，此虽曰太阳，而实见少阴之脉，故用四逆汤温之。若夫春夏温病热病，而见脉沉小微弱短涩者，此伏热之毒滞于少阴，不能发出阳分，所以身大热而足不热者，皆不救也。惟脉沉实而见阳明腑实证者，急用承气下之，不可拘于阳病阴病例也。若时行疫疠，而见沉脉，为毒邪内伏，设无下证，必无生理。大抵沉脉最为关要，以决阴阳寒热用药，生死在于纤毫，得不仔细谨察乎？

夫脉沉细微缓，初起无头痛，不发热，便四肢厥冷，腹痛呕吐泄泻，踡卧沉默不渴，人或识为阴证矣。至于脉浮而大，但按之无力，发热面戴阳，渴欲漱水，而不能咽。烦躁，时欲坐卧水中，此为阴盛格阳，虚阳上膈之候，人皆不识，认作阳症，误投寒药即死。殊不知阴证不分发热不发热，脉之浮沉大小，但指下无力，重按全无者，即是伏阴，急与姜附温经回阳之药，虽有发热头痛，表症杂出，只宜五积散一服，通解表里之寒。切忌发泄，误与发汗，则脉必紧数而发热；误用凉药，则脉转紧盛，而燥渴愈急也。又有内外有热，其脉沉伏，不数不洪，但指下沉涩而小急，此为伏热，不可误认虚寒，以温热治之，是益其热也。夫浮迟涩微弱可温，浮盛洪紧可汗，沉细滑实可下，虚细勿吐，迟弱勿下，滑实勿汗，沉实勿温，贵在辨脉施治，可谓上工矣。

至于结促代伏，皆有伤寒，死生关捩，并为详识。夫脉来缓，时一止复来，谓之结，此阴盛脉，必有寒伏于中，故伤寒脉结，足冷腹中痛，宜大建中汤。又脉来数，时一止复来，谓之促，此阳盛脉，必有热结于里，伤寒温热，发斑发喘，皆有是脉，大抵皆宜内夺，清里之后，其促渐退则生，转加则死。又脉来无力，动而中止，不能自还曰代，杂病见之必死，伤寒有寒邪水饮停蓄，而正气内虚，邪伏不解，故有脉结代，心动悸者，主以炙甘草汤。至于伏脉，则有汗下温解之殊，但初起头痛发热，或一手无脉，或两手俱伏者，庸工便谓阳证见阴脉之死候，殊不知此因寒邪不得发越，急用麻黄汤汗之。若初起发热头痛方除，已后厥逆无脉者阳厥也，小承气汤主之。若初起不发热，无头痛便厥冷，吐利无脉者，直中阴寒也，四逆汤温之。若初起阳证，至六七日，或十余日，但服表汗药，而未曾攻下，别无刑克证候，昏冒不知人事，六脉俱伏，此欲作战汗而解也，当与热姜汤，助其作汗，慎勿用药，若误与汤剂，反致变害矣。

一曰察色

望而知之谓之神，见其色而知其病也，故伤寒家，尤以察色为首务。察其色泽，问其困苦，辨其声音，更合之以脉类，无遁情矣。夫肝青象木，脾土色黄，赤属心火，肺白肾黑，皆见于面。青主肝藏风寒，青而黑者多寒痛；青而白者多虚风也；阴寒极甚，面与唇口青黑，甚则舌卷阳缩，及夹阴伤寒，少腹痛而面青，俱宜急温者也；若夫厥阴热厥，亦有唇面爪甲青紫而脉伏者，然细察之，其脉必附骨有力也。面青多热，而有表里虚实之殊，然亦有阴极似阳者。太阳证头痛发热，喘而面赤者，为表证；若面色缘缘正赤，为阳气怫郁在表，汗出不彻故也；又热病烦渴面赤，脉洪大，表里俱热也。阳明腑实，潮热汗多；面赤不大便者，里证也；少阴病下利清谷，里寒外热，为阴盛格阳；夹阴伤寒，发热头痛，面赤足冷，脉沉细，或浮数无力，按之欲散，为虚阳上泛；坏病汗下过多，元气耗散，微阳失守，皆面赤戴阳，并宜温补下元，不可误用寒药；若午后面赤，为阴火，不可作伤寒治，两颧赤色如妆，为阴火亢极，虽愈必死也。面黄主湿，黄而明者为湿热；黄而暗者为寒湿；黄而带赤白者为欲愈；黄白不荣，面多蟹爪纹者为虫积；黄而泽者为内伤蓄血，黄黑而槁者为食积；黄而青黑者，脾胃衰极，为木胜土而水无制也。白主气虚，白而无神者伤寒，大病后发汗过多，或脱血所致。黑主肾衰，伤寒颜带黑青，为阴寒之色；若久病焦黑者，又为肾热也；凡耳目口鼻，黑气枯夭者，难愈；神庭黑气如指者，阴晦之色，见于阳之正位，卒死证也。面惨不光，伤寒也；面光不惨，伤风也；面如锦纹，阳毒也；面垢如油，喘促多汗，足阳明中暍也；面垢生尘，洒然毛耸，手少阴中暑也；大率面带黄者为脾土正色，病虽剧而可治；若青黑赤白异常，面无黄色相参者，皆非吉兆也。

凡察病者目，以开目欲向明者为阳，闭目不欲向明者为阴。目痛属阳明表证；目赤为经络热甚；目瞑漱水鼻燥，为阳邪上盛，欲解必衄；目黄而头汗，将欲发黄，目不了了，为阳明腑实。若睛不和者，少阴热也；目眩为痰因火运；眼胞微肿，为有水；目下灰色，为寒饮；目白睛黄，为发疸也；目直视不能眴，或白睛黄，此误发汗，将欲衄也；目无精光者，为肾气素虚；目正圆者痓，不治。凡目暗、目瞪、目陷、目反、直视、戴眼反折，皆不治。下后目闭，为阴血受伤；目反上瞪，为阴气上逆。

凡察病者鼻，若鼻颜色青，腹中冷痛者死，盖厥阴肝木之青色，挟肾水之寒威，上征于鼻，下征于腹，是为暴气，顷之亡阳而卒死也。其为鼻头色微黑者，有水气，见黑虽为肾阴之色，微黑且无腹痛，但主水气而非暴病也。若黄黑光亮，而少腹胁痛，或善忘如狂，又为蓄血也。谓色黄者，胸上有寒，谷气不化，而有痰积也。谓色白者亡血，设微赤非时者死，白者肺之色，肺主上焦，以行营卫，营不充则鼻色白，故知亡血也。微赤为火色，若非火令之时，加于白色之上，是火来克金，故死。黑为劳，为房劳，以火发于肾水之中，故不赤而反黑，其黑必枯燥，不似水气之黑而先泽，瘀血之黑黄光亮也。赤为风者，由热生风，风为阳邪故也。黄者便难，以中焦热燥，肠胃不润，是以便难，然必枯而不泽。若黄而鲜明者，有留饮，留饮以津液不行，滞其谷气，化热而致黄也。又鼻孔干燥而脉浮数者，将欲衄，鼻鼾语言难出者，为风温；鼻鸣干呕者为伤风；鼻痛为肺脾二经有风火；鼻柱散阔，为肺气虚而有湿；鼻瘦枯黑为脾劳；火旺无津，鼻上汗出如珠，为心脾痛极；鼻孔煽张为肺风；鼻如烟煤者为阳毒。

凡察病者唇，以焦赤为脾燥热，赤肿为胃湿热，青黑为阴寒。唇寒面青，头痛发热，为少阳阳明之邪热；传太阴厥阴，唇口上下有疮为狐惑。唇上燥裂，为热在肌肉；鲜红为阴虚火旺；淡白为气虚；淡而绕起白晕为骤亡血；唇齿焦黑为燥屎冲膈，虽急下之，多不能救；若唇吻反青，环口黧黑，张口如鱼，出气不复，唇口动颤不止，及人中反者，皆死证也。

凡察病者口，以口苦为少阳胆热，木从火化也；口甘为脾土湿热，而津液上乘，稼穑作甘也；口淡而胃中虚热，胃为一身之主，淡为五味之本也；口作酸，为肝热乘脾；曲直作酸也；口作咸，为肾衰，虚热上乘；口中常觉血腥，为肺气伤；口不和者，不知味，为内伤津液；口不仁者，不和泽，为外感客邪；口燥咽干，为热传少阴证；烦渴欲饮水，小便不利为太阳犯本；水入即吐，为水逆；渴欲饮水，壮热自汗，为阳明腑热；漱水不欲咽，而目眩鼻燥为蓄血；漱水不欲咽，而目赤厥寒，为阴躁；口伤烂赤为阳厥；口难言为血少；口噤咬牙瘈疭为发痉也。

凡察病者耳，以耳聋、胸胁痛、寒热、口苦为足少阳证；耳鸣及痛，手少阴、厥阴火也；若耳轮干枯而黑者，为肾败也；若耳中策策痛，而耳轮黄者，为黄耳，类伤寒也；又重发汗，叉手冒心而耳聋者，阳虚也，与少阳经之耳聋迥别。

凡察病者身，以轻易转侧而热者为阳，若肢体骨节疼痛为表证；以沉重难移动而寒者为阴，若腹痛自利厥逆，宜温经。然中湿亦主身重，痛不得屈伸，汗出恶风而不欲去衣；若少腹鞕疼，小便不利为溺涩，小便利者为蓄血；腹痛自下冲上者火也，从上转下趋小腹者寒也，气从小腹上冲者阴火也，从左胁上冲者肝火也。大抵足寒而厥者阳虚也，厥而发热者热厥也。臂多青脉者脱血也，背热、手背热者外感也，腹疼手心热者内伤也。背微恶寒者，阳微不能胜阴也；浑身恶寒，伤寒也；自汗身重，鼻鼾多睡，风温也。肉瞤筋惕，汗下虚也；手足瘈疭，虚而有风也；额上及手足冷汗，阴毒也。身目俱黄，瘅病也；身如虫行，表虚也；若头倾视深，循衣撮空，冷寒发黄，形体不仁，乍静乍乱，皆不治也。

凡察病者足，以初起手足俱冷者为阴寒，宜四逆姜附温之；初起但足冷而手不冷，身体发热，头或痛或不痛，便是夹阴，须用五积、再造选用，不可用发汗攻下之剂，亦不可用小柴胡也，以中有黄芩苦寒故也；若是内伤阳气虚人，须从东垣补中益气去升麻柴胡，加炮姜半夏桂枝，温中为务；又夏暑病湿温人，必足冷手温，多汗妄言，宜苍术白虎合五苓散，不可误认夹阴而用五积四逆，反助热益病也；亦有两手逆冷，而两足热厥如火者，此阴气衰于下，阳气衰于上，阴阳否隔之兆也；若初起于膝，脚软弱，或足胫赤热肿疼，当从脚气治之。

凡察病者声，以清朗如平日者吉。声重鼻塞者，伤风也；声如瓮中出者，中湿也；言迟者风也；言骤者火也；声喑不出而咳者，水寒伤肺也；声哑如破而咳者，客寒里热也；骤然声喑而赤肿胀闭，或发热便秘者，龙火也。喘逆烦乱谵语者，邪气实也；郑声者，精气夺也；少气不足以息者，气虚也；语言迟缓而懒怯者，内伤也；病人语声寂然，喜惊呼者，骨节间病，此病在厥阴，阴主静故也；语言喑喑然不彻者，心膈间病，此病在太阴，肺主气故也；其声啾啾然细而长者，头中病，此病在巨阳，巨阳与少阴为表里，肾在声为呻，其声起自下焦故也。以上诸证，虽非尽属外感，然伤寒家悉宜辨晰，庶无谬治之失。

凡察舌上胎色，另具辨舌论中。其有舌本强鞕为痰，舌短囊不缩为宿食，舌胀大满口为龙火燔灼，最为急候，即宜砭之。舌深赤带紫者为里热，舌色淡白为里寒，舌枯萎者为心气耗绝也。

一曰舌胎

舌胎之名，始于长沙，以其邪气结里，若有所怀，故谓之胎。伤寒之邪在表，则胎不生，邪热传里，则胎渐生。自白而黄，黄而黑，黑甚则燥裂矣。要以滑润而白者为表邪，灰黑湿润无胎为阴寒，灰黑薄滑为夹冷食，皆不可用寒凉攻下之剂。然中暑夹血，多有中心黑润者，又不可拘于上说也。若黄黑灰色，而干燥纹裂者，为热极，万无虚寒夹血之理。惟屡经汗下，舌虽干而有微薄胎，却无燥裂芒刺，此为津液耗亡，不可误认实热而攻之，攻之必致不救也。《金镜》[1]三十六治法，举世宗之，又观舌心法，一百三十七图，条分缕析，辨证最详。其间论红为瘟热，紫为酒毒，霉浆色为夹食，蓝为肝藏纯色，迥[2]出前人未备。所嫌舍本逐末，未免繁紊，使人无提纲絜领处，故余括其捷要，分条辨论于下。

白胎者，邪伤气分，肺主气而色白，又主皮毛，故凡白胎，犹带表证。仲景以为胸中有寒，止宜和解，禁用攻下，攻下必致结痞，变症不测。若温病热病，一发便壮热昏愦燥渴，舌正赤而有白滑胎，即当用白虎汤汗之。时疫初起，舌上白胎如积粉者，达原饮解之。若伤寒邪入胃腑，则白胎中黄；邪传少阴则白中变黑。若纯色为一经证；边与中间两色，俱传经证；若从根至尖，直分两路者，是合病与夹阴舌也。合病则白中兼两路黄，夹阴则白中兼两路黑润，及灰色也。从根至尖，横分两三截胎色者，是并病舌也，故尖白根黄、尖白根黑，及半边胎滑者，虽证类不同，皆属半表半里。白胎多而滑，黄黑胎少者，表证多也，尚宜和解；黄黑胎多而白胎少，或生芒刺，黑点干燥者，里证多也，必下无疑。虽中心黄黑，而滑润边白者，此为表证未尽，伤寒则大柴胡两解之；温热时疫，则凉膈散或白虎合承气攻下之。又伤寒坏病，虽白而厚燥裂者，此为邪耗津液，宜小柴胡，稍加芒硝微利之。纯白滑胎，为胃虚，寒饮结聚膈上之候，每于十三四日，过经致变，不可泛视也。一种白厚胎，如煮熟色，到底不变者，必里挟寒物，留滞不散，致脉伏不出，及心脾气绝，肺气受伤矣，慎不可下，宜枳实理中汤，热甚合小陷胸主之。至于能食自利，而白胎滑者，为脏结，难治也，黄连汤、连理汤、备急丸选用，间有得生者。

黄胎者，阳明腑实也。黄湿而滑者，为热未盛，结尚未定，不可便攻，攻之必初鞕后溏也。冬时宜确守此例，俟结定乃攻，不得已大柴胡微利之。若在夏月，一见黄胎，便宜攻下，以夏月伏阴在内，多有下证最急，而胎不燥者，不可泥也。若黄而燥者，为热已盛，峻下无疑；黄而生芒刺黑点者，为热势极，黄而斑裂者，为胃液干，下证尤急也。诸黄胎皆属胃热，分缓急轻下之。有种根黄而鞕，尖白而中不甚干，亦不滑，短缩不能伸出，谵妄烦乱者，此痰挟宿食，占据中宫也，大承气加生姜半夏主之。有舌色青紫

---

①《金镜》：即《敖氏伤寒金镜录》，现存较早的舌诊专著。

② 迥：远也。

而胎却黄厚，甚则纹裂，但觉口燥，舌仍不干者，此阴证夹食也。脉或沉细而伏，或虚大而涩，按其心下，或脐傍鞕痛而时失气者，急宜大承气，另煎生附子佐大黄下之；若脉虚大者，黄龙汤下之；热极烦躁者，更加生地、麦冬，夏月尤宜；若冬时阴症夹食，而舌上胎黄不燥者，宜用附子理中合小承气下之。大抵舌有积胎，虽见阴象，亦是虚中有实，急当攻下无疑，但下法与寻常不同耳。又中宫有痰饮水血者，舌多不燥，不可因其不燥而延缓时日致误也。凡温病热病，稍见黄白胎，无论燥润，即宜凉膈双解；时行疫疠，稍见白胎，即宜白虎达原，若见黑胎，无论干湿，大承调胃，急夺无疑。

黑胎者，少阴肾色也，若五六日后，热传少阴，水乘火位，元极之火，不为水衰，反兼水化，如火过炭黑是也。始因表证失汗，致邪入里，而传少阴，下之则愈。然有屡下热不减胎不退者，此必宿食留滞于中宫也，宜黄龙汤加炮姜、川连。有误用汗下太过，津液枯竭，而胎燥黑者，此为坏病，须量人虚实为治。虚者其胎必薄而润，生脉散合附子理中；实者其胎必厚而干，生脉散合黄连解毒。一则阴虚阳亢，一则阳虚阴亢，不可不审。热势盛剧，则黑胎上生芒刺，及燥裂分膈斑者，须用青皮蘸薄荷汤拭润，更以姜片刮去芒刺，撅起膈斑，看刺下斑底，色红者可治，急下之，若俱黑者不治。又黑胎腐烂者，为心肾俱绝；舌黑而卷缩者，肝绝，皆不可治。舌黑及灰，或黄而发泡，生虫腐烂，虽为湿热，亦属肝伤，俱为危候。又中间一路阔黑燥胎，两边或黄或白者，两感舌也。边黄则调胃承气，边白则大柴胡下之。若中间一条黑滑薄胎，两边白滑，此表里俱虚，胃中虽有留结，急宜附子汤温之。凡黑胎多凶，黑而干燥或斑裂，皆为实热急宜下夺；黑薄湿润，或兼白滑者，皆为阴寒，急宜温经也。一种中黑而枯，或略有微刺，色虽黑而无积胎，舌虽枯瘦，而不甚赤，其证烦渴耳聋，身热不止，大便五六日，或十余日不行，腹不鞕满，按之不痛，神识不昏，昼夜不得睡，稍睡或呢喃一二句，或带笑，或叹息，此为津枯血燥之候，宜甘草汤，或生料六味丸换生地，合生麦散加桂，滋其化源，庶或可生，误与承气必死，误与四逆亦死。凡舌胎或半黄半黑，或半黄半白，或中燥边滑，或尖干根润，皆为传并之邪，寒热不和之候。大抵尖黑稍轻，根黄至重，黄黑宜大承气，兼白者宜凉膈散，分缓急下之。若全黑为死现舌，不治。夏月热病，时火邪火，内外燔灼，胎黑易生，犹可攻治；冬月伤寒，舌胎全黑，决难救也。然中暑误认外感，而加温覆，多致中黑边极红而润，脉必虚大，急用白虎汤清之，虚者加人参竹叶。如更误认阴寒，而与热药，必致烦躁不救也。夏月中暑，多有黑舌，黑而中干者，白虎汤无疑；黑而滑润，或边白者，必夹寒食，古法用大顺散，然不若理中合小陷胸最当。若直中少阴真寒，始病不发热，舌心便黑，非由黄白变化，其舌虽黑而滑，舌亦瘦小，以真脏寒，必厥冷自利，呕吐脉沉迟，四逆附子辈急温之，稍缓则不可救。

灰黑舌者，足三阴互病，如以青黄和入黑中，则为灰色也，然有传经、直中之殊。盖传经热邪，始自白胎而黄，黄而灰黑，或生芒刺，黑点纹裂干燥，不拘在尖在根，俱宜攻下泄热。有淡灰色，中起深黑重晕者，乃温病热毒，急用凉膈双解治之。热毒内传一次，见晕一重，传二三次，见二三重也，若见三重者，不治。若直中三阴，始病无燥热，便见灰色舌润无胎，更不变别色者，此必内夹寒食，及冷痰水饮，或蓄血如狂等症，当随证治之。又有感冒夹食，屡经汗下消导，二便已通，而舌上灰黑未退，或湿润，或虽不湿，亦不干燥者，不可因其湿而误认为寒，妄投姜附，亦不可因其不润，而误与硝黄，此因汗下过伤津液，虚火上炎所致，其脉必虚微少力，治宜救阴为急，虽无心悸脉代，当用炙甘草汤主之。内有生地、麦冬、阿胶、麻仁之甘润，可以滋阴润燥，盖阳邪亢盛，则用硝黄以救阴，阴血枯涸，则宜生地以滋阴，可不辨乎？

红色者，心之正色也。若红极为湿热之毒，蕴于心胃，及瘟疫热毒内盛也；若湿者不可便下，解毒汤或白虎汤；红中有白胎者，更感非时之寒也，桂枝白虎汤；红中夹两路灰色胎者，湿热而夹寒食也，凉膈散加消导药一二味。红中有黑胎者，热毒入少阴也，大承气合白虎汤；红极有黄黑芒刺者，热毒入腑也，调胃承气汤；红极紫黑斑，及遍身发斑者，阳毒入心也，人参白虎汤加犀角黄连；红极而纹裂者，燥热入肝也，大承气加柴胡白芍，甚则加芩连；坑烂者，湿热入脾也，小承气加芩连半夏；白泡者，火气燔灼也，三黄石膏去麻黄；紫疮者，火气郁伏也，解毒汤；红星者，心包火炎也，凉膈散。一种柔嫩如新生，望之似润，而燥涸殆甚者，为妄行汗下，津液竭也，多不治，急宜生脉散合人参三白汤主之。舌痿不能动者，肝绝；舌忽瘦而长，心绝，并不治。

紫色者，酒后伤寒也。世俗庸愚，不服汤药，用姜葱酒发汗，汗未当而酒毒藏于心包，多有此证。若纯紫，或中间略带白胎而润者，宜葛根汤加石膏；若紫中有红斑，或紫而干黄，紫而短缩，俱宜凉膈散下之；若全紫而干，如煮熟肝者，死，肝绝也，其症必厥冷，脉必沉滑，此阳极似阴也，急用当归四逆汤加酒大黄下之，然多不救。大抵深紫而赤者，是阳极酒毒，宜用苦寒解毒；若淡紫而带青滑者，是直中肾肝阴证，急宜吴茱萸汤、四逆汤温之。然亦有中心生薄青紫胎，或略带灰黑，而不燥不湿，下证复急者，此热邪伤于血分也，犀角地黄汤加酒大黄微利之。

霉酱色胎者，乃夹食伤寒也，食填太阴，郁遏不得发越，久之盦[①]而成酱色也。其证腹满时痛者，桂枝汤加枳朴橘半；痛甚加大黄；因冷食不消，加炮姜厚朴，甚则调胃承气加炮姜下之。如胃气绝，脉结代，唇吊齿燥，下利者死。

蓝胎舌者，肝脏纯色也。伤寒日久，屡经汗下，失于调理，致胃气伤极，心火无气，脾土无依，则肺金不生，肝木无制，侮于脾土，故胎色如靛，或兼身生蓝斑，乃心脾肺三脏气绝于内也，必死。如微蓝色而不甚深，或略见蓝纹者，为木受金伤，脏气未绝，脉不沉涩而微弦者，可治，小柴胡汤加炮姜肉桂主之。舌之证类虽繁，不外八种胎色，撮其大要，亦辨证之一助也。

一曰宜禁

伤寒表证宜汗，里证宜下，半里宜和，膈热宜涌，阴寒宜温，此大法也。然其人真气素虚，或有宿食者，更宜斟酌。陶尚文云：阳病宜汗宜下，真气衰，汗之亡阳，下之多脱；阴病宜温宜补，真气衰，则客热便生。苟非宿谙，不无妄治之失。

宜汗

太阳脉浮紧盛；人迎盛于气口；诸脉浮紧而数；头痛体痛；腰痛背强；项背强，骨节痛；身体拘急；啬啬恶寒，翕翕发热；烦热不止；烦躁喘嗽；伤寒无汗；中风自汗；服发汗药解，半日许复烦；衄血点滴不成流，热不解，并宜发汗。又有脉沉可汗者，为身有热也。设身不热，岂敢汗乎？

禁汗

脉虚无阳；尺中脉迟；诸脉沉细微弱；吐血、下血及衄血如流；口燥

---

① 盦（ān，安）：发酵。

舌干；口苦咽干闭塞及痛；风湿；风温；湿温；中暑及暍；当脐上下左右动气；心下悸动；疮家；淋家；小便淋沥；大便泄利；温毒发斑；内伤劳倦；亡阳漏风；小阳寒热往来；经水断续崩漏；热入血室；新产血虚；房劳阴虚；阳事痿弱；夹阴阴虚；足胫逆冷；太阳犯本，渴而小便不利；膀胱虚寒，咳而小便利。

诸禁汗者，匪直禁绝表药也，但禁麻黄、青龙等峻剂耳，如小建中、黄芪建中，在所必用，以意加减可也。

汗后热不止，必有所因，或因冷食不化，或因汗后强饮粥汤，或因汗后更有虚风，或动起不宁，或劳心恼怒，皆足以致热也。凡服麻黄重剂不得汗，后必呕血或衄血，亦有下如猪肝而死者，以营血受伤故也。

宜吐

病在膈上；胸中懊侬痞闷；喉中有痰声；三四日邪在胸中，脉大胸满多痰；气上冲咽喉；手足厥冷，脉乍结，痰气在胸中，心烦满而欲食不能食；胸中郁郁微烦而痛，欲使人按之，反有痰涎。

下利日十余行，脉反迟而微滑，或乍紧，或乍结，或寸口迟伏，或浮滑，为宿痰，并宜瓜蒂散；伤寒头痛久不愈，令人丧明，胸膈有宿痰也，瓜蒂散吐之；寒实结胸，宜白散；类中风，痰涎壅盛，宜稀涎散；食厥脉滑，或上部有脉，下部无脉，而厥逆，胸中兀兀[1]欲吐而按之痛，及干火乱，心腹刺痛欲死，并宜姜盐汤探吐之；发汗吐下后，虚烦不得眠，并宜栀子豉汤；病在膈上，为里之表证，故用吐法取汗，寒月宜置火于暖室，不透风处吐之。

禁吐

脉微无阳；寸口细弱；旧有微溏；病在少阳，耳聋、目赤、胸胁痛；少阴、厥阴病干呕；元气虚羸；气血两虚；房劳阴虚；劳倦内伤；吐血衄血；胎产崩漏；经水续断。

南人不可轻用涌吐，一吐尚可胜之，二吐便致昏困而厥。北方质实之人，三吐不昏也。

吐后有顿快者，有徐快者，或反闷闷者，吐未尽也。或反热者，不可下也，大抵三日后，无不快矣。

---

① 兀兀（wū wū，乌乌）：痞塞不通。

宜和

寒热往来，脉弦数，未下胸中胀满；心烦喜呕；耳聋胁痛；舌白胎滑；头两角痛；口苦咽干；头目眩晕；头汗盗汗；默默不欲饮食；热入血室；少阳半表半里诸证。

禁和

太阳表证未除；阳明里证已具；热传三阴腹满；寒中三阴自利；夹食夹阴，面戴阳，足胫冷；过汗，经虚，耳聋；尺中迟虚紧细。

宜下

伤寒五六日，发热头痛方除，蒸蒸发热，脉沉实滑数有力，大便不通；六七日，热蒸阳明，头痛发热，不大便；口噤咬牙；日晡潮热，腹痛，喘急鞕满；能食不大便；潮热谵语发狂；烦躁时闷乱；服小承气转失气[①]；燥矢宜攻，胸下鞕痛；下利脉数或迟滑，有宿食；下利三部脉皆平，心下鞕满；潮热自汗，谵语燥渴，不大便；潮热，手足腋下汗出；汗下后微烦，小便数，大便难；大腑燥结，则气口脉洪大，按之反涩；小腹鞕满而痛不可按；小便自利，大便黑，有瘀血；小便不利，大便乍难乍易，微喘满而不得卧；扬手掷足，揭去衣被；内实燥满而发黄；自利纯清水，心下鞕满，不大便者，急下之；阳明病汗多热甚，恐胃汁干，急下之；腹满鞕痛为土实，急下之；大抵一切下证，要以舌干口燥，大便不通，再以手按脐腹、胸胁，鞕满而痛，手不可近者，急下之；然又有脉浮可下者，大便难也，设大便不难，岂敢下乎？

禁下

脉浮表证未解；尺中尺弱而足冷；六脉大而无力，或虚细，或乍大乍小；发热头痛未除；恶寒恶风；头背项强，腰痛拘急；手足腋下无汗；呕吐未除；咽中闭塞；腹中时满时减；腹胀可按可揉；当脐上下左右动气；少阳寒热呕吐；阳明面合赤色；不转失气；失气不臭；内伤劳力；阴虚劳倦；经水断续；胎前崩漏；大便鞕而小便清；小便频数而少；夹阴，面赤戴阳；夹食，胸中烦满，屡服消克而脉沉，手足微厥；心下痞满；虚烦欲吐不吐；畏寒不能食。

凡禁下者，慎不可用承气等剂。即有下证，惟宜导选用。若阴结，宜四

---

① 失气：气体从肛门漏泄。亦称“矢气”。

逆汤，入人乳、胆汁，下金液丹。

下后不解，一日半日复热，或下未尽，或下后热邪不除，或下后复结，或因饮食起居，或更冒虚风，当详审以治。服下药不行者，药力不当病势也，更宜大剂下之。若误用承气不得下，必愈胀，以里无热结，徒伤胃气，湿热痰饮愈逆也，以湿热例治之。有屡用承气不行，改用温理脾胃药即行者；有下出稀粪，色淡不黄不臭者，急温之。

下出纯青水者死，下出溏粪者防变。温热时疫，不在此例。下如污泥者死；下出虾血及血水者死；下出鲜血者危；下瘀血如胶粘漆黑，臭恶难近者死；下之不尽，骤用补截，忽发热谵语妄乱，脉躁不安，或忽大忽小者，皆不治。

宜温

初起不发热，无头痛，便恶寒，脉沉嗜卧；少阴病，膈上有寒饮，干呕不吐；呕吐不止；呕吐涎沫；腹痛泄泻呕逆；战栗蜷卧；面如刀刮；四肢逆冷；夹阴中寒，唇面爪甲青；胃虚咳逆；下利清谷不止，阳缩入腹；囊缩舌润；厥冷过肘膝；小便清利；自利不渴；口中和，背恶寒；畏寒，身痛，骨节痛，皆直中阴经寒证。

又里寒外热，身反不恶寒，而面戴阳，脉虚大无力，或数疾无伦，为阴盛格阳；烦躁欲坐卧泥水中；自利咽干，欲饮水而不能咽，皆假热之证也。

又初起本阳证，汗下太过，亡阳脱泄，或误服寒药，后变恶寒厥逆，虚汗泄泻，脉或沉细，或伏绝，或虚大，为坏病。小便或利，或不利，而色不黄赤；筋惕肉瞤；亡阳汗不止而恶寒，并宜从温补例治。

禁温

本伤寒阳证，六七日传变入里，后变脉沉数，烦躁不得卧寐；自利腹痛，而时痛时止，按之结鞭；咽痛心烦；小便短数赤涩；大便实；泄利下重；下利谵语，厥逆不过肘膝，厥逆即复热；喜冷饮；面深赤，烦躁，便秘，谵语，欲揭衣被，扬手掷足，皆属传经热证。

凡服温经回阳药后，其人微烦而渴，脉来微数而不实坚，身体安和静卧者，少与生脉散或清粥饮，其渴自止，慎勿误用凉药，复助阴寒也。若假寒证误投姜附，而大烦躁，热渴不安者，急与苦寒泻热无疑。

足太阳膀胱经禁下，若下之太早，则变证百出。足阳明胃腑，禁发汗，禁利小便，犯之重损津液，脉必代结。足少阳胆经，禁汗，禁下，禁利小便，汗则犯太阳，下则犯阳明，利小便则使生发之气陷入阴中。太阳一禁，阳明二禁，少阳三禁，此定禁也。至三阴经，则无定禁，但非胃实，乃禁下耳。

药禁者，津液内亡作渴，禁用五苓淡渗。汗多禁利小便。小便多禁发汗。咽痛禁发汗。利小便，大便反利，禁栀子。大便秘涩，禁用燥药。吐多不得复吐，吐而上气壅滞，大便不通，只可宣散上气，禁利大便。脉弦禁服平胃而虚虚，脉缓禁服建中而实实。

不治诸症

不治诸症，亦须胸次了然，临证始能决断。

如伤于寒，病热不退，脉反沉细者死；咳逆上气，脉散者死；三部紧盛，汗出不解者死；身热喘粗，脉躁疾者死；汗后余热不解，未可言死，脉如转索者，其日死；谵语微热，脉浮大，手足温者生，厥逆脉沉细者死；阳病见阴脉者死。

发少阴汗，连厥阴血者，厥竭而死；发左右动气汗者死；大发风湿汗者死；发阴阳毒，过六七日者死；误汗，言乱目眩者死；湿家，额上汗出微喘，小便利而下利不止者死；关格不得尿，头汗者死；不尿，腹满加哕者死；大发湿家汗，成痉者死；发少阳汗，谵语者死；亡阳谵语，脉短者死；直视谵语，喘满者死，下利者亦死；吐下不解，循衣摸床，微喘直视，脉涩者死；内伤瘀积，蓄血如狂，下如污泥者死；少阳证，误下身黄，胸胁石鞕者死；阳明病，心下鞕满，攻之利遂不止者死；发湿温汗，为重暍者死；两感伤寒者死；汗出热不解，而脉躁疾，为阴阳交者死；阴阳易，热极躁乱，脉急疾无伦者死；夹阴伤寒，身热足冷，下虚邪盛，不可温者死。

温热时行，大发热，手足下体寒，阳缩，脉沉小虚散者死；温病，遍身紫赤者死；结胸证悉具，烦躁者死；结胸脉浮大者，下之死；狂言不能食者死；发厥，肌冷面躁，无时得安者死；如结胸状，舌上胎滑，为脏结者死；胁下素有痞，连有脐旁，痛引小腹，入阴筋者死；黑斑，如果实靥者死；舌卷囊缩者死；少阴病下利，脉弦长，名曰负者死；目乱无神气者死；少阴吐利，烦躁四逆者死；恶寒身蜷而利，手足厥冷者死；脉不至，不烦而躁者死；下利止而头眩，时时自冒者死；下利厥逆无脉，服汤脉暴出者死，脉不出者亦死；发热，下利厥逆，躁不得卧，厥不止者死，汗出不止者亦死；下利厥冷，烦躁无脉，灸之不温，反微喘厥，不还者死；下利脉反实者死；厥利本不能食，今反能食，为除中者死。

伤寒七八日，发热，汗出如贯珠，为气衰者死；爪甲青，为阳衰者死；循衣摸床，为神乱者死；四肢振动，唇吻反青，为肝绝者死；鼻如烟熏，直视摇头，为心绝者死；环口黧黑，冷汗发黄，为脾绝者死；汗出如油，声如鼻鼾，为肺绝者死；卵缩遗尿，狂言目瞑，为肾绝者死；喘而不休，为邪盛者死；水浆不下，为胃绝者死；形体不仁，为营卫不行者死；乍静乍乱，为命绝者死。

以上死证，不可轻投汤剂。若邪热盛者，静候气衰，或有可生之理。正气衰者，惟与浆饮，庶几元神将复。经曰：浆粥入胃，泄注止则虚者活，身汗得利后则实者活，此其候也。要知伤寒证类百出，贵在治法先后不误，则长沙复起，不过如是。余于暇日，集诸家之要，参以所历，辨论颇晰，临证庶无歧谬，非敢云补长沙所未逮，聊以抒刍荛之一得耳。

伤寒捷解卷下

发 热

发热多属表证。伤寒，寒郁肌表，则腠理闭密，故翕翕发热，扪之烙手，当以脉之浮紧、浮缓，证之无汗、有汗，分风寒营卫施治。若汗不得出而烦躁者，营卫俱伤，阳邪内扰也，大青龙汤。若尺中无力者，此为本虚，小建中汤加减。

凡服表药三剂，汗不出，热不止者死。然有阳微不能作汗者，可用再造散或黄芪建中加附子，血虚加芎归，始能作汗，此皆冬月发表药也。若汗下后，恶寒脉弱，大便不结者属虚，宜温补助阳为主。

寒邪传里而变热，则蒸蒸发热，此即本身中元气为寒所郁，不得泄而化为火也。若里证具，而表证未已者，大柴胡汤。表证既罢，而里证已急者，三承气汤选用。

三阴经寒证，太阴厥阴俱不发热，惟少阴病有反发热脉沉者，此非传经，乃直中少阴而仍兼太阳，故能发热也。

春分以后，虽感寒邪，皆为非时暴寒，不必拘于伤寒例治。古人治感冒诸方，如芎苏神术等，皆不分三阳经药，以时属少阳风木，不独太阳寒水也。

夏月汗府疏豁，偶感微寒发热，必心包先受，消暑十全证也。

秋凉发热咳嗽，宜金沸草散，甚则小青龙汤。若交霜降节后，即属正伤寒矣。

其或冬时过暖，而病发热，心烦咽痛，或自利者，为冬温，阳旦汤证也。

凡春时发热头痛，烦渴饮水，为伏气发温。

春夏发热而脉大无力，为夹内伤。

发热而脉细小或虚，足胫逆冷，而阳缩入腹者，为夹阴。

发热脉沉小或短涩，而足冷阳缩，兼腹满或痛，为食郁，虽夏月不妨用姜桂，使温暖之气助其阳和，并食亦得消散。虽有表证，慎不可纯用表剂，升其虚阳，亦不可过用消导，引邪内犯。

有食积发热，则胸胁烦热，热则颅胀，复有瘀血发热，则胁下或少腹疼不可抚。又有阴虚发热，必夜热晨凉。若疮疡初起，发热，必有痛处，并不可误施汗剂。

其脉阴阳俱虚，热不止，大汗后，身愈热；下利，烦躁热不止；汗下后，大热，脉躁乱者，皆不可治也。

孙兆治一道士，发热汗出惊眩，身战掉欲擗地，有欲发汗者，有欲作中风治者，有欲以凉药解之者。孙曰：此太阳经欲解，肾气虚不能作汗，所以心悸目眩身战，与真武汤三服，微汗而解。

头　痛

昔人以头痛专主太阳，殊不知三阳经各有部分。如太阳头痛，自脑后上至巅顶，下有项强腰脊痛之异，以太阳经脉行身之后也。当辨中风伤寒汗之。

汗后头痛如破，此转属阳明也。

风火相煽，头痛如破，诸药不效，愈表愈痛，痛连眉棱者，选奇汤证也。

阳明头痛，上连目珠，痛在额前，兼鼻孔干，下有身热不眠之分，以阳明经脉行身之前也。

少阳头痛，上至两角，下有耳聋胁痛之殊，以少阳经脉行身之侧也。

三时感冒，皆有头痛，当从芎苏、香苏辈选用。

三阴经至颈而还，惟厥阴之脉上巅与督脉会，故有头痛，上则巅顶，收引头角，下有脉沉弦细，手足厥冷，此为在经，当归四逆汤；若在里，则干呕，吐涎沫，头疼，吴茱萸汤。

太阴中温，则上有鼻塞，吐痰，下有腹满自利。

少阴中寒，上则入连脑齿，下则烦躁爪甲青，此真头痛不治。

阳明热蒸头痛，必小便黄赤而短数，调胃承气汤。

太阳脉沉，身热头痛，为夹阴，黄芪建中汤。若误汗不差者，四逆汤温之。

太阳证下之，头痛未除，唇寒面青，指头微厥，复发热者，为表邪内陷于阴分，虽头痛发热，不可用表药，宜竹叶石膏汤。

冬温，发热头痛，心烦咽痛，自利，阳旦汤。

温病热病，时行疫疠，初起头痛，皆不可用表药，宜黄芩、白虎加葱豉，或葛根葱白汤以治外，凉膈、双解、达原、承气加葱豉姜枣，合内外而治之，里气一通，头痛自愈。

内伤火炎，新产血虚，皆有头痛，但时痛时止，而无脑后痛者，盖火炎则痛自两角，血虚则痛连鱼尾，以其自内达外，故必行少阳部分，是以头痛见两角者，则有少阳风热、虚火之别。若见额前者，亦有阳明与食积之殊，其见脑后者，必太阳外感无疑也。

头　重

浊阴寒湿之邪，上干清阳之位，故使头重。

头重恶寒，项强不能举者，属太阳，汗之则愈。

若阴阳易，头重，眼中生花者，逍遥汤下烧裩散。

若眩晕而头重不能举者，此虽夹痰，亦属气虚，导痰、六君选用。

头　胀

头胀者，气虚火炎也。冬温、风温、温病、热病、时行、中暍、中暑，多有头重胀痛，皆是湿热，火气内燔，慎不可用发散药，如冬温阳旦汤，风温葳蕤汤，温病黄芩汤，热病、时行、中暍白虎汤，中暑清暑益气汤。此皆伤寒家切务，其他湿热、痰饮、食积、痉夏等，俱有头重胀痛，乃属杂证，此不复赘。

项　强

太阳之脉，从头下项连风府，故项强为太阳表证。然项强几几，如冻鸟缩颈，欲伸而不能自如者，此胃气不得上升，乃邪将犯阳明之候。若汗出恶风者，桂枝加葛根汤；无汗恶风者，葛根汤。

项强连背，胁下满，身热恶风，手足温而渴者，为邪干少阳，小柴胡汤。乃知项强多兼阳明少阳，不可执认太阳也。

又结胸证，项强如柔痉状，此里实证，以背为胸之府，背强项亦强也，急下之。

天行时气发热，至晚则腰脊痛，头项强，身重，轻则凉膈；重则双解，并加葱白香豉。

寒温，项强发痉，及过汗经虚，生风发痉，与阴毒项强治法，详总论中。

恶风

伤风恶风，见风则怯，密室之中，则不恶也。盖风为阳邪，必伤卫气，卫虚则腠理疏而自汗，汗去则脉浮缓也。是以桂枝汤专主自汗发热恶风之证。然寒伤营，亦有恶风无汗而喘者，盖恶风则有阴阳之异。恶风悉属于阳，故恶风未罢者，必当先解其外也。

若发汗太过，卫虚亡阳，遂漏不止，恶风，桂枝加附子汤。

风湿热病、寒疫内伤恶风，详总论中。

恶寒

伤寒恶寒，虽身居密室，犹自憎寒拘急，甚则寒栗鼓颔，向火不能遏其寒。非若寒热之恶寒，热至则不恶也，如已发热，则身热不欲去衣，由阴气上入阳中，或阳微或风虚，相搏所致。恶寒一切属表，虽里证悉具而微恶寒者，犹当解表，俟恶寒已，乃可攻里。故先恶寒而发热者，为外恶寒，为阳病，在阳宜发汗，然尺中迟弱者，慎不可汗，当用黄芪建中汤。

若太阳证犯本，恶寒发热未除，渴而小便不利者，五苓散，先服一半探吐之。发汗后恶寒为虚，芍药甘草附子汤温之。

若下利恶寒，手足温者，阳邪内陷于太阴之经也，小建中汤。

下证悉具而微恶寒，及下利恶寒，时时自烦者，为阳邪内伏，并宜大柴胡汤。

结胸证，微恶寒者，必先用桂枝汤解表，然后用陷胸汤下之。若表不解而便攻之，表邪复结，其证必危，故结胸有一毫恶寒，不可下也。

若初起恶寒，蜷卧，脉沉者，为内恶寒，为阴病，在阴则宜温，虽夏月亦须姜附，轻则理中，重则四逆，若当盛暑，须参大顺、冷香、浆水等治之。

少阴病，恶寒身蜷而利，手足厥冷，烦躁脉不至，及四逆恶寒，不烦而躁，皆死证也。

经曰：发热恶寒发于阳，无热恶寒发于阴，尚何疑哉？

温热时行恶寒，详总论本例中。

石顽治玉峰陆去非继室，嘉平[①]患恶寒，周身骨节皆痛，饮食不入者已三日，而恶寒未止，全不发热，诊其六脉悉紧而细。询之平日起居，饮食绝少，虽暑月不离复衣，知其素禀虚寒而不能发热，洵[②]为太阳寒伤营证无疑。但从来极虚，感寒无正发汗之理，乃以黄芪建中，制生附汁于芪内，以助卫气。一服肢体即温，但背犹畏寒不止，更与补中益气、十全大补，并加熟附而安。

背恶寒

人身背为阳，背恶寒者阳虚之验也。然阳气内陷，亦有此证，是以背恶寒有阴阳之异。若风寒在表，则一身尽寒矣。但背恶寒者，阴寒气盛可知，以阴气不能消耗津液，故少阴病二三日，口中和，背恶寒者，宜附子汤，及灸气海。

热病初起，口燥心烦，而背微恶寒者，此阳气内伏于阴中，肌表之阳不胜邪，及阳明中暍，俱有是证，以阳邪内消津液，故烦渴引饮，并宜白虎加人参汤。若误认阳虚用温药，必致斑斓不救也。故曰口中渴，知其内有热，口中和，知其内有寒，此理皎然矣。

劳役内伤，背恶寒者，必寒一阵止一阵，为阳虚内热，东垣升阳散火汤。

又湿痰证，亦背恶寒，必肢体重痛，导痰汤加减。

若寒热屡作而背恶寒，脉来弦数，身有痛处者，为发痈疽之候。

---

① 嘉平：腊月的别称。

② 洵：确实。

寒　热

伤寒，寒热往来者，邪正分争也，表邪欲入而正气拒格，阴阳相胜而作也。然寒热往来与寒热如疟不同，如疟则作止有时，往来则作止无时，有日二三发者。伤寒寒热往来，虽专属少阳经，亦有兼太阳阳明者。邪居表多则多寒，邪居里多则多热。然治法专用小柴胡汤随证加减，寒多增桂枝；热多倍柴胡加芍药；寒多而脉虚，去芩加熟附；热多而脉实，去参用大黄。

凡少阳证，必先与小柴胡汤和之，服后不解，若其脉反浮者，当与柴胡桂枝汤，使其邪从表而散；若脉加数者，当与大柴胡汤，使其邪从里而去也。

有元气寡弱之人，素挟痰郁，略有动作劳伤，则憎寒发热，有似伤寒，其脉弦数无力，腋下及臂或腿缝中有核肿痛者，谓之劳发，切勿汗下，宜补中益气加降火清痰药，轻者周时微汗自解。

如　疟

如疟者，作止有时，非若寒热往来之无定也。病二三日，寒热往来，有时而作，脉浮洪者，此太阳似疟也。若热多寒少，尺脉迟，为血少也；若日晡时作，汗出而烦，脉实者，此阳明似疟也。

阳明少阳合病，日晡寒热如疟者，大柴胡汤。

若六七日，发热恶寒，舌不短，囊不缩，脉浮缓者，此厥阴似疟也，为欲愈，小柴胡汤加桂枝。

大率往来寒热，不离少阳，不拘日数多少、邪气浅深及妇人热入血室，并宜小柴胡汤加减。

太阳病，八九日如疟状，一日二三度发，为欲愈。

潮　热

阳明旺于未申，故日晡潮热，一日一发，如潮信然。伤寒邪入阳明胃府，为邪热内结，故可用承气攻里。凡欲攻里，须病人脉实有力，再当审脐下有鞕满结痛处，及问平昔有无动气，量轻重施治。

发于寅卯者，属少阳；发于巳午者，属太阳，皆不可下，俟表证已，方可攻之。

潮热而呕，胸胁满，盗汗出者，不可下，柴胡桂枝汤。

潮热而胁下汗出，为胆实，大柴胡汤；手足心汗出者，为胃实，大承气汤。二处无汗，为结未实，尚宜小柴胡和解，俟结定攻之。

无　汗

风湿暑三者干人，皆卫气受病。惟寒则营血受伤，腠理致密，津液内渗，阳邪有余，故身热无汗而喘也。盖邪气在表，熏蒸腠理则汗出，今邪不外蒸，必传入里，急用麻黄汤汗之。若恶风项强者，葛根汤，缘邪渐次入阳明经也。

阳明病无汗，小便不利，懊侬者必发黄，若渴欲饮水，小便不利无汗者，为犯本，俱宜五苓散。有饮水内蓄而无汗，桂枝去桂加茯苓白术汤。

有脉迟无阳，不能作汗者，桂枝麻黄各半汤。

若温热病无汗，黄芩白虎三黄石膏选用，热病发狂，有汗者生，无汗者死。

成无已言：三阳为病，不得有汗。朱奉议亦云：三阴与阴阳易皆无汗。而仲景厥阴例中，大汗出，热不去，内拘急，四肢痛，下利厥逆而恶寒者，四逆汤主之。又阴毒则额上及手背冷汗不止，为亡阳将脱之兆。《素问》云：阴气有余，为多汗身寒。由是言之，则三阴不宜有汗，非三阴皆无汗也。

自　汗

太阳中风，不由发表而汗泄，谓之自汗，以风伤卫则表虚，不能自固而汗。故用桂枝汤，散邪以实卫也。然湿气伤于脾，暑气伤于心，皆令自汗。惟冬月寒伤营，则发热无汗。若始本无汗，四五日后忽然自汗出，此寒邪传里而变热，知邪已入腑矣。凡伤风则恶风自汗，头痛发热。若里证自汗，必烦躁恶热不恶风寒，迥乎不侔也。

又太阳经邪犯本，则汗出而渴，小便难。

阳明经证，则头目痛，眉棱骨疼而自汗。

阳明腑证，则腹满自汗，当详审治之。

有汗后恶寒、汗不止，为表虚，黄芪建中汤，并用温粉扑之。

有汗多亡阳不止者，桂枝附子汤，小便少者加茯苓。

若阴证自汗，必身冷厥逆。经云：阴气有余，则多汗身寒。四逆汤，甚则加人参。

温病误服表药，大汗出，渴不解，脉洪大者，白虎汤。

若伤湿则身重自汗，中暑则脉虚自汗，中暍则烦渴自汗，湿温则妄言、足冷自汗，风温则鼻鼾自汗，霍乱则吐利自汗，内伤劳倦则气口虚大、身热自汗，柔痉则搐搦自汗。治法各详总论中。

若发热而利，大汗出热反盛，狂言不食，及汗出如油，喘而不休，汗出如珠，着身不流，柔汗发黄，环口黧黑者，皆不可治。

石顽治郭君升子，素孱弱，有失血证，五月间患时行[①]疫疠，壮热昏愦，烦渴引饮，自汗如蒸，其脉时洪大，时减小，或用发散和解之剂，躁热转剧，不得已求治于张璐。用人参白虎、调胃承气，随其脉之浮沉，邪之出入，相间而施。凡两汗三下，所下皆黄水，至第四次，用黄龙汤，始得结粪五六枚，周身大汗，热除而痊。若碍其体虚而怯于攻击，则邪热弥炽，元气日烁，乌能保有今日乎？

盗汗

汗者，睡即濈濈然汗出，觉则止而不复出矣。盖邪居于卫而欲入，睡即卫气行于里，乘表中阳气不致，津液得泄，故但睡而汗出，觉则气散于表而汗止矣。故杂病盗汗，责于阴虚血热；伤寒盗汗，责在半表半里，为胆有热，故专用小柴胡汤。若脉浮紧，潮热盗汗，柴胡桂枝汤。经云：微盗汗出，反恶寒者，表未解也。

又阳明病，当作里实，而脉微弦者，必盗汗出。

又三阳合病，目合则汗，热病白虎汤，伤寒小柴胡汤。

温病热病得汗后，大热除而盗汗出，及时疫下后盗汗不止，身有微热，俱宜小柴胡汤，去参半加橘皮。

---

① 时行：病名。又名时气，为感受四时不正之气所致的流行性疾病。

头 汗

三阴之经，皆至颈胸中，独三阳经上循于头，故头汗出，身无汗，剂颈而还，乃阴阳不和，邪居表里之间，故有是证，当以小柴胡汤和之。然瘀血、发黄、水气三证，亦有头汗，当以证辨之。盖瘀血头汗，则小便自利，大便色黑；发黄头汗，则小便不利，发热而渴；水气头汗，则胸满喘咳。若半表半里，则往来寒热，亦有微恶寒，手足冷，脉沉者。

大抵头汗虽主少阳，然属阳明湿热不得发越者最多，至若额上汗出，而脑后无汗者，定属阳明无疑。

头汗多有里实证，故头汗而胁下满，大便坚者，大柴胡汤；头汗谵语者，调胃承气汤。

若头汗而心下懊憹者，为虚烦，栀子豉汤。

下血而谵语，头上汗出，为热入血室，小柴胡去参，加当归、桃仁、丹皮。

凡头汗出，不得小便者不治。经云：关格不通，不得尿，头无汗者可治，有汗者死。

湿家误汗，额上汗出而喘，小便难，大便利者，为阳脱。经云：湿家汗之，额上汗出，小便利者死，下利不止者亦死，以阴阳上下俱脱也。

孙兆治一人头汗，手足冷，心下痞闷，大便秘，脉沉紧，或者见其四肢冷，又汗出烦闷，以为阴结。孙曰：大便结，非虚结也，安得为阴。按少阳多有自利者，今脉虽沉紧，不得为少阴证，此在半表半里，投以小柴胡而愈。此一段正是仲景议论处，意谓四肢逆冷，脉沉紧，腹满，全似少阴，然大便鞕，头汗出，不得为少阴。盖头者三阳同聚，若三阴经则至胸而还。今有头汗出，是似阳虚，故曰汗出为阳微；若少阴额上冷汗，则为阴毒矣。

手足腋股汗

手足汗出者，为热聚于胃，胃为津液之府，以热蕴于内，故津液旁达也。凡伤寒日晡潮热，手足濈濈汗出者，为胃实；若手足心腋下濈濈然汗出者，为兼少阳实热也，大柴胡、三承气选用。然亦有属胃中寒者，经曰：阳明病，不能食，小便不利，手足濈濈然汗出者，此欲作固瘕，大便必初鞕后溏，此胃中虚冷，欲溏泄也。当知此汗必冷，宜用理中温之，不可概以为胃热也。

东垣治一人脚膝痿弱，下尻臀皆冷，阴汗臊臭，精滑不固，脉沉数有力，为火郁于内，逼阴于外也。精气不固者，髓中混以湿热也，以小柴胡去参，加茯苓、胆草、黄柏，苦寒泻之而愈。

烦　热

烦热为郁闷不安，久热不得发越之象。不经汗吐下而烦热者，为太阳表证。经曰：病人烦热，汗出则解。如未作膈实，当和解而已；若心下满而烦，则有吐下之殊。烦热自汗而渴，属阳明；烦热脉弦喜呕，或烦而不呕，属少阳，不可不辨。

汗下后六七日不大便，小腹满而烦，或胸中痛而烦热喘逆者，为有燥粪，大承气汤急下之。

若四五日鼻干目瞑，脉数而烦者为欲衄，黄芩汤加柴葛枳桔生地山栀，清解之。

凡伤寒六七日，手足三部脉皆至，大烦而口噤不能言，其人躁扰者，为欲作汗解。

差后虚烦不得眠，竹叶石膏汤。

差后得食而烦，损谷则愈。

有内伤劳役，阴火动而时烦时静，不可误认外感而施汗下也。

凡服药后烦闷不安，头面发际遍身发痒者，谓之药烦，此胃虚不能胜药力也。与热姜汤徐徐呷之，药中宜加用生姜以行胃气自安。

烦　躁

烦热悉属三阳，烦躁则有阴阳之异。盖心热则烦，肾热则躁。烦者心胸愠怒，如有所触，外不形现，为热尚轻；躁乃手足动掉，若无所措，内外不宁，为热最剧。

有太阳表证，发热头痛恶寒，不汗出而烦躁者，大青龙汤。

有太阳里证，渴欲饮水而烦躁，及无热，但狂言烦躁者，并宜五苓散。

有表证罢而不大便，烦躁者，此阳明腑实，三承气选用。

有汗下不解，而烦躁恶寒者，此为虚寒，茯苓四逆汤。

有脉数心烦，而躁至夜不宁者，为血虚，芍药甘草汤。

有昼日烦躁，至夜安静者，为阳虚，干姜附子汤。

有误用姜附而烦躁，虚则升阳散火，实则黄连解毒，若躁急脉乱者，勿治也。

有少阴病，吐利，手足厥冷，烦躁欲死者，吴茱萸汤。

有阴盛格阳，脉沉细而疾，渴欲饮水，躁极闷乱者，此水极似火也，用霹雳散，并以火熨之。进热药而躁反甚，此药力未到，不可遽用寒凉，使阳气益消则死，宜再与热药协济之。

有温病、热病、时疫、温疫，表里俱邪，三焦大热，烦躁大渴者，白虎、解毒、凉膈、双解、承气、三黄、石膏选用。

有少阴病，六七日无大热，或厥逆自利不得汗，脉沉数而烦躁者，黄连阿胶汤。

凡不经汗下而烦躁者为实，汗下后烦躁为虚。

结胸证悉具，而烦躁发热；下利厥逆，而躁不得眠；少阴吐利躁烦，四肢恶寒；身蜷脉不至，不烦而躁者，皆死证也。

节庵治一壮年，夏间劳役后食冷物，夜卧遗精，遂发热痞闷，至晚头额时痛，两足不温，医不知头痛为火热上乘，足冷为脾气不下，误认外感夹阴，而与五积汗之，则烦躁口干，目赤便秘，明日便与承气下之，但有黄水，身强如痉，烦躁转剧，腹胀喘急，舌胎黄黑，已六七日矣。诊其脉六七至而弦劲急，以黄龙汤，下黑物甚多，下后腹胀硕宽，躁热顿减，但夜间仍热，舌胎未尽，更与解毒汤合生脉散加地黄，二剂热除，平调月余而安。

戈存橘治一人，大热八九日，已经汗下而热不退，烦躁目赤，拘急沉重，六脉洪盛，曰：此热在三焦，闭塞经络，津液营卫不通也。以三黄石膏加辰砂末，连进三服而愈。

喻嘉言治一人，伤寒六七日，身热目赤，索水至前而不能饮，异常大躁，门窗洞启，身卧地上，辗转不安，更欲入井，医欲以承气与之，诊其脉洪大无伦，重按无力，此阳欲外脱，外显假热，内有真寒，敢以纯阴之药，重劫其阳乎？观其得水不欲咽，情已大露，而反可咽大黄芒硝乎！天地燠蒸，必有大雨，此证顷刻一身大汗，不可救矣。于是以大剂人参姜附甘草，煎成冷服，服后寒战，戛齿有声，阳微之状始著，以重绵和颜覆之，更与一剂，微汗热退而安。

懊 侬

伤寒表证误下，正气内虚，阳邪内陷，结于心胸之间，郁闷不舒，轻则虚烦懊侬，重则痞满结胸矣。邪在膈上则宜吐，热结胃腑则宜下，不可拘也。

发汗吐下后，虚烦不得眠，剧者必反复颠倒，心中懊侬。与阳明病下之，其外有热，手足温而不结胸，心中懊侬，及舌上胎滑，饥不能食，头汗出而懊侬，三者皆邪热郁于胸中，并宜栀子豉汤吐之。

下之后，心中懊侬而烦，为有燥粪。

下后短气烦躁，膈中拒痛，心中懊侬者，为结胸。

阳明病，身热无汗，口燥渴，大小便不利，心中懊侬，此为湿热，必发黄。

温热病懊侬，为热毒蕴于膈上，凉膈、解毒选用。口燥，吟呻错语，不得眠，五苓散合黄连解毒汤。

江应宿治伤寒十余日，身热无汗，怫郁不得卧，非躁非烦，非寒非痛，时发一声，如叹息之状，乃懊侬怫郁证也。投以栀子豉汤吐之，治其懊侬，再以大柴胡下之，治其怫郁而安。

身体痛

伤寒身痛脉浮，则为太阳表证，以寒气袭于经络之间，故无汗恶寒，而骨节烦痛也。必用麻黄汤，辛热发表，令气血流通而愈。若自汗脉浮缓者，则腠理开泄，虽发热而身体骨节不疼矣。若伤寒身疼，而见尺脉迟弱者，此为气血本虚，不可骤表，当先用黄芪建中温之，然后发表可也。

有汗后身疼脉迟者，此阳气虚也，新加汤。

有发汗吐下后，身疼不休，表证不解者，仲景必与桂枝汤，以汗吐下后，津液内耗，虽有表邪，止宜桂枝调和营卫，不可复用麻黄也。

有太阳表证具，而身疼头痛，脉不浮而沉迟无力者，此真阳内虚，不能胜任麻黄，当与四逆汤温之。

有里证身疼者，乃直中里证，非传经里证也。若传经里证，则属热，热主血行，又何有身痛哉！然直中身痛者，寒气直入于里，阳已内衰，不能外通，而气血凝滞，故令体痛，宜急温之。凡有头疼发热，而身疼如缚者，表证也；无头疼发热，而身疼如杖者，直中也。

有少阴病，脉沉手足冷，身体痛，骨节疼，口中和，背恶寒者，附子汤。

有少阴下痢清谷，而身疼痛，急当救里，然后治表。有阴毒身痛如被杖者；有瘀血一身尽痛而发热面黄者；有中温身重鼻塞，一身尽重而痛者；有风温一身尽痛，恶风不欲去衣，汗出小便难者；有内伤劳倦，脉虚倦怠，而肢体烦疼者。各详总论本例中。

石顽治梁溪吴公益，患伤寒发热头痛，先曾服过发散之剂，而致面赤戴阳，四肢逆冷，周身骨节大痛，脐腰与小腹相引急痛，茎缩入腹，囊冷如冰，饮食不入，时时烦躁而渴，势已濒危，诸医令具后事矣。张璐诊之，脉虽洪大鼓指，而按之渐小无力，曰此真元内亏，阴火不归，而游散在上在外也。遂与四逆加参芪下黑锡丹，二剂上热顿除，下体渐温，惟周身痛楚不减，继与大建中、人参养荣，调理而痊。

拘　急

四肢为诸阳之本，寒邪客于经络之中，故使拘急不和也。因发汗亡阳，津血内竭，不能荣养筋脉，而屈伸不便者；有阳气内衰，不能行于四末，而拘急疼痛者。大抵有发热头痛，骨节疼而四肢拘急为表证；无身热头痛而蜷卧不伸，四肢拘急者为阴证；若汗下后筋惕肉瞤，而见拘急不仁者，则为气血虚弱也。

脉浮自汗出，小便数心烦，微恶寒，脚挛急，不可与桂枝汤，当与黄芪建中汤。

发汗后，恶风小便难，四肢拘急者，桂枝加附子汤。

吐利后，汗出发热恶风，拘急厥逆，及直中阴经厥逆拘急，并宜四逆汤。

心下满

心下满者，谓正当心下鞕满，乃病在气分，邪将入里而未入也。若下早，表邪入里而满者，则为痞也。

凡心下满，以手按之，散而濡者，此虚气也；若按之汩汩有声而软者，有停饮也；若按之鞕痛者，有宿食也；若按之痛而其人善忘者，有蓄血也。治法各具本条。

阳明证，心下鞕满者，不可下，以邪在气分也，下之利不止者死，利止者愈。

又曰脉浮而大，心下反鞕，有热属脏者攻之，此燥屎逆上攻脾也，调胃承气汤。

胸胁满痛

胸胁满者，为胸胁下气塞满闷，非心下满也。邪气自表传里，必先胸膈，次传胁下，而入胃腑，是以胸满多带表证，胁满当半里也。

太阳阳明合病，喘而胸满者，麻黄汤。则知胸满属表，而须发汗也。

又太阳病，下后脉促胸满者，桂枝去芍药汤，以病在卫气，芍药入营，故去之。

太阳病不解，传入少阳，胁下鞕满，呕不能食，往来寒热，脉虽沉紧，只宜小柴胡和解之。若舌上有白胎，虽不大便，不可下，本方去参加橘皮。

伤寒七八日，下之胸满惊烦，此邪气乘虚而入，少阳之本也，柴胡加龙骨牡蛎汤。

大抵胸胁满，为邪初入里，气郁不行之候，只宜柴胡枳桔和之。若邪气留于胸中为实，则宜吐也。经曰：病在胸中，当吐之。

若发热咳嗽胸满，而两胁痛如挫者，此邪热夹湿痰攻注也，小柴胡去参半，加枳壳、桔梗、瓜蒌、杏仁、白芥子、竹沥、姜汁。

若心下满，其人曾闪挫，大便黑而胁下刺痛者，此有瘀血也，桃核承气加枳桔柴胡，不应加生附子。

胁下偏痛，发热，其脉紧弦，此寒也，以温药下之，大黄附子汤。

痞

痞者，痞窒不通之谓，以下之太早，虚邪内入，而为痞。故胸中但满，而按之不痛也。有表证未解者，又当柴胡桂枝等解散，然后用泻心等剂。

有汗解后，心下痞鞕，腹中雷鸣下利者，此胃中不和也，生姜泻心汤。

有太阳病，误下而痞者，此胃虚客邪上逆也，甘草泻心汤。

有少阳病误下，心下但满而不痛者，此痰湿上逆也，半夏泻心汤。

有心下痞，按之濡，关上脉浮者，此热邪上盛也，大黄黄连泻心汤。

有心下痞而复恶寒者，此上有湿热，下有陈寒，冷热偏胜心也，附子泻心汤。

大下后复发汗，心下痞，恶寒者，表未解也，先用桂枝汤解表，后用大黄黄连泻心汤攻痞。

本以下之，故心下痞，与泻心汤，痞不解，其人渴而躁烦，小便不利者，五苓散。

有心下痞满，引胁下痛，干呕短气，汗出不恶寒者，此胁下有水气也，十枣汤。有外证未除，而数下之，利不止，心下痞鞕，表里不解者，此协热利痞也，桂枝人参汤。

伤寒吐下不解，心下痞鞕，噫气不除者，旋覆代赭石汤。

伤寒发热，汗出不解，心下痞闷，呕吐而不利者，大柴胡汤。

大抵胸胁痞结，未经攻下而成者，此或痰或食或气凝滞而然，只须小柴胡加枳桔以开豁之。曾经下后，此为外邪陷入，而为痞结，方可用陷胸、泻心等剂以疏导之。今医不分曾下、未下，见有心下胀满，便呼结胸，辄与攻下之药，乃成真痞结也。

结　胸

伤寒表证误下，实邪内陷，则为结胸，故当胸鞕满而痛也。

凡结胸证，心下鞕满，短气，烦躁喘满，心中懊侬，或项强如柔痉状，或胸中高起，或膈内拒痛，或舌上燥渴，或日晡小有潮热，或从心下至小腹鞕满，脉寸浮关沉，为大结胸，大陷胸证也。凡用陷胸汤，宜加陈仓米一撮，以曾经误下，胃先受伤，用以护持中气最妙。若气弱脉沉迟，不可攻者，理中丸频与之，甚则少加附子。

心下满，而按之方痛，脉浮滑者，为小结胸，小陷胸汤。若心下结痛，而无热证，不渴不烦，此寒实结胸也，甘草干姜汤。未效，枳实理中汤，实人之物白散。

心下怔忡，头出汗，无大热者，为水结胸，轻则半夏茯苓汤，重则大陷胸加干姜。

心下满而微鞕不可按，其人善忘，小便反利而不渴者，此血结也，桃核承气汤。

心下石鞕，胸前大热而胀满结痛，饱闷气急者，此食结也。或已下，或未下，并宜调中饮，虚者可用枳实理中。

胸中满结，脉浮大者不可下，下之则死，此邪犹在表也，先与桂枝汤解表，俟表证已，然后攻之。

若未经下者，非结胸也，虽有胸胁痞满，只宜小柴胡加枳桔，或加桂枝和解之。

误下之，初觉结胸证见，急宜理中汤，服此汤便可解散。如未解，候日足再下之。

凡结胸有兼发黄、发斑、发狂、发呃、发哕者最剧。结胸证具而烦躁者死。结胸二三下之，不退者死。喘急直视，昏愦厥逆，手足冷，或下出稀水粪者，皆不可治。大抵结胸之脉沉紧滑实者，乃可攻之，若沉微细小者，决难救矣。

脏结

病如结胸状，饮食如故，时时下利，寸脉浮，关上小细沉紧，而无阳证，不往来寒热，其人反静，舌白胎滑者，脏结也。卢子繇言：脏结，舌上胎白滑，滑者，纯阴之极，不可攻也。盖舌乃心之苗，红赤是正色，胎白而滑，如物入水中，色剥而白也。

按：脏结一证，昔人以仲景言舌上白胎滑者难治，又谓不可攻，复云此名脏结，死。遂至置而不讲，殊不知仲景所谓舌白胎滑者，以其仍有热邪内结，所以生胎，若无邪结，则胎不生矣。只因里气素虚，不能蒸热，故无阳证发见，舌胎亦不得干燥，以其本虚邪结，故为难治，非真不治也。谓不可攻者，以其饮食如故，知邪不在胃也，时时自利，其肠中亦无留结也。邪既不结于肠胃，攻之无益，徒伐元气耳。至于素有痞积，又加邪结，新旧两邪，相搏不解，故死。虽然未可概为死证，而委之不救也。喻嘉言曾举黄连汤，余尝用连理汤治之；亦有能食自利，腹胀急者，用备急丸；有腹痛引胁下，不可按者，用附子泻心汤；有素有痞积，痛引阴筋者，用四逆汤加萸桂等。往往获效，贵在临证活法耳。

腹满

阳邪传入太阴则腹满，凡人胃气调和，则营气从中焦上蒸于肺，脾气不运，则营气不能上蒸，或从郁火而滞于左胁，或协痰湿而凝于右胁，或随糟粕而凝于小腹。故脾气衰惫之人，腹胁常鞕满也。凡腹胀满，而漫肿虚大者，属气滞；肿鞕光亮者，为水结；小腹濡肿而痛，有青紫筋膜绊于腹皮者，为瘀积也。

腹满不减，按之痛者为实，承气汤下之。

腹满时减，按之不痛者为虚，理中汤温之。

病人自言腹满，他人按之不满，此属阴症，切不可攻，攻之必死，四逆汤温之。

气口脉微弦，法当腹满，不满必便难，两脚疼痛，此为虚寒从下上也，当温之，《金匮》大建中汤。

阳明病发热，腹满微喘，口燥不大便，或谵语者，大柴胡汤。

少阳病，咽干腹满，六七日不大便，或下利纯清水，为阳热亢极，急下之，大承气汤。

病腹满，发热十余日，脉浮数，饮食如故，此风热内陷也，厚朴七物汤。

腹中寒气，雷鸣切痛，胸胁逆满呕吐，附子粳米汤。

汗后腹满，当温之，厚朴生姜半夏甘草人参汤。

吐后腹满，宜下之，调胃承气汤。

下后腹满，宜吐之，栀子厚朴汤。

腹满身重，面垢遗尿，白虎汤。大抵阳热为邪，则腹满咽干；阴寒为邪，则腹满而吐利，食不下。若曾经汗吐下后腹满者，治各不同也。

腹痛

胸痛属表邪内陷，胁痛属半表半里证，若腹痛则纯属于里，但有传经、直中之殊。盖阳邪传里，与正气相搏而痛，其痛不常而满腹攻搅，此犹带表邪，当以小建中和之。因误下，阳邪陷入太阴而痛，虚则桂枝加芍药，实则桂枝加大黄。

阴寒在内而痛者，则痛从脐下注少腹，绵绵无休止时，欲作利也，当以四逆辈温之。

有燥粪宿食而痛者，则烦躁不大便，腹满鞕痛是也，当以三承气汤攻之。

下之太过而痛者，则时剧时轻，却喜温按，当用理中，《金匮》大建中温补之。

少阴病，腹痛四逆，或咳或悸，或小便不利，或泄利下重，四逆散清解之。

胃中寒热不和，腹中痛，欲呕吐者，黄连汤和之。

中脘痛者属太阴，当脐痛者属少阴，少腹痛者属厥阴。

经曰：诸痛为实，下之则痛随利减。此言阳邪传里而痛也，又腹为阴，寒邪入内，必先腹痛下利，此言阴寒内结而痛也。

凡腹痛喜得温按，而痛无休息者，为直中阴寒；若时痛时止，而喜按揉者，为传经坏证，皆宜温之。痛不可近而鞕满者，为实结；痛不可近而濡软者，为蓄血，皆当下之，此阴阳虚实血气之大端也。

小腹满痛

小腹满痛，皆为里证，与胸胁满之属气不同。太阳风伤卫不解，渴而小便不利，邪热犯本，五苓散；太阳寒伤营，失汗，热结膀胱，如狂，小便自利，小腹急满结痛，桃核承气汤。

尺中迟弦，少腹濡满，痛不可按，小便反利，亦有难涩者，为蓄血，代抵当汤。

太阴身黄脉沉，小腹满，小便不利，茵陈蒿汤。

阳明腑实，小便短赤，大便秘结，小腹鞕满，大承气汤。

阴证初起，自觉小腹满，腰腹痛，手足厥冷者，真武汤。

若冷结膀胱关元，而阳气不化，小便不通者，不可误认溺闭，而与利水药，宜先灸本穴，然后温补。若灸后手足不温者，不治。

又有阴阳易病，小腹痛引腰胯，小便不利者，逍遥汤下烧裩散。

病人素有痞气，连在脐旁，痛引入阴筋者，名脏结，难治，四逆汤加吴萸、肉桂。

谵　语

经曰：邪气盛则实，精气夺则虚。故实则谵语，虚则郑声。伤寒胃中热甚，上乘于心，心为热冒，则神识昏迷，妄有所见而言，轻则睡中呢喃，重则不睡亦语。

有谵语者，合目自言日用常行之事，是热未至于甚也。独语者，如见鬼状，若剧者，发则不识人，语言不休者，又其甚也。言乱者，谓妄言骂詈，不避亲疏，神明已乱也。狂言者，大开目与人言所未尝见之事，此邪热之最剧者。凡此见其热之轻重也。

脉来沉实，或数盛有力，二便秘涩，燥渴谵语狂妄，腹胀满，潮热自汗，或下利纯清水，或心腹鞕痛，或过经不解，皆当下。若下后热不止，或喘满气逆而上奔，或泄利气脱而下夺，皆逆也。

大抵热入于胃，水涸燥结，必发谵语，皆为实。有被火劫取汗而谵语者，有亡阳谵语者，此为虚也。

发汗多亡阳，谵语，身自和，不可下，柴胡桂枝温和之。

火迫谵语者，津液内竭，火热侵耗所致也，桂枝甘草龙骨牡蛎汤。

得病无热，但狂言烦躁不安，精彩不与人相当，此热结在膀胱，五苓散水调探吐之，或加知母甘草，名桂苓饮。

得病无头痛，不恶寒，但身热发渴，小便利，大便黑，口出无伦语，此热在心脾，当归活血汤。

当汗失汗，谵语，善忘善饥，漱水，身黄腹满，如狂者，属瘀血也，桃核承气汤。

妇人热入血室，夜则谵语，如见鬼状，小柴胡加当归、丹皮。

三阳合病，谵语，面垢遗尿，白虎汤。

大热干呕，呻吟错语，不得眠，黄连解毒汤。

温热病及时疫，误用表药，热传三焦，谵语闷乱者，三黄石膏加大黄下之。

凡谵语无实热，燥结可攻者，皆不可治。下后谵妄虽稍缓，仍不止，若未见溏粪者，为下未尽，更下之。

诸如此者，脉短则死，脉自和则愈。又身微热，脉浮大者生；逆冷直视，脉沉细者死。

石顽治陈仲吾，劳力感寒，其人年齿虽高，而形体丰盛，饮啖兼人，温热素盛。初冬患发热，胸腹胀满，甫四日而舌胎焦黑芒刺，痰喘声嘶，谵语喃喃不休，手足动静不宁，时发呃一二声，二便闷涩，脉洪滑搏指，右倍于左。此湿热挟邪郁发，下证之最急者，遂疏大承气入铁浆竹沥姜汁与之。诸医咸谓日数米久，不可便下，殊不知湿热上逆，势若洪水泛滥，稍迟则胀透膈膜，神丹莫济矣。彼至戚中有善医者，深以张璐言为然，急令煎服，连下粘垢二次，热与谵语稍止。更服小陷胸至四五剂，神识始清，糜粥倍进，半月后频索醇酒，恣啖新橘，致痰湿复聚，仍痞闷谵妄发热，或欲再进前方，取决于张璐。诊之则人迎小弱，而气口虚大，按之即无，安有复下之理。况仲景谵语例中，亡阳火逆，皆为虚证。此属少阳生气衰微，痰延沃胆之候，遂与柴胡龙骨牡蛎汤，一剂而安。继询善后之策，惟香砂六君，理脾运痰为第一义，惜乎庞见杂出，终亏一篑之功耳。

郑　声

郑声者，谓虚而声转无力，不相接续。造字出于喉中，若郑声之轻怯也。又重语叠出，说过又说，亦谓郑声。盖因汗下后失其正音，精气衰夺之候。

其脉弦细而微，身有微热，或寒热，或呕逆，大小便自利而郑声者，小柴胡汤。

脉虽微弱而和，手足温者，生脉散、人参三白汤。

气息短促，而脉沉细欲绝，附子汤倍参。

若上气喘促，或呃逆不止，神昏不省人事者，死。

发　狂

《内经》云：邪入于阳则狂，邪入于阴则喑。伤寒热毒在胃，并于心使神不宁，遂发狂也。

发狂虽主胃腑实热，亦有属经证者，如病人不欲食，小便自利，大便自调，脉来紧盛，骨节烦疼，翕然如有热状，奄然发狂，濈然汗出而解，此阳明经热，欲作汗而狂也。不必用药，宜频与姜汤，助其作汗自解。

病人热甚，脉来数实，欲登高弃衣，狂妄骂詈，不避亲疏。盖阳实则四肢实，实则能登高也，大承气汤。

头痛不解，热结膀胱，其人如狂，而血自下者愈。外已解，但小腹急结，脉沉身黄，唇焦漱水，小便自利者，此为蓄血如狂，桃核承气汤。

凡温病、热病、时疫，热毒内盛，脉大腹满，便秘发狂者，并宜承气合黄连解毒汤。若脉浮兼表证者，凉膈双解三黄石膏，或大承气加姜枣，皆能发汗解表也。凡温热时行发狂，得汗者生，不得汗者死，脉小厥逆者不治。

有阳厥暴怒发狂者，盖阳气暴折，郁而多怒，则发狂也，大承气加铁落。

阴证烦躁如狂，渴欲饮水而不能咽，或身热戴阳，手足逆冷，脉沉细，或虚大无根，附子汤、火焰散、霹雳散选用。

若阳狂直视，便溺自遗，与汗后大热，脉躁狂言不食，皆不治。

发　斑

夫热则伤血，血热不散，里实表虚，热气乘虚出于皮肤而为斑，轻则如蚊迹，甚则如锦纹。或病本属阳，误投热药，或当汗不汗，当下不下，或汗下未解，或冬温误用麻黄助热，或温病误用辛温发表，皆能至此。慎不可发汗，重令开泄，更增斑斓；亦不可轻下，以其热毒散漫于外也，惟大便秘，燥渴色紫者，可微下之。

凡汗下不解，足冷耳聋，胸中烦闷，咳嗽呕逆，躁热起卧不安，便是发斑之候。

凡斑欲出未出之际，慎不可用寒凉攻热，恐伤胃气，必作呕哕也。

发斑皆失于汗下，热毒内攻，不得外散，蕴于胃腑，而发出肌表，宜先与升麻黑参甘草煎服，甚则升麻汤加犀角黑参。若斑已出，不宜再行升发，始发又不宜便下，恐毒内陷也。若热毒势盛，咽痛心烦，狂言闷乱者，犀角黑参汤，咽痛可加牛蒡子、薄荷之类。若斑发已尽，外势已退，内实不大便，谵语，小剂凉膈散，或大柴胡微下之。

温热病，胃热发斑，错语神昏热甚，而下证未全者，黄连解毒汤加犀角黑参；大便秘者，凉膈合五苓去桂加滑石。未经下而胃热发斑者，白虎加人参汤，热势盛者，合解毒汤。

时疫发斑，憎寒壮热，头痛骨节痛，拘急满闷，初出尚有表证者，白虎汤。

温毒发斑如锦纹者，犀角大青汤，脉虚热甚，去芩、柏、升麻，加人参、生地、柴胡，即消斑青黛饮。

阳毒发斑，狂言下利，咽痛面赤，斑如锦纹，阳毒升麻汤；脉虚热甚，白虎加人参汤；脉洪大不知人者，三黄石膏汤。

内伤寒发斑者，此因暑月受凉，并伤冷物，内外皆寒，逼其暑火，浮游于外而发斑也。其候寒热间作，或鼻中微衄，脉来沉涩，皮肤殊无大热，斑亦无多，宜频与调中饮。若虚极，自利身热，为必死证，用补中益气汤，多有得生者。

阴证发斑者，状如蚊迹、蚤痕，手足多而胸胁少，头面背上，阳部殊无，其色淡红，稍久则为微黄，身虽有热而安静，脉来沉细，以其人元气素虚，或先因欲事伤肾，或误服凉药太过，寒伏于下，逼其无根之火聚于胸中，熏灼肺胃，传于皮肤而发。当用理中去术，加附子、藿香、升麻、橘皮，甚则通脉四逆汤，然多不救。

凡斑红赤者为胃热，紫者为胃伤，黑者为胃烂也。大抵鲜红起发者吉，虽大不妨；稠密成片，紫色者，五死五生；杂色青黑者，十死不一生矣。凡斑既出，须得脉洪数有力，身温足暖者易治；若脉沉小足冷，元气弱者多难治。

凡狂言发斑，大便自利，或短气，燥结不通，而黑斑如果实黡者，皆不可治。

许叔微治一人，内寒外热而发斑，六脉沉细，肩背胸胁，斑出数点，随出随隐，旋更发出，语言狂乱。乃阳为阴逼，上入于肺，转之皮毛，故错乱如狂，非谵语也。肌表虽热，以手按之，须臾冷透如冰，与姜附等药数服，后得大汗而愈。

滑伯仁治一人身大热，脉沉实而滑，四末微清，以灯烛之，遍体皆赤斑，舌上胎黑而燥裂芒刺，神昏谵妄。以小柴胡加知母石膏，一夕连进三服，次用大承气下之而安。

吕沧洲治一人，脉虚自汗，误用真武汤，遂至神昏，时时熟睡，脉伏不至，而肌热灼指，此营热发斑之候，非阳病阴脉之比。先与白虎加人参汤，化其斑后，以桃核承气攻之而愈。

发 黄

发黄者，阳明里热极甚，热郁留饮不散，湿热相搏而成。大抵湿热蒸太阴，脾土色见于外，必发黄也。经曰：湿热交并，民多病瘅。湿气胜则如熏黄而晦，热气胜则如橘黄而明。伤寒发黄，热势已极，且与蓄血相类。但小便不利，大便实而渴者为发黄；小便自利而不渴者为蓄血也。凡白睛微黄而头汗，及环口汗出，便是发黄之候。

凡小便利，大便黑，其人如狂，头汗发渴，身黄如橘，为瘀热。但胸胁痛者，犀角地黄加大黄茵陈；小腹痛者，桃核承气加茵陈。

一身尽痛，发热头汗，口渴，小便不利，身如熏黄，为湿热，五苓散加茵陈，腹微满者，茵陈蒿汤。

太阳病失汗，一身尽痛，头汗发热而黄，麻黄连轺赤小豆汤。

发热，小便不利而渴者，栀子柏皮汤。

若肢体逆冷，呕闷自利，胸中气促，舌上胎滑，脉沉细而紧，此阴黄也，四逆加茵陈。有食，更加枳、术、橘、半、草豆蔻。

下后发黄，为脾土受伤，热去而湿在也，理中汤加茵陈；若外有微热者，五苓散。

暑月汗闭发黄，五苓散用桂枝加茵陈、香薷。

温毒时行发黄，茵陈蒿汤。发黄兼发斑者，茵陈蒿草、龙胆、犀角、升麻等分煎服，名茵陈犀角汤。

湿家一身尽痛，不能转侧，身黄，脉沉细而迟，四肢厥冷，怠惰少气，为寒湿，白术附子汤。

阴黄，寸口近掌无脉，口鼻气冷者死，形如烟熏，摇头直视，环口黧黑，柔汗发黄，皆真脏气绝也。

许叔微治一舟子，伤寒发黄，鼻内酸痛，身目如金，小便涩而大便如常，或欲用茵陈蒿汤。许曰：大便如常，则知病不在脏腑，眼疼鼻酸痛，此病在清道，若用大黄，必腹胀为逆，以瓜蒂散含水搐鼻中，黄水尽乃愈。

不大便

大便不通者，阳明内实也。因发汗则小便过多，致津液耗损，肠胃干燥，而转属少阳阳明者多矣。其人发渴谵语，脉实狂妄，潮热自汗，小便赤，或小腹连脐鞕痛，舌胎黄黑干裂，并宜三承气选用。凡欲攻之，当先与小承气，服后转矢气者，与大承气汤。

伤寒不大便六七日，头痛有热多汗，小便黄赤者，此里热蒸阳明，调胃承气汤。小便清者，知邪热不在里，不可下。

阳明证具，而脉浮或发热者，为表未尽，小柴胡和之。

呕多，虽有阳明证，不可下。

脉浮而恶寒者，虽不大便，犹带表邪，未可便下。

大便难，小便少，不转矢气，攻之必初鞕后溏，俟结定乃可攻之。

阳明脉浮多汗，小便利而大便难，为津液内竭，下之必清谷胀满，宜蜜煎导。

脾约大便难，麻仁丸。

阳结不大便，大柴胡下麻仁丸。

阴结不大便，四逆汤加姜汁白蜜，下金液丹。

妇人血风崩漏，男子失血过多，内有燥热，撮空闭目，错语神昏，而不大便者，生地黄黄连汤加荆芥，脉实稍加酒大黄。

大病后津枯，气逆攻痛，大便不行，当归三钱，生枳壳、广皮、人参各一钱，入姜汁、白蜜热服；血虚至夜有热，加二地；余热不尽，并溺赤涩，加二冬，切不可用润肠、麻仁等丸。

凡不大便而脉虚涩，循衣摸床，直视喘息，为真阴内竭，舌黑唇焦，齿根灰腐者，为燥屎上冲，皆死候也。

石顽治国学助教顾九玉女，小产后感冒客邪，或用散表之药，热不止，大便数日不行，六脉结代，气口尤甚，舌心灰黑而无积胎，心下动悸不宁，正合仲景炙甘草汤证例，遂作本汤服之，二剂而更衣，热除脉复矣。

自 利

伤寒邪气传里，里虚挟热则自下利，当别其阴阳。三阳下利皆身热，太阴下利手足温，少阴厥阴则身寒无热，此大概也。夫自利清谷不渴，或渴不能饮，或喜热饮，小便色白，厥冷恶寒，脉来沉迟无力，或身反发热，手足逆冷，皆直中阴寒自利也。若渴欲饮冷，溺色黄赤，自利黄水，及泄利下重臭秽，日晡发热，脉来数实而滑，虽或厥逆而发热，皆传经血挟热下利也。

盖因风邪入胃，木来侮土，故令暴下，或温或攻，或固下焦，或利小便，但不可发汗，汗之使邪内攻，必成胀满耳，惟合病发热自利则为表邪，不可例以为里证也。

自利者，不因攻下而自泄利也。然有夹食、夹水、表邪传里、合病、伏气、旁流、阴寒之不同，又须辨其协寒协热。协寒而利者，必为鹜溏[①]；协热而利者，定为肠垢也。

如夹食证，过用消导里药，引邪内犯而泄利者，胃苓汤。

有表证，发热饮水，水停心下，而喘咳自利者，小青龙加减，轻者五苓散加葶苈。

有水停胁下，鞕痛，咳而自利者，十枣汤。胁下一片独冷加炮姜，虚寒者少加桂枝行之。

有表邪传里，肠鸣腹痛下利，脉沉迟者，小建中和之。

有合病发热，脉浮自利者，葛根汤。有冬温发热，咽痛自利心烦，阳旦汤加桔梗、茯苓。

有温病发热而渴，小便赤涩，大便自利，脉浮者，五苓散去桂加黄芩；脉沉猪苓汤；温热内甚而自利不止者，黄连解毒汤。

少阴四逆，泄利下重，四逆散。

下利谵语，有燥屎，小承气汤。

伤寒十余日，口燥舌干，心中疼，自利清黄臭水，大承气汤急下之。凡食下即化腐臭而出，是有火也。今火邪内烁，阴津耗竭，燥结如石，故旁流清黄臭水，与完谷不化之属阴寒者不同，慎勿误认阴寒，而与温药必死。

凡始病不发热，便腹疼呕吐，为阴寒自利，如太阴自利，不渴而脉沉，理中汤。寒甚加附子，小便不利，合五苓散。

少阴自利而渴，小便色白者，附子汤。小便不利，真武汤。

自利厥逆，而反面赤戴阳，或下利清谷，里寒外热，白通、通脉选用。

吐利厥逆，烦躁如死者，吴萸汤。

厥阴自利，止而烦躁发热，阴尽复阳也，当自愈。

---

① 鹜溏：大便水粪相杂，颜色青黑，类似鸭粪。

下　利

下利者，不当下而便攻之，内虚协热而泄也。有协热、坏证之不同，如太阳病未解而数下之，遂协热而利，心下痞者，桂枝人参汤。

太阳病下之早，遂利不止，脉促者，表未解也，葛根黄芩汤。

伤寒发热，汗出不解，心下痞鞭，呕吐下利者，大柴胡汤。

下利旁流，清黄臭水者，大承气汤。

下利烦渴饮水，脐下热甚，下重，及误用热药协热利者，白头翁汤。

下利脉大肠鸣者，虚也，以其强下之故也，当归四逆汤。

汗下太过，而畏寒厥逆，呕吐不能食，泄利不止，脉来微虚乏力，当从阴证例治。

温热毒邪内盛，而利不止，黄连解毒汤。躁闷狂乱者，三黄石膏汤。

下利差后，至其年月复发者，此痼寒留结也，备急丸。

凡厥而下利，先厥后发热者，利必自止，再厥必复利。

下利脉大者为逆，脉紧者为未解，脉大者为未止，脉弱者为自愈，虽发热不死。

下利脉沉迟，面少赤，身有微热，下利清谷，必郁冒汗出而解。

凡下利脉数而渴者，令自愈。设不差者，必便清血，以有热故也。

伤寒厥逆，下利当不能食，今反骤能食者，为除中也。脉不出者死，言胃气竭绝而求助于食也。下利谵语而自直视，下利厥逆、烦躁不得眠，下利发热而自汗不止，下利止而头眩，下利厥逆无脉、灸之不温而脉不出，下利厥冷无脉，服通脉四逆汤脉暴出而躁，与下利日数十行，脉反实者，皆为不治之证也。

便脓血

便血者，有阴阳冷热之不同。若便脓血，则皆湿热无疑。昔人有言见血无寒，又言血热妄行，则知下血属热者，十常八九，间有一二属寒者。阳证内热则下鲜血，阴证内寒则下衃血。若紫黑成块，或如猪肝，及下血水多者，皆难治也。阳证则脉数有力，为实热，可用苦寒药治之。

少阴病八九日，一身尽热，以热在膀胱，必便血也。冬月当归四逆汤，余时黄芩汤，换赤芍加当归。

厥逆发热，屡作不止，下脓血而脉数饮水者，白头翁汤。若脐下热而痛者，芍药甘草汤。

少阴温热病，下利脓血，烦渴不得卧，黄连阿胶汤。

少阴传经坏病，三四日至四五日腹痛，小便不利，下利不止，便脓血者，桃花汤。

阴证下血，色瘀晦，或发呃者，附子理中汤。呃，加丁香、柿蒂，然多不救。

凡下利脓血，脉宜虚小，若脉阴阳俱虚，热不止，及脉弦大而实紧，直如按弓弦，弦细如循刀刃者，皆不可治。

小便不利

邪气聚于下焦，结而不散，则小腹鞕满而痛，小便不通。若引饮过多，水饮停蓄，或下焦多热，或中湿发黄，皆以利小便为先。惟汗后亡津液，胃中干，与阳明汗多者，则以利小便为戒。若误利之，重耗其阴，反致泉竭，多有涓滴不通而死者，可不慎与！不但汤药当禁，外熨亦当戒之。

太阳表邪未尽，虽小便不利，发表药中不可便加利水药，误用必致犯本。若脉浮烦渴饮水，小便不利者，为入里也；或身黄脉沉结，小腹鞕满者，为无血也，并宜五苓散，心烦懊侬发黄者，加茵陈。

身黄腹满，小便不利者，茵陈蒿汤。

若表证尽除而引饮，小便不利者，此热在下焦也，猪苓汤。若汗出多，不可与猪苓汤，宜竹叶石膏汤。胸中郁郁微烦，懊侬不安，而小便不利者，此热伤太阴，肺气不行，膀胱不化也，栀子豉汤涌吐之。

热病脉洪大，自汗出，舌燥饮水，小便不利者，白虎加人参汤。

若大便乍难乍易，或下清黄臭水，小便黄赤不利者，此有燥屎也，调胃承气汤。

太阴腹痛自利，小便不利，腹满脉实者，桂枝大黄汤；无热脉沉者，理中汤，不效用五苓散。

少阴虚寒，腹痛自利，四肢痛重，小便或利或不利，或咳或喘或呕，此为有水气，真武汤。

热传少阴四逆，或咳或悸，或小便不利，或腹中痛，或泄利下重者，此阳邪陷入阴经也，四逆散加茯苓。

厥阴手足厥寒，脉细欲绝，小便不利，当归四逆汤。

凡小便不通而见头汗者，为阳脱，此关格之疾也，不治。

小便难

小便难者，虽通而淋漓赤涩，为阴虚阳凑，膀胱受热也。凡小便不利，而不至于不通，勿妄利之，恐引邪入膀胱而变蓄血也。

汗下后腹满，小便难者，理中汤加厚朴茯苓，不应加附子。

汗后舌干微黄黑而无积胎，心烦动悸不宁，小便难，炙甘草汤。

汗下太过，而小便难，至夜烦躁者，当归补血汤合生脉散。

脉沉自利，四逆畏寒，而小便难者，为津液竭而气化不行也，虽难必无黄赤涩痛，四逆汤合生脉散。

凡小便不利及涩数而难者，服清利膀胱药不应，即当清理肺气，滋其化源。盖肺气室塞，则小便不行；肺中虚热，则小便难；若肺气虚寒，则小便清利倍常。试观有肺者有尿，无肺者无尿，此理皎然。

许叔微治一人，太阳证，因发汗不止，恶风，小便涩，足挛急，屈而不伸，脉浮而大。此证在仲景方中有两条，大同小异。一则太阳病发汗，遂漏不止，恶风，小便难，四肢微急，难以屈伸；一则伤寒脉浮，自汗出，心烦微恶寒，脚挛急。一属漏风小便难，一属有汗小便数。病各不同，用药少差，便有千里之失。与桂枝加附子汤，三啜而汗止，佐以芍药甘草汤，足便得伸而愈。

小便自利

小便自利者，为津液偏渗，有阴阳之不同。大法有四：一为太阳表邪，未入于里；一为大便鞕而水液旁达；一为膀胱为蓄血所伤，不能约制水液；一为下焦虚寒，津液下脱。

太阳病，发热无汗，头疼骨节痛，而二便如常者，麻黄汤。

阳明腑证，微热，手足汗，小便虽利而必黄赤，承气汤。

凡小腹鞕满，应小便不利，今反自利，其人如狂者，此有蓄血。以血为阴邪，不能耗，故抵当汤，代抵当亦可。

少阴病四逆，小便自利而色白，为虚寒，四逆汤，或真武汤去茯苓倍附子。

既吐且利，小便复利，大汗出，下利清谷，里寒外热，脉欲绝者，通脉四逆汤。

大抵小便利而色黄，大便不行者，为里实；若小便利而小腹疼，或善忘如狂者，为瘀血；若小便利而身寒自利，脉沉微，其色清白，或反多者，皆属阴寒也。

小便数

小便数者，肾虚而膀胱协热，故水道频数而黄赤不长也。虽有自汗表证，不可服桂枝汤，得之便厥，为其走津液也。伤寒脉浮自汗出，小便数，心烦微恶寒，脚挛急，尺脉弱者，黄芪建中汤，不应加生附子汁制黄芪。尺中紧细而数者，勿用附子，本方加人参赤茯苓；素常失血者，更加牡丹皮，此味虽凉，不碍发散也。

脉浮涩，小便数而大便秘者，为脾约，麻仁丸。

小便数大便鞕，不更衣十日无所苦，渴者五苓散。

呕　吐

呕吐与干呕却异。呕者声物俱出，火击痰动也；吐者无声，而但出物，湿痰无火也。盖胃中有火则有声，若但吐无声，胃中阳虚可知，能无从事辛温乎？然呕甚于吐，其类有五：一为邪传少阳，一为寒邪伤胃，一为热邪传里，一为坏病胃虚，一为阴寒内拒。故凡呕吐清水，即为直中寒证；若胃中有热，必见涎液酸水也。病机云：诸呕吐酸，及水液浑浊，皆属于热；诸病水液澄澈清冷，皆属于寒，此可见矣。

始病便呕吐饮食者，为感寒食不化，宜于芎苏、香苏、正气选用。

呕多虽有阳明证，不可下，为气逆而未收敛为实也。

呕吐虽出于胃，以表邪将欲传里，里气上冲，邪正分争而然，属少阳半表里证。如心烦喜呕，胸胁满而呕，往来寒热而呕，日晡发热而呕，或已发汗而烦满脉洪数者，总属少阳，并宜小柴胡加减。

若微热不止，腹痛不大便，郁郁微烦而呕者，大柴胡下之。

若初病发热头痛，便见呕逆自利，为合病，以邪气冲斥，循经热入而伤动胃气也。

食谷欲呕者，属阳明胃中虚也，吴萸汤。得汤反剧者，属上焦也，桂枝加厚朴杏仁汤。

汗下后，关上脉迟缓而吐，为胃寒，理中汤。

屡经汗下，食入即吐，干姜黄芩黄连人参汤。

阴证呕吐，膈上有寒饮拒格也。太阴腹满，呕逆，食不下，或腹疼呕吐脉沉者，理中加橘半，寒甚加附子。

少阴脉沉迟，饮食入口即吐，心下温温欲吐，复不能吐，自觉腹满，而按之不鞕，手足寒，自利，小便色白者，四逆汤加吴萸生姜。

大汗下后，恶寒厥逆，水药不得入口，身痛自利，真武汤加半夏，下黑锡丹。与太阳病发汗后，水逆之五苓散证不同。

凡温病、热病呕吐者，火性炎上也，无问表里，通宜凉膈散。呕吐烦渴者，白虎汤。

湿温呕吐者，白虎合解毒。

胃寒而呕吐者，橘半藿香厚朴为主。

胃热而呕者，芩连葛根竹茹芦根为主。

胃虚而呕者，参术苓半生姜糯米为主。

阴寒而呕吐者，吴萸干姜附子丁香为主。

凡呕吐，切不可用甘草、大枣，皆当去之。惟胃虚者不在禁例。

凡呕家，必用半夏、生姜利水下痰，水去则呕自止矣，故生姜为呕家圣药。

呕家有痈脓者，不可治呕，脓尽自愈，此言胃脘痈也。

夹食夹痰，见总论本例中。

干　呕

干呕者，寒郁中脘，令阳气蕴而不舒，欲吐而不能吐也。若有热在内而呕，则或出酸水、苦水、酸食矣，安有干呕之理哉！故凡见干呕，即为寒证无疑。其太阳与少阳及水气，皆有干呕。如太阳干呕，则有头痛发热；少阳干呕，则有胸满胁痛；水气干呕，则有胁下引痛。若直中阴寒干呕，则外无一毫表证，必见下利清谷，及诸寒证也。然太阳、少阳、水气三者之干呕，皆不离乎寒也。

伤寒表不解，干呕身热微喘，或自利而咳，小青龙汤。

汗出痞闷，胁下引痛，干呕短气者，十枣汤。

手足厥冷，干呕及哕，而烦满者，橘皮竹茹汤。

太阴腹满干呕，理中汤加橘皮、半夏。

少阴病，下利，脉沉细，干呕，干姜附子汤。

干呕而烦，厥逆无脉，白通加猪胆汁汤。

里寒外热，脉微欲绝，干呕，通脉四逆汤。

膈上有寒饮干呕，四逆汤加吴萸、生姜。

厥阴干呕，吐涎沫，头痛，吴萸汤。

温病、热病、时疫干呕，烦闷者，黄连解毒汤。

凡干呕表证，及水寒留饮，与阴寒内拒，治各不同也。

肠　鸣

邪气内搏其饮，则为肠鸣。虽有寒热之不同，无不积水所致。下后身热不除，心下痞鞕，腹中雷鸣，下利者，泻心汤选用。若腹痛便秘，势剧当下者，小承气加苓、半、木香、姜汁，虚加人参。腹中寒气，雷鸣切痛，胸胁逆满，呕吐者，附子粳米汤。

哕

哕者，其声浊恶而长，有胃虚气逆停饮、虚实寒热死生之辨。

凡伤寒邪未入腑，或其人本虚，故攻其热必哕，言胃虚不能食之人。误用寒药，或饮冷水所致，理中汤加丁香；渴而小便不利者，加桂、苓。

伤寒哕而腹满，视其前后，知何部不利，利之则愈。此热气壅郁，上下不通而哕也。

有潮热，时时哕，先与小柴胡汤加茯苓，后与大柴胡汤。

呕哕，手足逆冷，橘皮半夏汤。若胸满虚烦，橘皮竹茹汤去竹茹，加干姜、桂心、通草。

温病热未除，或重感暴寒，或内伤冷物而哕者，黄芩加半夏生姜汤，加广藿香叶、橘皮。

温病有热，饮水暴冷作哕，橘皮半夏汤或半夏茯苓汤，并加芦根、茅根。

热病汗不出，大颧发赤，哕者死。凡腹满不尿，脉散，头汗，目瞪而哕者，不治。

凡哕而二便不通者，属实热；厥逆自利为虚寒；兼呕逆者为停饮。设非此三种，则为胃气垂绝之候，多难治。若有痂瘕动气，又当别论，不可忽也。

噫 气

噫气者，胸中气不交通也。《灵枢》曰：寒气客于胃，厥逆从下上，复出于胃，则噫气也。

伤寒汗下后，心中痞闷，噫气不除者，旋覆代赭石汤。

石顽治郭孝望女，年十七，夏月因邻家失火受惊，遂发热自利，呕逆不食。或以伤寒治之，热呕愈甚，更以滚痰丸，下溏粪三次，而变目瞪不语，噫气不绝，四肢逆冷，不能动移。诸医咸谓坏证，与承气下之而犹豫未决，邀张璐诊之。六脉如丝，问之知厥冷，昏沉不语，已三日矣。此阳气欲脱之兆，本惊气入心，而自汗发热，惊则痰聚膈上，而呕逆不食。夏月本无大寒，何得误与发表攻里，元气大伤，致变此候，真似伤寒坏证耳。仲景云：伤寒发汗，若吐下解后，心中痞闷，噫气不除者，旋覆代赭石汤主。遂与此汤，连夜速煎，不时频灌，至侵晨①视之，喘息逆气皆除，肢体温和，周身沾沾有微似之汗。自能动移，但口不能言，目不能开，而睛已微转，其脉三倍于昨矣，改用六君子，调理而安。

呃 逆

呃逆者，气上逆而为吃忒也。或以为咳逆者，误也。按咳逆上气，为咳嗽气逆，非呃逆也。或以呃逆为哕者，亦非也，哕者其声浊恶而长，呃逆者才发咽喉则遽止，呃呃然连续数声而短促不长。有因胃热失下，浊气不得下降，逆上而作，脉必应指有力，证必内实便闭，口渴，此非真呃也，当下之，大承气汤。便软者，生姜泻心汤；胃虚有热者，橘皮竹茹汤；胃中有痰

---

① 侵晨：天快亮的时候。

饮而作，气口脉必弦滑大于人迎，橘皮半夏汤。有因误服寒凉，或饮冷水，水停心下，胃中虚冷而作，脉必结代，橘皮竹茹汤去竹茹，加干姜、桂心、通草，名橘皮干姜汤，不应加丁香五六粒。平素胃虚少食者，加姜汁炒焦白术二三钱，或附子理中汤。此为夹水勿疑，代脉为死证也。

若往来寒热而呃者，是邪将入里，里不纳邪，逆上冲激而然也，此属少阳，以小柴胡和之，不应加黄连、干姜、桂枝。

若气自脐下，直冲于胸，嗌间呃逆者，此为肝肾虚寒之极，而挟阴火上冲，其脉必沉细，知不在胃也。病既下虚，内已伏阴，或误用寒凉，遂至冷极于下，迫其相火，上冲而为呃逆，真气欲尽也。轻则附子理中加姜汁柿蒂，重则四逆汤加丁沉。面赤者，急投羌活附子散，亦有得生者。病人烦躁，自觉甚热，他人以手扪其肌肤则冷，此无根失守之火，散乱为热，非实热也。乃水极似火，阴极似阳之假热，误用凉药下咽则毙。急宜附子汤，加姜桂丁沉，下黑锡丹，或羌活附子散温之，呃逆渐止者可愈，服药不效者难已。

蓄血，腹大青筋发呃者，不必治呃，代抵当汤，每服加人参一钱，熟附子五分，干漆灰二分，或桃核承气加参、附、干漆灰更捷。此九死一生之候，非此不能夺也。

凡久病而见呃逆者，此真气已衰不治。呃逆脉散，舌短灰黑，及头汗不得尿，与大便自利而腹满者，皆死。

咳　嗽

诸嗽悉属于肺，故伤寒中风暴嗽，皆为表证，非虚劳久嗽，里证之有脏腑传次不同也。伤寒咳嗽，为肺寒停饮，及邪传半表半里，亦有阴寒内结者。

如水与表邪相合而嗽，则干呕发热而悸，小青龙汤。

里澼合水动肺而咳，则身凉，胁下引痛，十枣汤。

水与里寒相合而咳，则腹痛自利，四肢疼重，真武汤。

邪传半表，将入于里而咳，则寒热胸胁胠满，小柴胡去参，加枳、桔。

阳邪传里而咳，则四逆泄利下重，四逆散加枳、桔、橘红。

有少阴发热而咳，则脉沉无头痛，麻黄附子细辛汤。

有阴寒内结而咳，则自利腹痛，四逆汤加五味、细辛。

太阳阳明合病而咳，则身热腹满自利，葛根汤。

阳明少阳合病而咳，则呕而腹满，小柴胡加葛根。

凡外感风寒咳嗽，发热头痛，鼻流清涕者，必先发散为主。若寒郁热邪咳嗽，则痰唾如胶，金沸草散加减。

温病热病咳嗽，黄芩白虎并加芦根、竹叶。若烦闷则凉膈、双解选用。

热邪伤肺而咳，必咽腭肿痛，葳蕤汤加减。

大抵外感咳嗽，当以汗解，然又有不可汗者，经曰：咳而小便利及数，不可发汗，发汗则四肢厥逆。又咳而发汗，蜷而苦满者，并宜小建中为主。若脉散，为心火淫于肺金，鬼贼相刑，必死也。

凡咳嗽与伤寒无预者，详见《医归》本门。

石顽治包山金孟珍，正月间忽咳吐清痰，咽痛，五六日后，大便下瘀晦血甚多，延至十余日，请治于张璐。其脉六部皆沉弦而细，此水冷金寒之候也。遂与麻黄附子细辛汤，其血顿止，又与麻黄附子甘草汤，咽痛亦可，而觉心动下悸不宁。询其受病之由，乃醉卧渴引冷饮所致，改用小青龙去麻黄加附子一剂，悸即止，咳亦大减。但时吐清痰一二口，乃以桂酒制白芍，入真武汤中与之，咳吐俱止。尚觉背微恶寒倦怠，更与附子汤，二剂而安。

又治礼科姜如农长媳，患风热，喘咳无痰，灼热自汗，而怀妊七月。先曾服和解清肺药二十余剂，其咳转剧，而胎渐不安。张璐诊之，六脉皆濡大无力，右手寸关独盛而涩，曰：此热伤肺气也，反与和解药，逼令汗出，致肺气益躁，而咳逆愈甚，不得已复用苦寒折之，则火转郁，伏而不散也。遂用大剂葳蕤及川芎、杏仁、白薇、甘草，取葳蕤汤之半，更以当归、桔梗、五味、黄芪，益气生津，固肌敛肺，二剂汗止咳减，胎亦向安，更加生诃子皮，四剂而痊。

又治郁金岩，劳役后伤风自汗，胸满痰结，咳出清黄涕，大如弹丸。此即《内经》所谓劳风，法在肺下也，与茯苓桂枝白术甘草汤，加姜汁、竹沥，二剂而安。

又治宋襄日女，素常多郁干咳，春间感冒风邪，而咳逆愈甚，以小建中汤，用蜜煎生姜加蜜煎橘皮，外邪即解而咳不止，次以逍遥散，仍用蜜煎橘皮，更与异功散，用蜜炙白术姜橘而安。

又治里医吴佩玉次女，伤风咳嗽，先前自用疏风润肺止嗽之药，不应，转加呕渴咽痛，求治于张璐。诊之六脉浮滑应指，作半夏散与之，三啜而病如失，或问咳嗽咽痛而渴，举世咸禁燥剂，而用半夏辄效何也？曰用药之权衡，非一言而喻也。凡治病必求其本，此风邪挟饮上攻之暴嗽，故用半夏、桂枝以开通经络，迅扫痰涎，兼甘草之和脾胃而致津液，风痰散而营卫通，则咽痛燥渴自已。设泥其燥渴，而用清润，滋其痰湿，经络愈壅，津液愈结，燥渴咽痛愈无宁宇矣。不独此也，近世治风寒咳嗽，虽用表药，必兼桑皮、黄芩、花粉，甚则知柏之类。少年得之，必种吐血、虚损之根；中年以后得之，多成痰火喘嗽之患。然此辈之妙用，在预为地步，诊时泛谓阴虚，防变不足之证。初时元气未衰，服之邪热暂伏，似觉稍可，久之真气渐伤，转服转甚，安虑其不成虚损耶！及见吐血，则不问何经腑脏，属火属伤，血之散结，色之晦鲜，瘀之有无，概以犀角地黄寒凉止截之剂投之，致血虚成根，向后或两月、一月一发，虽日服前药不应矣。凡此之类，未遑枚举。然必如是，则病家任之不疑，旁人目之为神，斯所以声名日著也。尝见一人患项肿发热，延伤寒家视之，则曰大头伤寒，以表药发之，并头亦胀，确然大头无疑也。病家以其治之益甚，另延杂证家视之，则曰湿痰火热，以里药攻之，则头与项前左半皆消，但项后右侧偏肿，则又确然非大头而为杂证矣。病家又以肿在偏旁，疑为痈毒，更延痈疽家治之，则曰：对口偏疽，以托里敷外药治之，则气血益滞，热不得泄，郁遏竟成溃疡矣。本一病也，治之迥异，证亦屡迁，可见其病随药变之不诬耳！第末习所趋，非此不足以入时，何怪乎圣人性命之学，渝胥不返，遂至若是耶！

喘

形寒饮冷则伤肺，故气上冲而喘也。有邪气在表而喘，则心腹濡而不坚，外证发热脉紧，身疼痛，冬月麻黄汤，余时越婢汤。邪气外盛，壅遏清道，使气不利而喘。虽经汗下，亦可发之。

若恶风自汗，发热而喘，桂枝汤加厚朴、杏仁。

汗下后，汗出，无大热而喘，麻黄杏仁甘草石膏汤。

误下脉促汗出而喘，葛根黄芩黄连汤。

发汗后饮水多者必喘，五苓散。

咳而上气，喉中水鸡声者，此水饮支塞肺道也，射干麻黄汤。

有邪气在里而喘，必心腹胀满，内实不大便，外证自汗短气，潮热脉实，大承气加厚朴、杏仁。

有水气上冲而喘，必咳悸干呕，小青龙汤，小腹痛，小便不利，去麻黄加茯苓。

有水气内伏而喘，则咳引胁痛，十枣汤。

凡阴证厥逆，脉沉细而喘促无汗者可治，四逆汤加五味、细辛。若发热脉沉而喘，麻黄附子细辛汤。

凡喘，慎不可用升麻，用之则愈喘。即内伤劳役，气虚发喘，当用补中益气者，苟非清阳下陷，亦须煨葛根代之。

诸喘为恶，故非轻也。华元化曰：盛则为喘。言肺中邪盛而肾虚也。所以阴证发喘，尤为恶候断丧之人。肾气上乘而喘，急用肾气丸，杂以黑锡丹导火归元，然多不救。加以动息摇肩，戴眼直视，汗出厥逆者，立毙。大抵邪壅上盛，正气欲脱，必至喘满。经曰：直视谵语喘满者死。又身汗如油，喘而不休者，为命绝。

短　气

短气者，似喘非喘。呼吸短促而不相续为实，少气不足以息为虚，当随证治之。

表证不解，其人面色缘缘正赤，烦躁不安，不知痛处，而短气脉涩者，桂枝二越婢一汤。

汗吐下后，元气虚弱，脉微气不相续者，大建中汤。

阴证脉沉迟细弱，手足厥逆，口鼻难以布息者，四逆加人参汤。

阳明病，内实潮热，不大便，腹满短气者，三承气选用。

渴欲饮水，水停心下，短气[①]妨闷者，茯苓甘草汤，小便难者，五苓散。

干呕短气，痛引胁下者，十枣汤。虚烦短气，心中懊侬者，栀子豉汤。

短气而胸腹胀满，脉沉者，是气滞，沉香降气散。

大抵心腹胀满，按之鞕痛而短气者，为里实。若心腹濡而不满，为表邪，若少气不足以息，脉微弱者，为气虚，此大法也。

温热病及时疫，多有短气。但温热表证，则舌赤甚；时疫表证，则白胎如屑，黄芩白虎、达原饮为主。若至胎黄及焦黑色，急用凉膈、双解、解

① 气：原脱，据《金匮要略》补。

毒、承气之类，无论温热时疫，皆可选用。

气 逆

气逆者，气自腹中时逆上冲也。太阳病下之后，其气上冲者，此引邪内犯而里不服邪也。可办桂枝汤，方用前法。不上冲者，此里已受神，不可办之。

病如桂枝证，头不痛，项不强，寸脉微浮，胸中痞鞕，气上冲咽喉不得息，此为胸中实，瓜蒂散吐之。

脉微者不可吐，吐之则心中逆满，气上冲胸，起则头眩，脉沉紧。发汗则动经，身为振振摇，茯苓桂枝白术甘草汤。

厥逆气上撞心，此寒热错杂之邪，乌梅丸、黄连汤选用。

病如羸虚少气，气逆上冲欲吐者，竹叶石膏汤。

有动气误发汗，气上冲而热者，柴胡桂枝汤。二者皆正气虚而邪气逆。

渴

伤寒邪气在表则无渴，邪气传里则热耗津液，是以能消水也。法曰：身热为热在表，引饮为热在里。故伤寒热病，本末身凉不渴，及小便不黄，脉不数者，未之有也。

夫渴者，热伤津液于内，故欲引饮，以助阴祛热也。热甚则能多饮，而旋饮旋渴；胃虚则但欲热汤，而畏寒饮；若阴盛虚阳上迫，而为假渴，则渴不能饮，或饮不能咽，若强饮一二口，顷即吐也。

温病热病，则一发即烦渴引饮，以伏气自内变热而发也。中暑则热伤心包而熏肺，亦主烦渴。伤寒营卫俱伤，汗不得出则烦躁而渴，邪犯膀胱及胃腑。与夫三焦热证俱有烦渴。朱氏曰：脉脬而渴属太阳，有汗而渴属阳明，自利而渴属少阴，至于厥阴消渴饮水不止，则又热之甚矣。

太阳表邪伤肺，水饮不散，干呕发热，喘嗽而渴，小青龙去半夏加瓜蒌根。

热邪传里，则烦渴引饮而脉数，小便不利，为犯本，五苓散。

阳明经病，壮热自汗，鼻干目疼，烦渴自利，葛根汤。若腑病内实，蒸蒸潮热，燥渴饮水，大便闷者，三承气选用。少阳脉弦，口苦咽干，发热而渴，心烦喜呕而渴，胸满胁痛而渴，心下痞满而渴，往来寒热而渴，并宜小柴胡去半夏加瓜蒌根。舌上胎白而渴，去苓半加葛根，干燥更加瓜蒌根。表未解，腹满便闭，用大柴胡汤。

凡先不渴，服发汗药而渴，及先呕后渴者，皆为欲解。先渴后呕，为水停心下，此属饮家，小半夏茯苓汤，兼眩悸呕哕，赤茯苓汤。

凡发汗吐下后，口燥咽干而渴，此津液衰少，肾水不升，虚火上炎也，竹叶石膏汤。

下利脉数而渴，饮不能多者，防圊血，白头翁汤。

凡传次阴经热证，口燥咽干，心下鞕痛，急下之。若直中阴经寒证，口不燥，咽不干，而喉中自渴，不能饮，脉沉者，急温之。故少阴病，心烦，自利而渴，脉沉，小便色白者，此下焦虚寒，故饮水自救也，真武汤。若面赤烦躁，身反热而口渴者，此阴盛格阳也，白通加猪胆汁汤。

凡冬月发热头痛，二三日即咽疼而渴，名曰冬温，阳旦汤加葳蕤、桔梗。

温病发热而渴，黄芩汤加瓜蒌根、芦根汁；若有暴盛客邪，加葱白、香豉。

热病渴欲饮水，口干舌燥者，白虎汤，背微恶寒者加人参。

咳而呕渴，心烦，小便不利，猪苓汤。

少阴温热病，二三日便口燥咽干，大承气汤。或里热燥甚，怫郁躁烦，留饮不散，大渴不止，则腹满高起，痛不可忍，但呕冷涎，大渴不能饮，饮亦不能止其渴，喘急闷乱欲死，大承气汤，乘热下咽，其渴立止，似无病人，须臾大汗而解。往往有不利而汗出者，以邪随汗之宣通，故不利而愈也。

时疫，舌上白胎而渴，白虎汤，舌根渐黄至中心者，凉膈、双解，甚则合解毒承气下之。舌上胎黑而润，渴不能饮者，必呕血，犀角地黄汤加大黄。

热病汗下后，烦渴欲饮水者，少少与之，是谓以法救之。渴不止，频频与之，切勿按摩中脘，恐成水结胸也。温病热病，烦渴不解，往往得水，或服黄芩、石膏等寒药，濈然汗出而解者，正为肠胃燥热，不能祛散邪气，忽然得凉水寒药，助其胃气去邪。因得汗出而解，非伤寒发表不远热之谓也。

东垣治一人，烦躁，目赤而渴，脉七八至，按之不鼓，此阴盛格阳于外，非热也，以姜附治之而安。

罗谦甫治一人，伤寒，脉沉细而微，厥逆自利腹痛，目不欲开，两手常抱腋下，昏卧口燥舌干，四逆加人参、葱白而安。

漱　水

漱水不欲咽者，胸中无实热也。如阳明身热目疼，此热在经，欲作衄也，犀角地黄汤去生地，加甘草、桂枝。若见表证鼻衄者，为热伤经络，迫血妄行，慎勿轻用犀角地黄汤。当详衄血例治。

若无表证，腹满，按之虽痛而濡，其人善忘如狂，小便自利，大便色黑，口燥，但欲漱水不欲咽者，为有瘀血结于下焦。轻则桃核承气，当换肉桂；重则抵当汤，如无虻虫，以干漆灰代之，下尽黑物乃愈。

少阳病手足冷，时时烦，但欲漱水而不能饮，或勉强饮下，少顷复吐，或饮水而呕，或哕逆者，皆属内寒，四逆汤证也。厥阴下利无脉，干呕烦渴漱水者，白通加猪胆汁汤。厥阴烦躁吐蛔，口燥舌干，时欲凉水浸舌，理中丸加乌梅，不时噙之。盖无根失守之火，游于咽嗌之间，假作燥渴，终不能饮也，或有能饮不吐者，此则热耳。

衄　血

衄血者，经络热甚，迫血妄行于清道也。经曰：以桂枝、麻黄治衄，非治衄也，乃欲解散经中邪气耳。太阳衄血，及服桂枝汤致衄者，为欲解。若衄而成流者，少刻自解；若点滴不成流者，此邪气在经也；若脉浮紧，身疼痛，发热无汗者，麻黄汤汗之。三时感冒衄者，香苏散加葱豉，或参苏饮汗之，盖邪热在表不得汗。迫血妄行，夺其汗则血自止。若衄血不止，又当止血为急，不可拘执也。若脉不浮紧，身无热者，切不可发汗。

阳明口干鼻燥，漱水不能咽，头痛，目睛晕黄，寸脉数盛者，必衄。

衄血而渴欲饮水，水入即吐者，先服五苓散，次用竹叶石膏汤。

误发少阴汗，下厥上竭，口鼻耳目出血者，难治，与当归四逆汤。衄不止者死，止而头眩者亦死。

衄家不可发汗，言阴血本虚也，黄芪建中，误汗动血加犀角。

伤寒吐血衄血不止，误用犀角地黄等凉剂，致血留心胸之分而满痛者，一味木香酒磨，不时呷之。

冬温温病衄血，皆用黄芩汤加茅花，如无茅花，茅根汁代之。热病时疫，通宜白虎汤加藕汁、茅根汁、童便。

阳毒温毒衄血，犀角地黄合三黄石膏汤去麻黄，加百草霜。

大抵衄血吐血，脉滑小者生，脉实大者死。

吐衄后，脉微弱者，易治。若热反盛，脉反数急者，不治。

热病咳而衄，汗不出，出不至足者死。

凡衄不止而头汗出，身无汗，及发汗不至足者，难治。

内伤劳役，大衄，阴火乘虚骤衄，及久衄不止等杂证，不在此例。

石顽治歙客黄姓者，正月间患伤寒，衄血甚多，必发于卯刻，数日不止，面上怫郁，头痛身微热，脉浮大而数，按之则芤，意谓衄血既多，则热邪当解，此独不解者，必先邪气在经，点滴之衄，误服凉血止截药所致。遂与越婢汤一剂，即大青龙汤去桂枝、杏仁，热服得汗而解。但至夜则身有热微，更与当归补血汤，四剂而安。

又治墅关张九弘之媳，头痛如破，屡服发表之药，转剧。邀张璐诊之，六脉数疾无伦，寸口大三倍于尺中，时大烦渴，饮不能多，白睛微黄而视歧，曰：此伏气之发，误用表药，热邪载火于上，而欲衄也。以黄芩汤一剂投之，明晨果衄血如流，与芍药甘草汤加茅花、童便，不时温服，至晚微颤而止。

吐血

衄血多有在经表邪，吐血皆属传经里证，以当汗不汗，热毒入内，迫血妄行，从胃脘而出也。凡见眼闭唇红，神昏语短，眩冒迷妄，烦躁漱水，惊狂谵语，背寒足冷，四肢厥逆，胸腹急满，便黑溺频，皆瘀血证也。不必悉具，但见一二证，便宜犀角地黄汤。然其性大寒，能凝滞瘀血，须谅证虚实寒热加减。虚者，去地黄，加阿胶、血余、炙甘草、童便；实者，加酒大黄、茜根、穿山甲。寒者，加炮姜、炙草；热者，加芩、连、木香。

阴虚火炎之血，则凝结如朱漆，独参汤下六味丸。

血虚而热，虽赤不结，黄连阿胶汤。

胃虚者则不甚赤而散，四君子加广皮、木香。

太阳病，脉浮数，反灸之，必惊狂起卧不安，咽燥吐血，救逆汤。

咽喉闭塞，不可发汗，发汗则吐血，黄芪建中汤。

误发少阴汗，动血者，当归四逆汤。

本虚损吐血，人复感寒嗽血，黄芪建中汤，轻者只用桔梗汤加葱豉。

凡呕吐血水多者，为肝脏久伤，或胃败所致，多不可治。

虚损内伤，吐血本证。详具《医归》。

石顽治姜草，在夏月感冒咳嗽，时居母夫人丧，哀痛骨立，寝苦茹蔬，医者不察虚实，妄投枳桔芩栀，不但郁闭表邪，兼之伤犯中气，遂致呕血泄泻。观其外证，唇燥咽干，颇似有热，而脉弦少，知为脾胃虚寒，客邪不散，虚火乘机潜发之候，遂与桂枝人参汤，三剂而血泻皆除，调理脾肺而康。

又治沉懋甫仲子，年十七，每伤风即吐血梦泄，此肝藏有伏火，火动则招风也。盖肝为藏魂之地，肝不藏则血随火炎，魂不宁，精随梦遗。遂与桂枝汤加龙骨、牡蛎，四剂而表解血止。桂枝汤主和营散邪，加龙骨、牡蛎以镇肝安魂，封藏固则风不易入魂，梦安则火不妄动，而血亦不上涌，精亦不下泄矣。若以其火盛，而用知柏之属，鲜有不成虚损者。

唾脓血

吐血虽主于火，然有虚实之殊。至唾脓血，无不因邪热郁发所致。经曰：服桂枝汤吐者，其后必唾脓血也。此非特酒客辈，素多湿热蕴积而然，每见春温误行，汗下不解，多有此变。并宜葶苈苦酒汤下夺之。

冬温误用辛甘，发汗不解，复大下之，致胃气虚寒，邪伏阴中，而见寸脉沉迟，尺脉不至，咽喉不利，唾脓血者，麻黄升麻汤、葳蕤汤选用，或增损而用。

石顽治陆中行室，年二十余，腊月中旬患咳嗽，挨过半月，病势稍减，新正五日，复咳倍前，自汗体倦，咽喉干痛。至元夕[①]，忽微恶寒发热，明日转为腹痛自利，手足逆冷，咽痛异常，又三日，则咳唾脓血。始延张璐治，其脉轻取微数，寻之则仍不数，寸口似动而软，尺部略重则无，审其脉证，寒热难分，颇似仲景厥阴例中麻黄升麻汤证。盖始本冬温，所伤原不为

① 元夕：农历正月十五，又称元宵、元夜、上元节。

重，故咳至半月渐减，乃勉力支持岁事①，过于劳役，伤其脾肺之气故咳复甚于前。至望夜忽憎寒发热，来日遂自利厥逆者，当是病中体疏，复寒邪之故。热邪既伤于内，寒邪复加于外，寒闭热邪，不得外散，热必内奔，而为自利，致邪传少阴厥阴，而为咽喉不利，唾脓血也。虽伤寒大下后与伤热后自利不同，而寒热错杂则一，遂与麻黄升麻汤一剂，肢体微汗，手足温暖，自利即止。明日诊之，脉亦向和，与异功、生脉合服数剂而安。

热入血室

冲为血海，即为血室，冲脉得热，则逼血下行，男子亦有是证，不独妇人也。

凡血滞不行，则脉乍涩乍数，或沉或伏。若血热交并则洪盛，血虚则芤，虚中有瘀则芤中带弦，此一定法也。

如阳明证，下血谵语，此为热入血室，但头汗出，当刺期门，随其实而泻之，濈然汗出则愈。如欲用药，小柴胡合犀角地黄；热甚神昏者，生地黄黄连汤，稍加酒大黄微利之，以有瘀血，故头汗也。

妇人中风发热，经水适来，七八日，胸胁下满，如结胸状，谵语者，刺期门。此言适来即断，血结在里，为实证，故刺期门以泻之。不善刺者，以小柴胡，去参加桃仁、牡丹、归尾、穿山甲以消之。

妇人中风寒热，经水适断，血结如疟状者。此言经行未尽而适断，虽有结血，未为全实，小柴胡加当归、丹皮、生地以凉之。

妇人伤寒发热，经水适来，昼日明了，暮则谵语，如见鬼状者。此言经行不断，则热不留结，勿谓谵语而误用硝黄，犯其胃气，刺动营血。犯其中焦，柴胡和解；犯其上焦，但不妄犯，热随血散自愈也。

血弱气尽，邪正相搏，结于胁下，默默不欲食，邪高痛下而呕者，小柴胡汤主之。

蓄　血

伤寒太阳病，当汗不汗，则热瘀在里，必血结也。大抵胸胁小腹鞕满，

① 岁事：一年中应做的事。

以手按之痛，小便不利，乃气滞不行而为溺闭。若干呕咳引胁下痛者，为水饮，五苓、十枣证也。若小便自利，大便黑亮，其人如狂者，为蓄血，桃核承气、代抵当汤选用。

已下，脉数不解，消谷善饥，六七日不大便者，此有瘀血，抵当汤。

若产后感冒，或停食，瘀血不行，腹胀喘逆，此血化为水也。下瘀血汤不应，急加人参、干漆灰。

阳明病，其人善忘，大便黑，胸中痛不可近者，蓄血也，犀角地黄汤加大黄。然溏腻如漆者，为蓄血；若黑燥如煤者，为燥结，非蓄血也。

蓄血证，舌胎有边白中黑而极薄润，必无干燥焦黄者，以血属阴，无大实热故也。

内伤杂证蓄血，不在此例。

戴同父治一人，元气素虚，胃口蓄血，每食椒姜热汤，则呃一二声。以人参、生白术各一两，切片，用䗪虫醉死，绞浆制为末，入干漆灰七分，以米饮丸弹子大，早暮陈酒细嚼一丸，终剂而愈。

喻嘉言治一人，伤寒后两胁偻[①]废，痛如刀刺，用桃核承气加熟附子、肉桂而愈。

李士材治一人，蓄血如狂，少腹结痛，六脉芤而左关尺独弦，且其人素有羸证，以桃核承气加人参三钱而安。

霍　乱

霍乱证，仲景与伤寒并论。观其所言，伤寒四五日，至阴经上转入阴，必利。本呕下利者，不治，则知霍乱不可轻治也。盖伤寒吐利，与霍乱不同。伤寒吐利为邪气所伤，虽吐利而不撩乱；霍乱吐利是饮食所伤，必暴烦躁扰而撩乱也。又有内外不和，加之头疼、发热、吐利，是霍乱兼伤寒也。此症虽病脾胃，亦主肾肝，有阴阳寒热之不同。凡冬月外感寒气，内伤冷物，郁遏停滞不化，呕逆、泄泻、霍乱，脉沉细或伏者，病太阴，理中汤。脐上有筑筑动气者，去术加桂苓；厥逆恶寒，加熟附子。脉虽沉而转筋，烦躁发热者，当作热治，不可以其脉沉而误认为寒也。大抵霍乱有一毫口渴转

---

① 偻：弯曲。

筋者，即系热证。惟四肢逆冷，下利清谷，恶寒不渴者，方为寒证也。热多而渴者，五苓散；寒多不渴者，理中汤；渴不能饮，小便不利者，二汤合用；若吐逆下利，心腹卒痛者，为寒实内结，《金匮》大建中汤；呕逆腹痛，下利而头痛发热者，为风气内薄，小建中汤；转筋反戾，为风木行脾，宜平胃散加木瓜；憎寒壮热，头痛眩晕，为风疾夹攻，藿香正气散；呕逆头疼，发热背恶寒，烦躁面垢而齿燥者，为风暑内薄，消暑十全散；呕逆，腹疼，泄泻，或寒热如疟，为暑食相并，宜十味香薷饮加减，或六合汤之数。吐逆下利，烦渴引饮，为郁热留滞，五苓合益元散。夏秋之间，因伏暑而致霍乱吐利，烦躁，或腹自汗，六脉虽沉，手足虽冷，不可用热药。如果脉弱阳虚，腹疼喜得温按，泄得不臭秽者，来复丹。又有吐泻后，伏热于内，外则冰冷，六脉沉细欲绝，汤药不下，或发呃逆，此火气奔上而然也。医不能察，认作阴症，投以温药，愈服愈吐，当验以口渴，以凉水与之则不吐矣。后用香薷饮加黄连、麦冬、通草等药服之，其脉出者生。凡冒暑之霍乱吐泻，以治暑利水为主；避暑之霍乱吐泻，以和中温胃为主，不可不辨也。又如欲吐不吐，欲利不利，上下不通，腹满痛，而头疼发热者，桂枝大黄汤。此干霍乱，多死，因邪气壅塞，上下痞满也，宜用法先探吐之。盖邪在上焦则吐，下焦则利，既吐且利，邪气得以泄去也。若干呕霍乱，兼大小便不利，即是关格证也。至于舌卷囊缩入腹者，不治。然霍乱为胃气反逆，误犯谷气，必死，非伤寒温热之比也。虽然溃师乱军之将，鲜不败续，而思邈孙真人《千金方》之治中汤，进退加减，阴阳皆宜，石膏与干姜颠倒用之，亦未尝不活人于万一也。

动　气

动气者，筑筑然跳动，见于脐之上下左右也。以其人脾气素虚，水结不散，即发动气，状如奔豚。但动气时聚时散，奔豚则固结不散也。又病人素有痞积，亦为动气，皆不可汗下，误下则腹满拘急，身虽热反欲蜷卧。无论左右上下，通宜甘草干姜汤，加茯苓桂心，或理中去术加桂苓，痛甚加吴萸、附子，以术闭气，桂泄奔豚也。

误汗动气，则气逆上冲，或心中大烦，目晕欲呕，引饮则吐，或骨节疼。通宜五苓散，去术倍桂枝茯苓，或柴胡桂枝汤，减参枣加苓橘。缘参枣益气，苓橘散气也。

凡伤寒动气，必须审问，非脉可知也。

振

振者，森然若寒，耸然振动，皆责为虚寒也。振近于战，而其势稍轻，战则鼓栗而战，振则虚而不争，但耸动耳。盖由发汗吐下太过，致损血气，虚极而作也。

伤寒吐下后，逆气冲胸，起则头眩，身振振动摇者，茯苓桂枝白术甘草汤。

太阳病，发汗不解，其人仍发热，心下悸，头眩身瞤动，振振欲擗地者，真武汤。

战　栗

战栗者，阴阳争胜，故身为之摇也。邪气外与正气争则为战，邪气内与正气争则为栗。战者，身战寒耸，正气胜，故得汗而解也；栗者，心栗鼓顿，而身不战，阴气胜，正气不能胜邪，遂成寒逆也。

有传经战栗，脉实便秘者，大柴胡汤。

温病发战，凉膈、承气加姜枣下之，必大汗而解。

热病发战，白虎合解毒，有里证者，凉膈、双解下之。

伤寒夹冷食而内栗，寒逆不得解者，甘草干姜汤。表邪势盛而战，五积散；阳虚不能作汗而栗，再造散；始病无热而栗，手足逆冷者，理中汤；背恶寒者，附子汤；误发其汗而栗，四逆汤加人参。

坏证寒栗，正气虚极也，十全大补、人参养荣、大建中汤选用。

伤寒六七日，或十余日，战汗，不当用药。

大法血随热壅，须用硝黄；气随寒滞，必用桂附。阴阳之用不同，有形无形故也。

肉瞤筋惕

肉瞤筋惕，非常常有之。经曰：阳气者，精则养神，柔则养筋。发汗过多，津液涸少，阳气偏枯，筋肉失其所养，如鱼失水，故惕惕然动，瞤瞤然跳也。

发汗过多，厥逆，筋惕肉瞤者，真武汤。若恶寒去芍药增附子，恶热减附子倍芍药。

素有动气，误行发汗，筋肉振跳者，理中汤加桂、附、茯苓。

素常失血之人，经脉失养，时时筋惕者，大剂温补自愈。

若不因汗下，始病便见此证者，必元气久虚，或失血房劳役，及新产感冒，致有是证，若误用表药，必无生理。

瘈 瘲

瘈者，筋脉急而缩也；瘲者，筋脉缓而伸也。此证多虚风，盖风主动摇故尔。伤寒汗下后传变此证，病势已剧，能用去风涤热之剂治之，间有生者。大率与过汗经虚发痉不殊，古人悉从小续命加减。殊不知坏病变见此候，皆是脾虚生风之象，虽有六经形证，断不可复用表药，惟大建中加减为当。有热去桂附、苁蓉，加芩连、蝎稍之类。

风温，被火微黄，烦惊，时发瘈瘲者，葳蕤汤加减。

若瘈瘲，戴眼反折，汗出如珠，为太阳绝，又四肢漐习，动而不止，似瘈瘲而无力抽搐者，为肝绝也。

怫 郁

怫郁者，乃阳气蒸越于头面，聚而不散，故缘缘面赤也。所谓缘缘者，有时不赤，有时忽赤，若有所因而愧赧之状也。

伤寒发汗不彻，或覆盖不周，或早揭衣被，致阳气怫郁，在表面色缘缘正赤，躁烦不知痛处，桂枝二越婢一汤。

若腹满潮热，脉洪大而数者，因大便不通，火气炎上而作赤色，大柴胡汤。

汗吐下后，胃中虚冷，外气怫郁，而畏寒厥逆，脉微者，理中汤。外有微热加桂枝，内寒甚者加附子。

温病面赤，烦躁饮水，小柴胡去半夏加瓜蒌根。

热病烦渴引水，面赤，白虎加人参汤。内实潮热，不大便，凉膈、双解选用。下后热不解，或解半日许复热面赤者，黄连解毒、人参白虎选用。

若下元虚，人误下伤阴，阳气发越，而身热目陷，手足逆冷，面合赤色者，不治。

戴　阳

戴阳者，面赤如微酣之状，阴证冷极发躁，面赤脉沉细，为浮火上冲，水极似火也。凡下元虚惫之人，阳浮于上，与在表之邪相合，则为戴阳。阳已戴于头面，而不知者，更行表散，则孤阳飞越，危殆立至矣。节庵立法甚妙，以人参、附子等药，收拾阳气归于下元，而加葱白透表以散外邪也。至于伤风误用麻黄重剂发汗，亦有戴阳烦躁者，与伤寒无异，总由平素下虚，是以真阳易于上越耳。

下利清谷，脉沉迟，面少赤，白通加猪胆汁汤。

下利清谷，里寒外热，脉微欲绝，面赤咽痛者，通脉四逆汤加葱白。

夏秋伏暑，面戴阳，上热下寒，腹痛泻利者，冷香饮子。若喘汗呕泻者，非浆水散下来复丹不效。

大抵阳邪在表之怫郁，必面合赤色，而手足自温。若阴证虚阳上泛而戴阳，面虽赤，足胫必冷，不可但见面赤，便以为热也。

四　逆

四逆者，手足逆冷，四肢温也。厥逆者，四肢有时自温，有时冰冷也。然自热而至逆，逆而至厥，皆传经之邪也。

少阴病四逆，或咳或悸，或小便不利，或腹中满痛，或泄利下重者，四逆散。若手足厥冷，大便秘，小便赤，脉沉而滑，小承气汤。

若初病便厥冷，四逆而脉沉者，当从阴寒例治。

又始本阳证发热，因误服寒凉过多，或汗下太过，致变四逆者，当从坏证例治。

石顽治金鲁公，触热劳形，醉饱不谨后受凉，遂患发热头痛，胀满喘逆，大汗如蒸，面赤戴阳，足冷阳缩，脉弦数无力。曰此伤暑夹食，而复夹阴也，与大顺散一服不应，转觉胀急不安，因与枳实理中加厚朴、大黄，是夜便更衣二次，身凉足暖而痊。

足冷

足冷手不冷者，下焦卫气不温也。外感而夹寒食伤于太阴，身热足冷，或头疼，或腹痛，此胃中阳气不得下通也，甘草干姜、理中、五积选用。甚至有脐下结痛不可按，及下白脓者，此燥屎内结，大肠液伤而下也。改用消导利气药一剂，后与调理。

有下元素虚之人，病伤寒中风，恶寒发热，但阳缩足冷者，当从夹阴例治。

盛暑中身热足冷，多汗者，作湿温治之。

厥

厥者，逆冷之极，周身气逆，手足厥冷是也。盖诸阳起于四肢，厥逆为阳气郁伏可知。

厥逆虽有寒热不同，无论传经、直中，俱属阴经，皆不可发汗。少阴证，但厥无汗，而强发之，必动血。

伤寒阴阳二厥，最宜审辨。夫阳厥者，先是三阳经感寒，起于头痛发热恶寒，以后传进三阴血分，变出四肢厥冷乍温，大便燥实，谵语发渴，扬手掷足，不恶寒，但恶热，脉来沉滑而数，重按有力。此皆传经热厥，外证虽厥冷，内则热极耳。盖因大便失下，血气不通，故手足乍冷乍温，唇与爪甲青紫，此热极反兼水化之义，大柴、小承、四逆散选用。

若温病、热病、时疫，热极而厥者，凉膈合解毒，或合承气下之，热不退者再下之。虽云三下热不退者死，然亦有下三五次，利一二十行，热方退而得生者。

热病厥逆，手足冷，脉滑者，里有热也，白虎汤。

肢体厥冷，惟心胸有热，大便秘者，解毒凉膈最当。

热病厥逆，不大便而腹满，背微恶寒，脉浮滑者，白虎汤；沉滑者承气汤。此温热厥逆治法，不可拘于伤寒阳厥，而禁大下也。

阴厥者，三阴经受寒，初起无身热头疼，便恶寒，四肢厥冷，直过肘膝不温，唇与爪甲青黑，欲引衣蜷卧，二便清利不渴，或腹痛泄利清谷，或凛栗面如刀刮，或口吐涎沫，或干呕呃逆，脉来沉细无力，此直中阴经寒厥，理中、四逆、附子汤选用。

若阴极似阳，格其虚阳于外，厥逆烦躁，面赤戴阳，虚阳上膈，则渴欲饮水而不能咽，脉来数疾无伦，按之全无，此为阳虚发露，通宜白通通脉四逆温之。

又伤寒坏病，多有厥逆烦躁者，不独阴极也，当分阴伤阳伤，用药最为切要。阴伤则宜滋补先天真阴，兼清血中之热；阳伤则宜温养后天胃气，兼助下焦真阳。贵在临证活法，不得如阴厥、阳厥例治也。

痰厥手足逆冷，脉乍紧，心下满而烦，饥不能食，瓜蒂散吐之。

食厥手足逆冷，上部有脉，下部无脉，急作法探吐之。

伤寒厥而心下悸者，当先治水，茯苓甘草汤，后治厥，小柴胡汤。

吐利厥逆，烦躁欲死者，吴萸汤。

少阴脉不至，厥冷昏沉如死人状者，名曰尸厥，宜从阴毒治之。

厥逆下利，反骤能食而脉不至，或散疾无伦者，为除中，不治。

凡厥逆恶寒蜷卧，烦躁下利，不知人者，皆恶候也。脏厥、蛔厥治例，另具本条。

蜷　卧

蜷卧者，身蜷而手足不伸也。凡人冬月独寝，则蜷曲不伸，天气稍暖，则手足舒畅，安有蜷卧之理，故一见蜷卧，即属阴寒可知。然太阳经表邪未化为热，及发热之初，恶寒未罢，亦有蜷卧者，故凡见头痛发热诸阳证，即为太阳无疑。

唇甲青

色之青者为寒，赤者为热，以寒中于里，则血脉凝滞，不能荣行于外，所以唇爪甲青黑也。若热毒流入于里，而为热厥，则唇甲亦青，但青中必带深紫，与阴寒之青黑不同。试观产妇以舌青验子死，唇青验母死，则知青黑为阳气竭绝，不得与青紫浑称也。

咽喉干痛

咽痛非有大热，则为大寒，治之一误，死生立判。如太阳病，误下误汗，亡阳漏风，及热传阳明，热传少阳，热传少阴，寒中少阴，种种不同，不可概以为热盛也。

夫咽者，胃之门，热邪传入阳明，则咽但干而不痛。若热毒势盛，亦有燥渴引饮而痛者，但须以表热里实，分经腑而汗下之。

阳明病，头眩能食而咳，必咽痛，茯苓桂枝白术甘草汤。

若六七日不大便，热蒸头痛，面热咽痛者，调胃承气汤。

若脉弦胁痛，而见口燥咽干，则属少阳矣。

有汗下后，虚烦口燥咽干，竹叶石膏汤，冬月小柴胡去半夏加瓜蒌根。

有太阳病下之，若脉浮紧者，必咽痛，此邪热仍在膈上也，小建中加桔梗。

有大汗不止，亡阳漏风而咽痛，脉反沉紧者，此阳虚而阴气上乘也，桂枝加附子汤、白术附子汤选用。

有表邪传少阴经而咽痛者，以其经上循喉咙故也，其脉必数而有力，其证必燥渴引饮，便溺闭涩短赤，急当下夺以泄其热也。

少阴病，咽痛四逆，泄利下重者，四逆散。

若口燥咽干而渴，腹胀不大便，或下利纯青臭水者，急下之，大承气汤。

风热挟饮上攻少阴，咳而咽痛，半夏散及汤。阴邪上结，咽疮声不出者，苦酒汤。

若直中阴经，而咽喉骤痛，不肿不渴，始病无发热头痛，脉来沉紧而细，其证呕吐清水，泻利清谷，便溺清利，或躁极闷乱，渴不能饮，脉来疾数无伦者。此寒气客于少阴之经，虚阳上逆之候，阴故暴，阳即不暴耳，四逆汤、附子汤急温之。

阴病下利清谷，里寒外热，脉微欲绝，喉痛面赤者，通脉四逆汤加葱白、桔梗。

暴病暴死，发即咽痛腹满者，此疫毒发于少阴也，一味金汁灌之。

若肾水本虚，而龙火势盛，必挟涎饮于上，所以一发即肿痛闭塞也，急当砭破出血，涌泄痰涎，所以六味丸斤许浓煎，牛膝麦冬五味汤调化频服。

凡阳邪上逆而咽痛，宜甘寒以解其热，并噙蜜煎黄柏以佐之。阴寒闭塞而咽痛，当辛温以散其结，并噙蜜煎附子以佐之。

其冬温、风温、温病、热病、阴毒、阳毒、温毒，皆有咽喉干痛，各随本例治法，但加甘桔为引可也。

失音不语

失音者，语而声喑不扬也。虽有寒热之殊，背属少阴经证。亦有因肺气受伤者，以肺肾本为子母，子伤而母气亦伤，故虽主于肺，而实不外乎肾也。至于不语，则神识昏愦，又当归之于心。亦有因邪郁阳明者，以阳明为心之子，阳明邪实，则经络不能流通，致火热熏灼心肺，所以神昏，即中风喉喑舌痛，亦不外乎此也。

有寒少阴，咽痛失音，脉沉，背恶寒者，附子汤。若发热脉沉，麻黄附子细辛汤。

有风热挟饮上攻，而咽痛声不出者；有风温误汗，灼热，语言难出者。二证皆不出乎热伤少阴之经也。

伤寒误用辛热发散太过，而肺燥失音者，六味丸加麦冬、五味。

误用苦寒敛肺，声喑贪水欲衄者，文蛤散，即麻黄杏仁甘草石膏加文蛤、姜枣。伤寒暴喑，与虚劳久病声哑不同。盖虚劳吐血失音，不久必死，若肺络受伤而哑者，虽数年不愈，亦不死也。

伤寒口噤不语有五。

有身热自汗，神昏不语，叉手冒心者，此汗多伤营，心神失养也。当温养药中兼调营气，使微汗，表里和自愈。

有阳明腑实，胃气不能上通而不语者，调胃承气汤下之。

有热病喑哑不能言者，此热毒郁发，表里上下不通也，当与白虎、凉膈等，热服汗之。得汗即苏，无汗则死。经言：热病喑哑不能言，三四日不得汗者，死。是也。

至于痉病，口噤不能言，暴怒气厥不能言，各具本条。

喉　痹

喉痹者，热毒陷于厥阴也。伤寒而至喉痹，邪气深矣。盖厥阴为阴中之阳，最易发热，龙火每挟毒邪涎饮，痹着于少阴之经，以阴从阴，故阴中火发，必发于喉，火性上炎故也。

凡厥逆发热，热多寒少，或发痈脓，或唾脓血，或咽痛喉痹者，皆邪热有余之候。虽伤寒与温病、热病、天行大头及杂证湿痰郁火等，骤发之喉痹，种种不同，而为阴火亢害则一，其治法皆可默悟矣。

头 眩

头眩者，头旋眼黑也，或言眩眊、眩运、眩冒者，似是而非。眩为眼黑，眊为眼花，运为转运，冒为昏冒，皆少阳证也。《灵枢》云：上虚则眩，下虚则厥。眩虽为虚，而多有属风者，盖风主运动故耳。

伤寒口苦目眩者，此少阳表邪传里，表中阳虚故也，小柴胡汤。

吐下后，虚烦痞满，气上冲胸，起则头眩，此阳虚也。阳明病，头眩，不恶寒，能食而咳，此水饮也，并宜茯苓桂枝白术甘草汤。

诸逆发汗转剧，言乱目眩者，不治。夫头眩种种，皆真气衰夺，痰因火运所致，未有因实而致眩者。故仲景治头眩，皆用温经补阳之药，至于少阴下利止而头眩，时时自冒者，不治，此虚极而脱也。然大剂参附汤亦可，或至口吐绿水，亦可活也。

郁 冒

郁为郁结，冒为昏冒，如物蒙罩其首，若雾霭中恍惚不清。较之眩运尤重，世谓昏迷是也。经言：诸虚乘寒，则为厥。郁冒不仁，此寒气乘虚中于人也。故郁冒不仁者，当以附子汤加干姜温之。

太阳病，先下之不愈，仍复发汗，表里俱虚，其人因致冒，冒家汗出自愈者，汗出表和故也。若不得汗，桂枝人参汤，下虚脉微者，少加附子。

太阳病，重复发汗，阳虚耳聋，而叉手自冒者，慎勿误用小柴胡，宜大建中。

又病人叉手冒胸，循衣摸床，谵语昏冒，不知人事，此心火上炎逼肺，肺气不能自持，所以神昏，不可误认风证，节庵升阳散火汤。

新妇恶露不行，郁冒，详《医归》妇人本门。

不 仁

不仁，为不柔和，《内经》谓之肉苛是也。以其血气虚少，不能周流于身，为邪气所伏，是以肌体顽麻，不知痛痒，厥如死尸，而且郁冒也，脉浮，桂枝麻黄各半汤；脉数，甘草干姜汤、桂枝人参汤；脉虚，十全大补、大建中汤。

若脉浮而洪，身汗如油，喘而不休，水浆不下，形体不仁，为命绝也。

厥　晕

厥者，厥逆；晕者，昏晕。温病、热病、温毒、阳毒，邪热内结，胸满痰盛，或当下失下，以致阳热元极，忽然手足厥冷口噤，咬牙昏晕，须臾复苏。若牙关紧急，药不可下，先用绢帕裹指，蘸新汲水于口中牙根，两边频频搭之，候牙宽，却用承气合解毒，或凉膈、双解下之。

心　悸

心悸者，筑筑然动，怔忡不能自安，其证有三：一者气虚而悸，一者汗下后悸，一者停饮而悸。

气虚者，阳气内弱，心中空虚而为悸也。

汗下后，正气内虚，邪气交击而悸，较之气虚尤甚。

停饮者，由饮水过多，水停心下，心为火，恶水不能自安而为悸也。

伤寒二三日，心中悸而烦者，小建中汤。

寒热往来，小便不利，心烦喜呕而悸，小柴胡汤。

伤寒脉结代，心动悸，炙甘草汤。

少阴病，四肢逆冷而心中悸者，四逆散加桂苓。太阳病，发汗过多，其人叉手自冒心，心下悸，欲得按者，桂枝甘草汤。

发汗后，其人脐下悸，欲作奔豚，茯苓桂枝甘草大枣汤。

太阳病，发汗不解，仍发热，心下悸，头眩，心瞤动，振振欲擗地者，真武汤。

太阳病，小便利者，以饮水多，故心下悸，茯苓桂枝白术甘草汤，小便少者，必苦里急，猪苓汤。

饮水多，水停心下，悸而惕惕不安者，茯苓甘草汤、五苓散选用。

凡停水而悸，心下怔忡或厥者，虽有余邪，必先利水，免致内渍而成自利，外渍而为肿胀也。

惊　惕

惊惕者，心中惕然动悸，皆火迫吐下所致，如太阳病加温针，必惊也。

又太阳脉浮，宜以汗解，妄以火迫之，心惊狂，起卧不安，救逆汤。

火逆下之，因烧针烦躁而惊狂者，桂枝甘草龙骨牡蛎汤。

少阳有三禁，妄加吐下，邪犯少阳之本，而惊烦胸满，小便不利，谵语身重，不可转侧者，柴胡加龙骨牡蛎汤。

不得眠

阳盛阴虚则昼夜不得眠，阴盛阳虚则嗜卧不欲起，亦有至夜安静，而昼日烦躁不得眠者，此汗下后，暴伤其阳气所致也。

伤寒邪热传里，阴为阳扰，所以眠卧不宁。盖阳主动，动则使人烦心不得眠。若邪气在表，必无热邪内扰之理，故少阴虽有烦心不眠，皆为传经热证，而非直中阴寒。阴主静，静则多眠，安有反不得眠之理。

不得眠有数证，皆为阳盛，切禁温剂。惟汗吐下后，虚烦，脉浮弱者，因津液内竭，则当从权用真武汤温之。此太阳坏病治例，而非少阴阴寒之谓也。

如下之后复发汗，昼日烦躁不得眠，夜而安静者，用干姜附子汤，亦是暴伤津液之故，非阴证也。

又太阳病二三日，不得卧，但欲起，心下结，脉微弱者，用理中汤，亦是因寒饮在胸中，所以宜温而不宜下，下之则不止耳，此外皆不可用温也。

汗下后，虚烦不得眠，栀子豉汤。

胃中有燥屎，大热错语喘满，神昏不得眠，大承气汤急下之。

汗下后，乱梦心烦，乏气，狂言不得眠，酸枣汤。

表邪失汗伤阴，身大热，善忘，时惊悸，干呕，错语呻吟，不得眠，犀角地黄汤。

五六日，大便不行，腹胀不鞭，按之不痛，舌干微胎而渴者，炙甘草汤。少阴病，得之二三日以上，心烦不得眠，黄连阿胶汤。

咳而呕，心烦不得卧，猪苓汤。

中气虚而寒痰沃胆，胸中时觉怔忡，昼夜不得眠，温胆汤。

伤寒坏病久不愈，常不得眠，或心脾气血素亏，而惊悸不宁，不得眠，诸药不效者，大剂独参汤或归脾汤，并用送下养正丹。

差后虚烦不得眠，竹叶石膏汤。

多 眠

夫卫气者，昼则行阳，夜则行阴，行阳则寤，行阴则寐。盖阳虚阴盛，则目瞑多眠。若始病无表证，而见畏寒呕泄，知病不在阳分，而为直中阴寒无疑。惟风邪深入，而见头痛发热，神昏多眠者，方为表证，则宜解表为先。若得汗后，脉沉细，身凉嗜卧者，此阳邪去而阴气自复，可不药而愈也。胸满胁痛，风热内攻，而喜睡者，小柴胡加枳桔。

少阴病始得之，但欲寐，脉尺寸俱沉细迟弱者，四逆汤。

少阴病，欲吐不吐，欲呕不呕，心烦多寐，自利而渴，小便色白者，真武汤。若复烦热不得卧者，难治。

凡脉微细欲绝，或蜷卧恶寒向壁，或身重逆冷，皆属少阴，宜附子汤。

热病三阳合病，目合则汗，谵语有热者，白虎汤。

凡胃中有热者，亦欲多眠，但神昏气粗而大热，绝不似少阴之蜷卧足冷也。

风温、狐惑多眠，详本例中。

蛔 厥

昔人云：杂病吐蛔责于热，伤寒吐蛔责于寒。殊不知皆是胃虚邪盛，寒热错乱所致，所以仲景乌梅丸，辛热苦寒补泻并用，而独不用甘草者。盖蛔闻甘即起，闻酸即止，闻苦即定，见辣则头伏而下。设不知此，而纯用辛热之药，则吐逆转剧；误用纯苦寒之药，则微阳顿绝，危殆立至也。然《金匮》又有甘草粉蜜汤，纯用甘味者，此又治久病胃虚不得食，而蛔病之药，不可因此碍彼也。

有初见表证即吐蛔者，此必夹食所致，但与二陈汤中倍生姜、乌梅，加细辛、川椒、紫苏、广藿香叶之类自安。

少阳寒热往来，呕而吐蛔者，小柴胡去参枣甘草，加乌梅、黄连。若胸中痞者，三泻心汤、黄连汤选用。

若腹满不大便，热甚昏愦而吐蛔者，当用大柴胡去大枣，加黄连、乌梅微利之。

厥阴病，消渴气上撞心，饥不欲食，食即吐蛔。盖中焦寒极，而无根失守之火，浮于上焦，故能消水，宜连理汤，用乌梅肉糊丸，川椒汤服。若大便难者，加酒制大黄、蜂蜜微利之，用丸不用汤者，取滓入虫口也。

蛔上膈，烦躁昏乱欲死，两手脉沉迟，足冷便秘者，多难治。若蛔色赤，而活或多者，属胃热，犹可治之。蛔死色白而扁者，属胃败，必不治也。

凡人胃脘忽痛忽止，身上乍热乍凉，面上乍赤乍白，脉倏乱倏静，口中吐沫不食者，便是蛔厥之候。

脏　厥

脏厥者，胃中阳虚不能生化脾土，则脾脏气衰不运，不运则水谷不化，胃气不行，经脉不通，故周身皆冷而厥也。

伤寒脉微而厥，至七八日肤冷，其人躁无暂安时，此为脏厥，非蛔厥也，附子理中汤急温之。

狐　惑

狐惑及䘌皆虫证也。伤寒失汗不解，多日传变，三虫求食，则为狐惑。盖腹中有热，人食无多，肠胃空虚，故三虫求食而蚀人腑脏也。《金匮》云：狐惑之病状如伤寒，默默欲眠，目不能闭，卧起不安。虫蚀于喉为惑，上唇有疮，蚀于阴为狐；下唇有疮，不欲饮食，恶闻食臭，其面目乍赤乍黑乍白；蚀于上部则声嘎，甘草泻心汤。又云：病脉数，无热微烦，默默但欲卧，汗出。初得之三四日，目赤如鸠眼；七八日，目四眦黑。若能食者，脓已成也，赤小豆当归散。蚀于下部则咽干，苦参汤洗之。蚀于肛者，雄黄导之。近世通用黄连犀角散加槐子桃仁煎服。

东垣治一人，膏粱人，先曾发汗不解，而变狐惑、发斑、厥逆，声嘎，默默欲眠，目不能闭，反侧不安，大便秘结，六脉沉数，乃厥深热深之候，急以承气下之，更用黄连解毒汤、黄连犀角散而安。

百　合

百合病，即痿证之暴者，以肺热叶焦，气化不行，致小便不利。又肺为百脉之总司，故通身经脉废弛，所以百脉一宗，举身皆病，无复经络传次，皆大病虚劳之后，脏腑不调所致。其证似寒无寒，似热无热，欲食不食，欲卧不卧，口苦，小便赤，药入即吐利，脉微数，尿则头疼者，六十日愈。头不觉痛，但淅然恶寒，四十日愈，尿则快然。但头眩者，二十日愈，百合地黄汤随证加减。盖取百合之清肃肺气，以利水道，则周身之热自化耳。

舌卷囊缩

伤寒传至厥阴，邪热内伏，阳气不得外通，所以经脉缩急，反有似乎阴寒之状，以肝主诸筋故也。故凡舌卷囊缩，从三阳热证传至厥阴而见此证者，乃肝气燔灼，木受火困，而不得舒纵，为热极危殆之候。男子则囊缩，妇人则乳头缩也，指掌以囊缩，用小承气。然必脉实，便秘，口渴，烦满之极，方可下之。若脉浮下利者，宜当归四逆汤，脉细厥寒者加吴萸。

若始病无热，便厥冷无脉而见此证，乃厥阴虚寒，内则经脉失养而引急不舒，外则肢体蜷曲而下部不温，乃肝气垂绝之候，急宜四逆汤加吴萸、肉桂温之，并灸关元、气海及葱熨法。

伤寒食郁，中宫不化，久而变热，痰聚胸中，则声音不清，舌短强鞕，而囊不缩，宜调中饮。

又寒疝，往往有囊缩，睾丸引急，而舌不卷者，四逆汤加吴茱萸、茴香。

阳　缩

夹阴伤寒，身热头痛，足冷阳缩，及三阴中寒，阴盛格阳，烦躁面赤，阳缩入腹者，皆真阳内馁，不可与厥阴经热极囊缩，比例而推也。治法详总论夹阴三阴例中。

阴阳易、女劳复，阳缩入腹，舌吐出者，不治。

直视摇头

直视者，目上瞪而不能动也。经曰：直视摇头者，心绝；狂言目反直视者，肾绝；直视喘满者，死；若戴眼反折，汗出如贯珠不流者，为膀胱绝。反折，言目珠左右不定也；戴眼，谓黑睛反视不下也，皆不治。

痉病，直视摇头，口噤，背反张者，难治。然非心绝，风主动摇故也。

又摇头言者，里痛也，审其因而治之。若目中不了了，犹能视物，但半昏不见，此非直视也。谵语，不大便者，宜大承气汤下之。

又亡血家发汗，直视不能眴，盖目得血而能视，误汗复伤其血，故背急不能卒视，当大补气血为主，不可便以为死证也。

遗　尿

遗尿者，小便自出而不知也。热病三阳合病，则身重，谵语，遗尿，此热盛神昏而不知也。

若阴证，下体逆冷，遗尿者，即死。

若病久，脉和身轻，肌肤柔泽者，此膀胱虚寒之极也，附子汤加益智、沉香、补骨脂。

汗下后不解，阴虚火动而遗尿者，以发汗虚表，肺金气伤，加之膀胱津少不能约制也，生脉散加黄芪、肉桂。

卒中风，倒仆，遗尿，肾绝；狂言，直视，谵语遗尿者，肾与膀胱俱绝不治。

循衣撮空

循衣撮空，皆为死候，而仲景又云：循衣摸床，直视谵语，大承气汤下之。脉弦者生，涩者死，小便利者可治。详此证，非大实即大虚，当审其因，察其脉，参其证而分治之。实而便秘，大承气泻之；虚而便滑，独参汤补之；厥逆加附子；若亡血者，又当与生地黄黄连汤也。

许叔微治一人，伤寒大便不利，日晡潮热，手循衣缝，两手撮空，直视喘息，更数医矣，见之皆走，此诚恶候，得此十中九死。仲景虽有证而无治法，但云脉弦者生，涩者死。已经吐下，难以用药，姑且救之。若大便得通，而脉弦者，庶可治也，与小承气汤。一服而大便利，诸疾渐退，脉且微弦，半月愈。

又尝治循衣撮空，得愈者数人，皆用大补气血之剂，惟一人兼瞤振，脉代，遂与大补剂中加桂二分，振止脉和而愈。

又一人夏月伤暑，兼内伤冷物，厥逆呕吐，或误认阴证，而与热药，及覆盖出汗后，加以口热咽干，眼白微红，项强溺秘，循衣摸床，如发狂状，言语错乱，舌赤欲裂，朝轻暮重，脉六七至而有力，以黄连解毒及大承气下之而安。

绝　汗

冷汗者，胃中阳衰，不能温养分肉，营卫失职而然也。伤寒，环口黧黑，柔汗发黄者，脾绝；阴毒，面青黑，额上手背冷汗不止者，营卫绝，皆死。大抵气绝则汗出如珠，着身不流，气散则汗出如油，喘而不休，皆是绝证。若虚极，冷汗不止，皆非吉兆也。

劳　复

大病新瘥后，气血尚虚，余热未尽，宜安卧静养。设或早起劳动，则血气沸腾，而发热为劳复矣。非但强力远行也，梳头沐浴则动气，忧愁思虑则伤神，况过用力乎？谚云：诸劳皆复，御女者死；诸食皆复，犯酒最剧，酒色之害甚矣哉！

伤寒邪气之传，自表至里，有次第焉，劳复则不然，见其邪气之复来也，必迎而夺之，不待其传也。经言：大病瘥后劳复者，枳实栀子豉汤。

伤寒瘥后，更发热者，小柴胡汤。脉浮以汗解之，脉沉实者以下解之。

起居不时，虚热燥渴，喘嗽气乏者，竹叶石膏汤去半夏、石膏，加京枣，名《千金》劳复麦门冬汤。

身热，食少，无力，补中益气汤。

大抵劳复、食复二证，医诚得秘妙，则不致张皇。若先病七日汗出，先十四日汗出，今亦十四日方解，若疫证三四次复发，亦三四次战汗，不为虑也。

食　复

食复者，土虚不能胜谷气也。经曰：热病少愈，食肉则复，多食则遗，此其禁也。

病已瘥，尚微烦，设不了了者，虚不胜谷气，故令微烦，损谷则愈。若有停滞，宜枳实栀子豉汤加大黄。

若关脉洪大，烦渴，谵语，腹疼不大便，或发热，大柴胡下之，虚弱微热，理中汤温之。

大病新瘥，饮酒必复，以酒味辛热，助其余邪热毒故也。脉弦大者，小柴胡加葛根、黄连、乌梅；若脉洪大者，竹叶石膏或小剂黄连解毒酌用。

女劳复

大病后，犯房劳而复者，为女劳复，犯者多死。其候头重不举，目中生花，腰背疼痛，少腹里急绞痛，或憎寒发热，阴火上冲，头面哄热，心胸烦闷者，必用烧裩散，以韮根一大把，鼠粪百余粒，煎汤调下。虚极热盛者，节庵逍遥汤调服；若腹急痛，脉沉逆冷者，当归四逆加吴茰调服，仍以吴茰升许，酒拌炒，熨小腹；若手足挛拳，阳缩入腹，脉离根者，不可救也。

阴阳易

男子病新瘥，与妇人交，而妇人反病者，为阳易；妇人病新瘥，与男子交，而男子反得病，为阴易。此近世所分，古人总谓之阴阳易也。男子则阴肿，少腹绞痛，妇人则里急，腰胯内痛，头重不举，目中生花，有时阴火上冲，头面哄热，胸中烦闷，甚者手足挛拳，百节解散，男子阳缩入腹，妇人痛引阴中，皆不可治，必舌吐出而死。如无死证，可治者，用烧裩散，以五苓散加韮根、鼠粪煎服；热甚者以逍遥汤调服，总欲使邪火从小中泄去也。

石顽治冯茂之，夏月阴阳易，而腰痛少腹急，烦躁谵妄，舌色青紫，而中有黄胎肿裂，虽渴欲冷饮，而舌却不甚干，心下按之鞕痛，嗳而矢气，此挟宿食也。所可虑者，六脉虚大而两尺则弦，按之皆无根耳。遂以逍遥汤加大黄一剂，下黑秽甚多，下后诸证悉除，但少腹微冷作痛，又与烧裩散一服，煎五苓散送下而安。

遗　热

伤寒瘥后，半月十日以来，终不惺惺，错语少神，或寒热似疟，或烦热颊赤，脉来浮数而软。此先前发汗未彻，余热留在心包也。奉仪、节庵俱主知母麻黄汤，即麻黄汤中去杏仁，而加知母、黄芩、芍药也。张璐尝用竹叶石膏汤加麻黄，治之更捷；若寒热如疟，小柴胡倍人参为当。

发　颐

伤寒汗出不彻，热遗少阳，结于耳后或耳下，其形鞕肿者，名曰发颐。见之速宜消散，缓则成脓为害也，连翘败毒散。若脉浮数，能食者，易治；

若沉紧或牢革，反大发热，不能食者，难治。肿连面上者，必加白芷、葱白，以通阳明之经；若大便燥实加酒大黄，外用赤小豆末、鸡子清调敷，慎不可用寒凉敷药；若发即隐下，不能起发者，真气内乏，毒邪内陷，最危之兆；若连发数处，如流注者，多不救也。

喜　唾

病新瘥后，口中喜唾不止者，此少火气衰，中土不温，不能约制津液也，理中丸加益智仁，以收摄之。

瘥后浮肿

大病后，腰以下至足肿而重者，有水气也，牡蛎泽泻散急攻之。轻者只用五苓散加大腹皮、牡蛎，但不可延缓，缓则上支胸胁难救矣；若但面肿，而足不肿者，为胃虚养胃汤，去草果加防风；但足肿而重者，为脾弱，当节其饮，食用补中益气汤温补之，勿拘下肿为水，不辨虚实而混治也。

九宫八风论

坎一	冬至	叶蛰	大刚风	北
艮八	立春	天留	凶风	东北
震三	春分	仓门	婴儿风	东
巽四	立夏	阴洛	弱风	东南
离九	夏至	上天	大弱风	南
坤二	立秋	玄麦	谋风	西南
兑七	秋分	仓果	刚风	西
乾六	立冬	新洛	折风	西北

太乙者，岁神也。常以冬至之日居坎方，叶蛰之宫计四十六日；立春居艮方，天留之宫计四十六日；春分居震方，仓门之宫，以此照图推之。太乙移日，天必应之。以风雨若此日，有风雨则岁丰，民安少病。先于所移之日而有风雨，则天必多雨；后于所移之日而有风雨，则民必多汗。其风后所居之乡来，如冬至日来自北方，春分日来自东方，是之谓实风，主生长以养万物也。或从其冲后而来，如冬至日从南方、西方而来，春分从西方、北方而来，是之谓虚风，主杀害以伤人也。谨候虚风以避之，惟圣人避之如矢，所以邪不能伤。如风从南方来，名曰大弱风，南方属火，为心主热，其伤人也，内舍于心，外在于脉，其气主病为热。风从西南方来，名曰谋风，其伤人也，内舍于脾，外在于肌，其气主病为弱。风从西方来，名曰刚风，西方属金，为肺主燥，其伤人也，内舍于肺，外在皮肤，其气主病为燥。从西北方来者，名曰折风，其内伤于小肠，而外在手太阳之脉。从北方来者，名曰大刚风，其伤人也，内舍于肾，而外在骨及肩背内之膂筋，其气主病为寒。从东北方来，名曰凶风，其内伤于大肠，而外在两胁旁骨下及肢节，以大肠与别腑不同，皆能受伤也。从东方来，名曰婴儿风，其伤人内舍于肝，外在

筋纽，其气主病为身湿，以风为婴儿，其气尚柔，不能胜湿故也。从东南来，名曰弱风，以木克土，其内伤于胃，而外在肌肉，其气主病为体重。此八风者，皆从其虚之方来，乃能病人。三虚相搏，则为暴病卒死；两实一虚，则为淋露寒热；犯雨湿之地，则为痿。故圣人避风如避矢，上共有三虚而偏中邪风，则为击仆偏枯矣。

运气要略

五运者，金木水火土也。六气者，风寒暑湿燥火也。其法合十干为五运，对十二支为六气。运有主运、客运，气有主气、客气。天以六气动而不息，上应乎客，地以五行，正而守位，下应乎主。

主运歌

大寒木运始行初　清明前三火运居
芒种后三土运是　立秋后六金运推
立冬后九水运伏　周而复始万军如

客运歌

甲己化土南政君　丙辛化水乙庚金
丁壬化木戊癸火　此为北政居于臣

主气歌

大寒厥阴气之初　春分君火火之隅
小满少阳为三气　大暑太阴四相呼
秋分阳明五是位　小雪太阳六之余

客气歌

子午太阳寒水始　丑未厥阴风木通
寅申少阴君火初　卯酉太阴湿土同
辰戌少阳相火光　巳亥阳明燥金攻

司天在泉歌

子午少阴君火天　阳明燥金应在泉

丑未太阴湿土上　太阳寒水雨连绵
寅申少阳相火旺　厥阴风木地中连
卯酉却与子午倒　司天阳明少阴泉
辰戌丑未亦有别　太阳司天太阴还
巳亥便与寅申异　厥阴司天少阳迁

六气司天所主天时

风木司天主有风　少阴君火日融融
相火当权多酷热　太阴湿土雨濛濛
燥金用事多清肃　寒水当令冷气攻

六气司天所主民病

风木司天多掉眩　少阴疮疡热相煎
相火流行瘟疫盛　太阴湿土胃家愆
燥金用事多皮揭　寒水当权筋骨挛

总 论

运乃五年一周，气则六期环会。五运有太过、不及，平运、大运、主运、客运。太过者，甲丙戊庚壬，五阳干也；不及者，乙丁己辛癸，五阴干也。太过之年，大寒前十三日交。名曰先天不及者，大寒后十三日交。名曰后天平运者，司天与运同气也。或太过而司天克气，或不及而年支相合，谓之岁会；或日干与之相符，或交初气，日干时干与之相合，谓之干德；符值之者，物生脉应，无相先后，皆平运也。正大寒日交，名齐天大运者，本年干也。主运者，每年皆以木运从大寒日始，以次相生，至水而终。每运各主七十二日零五刻，岁岁皆然。客运者，如甲为土、乙为金，以次相生，至癸为火，逐岁变迁也。六气有司天、在泉、主气、客气、正化、对化也。主气者，皆以木气从大寒始，以次相生，至水而终。每气各主六十日奇八十七刻半，岁岁皆然也。客气者，以本年年支后第三支起，如子年后第三支是戌，即以水气从大寒日始为初气，即在泉左间也；木为二气，即司天右间也；火为三气，即司天火气也；土为四气也，即司天左间也；金为五气，即在泉燥金也；水为终气，即在泉右间也。每年一易，以客加主，客胜主则从，主胜客则逆。凡司天主上半年，在泉主下半年，此运气之大概也。

子午岁气热化

初外（天客）气　太阳（寒气切冽，霜雪未冰）

二外　气　厥阴（风雨湿寒，雨生毛虫）

三外　气　少阴（大暑炎光，热气时生）

四外　气　太阴（大雨时行，寒热互作）

五外　少阳（湿气乃至，万物至荣）

六外　阳明（燥金劲切，火尚姿毒）

初内（地主）气　厥阴（关节禁固，腰痛疮痒）

二内　少阴（淋气郁土，热令目赤）
三内　少阳（厥热心痛，寒热喘嗽）
四内　太阴（黄疸鼽衄，嗌干吐饮）
五内　阳明（暑湿伏邪，于春为疟）
六内　太阳（土壅咳喘，小腹寒中）

丑未岁气湿化

初气（天客）厥阴（火气发荣，雨生毛虫）
二气　少阴（天下疵疫，湿蒸用薄）
三气　太阴（雷雨电雹，湿气时降）
四气　少阳（火热湿腾，湿犯下流）
五气　阳明（大凉霜早，降寒及体）
六气　太阳（大寒凝冽，冰雪不时）
初气（地主）厥阴（经络拘强，关节不利）
二气　少阴（瘟疫盛行，远近咸若）
三气　少阳（胸腹肿满，感寒湿气）
四气　太阴（血热患疟，心腹肿胀）
五气　阳明（皮肤寒燥，温气流行）
六气　太阳（关节禁固，腰腿疼痛）

寅申岁气火化

初气（天客）少阴（热风伤人，时气流行）
二气　太阴（时气火郁，风不胜湿）
三气　少阳（大暑炎亢，草萎河干）
四气　阳明（炎暑未去，风雨时行）
五气　太阳（炎去寒来，刚木早凋）
六气　厥阴（寒风飘扬，万物反生）
初气（地主）厥阴（咳逆头痛，血崩胁满）
二气　太阴（咳逆胸噫，昏愦脓疮）
三气　少阳（鼽衄咳逆，喉痹血溢）

四气　少阴（身重中满，脾寒泄泻）
五气　阳明（寒邪骨萎，头昏目赤）
六气　太阳（关节不禁，心腹时痛）

卯酉岁气燥化

初气（天客）太阴（阴凝气肃）
二气　少阳（臣居君位，火热早行）
三气　阳明（燥热交作，凉风发间）
四气　太阳（杀气以肃，寒雨害物）
五气　厥阴（春令反行，雨生介虫）
六气　少阴（蛰虫出见，流水不冰）
初气（地主）厥阴（热胀面肿，衄血眼赤）
二气　少阴（疫疠大至，善以暴死）
三气　少阳（上逆下冷，疟痢心烦）
四气　太阴（心痛壅肿，寒疟便血）
五气　阳明（气和热行，面浮上肿）
六气　太阳（伏邪温毒，季春发疫）

辰戌岁气寒化

初气（天客）少阳（气暖草荣，瘟疫大至）
二气　阳明（大凉反至，火气遂逆）
三气　太阳（寒热不时，热争冰雹）
四气　厥阴（风雨摧挫，雨生倮虫）
五气　少阴（湿热而寒，热病时行）
六气　太阴（地气正湿，凝寒阴雪）
初气（地主）厥阴（瘟痢身热，呕吐疮疡）
二气　少阴（气郁中满，风肿头痛）
三气　少阳（寒反热中，吐利不治）
四气　太阴（少气大热，血滞成痈）
五气　阳明（血热妄行，肺气壅成）

六气　太阳（凄惨阴雪，脾湿肺壅）

巳亥岁气风化

初气（天客）阳明（寒气始肃，杀气大至）
二气　太阳（寒雨将至，杀气焦草）
三气　厥阴（风热大作，雨生羽虫）
四气　少阴（热气反用，暴雨溽湿）
五气　太阴（沉阴乃布，风雨乃行）
六气　少阳（蛰虫出见，流水不冰）
初气（地主）厥阴（右胁气滞，脾虚胃壅）
二气　少阴（热中气血，气不升降）
三气　少阳（气虚耳鸣，掉眩出泪）
四气　太阴（心火受邪，黄疸浮肿）
五气　阳明（肺风脾湿，寒气成疟）
六气　太阳（心肾相制）